AME 科研时间系列医学图书 1B018

胰腺癌

主　编：赵玉沛　郑雷

副主编：张太平　张忠涛　修典荣　刘荣　孙诚谊　刘颖斌

　　　　巴里什·埃迪尔　马修·韦斯　何进

中南大学出版社
www.csupress.com.cn
·长沙·

AME
Publishing Company

图书在版编目（CIP）数据

胰腺癌/赵玉沛，郑雷主编. —长沙：中南大学出版社，2019.4
ISBN 978 - 7 - 5487 - 2237 - 3

Ⅰ.①胰… Ⅱ.①赵… ②郑… Ⅲ.①胰腺癌肿瘤—诊疗
Ⅳ.①R735.9

中国版本图书馆CIP数据核字(2016)第096020号

AME 科研时间系列医学图书 1B018
胰腺癌
YI XIAN AI

赵玉沛　郑雷　主编

□丛书策划　郑　杰　汪道远
□项目编辑　陈海波　廖莉莉
□责任编辑　李　娴　江莘妍
□责任校对　石曼婷
□责任印制　易红卫　潘飘飘
□版式设计　朱三萍　汤月飞
□出版发行　中南大学出版社
　　　　　　社址：长沙市麓山南路　　　　　邮编：410083
　　　　　　发行科电话：0731-88876770　　传真：0731-88710482
□策　划　方　AME Publishing Company
　　　　　　地址：香港沙田石门京瑞广场一期，16 楼 C
　　　　　　网址：www.amegroups.com
□印　　　装　天意有福科技股份有限公司

□开　　　本　880×1230　1/16　□印张 29.25　□字数 941 千字　□插页
□版　　　次　2019 年 4 月第 1 版　□2019 年 4 月第 1 次印刷
□书　　　号　ISBN 978 - 7 - 5487 - 2237 - 3
□定　　　价　285.00 元

编者风采

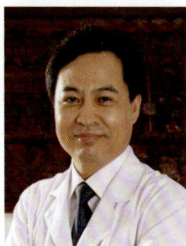

主编： 赵玉沛 中国科学院院士，博士生导师

北京协和医院

我国普通外科的领军人物，著名胰腺外科专家，享受国务院特殊津贴。现任北京协和医院院长，中国科协副主席，中华医学会常务副会长、外科学分会主任委员、全国胰腺外科学组组长，《中华外科杂志》总编辑、《美国外科学年鉴（中文版）》主编及十余种外科杂志的名誉总编，国际胃肠肝胆胰外科协会副主席、第16届亚洲外科学会主席，国际外科学院、北美外科学院、英格兰皇家外科学院、香港外科学院和爱丁堡皇家外科学院荣誉院士。

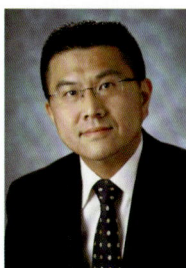

主编： 郑雷（Lei Zheng） 医学博士，理学博士，副教授

西德尼·金梅尔综合癌症中心

Skip Viragh胰腺癌研究和临床治疗中心，Sol Goldman胰腺癌中心肿瘤外科；约翰霍普金斯大学医学院副教授。

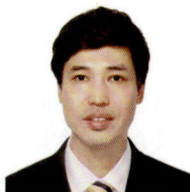

副主编： 张太平 教授，博士生导师

北京协和医院

担任中华医学会外科学分会常委兼副秘书长，外科手术学组副组长，中国医师学会胰腺病专业委员会副主任委员，《中华肝胆外科杂志》和《中华胰腺病学杂志》副主编。长期从事胰腺外科的临床与基础研究，发表论文200余篇。作为主要完成人多次获国家科技进步二等奖、中华医学科技一等奖、北京市科技成果一等奖等奖项。

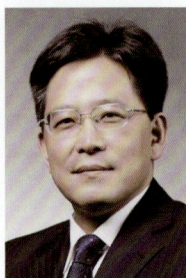

副主编：张忠涛 主任医师，教授，博士生导师

首都医科大学附属北京友谊医院

国家消化系统疾病临床医学研究中心副主任，卫生部突出贡献中青年专家，享受国务院政府特殊津贴，中华医学会外科学分会常委、秘书长，中华医学会外科学分会外科手术学学组副组长，中国医学装备协会外科医学装备分会会长，中国医疗保健国际交流促进会结直肠癌肝转移治疗专业委员会副主任委员，北京医学会外科专业委员会副主任委员，中国医师协会外科医师分会上消化道外科医师委员会副主任委员，中国抗癌协会胃癌专业委员会常委，中国医师协会外科医师分会委员，卫生部医政司普外科内镜诊疗技术专家组副组长，卫生部临床路径技术审核专家委员会专家，Endoscopic and Laparoscopic Surgeons of Asia（ELSA）理事 American College of Surgeons（ACS）会员，International Gastric Cancer Association（IGCA）会员，*Chinese Medical Journal*副主编。

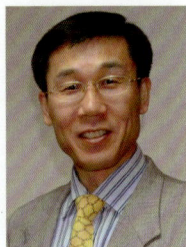

副主编：修典荣 博士生导师，教授，主任医师

北京大学第三医院

中华医学会外科学分会委员，肝脏学组委员，中国医疗保健国际交流促进会胃肠胰腺神经内分泌肿瘤副会长，《中华外科杂志》《中华普通外科杂志》等编委。主要从事肝脏胰腺疾病等临床和基础研究。

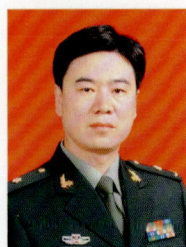

副主编：刘荣 主任医师，教授，博士生导师

解放军总医院

我国肝胆胰外科具有国际影响力的领军人物之一，享受国务院政府特殊津贴。担任中国医学装备协会智能装备技术分会会长、中国医药教育协会肝胆胰外科专业委员会主任委员、中国医师协会医学机器人医师分会副会长、亚太肝切除发展委员会副主任委员、全军医学科学委员会肝胆外科专业委员会副主任委员、中华预防医学会循证预防医学专业委员会副主任委员等10余项学术任职。以第一完成人获国家科技进步二等奖、中华医学科技奖等多项重要奖励。

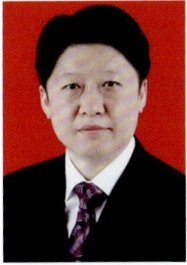

副主编：孙诚谊　博士，教授，主任医师，博士生导师，博士后指导教授

贵州医科大学附属医院

贵州省政协副主席、致公党贵州省委主委、贵州医科大学副校长、贵州省肝胆胰脾疾病研究所所长贵州省高层次创新型"十层次"人才，贵州省核心专家。中华医学会外科学分会常委，中华医学会外科学分会胆道学组副组长，美国外科协会会员，国家卫计委加速康复委员会副组长，中国研究型医院学会肝胆胰外科专业委员会副主任委员，中国研究型医院学会加速康复外科专业委员会副主任委员，中国研究型医院学会肠外肠内营养专业委员会副主任委员，中国研究型医院学会数字医学临床外科专业委员会副主任委员，贵州省医学会外科学分会主任委员，《中国现代医学杂志》副主编，《美国外科杂志中文版》编委，《中华医学杂志》编委，《中华外科杂志》编委。

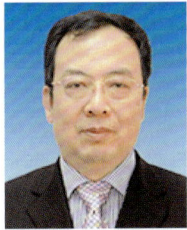

副主编：刘颖斌　教授，主任医师

上海交通大学医学院附属新华医院

上海交通大学医学院附属新华医院普外科任主任医师、行政主任、新华医院副院长，上海市胆道疾病研究所所长。2000年获外科学博士学位，2003年开始担任硕士生导师，2009年晋升教授、博士生导师、主任医师。2018年获得上海市科技精英称号，2017年入选国家卫生计生突出贡献中青年专家，2016年入选美国外科医师学院的外籍会员，2014年入选国家百千万人才工程，授予"有突出贡献中青年专家"荣誉称号，2012年被评为长江学者特聘教授，2011年获上海市优秀学术带头人，上海市领军人才。刘颖斌教授长期从事肝、胆、胰外科的临床与基础研究。1984年至今在肝、胆、胰等恶性肿瘤的研究中取得了一定成绩，作为主要研究者完成了捆绑式胰肠吻合技术创新研究。在国内首次提出关于胰头癌全系膜切除的理念；作为主要完成人进行肝尾状叶切除的技术创新，完善了"肝脏外科禁区"肝尾叶肿瘤切除术的一系列策略与方法。在国际上首次系统揭示了胆囊癌相关的体细胞突变图谱和关键的肿瘤驱动基因和信号通路（ErbB信号通路），加深了对胆囊癌发生发展机制的了解，文章发表于 *Nature Genetics* 杂志（IF=27.9）；进一步发现ERBB2/3通过上调PD-L1能够促进胆囊癌细胞的逃逸，为胆囊癌的靶向免疫治疗提供了重要的实验依据，文章发表于 *Gut* 杂志（IF=17）。

刘颖斌以肝胆胰肿瘤研究为重点，带领团队依托于新华医院普外科实验室先后于2013年成立了上海交通大学医学院胆道疾病研究所、2016年成立了上海市胆道疾病研究中心、2017年成立了上海市胆道疾病研究重点实验室，带动了消化道肿瘤的诊治研究。目前已经主持国家863重大科技专项1项、国家自然科学基金9项（含重点项目1项，国际合作项目1项），省部级科研项目15项，总经费1 600余万元。在 *Nature Genetic*、*Gut*、*EMBO Report*、*Oncogene*、*cell death and differentiation* 等期刊上发表SCI论文70余篇，发表核心期刊收录论文百余篇，并多次受邀在国际会议上做报告。2016年获华夏医学科技奖一等奖一项（第一完成人），2017年获教育部科学技术进步奖一等奖一项（第一完成人），2017年获教育部高等学校自然科学奖一等奖（第一完成人），2017年获中华医学科技奖二等奖（第一完成人），2018年获第十九届吴阶平-保罗·杨森医学药学奖。担任中华医学会外科分会肝脏学组委员、中国医师协会外科分会委员、《中国实用外科杂志》《中华外科杂志》《中华医学杂志》等编委。

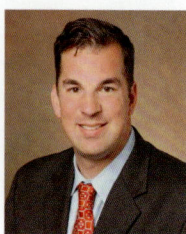

副主编：巴里什·埃迪尔（Barish H. Edil） 医学博士

Department of Surgery, University of Colorado Anschutz Medical Campus, Aurora, CO 80045, USA

巴里什·埃迪尔是一名科罗拉多大学医学院外科系教授，科罗拉多大学外科肿瘤学和胰腺和胆道外科主任。他撰写了100多篇同行评审文章，并在多个外科领域十分权威。他在职业生涯中进行了150多次腹腔镜胰十二指肠切除术。

他还是美国外科医师协会（FACS）、美国癌症研究协会、美国肝胆胰外科协会、学术外科医生协会、胰腺俱乐部、消化道外科学会、外科肿瘤学会和美国外科医师学会（ACS）的成员。他的临床偏好是腹腔镜下whipple手术和远端胰腺切除术胰腺癌微创手术肿瘤微创胰腺手术胃癌细胞减灭术和腹腔化疗；研究兴趣是用于治疗胰腺癌患者的疫苗疗法。他有一个实验室来开发这些疗法，目的是将这些新疗法带给患者的诊所。

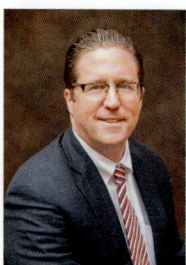

副主编：马修·韦斯（Matthew J. Weiss） 医学博士

Department of Surgery, The Sol Goldman Pancreatic Cancer Research Center, The Johns Hopkins University School of Medicine, Baltimore, MD 21287, USA

约翰霍普金斯大学医学院的外科和肿瘤学助理教授，美国外科医师协会会员（FACS），在肿瘤外科和肝胆胰外科手术中接受过普通外科和双重研究的董事会认证。他曾在约翰霍普金斯医院接受普通外科方面的培训，并在马萨诸塞州综合医院完成免疫学研究。他在Memorial Sloan-Kettering癌症中心完成了外科肿瘤学和肝胆胰外科手术的临床研究。他的临床兴趣包括胰腺，肝脏，胆管和胆囊的良性和恶性肿瘤。他是约翰霍普金斯大学胰腺和肝癌多学科诊所的外科主任，也是约翰霍普金斯大学外科肿瘤学奖学金计划的项目主任。

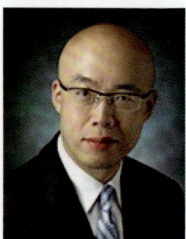

副主编：何进（Jin He） 哲学博士，胰腺外科医学博士

Department of Surgery, The Johns Hopkins Hospital, Baltimore, MD 21287, USA

约翰霍普金斯大学医学院外科助理教授。外科肿瘤学家，专门研究肝脏、胆囊、胆管、胰腺、胃、十二指肠和腹膜后肿瘤。擅长开放式和微创（机器人和腹腔镜）手术，包括Whipple手术和腹腔热化疗（HIPEC）。本科毕业于北京医科大学，博士毕业于复旦大学上海医学院。在约翰霍普金斯大学的Halsted住院医师项目中完成了普通外科住院医师培训，随后获得了霍普金斯大学综合外科肿瘤学奖学金，这是美国为数不多的获得ACGME认证的项目之一。在约翰霍普金斯医院的手术住院医师和奖学金培训期间发表了大量关于结肠直肠手术和肝胆胰外科手术的结果研究。在抗癌血管靶向药物方面拥有多项专利，并在同行评审的期刊上发表了许多科学论文。他还是多个专业学会的成员，如美国癌症研究学会（AACR），美国临床肿瘤学会（ASCO），外科肿瘤学会（SSO），美洲肝胆胰胆管学会（AHPBA）和国际肝癌-胰胆联合会（IHPBA）。凭借其扎实的研究背景和临床专业知识，被授予John L.Cameron外科技术卓越奖，征服癌症基金会ASCO优异奖，征服癌症基金会ASCOGI优异奖，仅举几例。

编委：

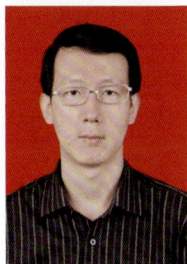

曹峻　博士，副教授，主任医师

新疆医科大学第一附属医院

长期从事肝、胆、胰疾病的外科诊断与治疗，具有较丰富的临床经验。专注于腹腔镜下相关疾病的外科手术治疗。德国海德堡大学医学院欧洲肝胆胰外科中心访问学者。参与国家级和省级课题多项，发表各类论文20余篇，参加专著和教材编写3部。

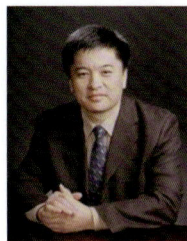

陈汝福　肝胆胰外科教授，主任医师，博士生导师

中山大学孙逸仙纪念医院

从事普外科临床工作近30年，近年来对胰腺癌和胆胰结合部病变的诊治有较深入的研究。获得国家自然基金3项，国家高科技计划（863）2项，省部级课题11项；主编外科专著3部，发表第一作者论著108篇，其中SCI收录28篇。担任《中华胰腺病学杂志》常务副总编等12种学术期刊的编委和常务编委。社会兼职：中国抗癌协会胰腺癌微创与综合治疗委员会主委，广东省医学会外科分会副主委，广东省肝脏病学会微创专业委员会主任委员，广东省抗癌协会胰腺癌专业委员会主委等。

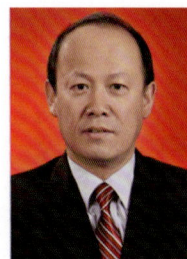

崔云甫　教授，博士生导师

哈尔滨医科大学附属第二医院

中华医学会外科学分会脾功能与脾脏外科学组委员，中国医师协会外科医师分会肿瘤外科医师委员会委员，中国抗癌协会胆道肿瘤专业委员会常委，中国研究型医院学会肝胆胰外科专业委员会常委，中国研究型医院学会加速康复外科专业委员会常委，黑龙江省医学会普外分会主任委员，中华消化外科杂志编委等。

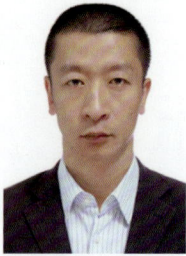

韩玮 医学博士，主任医师，副教授，硕士研究生导师

新疆医科大学第一附属医院

中华医学会外科学分会脾功能与脾脏外科学组委员，中国研究型医院学会微创外科专业委员会委员，中国研究型医院学会胰腺疾病专业委员会委员，中国医疗保健国际交流促进会胰腺疾病分会委员。中华医学会新疆分会胰腺学组委员（兼任学组秘书），《腹腔镜外科杂志》《中国现代医学杂志》编委。2014—2015年先后两次赴德国鲁尔大学圣约瑟医院从事肝胆胰外科临床研究。较早地开展胰腺相关疾病的腹腔镜外科治疗，擅长肝、胆、胰腺良恶性肿瘤以及相关疾病的诊断治疗。尤其在肝脏和胰腺良恶性肿瘤的外科治疗方面拥有丰富经验。对各类腹壁疝的手术治疗有深入的临床研究。

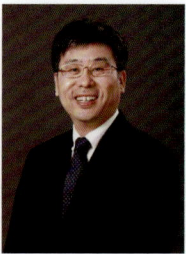

洪德飞 主任医师，博士研究生导师，FACS

浙江大学医学院附属邵逸夫医院

上海吴孟超肿瘤医学中心胰腺首席专家。从事普外科工作近30年，擅长各类肝胆胰外科开腹、腹腔镜、机器人手术。担任中华医学会、中国抗癌协会、中国医师协会、中国研究型医院学会30余个学术职务，出版专著2部，参编专著4部，发表学术论文130余篇。受邀会诊肝胆胰外科复杂手术遍及28个省市100余家医院，包括北京、上海、广州一些国际著名医院。国际首创洪氏法胰肠吻合术，显著降低了胰十二指肠切除术后C级胰瘘和死亡率，引领了胰肠吻合术的简化革命；国际首创最微创快速养肝技术（PALPP）治疗余肝不足的中晚期肝癌。

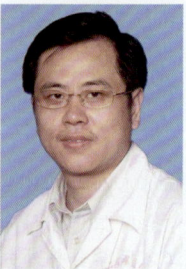

黄明文 主任医师，教授，硕士生导师

南昌大学第二附属医院

江西省研究型医院学会普外腹腔镜分会主任委员、江西省腹腔镜（普外）质量控制中心成员、第五届江西省抗癌协会理事、江西省中西医结合学会第五届普通外科专业委员会委员。对复杂肝胆胰疾病和胃肠道肿瘤的诊断及手术治疗有丰富经验。腹腔镜手术技术娴熟，目前完成腹腔镜下肝切除术百余例，腹腔镜下胆道手术近千例，腹腔镜下胰腺手术数十例。参编全国高等医学院校教材一部，在核心期刊发表论文20余篇。

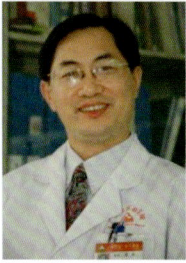

霍枫　主任，主任医师，教授，研究生导师

中国人民解放军南部战区总医院

广东省医学会肝胆胰外科学分会前任主任委员、广东省医师协会器官移植医师分会副主任委员、全军肝胆外科专业委员会副主任委员、中国器官获取与分配管理工作委员会副主任委员、中国器官移植发展基金会理事、国家人体器官捐献与移植委员会委员。

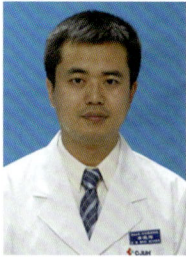

季德刚　医学博士，副教授，副主任医师，硕士研究生导师

吉林大学中日联谊医院

二十多年来一直从事肝胆胰外科临床教学科研工作，曾留学日本东北大学，擅长普外科各种常见、多发病的诊断及手术治疗，尤其是胆道外科、外科黄疸及腹腔镜外科的疾病诊断和治疗上有较高造诣。在多次复杂胆道手术、医源性胆道损伤修复及疑难危重抢救方面有丰富的临床经验。在核心期刊发表论文20余篇。2008年在浙江邵逸夫医院学习腹腔镜技术。现任中国医疗保健国际交流促进会肝脏肿瘤分会委员、中国医师协会外科医师分会临床营养医师委员会委员、东北三省肠外与肠内营养支持专业委员会委员、吉林省医学会肠内肠外营养分会委员、长春市医学会肠内肠外营养分会副主任委员。吉林省医师协会秘书。《中华实验外科》审稿专家，共发表文章34篇，科研课题6项。

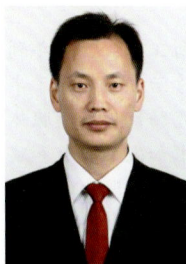

蒋奎荣　主任医师，教授，博导

南京医科大学第一附属医院

现任中华医学会外科学分会手术学组委员、中华医学会外科学分会青年委员，江苏省医学会外科学分会胰腺外科学组副组长。目前主持国家自然科学基金2项，已发表学术论文40余篇，其中SCI收录14篇，参编教材和专著10余部，并担任《中华消化外科杂志》通讯编委，《腹腔镜外科杂志》编委。

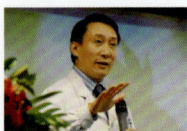

李非 医学博士，主任医师，教授，博士研究生生导师

首都医科大学宣武医院

中华医学会外科学分会委员、中华医学会外科学分会胰腺外科学组委员、中国研究型医院学会胰腺疾病专业委员会副主任委员、北京医学会外科学分会委员、中国医师协会外科医师分会委员、北京医师协会普通外科专业专家委员会副主任委员、北京市卫生局"十百千"计划"十"层次人才、北京市卫生系统高层次卫生技术人才培养计划学科带头人。《中华肝胆外科杂志》副主编，《中华外科杂志》《中国实用外科杂志》《中华普通外科杂志》《中华胰腺病杂志》《国际外科学杂志》等杂志编委。承担国家自然科学基金、十一五课题、北京市科委重大攻关项目、北京市自然科学基金等项目，近年来主编和主译著作5部，发表论文100余篇，SCI论文30余篇。

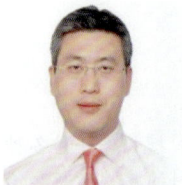

栗光明 主任医师，教授

首都医科大学附属同仁医院

中华医学会移植学分会感染学组委员，中国医师协会外科医师分会肝脏医师委员会委员，中国医师协会外科医师分会MDT专委会常委；北京医学会肿瘤学分会委员，北京医学会器官移植分会委员，北京医师协会器官移植专家委员会委员，北京中西医结合协会外科分会委员兼秘书；中国医促会肝脏肿瘤分会常委兼秘书，中国医促会结直肠肝转移肿瘤分会常委，海峡两岸胰腺癌专家委员会委员。

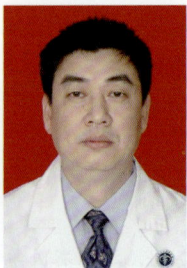

刘吉奎 博士，主任医师

北京大学深圳医院

1988年毕业于重庆第三军医大学并留校在附属西南医院全军肝胆外科研究所工作，2008年到北京大学深圳医院肝胆外科工作。在肝脏、胆道、胰腺和脾脏外科疾病的诊治方面积累了丰富经验。在肝叶切除治疗肝脏肿瘤、肝胆管结石以及肝门胆管癌、胰十二指肠切除和胰腺体尾部切除治疗胰腺肿瘤等方面有很深的造诣。另外，在十二指肠镜相关技术如微创胆道和胰管取石、胆管支架置入（ERCP、EST、ENBD、EMBD）等方面有独到经验。现为北京大学深圳医院肝胆胰外科主任，深圳市医师协会外科分会主委，广东省医学会微创外科分会常委、广东省医师协会肝胆胰外科分会常委、广东省医学会和医师协会肝胆外科分会常委、广东省抗癌协会胰腺癌学组常委，《岭南现代临床外科》编委。获军队医疗成果奖二等奖两项。发表论文30篇。

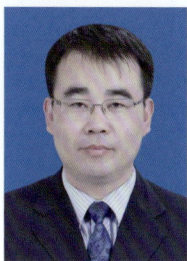

刘亚辉　主任医师，教授，医学博士后，博士生导师

吉林大学第一医院

市"五一"劳动奖章获得者、长春市职工职业道德建设十佳标兵、吉林省有突出贡献的中青年专业技术人才、吉林省卫生系统拔尖人才，吉林省医师协会内镜医师分会无气腹腹腔镜学组组长，吉林省医师协会内镜医师分会副主任委员，吉林省康复医学会普外科专业副主任委员，中国医师会吉林省普外科分会常委，吉林省肠内外营养学会常委，中华医学会吉林省普外科分会常委，中国医师会吉林省普外科分会常委，吉林省医学会普外科学分会腹腔镜学组副组长，担任《临床肝胆病杂志》《中国微创外科杂志》等多家杂志编委，中国肿瘤临床特约审稿专家，负责主持省级、市级多项研究课题。

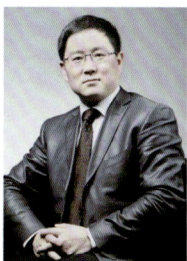

楼文晖　医学博士，主任医师，博士研究生导师

复旦大学附属中山医院

长期从事胰腺肿瘤、胃肠道肿瘤和胃肠胰神经内分泌肿瘤诊断和治疗。上海市优秀学科带头人。现任上海医学会普外科分会主任委员、上海医学会外科分会副主任委员、中华医学会第十八届外科委员会全国委员、中华医学会外科学分会胰腺外科学组组长、中国研究型医院协会胰腺病分会副会长、中国医师协会外科分会全国委员、中国医师协会胰腺病专业委员会常委、中国医师协会外科分会MDT专业委员会常委；中国医促会神经内分泌肿瘤分会、快速康复委员会、减重及代谢外科分会副会长；中国医学装备协会外科装备分会基础装备专委会主任委员。*Journal of Digestive Disease*、*Annual of Surgery*（中文版）、《外科理论与实践》《中国实用外科杂志》《中华肝胆外科杂志》《中华医学杂志》《中华外科杂志》《中华消化外科杂志》的编委和通讯编委。近年来以第一作者和通讯作者在国内核心期刊和国外杂志发表文章一百多篇，承担多项包括国家自然科学基金，"863"项目等多项国家级和省市级研究课题。

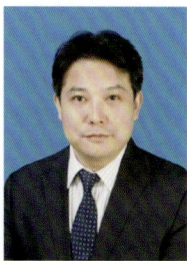

毛先海　医学博士，主任医师，教授

湖南省人民医院

现任中国抗癌协会胰腺癌专业委员会微创诊治学组委员、中华医学会医学科研分会青年委员、中国医师协会腹腔镜肝切除专家委员会委员、湖南省肝癌专业委员会副主委、湖南省肝胆外科专业委员会等多个学组委员、美国胰腺外科学会会员，湖南省青年医师协会副理事长，《中国普通外科杂志》《中国内镜杂志》等编委。法国巴黎Henri Mondor医院、美国弗吉尼亚联邦大学医院、美国Mayo Clinic访问学者。

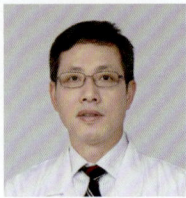

牟一平 博士，教授，主任医生（二级），博士生导师

浙江省人民医院

国际胰腺微创手术专家共识（IG-MIPR）学术委员会委员，美国外科学院会员（FACS）。浙江省人民医院院长助理、外科主任，胃肠胰外科主任。浙江省胃肠病学重点实验室主任，中华医学会外科分会胰腺学组委员，中华医学会肿瘤分会胰腺癌学组委员，中国抗癌协会胰腺癌微创诊治学组组长。在全国率先开展系列腹腔镜胰腺和胃癌手术，特别是腹腔镜胰十二指肠切除术的数量和质量居国际前列。

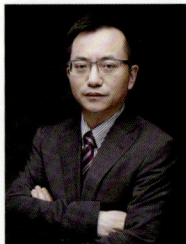

彭兵 教授，主任医师，博士生导师

四川大学华西医院上锦分院

1996年7月获华西医科大学外科学博士学位。曾赴德国法兰克福大学医学院研修学习，中华医学会外科分会腹腔镜与内镜学组委员，美国外科学院院士（FACS），国际外科、消化和肿瘤科医师协会（IASGO）会员，IASGO微创外科中国分会委员，中国医师协会外科分会微创专业委员会委员，中国抗癌协会胰腺癌专业委员微创诊治学组组长，中国医疗保健国际交流促进会胰腺疾病分会胰腺疾病微创治疗学组副组长，四川省医师协会胰腺病专委会筹备组组长中国医药教育协会腹部肿瘤专业委员会副主任委员，中国医药教育协会肝胆胰外科专业委员会常委，中国医师协会内镜医师分会委员会委员，海峡两岸医药卫生交流协会肿瘤防治胰腺癌专家委员，中国研究型医院协会机器人与腹腔镜外科学会委员，四川省医师协会胰腺病专委会筹备组组长，*Translational Cancer Research*（*TCR*）杂志编委。研究成果：获2015年中国外科周"百人百部"外科手术展播证书。先后获四川省科技进步三等奖两项（其中一项为课题负责人）。主持或参加国家和省部科研课题8项，以第一作者或通讯作者身份在国内外学术期刊发表论文60余篇，其中多篇被SCI和Medline收录。

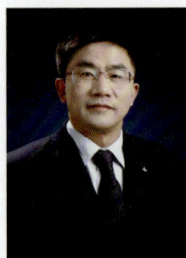

秦仁义 国家二级教授，主任医师，博士，博士后，FACS，博士研究生、博士后导师

华中科技大学同济医学院附属同济医院

同济医院手术总监部主任，同济医院肝胆胰研究所副所长，胆胰外科中心主任。胆道、胰腺外科学术带头人。国家自然科学基金评审专家，教育部留学回国人员科研启动基金评审专家，教育部科技奖励评审专家，国家科技成果奖评审专家。国际肝胆胰协会委员，中国医药教育协会腹部肿瘤专业委员会副主委，中国研究型医院学会胰腺病专业委员会副主委、胰腺疾病微创治疗学组副组长，中国医疗保健国际交流促进会胰腺疾病分会常委、胰腺疾病微创治疗学组组长，中国抗癌协会胰腺专业委员会常务委员、胰腺微创学组副组长，中华医学会外科学分会胰腺外科学组委员，湖北省医学会普外学会常务委员。

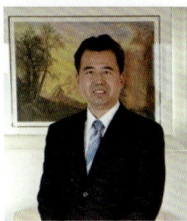

秦锡虎 医学博士，主任医师，南京医科大学教授，博士生导师

常州市第二人民医院

享受国务院政府特殊津贴。国际肝胆胰协会中国分会微创介入专业委员会常委、国际外科医师学会肝胆外科分会委员、中国研究型医院学会消化外科专业委员会常务委员、江苏省医学会常务理事、江苏省抗癌协会肝癌专业委员会副主任委员、江苏省医院协会医院门急诊管理副主任委员、江苏省中西医结合学会外科分会副主任委员、常州市医师协会会长、常州市医院协会副会长、常州市医学会普外专业委员会主任委员。

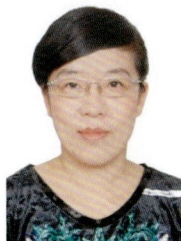

邵英梅 医学博士，主任医师，教授，博士生导师

新疆医科大学第一附属医院

新疆维吾尔自治区包虫病研究所副所长、临床部主任，中国医师协会外科分会包虫病外科专业委员会副主任委员、新疆医学会加速康复专业委员会主任委员、中国医师协会外科分会胆道外科专业委员会委员、中华医学会器官移植分会委员、中国抗癌协会胆道肿瘤专业委员会委员、新疆包虫病学会常务委员兼秘书长、新疆医学会器官移植专业委员会委员，中华预防医学会寄生虫学分会委员，全国包虫病督导专家组成员，新疆普外分会肝胆包虫专业组副组长，中国抗癌协会胆道肿瘤专业委员会第二届委员会委员。《中国实用外科杂志》《中国现代医学杂志》《中国内镜杂志编委》《肝胆外科杂志》《肝病学杂志》审稿专家。
擅长疑难危重肝胆疾病诊治，尤其是复杂两型包虫病、复杂胆道疾病诊治。主持及参与多项国家自然科学基金，获国家科技进步奖1项，中华医学科技奖1项，自治区科技进步奖3项，新疆医学科技奖1项，新疆医学科学普及优秀奖1项。参与编写多部教材，获中华医学科技奖医学科普奖1项。第24、25届国际包虫病大会优秀演讲者。

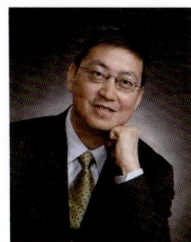

孙备 教授，主任医师，博士研究生导师

哈尔滨医科大学附属第一医院

哈尔滨医科大学附属第一医院外科学教研室主任、普外科主任、肝脾外科教育部重点实验室主任。中华医学会外科学分会常务委员、中国研究型医院学会胰腺疾病专业委员会副主任委员、中华医学会外科学分会胰腺外科学组 全国委员、中国抗癌协会胰腺癌专业委员会常务委员、中国医药教育协会及腹部肿瘤专委会副主任委员、中国医师协会胰腺疾病专业委员会急性胰腺炎分会副主任委员、黑龙江省医学会胰腺外科分会主任委员，卫生部全国青年岗位能手、教育部优秀跨世纪人才、黑龙江省杰出青年基金、"黑龙江省杰出青年卫士"称号，《中华外科杂志》《中华消化外科杂志》《中国实用外科杂志》等多家杂志编委。胰腺领域相关学术论文（近10年）200余篇，其中SCI收录60余篇，最高影响因子8.569，累计影响因子195，并主持多项国家自然科学基金、863子课题等国家级科研项目。

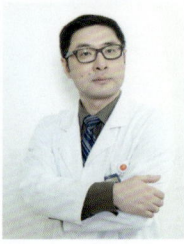

孙勇伟　主任医师，博士，硕士生导师

上海交通大学医学院附属仁济医院

现任中华医学会外科学分会脾功能与脾脏外科学组委员、中国医师协会外科医师分会肿瘤外科医师委员会委员、上海市医学会普外科专科分会青年学组副组长、上海市医学会普外科专科分会胰腺外科专业学组委员。

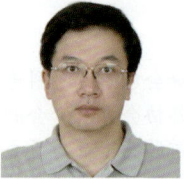

孙志为　国家二级教授，主任医师，昆明理工大学博士和硕士导师，云南省中医学院和大理大学硕士生导师

云南省第一人民医院

云南省第一人民医院肝胆胰外科主任，国际肝胆胰协会胆道结石专业委员会委员、国际肝胆胰协会ERAS专业委员会委员、中国医疗保健促进会胰腺疾病专业委员会委员和胰腺微创学组委员、中国医师协会整合医学分会整合肝胆外科学会委员、中国医药教育协会移动医疗工作委员会委员、中国西部ERCP协作组委员、中华医学会云南省外科分会副主任委员、中华医学会云南省器官移植分会副主任委员、云南省抗癌协会胰腺癌专业委员会主任委员、云南省医师协会营养医师分会常务委员、云南省医师协会普外医师分会委员，"云南省中青年学术技术带头人""云南省医学领军人才""云南省先进工作者""云南青年五四奖章""云岭名医"。享受国务院和云南省政府特殊津贴。

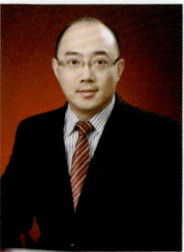

邰升　教授

哈尔滨医科大学附属二院

主持4项科研项目课题，其中申报主持国家自然科学基金青年基金项目一项。发表SCI文章8篇，合作作者发表*Hepatology*文章2篇。现担任中国研究型医院肝胆胰分会常委，中国抗癌协会胰腺微创外科学组委员，中国医师协会外科分会肝脏外科学组委员，黑龙江省胰腺外科学组委员兼秘书。担任中华消化外科杂志通讯编委。熟练掌握肝胆胰外科常见疾病的诊断和治疗，熟练掌握腹腔镜胆囊切除、胆管探查、肝切除、胰体尾及脾脏等微创手术技术。热衷肝胆胰肿瘤的规范化手术治疗。2006年公派到美国匹兹堡大学医学中心肝胆外科和肝移植中学访问学习一年。2012年国家留学基金委公派到美国Mayo Clinic和UPMC肝癌中心访问学习一年。

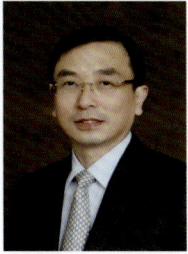

谭广　教授，博士生导师

大连医科大学附属第一医院

现任大连医科大学附属第一医院外科教研室主任、肝胆外科主任。学术兼职：中华医学会外科分会胰腺外科学组委员，辽宁省医学会外科学分会副主任委员兼胰腺外科学组组长，中国医师协会肝脏、胆道外科医师委员会委员，中国医师协会肝癌专业委员会委员，国际肝胆胰协会中国分会胆道结石专业委员会常委，国际肝胆胰协会中国分会肝脏血管瘤专业委员会委员，中国研究型医院学会肝胆胰腺肿瘤专业委员会常务委员，辽宁省医师协会外科分会常务委员，辽宁省抗癌协会胆道肿瘤专业委员会副主任委员，辽宁省抗癌协会肝癌治疗专业委员会副主任委员，中国医疗保健国际交流促进会肝癌专业委员会委员，中国研究型医院学会加速康复专业委员会委员，中国研究型医院学会胰腺病专业委员会委员，中国临床肿瘤研究学会胰腺癌专委会委员。任《中国实用外科杂志》《中华消化外科杂志》《中华内分泌外科杂志》等编委。

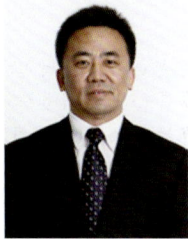

谭晓冬　教授，博士生导师

中国医科大学附属盛京医院

从事胰腺外科临床和科研工作20余年。国际胰腺病学会（IAP）会员、中国医促会胰腺疾病分会委员、辽宁省抗癌协会胰腺癌专业委员会常委。《世界华人消化杂志》等多种杂志编委。主持国家自然科学基金等10余项课题，SCI收录国际核心期刊发表论文30余篇。

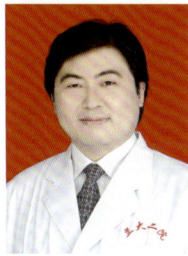

王琛　教授，主任医师，硕士生导师

兰州大学第二医院

兰州大学第二医院院长，中华人民共和国卫生部内镜诊疗培训基地主任，中华医学会外科分会腹腔镜与内镜外科学组委员，中华医学会科学普及分会委员会委员，中国医师协会外科医师分会微创外科医师委员会常务委员，中国医疗保健国际交流促进会腔镜内镜分会常务委员，中国医师协会内镜分会免气腹腔镜专业委员会委员，甘肃省医学科普专业委员会主任委员，甘肃省医学会外科学专业委员会副主任委员，甘肃省外科学专业委员会腹腔镜外科学组副组长，甘肃省医师协会普外医师分会常务理事，甘肃省医师协会普外医师分会腹腔镜外科医师委员会主任委员，甘肃省医学会医疗事故鉴定委员会专家库成员。并担任《中国微创外科杂志》编委，《中华胃食管反流病电子杂志》编委，《腹腔镜外科杂志》常务编委等职务。王琛教授从事普外科临床工作20余年，擅长腹腔镜下胃癌根治术、结肠癌根治术、直肠癌根治术以及腹腔镜下肝脏良恶性肿瘤的手术治疗，同时还开展了西北首例的腹腔镜下胰十二指肠切除术手术，填补了西北腹腔镜外科的空白。并在国家级及省级杂志发表相关学术论文30余篇，作为主编撰写论著一部，参编论著一部。主持或参与课题研究九项，其中六项获科技进步奖。2010恩德思医学科学技术奖，一等奖，排名第一。

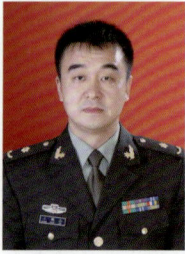

王槐志 教授，主任医师，博士研究生导师

陆军军医大学第一附属医院（重庆西南医院）

陆军军医大学第一附属医院全军肝胆外科研究所副所长、胰腺病区主任国家重点研发计划首席科学家。国际胰腺病协会（IAP）理事、亚太地区胰腺病协会（AOPA）理事、国际胰腺病协会学术顾问委员会顾问，重庆市首批医学领军人才、重庆市高级职称评审委员会一审、二审专家，重庆市肝胆胰外科专业委员会主任委员、中华医学会胰腺外科学组委员，*Pancreas* 副编辑；*Pancreatology*编委；*Medicine*学术编辑、全军优秀专业技术人才特殊岗位津贴获得者，美国胰腺病协会（APA）/IAP2010-2017年会"摘要遴选委员会"专家，APA/IAP 2011—2015年年会胰腺癌专题主席"。

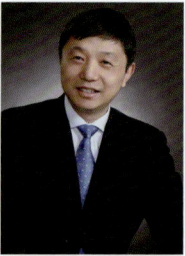

王坚 教授，博士，博士研究生导师

上海交通大学医学院附属仁济医院

美国外科学院委员（FACS）、中华医学会胆道外科学组委员、中国医师协会胆道外科委员会常委、国际肝胆胰协会中国分会胆道肿瘤专业委员会常委、海峡两岸医药卫生交流协会肝胆胰外科专业委员会副主任委员、上海中西医结合学会外科分会候任主任委员、上海胆道疾病会诊中心主任等20余项学术职务。曾获上海市领军人才、市优秀学术带头人、市卫生局"新百人计划"和"银蛇奖"二等奖。主要从事胆胰外科临床及基础研究，担任《肝胆胰外科杂志》副主编，《中国实用外科杂志》《中华消化外科杂志》《中华肝胆外科杂志》等11本杂志编委，承担国家级课题4项，科技部子课题1项，省部级课题5项。以第一作者或通讯作者发表论文140余篇，其中SCI收录39篇，累计影响因子120余分。

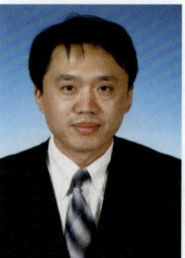

王磊 医学博士，教授，硕士研究生导师

山东大学齐鲁医院

中华医学会外科学分会青年委员，中华医学会外科学分会胰腺学组委员，《中华肝胆外科杂志》通讯编委，《腹腔镜外科杂志》编辑部主任，毕业于中国协和医科大学，2009—2010年在美国学习机器人腹腔镜技术，从事胰腺外科相关疾病的诊治以及腹腔镜技术的基础与临床应用研究多年，获得省部级一二等奖三项。

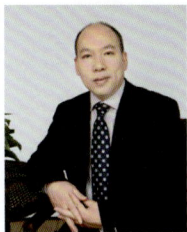

王先法 主任医师，硕士生导师

浙江大学医学院附属邵逸夫医院

任中华医学会外科学分会外科手术学组委员；中国研究型医院学会机器人与腹腔镜外科专业委员会委员；浙江省医学会外科学分会委员；浙江省医学会微创外科学分会常委；浙江省抗癌协会胃癌外科学组常委。曾获2001年《腹腔镜技术在肝胆外科的应用》获浙江省教育厅科技成果二等奖，2009年《腹腔镜技术在肝胆胰脾外科的临床研究及应用》国家科学技术进步二等奖等多项奖项。擅长于胃肠肿瘤、肝癌、胆道肿瘤、胰腺肿瘤、肝内外胆管结石、脾脏疾病等外科手术治疗。发表文章20多篇。

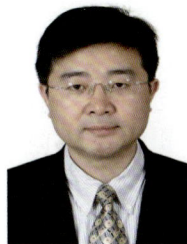

翁山耕 医学博士，主任医师，教授，博导

福建医科大学附属第一医院

福建省肝病科学研究中心副主任，福建省肿瘤预防和控制委员会副主任委员，福建省外科学分会 副主任委员，中华医学会外科学分会疝和腹壁外科学组委员，中国医师协会微无创医学分会胰腺专业委员会委员。

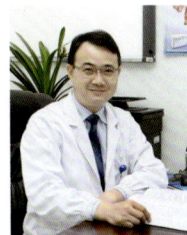

吴河水 主任医师，教授，博士生导师

武汉协和医院

兼任中华医学会外科学分会外科感染与重症医学学组委员、中国医促会胰腺病微创治疗专业学组常委、中国研究型医院学会胰腺疾病专业委员会常委、中国研究型医院学会加速康复外科学会委员、湖北省医学会胰腺学组委员，湖北省胰腺病学会常务委员，武汉市抗癌协会副会长。并担任《中华实验外科杂志》《中华普通外科杂志》及《国际肝胆胰疾病杂志》等多家学术期刊编委或通讯编委。

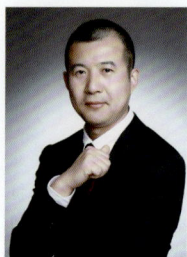

仵正 主任医师，教授，博士生导师

西安交通大学第一附属医院

中华医学会外科学分会第十八届委员会胰腺外科学组委员、中华医学会肿瘤学分会第十一届委员会胰腺肿瘤学组委员、陕西省抗癌协会肝胆胰肿瘤分会副主任委员、陕西省抗癌协会肿瘤精准诊疗委员会副主任委员、中国医师协会整合医学医师分会整合肝胆外科专业委员会（学组）第一届委员会常务委员、海峡两岸医药卫生交流协会第一届肝胆胰外科专业委员会常务委员、中国医师协会外科医师分会机器人外科医师委员会第二届委员会委员、中国医师协会内镜医师分会委员、中国医师协会外科医师分会加速康复外科专家委员会第一届委员会委员、中国医师协会胰腺病专业委员会第一届胰腺癌专业委员会（学组）委员、中国抗癌协会胰腺癌专业委员会神经内分泌肿瘤学组委员、中国抗癌协会肿瘤微创治疗专业委员会胰腺癌微创治疗与多学科综合治疗分会委员、中国研究型医院学会胰腺疾病专业委员会委员、中国研究型医院学会普通外科专业委员会委员、中国研究型医院学会加速康复外科医学专业委员会委员、中国医疗保健国际交流促进会胰腺疾病分会委员、中国医疗保健国际交流促进会胰腺疾病分会胰腺疾病微创治疗学组委员、中国医疗保健国际交流促进会神经内分泌肿瘤分会委员、中国医药教育协会肝胆胰外科专业委员会委员、国际肝胆胰协会中国分会肝胆胰外科ERAS专业委员会委员。《中华消化外科杂志》第三届编辑委员会特邀审稿专家，《中华肝胆外科杂志》第六届编委会编委，《中华肝脏外科手术学电子杂志》第二届编辑委员会委员《现代肿瘤医学》杂志审稿专家，《临床医学研究与实践》杂志副主编等。

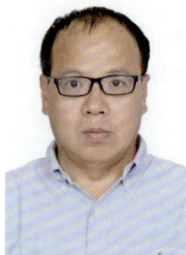

许世峰 主任医师，教授

山东省立医院

斯坦福大学访问学者、301医院博士后、山东省医师协会肝胆胰分会委员，青年委员会副主任委员、山东省医师协会传染病分会委员、中华医学会器官移植分会青年委员。擅长肝胆胰疾病的诊断和治疗，尤其对肝癌，肝血管瘤，胆石病，肝硬化门脉高压，胰腺良恶性肿瘤等外科综合治疗积累了丰富经验。在肝胆胰疾病的腹腔镜微创手术有较深的造诣。先后完成山东省立医院首例完全腹腔镜下贲门周围血管离断和脾切除术，完全腹腔镜下右半肝切除，完全腹腔镜下胰体尾切除术及山东省立医院首例腹腔镜辅助下的胰十二指肠切除术。

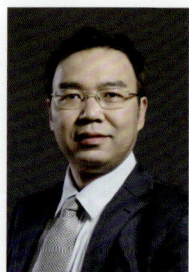

杨尹默 教授，博士生导师

北京大学第一医院

美国外科学院会员（FACS），中华医学会外科学分会胰腺学组副组长，北京医师学会普通外科专家委员会副主任委员，北京医学会外科学分会委员，北京医学会肿瘤学分会常委，北京大学肝癌诊疗研究中心副主任。《中华肝胆外科杂志》副主编，《国际外科学杂志》副主编，《中华外科杂志》《中华医学杂志》《中华普通外科杂志》《中华消化外科杂志》《中华实验外科杂志》《中华胰腺病杂志》《中华临床营养杂志》《中华疝和腹壁外科杂志》《中国实用外科杂志》《世界胃肠病学杂志》《外科理论与实践杂志》《英国医学杂志中文版（BMJ）》及 *Langenbeck Archives of Surgery* 等杂志编委。

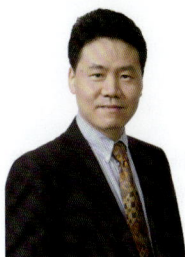

殷晓煜 教授，博士生导师

中山大学附属第一医院

一直从事肝胆胰外科临床与基础研究，已主持10多项国家自然科学基金、省部级基金等资助课题的研究；已在Cancer Let、Cancer、Br J Surg及《中华外科杂志》等期刊发表第一作者/通讯作者论文80多篇。现任中国抗癌协会胆道肿瘤专业委员会副主任委员、中国医师协会胰腺病学专业委员会常委、中华医学会外科学分会胰腺外科学组委员、中国医师协会外科学分会胆道外科医师委员会常委兼副秘书长、中国研究型医院学会数字医学临床外科专业委员会副主任委员、中国研究型医院学会术后快速康复外科分会常委等。

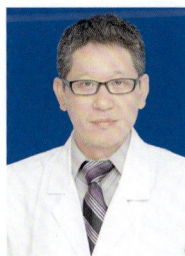

虞洪 医学博士，主任医师

浙江大学附属邵逸夫医院

中华医学会外科学分会全国青年委员，中华医学会外科学分会腔镜学组成员，《中华肝胆外科学会》编委，《中国实用外科杂志》特邀编委，《肝癌》编委。主持多项国家级、省级、厅级课题，发表多篇SCI及Ⅰ类学术论文，取得如国家科技进步二等奖（第三完成人，2009年）、浙江省科技进步一等奖（第三完成人，2008年）等奖项。

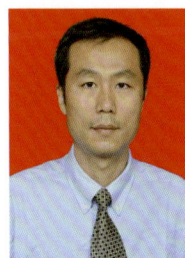

赵文星 主任医师，副教授，硕士生导师

徐州医科大学附属医院

中国医师协会胃食管反流疾病诊疗专业委员会全国常务委员、中国抗癌协会胰腺癌微创诊治学组全国委员、中国研究型医院学会胰腺疾病专业委员会微创胰腺学组全国委员、中国医师协会微创医学专业委员会胰腺专业委员会全国委员、上海市抗癌协会胰腺癌专业委员会多区域诊疗协作青年学组委员、中国研究型医院学会江苏省胃肠专业委员会副主任委员、江苏省疝与腹壁外科学组 副组长、江苏省医学会胰腺学组委员。在普外工作20余年，精通普外科各种疾病的诊断治疗，尤其擅长胰腺肿瘤、胃肠肿瘤及食道裂孔疝和腹壁疝的微创治疗。目前个人每年完成腹腔镜微创手术300多台。从15年开始开展誉为外科手术中"珠穆朗玛峰"的腹腔镜胰十二指肠切除术，目前已经完成近200例，在全国处在领先地位，作为撰稿人之一参加了"腹腔镜胰十二指肠切除术中国专家共识的编写"。

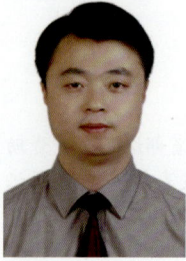

左石 医学博士，留美博士后，教授，主任医师，博士研究生导师

贵州医科大学附属医院

现任贵州医科大学附属医院外科主任、肝胆外科党支部书记（主持肝胆外科工作）、外科住院医师规范化培训基地负责人、普通外科专科医师培训基地负责人、贵州省器官移植中心暨贵州医科大学附属医院器官移植中心副主任。现任欧美同学会·中国留学人员联谊会医师协会青年委员会副主任委员，国际肝胆胰协会中国分会委员，国际肝胆胰协会胆道结石专业委员会委员，中国研究型医院学会数字医学临床外科专业委员会委员，中国研究型医院学会肝胆胰外科专业委员会委员，中国研究型医院学会胰腺疾病专业委员会微创胰腺学组委员，中国研究型医院学会加速康复外科专业委员会肝脏外科学组委员，中华消化外科菁英荟胆道外科学组委员，中国医师协会微无创专委会胰腺委员会委员，中国医师协会外科医师分会专业信息传播和教育工作委员会委员，中国医师协会内镜医师分会腹腔镜青年医师委员会委员，白求恩公益基金会肝胆专业委员会委员，北京亚太肝病诊疗技术联盟肝胆肿瘤专委会常务委员等职。

EDITORS

Yupei Zhao
Department of General Surgery, Peking Union Medical College Hospital, Chinese Academy of Medical Sciences and Peking Union Medical College, Beijing 100730, China

Lei Zheng
Departments of Oncology, Surgery; The Sidney Kimmel Cancer Center; The Skip Viragh Center for Pancreatic Cancer Research and Clinical Care; The Sol Goldman Pancreatic Cancer Center, Johns Hopkins University School of Medicine, Baltimore, MD 21287, USA

ASSOCIATE EDITORS

Taiping Zhang
Department of General Surgery, Peking Union Medical College Hospital, Chinese Academy of Medical Sciences and Peking Union Medical College, Beijing 100730, China

Barish H. Edil
Department of Surgery, University of Colorado Anschutz Medical Campus, Aurora, CO 80045, USA

Matthew J. Weiss
Department of Surgery, The Sol Goldman Pancreatic Cancer Research Center, The Johns Hopkins University School of Medicine, Baltimore, MD 21287, USA

Jin He
Department of Surgery, The Johns Hopkins Hospital, Baltimore, MD 21287, USA

AUTHORS

Carina Meira Abrahão
Centro Oncológico Antônio Ermírio de Moraes, Beneficência Portuguesa de São Paulo, São Paulo, Brazil

Megan A. Adams
Division of Gastroenterology, Department of Internal Medicine, University of Michigan Health System, University of Michigan, Ann Arbor, Michigan, USA

Cheguevara Afaneh
Department of Surgery, New York-Presbyterian Hospital, Weill Cornell Medical Center, New York, NY, USA

Banke Agarwal
Division of Gastroenterology and Hepatology, Saint Louis University School of Medicine, St. Louis, Missouri, USA

Shuja Ahmed
Department of Surgery, Saint Louis University, St. Louis, Missouri, USA

Michelle A. Anderson
Division of Gastroenterology, Department of Internal Medicine, University of Michigan Health System, University of Michigan, Ann Arbor, Michigan, USA

Sidra Anwar
Department of Internal Medicine, State University of New York, Buffalo NY, USA

Cagatay Arslan
Department of Medical Oncology, Izmir University Medical Park Hospital, Izmir, Turkey

Erin H. Baker
Division of Hepato-Pancreato-Biliary Surgery, Department of General Surgery, Carolinas Medical Center, Charlotte, NC 28204, USA

Lodovico Balducci
Senior Adult Oncology Program, Moffitt Cancer Center, Tampa, FL, USA

Arslane Benchouk
Military Hospital of Oran (HMRUO), Oran, Algeria

Lana Bijelic
Washington Cancer Institute, Washington, DC, USA

Dawn Blackhurst
Greenville Health System, Greenville, South Carolina 29209, USA

Drexell H. Boggs
Department of Radiation Oncology, University of Maryland Medical Systems, Baltimore, MD 21201, USA

John Boyle
Department of Radiation Oncology, Duke University,
Durham, NC 27710, USA

Raphael Moreira Brandão
Centro Oncológico Antônio Ermírio de Moraes,
Beneficência Portuguesa de São Paulo, São Paulo, Brazil

Rosario Francesco Brizzi
Department of Gastroenterology and Hepatology,
Endoscopy and Endosonography Center, San Giovanni
Battista Hospital (Molinette), University of Turin, Italy

Lodewijk A. A. Brosens
Department of Pathology, University Medical Center
Utrecht, Utrecht, The Netherlands; Department of
Pathology, The Sol Goldman Pancreatic Cancer Research
Center, The Johns Hopkins University School of Medicine,
Baltimore, MD 21231, USA

William R. Brugge
Massachusetts General Hospital, Boston, USA

Antonio Carlos Buzaid
Centro Oncológico Antônio Ermírio de Moraes,
Beneficência Portuguesa de São Paulo, São Paulo, Brazil

Zhe Cao
Department of General Surgery, Peking Union Medical
College Hospital, Chinese Academy of Medical Sciences
and Peking Union Medical College, Beijing 100730, China

Stefano Cascinu
Department of Medical Oncology and Center for
Cancer Genetics, Università Politecnica delle Marche,
Ancona, Italy

John A. Chabot
Department of Surgery, New York-Presbyterian Hospital,
Columbia University Medical Center, New York, NY, USA

Rameela Chandrasekhar
Department of Biostatistics, Roswell Park Cancer Institute,
Buffalo, New York, USA

Daniel T. Chang
Department of Radiation Oncology, Stanford University
Cancer Center, Stanford, CA, USA

Bryan W. Chang
Department of Therapeutic Radiology, Yale University
School of Medicine, New Haven, CT, USA

Wanqing Chen
National Office for Cancer Prevention and Control,
National Cancer Center, Beijing 100021, China

Li-Tzong Chen
Institute of Cancer Research, Health Research Institutes,
Tainan, Taiwan, China; Department of Internal Medicine,
Cheng Kung University Hospital, Tainan, Taiwan, China;
Department of Internal Medicine, Kaohsiung Medical
University Hospital, Kaohsiung Medical University,
Kaohsiung, Taiwan, China

Charles Cheng
Appleton Medical Center, Fox Valley Surgical Associates,
Appleton, Wisconsin, USA

Kathleen K. Christians
Department of Surgery, Pancreatic Cancer Program, The
Medical College of Wisconsin, Milwaukee, WI 53226, USA

Michael D. Chuong
Department of Radiation Oncology, University of Maryland
Medical Systems, Baltimore, MD 21201, USA

Justin Collins
Medical University of South Carolina, Greenville, South
Carolina 29209, USA

Brian Czito
Department of Radiation Oncology, Duke University,
Durham, NC 27710, USA

Aline da Rocha Lino
Centro Oncológico Antônio Ermírio de Moraes,
Beneficência Portuguesa de São Paulo, São Paulo, Brazil

Scott Davis
School of Medicine, University of South Carolina,
Columbia, South Carolina 29209, USA

Claudio De Angelis
Department of Gastroenterology and Hepatology,
Endoscopy and Endosonography Center, San Giovanni
Battista Hospital (Molinette), University of Turin, Italy

Mustapha Diaf
Department of Biology, Djillali Liabes University, Sidi bel
Abbes, Algeria

David Duppler
Appleton Medical Center, Fox Valley Surgical Associates,
Appleton, Wisconsin, USA

Barish H. Edil
Department of Surgery, University of Colorado Anschutz
Medical Campus, Aurora, CO 80045, USA

Beth A. Erickson
Department of Radiation Oncology, Pancreatic Cancer
Program, The Medical College of Wisconsin, Milwaukee,
WI 53226, USA

Douglas B. Evans
Department of Surgery, Pancreatic Cancer Program, The
Medical College of Wisconsin, Milwaukee, WI 53226, USA

Amir Fathi
Department of Surgery, Pancreatic Cancer Program, The
Medical College of Wisconsin, Milwaukee, WI 53226, USA

Andrea Malta Ferrian
Centro Oncológico Antônio Ermírio de Moraes,
Beneficência Portuguesa de São Paulo, São Paulo, Brazil

Leayn Flaherty
Department of Radiation Medicine, Roswell Park Cancer
Institute, Buffalo, New York, USA

Taylor Francis
Medicine, Scott and White Healthcare, Texas A&M HSC,
Temple, TX, USA

Heather Francis
Medicine; Research, Central Texas Veteran's Health Care
System; Scott & White Digestive Disease Research Center,
Scott and White Healthcare, Texas A&M HSC, Temple,
TX, USA

Junji Furuse
Department of Medical Oncology, Kyorin University
School of Medicine, Mitaka, Tokyo, Japan

Ben George
Department of Medicine, Pancreatic Cancer Program, The
Medical College of Wisconsin, Milwaukee, WI 53226, USA

Deborah Gerszberg
Department of Food and Nutrition Management, New
York-Presbyterian Hospital, Columbia University Medical
Center, New York, NY, USA

John Gibbs
Department of Surgical Oncology, Roswell Park Cancer
Institute, Buffalo, New York, USA

Jessica Ribeiro Gomes
Centro Oncológico Antônio Ermírio de Moraes,
Beneficência Portuguesa de São Paulo, São Paulo, Brazil

Allyson Graf
Research, Central Texas Veteran's Health Care System;
Scott & White Digestive Disease Research Center,
Scott and White Healthcare, Texas A&M HSC, Temple,
TX, USA

James F. Griffin
Department of Surgery, The Sol Goldman Pancreatic
Cancer Research Center, The Johns Hopkins University
School of Medicine, Baltimore, Maryland, 21287, USA

Roger Grove
Department of Radiation Medicine, Loma Linda University
Medical Center, Loma Linda, California, USA

Wenzel M. Hackeng
Department of Pathology, University Medical Center
Utrecht, Utrecht, The Netherlands; Department of
Pathology, The Sol Goldman Pancreatic Cancer Research
Center, The Johns Hopkins University School of Medicine,
Baltimore, MD 21231, USA

Blaire Hargens
Department of Radiation Oncology, Stanford University
Cancer Center, Stanford, CA, USA

Laura Hargrove
Scott & White Digestive Disease Research Center,
Scott and White Healthcare, Texas A&M HSC, Temple,
TX, USA

Noria Harir
Department of Biology, Djillali Liabes University, Sidi bel Abbes, Algeria

Thomas J. Hayman
University of South Florida Morsani College of Medicine, Tampa, FL, USA

Yutong He
Cancer Institute, the Fourth Hospital of Hebei Medical University/the Tumor Hospital of Hebei Province, Shijiazhuang 050011, China

Joseph M. Herman
Department of Radiation Oncology & Molecular Radiation Sciences, Sidney Kimmel Comprehensive Cancer Center, Johns Hopkins University School of Medicine, Baltimore, Maryland, USA

Susan M. Hiniker
Department of Radiation Oncology, Stanford University Cancer Center, Stanford, CA, USA

Kyle Hodges
Scott & White Digestive Disease Research Center, Scott and White Healthcare, Texas A&M HSC, Temple, TX, USA

Pamela Hodul
Gastrointestinal Tumor Program, Moffitt Cancer Center, Tampa, FL, USA

Sarah E. Hoffe
Department of Radiation Oncology, Moffitt Cancer Center, Tampa, FL, USA

Ralph H. Hruban
Department of Pathology, The Sol Goldman Pancreatic Cancer Research Center, The Johns Hopkins University School of Medicine, Baltimore, MD 21231, USA

Eddy C. Hsueh
Department of Surgery, Saint Louis University, St. Louis, Missouri, USA

Alan Hutson
Department of Biostatistics, Roswell Park Cancer Institute, Buffalo NY, USA

Joo Ha Hwang
Division of Gastroenterology, Department of Medicine, Center for Industrial and Medical Ultrasound, Applied Physics Laboratory, University of Washington, Seattle, WA, USA

David A. Iannitti
Division of Hepato-Pancreato-Biliary Surgery, Department of General Surgery, Carolinas Medical Center, Charlotte, NC 28204, USA

Miho Ito
Department of Gastroenterology, Yamagata University Faculty of Medicine, 2-2-2 Iidanishi, Yamagata 990-9585, Japan

Renuka Iyer
Department of Medical Oncology, Roswell Park Cancer Institute, Buffalo, New York, USA

Boguslawa Koczon Jaremko
Appleton Medical Center, Fox Valley Surgical Associates, Appleton, Wisconsin, USA

Milind Javle
Department of Gastrointestinal Medical Oncology, Division of Cancer Medicine, The University of Texas, MD Anderson Cancer Centre, Houston TX, USA

Fabian M. Johnston
Department of Surgery, Pancreatic Cancer Program, The Medical College of Wisconsin, Milwaukee, WI 53226, USA

Wesley B. Jones
School of Medicine, University of South Carolina, Greenville, SC 29605, USA

Phillip Jordan
School of Medicine, University of South Carolina, Greenville, SC 29605, USA

Omer Junaidi
Division of Gastroenterology and Hepatology, Saint Louis University School of Medicine, St. Louis, Missouri, USA

Kate Kearney
Scott & White Digestive Disease Research Center, Scott and White Healthcare, Texas A&M HSC, Temple, TX, USA

Lindsey Kennedy
Scott & White Digestive Disease Research Center,
Scott and White Healthcare, Texas A&M HSC, Temple,
TX, USA

Shokoufeh Khalatbari
Michigan Institute for Clinical and Health Research,
University of Michigan, Ann Arbor, Michigan, USA

Méghit B. Khaled
Department of Biology, Djillali Liabes University, Sidi bel
Abbes, Algeria

Mouen A. Khashab
Department of Gastroenterology and Hepatology,
Johns Hopkins University School of Medicine, Baltimore,
MD, USA

Tatiana D. Khokhlova
Division of Gastroenterology, Department of Medicine,
Center for Industrial and Medical Ultrasound, Applied
Physics Laboratory, University of Washington, Seattle,
WA, USA

Charles B. Kim
Department of Surgery, Saint Louis University, St. Louis,
Missouri, USA

Michael D. Kluger
Department of Surgery, New York-Presbyterian Hospital,
Columbia University Medical Center, New York, NY, USA

David A. Kooby
Division of Surgical Oncology, Department of Surgery,
Winship Cancer Institute, Emory University, Atlanta, GA
30322, USA

Albert C. Koong
Department of Radiation Oncology, Stanford University
Cancer Center, Stanford, CA, USA

Parvesh Kumar
Department of Radiation Oncology, University of Kansas
Medical Center, Kansas City, Kansas, USA

Rachit Kumar
Department of Radiation Oncology & Molecular Radiation
Sciences, Sidney Kimmel Comprehensive Cancer Center,
Johns Hopkins University School of Medicine, Baltimore,
MD, USA

Boris Kuvshinoff
Department of Surgical Oncology, Roswell Park Cancer
Institute, Buffalo, New York, USA

Daniel A. Laheru
Department of Oncology, Sidney Kimmel Comprehensive
Cancer Center, Johns Hopkins University School of
Medicine, Baltimore, MD, USA

Dung T. Le
Department of Oncology, Sidney Kimmel Comprehensive
Cancer Center, Johns Hopkins University School of
Medicine, Baltimore, MD, USA

Simon Lehtinen
Department of Internal Medicine, School of Medicine,
University of Virginia, Charlottesville, VA 22908, USA

Daojuan Li
bei Province, Shijiazhuang 050011, China

Maneesha R. Limaye
Department of Radiation Oncology, Stanford University
Cancer Center, Stanford, CA, USA

Ted C. Ling
Department of Radiation Medicine, Loma Linda University
Medical Center, Loma Linda, California, USA

Shane Lloyd
Department of Therapeutic Radiology, Yale University
School of Medicine, New Haven, CT, USA

Fengchun Lu
Department of General Surgery, Union Hospital, Fujian
Medical University, Fuzhou 350001, China; Department
of Surgery, The Sol Goldman Pancreatic Cancer Research
Center, The Johns Hopkins University School of Medicine,
Baltimore, MD 21287, USA

Anh M. Ly
Department of Radiation Medicine, Loma Linda University Medical Center, Loma Linda, California, USA

Wen-Wee Ma
Department of Medical Oncology, Roswell Park Cancer Institute, Buffalo, New York, USA

Marcel Cerqueira César Machado
Centro Oncológico Antônio Ermírio de Moraes, Beneficência Portuguesa de São Paulo, São Paulo, Brazil

Naohiko Makino
Department of Gastroenterology, Yamagata University Faculty of Medicine, 2-2-2 Iidanishi, Yamagata 990-9585, Japan

Mokenge Malafa
Gastrointestinal Tumor Program, Moffitt Cancer Center, Tampa, FL, USA

Nadia K. Malik
Department of Radiation Medicine, Roswell Park Cancer Institute, Buffalo, New York, USA

Fernando Cotait Maluf
Centro Oncológico Antônio Ermírio de Moraes, Beneficência Portuguesa de São Paulo, São Paulo, Brazil

Robert C. G. Martin II
Department of Surgery, Division of Surgical Oncology, University of Louisville, James Graham Brown Cancer Center, Louisville, KY, USA

John B. Martinie
Division of Hepato-Pancreato-Biliary Surgery, Department of General Surgery, Carolinas Medical Center, Charlotte, NC 28204, USA

Kilian Salerno May
Department of Radiation Medicine, Roswell Park Cancer Institute, Buffalo, New York, USA

Brian McKinley
Department of Surgery, Greenville Health System, Greenville, South Carolina 29209, USA

Kenneth L. Meredith
Gastrointestinal Oncology, Sarasota Memorial Hospital, Sarasota, FL, USA

Justin Merkow
Department of Surgery, University of Colorado Anschutz Medical Campus, Aurora, CO 80045, USA

Rachel Mifflin
Department of Radiation Medicine, Loma Linda University Medical Center, Loma Linda, California, USA

Desiree E. Morgan
Department of Radiology, University of Alabama at Birmingham, Birmingham, AL 35233, USA

Nesrine M. Mrabent
Department of Biology, Djillali Liabes University, Sidi bel Abbes, Algeria

James D. Myles
Michigan Institute for Clinical and Health Research, University of Michigan, Ann Arbor, Michigan, USA

Fumio Nagashima
Department of Medical Oncology, Kyorin University School of Medicine, Mitaka, Tokyo, Japan

Prashanth Nookala
Department of Radiation Medicine, Loma Linda University Medical Center, Loma Linda, California, USA

G. Johan Offerhaus
Department of Pathology, University Medical Center Utrecht, Utrecht, The Netherlands

Tolutope Oyasiji
Department of Surgical Oncology, Roswell Park Cancer Institute, Buffalo, NY 14263, USA

Jonathan S. Pai
Department of Radiation Oncology, Stanford University Cancer Center, Stanford, CA, USA

Manisha Palta
Department of Radiation Oncology, Duke University, Durham, NC 27710, USA

Jen-Jung Pan
Division of Gastroenterology, Hepatology and Nutrition, Department of Internal Medicine, University of Texas Health Science Center at Houston, Texas, USA

Alessandro Paniccia
Department of Surgery, University of Colorado Anschutz Medical Campus, Aurora, CO 80045, USA

John W. Park
Helen Diller Family Comprehensive Cancer Center, UCSF, San Francisco, California, USA

Kruti N. Patel
Department of Radiation Oncology, University of Maryland Medical Systems, Baltimore, MD 21201, USA

Baldev Patyal
Department of Radiation Medicine, Loma Linda University Medical Center, Loma Linda, California, USA

Timothy M. Pawlik
Department of Surgery, Sidney Kimmel Comprehensive Cancer Center, Johns Hopkins University School of Medicine, Baltimore, MD, USA

Renata D'Alpino Peixoto
Centro Oncológico Antônio Ermírio de Moraes, Beneficência Portuguesa de São Paulo, São Paulo, Brazil

Rinaldo Pellicano
Department of Gastroenterology and Hepatology, Endoscopy and Endosonography Center, San Giovanni Battista Hospital (Molinette), University of Turin, Italy

Jason Alan Pietryga
Department of Radiology, University of Alabama at Birmingham, Birmingham, AL 35233, USA

Katherine E. Poruk
Department of Surgery, The Sol Goldman Pancreatic Cancer Research Center, The Johns Hopkins University School of Medicine, Baltimore, Maryland, 21287, USA

Lauren M. Postlewait
Division of Surgical Oncology, Department of Surgery, Winship Cancer Institute, Emory University, Atlanta, GA 30322, USA

Mattie Price
Scott & White Digestive Disease Research Center, Scott and White Healthcare, Texas A&M HSC, Temple, TX, USA

Maya Pudi
School of Medicine, University of South Carolina, Greenville, SC 29605, USA

William F. Regine
Department of Radiation Oncology, University of Maryland Medical Systems, Baltimore, MD 21201, USA

Paul S. Ritch
Department of Medicine, Pancreatic Cancer Program, The Medical College of Wisconsin, Milwaukee, WI 53226, USA

Lauren M. Rosati
Department of Radiation Oncology & Molecular Radiation Sciences, Sidney Kimmel Comprehensive Cancer Center, Johns Hopkins University School of Medicine, Baltimore, Maryland, USA

Samuel W. Ross
Division of Hepato-Pancreato-Biliary Surgery, Department of General Surgery, Carolinas Medical Center, Charlotte, NC 28204, USA

Jan Rudis
Department of Surgery, 2nd Faculty of Medicine, Charles University and Central Military Hospital, Prague, Czech Republic

Miroslav Ryska
Department of Surgery, 2nd Faculty of Medicine, Charles University and Central Military Hospital, Prague, Czech Republic

Rachida Salah
Department of Biology, Djillali Liabes University, Sidi bel Abbes, Algeria

Christine Marie-Gilligan Schammel
Pathology Associates, Greenville Hospital System, Greenville, South Carolina 29209, USA

David P. Schammel
Pathology Associates, Greenville Hospital System, Greenville, South Carolina 29209, USA

James M. Scheiman
Division of Gastroenterology, Department of Internal Medicine, University of Michigan Health System, University of Michigan, Ann Arbor, Michigan, USA

Feriel Sellam
Department of Biology, Djillali Liabes University, Sidi bel Abbes, Algeria

David S. Seres
Department of Medicine (Medical Nutrition), New York-Presbyterian Hospital, Columbia University Medical Center, New York, NY, USA

Ramanathan Seshadri
Division of Hepato-Pancreato-Biliary Surgery, Department of General Surgery, Carolinas Medical Center, Charlotte, NC 28204, USA

Qianqian Shao
Department of General Surgery, Peking Union Medical College Hospital, Chinese Academy of Medical Sciences and Peking Union Medical College, Beijing 100730, China

Andrew B. Sharabi
Department of Radiation Oncology & Molecular Radiation Sciences, Sidney Kimmel Comprehensive Cancer Center, Johns Hopkins University School of Medicine, Baltimore, MD, USA

Eun Ji Shin
Department of Gastroenterology and Hepatology, Johns Hopkins University School of Medicine, Baltimore, MD, USA

Ravi Shridhar
Department of Radiation Oncology, Moffitt Cancer Center, Tampa, FL, USA

Jerry M. Slater
Department of Radiation Medicine, Loma Linda University Medical Center, Loma Linda, California, USA

Jerry D. Slater
Department of Radiation Medicine, Loma Linda University Medical Center, Loma Linda, California, USA

Eoin Slattery
Department of Medicine (Medical Nutrition), New York-Presbyterian Hospital, Columbia University Medical Center, New York, NY, USA

Gregory M. Springett
Gastrointestinal Tumor Program, Moffitt Cancer Center, Tampa, FL, USA

Tobin Strom
Department of Radiation Oncology, Moffitt Cancer Center, Tampa, FL, USA

O. Anthony Stuart
Washington Cancer Institute, Washington, DC, USA

Paul H. Sugarbaker
Washington Cancer Institute, Washington, DC, USA

Ryan Z. Swan
Division of Hepato-Pancreato-Biliary Surgery, Department of General Surgery, Carolinas Medical Center, Charlotte, NC 28204, USA

Wei Tan
Department of Biostatistics, Roswell Park Cancer Institute, Buffalo NY, USA

Parag Tolat
Department of Radiology, Pancreatic Cancer Program, The Medical College of Wisconsin, Milwaukee, WI 53226, USA

Phuoc T. Tran
Department of Radiation Oncology & Molecular Radiation Sciences, Sidney Kimmel Comprehensive Cancer Center, Johns Hopkins University School of Medicine, Baltimore, MD, USA; Department of Oncology, Sidney Kimmel Comprehensive Cancer Center, Johns Hopkins University School of Medicine, Baltimore, MD, USA

Steven D. Trocha
Department of Surgery, Greenville Health System, Greenville, South Carolina 29209, USA

Susan Tsai
Department of Surgery, Pancreatic Cancer Program, The Medical College of Wisconsin, Milwaukee, WI 53226, USA

Chang-Sung Tsai
Institute of Cancer Research, Health Research Institutes, Tainan, Taiwan, China; Department of Internal Medicine, National Cheng Kung University Hospital, Tainan, Taiwan, China

Pavan Tummala
Division of Gastroenterology and Hepatology, Saint Louis University School of Medicine, St. Louis, Missouri, USA

Yoshiyuki Ueno
Department of Gastroenterology, Yamagata University Faculty of Medicine, 2-2-2 Iidanishi, Yamagata 990-9585, Japan

Gauri R. Varadhachary
Department of Gastrointestinal Medical Oncology, University of Texas, M.D. Anderson Cancer Center, Houston, Texas, USA

Dionisios Vrochides
Division of Hepato-Pancreato-Biliary Surgery, Department of General Surgery, Carolinas Medical Center, Charlotte, NC 28204, USA

Fen Wang
Department of Radiation Oncology, University of Kansas Medical Center, Kansas City, Kansas, USA

Graham Warren
Department of Radiation Medicine, Roswell Park Cancer Institute, Buffalo, New York, USA

Qichun Wei
Department of Radiation Oncology, the Second Affiliated Hospital, Zhejiang University School of Medicine, Hangzhou 310009, China

Matthew J. Weiss
Department of Surgery, The Sol Goldman Pancreatic Cancer Research Center, The Johns Hopkins University School of Medicine, Baltimore, MD 21287, USA

Aaron T. Wild
Department of Radiation Oncology & Molecular Radiation Sciences, Sidney Kimmel Comprehensive Cancer Center, Johns Hopkins University School of Medicine, Baltimore, MD, USA

Gregory Wilding
Department of Biostatistics, Roswell Park Cancer Institute, Buffalo, New York, USA

Christopher Willett
Department of Radiation Oncology, Duke University, Durham, NC 27710, USA

Christopher L. Wolfgang
Department of Surgery, The Sol Goldman Pancreatic Cancer Research Center, The Johns Hopkins University School of Medicine, Baltimore, Maryland, 21287, USA

Laura D. Wood
Department of Pathology, The Sol Goldman Pancreatic Cancer Research Center, The Johns Hopkins University School of Medicine, Baltimore, MD 21231, USA

Jianwei Xu
Department of General Surgery, Qilu Hospital, Shandong University, Jinan 250012, China

Suayib Yalcin
Department of Medical Oncology, Hacettepe University, Institute of Oncology, Ankara, Turkey

Muh-Hwa Yang
Institute of Clinical Medicine, Yang Ming University, Taipei, Taiwan, China; Division of Hematology-Oncology, Department of Medicine, Taipei Veterans General Hospital, Taipei, Taiwan, China

Gary Y. Yang
Department of Radiation Medicine, Loma Linda University Medical Center, Loma Linda, California, USA

Wei Yu
Department of Radiation Oncology, the Second Affiliated Hospital, Zhejiang University School of Medicine, Hangzhou 310009, China

Jinhee Yu
Department of Biostatistics, State University of New York, Buffalo NY, USA

Hongmei Zeng
National Office for Cancer Prevention and Control, National Cancer Center, Beijing 100021, China

Siwei Zhang
National Office for Cancer Prevention and Control, National Cancer Center, Beijing 100021, China

Taiping Zhang
Department of General Surgery, Peking Union Medical College Hospital, Chinese Academy of Medical Sciences and Peking Union Medical College, Beijing 100730, China

Yupei Zhao
Department of General Surgery, Peking Union Medical College Hospital, Chinese Academy of Medical Sciences and Peking Union Medical College, Beijing 100730, China

Rongshou Zheng
National Office for Cancer Prevention and Control, National Cancer Center, Beijing 100021, China

Lei Zheng
Department of Oncology, Sidney Kimmel Comprehensive Cancer Center, Johns Hopkins University School of Medicine, Baltimore, MD, USA

Yuwen Zhu
Department of Surgery, University of Colorado Anschutz Medical Campus, Aurora, CO 80045, USA

译者（按姓氏首字母排序）：

蔡合
四川大学华西医院

蔡文杰
福建医科大学附属泉州第一医院放疗科

陈万青
全国肿瘤防治办公室，国家癌症中心

崔剑雄
武警四川省总队医院肿瘤科放疗中心肿瘤科

丁泊文
天津市肿瘤医院检验科

范博
大连医科大学附属第二医院泌尿外科

顾劲扬
上海交通大学医学院附属新华医院肝胆外科

贺宇彤
河北医科大学第四医院肿瘤研究所

胡锋
陕西中医药大学普外科

黄华
北京协和医院腹部外科

黄玉筠
广东省佛山市顺德区中医院

李聪
浙江省肿瘤医院化疗中心

李道娟
河北医科大学第四医院肿瘤研究所

李军
哈尔滨医科大学附属第一医院

李俊霖
永州市中心医院普外科

李梅影
中国医学科学院肿瘤医院肿瘤内科

李徐奇
西安交通大学第一附属医院普外科

李跃军
湖南省直中医院肿瘤科

梁颖
中山大学肿瘤防治中心肿瘤科

刘霄宇
复旦大学附属中山医院介入治疗科

刘哲
中国医科大学附属第一医院普外科

孟令威
四川大学华西医院

孟文勃
兰州大学第一医院肝胆胰外科

欧阳国庆
四川大学华西医院胰腺外科

彭隽晖
广东省佛山市顺德区中医院腹部外科

邱明星
四川省医学科学院泌尿外科

邵仟仟
北京协和医学院普外科

孙敏
湖北医药学院附属太和医院普外科

王晗
大连医科大学附属第二医院药学部

王维
兰州军区总医院

文张
广西医科大学第一附属医院肝胆外科

吴三纲
厦门大学附属第一医院肿瘤科

谢静静
浙江省台州医院肿瘤内科

熊国兵
电子科技大学附属医院·四川省人民医院泌尿外科

徐达
北京大学肿瘤医院肝胆胰外科

徐蔚然
北京大学国际医院

徐政
上海长海医院

严强
浙江省湖州市中心医院肝胆胰外科

殷保兵
复旦大学附属华山医院普外科

于爱军
承德医学院附属医院肝胆胰外科

袁周
上海交通大学附属第六人民医院肝胆胰外科

岳平
兰州大学第一医院特需外科

曾红梅
全国肿瘤防治办公室，国家癌症中心

张丰
常州市第一人民医院（苏州大学附属第三医院）胃肠外科

张思伟
全国肿瘤防治办公室，国家癌症中心

张晓玲
金华市中心医院

张宇舜
华中科技大学同济医学院附属协和医院胰腺外科

赵爽
天津市第四中心医院检验科

郑楚发
中山大学附属汕头医院普外科

郑荣寿
全国肿瘤防治办公室，国家癌症中心

郑永昌
北京协和医院肝胆外科

朱世凯
四川省医学科学院肝胆胰外科

邹浩
昆明医科大学第二附属医院肝胆胰外科

审校者（按姓氏首字母排序）：

曹峻
新疆医科大学第一附属医院

陈汝福
中山大学孙逸仙纪念医院胆胰外科

崔云甫
哈尔滨医科大学附属第二医院

顾劲扬
上海交通大学医学院附属新华医院

韩玮
新疆医科大学第一附属医院

何天霖
第二军医大学附属长海医院肝胆胰外科

季德刚
吉林大学中日联谊医院

蒋奎荣
南京医科大学第一附属医院

李非
首都医科大学宣武医院普外科

李梅影
中国医学科学院肿瘤医院肿瘤内科

李跃军
湖南省直中医院肿瘤科

李灼日
原海南省人民医院

栗光明
首都医科大学附属同仁医院

刘吉奎
北京大学深圳医院肝胆外科

刘荣
解放军总医院肝胆外科

刘亚辉
吉林大学第一医院肝胆胰外科

刘燕
复旦大学附属华东医院

刘颖斌
上海新华医院外科

楼文晖
复旦大学附属中山医院普外科

马永蔌
北京大学第一医院外科

牟一平
浙江省人民医院胃肠胰外科

彭兵
四川大学华西医院

秦锡虎
南京医科大学附属常州第二人民医院

邵英梅
新疆医科大学第一附属医院消化血管外科

孙备
哈尔滨医科大学附属第一医院

孙诚谊
贵州医科大学肝胆外科

孙勇伟
上海交通大学医学院附属仁济医院胆胰外科

孙志为
云南省第一人民医院肝胆外科

邰升
哈尔滨医科大学附属二院普外科

谭晓冬
中国医科大学附属盛京医院

王槐志
第三军医大学附属西南医院

王坚
上海交通大学医学院附属仁济医院

王磊
山东大学齐鲁医院

王昕
四川大学华西医院

吴河水
华中科技大学同济医学院附属协和医院胰腺外科

吴三纲
厦门大学附属第一医院放疗科

修典荣
北京大学第三医院

徐钧
原山西省肿瘤医院

杨尹默
北京大学第一医院外科

殷晓煜
中山大学附属第一医院

张太平
北京协和医院基本外科

张宇舜
华中科技大学同济医学院附属协和医院胰腺外科

张忠涛
首都医科大学附属友谊医院普外科

赵文星
徐州医学院附属医院

邹浩
昆明医科大学第二附属医院肝胆胰外科科

左石
贵州医科大学外科

丛书介绍

很高兴，由AME出版社、中南大学出版社和丁香园网站联合策划的"AME科研时间系列医学图书"，如期与大家见面！

虽然学了4年零3个月医科，但是，仅仅做了3个月实习医生，就选择弃医了，不务正业，直到现在在做医学学术出版和传播这份工作。2015年，毕业10周年。想当医生的那份情结依旧有那么一点，有时候不经意间会触动到心底深处……

2011年4月，我和丁香园的创始人李天天一起去美国费城出差，参观了一家医学博物馆——马特博物馆(Mütter Museum)。该博物馆隶属于费城医学院，创建于1858年，如今这里已经成为一个展出各种疾病、伤势、畸形案例，以及古代医疗器械和生物学发展的大展厅，展品逾20 000件，其中包括战争中伤者的照片、连体人的遗体、侏儒的骸骨以及人体病变结肠等。此外还有世界上独一无二的收藏，比如一个酷似肥皂的女性尸体、一个长有两个脑袋的儿童的颅骨等。该博物馆号称"The Birth of American Medicine"。走进一个礼堂，博物馆的解说员介绍宾夕法尼亚大学医学院开学典礼都会在这个礼堂举行。当时，我忍不住问了李天天一个问题：如果当初你学医的时候，开学典礼在这样的礼堂召开的话，你会放弃做医生吗？他的回答是：不会。

2013年5月，参加BMJ的一个会议，会议之后，有一个晚宴，BMJ对英国一些优秀的医疗团队颁奖，BMJ的主编和BBC电台的著名节目主持人共同主持这个年度颁奖晚宴。令我惊讶的是，BMJ给每个获奖团队的颁奖词，从未提及该团队过去几年在什么大牛杂志上发表过什么大牛论文，而是关注这些团队在某个领域提高医疗服务质量，减轻病患痛苦，降低医疗费用等方面所作出的贡献。

很多朋友好奇地问我，AME是什么意思？

AME的意思就是，Academic Made Easy, Excellent and Enthusiastic。2014年9月3日，我在朋友圈贴出3张图片，请大家帮忙一起从3个版本的AME宣传彩页中选出一个喜欢的。最后，上海中山医院胸外科的沈亚星医生竟然给出一个AME的"神翻译"：欲穷千里目，快乐搞学术。

AME是一个年轻的公司，拥有自己的梦想。我们的核心价值观第一条是：Patients Come First！以"科研(Research)"为主线。于是，2014年4月24日，我们的微信公众号上线，取名为"科研时间"。"爱临床，爱科研，也爱听故事。我是科研时间，这里提供最新科研资讯，一线报道学术活动，分享科研背后的故事。用国际化视野，共同关注临床科研，相约科研时间。"希望我们的AME平台，能够推动医学学术向前进步，哪怕是一小步！

如果说酒品如人品，那么，书品更似人品。希望我们"AME 科研时间系列医学图书"丛书能将临床、科研、人文三者有机结合到一起，像西餐一样，烹调出丰富的味道，搭配出一道精美的佳肴，一一呈现给各位。

汪道远

AME出版社社长

序（一）

目前在全球范围内，胰腺癌仍然是医疗工作者面临的挑战之一。在过去30年里，我们在治疗胰腺癌方面获得的显著性突破较少，如果这种现象仍然持续，至2020年，胰腺癌将成为美国癌症疾病死亡的第二大主要原因，而这也是世界上很多国家不得不面对的一个事实。然而，深入了解这种疾病，对胰腺癌领域的研究者们产生了巨大影响。通过研究胰腺癌基因组学和表观遗传学的相关特征，有助于揭示其发展过程中的分子信号通路改变，同时为早期诊断提供潜在的生物标志物。在胰腺癌治疗过程中，对于肿瘤微环境概念的理解，有利于我们认识非肿瘤细胞治疗的重要性。然而，目前肿瘤转移仍是治疗失败的主要原因之一，在临床诊断时，可在肉眼或镜下观察到循环肿瘤细胞。因此，胰腺癌治疗的无效性主要归因于缺乏针对肿瘤转移的特异性靶向治疗。

临床医生和研究者们在胰腺癌相关方面做出的贡献，彻底改变了医学和外科学领域。本书的多个章节阐述了胰腺癌治疗在医学和外科学领域中的重要地位。由于胰腺癌自然病程的预后较差，目前手术方案主要针对的是降低并发症的发生率和整合微创技术，其他局部治疗包括针对无法切除胰腺癌的立体定向放射治疗和不可逆电穿孔治疗。然而，每种治疗方式的作用都会有局限性。因此，多学科诊疗模式成为优化胰腺癌治疗方案和避免无效治疗方式的重要途径，在本书中的多个章节进行了重点叙述。

综上所述，本书的撰写由一批优秀的胰腺癌领域的临床医生和研究人员共同参与完成，为胰腺癌的临床诊治和研究进展提供了包括早期诊断指标筛查、针对肿瘤微环境、转移肿瘤的靶向治疗和免疫治疗的开发，以及四大方面全身性、多学科诊疗模式的新型治疗方式。

Yupei Zhao, MD, FACS (Hon)
Department of General Surgery, Peking Union Medical College Hospital,
Chinese Academy of Medical Sciences and Peking Union Medical College,
Beijing 100730, China

Lei Zheng, MD, PhD
Departments of Oncology, Surgery;
The Sidney Kimmel Cancer Center;
The Skip Viragh Center for Pancreatic Cancer Research and Clinical Care;
The Sol Goldman Pancreatic Cancer Center,
Johns Hopkins University School of Medicine,
Baltimore, MD 21231, USA

（译者：孙敏，医学博士，湖北医药学院附属太和医院普外科）

序（二）

　　胰腺作为人体最复杂脏器之一，使得众多外科医生、胃肠科医生、肿瘤科医生和医学研究者们争相了解其功能。自从首位医生认为胰腺是人类灵魂的摇篮以来，我们逐渐认识到其在内分泌和外分泌功能中重要作用。然而，当面对胰腺发生癌变时，很多临床医生和研究者们都会因其复杂性而感到困惑，而胰腺癌患者的生存期往往低于其他癌症患者。为了更好地帮助患者，我们在胰腺癌的基础研究和临床治疗方面取得了较大进展，包括分子结构谱绘制、免疫系统功能研究、新型化疗方案制定、微创相关技术探讨等。

　　胰腺学家相关联盟受到国际领域关注，本书汇集了世界范围内胰腺方面的专家和学者，介绍胰腺癌治疗方面的最新进展。我们尝试提出胰腺癌治疗方面的综合管理模式，包括流行病学、病理学、诊断学、治疗学和预后学等。编者希望本书能够为胰腺癌临床治疗提供最新资讯和参考资料。

Barish H. Edil, MD, FACS
Associate Professor of Surgery
Chief, Section of Surgical Oncology
University of Colorado
Aurora, CO 80045, USA

（译者：孙敏，医学博士，湖北医药学院附属太和医院普外科）

序（三）

　　胰腺癌是导致癌症死亡的第四位原因，5年生存率约为6%，然后适合手术治疗的胰腺癌患者比例仅为20%，而50%的胰腺癌属于转移性，30%为局部进展性，显然，对于该疾病的治疗还有巨大提升空间。

　　由于80%的胰腺癌患者处于晚期状态，因此提高生存率的有效手段便是早期诊断。然而绝大多数患者直到症状出现才能被确诊，这预示着预后不良。鉴别导管内乳头状黏液性肿瘤（IPMN）和黏液性囊性肿瘤（MCN）等癌前病变就是早期诊断的典型案例。此外，多家研究中心正在探索关于胰腺癌早期或癌前诊断的非侵入性筛查方法。

　　对于可经手术切除的肿瘤，在过去40年里，手术方式的改善将患者死亡率降至2%，但是，术后死亡率仍然偏高。最近，微创手术方法的引入显著降低了围术期死亡率，有助于提高胰腺癌辅助治疗的有效利用率，这为提高患者预后生存提供了帮助。

　　在过去，胰腺癌系统化疗效果很差，近10年来，胰腺癌化疗发生了根本性改变：作用效果好、耐受性提高，导致更多晚期局限性肿瘤患者接受转化治疗后，可以进一步进行手术治疗。与过去的治疗方案相比，目前转移性患者接受治疗后的生存时间提高了两倍。目前治疗方案旨在针对患者肿瘤生物学和遗传学特征，实现肿瘤个体化治疗。

　　尽管未来难以准确预测，但早期诊断研发、手术技术改善、有效药物开发、基于肿瘤遗传学个体化护理等，将给予胰腺癌治疗更大的希望和前景。

Matthew J. Weiss, MD, FACS
Assistant Professor of Surgery and Oncology
Co-Director, Pancreas Cancer Multidisciplinary Clinic
Associate Program Director, Surgical Oncology Fellowship
Johns Hopkins University
Baltimore, MD 21287, USA

（译者：王晗，药学博士，大连医科大学附属第二医院药学部）

序（四）

胰腺癌正成为癌症死亡的主要原因，由于早期症状不明显、疾病异质性高、因耐药而效果欠佳，总体生存率较低，这些状况在过去30年里变化不明显，其中5年生存率为5%。

在精准医学和微创手术的时代，我们需要一本涵盖胰腺癌治疗方面的综合性书籍，本书旨在为临床医生提供更多关于胰腺癌治疗方面的循证信息。

本书作者包括众多胰腺癌领域的国际知名专家，结合他们丰富的个人经验和独到的临床见解，进行本书的编撰，其中包括了胰腺癌治疗的各个方面，从流行病学、病理学到手术治疗、化疗、放疗、联合治疗等方面，向国际专家和读者介绍了胰腺癌研究领域中的最新知识。

本书的作者力争为读者提供最新、最有效的临床专业知识，编委团队在此感谢他们的贡献和支持。

Jin He, MD, PhD
Assistant Professor of Surgery
Department of Surgery
The Johns Hopkins hospital

（译者：王晗，药学博士，大连医科大学附属第二医院药学部）

目 录

第一部分　胰腺癌流行病学

第一章　中国2011年胰腺癌发病和死亡分析

Yutong He, Rongshou Zheng, Daojuan Li, Hongmei Zeng, Siwei Zhang, Wanqing Chen ············ 2

第二章　糖耐量异常和胰腺癌发生风险的探讨

Miho Ito, Naohiko Makino, Yoshiyuki Ueno ·················· 12

第二部分　胰腺癌病理学

第三章　胰腺癌病理学：变换中的"风景"

Lodewijk A. A. Brosens, Wenzel M. Hackeng, G. Johan Offerhaus, Ralph H. Hruban, Laura D. Wood ············ 20

第四章　上皮间质转化在胰腺癌中的作用

Jen-Jung Pan, Muh-Hwa Yang ·················· 37

第五章　组胺对胰腺炎和胰腺癌的调控作用：最新研究成果综述

Taylor Francis, Allyson Graf, Kyle Hodges, Lindsey Kennedy, Laura Hargrove, Mattie Price, Kate Kearney,

Heather Francis ·················· 43

第三部分　胰腺癌诊断方法

第六章　胰腺癌术前影像学检查

Jason Alan Pietryga, Desiree E. Morgan ·················· 54

第七章　胰腺癌影像概述

Pavan Tummala, Omer Junaidi, Banke Agarwal ·················· 69

第八章　超声内镜在胰腺癌诊断中的现状及展望

Claudio De Angelis , Rosario Francesco Brizzi , Rinaldo Pellicano ·················· 75

第九章　胰腺癌的延误诊断在北非青壮年人群中更常见

Feriel Sellam, Noria Harir, Méghit B. Khaled, Nesrine M. Mrabent, Rachida Salah, Arslane Benchouk, Mustapha Diaf ··········· 85

第四部分　胰腺癌治疗

第十章　胰腺癌手术治疗的过去，现在和未来

James F. Griffin, Katherine E. Poruk, Christopher L. Wolfgang ⋯⋯⋯⋯⋯⋯⋯⋯⋯⋯⋯⋯⋯⋯⋯⋯ 92

第十一章　胰腺癌的外科治疗现状

Charles B. Kim, Shuja Ahmed, Eddy C. Hsueh ⋯⋯⋯⋯⋯⋯⋯⋯⋯⋯⋯⋯⋯⋯⋯⋯⋯⋯⋯⋯⋯⋯⋯⋯107

第十二章　胰头癌的外科治疗：理念变革与争议

Zhe Cao, Jianwei Xu, Qianqian Shao, Taiping Zhang, Yupei Zhao ⋯⋯⋯⋯⋯⋯⋯⋯⋯⋯⋯⋯⋯⋯⋯⋯ 118

第十三章　胰腺癌的外科及营养管理：当代文献综述

Cheguevara Afaneh, Deborah Gerszberg, Eoin Slattery, David S. Seres, John A. Chabot, Michael D. Kluger ⋯⋯⋯⋯ 122

第十四章　可切除和可能切除胰腺癌的术前治疗

Gauri R. Varadhachary ⋯⋯⋯⋯⋯⋯⋯⋯⋯⋯⋯⋯⋯⋯⋯⋯⋯⋯⋯⋯⋯⋯⋯⋯⋯⋯⋯⋯⋯⋯⋯⋯⋯⋯ 135

第十五章　区域教学医院使用胰十二指肠切除术治疗壶腹周围腺癌

Brian McKinley, Simon Lehtinen, Scott Davis, Justin Collins, Dawn Blackhurst, Christine Marie-Gilligan Schammel6,
David P. Schammel, Steven D. Trocha ⋯⋯⋯⋯⋯⋯⋯⋯⋯⋯⋯⋯⋯⋯⋯⋯⋯⋯⋯⋯⋯⋯⋯⋯⋯⋯⋯⋯142

第十六章　胰腺癌的机器人胰十二指肠切除术：2014年进展及展望

Erin H. Baker, Samuel W. Ross, Ramanathan Seshadri, Ryan Z. Swan, David A. Iannitti, Dionisios Vrochides, John B.
Martinie ⋯⋯⋯⋯⋯⋯⋯⋯⋯⋯⋯⋯⋯⋯⋯⋯⋯⋯⋯⋯⋯⋯⋯⋯⋯⋯⋯⋯⋯⋯⋯⋯⋯⋯⋯⋯⋯⋯⋯149

第十七章　胰腺癌腹腔镜远端胰腺切除术：安全性与合理性？

Lauren M. Postlewait, David A. Kooby ⋯⋯⋯⋯⋯⋯⋯⋯⋯⋯⋯⋯⋯⋯⋯⋯⋯⋯⋯⋯⋯⋯⋯⋯⋯⋯⋯ 159

第十八章　胰十二指肠切除术在一个综合的社区癌症中心进行与在主要的三级医疗中心进行能否取得类似的
　　　　　结果？

Charles Cheng, David Duppler, Boguslawa Koczon Jaremko ⋯⋯⋯⋯⋯⋯⋯⋯⋯⋯⋯⋯⋯⋯⋯⋯⋯⋯ 171

第十九章　≥70岁胰腺癌患者行手术切除的预后

Thomas J. Hayman, Tobin Strom, Gregory M. Springett, Lodovico Balducci, Sarah E. Hoffe, Kenneth L. Meredith,
Pamela Hodul, Mokenge Malafa, Ravi Shridhar ⋯⋯⋯⋯⋯⋯⋯⋯⋯⋯⋯⋯⋯⋯⋯⋯⋯⋯⋯⋯⋯⋯⋯ 179

第二十章　胰腺癌行胰十二指肠切除术后胰瘘及胰腺炎的研究

Miroslav Ryska, Jan Rudis ⋯⋯⋯⋯⋯⋯⋯⋯⋯⋯⋯⋯⋯⋯⋯⋯⋯⋯⋯⋯⋯⋯⋯⋯⋯⋯⋯⋯⋯⋯⋯⋯ 187

第二十一章　腹腔镜胰十二指肠切除术：描述性和对照研究的综述

Justin Merkow, Alessandro Paniccia, Barish H. Edil ⋯⋯⋯⋯⋯⋯⋯⋯⋯⋯⋯⋯⋯⋯⋯⋯⋯⋯⋯⋯⋯ 194

第二十二章　胰腺癌单发转移的手术治疗

Fengchun Lu, Katherine E. Poruk, Matthew J. Weiss ··· 202

第二十三章　胰腺癌化疗的现状及展望

Junji Furuse, Fumio Nagashima ··· 211

第二十四章　吉西他滨作为晚期胰腺癌经FOLFIRINOX方案后疾病进展的二线治疗作用：一项回顾性分析

Aline da Rocha Lino, Carina Meira Abrahão, Raphael Moreira Brandão, Jessica Ribeiro Gomes, Andrea Malta Ferrian,
Marcel Cerqueira César Machado, Antonio Carlos Buzaid, Fernando Cotait Maluf, Renata D'Alpino Peixoto ················ 217

第二十五章　吉西他滨腹腔内化疗作为胰腺癌切除术后辅助治疗：一项Ⅱ期临床和药理学研究

Paul H. Sugarbaker, O. Anthony Stuart, Lana Bijelic ··· 221

第二十六章　立体定向放射疗法在胰腺癌中的最新研究进展

Qichun Wei, Wei Yu, Lauren M. Rosati, Joseph M. Herman ··· 228

第二十七章　放疗在胰腺癌治疗中的作用

Fen Wang, Parvesh Kumar ·· 237

第二十八章　使用立体定向放射治疗进行再程放疗可以作为胰腺癌多模式治疗后出现孤立性局部复发的新治疗
　　　　　　选择：来自两个中心的经验

Aaron T. Wild, Susan M. Hiniker, Daniel T. Chang, Phuoc T. Tran,, Mouen A. Khashab, Maneesha R. Limaye,
Daniel A. Laheru, Dung T. Le, Rachit Kumar, Jonathan S. Pai, Blaire Hargens, Andrew B. Sharabi, Eun Ji Shin,
Lei Zheng, Timothy M. Pawlik, Christopher L. Wolfgang, Albert C. Koong, Joseph M. Herman ···························· 248

第二十九章　基于RTOG 088实验评估胰腺癌患者接受放疗时正常组织受射线影响情况

Ted C. Ling, Jerry M. Slater, Rachel Mifflin, Prashanth Nookala, Roger Grove, Anh M. Ly, Baldev Patyal, Jerry D. Slater,
Gary Y. Yang ·· 257

第三十章　局限期胰腺癌新辅助治疗：指导原则

Amir Fathi, Kathleen K. Christians, Ben George, Paul S. Ritch, Beth A. Erickson, Parag Tolat, Fabian M. Johnston,
Douglas B. Evans, Susan Tsai ··· 264

第三十一章　胰腺癌辅助治疗新策略

Tolutope Oyasiji, Wen Wee Ma ··· 275

第三十二章　胰腺癌辅助化放疗：证据告诉我们什么？

Michael D. Chuong, Drexell H. Boggs, Kruti N. Patel, William F. Regine ··· 282

第三十三章　胰腺癌的术后辅助性放疗：历史与现状

John Boyle, Brian Czito, Christopher Willett, Manisha Palta ··· 293

第三十四章　自膨式金属支架（SEMS）较塑料支架能为接受新辅助化疗的胰腺癌患者提供更佳疗效

Megan A. Adams, Michelle A. Anderson, James D. Myles, Shokoufeh Khalatbari, James M. Scheiman ·················· 302

第三十五章　纳米载体药物在晚期胰腺癌中的应用

Chang-Sung Tsai, John W. Park, Li-Tzong Chen ················ 308

第三十六章　胰腺导管腺癌的免疫治疗：临床试验概述

Alessandro Paniccia, Justin Merkow, Barish H. Edil, Yuwen Zhu ················ 318

第三十七章　胰腺囊性病变的诊断和治疗

William R. Brugge ················ 333

第三十八章　转移性胰腺癌当前和未来的系统性治疗选择

Cagatay Arslan, Suayib Yalcin ················ 346

第三十九章　不可切除局部晚期胰腺癌的10年诊疗经验

Nadia K Malik, Kilian Salerno May, Rameela Chandrasekhar, Wen Wee Ma, Leayn Flaherty, Renuka Iyer, John
Gibbs, Boris Kuvshinoff, Gregory Wilding, Graham Warren, Gary Y Yang ················ 362

第四十章　对局部进展期和可能切除的胰腺癌三种治疗策略的比较

Shane Lloyd, Bryan W. Chang ················ 371

第四十一章　局部进展期胰腺癌与转移性胰腺癌：两种疾病？两种处理方案？

Stefano Cascinu ················ 380

第四十二章　高强度聚焦超声刀在胰腺癌姑息治疗中的应用

Tatiana D. Khokhlova, Joo Ha Hwang ················ 384

第四十三章　不可逆性电穿孔在无法手术切除的胰腺癌中的应用

Robert C. G. Martin II ················ 394

第四十四章　不可切除胰头癌的疼痛处理：腹腔神经丛阻滞和内脏神经切除术

Wesley B. Jones, Phillip Jordan, Maya Pudi ················ 399

第五部分　胰腺癌预后

第四十五章　生活质量（QoL）评分可作为接受化疗的晚期胰腺癌（APC）患者预后的预测指标：一项前瞻性
　　　　　　多中心Ⅱ期临床研究

Sidra Anwar, Wei Tan, Jinhee Yu, Alan Hutson, Milind Javle, Renuka Iyer ················ 406

第四十六章　CA9-9水平变化对局部进展期不可手术切除胰腺癌患者放化疗后的生存预测

Gary Y. Yang, Nadia K. Malik, Rameela Chandrasekhar, Wen-Wee Ma, Leayn Flaherty, Renuka Iyer, Boris
Kuvshinoff, John Gibbs, Gregory Wilding, Graham Warren, Kilian Salerno May ················ 413

第一部分

胰腺癌流行病学

第一章 中国2011年胰腺癌发病和死亡分析

Yutong He[1], Rongshou Zheng[2], Daojuan Li[1], Hongmei Zeng[2], Siwei Zhang[2], Wanqing Chen[2]

[1]Cancer Institute, the Fourth Hospital of Hebei Medical University/the Tumor Hospital of Hebei Province, Shijiazhuang 050011, China; [2]National Office for Cancer Prevention and Control, National Cancer Center, Beijing 100021, China
Correspondence to: Wanqing Chen. National Office for Cancer Prevention and Control, National Cancer Center, Beijing 100021, China. Email: chenwq@cicams.ac.cn.

目的：评估2011年中国胰腺癌的发病和死亡情况。

方法：全国肿瘤登记中心（NCCR）收集了全国234个肿瘤登记处2011年的数据，其中177个肿瘤登记处的数据通过审核。根据这177个肿瘤登记处提供的发病、死亡数据及人口学数据资料，对不同地区（城市和农村），性别，年龄等资料进行分析，统计胰腺癌新发病例和死亡病例。采用2000年中国标化人口构成和Segi's世界人口构成分别计算中国和世界人口年龄标化发病率/死亡率（中标率和世标率）。

结果：177个肿瘤登记处（其中城市地区77个，农村地区100个）共覆盖人口数175 310 169人（其中城市98 341 507人，农村76 968 662人）。肿瘤登记地区有病理组织学诊断的比例（MV%）为40.52%，只有死亡医学证明书的比例（DCO%）为4.33%，死亡/发病比（M/I）为0.91。估计全国2011年胰腺癌新发病例和死亡病例数分别为80 344例和72 723例，发病率为5.96/10万（男6.57/10万，女5.32/10万）。中标率（ASIRC）为4.27/10万，世标率（ASIRW）为4.23/10万，居所有恶性肿瘤的第10位。在城市地区胰腺癌发病率为7.03/10万，中标率为4.94/10万，农村地区胰腺癌发病率为4.84/10万，中标率为3.56/10万。33个肿瘤登记处的胰腺癌发病率从2003年的3.24/10万增加到2011年的3.59/10万，年度百分比变化（APC）为1.44。胰腺癌的死亡率为5.40/10万（男5.88/10万，女4.89/10万），中标率为3.81/10万，世标率为3.79/10万，居所有恶性肿瘤的第6位。城市地区胰腺癌死亡率为6.47/10万，中标率为4.48/10万，农村地区胰腺癌死亡率为4.27/10万，中标率为3.08/10万。胰腺癌死亡率从2003年的2.85/10万到2011年的3.26/10万大约增加了1.14倍，年度百分比变化为1.68。

结论：中国胰腺癌的发病率和死亡率呈逐年增长的趋势，针对这种情况，有效地识别高危人群和寻找防治对策尤为重要。

关键词：胰腺癌；肿瘤登记；发病率；死亡率；中国

View this article at: http://dx.doi.org/10.3978/j.issn.1000-9604.2015.02.05

1 引言

胰腺癌是恶性程度最高的肿瘤之一，总体5年生存率仅为5%，手术是最有效的治疗方法，但是只有不到20%的患者诊断时处于早期可切除阶段[1]。据统计，2012年全球胰腺癌新发病例约337 872例，居恶性肿瘤第12位，死亡病例330 391例，居第7位[2]。全国肿瘤登记中心的数据显示，2009年中国胰腺癌发病率为7.28/10万（男性：8.24/10万，女性：6.29/10万），居第7位；死亡率为6.61/10万（男性：7.45/10万，女性：5.75/10万），居第6位[3]。截至2014年年中，全国肿瘤登记中心2011年登记的数据包括234个肿瘤登记地区，覆盖了2.21亿人口，占总人口的16.4%。本文分析了2011年胰腺癌在中国的发病和死亡情况。

2 资料与方法

2.1 材料来源

全国肿瘤登记中心负责收集、评估和发表各肿瘤登记处上报的数据，肿瘤数据来自于各地方医院和社区卫生服务中心，包括城市居民基本医疗保险和新农村合作医疗系统，并通过只有死亡医学证明书（DCO）和随访调查数据确认病例。到2014年6月1日，来自31个省的234个肿瘤登记处（98个城市和136个县）向全国肿瘤登记中心提交了2011年的数据，该数据覆盖人口数221 390 275人，占2011年国家总人口的16.43%。其中有177个肿瘤登记处的数据质量达到全国肿瘤登记中心所需的质量标准，登记处分布在28个省份（其中城市地区77个，农村地区100个），覆盖人口数175 310 169人，约占全国总人口的13.01%，其中男性88 655 668人，女性86 654 501人，城市人口98 341 507人，农村人口76 968 662人。从发病和死亡数据库中抽取国际疾病分类-10（ICD-10）编码为C25-，形态学编码为3（ICD-O-3）的胰腺癌数据进行分析。

2.2 人口资料

人口资料来源于国家统计局提供的第五次全国人口普查（2000年），该普查考虑了年龄结构变化、性别比例和城市人口比例及农村人口比例等（http://data.stats.gov.cn/）。2011年全国人口按地区（城市/农村）、性别（男性/女性）、年龄（0~1岁，1~4岁，5~84岁，

85岁以上每5岁分为1组）分层，年龄别死亡率在人口计算时进行了调整。第五次和第六次人口普查的各年龄段人口认为是呈线性变化的。

2.3 质量控制

根据《中国肿瘤登记工作指导手册》，并参照国际癌症研究中心（IARC）和国际癌症登记协会（IACR）《五大洲癌症发病率》（第九卷）[4]对登记质量的相关要求，使用数据库软件MS-Excel、SAS以及IARC[5]/IACR的IARCcrgTools对数据进行审核和评价。对上报的登记数据进行质量评估，数据标准为：组织学诊断比（MV%）>66%，只有死亡医学证明书比例（DCO%）<15%，死亡/发病比（M/I）为0.6~0.8。

2.4 统计分析

根据肿瘤登记数据结合2011年全国人口数据，按照性别、地区、年龄分层推算发病和死亡病例数。使用数据库和MS-FoxPro、MS-Excel和SAS分析软件计算地区别、性别、年龄别发病率（死亡率）、标化发病率（死亡率）、累积率（0~75岁）。中国人口标化率（中标率）和世界人口标化率（世标率）分别采用2000年中国人口普查标准人口年龄和Segi's世界标准人口年龄构成。

3 结果

3.1 质量评价

177个肿瘤登记处覆盖人口175 310 169人，全国肿瘤登记地区胰腺癌的M/I为0.91（男0.90，女0.93），MV%为40.52%（男41.17%，女39.69%），DCO%为4.33%（男4.44%，女4.19%）。M/I在城市为0.93，比农村（0.88）高。同样的，MV%（41.94%）和DCO%（4.39%）在城市地区高于农村地区（MV%为37.59%，DCO%为4.22%）（表1）。

3.2 胰腺癌发病率

2011年，全国肿瘤登记地区胰腺癌的发病率为5.96/10万（男性：6.57/10万，女性：5.32/10万），占所有肿瘤的2.38%，中标率为4.27/10万，世标率为4.23/10万。累积率（0~74岁）为0.50%，截缩率

表1 2011年中国胰腺癌质量评估指标

地区	性别	M/I	MV%	DCO%	UB%
全国	两性	0.91	40.52	4.33	0.38
	男	0.90	41.17	4.44	0.41
	女	0.93	39.69	4.19	0.35
城市地区	两性	0.93	41.94	4.39	0.49
	男	0.91	42.68	4.36	0.54
	女	0.95	41.01	4.42	0.43
农村地区	两性	0.88	37.59	4.22	0.16
	男	0.88	38.13	4.61	0.14
	女	0.88	36.89	3.71	0.18

M/I，死亡/发病比；MV%，形态学确诊病例百分比；DCO%，只有死亡医学证明书病例百分比；UB%，未知依据诊断的比例。

（35~64岁）为5.68/10万。城市地区胰腺癌发病率为7.03/10万（男7.75/10万，女6.28/10万），中标率为4.94/10万，世标率为4.90/10万，农村地区为4.84/10万（男性：5.34/10万，女性：4.31/10万）。城市地区的发病率和年龄标化率均高于农村地区（表2）。

3.3 胰腺癌年龄别发病率

胰腺癌发病率在44岁之前均处于较低水平，随后显著升高，80岁以上年龄段达到最高，该年龄段中城市地区男性发病率达74.50/10万，而在75岁以上年龄段农村地区男性发病率只为43.44/10万。对于城市地区的女性，胰腺癌发病率在85岁以上年龄段达到峰值，其发病率为66.18/10万，而在80岁以下年龄段农村地区发病率为35.26/10万。

除35~49岁年龄组，城市地区各年龄段男性胰腺癌发病率均高于农村地区。女性亦有相同的趋势，除25~39岁年龄组（表3和图1）。

表2 2011年中国胰腺癌发病率

地区	性别	病例数	比例 (1/10⁵)	发病粗率 （%）	中标率 (1/10⁵)	世标率 (1/10⁵)	累积率 0~74（%）	截断年龄标化率 35~64（1/10⁵）
全国	两性	80 344	5.96	2.38	4.27	4.23	0.50	5.68
	男	45 385	6.57	2.37	4.99	4.95	0.58	6.87
	女	34 959	5.32	2.40	3.58	3.55	0.42	4.45
城市地区	两性	48 568	7.03	2.69	4.94	4.90	0.57	6.14
	男	27 339	7.75	2.75	5.77	5.73	0.68	7.51
	女	21 229	6.28	2.61	4.13	4.09	0.47	4.73
农村地区	两性	31 776	4.84	2.03	3.56	3.52	0.42	5.16
	男	18 046	5.34	1.95	4.15	4.10	0.48	6.17
	女	13 730	4.31	2.14	2.99	2.96	0.35	4.12

中标率，年龄标化发病率（使用2000年标准的中国人口）；世标率，年龄标化发病率（使用标准的世界人口）。

表3　2011年中国胰腺癌年龄别发病率（1/10⁵）

年龄组	全国			城市地区			农村地区		
	两性	男	女	两性	男	女	两性	男	女
全部	5.96	6.57	5.32	7.03	7.75	6.28	4.84	5.34	4.31
0-	0.06	0.00	0.12	0.12	0.00	0.27	0.00	0.00	0.00
1-	0.00	0.00	0.00	0.00	0.00	0.00	0.00	0.00	0.00
5-	0.01	0.02	0.00	0.03	0.05	0.00	0.00	0.00	0.00
10-	0.01	0.02	0.00	0.02	0.04	0.00	0.00	0.00	0.00
15-	0.02	0.00	0.03	0.03	0.00	0.07	0.00	0.00	0.00
20-	0.09	0.07	0.11	0.10	0.08	0.13	0.08	0.06	0.09
25-	0.18	0.14	0.22	0.16	0.14	0.17	0.20	0.13	0.28
30-	0.33	0.39	0.28	0.36	0.46	0.26	0.30	0.28	0.32
35-	0.82	0.95	0.69	0.89	0.94	0.84	0.74	0.97	0.49
40-	1.55	1.74	1.35	1.57	1.58	1.55	1.53	1.94	1.11
45-	3.68	4.73	2.58	3.55	4.72	2.29	3.83	4.73	2.92
50-	6.39	7.93	4.77	7.10	8.84	5.25	5.46	6.71	4.16
55-	10.83	13.44	8.17	11.80	14.55	8.97	9.77	12.20	7.28
60-	16.11	18.77	13.40	17.91	21.72	14.07	14.27	15.79	12.71
65-	24.09	28.03	20.16	28.49	34.29	22.86	19.73	22.00	17.41
70-	35.69	40.13	31.38	42.91	48.11	38.09	27.90	31.92	23.82
75-	46.83	53.14	41.28	55.68	61.94	50.17	37.08	43.44	31.47
80-	52.67	59.66	47.16	65.99	74.50	58.86	38.33	42.49	35.26
85+	51.99	59.77	47.46	69.24	74.15	66.18	33.24	42.67	28.15

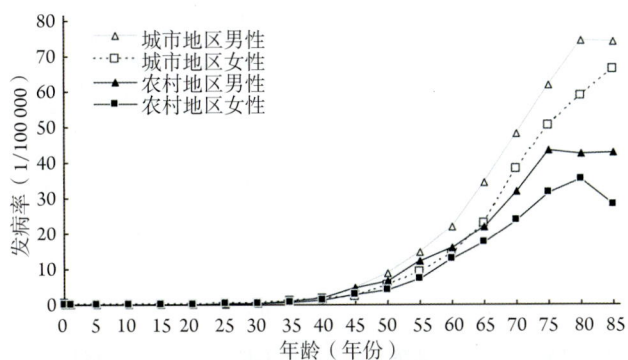

图1　2011年中国胰腺癌年龄别发病率

3.4　2003—2011年胰腺癌发病率

2003—2011年，有33个肿瘤登记处向全国肿瘤登记中心提交数据，胰腺癌的发病率在性别和地区上均有波动。胰腺癌发病率从2003年的3.24/10万增加到2011年的3.59/10万，年度变化百分比为1.44。男性年度变化百分比为1.48，女性年度变化百分比差异无统计学意义。在城市地区，2011年胰腺癌发病率比2003年高出1.05倍，但是男、女两性年度变化百分比差异均无统计学意义。同时，农村地区胰腺癌发病率2003—2011年增加了1.39倍，年度变化百分比为3.78（表4和图2）。

3.5　胰腺癌死亡率

胰腺癌的死亡率为5.40/10万（男性：5.88/10万，女性：4.89/10万），中标率为3.81/10万，世标率为3.79/10万。累积率（0~74岁）为0.44%，截缩率（35~64岁）为4.74/10万。城市地区胰腺癌死亡率为

表4　2003—2011年胰腺癌发病率（1/10⁵）

地区	性别	2003	2004	2005	2006	2007	2008	2009	2010	2011
全国	两性	3.24	3.36	3.29	3.65	3.49	3.74	3.54	3.68	3.59[a]
	男	3.79	3.95	3.92	4.27	4.05	4.33	4.28	4.37	4.18[b]
	女	2.73	2.82	2.71	3.07	2.94	3.17	2.85	3.02	3.02
城市	两性	3.47	3.49	3.49	3.82	3.61	3.81	3.64	3.78	3.64
	男	4.02	4.09	4.14	4.47	4.12	4.47	4.41	4.48	4.25
	女	2.95	2.94	2.88	3.22	3.12	3.19	2.91	3.12	3.06
农村	两性	2.41	2.85	2.62	2.91	3.03	3.40	3.15	3.24	3.35[c]
	男	2.91	3.35	3.11	3.43	3.80	3.77	3.74	3.88	3.89[d]
	女	1.94	2.38	2.16	2.45	2.31	3.08	2.59	2.62	2.84[e]

[a-e]，2003—2011年，发病率年度变化百分比（APC）分别为1.44，1.48，3.78，3.49和4.09。

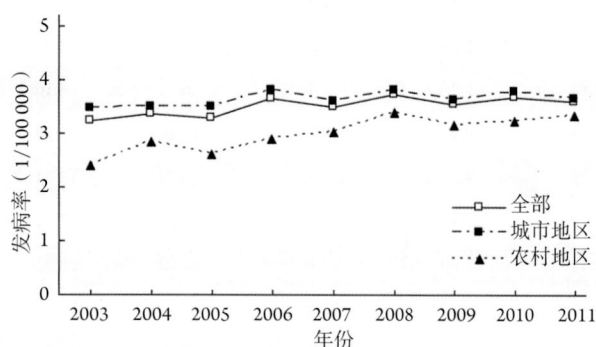

图2　2003—2011年胰腺癌发病率

6.47/10万（男性：7.01/10万，女性：5.91/10万），中标率为4.48/10万，世标率为4.47/10万，累积率（0~74岁）为0.51%，截缩率（35~64岁）为5.25/10万。农村死亡率为4.27/10万（男性：4.70/10万，女性：3.82/10万），中标率为3.08/10万，世标率为3.07/10万。累积率（0~74岁）为0.36%，截缩率（35~64岁）为4.17/10万，城市地区胰腺癌的死亡率高于农村地区（表5）。

3.6　胰腺癌年龄别死亡率

各年龄段的胰腺癌死亡率趋势城市地区和农村地区

表5　2011年中国胰腺癌死亡率

地区	性别	病例数	比例（1/10⁵）	死亡粗率（%）	中标率（1/10⁵）	世标率（1/10⁵）	累积率0~74（%）	截断年龄标化率35~64（1/10⁵）
全国	两性	72 723	5.40	3.44	3.81	3.79	0.44	4.74
	男	40 580	5.88	3.01	4.43	4.41	0.51	5.77
	女	32 143	4.89	4.19	3.21	3.19	0.36	3.67
城市地区	两性	44 687	6.47	4.19	4.48	4.47	0.51	5.25
	男	24 702	7.01	3.68	5.17	5.17	0.59	6.47
	女	19 985	5.91	5.06	3.80	3.78	0.42	3.99
农村地区	两性	28 036	4.27	2.68	3.08	3.07	0.36	4.17
	男	15 878	4.70	2.35	3.62	3.59	0.42	5.01
	女	12 158	3.82	3.27	2.57	2.56	0.30	3.31

表6　2011年中国胰腺癌年龄别死亡率（1/10^5）

年龄组	全国			城市地区			农村地区		
	两性	男	女	两性	男	女	两性	男	女
全部	5.40	5.88	4.89	6.47	7.01	5.91	4.27	4.70	3.82
0-	0.06	0.00	0.12	0.12	0.00	0.27	0.00	0.00	0.00
1-	0.00	0.00	0.00	0.00	0.00	0.00	0.00	0.00	0.00
5-	0.00	0.00	0.00	0.00	0.00	0.00	0.00	0.00	0.00
10-	0.00	0.00	0.00	0.00	0.00	0.00	0.00	0.00	0.00
15-	0.00	0.00	0.00	0.00	0.00	0.00	0.00	0.00	0.00
20-	0.07	0.06	0.09	0.09	0.09	0.08	0.06	0.03	0.09
25-	0.08	0.08	0.07	0.07	0.10	0.05	0.09	0.07	0.10
30-	0.16	0.18	0.15	0.21	0.23	0.18	0.10	0.10	0.11
35-	0.43	0.60	0.24	0.46	0.58	0.34	0.38	0.63	0.12
40-	1.25	1.43	1.06	1.24	1.39	1.09	1.26	1.49	1.02
45-	2.82	3.49	2.11	2.79	3.37	2.17	2.84	3.64	2.03
50-	5.15	6.53	3.69	5.87	7.65	3.97	4.19	5.03	3.33
55-	9.18	11.32	6.99	9.90	12.19	7.55	8.40	10.37	6.38
60-	14.36	16.95	11.72	16.73	20.38	13.06	11.94	13.49	10.34
65-	20.77	23.86	17.70	24.58	28.52	20.77	17.00	19.37	14.58
70-	32.81	36.86	28.90	39.32	43.99	35.00	25.80	29.51	22.03
75-	43.65	49.40	38.58	53.43	59.47	48.11	32.88	38.32	28.08
80-	57.50	64.30	52.15	71.82	77.34	67.19	42.10	49.22	36.84
85+	59.04	65.95	55.02	78.28	83.16	75.24	38.13	45.47	34.16

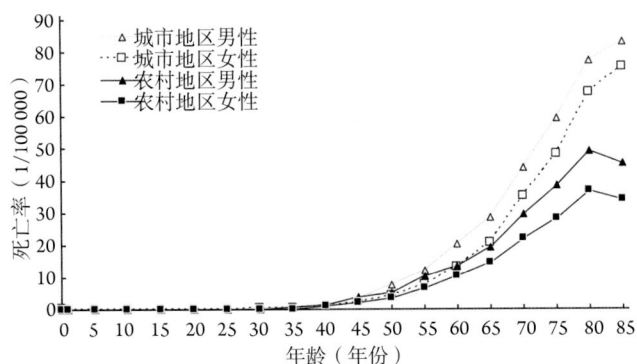

图3　2011年中国胰腺癌年龄别死亡率

相近，胰腺癌的年龄死亡率40岁之前相对较低，50岁之后显著升高，在城市85岁以上达到峰值，而在农村未到80岁。

男性胰腺癌年龄别死亡率在各年龄组中（除35~49岁年龄段）均为城市地区高于农村地区，女性亦有同样的趋势，除20~29岁年龄段（表6和图3）。

3.7　2003—2011年胰腺癌死亡率

33个肿瘤登记处的数据显示，2003—2011年，胰腺癌的死亡率大约增长1.14倍，从2003年的2.85/10万增加到2011年的3.26/10万，年度变化百分比为1.68。2003—2011年，男性胰腺癌死亡率从3.31/10万增加到3.71/10万，年度变化百分比为1.63。女性从2.41/10万增加到2.83/10万，年度变化百分比为1.68。城市地区男女两性年度变化百分比差异无统计学意义。农村地区男女合计的年度变化百分比为4.09，其中男性为4.32，女性为3.73（表7和图4）。

表7　2003—2011年胰腺癌死亡率（1/10⁵）

地区	性别	2003	2004	2005	2006	2007	2008	2009	2010	2011
全国	两性	2.85	2.98	2.96	3.35	3.34	3.25	3.23	3.32	3.26[a]
	男	3.31	3.53	3.53	3.99	3.83	3.77	3.86	4.02	3.71[b]
	女	2.41	2.48	2.42	2.74	2.87	2.75	2.63	2.65	2.83[c]
城市	两性	3.04	3.09	3.07	3.51	3.53	3.28	3.28	3.39	3.32
	男	3.52	3.64	3.66	4.22	3.99	3.80	3.96	4.08	3.75
	女	2.59	2.58	2.52	2.84	3.09	2.79	2.64	2.75	2.90
农村	两性	2.11	2.54	2.53	2.60	2.64	3.12	2.98	2.98	3.01[d]
	男	2.50	3.01	3.02	2.91	3.25	3.69	3.42	3.74	3.55[e]
	女	1.74	2.09	2.09	2.31	2.09	2.61	2.56	2.25	2.50[f]

a-f，2003—2011年，发病率年度变化百分比（APC）分别为1.68、1.63、1.68、4.09、4.32和3.73。

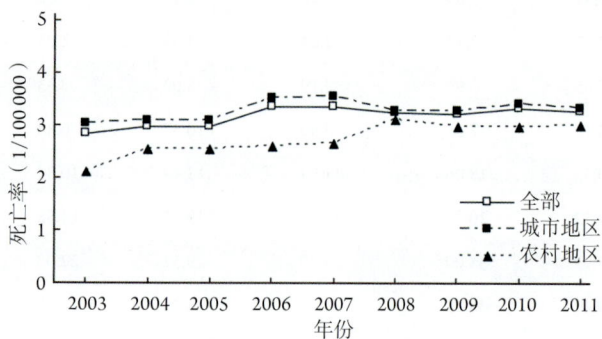

图4　2003—2011年胰腺癌死亡率

4　讨论

胰腺癌预后差、死亡率高。在世界范围内，每年大约有330 391人死于胰腺癌，占癌症死亡人数的第7位[2]，严重危害着人类的健康。总体上来说，胰腺癌的5年存活率不到5%，这是因为没有可靠的早期诊断和有效的治疗方法。治疗胰腺癌最有效的方法是手术切除，可使5年存活率提高10%。然而，80%有临床症状的患者在确诊时就已经不可切除了[6]。

2011年中国的胰腺癌发病率为5.96/10万，死亡率是5.40/10万。与2012年全球癌症数据库（GLOBOCAN）数据相比，中国男性胰腺癌的发病率（世标率为4.50/10万）高于发展中国家的平均水平（3.30/10万），但低于世界（4.90/10万）和发达国家（8.60/10万）水平。2003—2011年，性别合计发病率和死亡率的年度变化百分比分别为1.44和1.68。男性的年度变化百分比为1.48。但是，女性的年度变化百分比差异无统计学意义。在城市地区，发病率和死亡率的年度变化百分比差异无统计学意义。在农村地区，性别合计发病率和死亡率的年度变化百分比分别为3.78和4.09。

胰腺癌不仅与基因易感性和饮食因素相关，还与生活方式和身体状态密切相关。遗传因素在胰腺癌发病中发挥着重要的作用，约10%的胰腺癌患者有家族史[7]。一项包括1 183例病例组和1 183例对照组的胰腺癌家族史分析中，结果表明，有胰腺癌家族史的父母，兄弟姐妹和子女患胰腺癌的风险将会增加（多因素调整OR=1.76；95%CI：1.19~2.61）[8]。

一些研究调查了糖尿病和胰腺癌之间的关系。同时患有高血糖或糖尿病的患者患胰腺癌的比例也有所增加。最新数据表明，高达80%的胰腺癌患者有糖尿病或高血糖，这可以作为胰腺癌早期诊断的依据[9]。早期的一些研究表明，新发糖尿病与胰腺癌有着密切的联系[10]。另一项研究表明，糖尿病是胰腺癌的重要危险因素，其OR值为2.69（95%CI：1.51~4.77）。同时在一项退伍军人系统研究中，与非糖尿病患者相比，糖尿病患者更容易患胰腺癌，其OR值为2.17（95%CI：1.70~2.77）[11]。

身体状态的一些其他因素，包括肥胖和压力，都是胰腺癌发病的危险因素。肥胖已被认为是胰腺癌的另一个危险因素。多项研究表明，肥胖会增加患胰腺癌的风险。虽然存在混杂因素，但肥胖者的患病概率仍高于正常体重人群约20%[12]。关于饮食因素，一项研究表明多食水果可以降低胰腺癌风险（OR=1.73，1~2次/周与超过3次/周相比；95%CI：1.05~2.86），而食肉过多会增加胰腺癌的发病率（OR=0.59，1~2次/周与超过3次/周相比；95%CI：0.35~0.97）。饮茶（OR=0.49；95%CI：0.30~0.80）可使患胰腺癌的风险减少一半。蔬菜摄入量降低（P=0.04）与患胰腺癌显著相关[13]。

吸烟是胰腺癌的重要危险因素[14-15]。国际上的胰腺癌巢式病例对照研究中显示[16]，包括1 481例病例组和1 539例对照组，曾经吸烟的人群RR=1.1（95%CI：0.9~1.3），吸烟人群RR=1.8（95%CI：1.4~2.3）。通过观察吸烟数量和暴露持续时间，每天吸烟≥30支人群的RR为1.75，吸烟年数≥50年人群的RR为2.1。戒烟15年以上的人群与从来不吸烟的人群的RR相似。在一篇Meta分析中[17]，包含了82篇1950—2007年间发表的病例对照研究的文献，该分析指出胰腺癌总RR=1.7（95%CI：1.6~1.9），吸烟者与正常人群相比RR=1.2（95%CI：1.1~1.3）。

值得一提的是，本文的数据只覆盖了2011年大约16.43%的全国总人口数，但是也可以基本反映全国恶性肿瘤的发病情况。

5　结论

胰腺癌的低生存率让疾病负担变得越来越重，各种危险因素，如吸烟、糖尿病、肥胖和不良饮食习惯在中国都一直处在一个较高水平。胰腺癌的预防控制，包括健康教育、健康促进、早期发现和癌症检查都应作为公共卫生的工作重点。

致谢

感谢全国各肿瘤登记处全体工作人员在资料收集、整理、审核、查重、补漏、建立数据库等方面做出的努力，在此表示诚挚的谢意！

声明

本文作者宣称无任何利益冲突。

参考文献

[1] Sutton JM, Abbott DE. Neoadjuvant therapy for pancreas cancer: past lessons and future therapies. World J Gastroenterol 2014; 20: 15564-15579.

[2] GLOBOCAN 2012. Lyon: IARC. Available online: http://globocan.iarc.fr/

[3] Chen WQ, Liang D, Zhang SW, et al. Pancreatic cancer incidence and mortality patterns in china, 2009. Asian Pac J Cancer Prev 2013; 14: 7321-7324.

[4] Curado MP, Edwards B, Shin HR, et al. Cancer Incidence in Five Continents. Vol. IX. Lyon: IARC Scientific Publications, 2008.

[5] Ferlay J, Burkhard C, Whelan S, et al. Check and conversion programs for cancer registries. Lyon: IARC Technical Report 2005.

[6] Jones OP, Melling JD, Ghaneh P. Adjuvant therapy in pancreatic cancer. World J Gas-troenterol 2014; 20: 14733-14746.

[7] Ghiorzo P. Genetic predisposition to pancreatic cancer. World J Gastroenterol 2014; 20: 10778-10789.

[8] Jacobs EJ, Chanock SJ, Fuchs CS, et al. Family history of cancer and risk of pancreatic cancer: a pooled analysis from the Pancreatic Cancer Cohort Consortium (PanScan). Int J Cancer 2010; 127: 1421-1428.

[9] Zhang C, Yang G, Ling Y, et al. The early diagnosis of pancreatic cancer and diabetes: what's the relationship? J Gastrointest Oncol 2014; 5: 481-488.

[10] Hemminki K, Li X. Familial and second primary pancreatic cancers: a nationwide epide-miologic study from Sweden. Int J Cancer 2003; 103: 525-530.

[11] Silverman DT. Risk factors for pancreatic cancer: a case-control study based on direct in-terviews. Teratog Carcinog Mutagen 2001; 21: 7-25.

[12] Yacoub A, Siegel E, Makhoul I. Pancreatic cancer and diabetes mellitus: A retrospective cohort study. J Clin Oncol 2011; 29: 4102.

[13] Liu SZ, Chen WQ, Wang N, et al. Dietary factors and risk of pancreatic cancer: a multi-centre case-control study in China. Asian Pac J Cancer Prev 2014; 15: 7947-7950.

[14] IARC Working Group on the Evaluation of Carcinogenic Risks to Humans. Tobacco smoke and involuntary smoking. IARC Monogr Eval Carcinog Risks Hum 2004; 83: 1-1438.

[15] Secretan B, Straif K, Baan R, et al. A review of human carcinogens--Part E: tobacco, areca nut, alcohol, coal smoke, and salted fish. Lancet Oncol 2009; 10: 1033-1034.

[16] Lynch SM, Vrieling A, Lubin JH, et al. Cigarette smoking and pancreatic cancer: a pooled analysis from the pancreatic cancer cohort consortium. Am J Epidemiol 2009; 170: 403-413.

[17] Iodice S, Gandini S, Maisonneuve P, et al. Tobacco and the risk of pancreatic cancer: a review and meta-analysis. Langenbecks Arch Surg 2008; 393: 535-545.

译者：贺宇彤，河北医科大学第四医院肿瘤研究所
　　　郑荣寿，全国肿瘤防治办公室，国家癌症中心
　　　李道娟，河北医科大学第四医院肿瘤研究所
　　　曾红梅，全国肿瘤防治办公室，国家癌症中心

张思伟，全国肿瘤防治办公室，国家癌症中心
陈万青，全国肿瘤防治办公室，国家癌症中心
审校：王槐志，第三军医大学附属西南医院

Cite this article as: He Y, Zheng R, Li D, Zeng H, Zhang S, Chen W. Pancreatic cancer incidence and mortality patterns in China, 2011. Chin J Cancer Res 2015;27(1):29-37. doi: 10.3978/j.issn.1000-9604.2015.02.05

点评

　　胰腺癌已经成为早期发现最难、恶性程度最高、生存预后最差的肿瘤，是目前肿瘤学研究的重点。本文通过对全国肿瘤登记中收集的2011年中国不同地域的234个肿瘤登记处的数据进行分析，评估我国胰腺癌的发病和死亡情况。同时，本文对胰腺癌发病的一些高危因素进行了探讨，如基因易感性、糖尿病、肥胖和吸烟等。此文章数据量大，综合性强，可信度高，对临床识别胰腺癌高危人群以及寻找防治对策具有重要的指导意义。

——王槐志

第二章　糖耐量异常和胰腺癌发生风险的探讨

Miho Ito, Naohiko Makino, Yoshiyuki Ueno

Department of Gastroenterology, Yamagata University Faculty of Medicine, 2-2-2 Iidanishi, Yamagata 990-9585, Japan
Correspondence to: Miho Ito, MD, PhD. Department of Gastroenterology, Yamagata University Faculty of Medicine, 2-2-2 Iidanishi, Yamagata 990-9585, Japan. Email: i.miho@med.id.yamagata-u.ac.jp.

摘要：胰腺癌死亡率在全球大多数工业国家中（包括日本）呈逐年递增的趋势，尽管胰腺癌的影像学诊断水平已经提高和治疗手段也有所改善，但是其预后仍然较差，5年生存率仍然低于10%。早期诊断对于改善胰腺癌预后至关重要，而重中之重是从高危人群中发现胰腺癌患者。一些已报道的致病因素可能通过增加获得性遗传突变的风险而潜在性地导致胰腺癌的发生。胰腺癌患者所合并的疾病中糖尿病的发病率最高，而在临床诊治过程中，许多胰腺癌病例都是由于发现患者血糖控制恶化而得到确诊的。作为糖尿病前期的一个重要过程，糖耐量异常与胰岛素抵抗与糖尿病及其并发症的增加密切相关。在未来，我们相信通过与内分泌科专家达成共识，从糖耐量异常的患者中充分筛查出胰腺癌患者对于胰腺癌的早期诊断和治疗将变得非常重要。

关键词：胰腺癌；糖尿病；高血糖；胰岛素抵抗

View this article at: http://tgc.amegroups.com/article/view/2711/3782

1　引言

　　胰腺癌死亡率在全球大多数工业国家中（包括日本）呈逐年递增的趋势，每年死亡人数大约为227 000人[1]，根据日本地区的统计数据，2011年因患胰腺癌而死亡的患者数为28 829人，仅次于肺癌、胃癌、结肠癌和肝癌，居第5位[2-4]。尽管胰腺癌的影像学诊断水平在不断提高，治疗手段不断改善，但其预后仍然较差，5年生存率低于10%[5-6]。早期胰腺癌症状往往隐匿，当肿瘤侵犯周围组织或者转移至远处器官时，才会出现相关的临床症状，因此对于胰腺癌的预后改善需要早期诊断和高危人群的筛查。

2　胰腺癌的高危因素

　　某些致病因素可能通过增加获得性遗传突变的风险而潜在性地导致胰腺癌的发生（表1），其中包括吸烟史[14-17]、家族史[7-8,18-21]、高龄、男性、糖尿病、慢性胰腺炎[12]、遗传性胰腺炎[13]、肥胖[11,22-27]、非O型血[28-29]、高脂饮食、多肉少菜饮食以及叶酸缺乏等[1]。

　　吸烟是影响胰腺癌进展的最大危险因素之一，严重吸烟者胰腺癌的死亡风险比无吸烟者高出2~3倍。

　　胰腺癌家族史也是重要的危险因素之一[7-8,18-21]，有3%~9%的胰腺癌患者存在家族史，Ghadirian等[18]发现7.8%的胰腺癌患者中存在胰腺癌家族史，而对照组中仅

表1　胰腺癌的危险因素

高危因素	项目	风险	参考文献
家族史	胰腺癌	1.8~13倍	[1,7]
	遗传综合征	2~132倍	[8]
并发症	糖尿病	1.8~2.1倍	[9-10]
	肥胖	3.5倍	[11]
	慢性胰腺炎	4~8倍	[12]
	遗传性胰腺炎	53倍	[13]
个人史	吸烟	2~3倍	[14-17]

在胰腺癌的危险因素中，比例系数会高于上述项目。

为0.6%，两组相差13倍，其他环境危险因素在两组间无差异。在一项关于胰腺癌患者家族史风险的Meta分析中，Permuth-Wey等通过总结病例对照研究（R=2.82；95%CI：1.99~3.66）和队列研究（RR=1.62；95%CI：1.28~1.97）发现有亲属罹患胰腺癌的人群发生胰腺癌的总体风险是对照组的1.8倍（95%CI：1.48~2.12）[8]。胰腺癌的家族史在大部分研究中指的是一级亲属中患有胰腺癌。一项前瞻性研究显示，一级亲属出现胰腺癌的人群中，发生胰腺癌的风险是对照组的9倍[18]，而同一家庭中3名以上一级亲属出现胰腺癌的家族中，发生胰腺癌的风险是对照组的32倍。

糖尿病是一些疾病的非常重要的危险因素，后面将详细描述。

肥胖或超重显著增加了胰腺癌的发病风险，日本一项大样本的队列研究[11]发现，与BMI正常的20岁男性人群相比，BMI≥30 kg/m²者发生胰腺癌的风险高出3.5倍；与BMI为20.0~22.4的女性人群相比，BMI为27.5~29.9的女性发生胰腺癌的风险高出60%；在男性中，从20岁到基线年龄之间体重减轻≥5 kg者与胰腺癌死亡率增加相关。

然而另两项队列研究发现胰腺癌和BMI的变化无明显的相关性[22-23]。一项研究发现BMI每增加5 kg/m²的人群，发生胰腺癌的总体风险的相对危险度为1.12（95%CI：1.06~1.17）[24]。与BMI为18.5~25相比，BMI≥35的人群发生胰腺癌的风险高出45%（95%CI：1.04~2.02）[25]。对于青年人而言，超重或肥胖与胰腺癌的发病风险及疾病早发呈显著相关性[26]。

3　糖尿病和胰腺癌的复杂关系

糖耐量异常作为糖尿病前期症状，与胰岛素抵抗、增加糖尿病患病风险及其并发症相关，根据世界卫生组织和美国糖尿病联盟的标准，糖耐量异常的定义是口服75 g葡萄糖后的2 h内，血糖水平波动于140~199 mg/dL之间。

糖尿病作为一种慢性疾病，当胰腺产生胰岛素不足或者机体不能有效利用胰岛素时发生。胰岛素作为调节血糖的激素，高血糖症/血糖升高是血糖控制不良的表现，长期存在后会引起躯体多个系统的严重损伤，特别是血液和神经系统。根据发病机制及胰岛素缺乏的严重程度，糖尿病分为：①1型糖尿病；②2型糖尿病；③其他机制或疾病引起的糖尿病；④妊娠期糖尿病。1型糖尿病以胰岛β细胞受损为特征，而2型糖尿病以胰岛素分泌降低及胰岛素敏感性下降（胰岛素抵抗）为主要特征[30]。

而在临床诊治过程中，许多胰腺癌病例都是由于发现患者血糖控制恶化而得到确诊的，而糖尿病是胰腺癌患者中最常见的并发症，根据2007年日本胰腺癌登记数据（来自日本胰腺协会的胰腺癌登记委员会），糖尿病在胰腺癌患者中的发病率高达25.9%[31]。关于糖尿病到底是胰腺癌的致病因素还是疾病结果的观点已经存在许多争论[9-10,32-39]，然而相关分子机制研究仍没有明确，因此阐明糖尿病对于胰腺导管上皮细胞的病理生理作用，对于实现胰腺癌的早期诊断尤为重要。

1994年，意大利胰腺癌研究小组发表了关于720名胰腺癌患者的病例对照研究，提出胰腺癌患者中糖尿病发病率的升高可能与肿瘤引起的糖尿病相关。

Mizuno等报道了540例胰腺癌的回顾性研究，发现在不同阶段的胰腺癌患者中，糖尿病的患病率为45%，超过半数患者的糖尿病病程<2年[35]，尽管胰腺癌患者是否合并糖尿病对于预后无明显差异，但单独由于发现糖尿病而诊断出胰腺癌的患者的预后和生存期（中位生存期：20.2个月）要比由于发现疼痛、黄疸和/或食欲不振而诊断出胰腺癌的患者的预后及生存期（中位生存期：10.2个月，P<0.01）更好。

同时也有较强的临床研究、流行病学研究、实验研究证实了胰腺癌引发了糖尿病（表2）。85%左右的胰腺癌患者存在高血糖和糖尿病的基础病史，45%~67%的

表2　糖尿病和胰腺癌发病风险的重要研究

参考文献	研究	总体相对危险度RR（95%CI）
Ben等[2011]	35项队列研究	1.94（1.66~2.27）
Donghui Li等[2011]	3项病例对照研究	1.8（1.5~2.1）
Huxley R等[2005]	36项研究	1.82（1.66~1.89）
Jee SH等[2005]	1项队列研究	1.29（1.22~1.37）
Gapstu S M等[2000]	1项队列研究	2.15（1.22~3.80）
Everhart等[1995]	20项研究	2.1（1.1~2.7）
Gullo L等[1994]	1项病例对照研究	3.04（2.21~4.17）

上述代表性文章阐述了糖尿病和胰腺癌发生风险的相关性，也有较强的临床研究、流行病学研究、实验研究证实了胰腺癌与糖尿病有关。

胰腺癌患者合并糖尿病，这取决于胰腺癌之于糖尿病的关系该如何判定。大多数（约75%）胰腺癌患者伴随的糖尿病是新发的（如病程<3年），当肿瘤切除后，新发的糖尿病往往会被治愈[36]。

Huxley等对36篇发表于1966—2005年关于胰腺癌致病因素的文章进行了Meta分析，包括了19项队列研究和17项病例对照研究，共9 220名患者，结果显示糖尿病患者中发生胰腺癌的相对危险度为1.82（95%CI：1.66~1.89）[9]。Everhart等对20篇发表于1975—1994年的关于在胰腺癌诊断之前1年或以上病程的糖尿病患者的胰腺癌发生风险的相关文章进行了Meta分析，包括了9项队列研究和11项病例对照研究，结果显示糖尿病患者中发生胰腺癌的相对危险度为2.1（95%CI：1.1~2.7）[10]。此外，Gapstur等对35 640人（平均年龄40岁）进行了前瞻性研究，探讨了口服50 g葡萄糖耐量试验后的1 h的血糖水平和胰腺癌发生的关系，与对照组（1 h内血糖≤119 mg/dL）相比，血糖轻度升高者（120~159 mg/dL）发生胰腺癌的相对危险度为1.65（95%CI：1.05~2.60）；血糖中度升高者（160~199 mg/dL）发生胰腺癌的相对危险度为1.60（95%CI：0.95~2.70）；血糖重度升高者（≥200 mg/dL）发生胰腺癌的相对危险度为2.15（95%CI：1.22~3.80），说明血糖升高与胰腺癌的发生显著相关[37]。

糖尿病和胰腺癌发生之间的复杂关系已经成为大量临床、流行病学、实验研究的探索主题。流行病学研究表明长期存在2型糖尿病是胰腺癌发生的中等危险因素之一。基于大量队列研究和病例对照研究的Meta分析显示，5年以上病程的糖尿病患者发生胰腺癌的相对危险度要高于对照1.5~2倍，这种现象不能被两者之间的共同危险因素所解释（如肥胖）。

4　肥胖和糖尿病在肿瘤形成中的可能机制

影响胰腺癌发病的相关危险因素被陆续报道：高胰岛素血症[40]、胰岛素抵抗[42]、胰岛素样生长因子基因多态性等。

胰岛素样衍生物和胰岛素分泌刺激因子在糖尿病治疗过程中，增加了胰腺癌的患病风险，而二甲双胍（治疗糖尿病的降糖药）的应用则减少了这种风险[43]。

研究发现高胰岛素水平促进了人胰腺癌细胞系的生长[44-45]，而高血糖及高脂肪酸水平促进了胰腺癌细胞的生长[46]。

Butler等根据BMI指数和2型糖尿病病史情况，将45例尸检的胰腺癌组织分为4组，应用Ki-67进行免疫组化染色并探讨胰腺导管上皮的增殖情况[47]，他们发现与非糖尿病，BMI<25相比，胰腺导管上皮的Ki-67阳性率在糖尿病，BMI<25的样本中高出4倍；在非糖尿病，BMI>27的样本中高出10倍；在糖尿病，BMI>27的样本中高出14.3倍，这说明了胰腺导管上皮细胞在糖尿病和肥胖患者中明显增殖，提示了糖尿病引起的高血糖状态可促进胰腺导管上皮的增殖，此外高胰岛素血症（胰岛素抵抗的肥胖患者）也参与增殖过程。

目前流行病学调查研究和实验数据证实，二甲双胍（治疗糖尿病的降糖药）可能是胰腺癌的潜在性化学预防药。两项流行病学研究表明，服用二甲双胍进行降糖治疗的2型糖尿病患者，发生肿瘤的风险降低[48-49]，在匹配BMI前后的结果也呈一致。Evans等报道，在11 876名应用二甲双胍的糖尿病患者中（包括923名肿瘤患者），发生各类肿瘤的风险降低了21%，并存在一定剂量反应关系。Currie等发现62 809名糖尿病患者中出现肿瘤者为2 109例，与服用二甲双胍相比，服用磺脲类药物和胰岛素的患者发生肿瘤的风险分别增加了1.36倍和1.42倍。

Li等比较了治疗糖尿病药物的使用和胰腺癌发病率的关系，发现服用胰岛素样激动药和促胰岛素分泌药的糖尿病患者发生胰腺癌的风险增加分别为4.99倍和2.52倍，而二甲双胍作为改善胰岛素抵抗的药物，没有增加胰岛素含量，发生胰腺癌的风险降低了62%，甚至服用二甲双胍5年以上的糖尿病患者仍然有效[50]。二甲双胍直接参与AMP激活蛋白激酶（AMP-activated protein kinase，AMPK）的活化，通过p53和p27kip1基因调节细胞增殖和凋亡；通过抑制哺乳动物雷帕霉素（mTOR）靶点蛋白，抑制蛋白质合成和细胞增殖[51]。Yang等报道了AMPK和mTOR参与合并糖尿病的胰腺癌形成的相关分子机制[52]。这些研究表明高血糖和高胰岛素水平参与了细胞的增殖，阐明其分子机制将为胰腺癌的预防和治疗提供思路。

此外，关于糖尿病、肥胖对于肿瘤形成的另一可能机制是氧化应激效应，Giardino等在高糖水平下进行了血管内皮细胞的培养，发现培养基的氧自由基没有变化，而由于糖尿病的影响，细胞内氧化应激水平明显增加，而氧自由基数量没有改变[53]。Nishikawa等探讨了线粒体电子传导系统在糖尿病患者中细胞内活性氧（reactive oxygen species，ROS）产生情况，发现高糖水平使得线粒体介导的ROS，在细胞代谢紊乱时表达异常[54]。此外，研究已报道此方式增加的ROS破坏基因组的DNA，通过多种方式参与细胞增殖，而最终影响肿瘤形成[55]，高血糖通过氧化应激破坏了胰腺导管上皮细胞的DNA，进一步促进了胰腺癌的发生。因此可认为糖尿病、肥胖、糖耐量异常引起的高血糖和高胰岛素水平，促进了胰腺导管上皮细胞的增殖，进一步阐明其中相关机制将有助于胰腺癌的防治（图1）。

5　结论

不久的将来，对于胰腺癌早期诊断和治疗，通过与内分泌科专家达成共识，充分地从糖耐量异常患者中筛查胰腺癌患者将变得至关重要。综上所述，对糖尿病和胰腺癌发生关系的探讨尤为关键，而且需要牢记糖尿病是胰腺癌早期诊断的一个重要因子。然而由于糖尿病患者患病率较高，对于所有糖尿病患者进行胰腺癌筛查的效率较低，因此在糖尿病患者中寻找出特异性强的危险因素和选择恰当的筛查节点尤为重要。

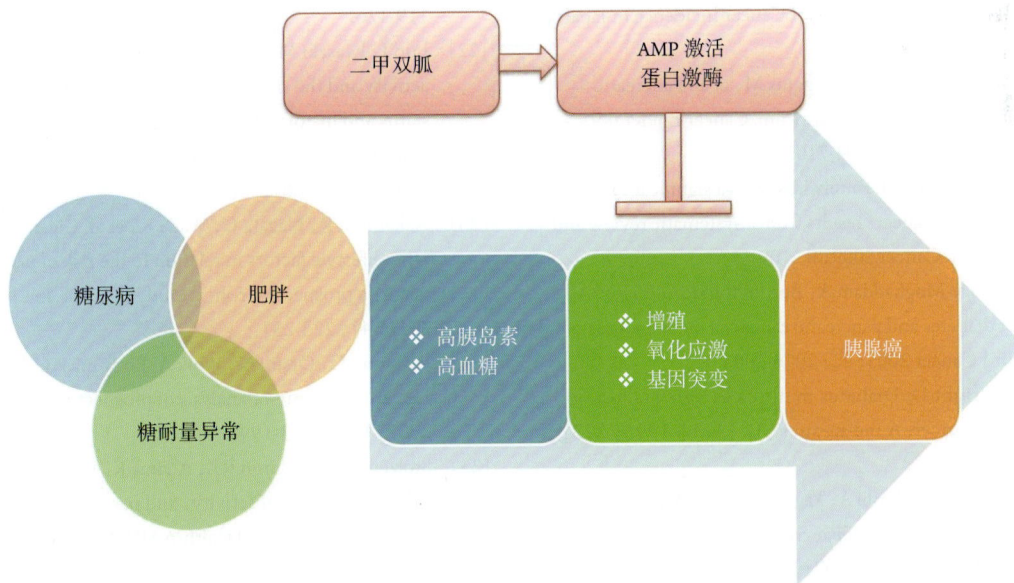

图1　肥胖、糖尿病、糖耐量异常在肿瘤形成中的相关机制
因糖尿病、肥胖、糖耐量异常导致的高血糖和高胰岛素水平促进了胰腺导管上皮细胞的增殖，明确其中各分子机制，将有助于胰腺癌的防治工作。

致谢

感谢所有参与完成并撰写这篇综述的专家和学者。

声明

本文作者宣称无任何利益冲突。

参考文献

[1] Raimondi S，Maisonneuve P，Lowenfels AB. Epidemiology of pancreatic cancer：an overview. Nat Rev Gastroenterol Hepatol 2009；6：699-708.

[2] Ministry of Health，Labour and Welfare. Vital Statistics in Japan，2010：1970-2010.

[3] Jemal A，Siegel R，Ward E，et al. Cancer statistics，2009. CA Cancer J Clin 2009；59：225-249.

[4] Bouvier AM，David M，Jooste V，et al. Rising incidence of pancreatic cancer in France. Pancreas 2010；39：1243-1246.

[5] Matsuda T，Ajiki W，Marugame T，et al. Population-based survival of cancer patients diagnosed between 1993 and 1999 in Japan：a chronological and international com-parative study. Jpn J Clin Oncol 2011；41：40-51.

[6] Center for Cancer Control and Information Services，National Cancer Center，2011：Monitoring of Cancer Incidence in Japan - Survival 2000-2002 Report.

[7] Petersen GM，de Andrade M，Goggins M，et al. Pancreatic cancer genetic epidemiology consortium. Cancer Epidemiol Biomarkers Prev 2006；15：704-710.

[8] Permuth-Wey J，Egan KM. Family history is a significant risk factor for pancreatic cancer：results from a systematic review and meta-analysis. Fam Cancer 2009；8：109-117.

[9] Huxley R，Ansary-Moghaddam A，Berrington de González A，et al. Type-II diabetes and pancreatic cancer：a meta-analysis of 36 studies. Br J Cancer 2005；92：2076-2083.

[10] Everhart J，Wright D. Diabetes mellitus as a risk factor for pancreatic cancer. A me-ta-analysis. JAMA 1995；273：1605-1609.

[11] Lin Y，Kikuchi S，Tamakoshi A，Yagyu K，et al. Obesity，physical activity and the risk of pancreatic cancer in a large Japanese cohort. Int J Cancer 2007；120：2665-2671.

[12] Raimondi S，Lowenfels AB，Morselli-Labate AM，et al. Pancreatic cancer in chronic pancreatitis：aetiology，incidence，and early detection. Best Pract Res Clin Gastroenterol 2010；24：349-358.

[13] Whitcomb DC，Applebaum S，Martin SP. Hereditary pancreatitis and pancreatic car-cinoma. Ann N Y Acad Sci 1999；880：201-209.

[14] Larsson SC，Permert J，Håkansson N，et al. Overall obesity，abdominal adiposity，diabetes and cigarette smoking in relation to the risk of pancreatic cancer in two Swedish population-based cohorts. Br J Cancer 2005；93：1310-1315.

[15] Qiu D，Kurosawa M，Lin Y，et al. Overview of the epidemiology of pancreatic cancer focusing on the JACC Study. J Epidemiol 2005；15 Suppl 2：S157-S167.

[16] Gallicchio L，Kouzis A，Genkinger JM，et al. Active cigarette smoking，household passive smoke exposure，and the risk of developing pancreatic cancer. Prev Med 2006；42：200-205.

[17] Iodice S，Gandini S，Maisonneuve P，et al. Tobacco and the risk of pancreatic cancer：a review and meta-analysis. Langenbecks Arch Surg 2008；393：535-545.

[18] Ghadirian P，Boyle P，Simard A，et al. Reported family aggregation of pancreatic cancer within a population-based case-control study in the Francophone community in Mon-treal，Canada. Int J Pancreatol 1991；10：183-196.

[19] Klein AP，Brune KA，Petersen GM，et al. Prospective risk of pancreatic cancer in familial pancreatic cancer kindreds. Cancer Res 2004；64：2634-2638.

[20] Shi C，Hruban RH，Klein AP. Familial pancreatic cancer. Arch Pathol Lab Med 2009；133：365-374.

[21] Brune KA，Lau B，Palmisano E，et al. Importance of age of onset in pancreatic cancer kindreds. J Natl Cancer Inst 2010；102：119-126.

[22] Luo J，Iwasaki M，Inoue M，et al. Body mass index，physical activity and the risk of pancreatic cancer in relation to smoking status and history of diabetes：a large-scale population-based cohort study in Japan--the JPHC study. Cancer Causes Control 2007；18：603-612.

[23] Nakamura K，Nagata C，Wada K，et al. Cigarette smoking and other lifestyle factors in relation to the risk of pancreatic cancer death：a prospective cohort study in Japan. Jpn J Clin Oncol 2011；41：225-231.

[24] Larsson SC，Orsini N，Wolk A. Body mass index and pancreatic cancer risk：A me-ta-analysis of prospective studies. Int J Cancer 2007；120：1993-1998.

[25] Stolzenberg-Solomon RZ，Adams K，Leitzmann M，et al. Adiposity，physical activity，and pancreatic cancer in the National Institutes of Health-AARP Diet and Health Cohort. Am J Epidemiol 2008；167：586-597.

[26] Li D，Morris JS，Liu J，et al. Body mass index and risk，age of onset，and survival in patients with pancreatic cancer. JAMA 2009；301：2553-2562.

[27] Calle EE，Rodriguez C，Walker-Thurmond K，et al. Overweight，obesity，and mortality from cancer in a prospectively studied cohort of U.S. adults. N Engl J Med 2003；348：1625-1638.

[28] Amundadottir L, Kraft P, Stolzenberg-Solomon RZ, et al. Genome-wide association study identifies variants in the ABO locus associated with susceptibility to pancreatic cancer. Nat Genet 2009; 41: 986-990.

[29] Wolpin BM, Chan AT, Hartge P, et al. ABO blood group and the risk of pancreatic cancer. J Natl Cancer Inst 2009; 101: 424-431.

[30] Kuzuya T, Nakagawa S, Satoh J, et al. Report of the Committee on the classification and diagnostic criteria of diabetes mellitus. Diabetes Res Clin Pract 2002; 55: 65-85.

[31] Egawa S, Toma H, Ohigashi H, et al. Japan Pancreatic Cancer Registry; 30th year anniversary: Japan Pancreas Society. Pancreas 2012; 41: 985-992.

[32] Magruder JT, Elahi D, Andersen DK. Diabetes and pancreatic cancer: chicken or egg? Pancreas 2011; 40: 339-351.

[33] Chari ST, Leibson CL, Rabe KG, et al. Pancreatic cancer-associated diabetes mellitus: prevalence and temporal association with diagnosis of cancer. Gastroenterology 2008; 134: 95-101.

[34] Gullo L, Pezzilli R, Morselli-Labate AM, et al. Diabetes and the risk of pancreatic cancer. N Engl J Med 1994; 331: 81-84.

[35] Mizuno S, Nakai Y, Isayama H, et al. Diabetes is a useful diagnostic clue to improve the prognosis of pancreatic cancer. Pancreatology 2013; 13: 285-289.

[36] Pannala R, Basu A, Petersen GM, et al. New-onset diabetes: a potential clue to the early diagnosis of pancreatic cancer. Lancet Oncol 2009; 10: 88-95.

[37] Gapstur SM, Gann PH, Lowe W, et al. Abnormal glucose metabolism and pancreatic cancer mortality. JAMA 2000; 283: 2552-2558.

[38] Ben Q, Xu M, Ning X, et al. Diabetes mellitus and risk of pancreatic cancer: A me-ta-analysis of cohort studies. Eur J Cancer 2011; 47: 1928-1937.

[39] Li D, Tang H, Hassan MM, et al. Diabetes and risk of pancreatic cancer: a pooled analysis of three large case-control studies. Cancer Causes Control 2011; 22: 189-197.

[40] Guh DP, Zhang W, Bansback N, et al. The incidence of co-morbidities related to obesity and overweight: a systematic review and meta-analysis. BMC Public Health 2009; 9: 88.

[41] Stolzenberg-Solomon RZ, Graubard BI, Chari S, et al. Insulin, glucose, insulin resistance, and pancreatic cancer in male smokers. JAMA 2005; 294: 2872-2878.

[42] Suzuki H, Li Y, Dong X, Hassan MM, et al. Effect of insulin-like growth factor gene polymorphisms alone or in interaction with diabetes on the risk of pancreatic cancer. Cancer Epidemiol Biomarkers Prev 2008; 17: 3467-3473.

[43] Decensi A, Puntoni M, Goodwin P, et al. Metformin and cancer risk in diabetic patients: a systematic review and meta-analysis. Cancer Prev Res (Phila) 2010; 3: 1451-1461.

[44] Wang F, Larsson J, Adrian TE, et al. In vitro influences between pancreatic adeno-carcinoma cells and pancreatic islets. J Surg Res 1998; 79: 13-19.

[45] Ding XZ, Fehsenfeld DM, Murphy LO, et al. Physiological concentrations of insulin augment pancreatic cancer cell proliferation and glucose utilization by activating MAP kinase, PI3 kinase and enhancing GLUT-1 expression. Pancreas 2000; 21: 310-320.

[46] Schneider MB, Matsuzaki H, Haorah J, et al. Prevention of pancreatic cancer induction in hamsters by metformin. Gastroenterology 2001; 120: 1263-1270.

[47] Butler AE, Galasso R, Matveyenko A, et al. Pancreatic duct replication is increased with obesity and type 2 diabetes in humans. Diabetologia 2010; 53: 21-26.

[48] Evans JM, Donnelly LA, Emslie-Smith AM, et al. Metformin and reduced risk of cancer in diabetic patients. BMJ 2005; 330: 1304-1305.

[49] Currie CJ, Poole CD, Gale EA. The influence of glucose-lowering therapies on cancer risk in type 2 diabetes. Diabetologia 2009; 52: 1766-1777.

[50] Li D, Yeung SC, Hassan MM, et al. Antidiabetic therapies affect risk of pancreatic cancer. Gastroenterology 2009; 137: 482-488.

[51] Zakikhani M, Dowling R, Fantus IG, et al. Metformin is an AMP kinase-dependent growth inhibitor for breast cancer cells. Cancer Res 2006; 66: 10269-10273.

[52] Yang YX. Do diabetes drugs modify the risk of pancreatic cancer? Gastroenterology 2009; 137: 412-415.

[53] Giardino I, Edelstein D, Brownlee M. BCL-2 expression or antioxidants prevent hy-perglycemia-induced formation of intracellular advanced glycation endproducts in bo-vine endothelial cells. J Clin Invest 1996; 97: 1422-1428.

[54] Nishikawa T, Edelstein D, Du XL, et al. Normalizing mitochondrial superoxide production blocks three pathways of hyperglycaemic damage. Nature 2000; 404: 787-790.

[55] Cowey S, Hardy RW. The metabolic syndrome: A high-risk state for cancer? Am J Pathol 2006; 169: 1505-1522.

译者：范博，医学博士，大连医科大学附属第二医院泌尿外科

审校：陈汝福，中山大学孙逸仙纪念医院胆胰外科

Cite this article as: Ito M, Makino N, Ueno Y. Glucose intolerance and the risk of pancreatic cancer. Transl Gastrointest Cancer 2013;2(4):223-229. doi: 10.3978/j.issn.2224-4778.2013.09.01

点评

　　文章综合论述了糖耐量异常与胰腺癌的关系，结合了近年来各类研究的进展，探讨了从糖尿病患者群体中筛查出早期胰腺癌患者的可能性，对胰腺癌的早期诊断极有意义，笔者也重点关注了糖尿病与胰腺癌的关系，并发现系统性炎症是胰腺癌导致新发糖尿病（胰腺癌诊断前2~5年内发生糖尿病）的重要中介机制，在临床中也进一步探索从新发糖尿病患者中优化筛查条件及时间节点以更有效地发现早期胰腺癌患者。

——陈汝福

第二部分

胰腺癌病理学

第三章 胰腺癌病理学：变换中的"风景"

Lodewijk A. A. Brosens[1,2], Wenzel M. Hackeng[1,2], G. Johan Offerhaus[1], Ralph H. Hruban[2], Laura D. Wood[2]

[1]Department of Pathology, University Medical Center Utrecht, Utrecht, The Netherlands; [2]Department of Pathology, The Sol Goldman Pancreatic Cancer Research Center, The Johns Hopkins University School of Medicine, Baltimore, MD 21231, USA
Correspondence to: Laura D. Wood, MD, PhD. Department of Pathology, The Sol Goldman Pancreatic Cancer Research Center, CRB2 Room 345, 1550 Orleans Street, Baltimore, MD 21231, USA. Email: ldwood@jhmi.edu.

摘要：胰腺癌是一种恶性程度极高的疾病。疾病在确诊时往往已经进展到晚期，并且仅有少数的患者能够获得手术切除。总的5年生存率为6%。然而，相比之下早期胰腺癌患者的生存率则显著提高。于是，早期诊断、治疗是提高胰腺癌患者预后的关键。通过在癌细胞侵犯周围组织之前治疗非侵袭性的前期病变或许可能进一步提高疗效。胰腺的癌变源自于基因突变的逐步积累和进展为定义明确的前期病变，最终进展为侵袭性的腺癌。掌握可以导致胰腺癌变的基因学改变可以帮助我们找到生物标记物从而协助对胰腺癌进行早期诊断和治疗。近期，新一代基因测序技术（NGS）的研究进一步深化了我们对于胰腺癌的演变进程以及能导致胰腺癌的种种癌前病变的认识。重要的是，在胰腺细胞中的第一次遗传突变与发展成为胰腺癌期间有一个稍纵即逝的早期诊断与治疗的重要机会。本文将对当前一些基于胰腺癌及其癌前病变的研究而提出的关于胰腺癌变的病理学及遗传学的观点进行讨论。

关键词：胰腺癌；遗传学；癌前病变；胰腺上皮内瘤变；胰腺导管内乳头状黏液瘤

View this article at: http://dx.doi.org/10.3978/j.issn.2078-6891.2015.032

1 引言

胰腺导管腺癌（pancreatic ductal adenocarcinoma，PDAC）是一种恶性程度极高的疾病，预后极差。总的5年生存率是6%。中位生存期从局部可切除患者的2年到高度恶性的广泛转移患者的区区几个月不等。不幸的是，绝大多数患者处于晚期的不可手术切除的阶段，仅有约20%的患者处于局部病灶阶段，可以行手术治疗[1]。提高早期诊断率和尽早治疗对于提升胰腺导管腺癌患者的预后是必不可少的理想情况下，在进展为成熟的具有侵袭性的胰腺导管腺癌之前，通过治疗前期病变或许也可以改善此类患者的预后[2]。越来越多的证据表明，侵袭性的胰腺导管腺癌由良性的非侵袭性的前期病变进展而来[3]，最常见的可以进展为胰腺导管腺癌及胰腺导管内上皮内瘤变（pancreatic intraepithelial neoplasias，PanIN）的前驱病变极其微小[3]。除这些微小病变之外，有两种胰腺上宏观可辨别的囊性前驱病变[4]，包括导管内乳头状黏液瘤（intraductal papillary mutinous neoplasm，IPMN）和黏液性囊腺瘤（mucinous cystic neoplasm，MCN）[4]。除了对于胰腺癌变的形态学的鉴别之外，在过去数10年里对于胰腺癌变的基因学方面的认识取得了显著进展。特别是基因测序技术的发展使得我们从基因学方面极大地深化了对胰腺导管腺癌的认识[5-9]。相比于以往专注于研究侵袭性胰腺导管腺癌的主要驱动基因，近期更多的研究使用第二代基因测序技术（NGS），使得我们从变异和癌前病变方面对胰腺导管腺癌有了更加全面的认识。对遗传学数据进行数学建模可以发现，胰腺导管腺癌的遗传学发展从最早期癌前病变的遗传学改变发展到成熟的侵袭性癌需要将近12年时间[10]。因此，如果能明确诊断并治疗癌前病变，那么我们将有近12年的时间窗来阻止胰腺导管内腺瘤的进展。除此之外，胰腺肿瘤的靶向基因或许可以成为将来诊断胰腺导管腺癌及其癌前病变的生物学标记物[7-8]。这篇回顾性的文章将讨论胰腺导管腺癌及其癌前病变诸如胰腺导管内上皮内瘤变（PanIN）、导管内乳头状黏液瘤（IPMN）及黏液性囊腺瘤（MCN）的病理学及目前已知的遗传学方面的研究。

2　侵袭性PDAC及其癌前病变的遗传学研究

2.1　侵袭性PDAC的遗传学研究

在遗传学水平上，侵袭性PDAC是认识最深入的肿瘤之一[5-7,10-11]。从遗传学的角度讲，侵袭性的PDACs因其具有范围十分广泛的染色体异常而显得十分复杂，数量庞大的DNA大片段缺失和增添，平均每种癌细胞有超过60种的异变[12-13]。PDAC中最常见的靶向基因包括KRAS，CDKN2A，TP53和SMAD4。除此之外还有一些不常见的突变基因，已经识别的包括MLL3，SMAD3，FBXW7和ARID1A。位于BRCA2和CDKN2A，以及不常见的位于BRCA1，PALB2和ATM的胚系突变已经在少数家族性PDAC的患者身上得到识别[14-16]。另外，林奇综合征患者（由错配修复基因MLH1，MSH2，MSH6或者PMS2四者其中之一的胚系突变而引起）和黑斑息肉综合征（PJS）（由STK11基因的胚系突变引起）提高了罹患PDAC的风险[17-18]。

重要的是，除了监管那些相当数量的PDAC靶向基因，PDAC的基因学改变还包含一些核心的细胞信号通路和流程（表1）。这其中包括染色质修正（EPC1和ARID2），DNA损伤修复（TP53，ATM，PALB2和BRCA2）和其他机制（ZIM2，MAP2K4，NALCN，SLC16A4和MAGEA6）[6]。除此之外，最近的一项研究也表明，基因通常描述为胚胎监管机构的轴突引导，特

表1　胰腺导管腺癌中的核心信号通路	
调节过程或途径	代表基因
侵袭	ADAM11，ADAM12，ADAM19，ADAM5220，ADAMTS15，DPP6，MEP1A，PCSK6，APG4A，PRSS23
TGFβ信号通路	TGFBR2，BMPR2，SMAD4，SMAD3
KRAS信号通路	KRAS，MAP2K4，RASGRP3
JNK信号通路	MAP4K3，TNF，ATF2，NFATC3
Integrin信号通路	ITGA4，ITGA9，ITGA11，LAMA1，LAMA4，LAMA5，FN1，ILK
Wnt信号通路	MYC，PPP2R3A，WNT9A，MAP2，TSC2，GATA6，TCF4，RNF43*
Hedgehog信号通路	TBX5，SOX3，LRP2，GLI1，GLI3，BOC，BMPR2，CREBBP
G1/S期转换控制	CDKN2A，FBXW7，CHD1，APC2
凋亡	CASP10，VCP，CAD，HIP1
DNA损伤控制	ERCC4，ERCC6，EP300，RANBP2，TP53，ATM，PALB2，BRCA1，BRCA2#
小G蛋白信号转导	AGHGEF7，ARHGEF9，CDC42BPA，DEPDC2，PLCB3，PLCB4，RP1，PLXNB1，PRKCG
同种细胞黏附	CDH1，CDH10，CDH2，CDH7，FAT，PCDH15，PCDH17，PCDH18，PCDH9，PCDHB16，PCDHB2，PCDHGA1，PCDHGA11，PCDHGC4
染色质调控	ARID1A，EPC1，ARID2
轴突导向	ROBO1，ROBO2，SLIT2，SEMA3A，SEMA3E，SEMA5A，EPHA5，EPHA7

*，RNF43在部分MCNs和IPMNs中发生突变[8]，详见正文；#，ATM，PALB2，BRCA1和BRCA2突变出现在遗传性的胰腺癌中，也零星地出现在PDAC中[14-16]。改编自Jones等[6]和Biankin等[5]。

别是信号槽缝配体和迂回的受体（SLIT/ROBO），也可能是针对胰腺癌的发生[5]。大多数PDACs在每个核心通路的一个基因上蕴含一个突变，但特定的基因突变在给定路径不同的PDACs之间可以不同。药物作用靶点针对一条或多条通路或许因此而强于作用于某一特定的基因突变。

随着测序技术的进步，PDAC的遗传学改变正以前所未有的水平进行研究，为我们提供洞悉疾病的新方式，而这在10年前是不可想象的。比如说，通过对比转移癌和原发性肿瘤的遗传学改变，从中可知从原发性肿瘤发展到转移癌所需时间的长短。Yachida等发现，转移性PDACs的遗传学改变和与之相对应的原发性肿瘤惊人的相似[7]。通过对原发性肿瘤的多样本研究看特定的变异在转移指标中是表达还是缺失，他们鉴定了两类变异。首先，变异存在于所有给定的患者的样本中，这些突变被认为是"创始人突变"，可能出现于非侵袭性的癌前病变阶段，并且导致了侵袭性的PDAC。"创始人突变"包括已知的胰腺癌变所包含的主要基因的变异（比如KRAS，CDKN2A，TP53，以及SMAD4）。仅仅表现在每个患者少数样本中的变异被认为是"进展基因"，进展基因的出现晚于创始人突变，并且超出亲本克隆呈亚克隆进化。有趣的是，Yachida等发现导致远处转移的克隆种群随着原发性肿瘤而表达，但是这些克隆

从遗传学上讲由原始亲本基因进及非转移性克隆进化而来。因此，转移的遗传异质性反映了原发癌中的异质性。延伸这一观察进一步使用PDAC的遗传进化的定时的定量分析，Yachida及其团队统计得知，从初始变异开始到非转移性侵袭性PDAC形成，需要近12年。需要5年多时间来获得转移特性，并且患者平均于此之后的2年死亡[7]。相较于以往认为PDAC是一个转移和进展十分迅速的疾病，这些研究揭示出PDAC的遗传学进化和增长类似于其他类型的肿瘤，并有很多早期发现和治疗的机会[10]。

2.2 胰腺导管内上皮内瘤变（PanIN）

绝大多数PDACs被认为是由PanIN演变而来[3,19]，PanIN是指直径<5 mm的微小病变，它们由扁平的或者乳突状的肿瘤上皮细胞构成。在PanIN病变中可以鉴别出3个级别的异常结构（图1）。PanIN-1A和PanIN-1B是低级别的异常结构，它们的特点是高柱状细胞及位于基部的小圆形到椭圆形核和丰富性核上性黏液。PanIN-1A具有扁平的上皮细胞，相比之下PanIn-1B的特点是乳头状或者微乳头状的结构，PanIN-2被认为是中等级别的异常结构，大多数表现为乳头状上皮有轻度到中度的细胞异型性。PanIN-3被认为是高级别的异常结构（原位

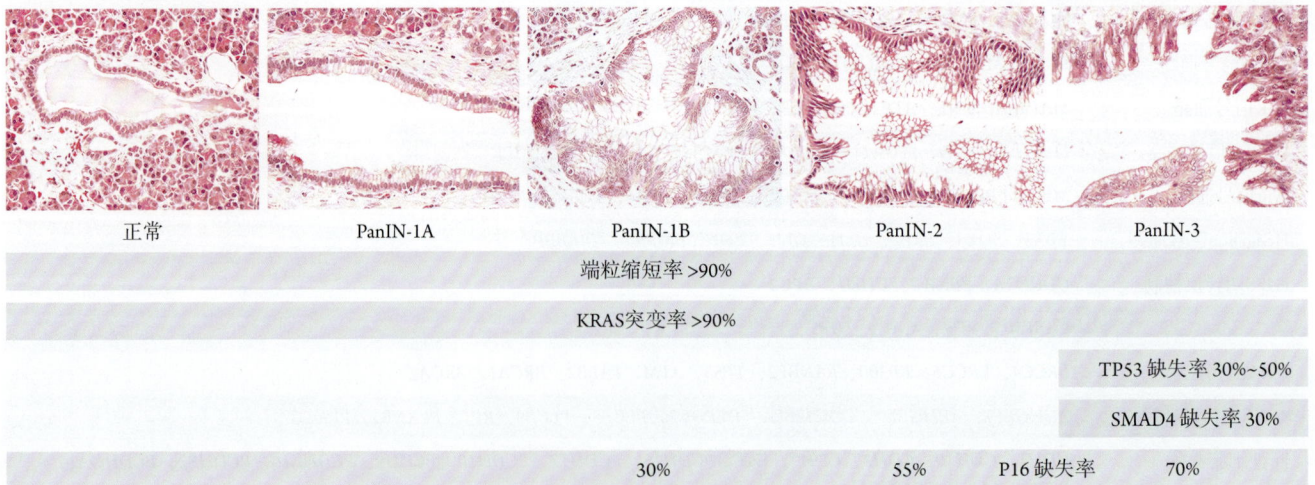

正常	PanIN-1A	PanIN-1B	PanIN-2	PanIN-3

		端粒缩短率 >90%		
		KRAS突变率 >90%		
				TP53 缺失率 30%~50%
				SMAD4 缺失率 30%
	30%	55%	P16 缺失率	70%

图1　胰腺癌中PanIN的演进模型

由正常的上皮组织到低级别PanIN继而到高级别的PanIN，每一步都伴随着遗传学的改变。从左到右：正常的胰腺导管结构逐渐由双嗜性的低柱状上皮细胞所包绕。PanIN-1A示扁平上皮由具有多核性病富含核上黏蛋白的高柱状上皮所包绕。PanIN-1B除了乳头状突起、微乳头和基部的假复层上皮结构外和PanIN-1A大体相似。PanIN-2显示假复层全层含有轻度到中度的细胞异型结构。PanIN-3的特点是极性的消失，凸向管腔内的细胞束，以及显著的核异型性。

癌），通常以乳头状或者微乳头状的细胞增殖为特点，伴有显著的细胞异型性[19]。值得注意的是，PanINs通常在周围有小叶薄壁组织环绕，当其进展为多中心病灶时，则可被超声内镜发现，并且可以作为PDAC高风险患者的生物学标记物[20]。

PanIN病变在胰腺中比较常见，比如Konstantinidis及其团队发现非PDAC患者行胰腺手术切除的584例标本中PanIN占到153例（26%）。这些病变的大多数为PanIN-1（占PanIN病变胰腺标本的50%）和PanIN-2（占PanIN病变胰腺标本的41%），相比之下，PanIN-3仅仅出现在13个病例中（占PanIN病变胰腺标本的8%）[21]。然而，有报道称在侵袭性PDAC患者的胰腺标本中，PanIN-3的检出率为30%~50%[19]。而且，在有PDAC家族史的患者中，PanINs（尤其是那些有高级别变异结构）的检出率显著高于无家族史的患者[22]。

遗传学研究支持PanINs是侵袭性胰腺癌的癌前病变这一假说，并且显示PanIN增加的异常结构的形态学等级伴随着遗传学改变的积累（图1）[3]。端粒的缩短和KRAS癌基因的突变激活是低级别PanIN病变最常见的改变[23-25]，对转基因小鼠模型的遗传学研究显示KRAS基因突变可以导致PanIN发展[26]，并且深度的应用第二代基因测序技术显示在>90%的PanIN病变，甚至是低级别的结构变异中出现了KRAS基因的突变。这些深度的基因测序研究显示在PanIN的进展中伴有KRAS突变基因的逐渐加强[24]。似乎是为KRAS基因突变单独提供了一个相较于相邻细胞的适宜选择性优势和肿瘤进展需要的额外的遗传学或者生长条件[24]。

10%的PanINs蕴含着GNAS变异，最近一项研究发现大约60%的IPMNs中存在致癌基因变异[9,24]。有趣的是，在一些PanINs中，GNAS突变是唯一的变异，在其他PanINs中，GNAS的突变似乎出现得比KRAS基因突变更早。其中一些有着GNAS突变的PanIN病变可能演变为IPMNs，正如Matthaei及其团队发现的33%的病变大小介于PanINs和IPMNs的病变大小之间（即所谓的初期IPMNs），且蕴含着GNAS突变[27]。结合这些数据发现，PanIN中的GNAS突变或许可能导致病变向IPMN发展，尽管GNAS突变对于PanIN发展的特异性尚需进一步证实。

其他的PDAC靶向基因包括CDKN2A/P16，TP53和SMAD4，在PanIN病变中存在改变，支持PanINs是侵袭性PDAC的癌前病变这一假说[3,28-30]。这些遗传学改变继发于端粒缩短和KRAS基因突变，正如它们不能在低级别PanINs中找到，却可以在高级别PanIN病变中找到。

一些PanINs的遗传学改变似乎伴随着疾病的进展[24]。比如说，P16蛋白（CDKN2A/P16基因失活的标志物）表达的缺失，意味着PanIN级别的上升（30%的PanIN-1A/B，55%的PanIN-2，以及70%的PanIN-3缺少P16蛋白的表达）[28,31]。这些发现说明或许P16的缺失相较于启动PanIN的发生，其促进PanIN发展的作用更重要[3,24]。晚期的遗传学特征为TP53和SMAD4的失活（这一变化可以在30%~50%的PanIN-3病变中发现），而这一变化几乎只发生在PanIN-3病变中[29-30]。

除了遗传学改变，外在变化同样在PanIN的进展中扮演着重要角色。在低级别PanIN病变中可以观察到肿瘤抑制基因激活子的甲基化，并且随着结构异常级别的提升，甲基化水平也在上升[32]，CDKN2A/P16激活子的甲基化可以导致1/3的P16沉默，相比之下纯合子缺失和基因内突变以及伴随的杂核性丢失（LOH）则使剩余2/3的P16沉默[31]。许多微小RNA在PanINs中异常表达，并且其中一些在胰腺的癌变过程中起着重要作用。一些微小RNA的表达诸如miR-196b，表现出高级别病变的特异性（PanIN-3和PDAC）[24]。

对于高级别PanIN（原位癌）向侵袭性癌转变的关键，如果这一切是遗传学改变所引起的话，那么我们对此依然知之甚少。癌前病变和浸润性癌组织直接的基因序列比对，可以极大地提升我们对于遗传学改变促成良性向恶性转变这一过程的认识。然而一旦肿瘤被切除，想要确定究竟是哪种PanIN导致了PDAC几乎是不可能的，因为大部分胰腺组织在肿瘤切除以后因为PDAC的作用而呈现出过度生长的趋势。同样的，想要通过PDAC辨别PanIN-3和紧接着的PDAC，以及"胰腺导管癌变"的过程也十分困难[19]。尽管存在这些困难，但是Murphy和他的团队尝试着去对10例PDACs和15例相近的PanIN-2和PanIN-3病变通过外显子测序来弄清楚控制侵袭性形成过程的机制[33]。PanINs和浸润性癌似乎蕴含着相似数量的突变。PanIN-2趋向于更少的突变（平均为30个突变），而相比之下浸润性癌更多一点（平均为50个突变），令人惊讶的是PanIN-3却显示有更多的突变（63个突变）。66%的突变在浸润性癌和PanIN共同存在，10%的突变会出现在浸润性癌中，并且只有25%的突变仅出现在PanIN病变中。分析特定个体的PanIN病变，PanIN和浸润性癌的基因重合率为34%~96%，但是50%以上的变异出现在15个PanIN病变当中的10个之中[33]。这些在极个别个体上体现出的极高的共同性或许显示了距今不久的基因分歧，但是也使人担忧损害来自于临近浸润性癌的导管扩散而非真正的PanIN-3病变。

大量关于PanIN病变的临床研究中，与前面提到的遗传学研究相符合，并且在不同背景下研究PanIN病变的临床重要性已逐渐达成共识。对于那些浸润性PDAC接受手术的患者，切缘PanIN是否阳性并不会影响该患者的生存期。或许是因为浸润性癌患者早在切缘的PanIN病变进展为浸润性癌之前便已然因浸润性PDAC而死亡[34]。虽然证据并不十分充分，但Konstantinidis及其团队研究在胰腺切除手术中PanIN的意义时偶然发现PDAC[21]。他们发现，不论是在切缘出现PanIN-1或者PanIN-2还是任何级别的PanIN出现在胰腺的任何地方，都不会使胰腺在切除后，面临巨大的癌变风险[21]。在这项研究中对于这些患者的随访时间，比PDAC进展所需的时间短（中位期为3年，范围从0.5~11年不等）[11,21]。

2.3 胰腺导管内乳头状黏液瘤（IPMN）

IPMNs是来自于上皮细胞的产黏蛋白肿瘤，产生于较大的胰管内。在内镜下即所谓的"鱼眼"样肝胰管壶腹，也就是一个外凸性的壶腹不断地挤出黏蛋白，这一特征几乎可以被看作是IPMN的诊断性特征（图2）。IPMN的直径界定为>5 mm，其特征性为乳头状的增生导致所在部位的导管结构扩张。IPMN通常出现在胰头部，但是可以侵犯胰腺的任何部位，甚至部分可以侵犯整个胰腺[35-36]。IPMNs十分常见，有研究表

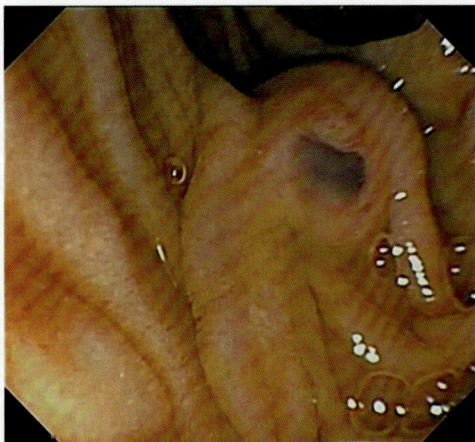

图2　IPMN患者的内镜图像，图中可见膨胀的肝胰管壶腹溢出大量黏蛋白，或被称为"鱼眼"状壶腹，通常对于IPMN有诊断学意义

明，无症状的患者行CT检查，大约3%的患者可发现胰腺囊肿，这其中又有近25%的患者影像学表现与IPMN一致[35,37-38]，在流行病学研究方面，男性和女性的发病率并无差异；大多数患者在60岁左右被诊断出患有此病。

IPMN宏观上可被分为3组：10%~35%出现在主胰管（main duct，MD），40%~65%出现在副胰管（branch duct，BD），15%~50%同时出现在主胰管和副胰管（mixed type）[39-44]。这些数据在不同的研究中相差很大，但是受侵导管的形状可以指导治疗。比如说，对于手术切除的IPMN标本进行检查发现，62%的MD和58%的混合型IPMN有着较高级别的异常结构，并且44%的MD和45%的混合型IPMN合并浸润性癌[36]。相比之下，只有24%的BD型IPMN合并高级别异常结构，17%的BD型合并浸润性癌[36]。风险评估和治疗决策（哪些IPMNs可以被切除，哪些IPMNs可以被安全随访）取决于这些数据。然而，仅仅基于MD和BD进行方案制定是不可靠的，正如近期的一项研究显示对512名IPMNs患者进行研究，30%被认为是BD型的患者（67/233），有组织学方面侵犯主胰管的证据，而无术前影像学证据[44]。重要的是，误诊的BD型IPMNs有更高级别的结构变异，并且比组织学未侵犯主胰管的IPMN更有可能合并癌[44]。

为了降低管理IPMN患者的复杂性，2012年制定了关于IPMN和MCN的治疗指南。这些指南建议侵及主胰管的IPMNs因其恶性率较高应当手术切除，而对于BD型IPMNs的手术适应证包括"高风险特征"，如贴壁结节和存在症状学改变（表2）[36]。如表2所述，如果仅仅只是存在"令人担忧的特征"，推荐行进一步检查。近期一项研究表明"高风险特征"与恶性肿瘤关系密切，而"令人担忧的特征"则没有[45]。显然，新的生物学标记物的发展可以应用于预测高级别结构变异的存在以及浸润性生长，具有协助制定临床诊疗计划的巨大潜力[4]。

从组织学上讲，基于组织学和免疫标记物所确定的肿瘤上皮细胞不同的分化方向，IPMNs可以分为胃小弯型、小肠型、胆胰管型或者嗜铬细胞瘤型[46-47]。另外，常认为导管内管状乳头状瘤（intraductal tubulopapillary neoplasm，ITPN）是不同于IPMNs的导管内肿瘤；然而，这些病变比较少见，并且它们与其他IPMN亚型的关系尚待进一步界定。大部分BD型IPMNs都有胃小弯的病史，相比之下，小肠疾病、胆胰管疾病及嗜铬细胞瘤等病的病史则更常见于MD型IPMNs。IPMN组织学上的分化方向具有重要临床意义，因此需要进一步详细讨论。

表2　参考Tanaka等的研究，国际达成共识，推出的针对胰腺囊肿外科切除的指南

主胰管IPMN	对所有外科适应证的病例强烈推荐外科切除。如果切缘阳性为高度不典型增生，应尝试追加切除以获得至少中度不典型增生的切缘。但主胰管直径扩张达到5~9 mm时应引起警惕，处理方法类似于分支胰管IPMN，推荐进一步评估而不是立即切除。截至目前，尚无公认的主胰管IPMN的预测因素，包括：主胰管扩张程度、临床症状、附壁结节。
分支胰管IPMN	下列任意一条均为恶变的高危特征： 　• 胰头部囊性病变并出现梗阻性黄疸 　• 囊肿内有增强的实性成分 　• 主胰管直径>10 mm ❖ 若临床适应证明确，可考虑切除 下列任意一条均应引起警惕 　• 胰腺炎[a] 　• 囊肿直径>3 cm 　• 囊壁增厚/强化 　• 主胰管直径5~9 mm 　• 附壁结节无强化 　• 胰管管径变化不连续并且胰尾萎缩 ❖ 若具备下列这些特征，建议行超声胃镜（EUS）： 　• 明确的附壁结节[b] 　• 与主胰管相通[c] 　• 细胞学：可疑或阳性的恶性肿瘤 ❖ 若临床适应证明确，可考虑切除
黏液囊腺瘤	所有适宜的病例均推荐手术。老年体弱患者可考虑观察。若囊腺瘤直径<4 cm且囊内无附壁结节，可考虑行腹腔镜下保留脾脏的胰腺尾部切除或保留软组织的切除（胰腺中部切除）。

[a]，胰腺炎或许是手术指征之一，用以缓解症状；[b]，包括黏液在内的鉴别诊断。黏液可随患者的体位移动，可通过腔内冲洗而流出，继而无法通过B超观察。实体肿瘤结节由于缺乏可移动性，在B超和FNA上表现为瘤样组织；[c]，导管内黏液和导管壁结节，不管哪一个出现在主胰管内都提示主胰管侵犯，若无，则主胰管是否受侵尚不确定。BD，分支导管；IPMN，导管内乳头状黏液瘤；MCN，黏液性囊腺瘤。

胃小弯型IPMNs内衬类似胃小弯黏膜上皮（图3）。肿瘤上皮细胞顶端黏蛋白有一个较小的根部呈向心性生长。上皮细胞通常是平坦的，由1个单一的细胞层构成，虽然肿瘤上皮可形成乳头。有丝分裂较为罕见，尽管中高级异型增生发生率是10%[48]，而大多数的病灶为轻度不典型增生。从免疫组化学上讲，肿瘤上皮表达MUC5AC和MUC6，但是不表达MUC1和MUC2[47]。MUC4表达于重度不典型增生的病变组织[49]。胃小弯型IPMNs可以合并有胆胰管型和小肠型上皮。合并浸润性癌的比较少见，但是一旦出现，则趋向于导管腺癌。

肠型IPMNs类似于消化道的绒毛状腺癌（图4）。

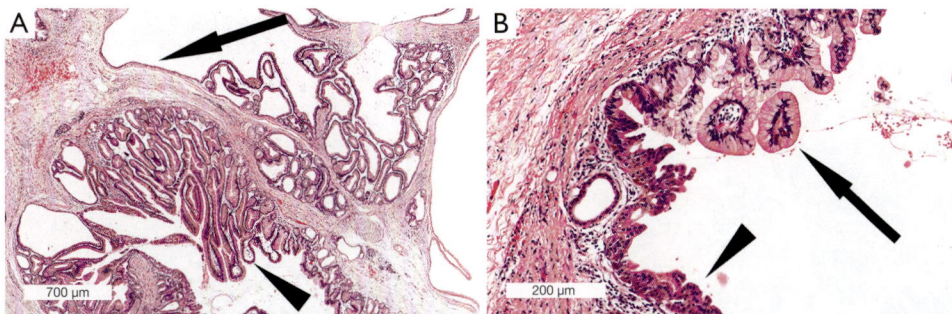

图3　（A）胃小弯型IPMN伴有低度（箭标所示）和中度（箭头所示）不典型增生；（B）胃小弯型IPMN由中度（箭标所示）到重度不典型增生（箭头所示）转化
IPMN，导管内乳头状黏液瘤。

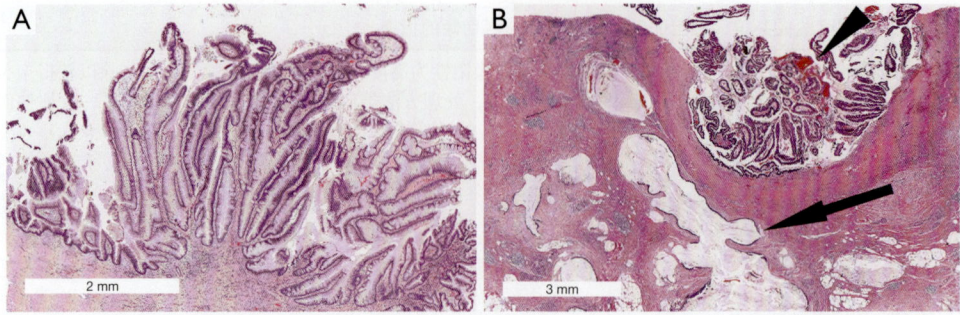

图4　（A）肠型IPMN伴有中度不典型增生；（B）由肠型IPMN（箭头）发展而来的黏液瘤（箭标）

长乳头凸起，内衬分泌黏蛋白的肿瘤上皮细胞突出囊壁。肿瘤细胞有细长的核并且可呈假复层结构。肠型IPMNs通常都有中度到重度的不典型增生[46]。免疫组织化学上，肿瘤细胞大量表达MUC2和MUC5AC，但是不表达MUC1。MUC6零星地表达于一些病例[50]，其中一些同时表达MUC4[49]。CDX2是肠化的标记物，同样表达于此亚型[47]。由肠型IPMNs发展而来的浸润性癌是典型的胶质癌（非囊性黏液腺瘤），有类似的黏蛋白，但是也可以是导管内腺瘤或者混合型导管/黏液癌[52]。

胆胰管型IPMNs通常是高级别的病变且结构复杂，比如筛状乳头和桥接（图5）。瘤细胞呈立方体形并且圆形核不规则，核仁清晰可见。轻度不典型增生少见，但是一旦出现则以轻度的异型性为特征，如染色质着色过深或者核增大[46]。瘤细胞表达MUC1、MUC5AC，其中一些也表达MUC6，不表达MUC2，合并的浸润性癌通常是导管内腺癌，有相同的黏蛋白表达模式[47,51,53]。

嗜铬细胞瘤型IPMNs，即导管内乳头状嗜铬细胞瘤（IOPNs），从组织学上讲是最复杂的病变，有着复杂的分支状筛孔样乳头结构和立方形癌巢结构。它们通常

蕴含着重度不典型增生（图6），癌细胞有丰富的嗜酸性胞质，但是也可以含有细胞内黏蛋白和细胞内黏蛋白池，瘤细胞表达MUC2和MUC5AC。一旦出现，合并的浸润性癌通常是少见的嗜酸细胞癌。尽管只有少量的病例报道，但是根据组织学和遗传学鉴定，这可能真正代表着一个亚型[54]。

导管内管状乳头状瘤（intraductal tubulopapillary neoplasm，ITPN）是最近才被发现的胰腺导管内肿瘤，与上述讨论到的类型一样，是独立于IPMN的一个亚群。肿瘤的界定依赖于受侵管道内立方体的肿瘤细胞的生长，以及胞质内黏蛋白及多发的点状坏死（图7）。

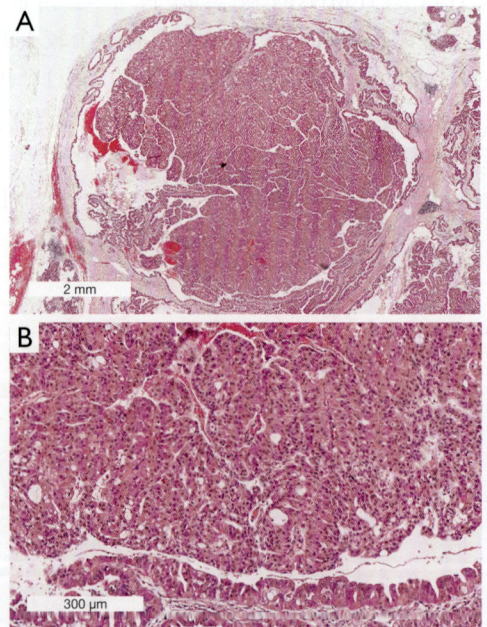

图6　嗜铬细胞瘤型IPMN伴有重度不典型增生
（A）大体观；（B）细节观。

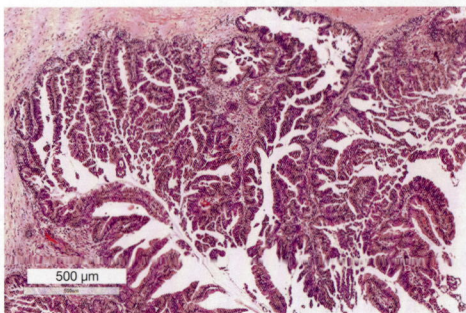

图5　胰胆管型IPMN伴有重度不典型增生

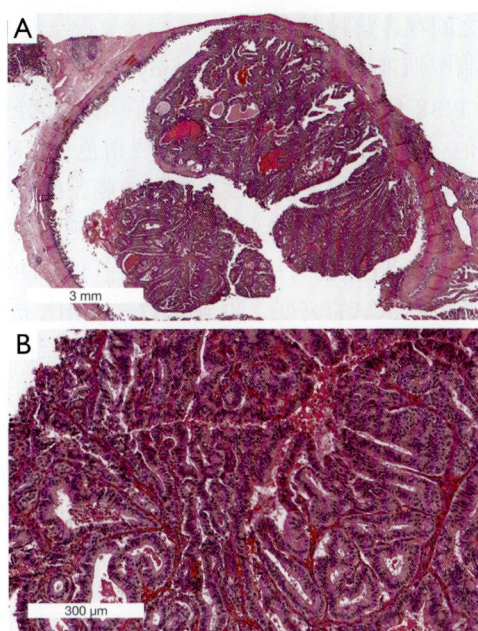

图7　嗜导管内乳头状瘤伴重度不典型增生
（A）大体观；（B）细节观。

ITPNs通常含有整体的筛状外观，属于高级别病变。MUC6在所有细胞中表达，并且少量细胞表达MUC1。MUC2和MUC5AC则不表达[55]。

　　IPMN亚型基于它们的组织学和形态学特性。尽管它们截然不同，许多IPMNs表现出组织学上的混合特性，但这些表型并不表现出其根本区别。比如肠型和胆胰管型IPMNs都可以包含胃壁组织的分化，并且已经有人提出低等级的胃小弯型是其他类型IPMNs共同的癌前病变[47]。

　　IPMNs可以是浸润性PDAC的癌前病变。尽管IPMNs表现出许多PanIN和传统的浸润性PDAC所含有的遗传学改变，比如KRAS，TP53，SMAD4，CDKN2A/P16[3,6]，一些遗传学改变，比如GNAS变异的激活和RNF43的失活变异，似乎对于IPMN癌前病变路径更加具有特异性[8-9]。

　　Wu等对8例IPMNs进行外显子测序发现IPMNs包含着平均（26±12）种体细胞突变[8]，最常见的IPMNs的靶向基因是KRAS，GNAS，CDKN2A/P16，RNF43，TP53和SMAD4[56]。在进一步大宗随访研究中，在48例IPMNs患者中测序出51种癌基因，Amato及其团队发现几乎所有IPMNs（>90%）包含着KRAS和/或GNAS变异，CDKN2A/P16，RNF43，TP53，BRAF及SMAD4的靶向性则相对较低[56]。KRAS基因的突变似乎是早期变

化，约有90%的低级别和中度IPMNs包含KRAS基因突变[9]。肠型和胆胰管型IPMNs均包含着KRAS变异，相比之下GNAS变异更多地出现在肠型IPMNs中[9,56-57]。有趣的是，KRAS和BRAF变异在ITPN中并未有报道[58]。在体外实验中，胰管细胞中变异的GNAS或许可以广泛地改变基因的表达，包括通过与MAPK基因和PI3K基因的相互作用影响黏蛋白基因的表达。MUC2、MUC5AC表达的广泛改变对于不同的细胞系表现出不同的形态学和组织学特性，扮演着重要角色[59]。

　　正如>95%的IPMNs会出现KRAS或者GNAS的变异，IPMN很可能源自于这其中的某个基因突变。近期一例IPMN合并癌变的病例报道，患有McCune-Albright综合征（合子后的非激活GNAS变异）进一步证实了GNAS基因突变与胰腺癌变过程的因果关系[60]。

　　IPMNs中RNF43抑癌基因的目的蛋白在Wnt/β-catenin途径中扮演着重要角色[8,56]。RNF43是一种横跨膜的E3连接酶，通过从小肠干细胞表面移除Wnt受体下调Wnt通路[61]。同时RNF43在IPMN中的作用尚需进一步研究，针对Wnt/β-catenin通路的全新疗法或许可应用于IPMN合并浸润性癌并有RNF43突变的病例。

　　另一个常常在IPMNs中失活的基因是CDKN2A/P16。纯合子缺失、基因内突变、联合LOH和后续改变可以使CDKN2A/P16失活[31]。在10%的低级别病变、20%的中度级别病变、33%的高级别IPMNs以及100%的浸润性PDACS中可以在9P上观察到LOH[64]。P16的缺失因此可以作为重度不典型增生/浸润性癌的标记物。近期一项研究通过第二代基因测序技术发现约5%的IPMNs中存在CDKN2A/P16，在低级别同样的病变组织中则无此变异，并且25%的中度级别病变、30%的高级别变异以及50%的浸润性IPMNs中存在此变异。这表明，通过联合LOH的后续机制使CDKN2A/P16失活在发病机制中有重要意义。

　　在IPMN的进展中TP53基因产生突变较晚[56]。TP53基因的突变最终导致蛋白质的失活，具有代表性的是蛋白产物在肿瘤细胞里异常集聚，由TP53蛋白的免疫荧光可证实这一点（图8）。或者，完全缺失的免疫染色意味着一个伴随着LOH的终止密码子的突变[65]。TP53的表达在低级别IPMN中往往是正常的，但是在中等级别病变中约1/3的表达发生了变化，在高级别病变中则占到了一半[66]。抑癌基因SMAD4同样在IPMN进展到晚期时会失活。尽管55%的浸润性PDACs中，

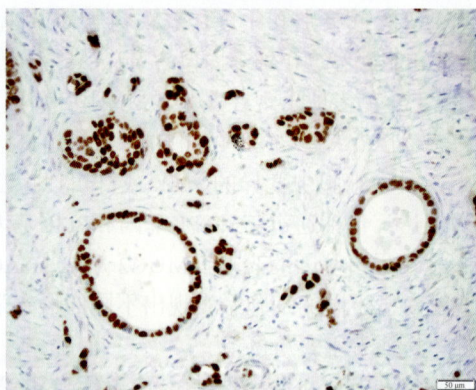

图8　*TP53*免疫组化显示胰腺导管极度异常的*TP53*表达通常伴随着体细胞*TP53*基因的突变，*TP53*的体细胞突变在这个病例中得到证实

抑癌基因会失活，但*SMAD4*在低/中度IPMNs中却很少失活。*SMAD4*可以通过纯合子缺失或者联合LOH的基因内突变失活。Wilentz等[29]报道缺失了免疫组化表达的*SMAD4*蛋白可以作为*SMAD4*基因失活的标志物（图9）。*SMAD4*表达在低度、中度、重度不典型增生的IPMNs中表现为正常水平，相比之下3/4的合并有浸润性癌的IPMN表现为*SMAD4*缺失[67]。其他的研究得出了相似的结果，*SMAD4*在非侵袭性IPMNs中保留，但是在3%~16%的合并有浸润癌的IPMN中缺失。Lacobuzio-Donahue等[68]报道，19例由IPMN发展来的胶质瘤其*SMAD4*正常表达，而9例由IPMN发展而来的导管内腺癌中有5例可以观察到着色变浅，表明*SMAD4*的缺失与导

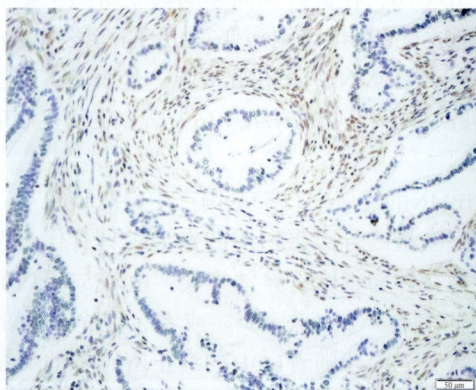

图9　SMAD4免疫组化显示在胰腺导管腺癌中SMAD4的表达缺失，相比于在周边的基质细胞中SMAD4的正常表达，在肿瘤细胞中SMAD4表达为阴性

管分化之间存在某种联系。

磷脂酰肌醇-3激酶（phosphatidylinositol 3-hydroxy kinase，PI3K）是一系列脂质激酶，在增殖、分化、存活和其他一些细胞功能中扮演着重要角色。*PIK3CA*是一种致癌基因，通过激活AKT途径而致癌，10%的中/高级别IPMNs发生突变，并且*PIK3CA*的基因靶向作用似乎是IPMN进展到晚期的另一个特征[69]。在11例ITPNs中，3例出现了*PIK3CA*的突变，占到了37%，相比于对照组AKT磷酸化比例也有显著的提升，表示这一途径可能驱使ITPN发展[58]。另一个存在于AKT通路中的抑癌基因*PTEN*，有报道称其在低级别病变中占0%，中等级别病变中占30%，高级别病变中占40%。30%的伴有*PTEN*的减弱或缺失的IPMN，同样合并有更高级别的细胞核异型性，但是要评估IPMN中*PTEN*基因的临床意义尚需进一步研究[70]。有趣的是，PI3K通路的变化在PDACs中并不常出现，进一步指出了这一通路对于IPMN独特的重要性[5]。

STK11，是一种抑癌基因，编码丝氨酸–苏氨酸蛋白LKB1，在黏膜息肉黑斑综合征（Peutz-Jeghers syndrome，PJS）的患者中发生基因突变。PJS可以使PDAC的患病风险提高132倍，并且这其中的一些浸润性癌由IPMN发展而来[71]。5%的非PJS的IPMN中可见*STK11*的突变[72]。

人类的端粒反转录酶和音猬因子在伴有高级别不典型增生的IPMNs中表达增多，最明显的阶段是由中等级别IPMNs向高级别IPMNs进展的过程中[73-74]。IPMNs的进展同时也伴有抑癌基因*BRG1*的表达缺失[75]。一些IPMNs相关基因表达的变化是由遗传改变驱动的，而在其他肿瘤基因表达的变化是由表观遗传的DNA修饰，产生微小RNA，蛋白质翻译后修饰，和可能的反馈机制。比如，90%以上的IPMNs表现出至少一种抑癌基因启动子的异常甲基化[76]。已经报道的在IPMNs中发生甲基化的基因包括*CDKN2A/P16*，*TP73*，*APC*，*hMLH1*，*MGMT*以及*E-Cadherin*[76]。伴随重度不典型增生的IPMNs的甲基化基因显著多于轻度不典型增生。而且，一些基因在高级别的病变中选择性的甲基化，或许对于IPMNss的临床治疗有所帮助[32,76-77]。在IPMNs中微小RNA也会异常表达[78]。miR21和miR-155相比于非侵袭性IPMNs和正常组织，在伴有浸润性癌的IPMN中二者均表达上调，表明这些微小RNA在癌变过程中有着一定的作用[79-80]。这些微小RNA调节关键的抑癌基因通路：miR-21抑制包括

*PTEN*在内的一些基因[81]，miR-155则抑制*TP53INP1*[80]。微小RNA miR-101的负调节同样出现在IPMNs的进展过程中。miR-101可以沉默*EZH2*在IPMN中的表达[82]，*EZH2*在IPMNs中的表达与肿瘤抑制基因CDKN1B、p27的表达呈负相关。*EZH2*可能转录沉默CDKN1B/p27，也就是以往所说的在组蛋白3第27位的赖氨酸上实施甲基化。

也有人认为，某些微小RNAs的表达模式可以作为不同亚型IPMN的标志物。miR-196a的表达通常伴随着肠型IPMN[84]。并且miR-200c，miR-141，miR-216可以用于标记IPMN组织中的不良进展[85]，以及囊液[86]。微小RNA同时可以进行血清检测，具有诊断学应用价值[87]。其他的对于高级别/侵袭性IPMN的早期诊断可能是在胰液或者囊液中检测*TP53*和/或*SMAD4*的变异[88]，以及进入循环的肿瘤细胞[89]，mRNA相关的蛋白[90]，以及在超声内镜引导下行细针穿刺检测泛素或者胸腺素-β4[91]，甚至是单克隆抗体[92]。因此，一系列遗传学、组织学和临床方面的研究已经构建了IPMNs进展的分子基础，这必将使得针对这些肿瘤的新型分子生物学标记物和新型治疗手段得到开发。

2.4　胰腺黏液性囊腺瘤（MCN）

MCN是所有导致浸润性PDAC中最不常见的癌前病变。MCNs几乎只发生于女性患者，并且通常位于胰尾部。MCNs是囊性肿瘤，并且其特征是囊腔并不与胰管系统相通。显然，MCNs具有分房特性（图10）。关于MCNs的发病机制，有理论认为是异位性腺间质在胚胎发育的第4周和第5周进入胰腺的结果，离开原始性腺靠近背侧，使得其最终出现在胰腺尾部。这同样可以解释出现在对侧肝胆管中的MCNs[93-94]。然而，由于这不能

解释为什么MCNs少见于男性患者，有人提出另一种理论，认为MCNs的肿瘤上皮细胞诱导卵巢基质在细胞水平分化，最终表现在胰腺。

在切除胰腺囊性病变中，MCNs大约占8%[96-97]。直径<3 cm的MCNs通常是偶然发现的，而较大的MCNs可能会产生非特异性的症状，如腹部不适和上腹部包块。手术切除适合于所有具备手术适应证的患者（表2）。多达1/3的MCNs手术切除标本合并浸润性癌，尽管最新研究表明，这一比例实际上要低一些（5.15%），很可能是因为较低级别的MCNs在患者因其他疾病做影像学检查时被偶然发现了[98-100]。由MCNs进展而来的浸润性腺癌通常和一般的PDAC类似，但也可以具有黏液性的组织特性。因为在MCN中发展而来的浸润性癌有时十分微小，所以当病变被切除后，应当由病理科医生广泛取样[99]。非浸润性MCN通常在手术切除后便治愈。MCN患者合并浸润性癌的5年生存率为50%~60%，取决于浸润的范围[96]。

与IPMNs相比，MCNs不与胰腺导管系统相交通。大多数MCNs都是大体积（平均直径为10 cm）的多腔性病变，内含浓稠的黏蛋白，有时黏液被出血染色。轻度不典型增生的病变通常囊壁都比较光滑，而重度不典型增生则内衬有乳头状突起的内皮层。合并浸润性癌的MCNs通常大而多腔，含有乳头状突起或者贴壁结节[96,101]。

微观上讲，MCNs的囊壁内衬高柱状肿瘤上皮细胞并可产生黏蛋白。显然它们也有着卵巢型的基底结构，这一基底结构由丰富的梭形细胞构成，这些细胞有着细长的细胞核，胞浆少（图10）。基底细胞分泌雌激素、抑制素并且表达孕激素受体。除此之外，还含有波形蛋白、平滑肌肌动蛋白和肌间蛋白。在一些病变中，基底

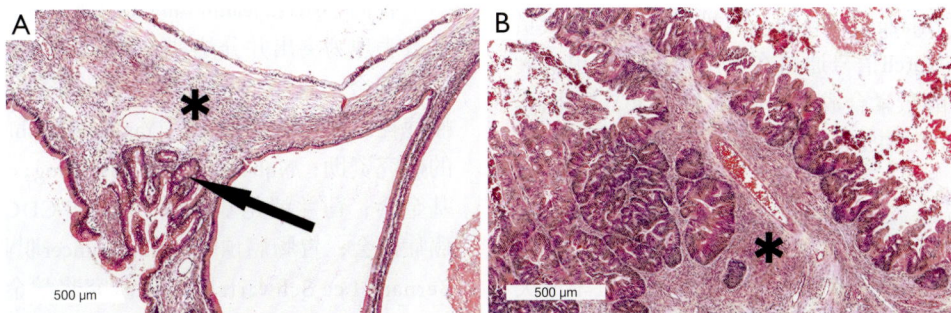

图10　（A）伴有低度到中度不典型增生和灶性分布杯状细胞（箭头）的黏液囊腺瘤，细胞性卵巢间质（星号）；（B）伴有重度不典型增生和典型的卵巢型间质（星号）的黏液囊腺瘤

层会纤维化或者萎缩，从而难以辨认。囊壁的上皮层由产黏蛋白的高柱状上皮细胞构成，并且有包括假幽门、胃小弯，轻度或重度肠化的多种分化。鳞状上皮化生比较罕见[95]。上皮细胞分泌细胞角蛋白7、8、18及19，胃型黏蛋白MUC5A和胰腺型黏蛋白DUPAN-2及CA19-9，而散在的杯状细胞表达肠型的MUC2。大多数源自MCN的管状腺癌中可以检测到MUC1的表达，但是在合并非浸润性病变的标本中并未检测到MUC1表达[102]。MCN不典型增生的程度差异很大，而且从微小病变到严重病变甚至点状浸润性生长的变化并不连续。MCN中最高级别的不典型增生决定了病变的分期，包括低级别、中度和重度[95]。大多数（70%~80%）MCNs处于低级别[98,100]。

MCNS相比于PanINs和IPMNs，从遗传学角度不容易界定。然而最近精细切割MCNs全测序表明，肿瘤上皮细胞平均有（16±7.6）的体细胞突变和相对较少的等位基因丢失[8]。KRAS基因是MCN中最常见的突变基因。通过Sanger基因测序技术，KRAS基因的突变分别在25%（7/27）的轻度不典型增生MCNs、40%（5/13）的中度不典型增生MCNs以及90%（8/9）的重度不典型增生MCNs患者浸润性癌的病变中找到。TP53的突变出现相对较晚，通常只在中度不典型增生的区域或者合并浸润性癌的组织中出现[103]。通过外显子测序技术，8例MCNs样本中最终有3例检测出了RNF43变异。MCN进展过程中SMAD4的缺失出现相对较晚并且可以在合并浸润性管状腺癌时被检测到，但是在不含浸润性成分的MCNs中并不典型[104]。在MCN最终很少有PIK3CA基因的变异，然而这些仅限于那些重度不典型增生[105]。根据以往报道，约有15%的非侵袭性MCNs可以发现P14和P16的甲基化[106]。

全基因组分析发现，一些基因在MCNs的上皮组织中表达上调，包括S100，PSCA，C-MYC，STK6/STK15，组织蛋白酶E，TCF4，以及胃蛋白酶原C。另外，通过证明存在Jagged1和Notch信号通路的下游成员Hes1的超表达，Notch信号通路在上皮层的激活也被展现了出来。类固醇激素合成急性调节（STAR）受体1蛋白和雌激素受体1（ESR1）的超表达发生在基质中[107]。

3 总结

PDAC是一种致命的疾病。降低PDAC死亡率的关键在于在极早期可治愈的阶段发现胰腺肿瘤，或者更好的做法是在癌前病变进展为浸润性癌之前治愈它们。

PDAC由一些具有组织学及遗传学特性的癌前病变进展而来，这为我们提供了早期诊断和预防的机会[2]。此外，遗传学研究显示，我们有将近12年的时间诊断和治疗癌前病变[10]。

鉴于基因在PDAC及其癌前病变中呈现循环往复的变异（如KRAS，GNAS，TP53，CDKN2A/P16，SMAD4），它们将是我们争取尽早检测的关键，一些基因的变异并不是共有的（如ATM，BRCA2，和RNF43），它们或许有进行靶向治疗的潜力。此外，治疗PDACs的一个或多个核心信号通路，而不是一个特定的突变基因，或许对于解决PDACs的遗传异质性更重要。

虽然对于PDAC患者而言，治疗方面取得的进展是无价的，早期检测和预防PDAC或许对于降低疾病死亡率来说更加有效[2]。现行的生物标志物分析可以通过细针抽吸囊液或搜集分泌到十二指肠内的胰液来实现[9,88,108-109]。最近的研究显示，囊液中所检测到的基因突变可以鉴别囊性病变诸如浆液性囊腺瘤和恶性的囊性病变如IPMN和MCN[8]。然而，最终目标是鉴别那些患有高级别癌前病变和/或早期浸润性PDAC的患者[88]。哪些患者可以从手术中受益，相比之下，那些患有低级别病变的患者可以不接受手术而仅仅是进行安全的随访。目前暂无里程碑式的生物学标记物可用，但是对PDAC前驱病变的进一步遗传学研究，将有望使得生物学标记物能够鉴别中度不典型增生和是否转变为浸润性生长。最终，这将有助于我们对胰腺癌癌前病变的患者和存在高风险PDAC的患者进行风险分层。新的基于基因的检测有极大的潜力能够帮助临床制定诊疗计划，并且帮助我们选择哪些患者将从手术中受益，哪些患有低级别病变的患者或将免于一台手术的打击。

致谢

我们感谢Dr. Jeanin van Hooft慷慨地提供了一例IPMN患者表现为突出并分泌黏液素的乳头的内镜图片。

资金：这项研究获得众多的资金支持。如：国际癌症控制联盟（UICC）中YamagiwaYoshida国际癌症学会的研究资助；Nijbakker-Morra Stichting；Lisa Waller Hayes基金会；荷兰消化基金会（MLDS CDG 14-02）；荷兰癌症协会；胃肠癌预防的Kaya Tuncer职业发展奖；AGA-Bernard Lee Schwartz胰腺癌研究奖学金；Sigma Beta协会；Joseph C. Monastra基金会；Rolfe胰腺癌基金会；Sol Goldman胰腺癌研究中心；NIH课题CA62924。

声明

Hruban博士因发明PalB2而获得Myriad Genetics的特许使用资金，这项资金由约翰霍普金斯大学（Johns Hopkins University）管理并已公开声明。其他作者宣称无任何利益冲突。

参考文献

[1] Vincent A, Herman J, Schulick R, et al. Pancreatic cancer. Lancet 2011; 378: 607-620.

[2] Hruban RH, Takaori K, Canto M, et al. Clinical importance of precursor lesions in the pancreas. J Hepatobiliary Pancreat Surg 2007; 14: 255-263.

[3] Hruban RH, Goggins M, Parsons J, et al. Progression model for pancreatic cancer. Clin Cancer Res 2000; 6: 2969-2972.

[4] Matthaei H, Schulick RD, Hruban RH, et al. Cystic precursors to invasive pancreatic cancer. Nat Rev Gastroenterol Hepatol 2011; 8: 141-150.

[5] Biankin AV, Waddell N, Kassahn KS, et al. Pancreatic cancer genomes reveal aberrations in axon guidance pathway genes. Nature 2012; 491: 399-405.

[6] Jones S, Zhang X, Parsons DW, et al. Core signaling pathways in human pancreatic cancers revealed by global genomic analyses. Science 2008; 321: 1801-1806.

[7] Yachida S, Jones S, Bozic I, et al. Distant metastasis occurs late during the genetic evolution of pancreatic cancer. Nature 2010; 467: 1114-1117.

[8] Wu J, Jiao Y, Dal Molin M, et al. Whole-exome sequencing of neoplastic cysts of the pancreas reveals recurrent mutations in components of ubiquitin-dependent pathways. Proc Natl Acad Sci U S A 2011; 108: 21188-21193.

[9] Wu J, Matthaei H, Maitra A, et al. Recurrent GNAS mutations define an unexpected pathway for pancreatic cyst development. Sci Transl Med 2011; 3: 92ra66.

[10] Iacobuzio-Donahue CA. Genetic evolution of pancreatic cancer: lessons learnt from the pancreatic cancer genome sequencing project. Gut 2012; 61: 1085-1094.

[11] Yachida S, Iacobuzio-Donahue CA. Evolution and dynamics of pancreatic cancer progression. Oncogene 2013; 32: 5253-5260.

[12] Iacobuzio-Donahue CA, van der Heijden MS, Baumgartner MR, et al. Large-scale allelotype of pancreaticobiliary carcinoma provides quantitative estimates of genome-wide allelic loss. Cancer Res 2004; 64: 871-875.

[13] Kowalski J, Morsberger LA, Blackford A, et al. Chromosomal abnormalities of adenocarcinoma of the pancreas: identifying early and late changes. Cancer Genet Cytogenet 2007; 178: 26-35.

[14] Jones S, Hruban RH, Kamiyama M, et al. Exomic sequencing identifies PALB2 as a pancreatic cancer susceptibility gene. Science 2009; 324: 217.

[15] Roberts NJ, Jiao Y, Yu J, et al. ATM mutations in patients with hereditary pancreatic cancer. Cancer Discov 2012; 2: 41-46.

[16] Zhen DB, Rabe KG, Gallinger S, et al. BRCA1, BRCA2, PALB2, and CDKN2A mutations in familial pancreatic cancer: a PACGENE study. Genet Med 2014. [Epub ahead of print].

[17] Hearle N, Schumacher V, Menko FH, et al. Frequency and spectrum of cancers in the Peutz-Jeghers syndrome. Clin Cancer Res 2006; 12: 3209-3215.

[18] Kastrinos F, Mukherjee B, Tayob N, et al. Risk of pancreatic cancer in families with Lynch syndrome. JAMA 2009; 302: 1790-1795.

[19] Hruban RH, Takaori K, Klimstra DS, et al. An illustrated consensus on the classification of pancreatic intraepithelial neoplasia and intraductal papillary mucinous neoplasms. Am J Surg Pathol 2004; 28: 977-987.

[20] Brune K, Abe T, Canto M, et al. Multifocal neoplastic precursor lesions associated with lobular atrophy of the pancreas in patients having a strong family history of pancreatic cancer. Am J Surg Pathol 2006; 30: 1067-1076.

[21] Konstantinidis IT, Vinuela EF, Tang LH, et al. Incidentally discovered pancreatic intraepithelial neoplasia: what is its clinical significance? Ann Surg Oncol 2013; 20: 3643-3647.

[22] Shi C, Klein AP, Goggins M, et al. Increased Prevalence of Precursor Lesions in Familial Pancreatic Cancer Patients. Clin Cancer Res 2009; 15: 7737-7743.

[23] van Heek NT, Meeker AK, Kern SE, et al. Telomere shortening is nearly universal in pancreatic intraepithelial neoplasia. Am J Pathol 2002; 161: 1541-1547.

[24] Kanda M, Matthaei H, Wu J, et al. Presence of somatic mutations in most early-stage pancreatic intraepithelial neoplasia. Gastroenterology 2012; 142: 730-733.e9.

[25] Löhr M, Klöppel G, Maisonneuve P, et al. Frequency of K-ras mutations in pancreatic intraductal neoplasias associated with pancreatic ductal adenocarcinoma and chronic pancreatitis: a meta-analysis. Neoplasia 2005; 7: 17-23.

[26] Hruban RH, Adsay NV, Albores-Saavedra J, et al. Pathology of genetically engineered mouse models of pancreatic exocrine cancer: consensus report and recommendations. Cancer Res 2006; 66: 95-106.

[27] Matthaei H, Wu J, Dal Molin M, et al. GNAS sequencing identifies IPMN-specific mutations in a subgroup of diminutive pancreatic cysts referred to as "incipient IPMNs". Am J Surg Pathol 2014; 38: 360-363.

[28] Wilentz RE, Geradts J, Maynard R, et al. Inactivation of the p16

(INK4A) tumor-suppressor gene in pancreatic duct lesions: loss of intranuclear expression. Cancer Res 1998; 58: 4740-4744.

[29] Wilentz RE, Iacobuzio-Donahue CA, Argani P, et al. Loss of expression of Dpc4 in pancreatic intraepithelial neoplasia: evidence that DPC4 inactivation occurs late in neoplastic progression. Cancer Res 2000; 60: 2002-2006.

[30] Lüttges J, Galehdari H, Bröcker V, et al. Allelic loss is often the first hit in the biallelic inactivation of the p53 and DPC4 genes during pancreatic carcinogenesis. Am J Pathol 2001; 158: 1677-1683.

[31] Schutte M, Hruban RH, Geradts J, et al. Abrogation of the Rb/p16 tumor-suppressive pathway in virtually all pancreatic carcinomas. Cancer Res 1997; 57: 3126-3130.

[32] Sato N, Ueki T, Fukushima N, et al. Aberrant methylation of CpG islands in intraductal papillary mucinous neoplasms of the pancreas. Gastroenterology 2002; 123: 365-372.

[33] Murphy SJ, Hart SN, Lima JF, et al. Genetic alterations associated with progression from pancreatic intraepithelial neoplasia to invasive pancreatic tumor. Gastroenterology 2013; 145: 1098-1109.e1.

[34] Matthaei H, Hong SM, Mayo SC, et al. Presence of pancreatic intraepithelial neoplasia in the pancreatic transection margin does not influence outcome in patients with R0 resected pancreatic cancer. Ann Surg Oncol 2011; 18: 3493-3499.

[35] Brugge WR, Lauwers GY, Sahani D, et al. Cystic neoplasms of the pancreas. N Engl J Med 2004; 351: 1218-1226.

[36] Tanaka M, Fernández-del Castillo C, Adsay V, et al. International consensus guidelines 2012 for the management of IPMN and MCN of the pancreas. Pancreatology 2012; 12: 183-197.

[37] de Jong K, Nio CY, Hermans JJ, et al. High prevalence of pancreatic cysts detected by screening magnetic resonance imaging examinations. Clin Gastroenterol Hepatol 2010; 8: 806-811.

[38] Laffan TA, Horton KM, Klein AP, et al. Prevalence of unsuspected pancreatic cysts on MDCT. AJR Am J Roentgenol 2008; 191: 802-807.

[39] Schnelldorfer T, Sarr MG, Nagorney DM, et al. Experience with 208 resections for intraductal papillary mucinous neoplasm of the pancreas. Arch Surg 2008; 143: 639-646; discussion 646.

[40] Shimizu Y, Yamaue H, Maguchi H, et al. Predictors of malignancy in intraductal papillary mucinous neoplasm of the pancreas: analysis of 310 pancreatic resection patients at multiple high-volume centers. Pancreas 2013; 42: 883-888.

[41] Furukawa T, Hatori T, Fujita I, et al. Prognostic relevance of morphological types of intraductal papillary mucinous neoplasms of the pancreas. Gut 2011; 60: 509-516.

[42] Lafemina J, Katabi N, Klimstra D, et al. Malignant progression in IPMN: a cohort analysis of patients initially selected for resection or observation. Ann Surg Oncol 2013; 20: 440-447.

[43] Kang MJ, Lee KB, Jang JY, et al. Evaluation of clinical meaning of histological subtypes of intraductal papillary mucinous neoplasm of the pancreas. Pancreas 2013; 42: 959-966.

[44] Fritz S, Klauss M, Bergmann F, et al. Pancreatic main-duct involvement in branch-duct IPMNs: an underestimated risk. Ann Surg 2014; 260: 848-855; discussion 855-856.

[45] Aso T, Ohtsuka T, Matsunaga T, et al. "High-risk stigmata" of the 2012 international consensus guidelines correlate with the malignant grade of branch duct intraductal papillary mucinous neoplasms of the pancreas. Pancreas 2014; 43: 1239-1243.

[46] Furukawa T, Klöppel G, Volkan Adsay N, et al. Classification of types of intraductal papillary-mucinous neoplasm of the pancreas: a consensus study. Virchows Arch 2005; 447: 794-799.

[47] Adsay NV, Merati K, Basturk O, et al. Pathologically and biologically distinct types of epithelium in intraductal papillary mucinous neoplasms: delineation of an "intestinal" pathway of carcinogenesis in the pancreas. Am J Surg Pathol 2004; 28: 839-848.

[48] Ban S, Naitoh Y, Mino-Kenudson M, et al. Intraductal papillary mucinous neoplasm (IPMN) of the pancreas: its histopathologic difference between 2 major types. Am J Surg Pathol 2006; 30: 1561-1569.

[49] Kitazono I, Higashi M, Kitamoto S, et al. Expression of MUC4 mucin is observed mainly in the intestinal type of intraductal papillary mucinous neoplasm of the pancreas. Pancreas 2013; 42: 1120-1128.

[50] Basturk O, Khayyata S, Klimstra DS, et al. Preferential expression of MUC6 in oncocytic and pancreatobiliary types of intraductal papillary neoplasms highlights a pyloropancreatic pathway, distinct from the intestinal pathway, in pancreatic carcinogenesis. Am J Surg Pathol 2010; 34: 364-370.

[51] Adsay NV, Merati K, Nassar H, et al. Pathogenesis of colloid (pure mucinous) carcinoma of exocrine organs: Coupling of gel-forming mucin (MUC2) production with altered cell polarity and abnormal cell-stroma interaction may be the key factor in the morphogenesis and indolent behavior of colloid carcinoma in the breast and pancreas. Am J Surg Pathol 2003; 27: 571-578.

[52] Nakamura A, Horinouchi M, Goto M, et al. New classification of pancreatic intraductal papillary-mucinous tumour by mucin expression: its relationship with potential for malignancy. J Pathol 2002; 197: 201-210.

[53] Terada T, Ohta T, Sasaki M, et al. Expression of MUC apomucins in normal pancreas and pancreatic tumours. J Pathol 1996; 180: 160-165.

[54] Liszka L, Pajak J, Zieliń ska-Pajak E, et al. Intraductal oncocytic papillary neoplasms of the pancreas and bile ducts: a description

of five new cases and review based on a systematic survey of the literature. J Hepatobiliary Pancreat Sci 2010；17：246-261.

[55] Yamaguchi H，Shimizu M，Ban S，et al. Intraductal tubulopapillary neoplasms of the pancreas distinct from pancreatic intraepithelial neoplasia and intraductal papillary mucinous neoplasms. Am J Surg Pathol 2009；33：1164-1172.

[56] Amato E，Molin MD，Mafficini A，et al. Targeted next-generation sequencing of cancer genes dissects the molecular profiles of intraductal papillary neoplasms of the pancreas. J Pathol 2014；233：217-227.

[57] Dal Molin M，Matthaei H，Wu J，et al. Clinicopathological correlates of activating GNAS mutations in intraductal papillary mucinous neoplasm (IPMN) of the pancreas. Ann Surg Oncol 2013；20：3802-3808.

[58] Yamaguchi H，Kuboki Y，Hatori T，et al. Somatic mutations in PIK3CA and activation of AKT in intraductal tubulopapillary neoplasms of the pancreas. Am J Surg Pathol 2011；35：1812-1817.

[59] Komatsu H，Tanji E，Sakata N，et al. A GNAS mutation found in pancreatic intraductal papillary mucinous neoplasms induces drastic alterations of gene expression profiles with upregulation of mucin genes. PLoS One 2014；9：e87875.

[60] Parvanescu A，Cros J，Ronot M，et al. Lessons from McCune-Albright syndrome-associated intraductal papillary mucinous neoplasms：：GNAS-activating mutations in pancreatic carcinogenesis. JAMA Surg 2014；149：858-862.

[61] de Lau W，Peng WC，Gros P，et al. The R-spondin/Lgr5/Rnf43 module：regulator of Wnt signal strength. Genes Dev 2014；28：305-316.

[62] Wall I，Schmidt-Wolf IG. Effect of Wnt inhibitors in pancreatic cancer. Anticancer Res 2014；34：5375-5380.

[63] Jiang X，Hao HX，Growney JD，et al. Inactivating mutations of RNF43 confer Wnt dependency in pancreatic ductal adenocarcinoma. Proc Natl Acad Sci U S A 2013；110：12649-12654.

[64] Wada K. p16 and p53 gene alterations and accumulations in the malignant evolution of intraductal papillary-mucinous tumors of the pancreas. J Hepatobiliary Pancreat Surg 2002；9：76-85.

[65] Baas IO，Hruban RH，Offerhaus GJ. Clinical applications of detecting dysfunctional p53 tumor suppressor protein. Histol Histopathol 1999；14：279-284.

[66] Abe K，Suda K，Arakawa A，et al. Different patterns of p16INK4A and p53 protein expressions in intraductal papillary-mucinous neoplasms and pancreatic intraepithelial neoplasia. Pancreas 2007；34：85-91.

[67] Biankin AV，Biankin SA，Kench JG，et al. Aberrant p16(INK4A) and DPC4/Smad4 expression in intraductal papillary mucinous tumours of the pancreas is associated with

invasive ductal adenocarcinoma. Gut 2002；50：861-868.

[68] Iacobuzio-Donahue CA，Klimstra DS，Adsay NV，et al. Dpc-4 protein is expressed in virtually all human intraductal papillary mucinous neoplasms of the pancreas：comparison with conventional ductal adenocarcinomas. Am J Pathol 2000；157：755-761.

[69] Schönleben F，Qiu W，Remotti HE，et al. PIK3CA，KRAS，and BRAF mutations in intraductal papillary mucinous neoplasm/carcinoma (IPMN/C) of the pancreas. Langenbecks Arch Surg 2008；393：289-296.

[70] Garcia-Carracedo D，Turk AT，Fine SA，et al. Loss of PTEN expression is associated with poor prognosis in patients with intraductal papillary mucinous neoplasms of the pancreas. Clin Cancer Res 2013；19：6830-6841.

[71] Brosens LA，van Hattem WA，Jansen M，et al. Gastrointestinal polyposis syndromes. Curr Mol Med 2007；7：29-46.

[72] Sato N，Rosty C，Jansen M，et al. STK11/LKB1 Peutz-Jeghers gene inactivation in intraductal papillary-mucinous neoplasms of the pancreas. Am J Pathol 2001；159：2017-2022.

[73] Hashimoto Y，Murakami Y，Uemura K，et al. Telomere shortening and telomerase expression during multistage carcinogenesis of intraductal papillary mucinous neoplasms of the pancreas. J Gastrointest Surg 2008；12：17-28；discussion 28-29.

[74] Jang KT，Lee KT，Lee JG，et al. Immunohistochemical expression of Sonic hedgehog in intraductal papillary mucinous tumor of the pancreas. Appl Immunohistochem Mol Morphol 2007；15：294-298.

[75] Dal Molin M，Hong SM，Hebbar S，et al. Loss of expression of the SWI/SNF chromatin remodeling subunit BRG1/SMARCA4 is frequently observed in intraductal papillary mucinous neoplasms of the pancreas. Hum Pathol 2012；43：585-591.

[76] House MG，Guo M，Iacobuzio-Donahue C，et al. Molecular progression of promoter methylation in intraductal papillary mucinous neoplasms (IPMN) of the pancreas. Carcinogenesis 2003；24：193-198.

[77] Hong SM，Omura N，Vincent A，et al. Genome-wide CpG island profiling of intraductal papillary mucinous neoplasms of the pancreas. Clin Cancer Res 2012；18：700-712.

[78] Lubezky N，Loewenstein S，Ben-Haim M，et al. MicroRNA expression signatures in intraductal papillary mucinous neoplasm of the pancreas. Surgery 2013；153：663-672.

[79] Caponi S，Funel N，Frampton AE，et al. The good，the bad and the ugly：a tale of miR-101，miR-21 and miR-155 in pancreatic intraductal papillary mucinous neoplasms. Ann Oncol 2013；24：734-741.

[80] Gironella M，Seux M，Xie MJ，et al. Tumor protein 53-induced nuclear protein 1 expression is repressed by miR-155，and its

restoration inhibits pancreatic tumor development. Proc Natl Acad Sci U S A 2007; 104: 16170-16175.

[81] Meng F, Henson R, Wehbe-Janek H, et al. MicroRNA-21 regulates expression of the PTEN tumor suppressor gene in human hepatocellular cancer. Gastroenterology 2007; 133: 647-658.

[82] Nakahara O, Takamori H, Iwatsuki M, et al. Carcinogenesis of intraductal papillary mucinous neoplasm of the pancreas: loss of microRNA-101 promotes overexpression of histone methyltransferase EZH2. Ann Surg Oncol 2012; 19 Suppl 3: S565-S571.

[83] Kuroki H, Hayashi H, Okabe H, et al. EZH2 is associated with malignant behavior in pancreatic IPMN via p27Kip1 downregulation. PLoS One 2014; 9: e100904.

[84] Aso T, Ohtsuka T, Tamura K, et al. Elevated expression level of microRNA-196a is predictive of intestinal-type intraductal papillary mucinous neoplasm of the pancreas. Pancreas 2014; 43: 361-366.

[85] Lahat G, Lubezky N, Loewenstein S, et al. Epithelial-to-mesenchymal transition (EMT) in intraductal papillary mucinous neoplasm (IPMN) is associated with high tumor grade and adverse outcomes. Ann Surg Oncol 2014; 21 Suppl 4: S750-S757.

[86] Wang J, Paris PL, Chen J, et al. Next generation sequencing of pancreatic cyst fluid microRNAs from low grade-benign and high grade-invasive lesions. Cancer Lett 2015; 356: 404-409.

[87] Abue M, Yokoyama M, Shibuya R, et al. Circulating miR-483-3p and miR-21 is highly expressed in plasma of pancreatic cancer. Int J Oncol 2015; 46: 539-547.

[88] Kanda M, Sadakari Y, Borges M, et al. Mutant TP53 in duodenal samples of pancreatic juice from patients with pancreatic cancer or high-grade dysplasia. Clin Gastroenterol Hepatol 2013; 11: 719-30.e5.

[89] Rhim AD, Thege FI, Santana SM, et al. Detection of circulating pancreas epithelial cells in patients with pancreatic cystic lesions. Gastroenterology 2014; 146: 647-651.

[90] Morimatsu K, Aishima S, Yamamoto H, et al. Insulin-like growth factor II messenger RNA-binding protein-3 is a valuable diagnostic and prognostic marker of intraductal papillary mucinous neoplasm. Hum Pathol 2013; 44: 1714-1721.

[91] Rebours V, Le Faouder J, Laouirem S, et al. In situ proteomic analysis by MALDI imaging identifies ubiquitin and thymosin-β4 as markers of malignant intraductal pancreatic mucinous neoplasms. Pancreatology 2014; 14: 117-124.

[92] Das KK, Xiao H, Geng X, et al. mAb Das-1 is specific for high-risk and malignant intraductal papillary mucinous neoplasm (IPMN). Gut 2014; 63: 1626-1634.

[93] Erdogan D, Lamers WH, Offerhaus GJ, et al. Cystadenomas with ovarian stroma in liver and pancreas: an evolving concept. Dig Surg 2006; 23: 186-191.

[94] Erdogan D, Kloek J, Lamers WH, et al. Mucinous cystadenomas in liver: management and origin. Dig Surg 2010; 27: 19-23.

[95] Zamboni G, Fukushima N, Hruban RH, et al. Mucinous cystic neoplasms of the pancreas. In: Bosman FT, Carneiro F, Hruban RH, et al, editors. WHO Classification of tumors of the digestive system. 4th ed. Lyon: IARC, 2010: 300-3.

[96] Zamboni G, Scarpa A, Bogina G, et al. Mucinous cystic tumors of the pancreas: clinicopathological features, prognosis, and relationship to other mucinous cystic tumors. Am J Surg Pathol 1999; 23: 410-422.

[97] Kosmahl M, Pauser U, Peters K, et al. Cystic neoplasms of the pancreas and tumor-like lesions with cystic features: a review of 418 cases and a classification proposal. Virchows Arch 2004; 445: 168-178.

[98] Yamao K, Yanagisawa A, Takahashi K, et al. Clinicopathological features and prognosis of mucinous cystic neoplasm with ovarian-type stroma: a multi-institutional study of the Japan pancreas society. Pancreas 2011; 40: 67-71.

[99] Wilentz RE, Albores-Saavedra J, Zahurak M, et al. Pathologic examination accurately predicts prognosis in mucinous cystic neoplasms of the pancreas. Am J Surg Pathol 1999; 23: 1320-1327.

[100] Crippa S, Salvia R, Warshaw AL, et al. Mucinous cystic neoplasm of the pancreas is not an aggressive entity: lessons from 163 resected patients. Ann Surg 2008; 247: 571-579.

[101] Fukushima N, Fukayama M. Mucinous cystic neoplasms of the pancreas: pathology and molecular genetics. J Hepatobiliary Pancreat Surg 2007; 14: 238-242.

[102] Lüttges J, Feyerabend B, Buchelt T, et al. The mucin profile of noninvasive and invasive mucinous cystic neoplasms of the pancreas. Am J Surg Pathol 2002; 26: 466-471.

[103] Jimenez RE, Warshaw AL, Z'graggen K, et al. Sequential accumulation of K-ras mutations and p53 overexpression in the progression of pancreatic mucinous cystic neoplasms to malignancy. Ann Surg 1999; 230: 501-509; discussion 509-511.

[104] Iacobuzio-Donahue CA, Wilentz RE, Argani P, et al. Dpc4 protein in mucinous cystic neoplasms of the pancreas: frequent loss of expression in invasive carcinomas suggests a role in genetic progression. Am J Surg Pathol 2000; 24: 1544-1548.

[105] Garcia-Carracedo D, Chen ZM, Qiu W, et al. PIK3CA mutations in mucinous cystic neoplasms of the pancreas. Pancreas 2014; 43: 245-249.

[106] Kim SG, Wu TT, Lee JH, et al. Comparison of epigenetic and genetic alterations in mucinous cystic neoplasm and serous microcystic adenoma of pancreas. Mod Pathol 2003; 16:

1086-1094.

[107] Fukushima N，Sato N，Prasad N，et al. Characterization of gene expression in mucinous cystic neoplasms of the pancreas using oligonucleotide microarrays. Oncogene 2004；23：9042-9051.

[108] Kanda M，Knight S，Topazian M，et al. Mutant GNAS detected in duodenal collections of secretin-stimulated pancreatic juice indicates the presence or emergence of pancreatic cysts. Gut 2013；62：1024-1033.

[109] Sadakari Y，Kanda M，Maitani K，et al. Mutant KRAS and GNAS DNA Concentrations in Secretin-Stimulated Pancreatic Fluid Collected from the Pancreatic Duct and the Duodenal Lumen. Clin Transl Gastroenterol 2014；5：e62.

Cite this article as: Brosens LA, Hackeng WM, Offerhaus GJ, Hruban RH, Wood LD. Pancreatic adenocarcinoma pathology: changing "landscape". J Gastrointest Oncol 2015;6(4):358-374. doi: 10.3978/j.issn.2078-6891.2015.032

译者：岳平，主治医师，兰州大学第一医院特需外科
　　　孟文勃，主任医师，医学博士，硕士研究生导师，兰州大学第一医院特需外科主任
审校：孙勇伟，主任医师，博士，硕士生导师，上海交通大学医学院附属仁济医院胆胰外科

点评

　　本文通过对目前胰腺癌及其3种公认癌前病变——胰腺导管内上皮内瘤变、胰腺导管内乳头状黏液性肿瘤、黏液性囊腺瘤领域相关病理学及遗传学方面的基础及临床研究进行详细分析，聚焦肿瘤发生发展的过程及相关基因突变，使读者对胰腺癌的发生及进展过程有了更加深刻的认识，能够更加准确地把握该类疾病，为研究及诊治指明了方向。

——孙勇伟

第四章 上皮间质转化在胰腺癌中的作用

Jen-Jung Pan[1], Muh-Hwa Yang[2,3]

[1]Division of Gastroenterology, Hepatology and Nutrition, Department of Internal Medicine, University of Texas Health Science Center at Houston, Texas, USA; [2]Institute of Clinical Medicine, Yang Ming University, Taipei, Taiwan, China; [3]Division of Hematology-Oncology, Department of Medicine, Taipei Veterans General Hospital, Taipei, Taiwan, China
Correspondence to: Muh-Hwa Yang, MD, PhD. Institute of Clinical Medicine, Yang Ming University, No. 155, Sec. 2, Li-Nong Street, Peitou, Taipei 112, Taiwan, China. Email: mhyang2@vghtpe.gov.tw.

摘要： 胰腺癌是全美死亡率排名第四位的恶性肿瘤。尽管药物治疗及手术技术有了很大的进展，但将该病所有分期均考虑在内，其5年生存率仅为5%。胰腺癌较高的淋巴结及远隔转移以及对化疗药物的耐药性，导致其预后差，死亡率高。近期研究表明，胰腺癌细胞的上皮间质转化促进了胰腺癌的耐药性的产生，增强了胰腺癌的侵袭能力。未来，以上皮间质转化表型为靶点的新治疗策略可望降低肿瘤的耐药性以及侵袭能力，从而延长胰腺癌患者的生存时间。

关键词： 胰腺癌；上皮间质转化；肿瘤干细胞

View this article at: http://www.thejgo.org/article/view/218/html

1 简介

胰腺癌在美国新发肿瘤中排名第十，是死亡率排名第四位的恶性肿瘤。据统计，2010年全美共有43 140例新发病例，有36 800例死于该疾病[1]。尽管药物及手术治疗手段已取得了很大进展，但将所有分期的病例考虑在内，其5年生存率仍仅接近5%。由于缺乏特异性诊断标志物，早期临床表现不典型，胰腺癌往往迁延至中晚期才得到诊断，此时仅能给予患者姑息性治疗，部分地解释了胰腺癌极差的预后[2]。病变局限的胰腺癌，其5年生存率仅为10%~25%，胰腺癌致命的原因在于术后又出现了局部的复发和/或远处的转移[3]。另外，胰腺癌的耐药性是导致胰腺癌高死亡率的原因之一[4]。近期研究表明，胰腺癌的上皮间质转化（epithelial-mesenchymal transition，EMT）促进了其耐药性的产生[5]。

EMT在躯体形成以及组织和器官的分化过程中起到了非常重要的作用。在EMT过程中，上皮细胞经历了非常彻底的表型转化，例如细胞与细胞间连接和细胞极性的丧失，以及侵袭转移能力的获得[6]。EMT发生在胚胎的发育过程中，是一种对损伤的生理反应，也是癌症进展的重要因素之一。EMT赋予细胞侵袭和转移的能力，诱导干细胞潜能，阻止凋亡和衰老，诱导细胞对传统化疗产生耐药并参与了免疫抑制[6]。

为了验证EMT在胰腺癌进展过程中的作用，有文献报道EMT相关标志物（N-钙黏连蛋白（N-cadherin）[7]、转录因子（包括Snail、Slug和Twist[8]），纤连蛋白（fibronectin）[9]，以及波形蛋白（vimentin）[9-10]在手术切除的胰腺癌组织高表达，但在癌旁正常组织中表达未见升高。另外，与无EMT的胰腺癌细胞相比，存在EMT的胰腺癌细胞多与未分化的表型相关，整体预后较差[9-10]。如前所述，EMT可能通过诱导肿瘤干细胞或类干细胞的形成使癌细胞产生耐药性[4,11]。具有耐药性的胰腺癌细胞存在干细胞标志物的高表达，佐证了上述理论[12-14]。

本综述概述和总结了当前EMT对胰腺癌细胞的作用机制和影响的相关进展。

2　EMT的分子机制

EMT是上皮细胞失去极性并转变成间质细胞表型的过程。在胚胎发育、器官纤维化以及肿瘤转移的过程中，EMT是诱导形态发生的重要因素。EMT表型的转化包括上皮标志物表达的下调（E-钙黏连蛋白、桥粒斑蛋白和斑珠蛋白）和间质标志物表达的上调（波形蛋白、纤连蛋白和α-平滑肌肌动蛋白）[6,15-16]。包括Snail、Slug、Twist、Zeb1、SIP1以及E47在内的转录因子，都是通过抑制E-钙黏连蛋白的转录来诱导EMT的发生[17-22]。除了转录抑制之外，其他机制也能够抑制E-钙黏连蛋白的表达。有研究表明，启动子超甲基化与E-钙黏连蛋白表达的抑制和诱导EMT密切相关[23]。近期研究表明，染色体修饰参与了E-钙黏连蛋白表达的抑制。Snail与组蛋白去乙酰化酶1（histone deacetylase 1，HDAC1）、组蛋白去乙酰化酶2（histone deacetylase 2，HDAC2）、AJUBA-蛋白质精氨酸甲基转移酶5（protein arginine methyltransferase 5，PRMT5），或者多梳抑制复合物2（polycomb repressive complex 2，PRC2）相互作用抑制E-钙黏连蛋白的表达[24-26]。最近阐明，Twist 1介导了多梳抑制复合物1（polycomb repressive complex 1，PRC1）蛋白Bmi1的调节，此种调节在Twist1诱导的E-钙黏连蛋白的抑制中是必要的[27]。

在肿瘤的进展过程中，缺氧是诱发转移的重要微环境因素。最近的研究证明缺氧诱导因子1和2（hypoxia-inducible factor 1 and 2，HIF-1α和HIF-2α）诱导EMT调节因子的表达及相互协同作用。HIF-1α直接或间接地调控了下列EMT调节因子：如Snail、Zeb1、SIP1的表达[28-29]。笔者之前证明HIF-1α直接调节Twist1，提示缺氧在诱导EMT中起着重要作用[30]。另据报道，HIF-2α也参与调节Twist1的表达[31]。上述结果提示肿瘤内缺氧通过HIF-1α或者HIF-2α或者两者共同作用对诱导EMT起着重要作用。

多项研究表明，细胞在EMT进程中能够获得类干细胞潜能[32-33]。以上研究提示癌细胞中的EMT进程与癌细胞成瘤能力及转移特性密切相关。为了验证这个理论，笔者之前证明了Twist1能够明确调控干细胞基因Bmi1的表达。Twist1和Bmi1能够协同作用抑制E-钙黏连蛋白和p16INK4A的表达，从而诱导癌细胞EMT以及类干细胞潜能。最近的研究表明，在胰腺癌细胞中，另一个EMT调节因子Zeb1能够通过调节miR-200家族来诱导Bmi1的表达[34]。这表明在胰腺癌细胞中，Bmi1在诱导EMT及干细胞性的获得上具有核心作用。

3　胰腺肿瘤干细胞

基于干细胞理论，肿瘤包含异质的成熟癌细胞群和少量的肿瘤干细胞。肿瘤干细胞，与其他同类干细胞相似，具有自我更新及多种分化的能力[35]。大部分肿瘤干细胞的鉴定是通过检测其特异的细胞表面标志物。胰腺肿瘤干细胞的鉴定是基于CD24、CD44以及上皮特异抗原（epithelial-specific antigen，ESA）的表达。这些细胞仅仅占胰腺癌细胞的0.5%~1%，但是与其他大部分干细胞标志物阴性的肿瘤细胞相比，其成瘤的潜能至少增加100倍。更加重要的是，CD24[+]、CD44[+]和ESA[+]的胰腺癌细胞能够复制原发肿瘤的表型多样性[36-37]。胰腺癌干细胞群基于CD133和CXCR4[38]以及醛脱氢酶（aldehyde dehydrogenase，ALDH）[39]表达的差异化表达，被进一步细分。尽管在体内具有相似的肿瘤形成能力，ALDH[+]和CD24[+]、CD44[+]细胞群之间几乎无重叠[39]。可以想象，同一肿瘤组织中的表型各异的细胞群是单克隆起源的。换而言之，有可能是肿瘤干细胞的表型发生了改变，这种改变是对不同细胞激活状态、外部微环境相互作用或者是疾病分期作出的反应。另一种可能是，不同的肿瘤干细胞群中每一种特异性标志物的表达都被限制在一个特异性的细胞区域内，这些细胞群就像被保存的分级排列一样被关联到一起，这让笔者联想到了长期和短期干细胞的关联结构以及在正常造血功能中的祖细胞[39]。

1　EMT、胰腺肿瘤干细胞和耐药性

目前胰腺癌患者的治疗主要是针对分化了的肿瘤细胞，同时保留了相对静止的肿瘤干细胞[35]。这种由于肿瘤干细胞持续存在的情况能够比较真实地解释在减瘤性

化疗后肿瘤普遍复发的原因。对于肿瘤干细胞可能存在的耐药性机制，包括需能转运蛋白的表达、药物诱导凋亡的抵抗以及DNA修复能力的激活[40]。Du等[14]的研究证明抗放化疗的胰腺癌细胞具有肿瘤干细胞的特征，抗凋亡蛋白bcl-2以及凋亡抑制蛋白survivin表达上调。在另一项研究中，Hong等[41]研究表明在吉西他滨化疗并获得耐药性后，ATP结合盒（ATP-binding cassette，ABC）转运蛋白、ABCB1（MDR1）表达明显上调。在多项研究中，胰腺肿瘤干细胞表现出对吉西他滨的耐药性，而吉西他滨是最常用于胰腺癌化疗的药物[12,14,38,41-42]。吉西他滨的治疗选择性富集肿瘤干细胞群从而导致治疗的失败[12,38,42]。最新的证据提示Hedgehog通路对于肿瘤干细胞的信号传导起到了重要的作用[43]。为了证明胰腺肿瘤干细胞在耐药性进展中的重要作用，吉西他滨及环巴胺[小分子smoothened（Smo）抑制药]被联合应用于治疗，这种联合不仅诱导肿瘤体积的缩小，还下调肿瘤干细胞标志物的表达和Hedgehog信号传导通路[42]。另外，ATP结合盒转运蛋白抑制药维拉帕米以剂量依赖的模式使得对吉西他滨耐药的肿瘤干细胞再次敏感[41]。

越来越多的证据表明，EMT通过赋予癌细胞干细胞的特性，在肿瘤的进展中起着重要作用[4,6,11]。许多研究已经证实胰腺肿瘤干细胞也具有间质细胞特征[12-14,39,44-46]。在EMT过程中，间质细胞的特征是上皮标志物E-钙黏连蛋白表达的下调以及转录抑制子Snail家族编码成员表达的上调[8,39]。Rasheed等[39]报道，ALDH+肿瘤干细胞与未分类的肿瘤细胞相比，编码E-钙黏连蛋白的CDH1的表达下调了5倍，编码Slug的SNAI2的表达上调了51倍[39]。Shah等[12]和Du等[14]均报道了在耐药的肿瘤干细胞E-钙黏连蛋白表达下调，波形蛋白表达上调。转化生长因子（transforming growth factor，TGF-β）是多种病理和生理EMT的调节因子[11]。当在胰腺癌细胞系的培养基中加入TGF-β时，则细胞系中分离出肿瘤干细胞，即侧群细胞便会发生间质样改变（包括变成梭形纺锤状）。这种改变伴随着E-钙黏连蛋白表达水平的显著下调，诱导Snail和基质金属蛋白酶-2（matrix metalloproteinase-2，MMP-2)的表达。当去除培养基中的TGF-β，这些细胞则会恢复上皮样外观，E-钙黏连蛋白表达上调。这些结果提示：来源于胰腺癌细胞中的"SP细胞"具有很强的表型转化潜能，即EMT和间质上皮转变（mesenchymal-epithelial transition，MET）[44]。

EMT表型的逆转可恢复肿瘤细胞对药物的敏感

性[5,46]。Arumugam等[5]报道E-钙黏连蛋白和Zeb-1之间呈负相关，Zeb-1是E-钙黏连蛋白的一种转录抑制因子，与吉西他滨、5-氟尿嘧啶和顺铂的耐药性密切相关。在由间质细胞组成的胰腺癌细胞系中沉默Zeb-1因子不仅能够上调E-钙黏连蛋白的表达，也能够恢复药物的敏感性。这些提示Zeb-1以及其他EMT的调节因子可能是维持胰腺癌细胞耐药性的关键因子[5]。在另一项研究中，Li等[46]发现许多microRNAs（miRNA）包括miR-200在抗吉西他滨的胰腺癌细胞系中表达显著下调。近期文献报道证实，miRNA在包括EMT在内的多种生理和病理进程中起到重要作用。这些抗吉西他滨的胰腺癌细胞呈现出EMT特征：表现为长梭形成纤维细胞、E-钙黏连蛋白表达下调、波形蛋白和Zeb-1的表达上调。通过恢复miR-200的表达，在耐药的细胞中，Zeb-1、Slug和波形蛋白的表达下调。这些细胞也展示出EMT表型的逆转从而导致上皮形态的产生以及对吉西他滨敏感性的增加[46]。

总之，目前有效治疗癌症的药物均会富集具备耐药性的肿瘤干细胞。胰腺肿瘤干细胞能够通过EMT而获得耐药性。以肿瘤干细胞和/或EMT为靶点的治疗策略使得克服在化疗过程中出现的耐药性问题成为可能。

5　EMT和胰腺癌的进展

如前所述[9-10]，存在EMT的胰腺癌较无EMT者更常伴随未分化的表型及整体较差的生存率。在胰腺癌细胞中，EMT不仅诱导肿瘤干细胞的耐药性，同时也增加了体内和体外的成瘤性、迁移能力以及侵袭性[4,12-14,39,44-45]。MUC1，一种跨膜的黏蛋白样糖蛋白，与大部分胰腺癌的侵袭相关[47]。Roy等[47]发现过表达MUC1的胰腺癌细胞触发了EMT的分子进程，从而促进胰腺癌细胞的侵袭和转化。MUC1+的细胞具有间质标志物如Slug、Snail和波形蛋白的表达，同时丧失了E-钙黏连蛋白的表达。此外，在MUC1+细胞中，与转移和血管生成相关的基因如血管内皮生长因子（vascular endothelial growth factor，VEGF）、MMP-2，MMP-3和MMP-9的表达均显著上调[47]。MMPs家族与胰腺癌侵袭转移能力增强关系密切[48]。在胰腺癌细胞中，骨形态发生蛋白（BMPs）部分通过激活MMP-2的表达诱导EMT，从而促进细胞的侵袭[49]。在另一个研究中，Slug的过表达能够通过上调并激活MMP-9增强胰腺癌细胞的侵袭和转移能力[50]。

EMT是一个动态的过程并能够被细胞外基质微环境和许多分泌性可溶因子的刺激所激活。Wnt、TGF-β、Hedgehog、Notch和nuclear factor-κB（NF-κB）信号传导通路对于EMT的诱导是至关重要的[51]。Gordon等[52]报道了胰腺癌在进展过程中，由于丧失了Ⅲ型TGF-β受体的表达而增加了与EMT密切相关的运动和侵袭能力。Wang等[45]报道在抗吉西他滨的胰腺癌细胞中，Notch-2和其配体Jagged-1的表达均明显上调。这项发现与Notch信号传导通路在获得EMT表型中的作用是一致的。Notch信号传导通路的下调不仅能够使得耐药细胞侵袭能力降低，也能够导致部分EMT表型的逆转，从而发生MET，这与波形蛋白、Zeb-1、Slug、Snail和NF-κB的低表达均密切相关[45]。它们的发现提供了EMT与胰腺癌细胞侵袭性相关的直接证据。Haque等报道Cyr61/CCN1通路在EMT进程中至关重要，促进胰腺癌的发生发展。Cyr61（胱胺酸61）是CCN生长因子家族中的一员，CCN家族包括CTGF、NOV、WISP-1、WISP-2和WISP-3。Cyr61能够连接细胞表面和细胞外基质，在细胞生理及病理的进程（细胞的粘连、增殖、迁移、分化和血管生成等）中起到重要作用[54]。胰腺癌的早期病变中可检测到Cyr61，其表达随着疾病的进展而增强。沉默Cyr61的表达后，胰腺癌的侵袭行为就会因为相互连接事件的消除如EMT的逆转而降低，从而阻断了其干细胞样特征的表达，抑制了迁移能力。相反，在相对侵袭性较弱的胰腺癌细胞中，Cyr61表达的上调增强了EMT和干细胞特征[53]。

综上所述，具备EMT特性的胰腺癌有更强的侵袭行为，并与更差的预后密切相关。多种蛋白以及信号传导通路参与调控EMT进程。EMT表型的逆转可能降低胰腺癌的侵袭能力并由此阻断胰腺癌转移。

6　结论

越来越多的证据提示EMT通过多种可能的机制在胰腺癌的进展过程中发挥重要的作用。在EMT的进程中，胰腺癌细胞可能获得干细胞特性并变得具有耐药性。具备EMT的胰腺癌更具侵袭性，并与较差的患者生存率密切相关。未来的治疗策略是进行靶向EMT表型特异性的治疗，以降低肿瘤的耐药性和侵袭能力，从而延长胰腺癌患者的生存期。

声明

本文作者宣称无任何利益冲突。

参考文献

[1] Jemal A, Siegel R, Xu J, Ward E. Cancer statistics, 2010. CA Cancer J Clin 2010; 60: 277-300.

[2] Hidalgo M. Pancreatic cancer. N Eng J Med 2010; 362: 1605-17.

[3] Yeo TP, Hruban RH, Leach SD, Wilentz RE, Sohn TA, Kern SE, et al. Pancreatic cancer. Curr Probl Cancer 2002; 26: 176-275.

[4] Sarkar FH, Li Y, Wang Z, Kong D. Pancreatic cancer stem cells and EMT in drug resistance and me-tastasis. Minerva Chir 2009; 64: 489-500.

[5] Arumugam T, Ramachandran V, Fournier KF, Wang H, Marquis L, Abbruzzese JL, et al. Epithelial to mesenchymal transition contributes to drug resistance in pancreatic cancer. Cancer Res 2009; 69: 5820-5828.

[6] Thiery JP, Acloque H, Huang RY, Nieto MA. Epithelial-mesenchymal transitions in development and disease. Cell 2009; 139: 871-890.

[7] Nakajima S, Doi R, Toyoda E, Tsuji S, Wada M, Koizumi M, et al. N-cadherin expression and epitheli-al-mesenchymal transition in pancreatic carcinoma. Clin Cancer Res 2004; 10: 4125-4133.

[8] Hotz B, Arndt M, Dullat S, Bhargava S, Buhr HJ, Hotz HG. Epithelial to mesenchymal transition: ex-pression of the regulators snail, slug, and twist in pancreatic cancer. Clin Cancer Res 2007; 13: 4769-4776.

[9] Javle MM, Gibbs JF, Iwata KK, Pak Y, Rutledge P, Yu J, et al. Epithelialmesenchymal transition (EMT) and activated extracellular signalregulated kinase (p-Erk) in surgically resected pancreatic cancer. Ann Surg Oncol 2007; 14: 3527-3533.

[10] Masugi Y, Yamazaki K, Hibi T, Aiura K, Kitagawa Y, Sakamoto M. Solitary cell infiltration is a novel in-dicator of poor prognosis and epithelial-mesenchymal transition in pancreatic cancer. Hum Pathol 2010; 41: 1061-1068.

[11] Singh A, Settleman J. EMT, cancer stem cells and drug resistance: an emerging axis of evil in the war on cancer. Oncogene 2010; 29: 4741-4751.

[12] Shah AN, Summy JM, Zhang J, Park SI, Parikh NU, Gallick GE. Development and characterization of gemcitabine-resistant pancreatic tumor cells. Ann Surg Oncol 2007; 14: 3629-3637.

[13] Dembinski JL, krauss S. Characterization and functional analysis of a slow cycling stem cell-like subpop-ulation in pancreas

adenocarcinoma. Clin Exp Metastasis 2009; 26: 611-623.

[14] Du Z, Qin R, Wei C, Wang M, Shi C, Tian R, et al. Pancreatic cancer cells resistant to chemoradio-therapy rich in "stem-cell-like" tumor cells. Dig Dis Sci 2011; 56: 741-750.

[15] Thompson EW, Newgreen DF, Tarin D. Carcinoma invasion and metastasis: a role for epitheli-al-mesenchymal transition? Cancer Res 2005; 65: 5991-5995; discussion 5995.

[16] Thiery JP, Sleeman JP. Complex networks orchestrate epithelialmesenchymal transitions. Nat Rev Mol Cell Biol 2006; 7: 131-142.

[17] Cano A, Pérez-Moreno MA, Rodrigo I, Locascio A, Blanco MJ, del Barrio MG, et al. The transcription factor snail controls epithelialmesenchymal transitions by repressing E-cadherin expression. Nat Cell Biol 2000; 2: 76-83.

[18] Hajra KM, Chen DY, Fearon ER. The SLUG zinc-finger protein represses E-cadherin in breast cancer. Cancer Res 2002; 62: 1613-1618.

[19] Yang J, Mani SA, Donaher JL, Ramaswamy S, Itzykson RA, Come C, et al. Twist, a master regulator of morphogenesis, plays an essential role in tumor metastasis. Cell 2004; 117: 927-939.

[20] Grooteclaes ML, Frisch SM. Evidence for a function of CtBP in epithelial gene regulation and anoikis. Oncogene 2000; 19: 3823-3828.

[21] Comijn J, Berx G, Vermassen P, Verschueren K, van Grunsven L, Bruyneel E, et al. The two-handed E box binding zinc finger protein SIP1 downregulates E-cadherin and induces invasion. Mol Cell 2001; 7: 1267-1278.

[22] Perez-Moreno MA, Locascio A, Rodrigo I, Dhondt G, Portillo F, Nieto MA, et al. A new role for E12/E47 in the repression of E-cadherin expression and epithelial-mesenchymal transitions. J Biol Chem 2001; 276: 27424-27431.

[23] Tamura G, Yin J, Wang S, Fleisher AS, Zou T, Abraham JM, et al. E-Cadherin gene promoter hyper-methylation in primary human gastric carcinomas. J Natl Cancer Inst 2000; 92: 569-573.

[24] Peinado H, Ballestar E, Esteller M, Cano A. Snail mediates E-cadherin repression by the recruitment of the Sin3A/histone deacetylase 1 (HDAC1)/HDAC2 complex. Mol Cell Biol 2004; 24: 306-319.

[25] Hou Z, Peng H, Ayyanathan K, Yan KP, Langer EM, Longmore GD, et al. The LIM protein AJUBA recruits protein arginine methyltransferase 5 to mediate SNAIL-dependent transcriptional repression. Mol Cell Biol 2008; 28: 3198-3207.

[26] Herranz N, Pasini D, Díaz VM, Francí C, Gutierrez A, Dave N, et al. Polycomb complex 2 is required for E-cadherin repression by the Snail1 transcription factor. Mol Cell Biol 2008; 28: 4772-4781.

[27] Yang MH, Hsu DS, Wang HW, Wang HJ, Lan HY, Yang WH, et al. Bmi1 is essential in Twist1-induced epithelial-mesenchymal transition. Nat Cell Biol 2010; 12: 982-992.

[28] Krishnamachary B, Zagzag D, Nagasawa H, Rainey K, Okuyama H, Baek JH, et al. Hypoxia-inducible factor-1-dependent repression of E-cadherin in von Hippel-Lindau tumor suppressor-null renal carci-noma mediated by TCF3, ZFHX1A, and ZFHX1B. Cancer Res 2006; 66: 2725-2731.

[29] Evans AJ, Russell RC, Roche O, Burry TN, Fish JE, Chow VW, et al. VHL promotes E2 box-dependent E-cadherin transcription by HIFmediated regulation of SIP1 and Snail. Mol Cell Biol 2007; 27: 157-169.

[30] Yang MH, Wu MZ, Chiou SH, Chen PM, Chang SY, Liu CJ, et al. Direct regulation of TWIST by HIF-1alpha promotes metastasis. Nat Cell Biol 2008; 10: 295-305.

[31] Gort EH, van Haaften G, Verlaan I, Groot AJ, Plasterk RH, Shvarts A, et al. The TWIST1 oncogene is a direct target of hypoxia-inducible factor-2alpha. Oncogene 2008; 27: 1501-1510.

[32] Mani SA, Guo W, Liao MJ, Eaton EN, Ayyanan A, Zhou AY, et al. The epithelial-mesenchymal transi-tion generates cells with properties of stem cells. Cell 2008; 133: 704-715.

[33] Morel AP, Lièvre M, Thomas C, Hinkal G, Ansieau S, Puisieux A. Generation of breast cancer stem cells through epithelial-mesenchymal transition. PLoS ONE 2008; 3: e2888.

[34] Wellner U, Schubert J, Burk UC, Schmalhofer O, Zhu F, Sonntag A, et al. The EMT-activator ZEB1 promotes tumorigenicity by repressing stemness-inhibiting microRNAs. Nat Cell Biol 2009; 11: 1487-1495.

[35] TReya T, Morrison SJ, Clarke MF, Weissman IL. Stem cell, cancer, and cancer stem cells. Nature 2001; 414: 105-111.

[36] Lee CJ, Dosch J, Simeone DM. Pancreatic cancer stem cells. J Clin Oncol 2008; 26: 2806-2812.

[37] Li C, Heidt DG, Da lerba P, Burant CF, Zhang L, Adsay V, et al. Identification of pancreatic cancer stem cells. Cancer Res 2007; 67: 1030-1037.

[38] Hermann PC, Huber SL, Herrler T, Aicher A, Ellwart JW, Guba M, et al. Distinct populations of cancer stem cells determine tumor growth and metastatic activity in human pancreatic cancer. Cell Stem Cell 2007; 1: 313-323.

[39] Rasheed ZA, Yang J, Wang Q, Kowalski J, Freed I, Murter C, et al. Prognostic significance of tumor-igenic cell with mesenchymal features in pancreatic adenocarcinoma. J Natl Cancer Inst 2010; 102: 340-351.

[40] Dean M, Fojo T, Bates S. Tumour stem cells and drug resistance. Nat Rev Cancer 2005; 5: 275-284.

[41] Hong SP, Wen J, Bang S, Park S, Song SY. CD44-positive cells are responsible for gemcitabine re-sistance in pancreatic cancer cells. Int J Cancer 2009; 125: 2323-2331.

[42] Jimeno A, Feldmann G, Suarez-Gauthier A, Rasheed Z, Solomon A, Zou GM, et al. A direct pancreatic cancer xenograft model as a platform for cancer stem cell therapeutic development. Mol Cancer Ther 2009; 8: 310-314.

[43] Peacock CD, Wang Q, Gesell GS, Corcoran-Schwartz IM, Jones E, Kim J, et al. Hedgehog signaling maintains a tumor stem cell compartment in multiple myeloma. Proc Natl Acad Sci USA 2007; 104: 4048-4053.

[44] Kabashima A, Higuchi H, Takaishi H, Matsuzaki Y, Suzuki S, Izumiya M, et al. Side population of pan-creatic cancer cells predominates in TGF-beta-mediated epithelial to mesenchymal transition and inva-sion. Int J Cancer 2009; 124: 2771-2779.

[45] Wang Z, Li Y, Kong D, Baner jee S, Ahmad A, Azmi AS, et al. Acquisition of epithelial-mesenchymal transition phenotype of gemcitabine-resistant pancreatic cancer cells is linked with activation of the notch signaling pathway. Cancer Res 2009; 69: 2400-2407.

[46] Li Y, VandenBoom TG 2nd, Kong D, Wang Z, Ali S, Philip PA, et al. Upregulation of miR-200 and let-7 by natural agents leads to the reversal of epithelial-to-mesenchymal transition in gemcitabine-resistant pancreatic cancer cells. Cancer Res 2009; 69: 6704-6712.

[47] Roy LD, Sahraei M, Subramani DB, Besmer D, Nath S, Tinder TL, et al. MUC1 enhances invasive-ness of pancreatic cancer cells by inducing epithelial to mesenchymal transition. Oncogene 2011; 30: 1449-1459.

[48] Egeblad M, Werb Z. New functions for the matrix metalloproteinases in cancer progression. Nat Rev Cancer 2002;

2: 161-174.

[49] Gordon KJ, Kirkbride KC, How T, Blobe GC. Bone morphogenetic proteins induce pancreatic cancer cell invasiveness through a Smad1-dependent mechanism that involves matrix metalloproteinase-2. Carcinogenesis 2009; 30: 238-248.

[50] Zhang K, Chen D, Jiao X, Zhang S, Liu X, Cao J, et al. Slug enhances invasion ability of pancreatic can-cer cells through upregulation of matrix metalloproteinase-9 and actin cytoskeleton remodeling. Lab Invest 2011; 91: 426-438.

[51] Wu Y, Zhou BP. New insights of epithelial-mesenchymal transition in cancer metastasis . Acta Biochim Biophys Sin(Shanghai) 2008; 40: 643-650.

[52] Gordon KJ, Dong M, Chislock EM, Fields TA, Blobe GC. Loss of type III transforming growth factor beta receptor expression increases motility and invasiveness associated with epithelial to mesenchymal transition during pancreatic cancer progression. Carcinogenesis 2008; 29: 252-262.

[53] Haque I, Mehta S, Majumder M, Dhar K, De A, McGregor D, et al. Cyr61/CCN1 signaling is critical for epithelial-mesenchymal transition and stemness and promotes pancreatic carcinogenesis. Mol Cancer 2011; 10: 8.

[54] Perbal B. CCN proteins: multifunctional signaling regulators. Lancet 2004; 363: 62-64.

译者：刘哲，医学博士，中国医科大学附属第一医院
审校：谭晓冬，中国医科大学附属盛京医院

Cite this article as: Pan JJ, Yang MH. The role of epithelial-mesenchymal transition in pancreatic cancer. J Gastrointest Oncol 2011;2(3):151-156. doi: 10.3978/j.issn.2078-6891.2011.02

第五章　组胺对胰腺炎和胰腺癌的调控作用：最新研究成果综述

Taylor Francis[1], Allyson Graf[2,3], Kyle Hodges[3], Lindsey Kennedy[3], Laura Hargrove[3], Mattie Price[3], Kate Kearney[3], Heather Francis[1,2,3]

[1]Medicine, [2]Research, Central Texas Veteran's Health Care System, [3]Scott & White Digestive Disease Research Center, Scott and White Healthcare, Texas A&M HSC, Temple, TX, USA

Correspondence to: Heather Francis, Ph.D., Assistant Professor. Texas A&M HSC College of Medicine, Central Texas Veteran's Health Care System, Digestive Disease Research Center, Scott & White Healthcare, Department of Internal Medicine, 1901 S. Veterans Memorial Drive (151), Bldg. 205, Office 1R58, Temple, Texas 76504, USA. Email: hfrancis@medicine.tamhsc.edu.

摘要：胰腺是在体内执行多种功能的器官。与胰腺有关的疾病，如胰腺炎和胰腺癌，均对人体产生破坏，且往往对患者的伤害是致命的。经研究发现，组胺及组胺受体（H1—H4HRs）在胆道疾病中扮演着重要角色。而相应的，由于胰腺与胆道在形态、表型、功能特征和疾病进展等方面颇为相似，关于H1—H4HRs在胰腺疾病中作用的研究则显得尤其重要。在本文中，笔者阐述了组胺、组氨酸脱羧酶、组胺受体和肥大细胞（组胺在体内的主要来源）在胰腺疾病中的影响，从而进一步证实组胺和组胺信号通路可能是潜在的治疗胰腺疾病的途径。

关键词：组胺；胰腺；胰腺炎；胰腺癌

View this article at: http://www.thehbsn.org/article/view/2606/3490

1　引言

1.1　胰腺

胰腺作为消化系统中兼具内分泌和外分泌功能的腺体，在人类的生存中起着重要的作用[1]。胰腺横穿腹部，拥有膨大的头部和尾部。胰腺位于胃后方，部分与十二指肠相连，胰腺扮演了帮助消化以及调整胃肠激素水平的角色。其外分泌部分分别通过酶原和碳酸氢盐起到帮助消化和中和作用[2]。内分泌部分则在调节激素水平、维持代谢平衡中起了重要作用。

胰腺构成肠道的一部分，由不同种类的拥有特定功能的内皮细胞构成。很多基因都与胰腺的形成和调节相关，比如Sox 9，Neurog3，Ptf1a[1]。胰腺的外分泌部分由导管细胞和腺泡细胞组成，其功能是产生酶原[2]。导管细胞将酶原和碳酸氢盐传递到十二指肠，并将其活化，进而完成对食物的消化[2]。内分泌部分有大量聚集的上皮细胞，称作朗格罕氏岛[3]。朗格罕氏岛由很多种激素分泌细胞组成，例如α、β、γ和ε细胞，以及胰多肽分泌细胞[3]。β细胞引起了很多研究的关注，不仅因为β细胞可以产生胰岛素，还因为其和各型糖尿病的发病有着密切的关系[3]（图1）。

1.2　胰腺炎

胰腺炎大致分为两种类型，即急性和慢性胰腺炎，

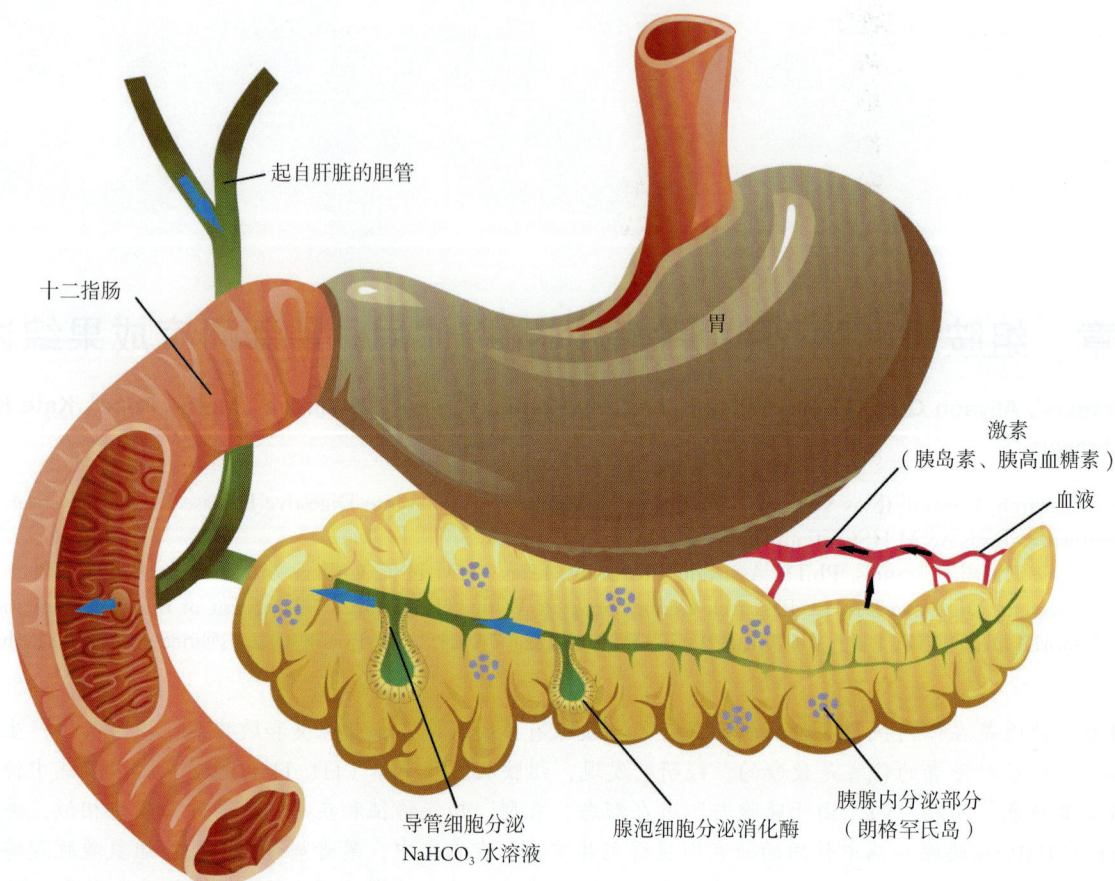

起自肝脏的胆管

十二指肠

胃

激素
（胰岛素、胰高血糖素）

血液

导管细胞分泌
NaHCO₃ 水溶液

腺泡细胞分泌消化酶

胰腺内分泌部分
（朗格罕氏岛）

图1　胰腺及周围器官的卡通画（无版权纠纷）

其中自身免疫性胰腺炎也被归入慢性范畴[4]。胰腺炎的发生常常是由于酗酒、吸烟或者是遗传易感性导致的胰腺实质损害或感染引起的[2]。在美国每年大约有21万人被诊断为急性胰腺炎，其严重程度从轻型到重症不等，其中20%的患者因为坏死性胰腺炎最终死亡[5]。急性胰腺炎是指胰腺消化酶被异常激活后对胰腺自身及其周围脏器产生消化作用而引起的炎症性疾病，但是胰蛋白酶及胆囊收缩素是否直接参与了这一"自我消化"过程目前仍不十分清楚[6]。急性胰腺炎患者临床表现为上腹部疼痛、呕吐和恶心，伴随淀粉酶和脂肪酶水平显著升高[6]。为评估预后，需对患者进行全身炎性反应综合征（systemic inflammatory response syndrome，SIRS）和急性胰腺炎严重程度床边指数（bedside index for severity in acute pancreatitis，BISAP）测试[5]。目前对于急性胰腺炎的治疗，主要以补液和肠内营养等对症支持为主[5]。

慢性胰腺炎多由急性胰腺炎发展而来，但并非所有的急性胰腺炎患者都会发展为慢性胰腺炎[7]。反复发作的慢性胰腺炎病理特征常常表现为炎性浸润，间质纤维化，正常胰岛以及腺泡结构的丢失。由于酗酒或者吸烟引起的急性胰腺炎更容易发展为慢性胰腺炎[7]。慢性胰腺炎的诊断首先是出现典型的类似于急性胰腺炎的腹痛，其次是通过不同的影像学诊断方法包括MRI，EUS，CT来最终确诊[7]。与急性胰腺炎类似，慢性胰腺炎患者的治疗和管理较为困难或效果不佳，在很多情况下，虽经充分治疗，但患者症状仍未完全缓解[7]。为了治疗慢性胰腺炎，患者常常会被要求戒酒，同时在治疗中给予胰酶类药物以及镇痛药，有时也会应用麻醉药和阿片类药物[7]。

自身免疫性胰腺炎高发于中老年男性，伴有梗阻性黄疸、糖尿病以及上腹不适[8]。胰腺增大及主胰管狭窄、自身抗体增高、淋巴细胞浸润以及纤维化这3个标准被用于诊断自身免疫性胰腺炎[8]。尽管自身免疫性胰腺炎十分罕见，但是其常被误诊为胰腺癌，或者与胰腺癌一同发现，增大了自身免疫性胰腺炎的确诊难度，因此，必须行进一步检查予以鉴别诊断[4]。

1.3　胰腺癌

根据美国癌症协会预测，2013年全美将有45 220例胰腺癌确诊病例，其中38 460例死于这种毁灭性癌症[9]。胰腺癌是最致命的癌症之一，5年存活率约5%[10]。胰腺癌因临床症状不明显著称，使得在疾病诊断前其具有更强的向其他器官转移的可能。胰腺癌发生发展源于很多因素，包括环境、遗传和病理原因[11]。具体来说，吸烟、体重指数偏高、胰腺癌家族史、酗酒、胰腺炎、糖尿病家族史均是胰腺癌发生的高危因素[10]。胰腺癌有多种类型，影响到胰腺的内分泌与外分泌系统。最常见的胰腺肿瘤是胰腺导管腺癌，常称其为胰腺癌[11]。相比之下，胰腺神经内分泌肿瘤的发生率较低[12]。神经内分泌肿瘤会导致胰腺产生过量的激素，必须在治疗中予以纠正并查找可能引起激素增多的遗传性的疾病[12]。目前，由于胰腺癌缺乏临床症状的特点，早期诊断仍具有挑战。但一旦确诊，患者可行化疗、放疗、手术切除以及其他支持治疗[4,9-10,12]。

1.4　组胺

组胺是一种生物来源的单胺，也是被研究最多的分子之一[13]。组胺可以引发众多生物学效应，包括细胞增殖、分化、胃肠道功能调节和免疫反应调控[13]。组胺是一种小分子量胺类，只能由L-组氨酸脱羧酶（L-Histidine decarboxylase，L-HDC）合成，这种酶在体内很多细胞都有表达，如胃黏膜、壁细胞和肥大细胞[14]。组胺合成后便很快储存或被降解[15]。

组胺的生物学效应是通过与4种G蛋白偶联受体（G protein-coupled receptor，GPCR）介导的，它们是H1HR，H2HR，H3HR和H4HR[15]。激活或抑制这些组胺受体可引起下游信号通路的改变，从而发挥免疫调节和促进炎症的细胞反应[15]。H1HRs的主要信号是由配体与之结合而激活的，活化的H1HRs可以激活磷脂酶C，生成肌醇1，4，5-三磷酸和1，2-二脂酰甘油（diacylglycerol，DAG），导致细胞内Ca^{2+}水平升高[13,16-17]。H2HR通过独立的GTP依赖的机制与腺苷酸环化酶和磷酸肌醇第二信使系统偶

联[18-19]。在很多细胞中，组胺是引起cAMP聚集的强刺激物，H2HR依赖的组胺信号通路也是由环磷酸腺苷（cyclic adenosine monophosphate，cAMP）介导的[18-19]。与之相反，H3HR的激活却是抑制cAMP的生成，而促进Ca^{2+}聚集和丝裂原激活的蛋白激酶（mitogen-activated protein kinase，MAPK）活化[20-21]。H4HR表达于包括肠组织、嗜碱性粒细胞和肥大细胞在内的多种细胞内[13,22]。与H3HR相似，H4HR也抑制腺苷酸环化酶的活化及下游cAMP的生成，而激活MAPK[22-23]（图2）。

对组胺在胆道损伤和胆管癌中的作用已进行了广泛研究[14-15,17-18,20-21,23]。由于胆道和胰腺在病理、表型和生物学特性方面相似[24]，组胺、组胺受体和由组氨酸脱羧酶（histidine decarboxylase，HDC）调节的组胺合成很有可能在调节胰腺疾病如胰腺炎和胰腺癌方面发挥着重要作用。

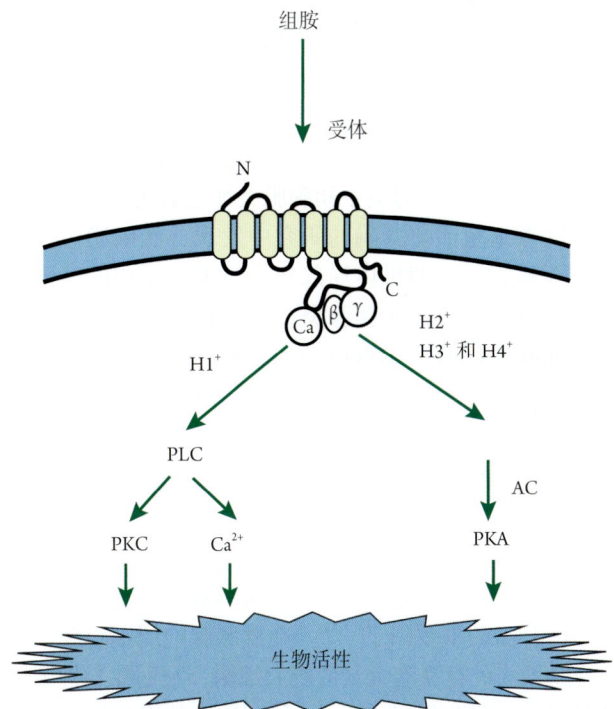

图2　组胺的经典结合位点及其主要信号通道，如AC（腺苷酸环化酶/环磷酸腺苷）、PKC（蛋白激酶C）、PKA（蛋白激酶A）、PLC（磷脂酶C）、H1+和H2+（通过H1或H2受体激活）、H3-和H4-（通过H3或H4受体抑制）等

经允许引用自Shahid等，"Histamine，Histamine Receptors，and Their Role in Immunomodulation：An Updated Systematic Review" The Open Immunology Journal，2009；2：9-41（无版权纠纷）。

2 组胺和胰腺炎

如上所述，急性胰腺炎在大多数情况下都是非渐进的，但其反复发作可导致慢性胰腺炎。与急性胰腺炎相比，慢性胰腺炎在治疗上同样具有挑战性[25]。随着对急慢性胰腺炎病理生理的认识更为深入，我们有望在其治疗中取得更大的成功。然而关于急慢性胰腺炎的发病机制和疼痛的生物学基础，目前仍然知之甚少[26-28]。最新研究结果表明，在胰腺炎中活化的粒细胞和巨噬细胞可释放大量细胞因子和炎性介质，如肥大细胞可分泌组胺、趋化分子和炎症激活因子[29-31]。鉴于肥大细胞与多种疾病疼痛发生有关，许多研究人员猜测肥大细胞和组胺分泌在慢性胰腺炎的疼痛中也扮演着重要角色，主要表现为单核炎症细胞的浸润[27,32-34]。有趣的是，与无疼痛症状的患者相比，伴随疼痛的慢性胰腺炎患者，其体内肥大细胞数目明显增多[27]。

由于组胺主要由肥大细胞产生，所以将肥大细胞活化纳入研究，对研究组胺在胰腺炎病程进展的影响显得尤为重要。有研究指出，循环系统中组胺水平增高会加剧远隔器官损伤，当这些组胺来源于急慢性胰腺炎活化的肥大细胞时，远隔器官损伤更为严重[28,35-36]。在最近一项关于急性胰腺炎中胰腺肥大细胞活化对于腹膜和肺泡巨噬细胞活化影响的研究中发现，胰腺肥大细胞是急性胰腺炎早期机体局部和全身炎性反应的主要调控者。研究人员证实胰腺炎会导致胰腺髓过氧化物酶（myeloperoxidase，MPO）活性降低，提示抑制肥大细胞后可以减轻胰腺的炎性反应[37]。研究发现，在胰腺炎发生短时间内（几分钟后）肥大细胞会快速释放包括组胺在内的炎性介质。除此之外，应用肥大细胞活化抑制药后可以减轻局部和全身炎性反应，降低上皮细胞迁移和血管渗透性[37]。由于组胺已被证实是一种有效的血管扩张药，那么它也可能是研究胰腺炎性反应中血管渗透性升高的重要因子[28,38]。在胰腺腺泡周围、胰腺间质及肠系膜处存在有大量的肥大细胞，它们在急性胰腺炎时很早就发生脱粒[39]。在3种坏死性胰腺炎模型中，均显示包括组胺在内的肥大细胞因子水平增高[39]。另外，水浸刺激会导致轻度胰腺炎进展为出血坏死性胰腺炎，而组胺或前列腺素E2也可引起相似的疾病加重反应[40]。在胰腺炎模型中，水浸刺激会引起血浆内组胺增多[40-41]。当急性胰腺炎进展为全身性炎性反应和多器官功能衰竭时是可以致命的[28]。Kempuraj等用酶联免疫吸附（enzyme linked immunosorbent assay，ELISA）分析发现，在胰导管结扎诱导的小鼠急性胰腺炎模型中，血浆中组胺浓度明显增加。与此同时，他们还发现，活化的胰腺肥大细胞引起的循环组胺升高在急性胰腺炎急性肺损伤中发挥重要作用[28,35-36]。Zhao等认为胰腺炎相关肺损伤发生较早，在疾病早期和其进展过程中，大量的炎症细胞及其产物作用尤为重要[36]。腹腔内给予色甘酸钠（一种肥大细胞稳定剂）1 h后，胰腺炎引起的组胺系统性升高有所减轻，同时色甘酸钠可以防止在胰腺炎发生6 h后相关的肺泡上皮功能失调[36]。研究人员推测，肥大细胞和组胺可能通过改变黏附分子的表型进而促进粒细胞的活化，从而在胰腺炎相关的肺损伤发挥相关作用[36]（图3）。

在临床试验中，通过受体抑制药或肥大细胞的稳定作用来控制组胺水平后，形成了不同的结果。为了证实脂肪酶/胰酶是否被质子泵抑制药（proton pump inhibitors，PPIs）/组胺-2受体拮抗药（H2 receptor antagonists，H2RAs）所影响，Sander-Struckmeier等对胰腺外分泌功能不足进行了回归分析[42]。胰腺外分泌功能不足表现为十二指肠的消化酶分泌不足，并与囊性纤维化、慢性胰腺炎等多种胰腺功能紊乱有关。在胰腺外分泌功能不足患者的临床试验中可知，脂肪酶/胰酶的作用并不会因为被PPI/H2RA所影响，而且与治疗指南的建议相同的是，抑酸也不是胰酶替代治疗的常规手段[42]。但是在日本，通常以早期服用蛋白酶抑制药来治疗急性胰腺炎。Kohsaki等认为大量的临床试验结果并不能证实蛋白酶抑制药和H2受体拮抗药对急性胰腺炎治疗的作用。同时他们也提议应该采取组织良好的临床研究去评估这些药物在急性胰腺炎中相关的治疗价值[43]。然而，Abdel Aziz等提出慢性胰腺炎引起疼痛时服用非肠溶性酶制药和抑酸药物（H2RAs或PPIs）较有成效，因此值得开展临床试验检测其对于非危重患者的作用[44]。总之，关于组胺和组胺受体对胰腺炎治疗策略的影响我们还需要进一步研究。

3 组胺与胰腺癌

胰腺癌恶性程度高，是全球范围内肿瘤相关死亡主要的病因之一[45]。因此，明确胰腺癌的发病机制，探寻新的治疗手段就变得十分重要。HDC能够将组氨酸转化为组胺，而研究证实组胺能够加速诱导癌细胞的细胞周期阻滞，因此HDC也成为近期研究的重点[45]。在正常的胰岛细胞中，HDC主要存在于胰高血糖素分泌细

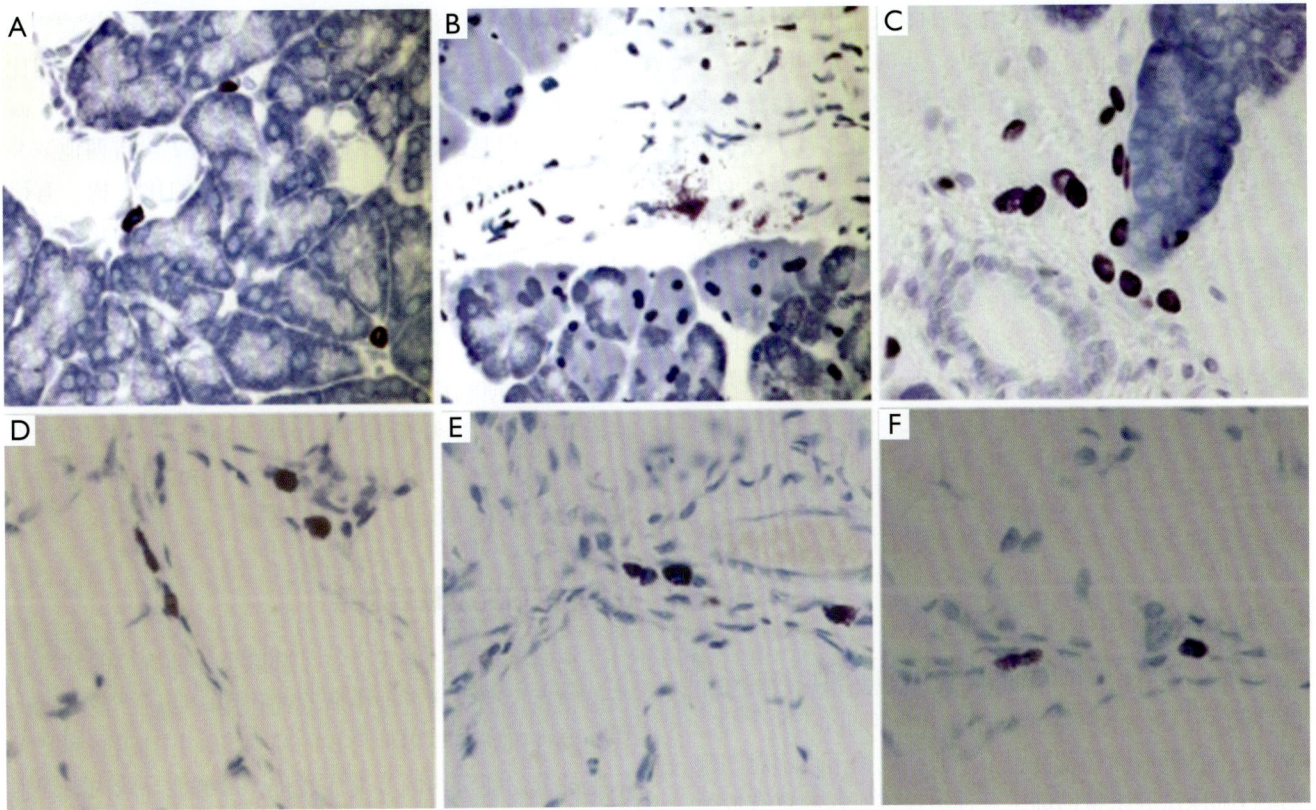

图3　在胰腺（A、B、C）和肺（D、E、F）中，经诱导胰腺炎（B和E）和色甘酸干预（C和F）后，肥大细胞（甲苯胺蓝标记，40×）的免疫组织化学

同时，观察了诱导胰腺炎（B）和色甘酸干预抑制肥大细胞脱颗粒后胰腺中脱颗粒肥大细胞（经允许引用自World Journal of Gastroenterology "Pancreatic and pulmonary mast cells activation during experimental acute pancreatitis" 2010；16：3411-3417）。

胞；而在胰腺肿瘤中，HDC则被发现存在于所有的胰岛细胞，包括胰高血糖素分泌细胞、胰岛素分泌细胞、生长抑素分泌细胞、胰多肽分泌细胞以及分泌血管紧张素的肠嗜铬细胞[46]。研究表明，HDC在多种胰腺癌细胞均有过量表达，一项研究发现79%（19/24）的确诊胰腺癌患者有HDC表达[46-47]。基于这项研究，我们认为HDC是内分泌分化的一个指标，可能成为潜在的胰腺癌诊断工具[46]。

多项研究证实了组胺通过与其G蛋白偶联受体（H1-H4HR）结合调控细胞增殖。PANC-1细胞，是一种P53突变的人源性胰腺癌细胞株。早期的研究发现，PANC-1细胞高表达H1HR和H2HR[45]，而且能够分泌组胺到细胞外培养基，进而通过自分泌或旁分泌的形式与H1或H2受体结合促进细胞的增殖[45,48]。组胺与H1HR结合，能够上调神经生长因子（nerve growth factor，NGF）的分泌和mRNA的表达[49]。这些效应能

够被H1HR受体拮抗药吡拉明阻断，也进一步证明组胺的促增殖效应[49]。另外，研究证实组胺或H1HR的激动药与H1HR结合，促进基质金属蛋白酶2（matrix metalloproteinase 2，MMP2）等分泌，降低PANC-1细胞的黏附性，影响其迁移能力[48,50]。而使用H1HR和H2HR的特异性受体阻断药则能提高肿瘤细胞的黏附性，降低其迁移能力[48]。而也有研究指出，PANC-1细胞H1HR和H2HR的活化，发挥相反的作用。Cricco等发现H2HR与组胺结合活化，引起部分细胞分化，促进环磷酸腺苷（cAMP）产生抑制细胞增殖的作用，抗凋亡蛋白Bcl-2可能与cAMP的调控作用有关[45]。H2HR的活化通过阻滞细胞周期于G0/G1期抑制细胞的生长[45]。此外，H2HR能够降低增殖细胞核抗原（proliferating cell nuclear antigen，PCNA）和促凋亡因子Bax的表达[45,51]。而关于其他组胺受体作用的研究发现，激活H3HR能通过调控细胞周期而提高细胞的增殖能力，但H4HR的活化却抑

制胰腺肿瘤的生长[52-53]。H3HR与H4HR活化所发挥的病理生理功能仍不明确，仍有待进一步的研究阐明。

近来，研究表明肥大细胞在胰腺癌中也具有重要意义[54]。肥大细胞普遍存在于人体所有组织并含有许多细胞质颗粒，被激活后向细胞微环境中释放大量的组胺[54]。当然肥大细胞也有其他的作用，但释放组胺的作用是这篇综述感兴趣的地方。一般情况下，与正常胰腺相比，胰腺癌会出现肥大细胞的浸润增加[55]。同一个研究发现，肥大细胞条件培养基干预PANC-1细胞，能促进肿瘤细胞的增殖，侵袭转移[55]；相反地，浸润的肥大细胞在正常胰腺中则不起作用[55]。因此，肥大细胞数量的增加能够作为较为"严重"的胰腺癌分期的标志，也预示着患者预后较差[54-55]。肥大细胞及其组胺分泌的确切的病理生理作用仍不清楚，急需未来更加深入的研究。

4 胰腺癌的临床研究

目前，仅有5%~6%不可切除胰腺癌患者具有预计5年生存率，但是化疗耐药患者的中位生存期<6个月[56-57]。由于其不良预后和侵袭性，多个研究机构不得不对胰腺癌进行临床试验来帮助确定一种治疗该疾病的卓有成效的疗法。过去的10~15年间，进展期癌症和转移性癌症主要通过使用抗代谢类药物吉西他滨来进行化疗[56]。一般来说，吉西他滨是一种针对状态不佳患者的有效干预[56]。近来的5项临床实验研究，通过对不同的患者给予吉西他滨以测试其疗效；其中4项研究以10 mg/（m²·min）的固定剂量率给药，而另外1项则以标准速率输注给药30 min以上[56,58-61]。该五项研究结果表明中位有效率（response rate，RR）为23%，中位无进展生存期（progression-free survival，PFS）为4个月，而总生存期为6个月[56]。

研究表明一线治疗联合使用埃洛替尼（一种酪氨酸激酶抑制药）和吉西他滨可能有益于患者存活[56,62]。1项临床试验按1:1比率将患者分配至埃洛替尼和吉西他滨联合治疗组，或者吉西他滨加安慰剂治疗组[62]。该研究结果显示，埃洛替尼/吉西他滨联合干预相比于吉西他滨加安慰剂干预可显著延长OS（分别为6.24个月 vs. 5.91个月）[62]。联合治疗患者的总体一年存活率也较高（23% vs. 17%），但是与吉西他滨加安慰剂治疗相比，使用联合治疗（埃洛替尼和吉西他滨）往往存在较多的不良反应[62]。

其他的研究已表明，联合使用吉西他滨和铂类药物是一种潜在的治疗进展期胰腺癌的一线疗法[56,63-65]。通过分析吉西他滨联用铂类药物的结果可发现，相比于其他治疗方法，RR和PFS均有所提高（P=0.006 vs. 0.059），但是OR并无明显改善（P=0.1）。吉西他滨并不是唯一被建议与铂类药物一起使用的化合物。有研究也提示嘧啶类似物，5-氟尿嘧啶（5-FU）与铂类药物共同使用[56]。最近，8项临床试验研究了5-FU联合奥沙利铂（一种铂基烷化药），2项临床试验测试了5-FU联合顺铂（一种交连DNA的含铂药物）的疗效[56,62,66-72]。通过分析8项临床试验的数据可知，对患者进行5-FU联合铂类药物治疗后其中位PFS为2.9个月，中位OS为5.7个月[56,62,66-72]。与前述治疗相比，5-FU与铂类药物的联用似乎在生存效果方面获益更少[56]。

5 未来研究及最后总结

在本章节中，着重总结了胰腺炎、胰腺癌的特点，及组胺在这些疾病进展中所起的作用。回顾当前文献，我们发现组胺参与多种形式的胰腺炎，并且组胺和肥大细胞的分泌能密切调节炎症过程，最终能导致内皮细胞的破坏。通过抑制肥大细胞脱颗粒阻断相关促炎信号通路能够减轻组胺在胰腺炎症中的损伤作用。在胰腺炎疾病进展中组胺也可以作为一种血管扩张药，但在这方面的确切作用仍需进一步研究。相关的临床试验研究结果显示在急性胰腺炎中使用蛋白酶抑制药和H2受体拮抗药不能作为有效的预防和替代治疗手段，但可以有效缓解早期进展性胰腺炎患者的疼痛。关于组胺在胰腺炎中作用的临床试验少之又少，因此需要更多的相关研究。与胰腺炎相比，组胺在胰腺癌中的调节作用更加错综复杂。在PANC-1细胞系中的研究结果显示，当组胺结合到H1HR和H3HR受体时可促进细胞增殖和肿瘤转移，但当组胺结合到H2HR和H4HR受体时则通过G0/G1期的细胞周期停滞发挥抗增殖效应，并可以抑制肿瘤生长和部分肿瘤细胞的分化。在胰腺癌最新的临床试验中，一些治疗方案可成功地延长患者的寿命，但现阶段仍没有通过组胺、肥大细胞及组胺受体相关的治疗胰腺癌的临床试验。基于这个原因，未来实施有关组胺通过各种信号分子如肥大细胞、HDC、H1-H4HR发挥作用的临床试验研究将可能有助于胰腺癌患者的生存获益。组胺在预防、诊断和治疗胰腺疾病的未来是未知的，所以需要大量的实验和相关的评估去明确其作用。

声明

本文作者宣称无任何利益冲突。

参考文献

[1] Arda HE, Benitez CM, Kim SK. Gene regulatory networks governing pancreas development. Dev Cell 2013; 25: 5-13.

[2] Whitcomb DC. Genetic risk factors for pancreatic disorders. Gastroenterology 2013; 144: 1292-1302.

[3] Sandovici I, Hammerle CM, Ozanne SE, et al. Developmental and environmental epigenetic programming of the endocrine pancreas: consequences for type 2 diabetes. Cell Mol Life Sci 2013; 70: 1575-1595.

[4] Chandrasegaram MD, Chiam SC, Nguyen NQ, et al. A case of pancreatic cancer in the setting of autoimmune pancreatitis with nondiagnostic serum markers. Case Rep Surg 2013; 2013: 809023.

[5] Baron T. Managing severe acute pancreatitis. Cleve Clin J Med 2013; 80: 354-359.

[6] Lerch MM, Gorelick FS. Models of acute and chronic pancreatitis. Gastroenterology 2013; 144: 1180-1193.

[7] Forsmark CE. Management of chronic pancreatitis. Gastroenterology 2013; 144: 1282-91.e3.

[8] Kamisawa T, Okazaki K, Kawa S. Diagnostic criteria for autoimmune pancreatitis in Japan. World J Gastroenterol 2008; 14: 4992-4994.

[9] Siegel R, Naishadham D, Jemal A. Cancer statistics, 2013. CA Cancer J Clin 2013; 63: 11-30.

[10] Wolfgang CL, Herman JM, Laheru DA, et al. Recent progress in pancreatic cancer. CA Cancer J Clin 2013. [Epub ahead of print].

[11] Sakorafas GH, Tsiotos GG. Molecular biology of pancreatic cancer: potential clinical implications. BioDrugs 2001; 15: 439-452.

[12] Ito T, Igarashi H, Jensen RT. Pancreatic neuroendocrine tumors: clinical features, diagnosis and medical treatment: advances. Best Pract Res Clin Gastroenterol 2012; 26: 737-753.

[13] Pino-Ángeles A, Reyes-Palomares A, Melgarejo E, et al. Histamine: an undercover agent in multiple rare diseases? J Cell Mol Med 2012; 16: 1947-1960.

[14] Francis H, DeMorrow S, Venter J, et al. Inhibition of histidine decarboxylase ablates the autocrine tumorigenic effects of histamine in human cholangiocarcinoma. Gut 2012; 61: 753-764.

[15] Francis H, Meng F, Gaudio E, et al. Histamine regulation of biliary proliferation. J Hepatol 2012; 56: 1204-1206.

[16] Bryce PJ, Mathias CB, Harrison KL, et al. The H1 histamine receptor regulates allergic lung responses. J Clin Invest 2006; 116: 1624-1632.

[17] Francis H, Glaser S, Demorrow S, et al. Small mouse cholangiocytes proliferate in response to H1 histamine receptor stimulation by activation of the IP3/CaMK I/CREB pathway. Am J Physiol Cell Physiol 2008; 295: C499-C513.

[18] Francis HL, Demorrow S, Franchitto A, et al. Histamine stimulates the proliferation of small and large cholangiocytes by activation of both IP3/Ca2+ and cAMP-dependent signaling mechanisms. Lab Invest 2012; 92: 282-294.

[19] Monczor F, Fernandez N, Riveiro E, et al. Histamine H2 receptor overexpression induces U937 cell differentiation despite triggered mechanisms to attenuate cAMP signalling. Biochem Pharmacol 2006; 71: 1219-1228.

[20] Francis H, Franchitto A, Ueno Y, et al. H3 histamine receptor agonist inhibits biliary growth of BDL rats by downregulation of the cAMP-dependent PKA/ERK1/2/ELK-1 pathway. Lab Invest 2007; 87: 473-487.

[21] Francis H, Onori P, Gaudio E, et al. H3 histamine receptor-mediated activation of protein kinase Calpha inhibits the growth of cholangiocarcinoma in vitro and in vivo. Mol Cancer Res 2009; 7: 1704-1713.

[22] Dunford PJ, Williams KN, Desai PJ, et al. Histamine H4 receptor antagonists are superior to traditional antihistamines in the attenuation of experimental pruritus. J Allergy Clin Immunol 2007; 119: 176-183.

[23] Meng F, Han Y, Staloch D, et al. The H4 histamine receptor agonist, clobenpropit, suppresses human cholangiocarcinoma progression by disruption of epithelial mesenchymal transition and tumor metastasis. Hepatology 2011; 54: 1718-1728.

[24] Nakanuma Y. A novel approach to biliary tract pathology based on similarities to pancreatic counterparts: is the biliary tract an incomplete pancreas? Pathol Int 2010; 60: 419-429.

[25] Banks PA, Bollen TL, Dervenis C, et al. Classification of acute pancreatitis--2012: revision of the Atlanta classification and definitions by international consensus. Gut 2013; 62: 102-111.

[26] Drewes AM, Krarup AL, Detlefsen S, et al. Pain in chronic pancreatitis: the role of neuropathic pain mechanisms. Gut 2008; 57: 1616-1627.

[27] Hoogerwerf WA, Gondesen K, Xiao SY, et al. The role of mast cells in the pathogenesis of pain in chronic pancreatitis. BMC Gastroenterol 2005; 5: 8.

[28] Kempuraj D, Twait EC, Williard DE, et al. The novel cytokine interleukin-33 activates acinar cell proinflammatory pathways and induces acute pancreatic inflammation in mice. PLoS One 2013; 8: e56866.

[29] Chang DZ, Ma Y, Ji B, et al. Mast cells in tumor microenvironment promotes the in vivo growth of pancreatic

ductal adenocarcinoma. Clin Cancer Res 2011; 17: 7015-7023.

[30] Dyduch G, Kaczmarczyk K, Oko ń K. Mast cells and cancer: enemies or allies? Pol J Pathol 2012; 63: 1-7.

[31] Marshall JS, Jawdat DM. Mast cells in innate immunity. J Allergy Clin Immunol 2004; 114: 21-27.

[32] Demir IE, Schorn S, Schremmer-Danninger E, et al. Perineural mast cells are specifically enriched in pancreatic neuritis and neuropathic pain in pancreatic cancer and chronic pancreatitis. PLoS One 2013; 8: e60529.

[33] Esposito I, Friess H, Kappeler A, et al. Mast cell distribution and activation in chronic pancreatitis. Hum Pathol 2001; 32: 1174-1183.

[34] Wood JD. Visceral pain: spinal afferents, enteric mast cells, enteric nervous system and stress. Curr Pharm Des 2011; 17: 1573-1575.

[35] Nathan C. Points of control in inflammation. Nature 2002; 420: 846-852.

[36] Zhao X, Dib M, Wang X, et al. Influence of mast cells on the expression of adhesion molecules on circulating and migrating leukocytes in acute pancreatitis-associated lung injury. Lung 2005; 183: 253-264.

[37] Lopez-Font I, Gea-Sorlí S, de-Madaria E, et al. Pancreatic and pulmonary mast cells activation during experimental acute pancreatitis. World J Gastroenterol 2010; 16: 3411-3417.

[38] Parsons ME, Ganellin CR. Histamine and its receptors. Br J Pharmacol 2006; 147 Suppl 1: S127-S135.

[39] Braganza JM. Mast cell: pivotal player in lethal acute pancreatitis. QJM 2000; 93: 469-476.

[40] Yamaguchi H, Kimura T, Nawata H. Does stress play a role in the development of severe pancreatitis in rats? Gastroenterology 1990; 98: 1682-1688.

[41] Huang ZL, Mochizuki T, Watanabe H, et al. Biphasic elevation of plasma histamine induced by water immersion stress, and their sources in rats. Eur J Pharmacol 1998; 360: 139-146.

[42] Sander-Struckmeier S, Beckmann K, Janssen-van Solingen G, et al. Retrospective analysis to investigate the effect of concomitant use of gastric acid-suppressing drugs on the efficacy and safety of pancrelipase/pancreatin (CREON®) in patients with pancreatic exocrine insufficiency. Pancreas 2013; 42: 983-989.

[43] Kohsaki T, Nishimori I, Onishi S. Treatment of acute pancreatitis with protease inhibitor, H2 receptor antagonist and somatostatin analogue. Nihon Rinsho 2004; 62: 2057-2062.

[44] Abdel Aziz AM, Lehman GA. Current treatment options for chronic pancreatitis. Curr Treat Options Gastroenterol 2007; 10: 355-368.

[45] Cricco G, Martín G, Medina V, et al. Histamine inhibits cell proliferation and modulates the expression of Bcl-2 family

proteins via the H2 receptor in human pancreatic cancer cells. Anticancer Res 2006; 26: 4443-4450.

[46] Tanimoto A, Matsuki Y, Tomita T, et al. Histidine decarboxylase expression in pancreatic endocrine cells and related tumors. Pathol Int 2004; 54: 408-412.

[47] Rivera ES, Cricco GP, Engel NI, et al. Histamine as an autocrine growth factor: an unusual role for a widespread mediator. Semin Cancer Biol 2000; 10: 15-23.

[48] Cricco G, Núñez M, Medina V, et al. Histamine modulates cellular events involved in tumour invasiveness in pancreatic carcinoma cells. Inflamm Res 2006; 55 Suppl 1: S83-S84.

[49] Wang ZY, Ding Y, Miki T, et al. Nerve growth factor and receptors are significantly affected by histamine stimulus through H1 receptor in pancreatic carcinoma cells. Mol Med Rep 2010; 3: 103-109.

[50] Folgueras AR, Pendás AM, Sánchez LM, et al. Matrix metalloproteinases in cancer: from new functions to improved inhibition strategies. Int J Dev Biol 2004; 48: 411-424.

[51] Hersey P, Zhang XD. Overcoming resistance of cancer cells to apoptosis. J Cell Physiol 2003; 196: 9-18.

[52] Coruzzi G, Adami M, Pozzoli C. Role of histamine H4 receptors in the gastrointestinal tract. Front Biosci 2012; 4: 226-239. (Schol Ed).

[53] Cricco GP, Mohamad NA, Sambuco LA, et al. Histamine regulates pancreatic carcinoma cell growth through H3 and H4 receptors. Inflamm Res 2008; 57 Suppl 1: S23-S24.

[54] Hodges K, Kennedy L, Meng F, et al. Mast cells, disease and gastrointestinal cancer: A comprehensive review of recent findings. Transl Gastrointest Cancer 2012; 1: 138-150.

[55] Strouch MJ, Cheon EC, Salabat MR, et al. Crosstalk between mast cells and pancreatic cancer cells contributes to pancreatic tumor progression. Clin Cancer Res 2010; 16: 2257-2265.

[56] Rahma OE, Duffy A, Liewehr DJ, et al. Second-line treatment in advanced pancreatic cancer: a comprehensive analysis of published clinical trials. Ann Oncol 2013; 24: 1972-1979.

[57] Yutani S, Komatsu N, Yoshitomi M, et al. A phase II study of a personalized peptide vaccination for chemotherapy-resistant advanced pancreatic cancer patients. Oncol Rep 2013. [Epub ahead of print].

[58] Demols A, Peeters M, Polus M, et al. Gemcitabine and oxaliplatin (GEMOX) in gemcitabine refractory advanced pancreatic adenocarcinoma: a phase II study. Br J Cancer 2006; 94: 481-485.

[59] Fortune BE, Li X, Kosuri KV, et al. Fixed dose rate gemcitabine in combination with oxaliplatin in patients with metastatic pancreatic cancer refractory to standard-dose-rate gemcitabine: a single-institute study. Oncology 2009; 76: 333-337.

[60] Kozuch P, Grossbard ML, Barzdins A, et al. Irinotecan combined with gemcitabine, 5-fluorouracil, leucovorin, and cisplatin (G-FLIP) is an effective and noncrossresistant treatment for chemotherapy refractory metastatic pancreatic cancer. Oncologist 2001; 6: 488-495.

[61] Reni M, Cereda S, Mazza E, et al. PEFG (cisplatin, epirubicin, 5-fluorouracil, gemcitabine) regimen as second-line therapy in patients with progressive or recurrent pancreatic cancer after gemcitabine-containing chemotherapy. Am J Clin Oncol 2008; 31: 145-150.

[62] Moore MJ, Goldstein D, Hamm J, et al. Erlotinib plus gemcitabine compared with gemcitabine alone in patients with advanced pancreatic cancer: a phase III trial of the National Cancer Institute of Canada Clinical Trials Group. J Clin Oncol 2007; 25: 1960-1966.

[63] Heinemann V, Labianca R, Hinke A, et al. Increased survival using platinum analog combined with gemcitabine as compared to single-agent gemcitabine in advanced pancreatic cancer: pooled analysis of two randomized trials, the GERCOR/GISCAD intergroup study and a German multicenter study. Ann Oncol 2007; 18: 1652-1659.

[64] Louvet C, Labianca R, Hammel P, et al. Gemcitabine in combination with oxaliplatin compared with gemcitabine alone in locally advanced or metastatic pancreatic cancer: results of a GERCOR and GISCAD phase III trial. J Clin Oncol 2005; 23: 3509-3516.

[65] Sultana A, Tudur Smith C, Cunningham D, et al. Meta-analyses of chemotherapy for locally advanced and metastatic pancreatic cancer: results of secondary end points analyses. Br J Cancer 2008; 99: 6-13.

[66] Gebbia V, Maiello E, Giuliani F, et al. Second-line chemotherapy in advanced pancreatic carcinoma: a multicenter survey of the Gruppo Oncologico Italia Meridionale on the activity and safety of the FOLFOX4 regimen in clinical practice. Ann Oncol 2007; 18 Suppl 6: vi124-vi127.

[67] Mitry E, Ducreux M, Ould-Kaci M, et al. Oxaliplatin combined with 5-FU in second line treatment of advanced pancreatic adenocarcinoma. Results of a phase II trial. Gastroenterol Clin Biol 2006; 30: 357-363.

[68] Pelzer U, Schwaner I, Stieler J, et al. Best supportive care (BSC) versus oxaliplatin, folinic acid and 5-fluorouracil (OFF) plus BSC in patients for second-line advanced pancreatic cancer: a phase III-study from the German CONKO-study group. Eur J Cancer 2011; 47: 1676-1681.

[69] Pelzer U, Stieler J, Roll L, et al. Second-line therapy in refractory pancreatic cancer. results of a phase II study. Onkologie 2009; 32: 99-102.

[70] Saif MW. New developments in the treatment of pancreatic cancer. Highlights from the "44th ASCO Annual Meeting". Chicago, IL, USA. May 30-June 3, 2008. JOP 2008; 9: 391-397.

[71] Tsavaris N, Kosmas C, Skopelitis H, et al. Second-line treatment with oxaliplatin, leucovorin and 5-fluorouracil in gemcitabine-pretreated advanced pancreatic cancer: A phase II study. Invest New Drugs 2005; 23: 369-375.

[72] Yoo C, Hwang JY, Kim JE, et al. A randomised phase II study of modified FOLFIRI.3 vs modified FOLFOX as second-line therapy in patients with gemcitabine-refractory advanced pancreatic cancer. Br J Cancer 2009; 101: 1658-1663.

译者：李徐奇，博士，副研究员，硕士研究生导师，西安交通大学第一附属医院普外科

审校：季德刚，医学博士，副主任医师，吉林大学中日联谊医院

Cite this article as: Francis T, Graf A, Hodges K, Kennedy L, Hargrove L, Price M, Kearney K, Francis H. Histamine regulation of pancreatitis and pancreatic cancer: a review of recent findings. Hepatobiliary Surg Nutr 2013;2(4):216-226. doi: 10.3978/j.issn.2304-3881.2013.08.06

点评

　　该文介绍了胰腺的解剖、组织学和生理。总结了胰腺炎的分型、胰腺炎与胰腺癌在美国的发病率及转归情况。阐述了肥大细胞分泌的炎症因子，如组胺等能调节炎症过程，最终能导致内皮细胞的破坏。通过抑制肥大细胞脱颗粒阻断相关促炎信号通路能够减轻组胺在胰腺炎症中的损伤而起到治疗作用。组氨酸脱羧酶能够将组氨酸转化为组胺，而研究证实组胺能够加速诱导癌细胞的细胞周期阻滞。肥大细胞在胰腺癌中也具有重要意义，肥大细胞普遍存在于人体所有组织并含有许多细胞质颗粒，被激活后向细胞微环境中释放大量的组胺，促使胰腺癌的发生。组胺在胰腺疾病的诊断和治疗作用还需要大量的实验和相关的评估。

——季德刚

第三部分

胰腺癌诊断方法

第六章　胰腺癌术前影像学检查

Jason Alan Pietryga, Desiree E. Morgan

Department of Radiology, University of Alabama at Birmingham, Birmingham, AL 35233, USA
Correspondence to: Desiree E. Morgan. Department of Radiology, University of Alabama at Birmingham, JTN452, 619 South 19th Street, Birmingham, AL 35233, USA. Email: dmorgan@uabmc.edu.

摘要：胰腺癌是一种高致死率的恶性肿瘤，其发病率和死亡率仍在逐年增加。预计在2020年，胰腺癌在美国范围内癌症相关死亡原因排行中将由现今的第四位上升至第二位。胰腺癌患者的预后非常差，其5年生存率仅有6%，死亡率高达90%，这其中很大一部分原因是胰腺癌患者确诊时通常已是晚期。目前根治性的手术切除仍是唯一可能治愈胰腺癌的手段。对于胰腺癌患者而言，不彻底的手术切除（有肿瘤组织残余）者和已发生转移者相比，生存率差别不大，因而应避免实施此类手术。因此，改善胰腺癌预后的关键是发现小的和早期病灶，而准确评估肿瘤的可切除性及患者能否从手术中获益是选择理想治疗方式的关键。断面成像技术在胰腺癌的诊断和分期中有非常重要的作用。多排CT（MDCT）是最常用的胰腺癌的诊断和分期的最佳成像技术。现代动态对比增强MRI也被证明在胰腺癌的诊断和分期上与MDCT等效。超声内镜（EUS）在检测胰腺肿块方面非常敏感，但是由于其不能对腹腔进行全面评估，EUS通常作为MDCT的辅助诊断手段。同样，经腹超声和正电子发射计算机断层成像（PET/CT）技术在胰腺癌的诊断和分期中的作用也非常有限。术前影像学检查可按肿瘤情况将胰腺癌分为可切除、可能切除、局部进展（不可切除）和转移性（不可切除）4类。由于对可能切除和不可切除胰腺癌的定义在不同机构之间，甚至在同一机构内部都会有所不同，因而有必要精确评估和描述分期相关因素，具体包括：肿瘤局部侵犯范围、血管侵犯、淋巴结受累以及远处转移。目前胰腺癌的标准化报告模板已经在临床中使用，从而更好地对胰腺癌进行精确分期。据报道，结构化的报告能更好地对胰腺癌进行评估，有助于手术规划，同时也可以增加外科医生评判肿瘤可切除性的信心。

关键词：胰腺癌；多排CT（MDCT）；磁共振成像（MRI）

View this article at: http://dx.doi.org/10.3978/j.issn.2078-6891.2015.024

1　引言

　　胰腺癌是一种高致死率的恶性肿瘤，其发病率和死亡率仍在逐年增加[1-2]。胰腺腺癌在所有胰腺恶性肿瘤中占85%~95%，其恶性程度在胰腺恶性肿瘤中最高[3]。据估计，2014年美国胰腺癌新增病例数为46 420，其中死亡病例数为39 590[4]。在诊断为胰腺癌的患者中，约90%的患者会最终死于胰腺癌[5]。预计在

2020年，胰腺癌在美国范围内癌症相关死亡原因排行中将由现今的第四位上升至第二位[2]。

胰腺癌患者5年生存率仅有6%[2]，这其中很大一部分原因是胰腺癌早期诊断困难，确诊时通常已是晚期（图1）。胰腺癌最常见的症状（如腹痛、体重减少、厌食、乏力等）通常不具有特异性，对于早期无症状的胰腺癌患者更是缺乏相应有效的检查手段[6]。

目前，根治性手术切除仍是可能实现治愈胰腺癌的唯一手段。然而，该手段仅局限于病理学切缘阴性（R0切除）且无远处转移的胰腺癌患者。雪上加霜的是，在确诊为胰腺癌之时，约高达53%的患者都发生了远处转移，只有15%~20%的患者是可能切除的[2,7]。此外，术前评估为可切除的胰腺癌患者中，14%~30%会在术中判定为不可切除[8-9]。如果不能彻底切除肿瘤，无论是镜下切缘阳性（R1）还是肉眼切缘阳性（R2）的胰腺癌患者，术后生存率和发生转移的患者相比无显著差异，因而此类手术应尽量避免[10]。因此，准确评判哪些患者适合手术、哪些患者不能从手术中获益是决定胰腺癌治疗方案的关键。而断层影像在胰腺癌的诊断和合理分期中发挥了重要作用[11]。

2　初次诊断

实性胰腺肿块的诊断有赖于断层成像技术，这些技术包括：经腹超声、超声内镜（endoscopic ultrasonography，EUS）、多排CT（multidetector CT，MDCT）、磁共振成像（magnetic resonance imaging，

MRI）以及正电子发射电子计算机断层成像（positron emission computed tomography/CT，PET/CT）。

2.1　超声

2.1.1　经腹超声

经腹超声检查通常是在患者发生诸如上腹部疼痛、黄疸等胰腺癌最初的典型症状时首先要做的检查项目。尽管超声普及面广、廉价且无电离辐射，但由于其敏感性相对较低，所以不是理想的胰腺肿块筛查手段[11-12]。据报道，超声检测胰腺肿块敏感度为67%~90%，由此可见超声检查高度依赖于操作者，这也部分解释了超声检查不是胰腺肿块筛查理想手段的原因[13]。肥胖患者的胰腺常常显像不佳，也常常会因为肠道积气的影响而成像模糊，即使是在非肥胖患者中也是如此。胰腺癌在超声中的典型表现常常是低回声、缺乏血供以及边界不规则的肿块（图2）。当超声不能发现胰腺肿块的直接征象时，胰腺癌的间接征象主要有：胰管扩张（直径>2~3 mm）和胰腺轮廓畸形。当有上述征象时，常提示有潜在的肿块存在，应采取进一步检查以确认。

2.1.2　超声内镜（EUS）

超声内镜是最常用的诊断和评估胰腺占位的内镜技术[12]。胰腺的高分辨率成像可通过在紧贴胰腺处放置一枚高频探头来实现[14]。超声内镜在检出胰腺占位方面具有极高的敏感性（文献报道，敏感性高达93%~100%）和接近100%的阴性预测值，尤其是和细针穿刺活检联

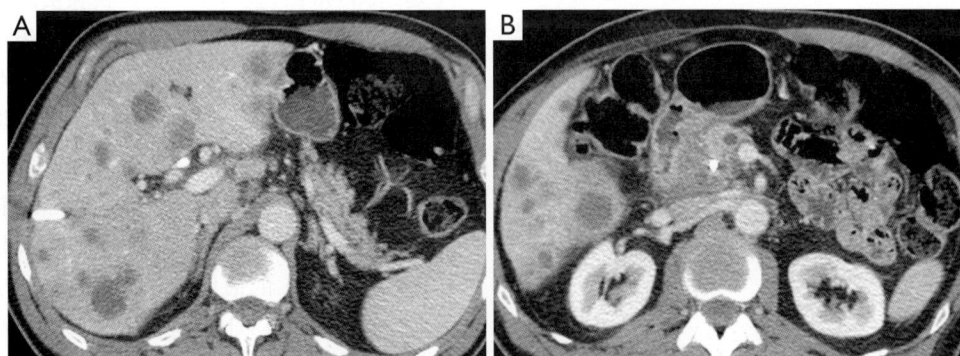

图1　58岁男性Ⅳ期胰腺癌患者

（A）门脉期，5 mm层厚，胰体、尾部横断MDCT图像显示主胰管轻度扩张并肝脏多发转移；（B）在更足侧的层面显示胰腺钩突右侧有缺乏血供肿块和肝脏多发转移灶，注意图中高密度的塑料胆道支架和中度扩张的主胰管（横截面）。

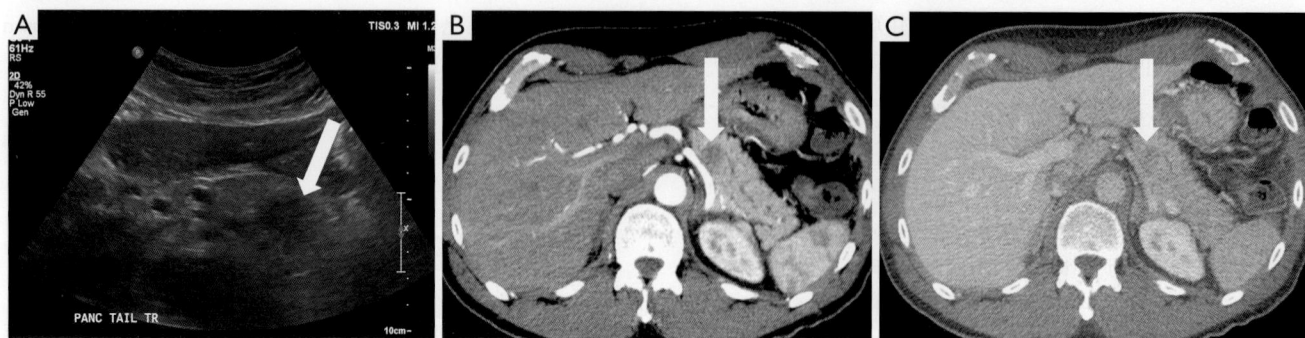

图2　50岁男性患者因腹痛接受腹部超声检查

（A）上腹部经腹超声横断面成像显示胰体、尾部水平可看到边界模糊的低回声肿块影（如箭头所示）。同一患者，两周后多期MDCT显示：胰体后方小的肿块影和主胰管在2.5 mm层厚横断图像上胰腺实质期（静脉注射对比造影剂后35 s时）（B图中箭头所示）显影较门静脉期（静脉注射对比造影剂后70 s时）（C图中箭头所示）明显。

合使用时[13]。对于其他影像检查不能发现或者之前影像学检查难以定性的较小病变（直径<2~3 cm），超声内镜是有帮助的[15-17]。美国国立综合癌症网络（National Comprehensive Cancer Network，NCCN）胰腺癌指南建议对断面成像无法显示的胰腺占位可依临床指征行超声内镜和/或内镜逆行胆胰管造影（endoscopic retrograde cholangiopancreato-graphy，ERCP）进一步评估[18]。超声内镜的另一个优点是，不需要静脉注射造影剂进行对比显像，这一点对于有肾功能不全或有静脉注射造影剂禁忌的患者尤为适用。胰腺癌在超声内镜中的典型特征是，边界不清且密度不均的低回声实性肿块，但是这种表现并不是胰腺癌的特异性征象。

超声内镜是一种侵入性的检查操作，然而它总体上是安全的，报道显示其并发症发生率低，仅为1.1%~3%[19]。超声内镜操作的并发症包括出血（1%~4%），胰腺炎（1%~2%），穿孔（0.03%）以及肿瘤细胞的针道种植[20]。肿瘤的腹膜种植是超声内镜-细针穿刺活检（EUS-FNA）比较罕见的并发症，其发生率甚至低于经皮活检[21]。超声内镜检查最大的局限性在于它不能对肿瘤在胰腺外的情况进行分期，从而影响对患者护理及治疗决策的制定，所以常常将超声内镜和多排CT联合或者在其后使用。

2.2　多排CT（MDCT）

多排CT适用范围广，是可疑胰腺肿块评估时最常用、最确切的检查手段[11,18]。据报道，MDCT用于胰腺癌诊断时的敏感性高达89%~97%[22]。然而，对于小病灶（≤1.5 cm）MDCT敏感性则相对较低（约67%）[23]。胰腺癌在MDCT中的典型表现是边界不清的肿块影，且与明显强化的正常胰腺实质相比表现为强化减低（图3）。11%~27%的胰腺癌强化等同于正常胰腺实质，因而在CT中常常不明显，尤其是在肿瘤较小的时候[24-26]。这类胰腺癌在CT上的间接征象包括：胰管突然中断并伴远端扩张、占位效应以及轮廓异常等[27]（图4）。大约10%的胰腺癌不表现为局限的肿块，而是以弥漫的腺体增大或受累为表现[28]。

胰腺CT的标准在不同机构中可能会有所不同，但通常都是多期、薄层（≤3 mm）扫描成像并进行多平面重建（冠状面和/或矢状面）。增强扫描包括胰腺实质期（迟于动脉期，延迟35~50 s后获得）和门静脉期（延迟60~90 s后获得）[29-30]。胰腺实质期是胰腺实质增强的高峰，该期使得强化减低的腺癌组织和正常胰腺背景之间强化差异对比最大化，从而使肿块更加突出明显，易于发现[31-32]（图2）。胰腺实质期可对肿块与邻近动脉结构之间的关系进行充分的评估，从而有利于分期[31-32]。门静脉期是评估肿瘤对邻近静脉（肠系膜静脉、门静脉以及脾静脉）侵犯情况以及是否有远处转移（尤其是肝脏）的最佳时相[30]。然而，尽管如此，一些肝脏上的小的转移灶可能会被漏诊，最终导致在术中探查时才发现肝脏转移而导致胰腺癌不可切除[33]。

有证据显示多平面重建图像能够对肿瘤局部侵犯和血管累及情况进行更有效的评估，因而常常包含在胰腺

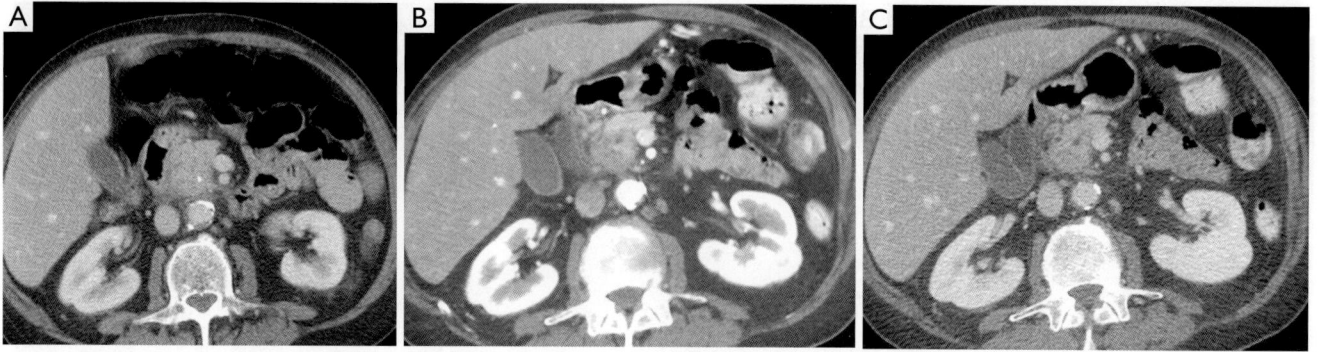

图3　60岁男性患者因恶心、腹痛于急诊室就诊，考虑胰头占位

（A）5 mm层厚门静脉期横断面图像可见胰头部饱满，似可见肿块，故行多期MDCT检查以评估胰腺肿块；与急诊CT或者5 mm层厚胰腺增强扫描成像中的门静脉期图像（C）相比，胰腺实质期2.5 mm层厚横断面成像（B）可更好地显示胰头后方区域边界清楚的乏血供肿块影。MDCT，多排CT。

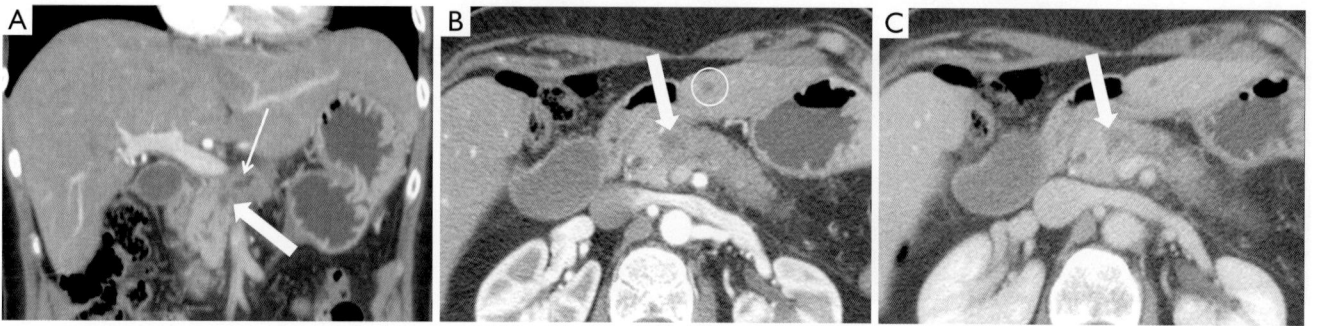

图4　63岁女性患者发现小胰腺癌和主胰管扩张

（A）3 mm层厚MDCT门静脉期冠状重建图像显示主胰管扩张（如图小箭头所示）延伸直至胰颈部1.0 cm导管腺癌（如图大箭头所示）。（B）胰腺实质期：在2.5 mm层厚横断面图像中，胰体尾强化减低，微小肿瘤在此期的显影要比门静脉期（C）更好，从与血管的关系角度来看是可以切除的，但在肝左外叶却发现小的转移灶（如图中所画圆圈所示）。

CT检查常规之内[34-35]。此外，曲面重建图像（图5）也常常包含在胰腺CT检查内，不仅可以更好地评估肿瘤血管累及情况，还可提高肿瘤灶的检出率[36-37]。

　　双源CT（DECT）（图6）作为一种新型的影像学检查手段，其原理是使用两种不同的能量水平发射X线光束从而改善增强CT的效果。这完全是可行的，因为双源CT的能谱能够到达碘的K缘（K-edge），同时增加肿瘤和非肿瘤组织间的HU（HU-CT测量密度或组织线性衰减系数）的差异。DECT可以从同一CT采集图像来产生碘显像，这些图像具有更高的对比噪声比，从而可提高病灶发现率。这一进步对于发现体积较小、和正常胰腺组织相同或近似相同信号的胰腺癌具有重要的意义。先前的研究显示胰腺癌的检出率已有不小的提

升[38-41]。相似地，胰腺癌的分期准确性因碘显像和CT血管造影图像的产生而大大提高[41]。关于双源CT检查，值得一提的是，该技术属于辐射剂量中等的检查，因而和标准的单源CT检查相比不会导致患者接受的辐射剂量显著增加[42]。

2.3　磁共振成像（MRI）

　　在胰腺癌的检出和分期方面，增强MRI的作用已被证实和多排CT不相上下[43-44]。由于具有较高的对比分辨率，MRI可提高病灶的检出率，因此在发现体积较小的肿瘤方面可能比CT更具有优势[44-46]。尤其是对那些与正常胰腺实质强化相同而不能在CT上直接看到的胰腺占

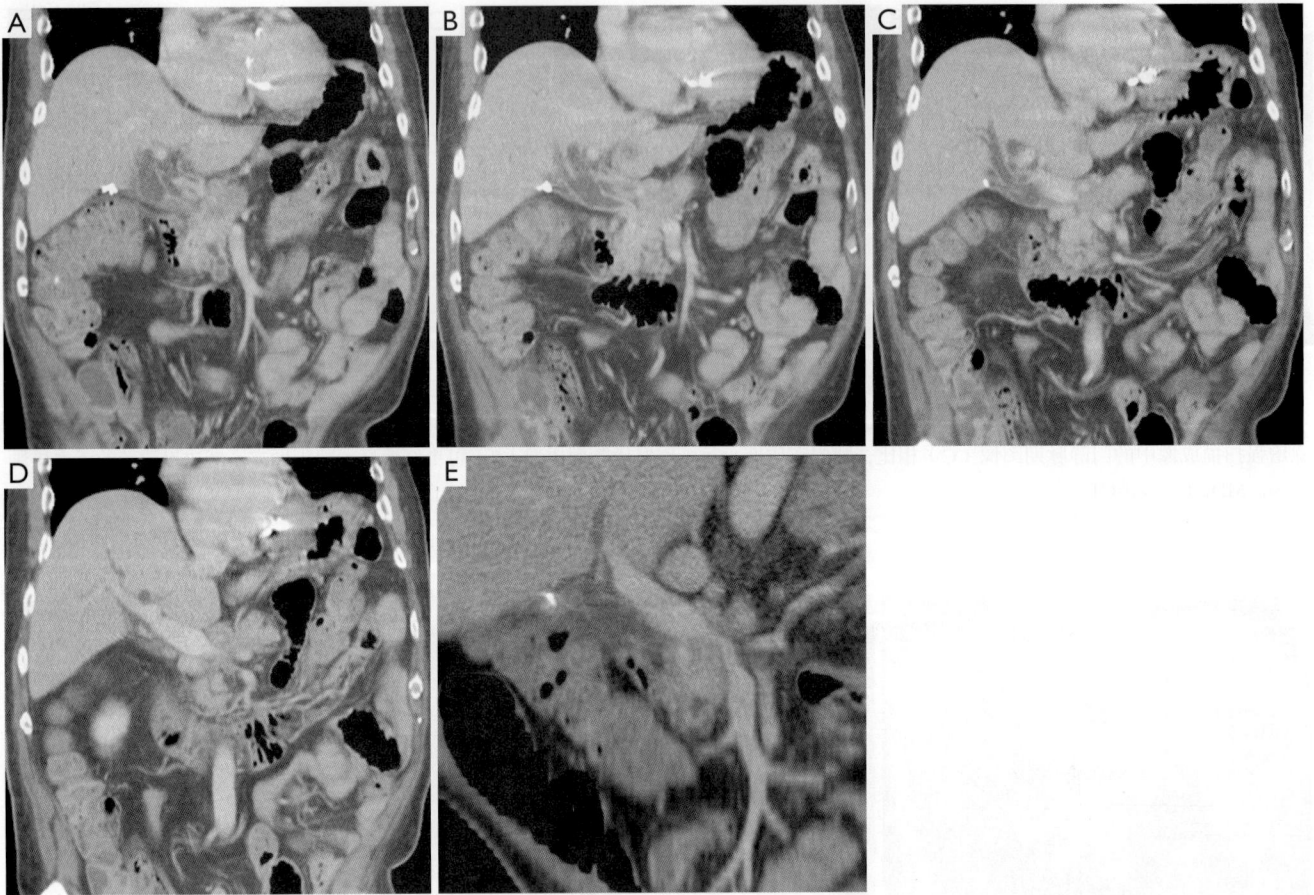

图5 69岁男性患者合并肠系膜上静脉狭窄

（A~D）由前向后冠状位重建成像显示胰头上方乏血供肿瘤导致的门脉汇合区狭窄；（E）在多曲面成像中能更好地显示静脉侵犯的长度。图E沿门静脉长轴重建成像。

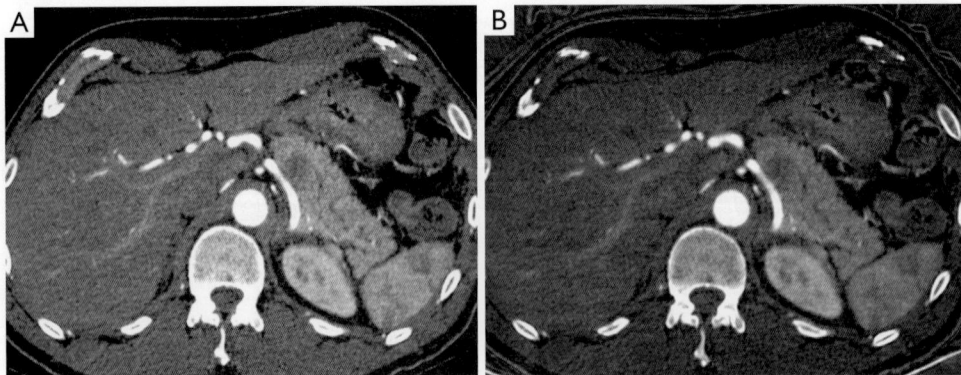

图6 50岁男性患者双源MDCT成像（和图2为同一病例）发现小的可切除性胰体部导管腺癌

（A）低观察能量（52 kev）横断面2.5 mm层厚图像和（B）碘显像2.5 mm层厚图像使得肿瘤及其与周围脾动脉之间的关系显像更加明显（和图2B和图2C相比）。MDCT，多排CT。

位来说，MRI更具有优势[25]。然而，MRI在检出胰腺癌方面也是有局限性的，检查过程中呼吸运动产生的伪影会显著影像MRI的成像质量。这一点应特殊考虑，尤其是使用钆塞酸二钠作为对比剂的时候，因为其在动脉期显像时更容易产生运动伪影，而动脉期对于发现肿瘤至关重要[47-48]。胰腺癌在MRI中的典型表现是：T1和T2加权相上都是边界不清的低信号，且增强扫描为强化减低信号。弥散加权成像（图7）上腺癌通常表现为局灶弥散受限，因而即使不做增强扫描也可有效地发现肿瘤[49]。

2.4 正电子发射显像和正电子发射计算机断层显像（PET & PET/CT）

正电子发射显像和正电子发射计算机断层显像（PET&PET/CT）在临床上怀疑胰腺癌时的初次诊断中常不被列为常规检查项目。和单一PET相比，PET/CT在检出胰腺癌时具有更高的敏感性[50]。有报道称，PET/CT在胰腺癌检出方面的敏感性和特异性分别是89%和88%，高于传统的MDCT和MRI检查[51]。很多研究均显示PET/CT在检出远处转移方面的敏感性要高于标准断层成像[52-53]。在此方面，对比增强PET/CT和非对比增强PET/CT相比具有较大优势[54]。胰腺癌在PET/CT中的典型表现是局灶性的氟脱氧葡萄糖浓聚的肿块，同时具有上文所述的CT或MRI特征（图8）。

目前，PET/CT在初次诊断和分期中的作用尚不清楚。NCCN临床实践指南指出PET/CT可以用于胰腺癌的分期，但同时指出PET/CT不能替代高质量的对比增强CT，根据情况PET/CT可与标准的胰腺CT联合应用。

3 分期

断层扫描成像在胰腺癌分期中起着不可或缺的作用，并以此为基础可以为患者作出最适当的治疗决策。多排CT是在胰腺癌分期时最常用也是最有效的影像学检查手段，然而MRI在分期方面几乎可以完全将其代

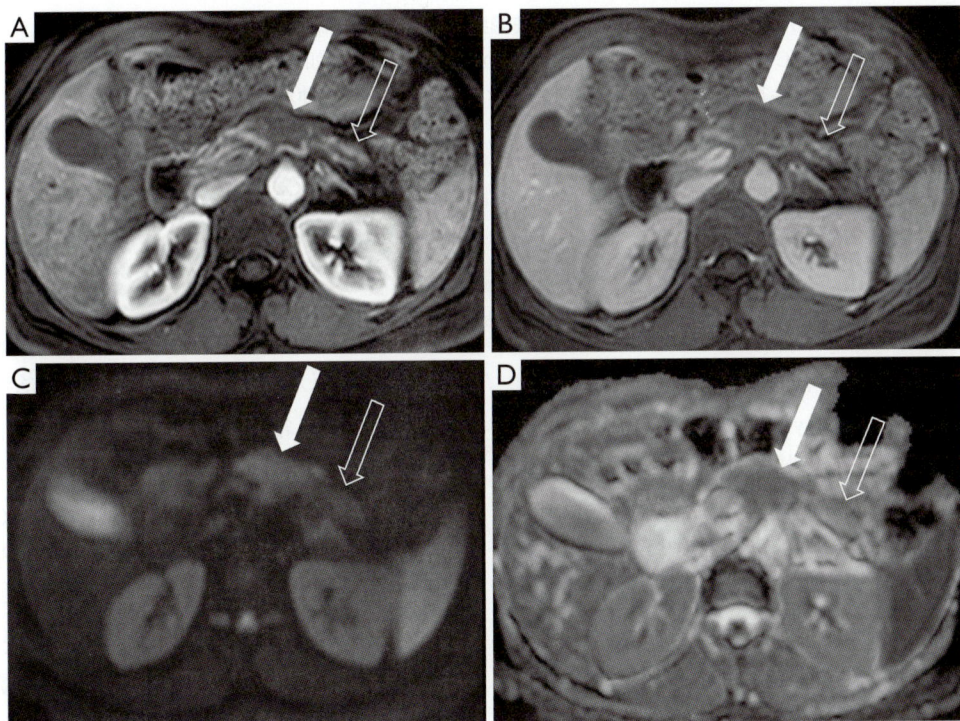

图7 49岁女性患者因腹痛行腹部超声检查时偶然发现肝占位而行腹部MRI检查

（A）胰腺实质期与（B）门静脉期5 mm层厚横断面成像清楚地显示胰体有大小约3 cm的肿块（如图中实心箭头所示），注意远端腺体萎缩与主胰管扩张（如图中空心箭头所示）；在弥散加权成像中该肿块表现为明亮的高信号（图C箭头所示）；图ADC可明确发现肿瘤弥散受限（图D箭头所示）。MRI，磁共振成像；ADC，表观弥散系数。

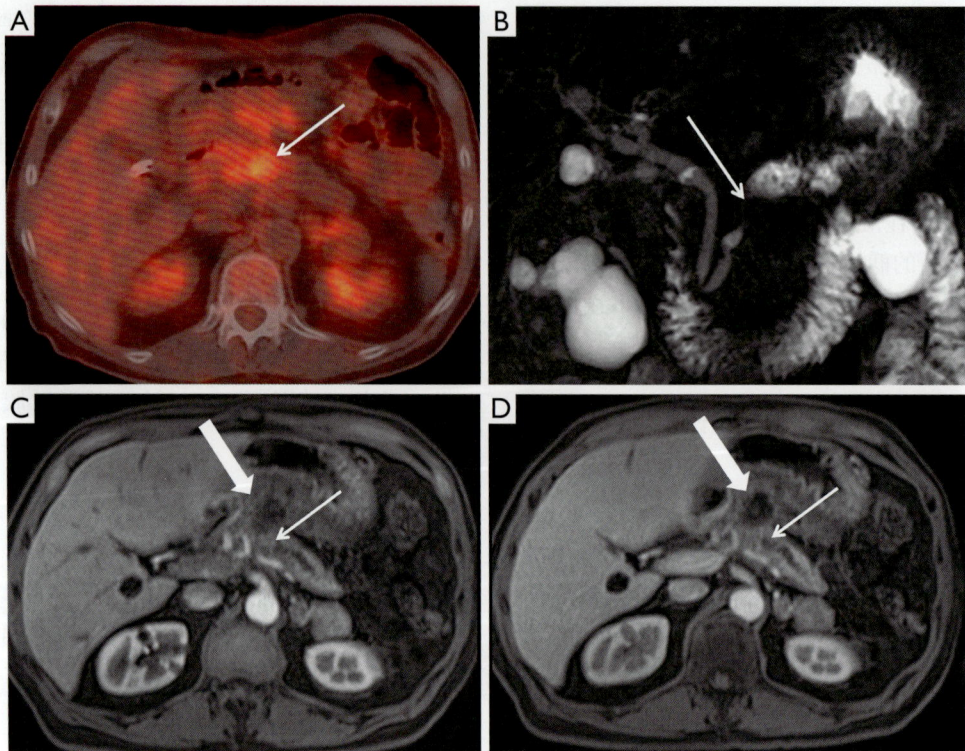

图8　75岁男性患者因局部进展型胰腺癌并肠系膜上静脉闭塞行PET/CT检查

（A）横断面PET/CT胰体颈部成像显示中线处FDG浓集的病灶（如箭头所示），未检出远处转移灶，但是发现少量异常FDG浓聚灶向胃窦部延伸；（B）MRCP显示肿块处主胰管局限性狭窄（箭头所示），伴有其远端胰体尾部主胰管扩张；（C）胰腺实质期5 mm层厚横断面成像与（D）门静脉期5 mm层厚横断面成像可见因小的胰腺肿块导致胰管突然中断（小箭头所示），伴周围向胃部延伸的炎性反应。SMV，肠系膜上静脉；PET/CT，正电子发射计算机断层成像；FDG，氟脱氧葡萄糖；MRCP，磁共振胰胆管成像。

替。NCCN胰腺指南推荐胰腺癌分期应当使用专门的胰腺CT或MRI，而国际胰腺外科学研究组（International Study Group on Pancreatic Surgery，ISGPS）共识推荐的则是用专门的胰腺CT即可完成对胰腺癌的分期[55-56]。那么决定是使用MDCT还是MRI之前还应全面考虑该检查手段在不同机构的开展实施情况，包括设备条件、实践习惯、经验和专长等。

术前影像学检查可将胰腺癌分为可切除、可能切除、局部进展（无远处转移，不可切除）、转移性（不可切除）四类。可能切除型胰腺癌是指局部进展型的胰腺癌，由于其侵犯肠系膜、门静脉或邻近动脉而介于常规可切除和不可切除之间[56]。可能切除和不可切除胰腺癌的定义近几年来经历了很大变化，但该定义在不同机构和国家仍有不同程度的差异。因此，极其有必要对胰腺癌局部侵犯范围以及有无淋巴结和远处转移进行精确地评估和规范地报告，继而才可以为患者实施最佳的治疗。

临床上最常用的分期系统是由美国癌症联合会（American Joint Commission for Cancer，AJCC）提出的TNM分期系统[57]。该分期系统可以有效评估原发肿瘤的大小、淋巴结受累情况以及远处转移情况，因而可以对疾病进行诊断和分类（表1）[58]。胰腺肿瘤的可切除性取决于肿瘤在胰腺中的位置、动脉侵犯情况（主动脉、肠系膜上动脉以及肝动脉）、静脉侵犯情况（肠系膜上静脉以及门静脉）、淋巴结转移程度以及是否有远处转移。胰腺癌可切除性评估的内容包括：①肿瘤原发灶的部位及其与周围器官之间的关系；②对远处转移的评估（尤其是肝脏、腹膜转移）；③胰腺周围动脉侵犯情况；④对胰腺周围静脉侵犯情况的评估，以利于外科

表1　TNM胰腺癌分期（AJCC）

阶段	定义
原发肿瘤（T）	
T0	原发肿瘤无明显迹象
Tis	原位癌
T1	肿瘤局限于胰腺，≤2 cm
T2	肿瘤局限于胰腺，>2 cm
T3	侵犯胰周组织（不包括动脉）
T4	肿瘤侵犯腹腔干或肠系膜上动脉
区域淋巴结（N）	
Nx	区域淋巴结未检测
N0	无区域淋巴结转移
N1	区域淋巴结转移
远处转移（M）	
M_0	无远处转移病灶
M_1	远处转移病灶

AJCC，美国癌症联合委员会。

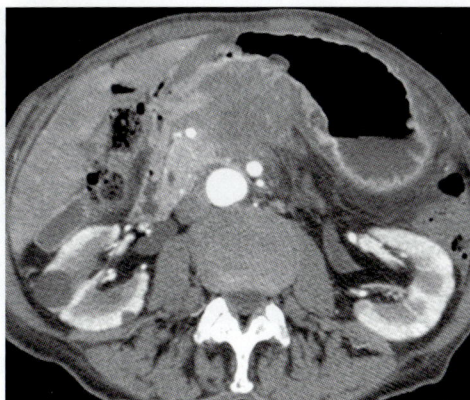

图9　85岁女性患者诊断为局部浸润性胰腺癌
胰腺实质期横断面成像可见胰颈/体部低密度肿块向胃窦后壁延伸并破坏胃黏膜的连续性。

医生为可能的静脉移植做准备；⑤肿瘤在胰腺外神经周围侵犯播散至腹腔干周围的情况。如果Ⅳ期胰腺癌已证实转移至肝脏，那么没有必要对胰腺周围血管侵犯情况进行评估。

3.1　肿瘤部位

60%~70%的胰腺癌发生在胰头[3,59]，位于肠系膜上静脉和门静脉汇合处的右侧[58]。另有10%~20%发生在胰体，5%~10%在胰尾部。胰体癌位于肠系膜静脉和门静脉汇合处与主动脉左侧缘之间，胰尾癌位于主动脉外侧[58]。肿瘤的位置决定患者是需要接受胰十二指肠切除术（Whipple手术）还是远端胰腺切除术。肿瘤的大小对于肿瘤的T分期以及治疗反应性的评估十分重要[60]。

肿瘤的发生部位与肿瘤的局部侵犯途径密切相关（图9）。例如胰腺癌可以直接侵犯邻近结构，如十二指肠、胃、肾上腺、肾脏以及结肠等；但是，这并不意味着肿瘤不可切除，如果直接受侵的器官可以同时完整和安全地切除也可以行根治性手术[61]。胰头和钩突肿瘤非常重要的也是极为常见的直接播散途径是神经周围侵犯（肿瘤沿着神经血管束中的神经

束逆行播散），神经周围侵犯往往提示预后不良[62]（图10）。据报道，高达53%~100%的胰头癌和钩突癌患者都会发生神经周围侵犯，并常常由此导致手术切缘阳性[63]。胰头癌经典的神经侵犯途径是沿着胰头神经丛1或者沿胃十二指肠动脉（如果肿瘤位于胰头背面）播散。这一播散途径表现在多排CT上则是：肿瘤软组织直接连续地从钩突内侧上缘扩散至门静脉后方或者沿胃十二指肠动脉向肝总动脉扩散[63]。位于钩突的胰腺癌典型的扩散途径是胰头神经丛2。在多排CT上表现为：肿瘤软组织沿着胰十二指肠后下动脉上行至肠系膜上动脉周围并沿肠系膜上动脉继续播散[63-64]。应注意的是，沿此途径，肿瘤也可侵及肠系膜根部[63]。

3.2　肿瘤的血管侵犯

对于可能切除或局部进展型胰腺癌可切除性评估最重要的一项指标是确定肿瘤的血管侵犯情况。通常，为了对胰腺癌进行精确分期以及制定后续治疗方案，须对腹腔干、肠系膜上动脉、肝总动脉、肠系膜上静脉以及门静脉的侵犯情况进行评估。肿瘤包绕血管（肿瘤与血管接触面>180°）（图11）是肿瘤血管侵犯的一个影像学征象，其敏感性和特异性分别是84%和98%[65]。肿瘤紧贴血管（肿瘤与血管接触面≤180°）（图12）不作为肿瘤血管侵犯的敏感征象[65]。其他可作为血管侵犯证据的表现有：肿瘤导致的血管畸形（泪滴形）或者狭窄（不管接触程度如何）、血管不规则、血管内侵犯以及

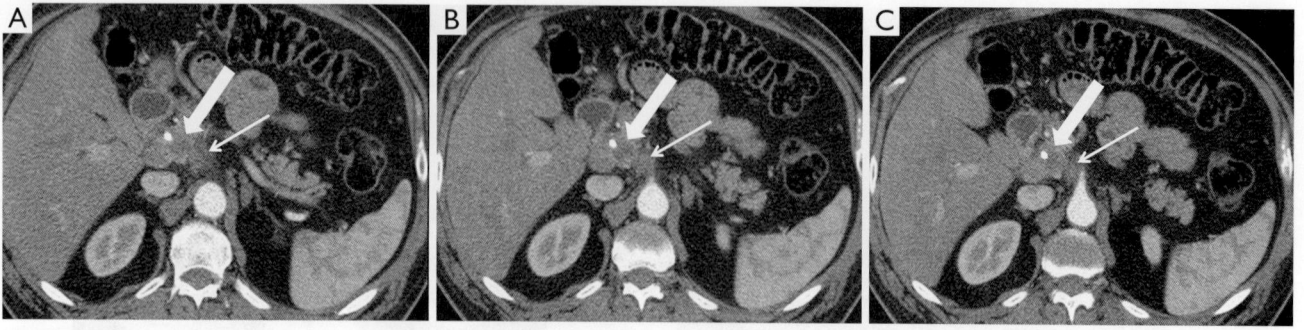

图10　61岁男性患者诊断为小胰腺癌伴腹腔神经节侵犯

（A~C）2.5 mm层厚胰腺实质期横断面成像显示，胰头中部乏血供肿块沿着胰头神经丛1向后方延伸并累及腹腔干右侧缘。该患者接受了新辅助治疗。

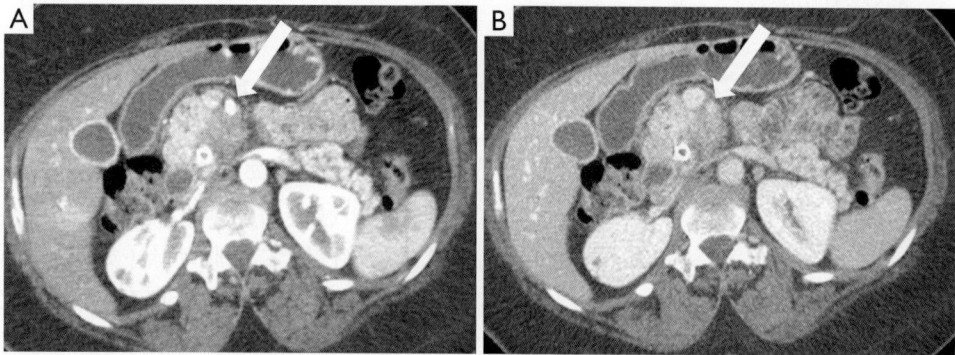

图11　55岁女性患者诊断为胰腺癌并侵犯肠系膜上动脉

（A）胰腺实质期2.5 mm层厚横断面图像显示胰头中部乏血供肿块与肠系膜上动脉（箭头所示）之间的关系，二者之间接触面>180°，即包绕关系。这种包绕关系在增强扫面的胰腺实质期显示较门静脉期5 mm层厚横断面成像明显。SMA，肠系膜上动脉。

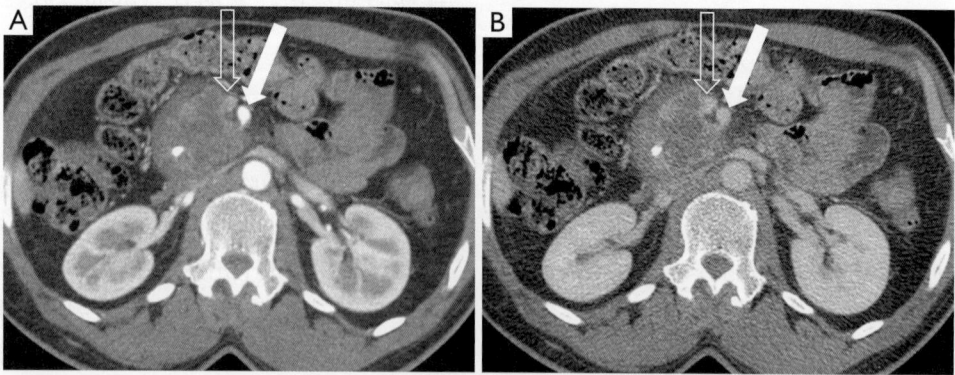

图12　52岁男性患者诊断为胰腺癌并紧邻肠系膜上动脉

（A）胰腺实质期2.5 mm层厚横断面图像可看到胰头部巨大肿块与肠系膜上动脉接触面<90°（图中箭头所示）；肠系膜上静脉（空心箭头所示）在胰腺实质期常评估不满意，但是在（B）门静脉5 mm层厚图像中可见肿瘤与肠系膜上静脉呈约180°的接触，肠系膜上静脉右侧壁的轻微僵直提示肿瘤侵犯（开放式箭头所示）。

栓子形成[3,66]。要注意的是，垂直于血管长轴的方向是评估肿瘤血管接触程度的最佳方向（图13）。例如，肠系膜上动、静脉常选择在轴位图像上进行评估，而门静脉和肝总动脉的侵犯程度评估则常常采用冠状或矢状位图像。这些被选定的血管侵犯影像学征象是以牺牲敏感性为代价来最大限度提高特异性，从而保证已明确诊断为不可切除的胰腺癌患者避免接受不必要的手术，也为那些可能切除的胰腺癌患者最大化保留了手术的机会。

可能切除和局部进展不可切除的概念不仅模糊、颇具争议，而且由于各个机构影像学临床实践与图像的解读、手术技巧以及经验方面的不同，这一概念在不同机构又有所不同[67]。依据NCCN以及美国肝胆胰协会（American Hepato-Pancreato-Biliary Association，AHPBA）/消化道外科学会（Society for Surgery of the Alimentary Tract，SSAT）/美国肿瘤外科学会（Society of Surgical Oncology，SSO）/美国胃肠研讨会指导委员会

（GSSC）/德克萨斯大学安德森癌症中心（MDACC）的共识：未明确有远处转移，肠系膜上静脉、门静脉没有明显侵犯（包绕和紧邻），腹腔干、肝总动脉和肠系膜上动脉周有清楚的脂肪间隙的胰腺癌都被认为是明确可切除的[68-69]。应注意的是，由于Whipple手术常规是要切除胰十二指肠动脉，所以单独的胰十二指肠动脉的肿瘤侵犯不作为可切除和不可切除的评判标准。

德克萨斯大学安德森癌症中心曾于2006年发表过胰腺癌可切除性的分类系统[70]。随后，关于可能切除胰腺癌的共识指南也相继由NCCN、AHPBA/SSAT/SSO/MDACC以及ISGPS等发表[18,56,68,70-71]，肿瘤临床试验联盟（ACTO）最近发表了其对于可能切除胰腺癌的定义[67]，详见表2。一些与血管侵犯不直接相关但是却影响手术计划的因素主要有：肿瘤沿肝总动脉扩散至左肝动脉和右肝动脉起始部、沿肠系膜上动脉扩散至第一分支、沿肠系膜上静脉扩散至近端主要引流静脉[72]。

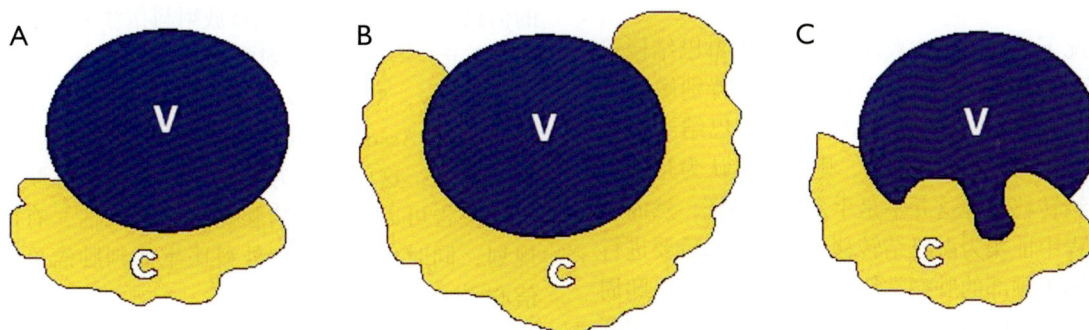

图13　肿瘤血管侵犯示意图
（A）肿瘤和静脉紧邻；（B）静脉被肿瘤包绕；（C）侵犯血管（泪滴状畸形）。C，肿瘤；V，血管。

表2　可能切除胰腺癌评判标准

解剖	NCCN 2014	AHPBA/SSAT/SSO	MDACC	ISGPS	ACTO
肠系膜上静脉/门静脉	血管受侵扭曲、狭窄和/或可以重建的血管闭塞	紧邻、包绕、或者短节段可重建的血管闭塞	短节段可重建的血管闭塞	血管受侵扭曲、狭窄和/或可以重建的血管闭塞	肿瘤血管接触≥180°和/或可以重建的血管闭塞
肠系膜上动脉	紧邻（≤180°）	紧邻（≤180°）	紧邻（≤180°）	紧邻（≤180°）	肿瘤血管接触<180°
肝总动脉	紧邻或短节段包绕	紧邻或短节段包绕	短节段包绕或紧邻	紧邻或短节段包绕	可以重建的任何度数的血管肿瘤接触
腹腔干	无紧邻和包绕	无紧邻和包绕	无紧邻和包绕	无紧邻和包绕	肿瘤血管接触<180°

NCCN，美国国立综合癌症网络；AHPBA，美国肝胆胰协会；SSAT，消化道外科学会；SSO，美国肿瘤外科学会；MDACC，德克萨斯大学安德森癌症中心（MDACC）；ISGPS，国际胰腺外科学研究组；ACTO，肿瘤临床试验联盟。

对可能切除的胰腺癌新辅助化疗后进行血管侵犯程度的精确重新评估是十分困难的，从某种角度上讲这种评估甚至是有争议的。新辅助治疗导致的肿瘤局部变化降低了CT在判断可切除性方面的敏感性[71]。Katz等的研究显示，尽管只有0.8%的胰腺癌患者在接受新辅助治疗后能在CT上表现出降期至可切除，但是大约有66%的患者会在手术时被发现同样是可切除的[73]。ISGPS共识推荐，如果患者接受了新辅助治疗，随后行影像检查未发现疾病进展（远处转移），那么就应考虑行剖腹探查尝试手术切除[56]。

在评估胰腺癌手术可能性时需要考虑的因素，除了肿瘤对血管的侵犯之外还有一点，即相关血管的解剖变异。例如，多支空肠静脉在高位（门脉汇合区附近）汇入肠系膜上静脉，这会使得血管切除/重建变得难以进行[74]。有碍于切除的动脉变异主要有异位的肝动脉起源于肠系膜上动脉（已有肿瘤浸润）；肝总动脉从腹腔干起始位置较低并走行在门静脉下方[74]。

3.3 淋巴结转移

一般情况下采用MDCT来评估胰腺癌的淋巴结侵犯情况，尽管断层扫描成像在该方面并不是特别敏感。如果在手术区域内出现外形异常的局部淋巴结（最短轴>1 cm、呈圆形或囊状外观），则通常可认为是肿瘤发生了淋巴结转移，但这并不是手术的禁忌证，然而，如果手术过程中证实为淋巴结转移，则提示术后要进行辅助化疗。胰头颈部的肿瘤常侵犯腹腔动脉干旁、胰周以及门脉附近的淋巴结，而胰体尾部肿瘤常常侵犯肝总动脉、腹腔干、脾动脉以及脾门处的淋巴结，这些区域以外如出现淋巴结转移，则可被认为是远处转移，是手术的禁忌证。因此，在对胰腺癌进行影像学淋巴结转移分期时，最重要的是要对异常外形的淋巴结的位置作出详尽描述。

3.4 远处转移

胰腺癌常常转移至肝脏、腹膜、肺以及骨。如上文所述，如果手术范围以外的区域出现淋巴结转移则可认为肿瘤发生了远处转移。而一旦发生了远处转移，原发灶则判定为不可切除。需注意的是，若患者起初做了标准的腹部门静脉期MDCT，胰腺癌原发灶和肝脏转移灶均被证实，则不需要再重复做多期增强CT检查，随访复查时的影像学检查只需做单一门静脉期即可。

术前MDCT检查确定为可切除的胰腺癌，术中却发现不可切除，往往是因为在肝脏和腹膜处已发生了未被MDCT发现的、小的转移灶[75]。肝脏转移灶的评估常采用MDCT或者MRI，MRI可以更加敏感地发现小的转移灶。此外，对那些性质不明的肝脏病变（MDCT难以定性）[43]，MRI可提供更好的特异性诊断，并常常被用来对肝脏病灶进行再评估。CT、MRI都不能敏感地发现胰腺癌的早期腹膜转移灶。当出现腹膜增厚、腹膜结节和/或腹水时，应当怀疑是胰腺癌发生了腹膜转移。尽管已有报道称PET/CT可以更加敏感地发现肿瘤的远处转移灶，但其成本效益尚未被证实，因而在对胰腺癌分期时不被列入常规检查项目[76]。

4 结构化报告

影像学检查是为胰腺癌患者制定合理的治疗措施的重要手段，而一份精确、完整又简练的报告则可以在影像学检查结果和临床医生之间起到良好的桥梁作用。结构化报告不仅可以提供和自由式报告同样有效和精确的信息，而且越来越多地被放射科医生和临床医生所接受和首选[77-79]。腹部放射学协会（Society of Abdominal Radiology，SAR）以及美国胰腺病协会（American Pancreatic Association，APA）推荐使用胰腺癌的标准报告模板，这已经成为共识[72]。有报道称胰腺癌的结构化报告可以实现对胰腺癌更好的评估，有助于手术规划，同时也可以增加外科医生评判肿瘤可切除性的信心[80]。

5 结论

使用腹部断层扫描成像技术来诊断胰腺癌并对其做出分期可以为患者制定最佳的治疗方案。特异性的胰腺MDCT是胰腺癌诊断和分期最常用、最确切的影像学检查，MRI在敏感性上等同于MDCT。通过对肿瘤原发灶、与临近结构（尤其是与血管结构）之间的关系和远处转移做出完整而精确的评估，可以将胰腺癌可以分为如下三类：可切除、可能切除以及不可切除。结构化报告对胰腺癌来说是一种非常好的报告形式，其可以改善胰腺癌的评估以及增加外科医生对报告的信心。

声明

本文作者宣称无任何利益冲突。

参考文献

[1] Vincent A, Herman J, Schulick R, et al. Pancreatic cancer. Lancet 2011; 378: 607-620.

[2] Matrisian LM, Aizenberg R, Rosenzweig A. The alarming rise of pancreatic cancer deaths in the United States: why we need to stem the tide today. Available online: https://www.pancan.org/wp-content/uploads/2013/01/incidence_report_2012.pdf

[3] de la Santa LG, Retortillo JA, Miguel AC, et al. Radiology of pancreatic neoplasms: An update. World J Gastrointest Oncol 2014; 6: 330-343.

[4] Siegel R, Ma J, Zou Z, et al. Cancer statistics, 2014. CA Cancer J Clin 2014; 64: 9-29.

[5] Ryan DP, Hong TS, Bardeesy N. Pancreatic adenocarcinoma. N Engl J Med 2014; 371: 1039-1049.

[6] Porta M, Fabregat X, Malats N, et al. Exocrine pancreatic cancer: symptoms at presentation and their relation to tumour site and stage. Clin Transl Oncol 2005; 7: 189-197.

[7] Al-Hawary MM, Kaza RK, Wasnik AP, et al. Staging of pancreatic cancer: role of imaging. Semin Roentgenol 2013; 48: 245-252.

[8] White R, Winston C, Gonen M, et al. Current utility of staging laparoscopy for pancreatic and peripancreatic neoplasms. J Am Coll Surg 2008; 206: 445-450.

[9] Friess H, Kleeff J, Silva JC, et al. The role of diagnostic laparoscopy in pancreatic and periampullary malignancies. J Am Coll Surg 1998; 186: 675-682.

[10] Bilimoria KY, Talamonti MS, Sener SF, et al. Effect of hospital volume on margin status after pancreaticoduodenectomy for cancer. J Am Coll Surg 2008; 207: 510-519.

[11] Tamm EP, Balachandran A, Bhosale PR, et al. Imaging of pancreatic adenocarcinoma: update on staging/resectability. Radiol Clin North Am 2012; 50: 407-428.

[12] Tokar JL, Walia R. Diagnostic evaluation of solid pancreatic masses. Curr Gastroenterol Rep 2013; 15: 347.

[13] Săftoiu A, Vilmann P. Role of endoscopic ultrasound in the diagnosis and staging of pancreatic cancer. J Clin Ultrasound 2009; 37: 1-17.

[14] DiMagno EP, Buxton JL, Regan PT, et al. Ultrasonic endoscope. Lancet 1980; 1: 629-631.

[15] Dewitt J, Devereaux BM, Lehman GA, et al. Comparison of endoscopic ultrasound and computed tomography for the preoperative evaluation of pancreatic cancer: a systematic review. Clin Gastroenterol Hepatol 2006; 4: 717-725.

[16] Agarwal B, Krishna NB, Labundy JL, et al. EUS and/or EUS-guided FNA in patients with CT and/or magnetic resonance imaging findings of enlarged pancreatic head or dilated pancreatic duct with or without a dilated common bile duct. Gastrointest Endosc 2008; 68: 237-242; quiz 334, 335.

[17] Wang W, Shpaner A, Krishna SG, et al. Use of EUS-FNA in diagnosing pancreatic neoplasm without a definitive mass on CT. Gastrointest Endosc 2013; 78: 73-80.

[18] Tempero MA, Arnoletti JP, Behrman S, et al. Pancreatic adenocarcinoma. J Natl Compr Canc Netw 2010; 8: 972-1017.

[19] Eloubeidi MA, Tamhane A. Prospective assessment of diagnostic utility and complications of endoscopic ultrasound-guided fine needle aspiration. Results from a newly developed academic endoscopic ultrasound program. Dig Dis 2008; 26: 356-363.

[20] Adler DG, Jacobson BC, Davila RE, et al. ASGE guideline: complications of EUS. Gastrointest Endosc 2005; 61: 8-12.

[21] Micames C, Jowell PS, White R, et al. Lower frequency of peritoneal carcinomatosis in patients with pancreatic cancer diagnosed by EUS-guided FNA vs. percutaneous FNA. Gastrointest Endosc 2003; 58: 690-695.

[22] Wong JC, Lu DS. Staging of pancreatic adenocarcinoma by imaging studies. Clin Gastroenterol Hepatol 2008; 6: 1301-1308.

[23] Legmann P, Vignaux O, Dousset B, et al. Pancreatic tumors: comparison of dual-phase helical CT and endoscopic sonography. AJR Am J Roentgenol 1998; 170: 1315-1322.

[24] Prokesch RW, Chow LC, Beaulieu CF, et al. Isoattenuating pancreatic adenocarcinoma at multi-detector row CT: secondary signs. Radiology 2002; 224: 764-768.

[25] Kim JH, Park SH, Yu ES, et al. Visually isoattenuating pancreatic adenocarcinoma at dynamic-enhanced CT: frequency, clinical and pathologic characteristics, and diagnosis at imaging examinations. Radiology 2010; 257: 87-96.

[26] Yoon SH, Lee JM, Cho JY, et al. Small (≤20 mm) pancreatic adenocarcinomas: analysis of enhancement patterns and secondary signs with multiphasic multidetector CT. Radiology 2011; 259: 442-452.

[27] Prokesch RW, Schima W, Chow LC, et al. Multidetector CT of pancreatic adenocarcinoma: diagnostic advances and therapeutic relevance. Eur Radiol 2003; 13: 2147-2154.

[28] Brennan DD, Zamboni GA, Raptopoulos VD, et al. Comprehensive preoperative assessment of pancreatic adenocarcinoma with 64-section volumetric CT. Radiographics 2007; 27: 1653-1666.

[29] Tamm EP, Silverman PM, Charnsangavej C, et al. Diagnosis, staging, and surveillance of pancreatic cancer. AJR Am J Roentgenol 2003; 180: 1311-1323.

[30] Bashir MR, Gupta RT. MDCT evaluation of the pancreas: nuts and bolts. Radiol Clin North Am 2012; 50: 365-377.

[31] Lu DS, Vedantham S, Krasny RM, et al. Two-phase helical CT for pancreatic tumors: pancreatic versus hepatic phase enhancement of tumor, pancreas, and vascular structures.

Radiology 1996; 199: 697-701.

[32] Fletcher JG, Wiersema MJ, Farrell MA, et al. Pancreatic malignancy: value of arterial, pancreatic, and hepatic phase imaging with multi-detector row CT. Radiology 2003; 229: 81-90.

[33] Valls C, Andía E, Sanchez A, et al. Dual-phase helical CT of pancreatic adenocarcinoma: assessment of resectability before surgery. AJR Am J Roentgenol 2002; 178: 821-826.

[34] Brügel M, Link TM, Rummeny EJ, et al. Assessment of vascular invasion in pancreatic head cancer with multislice spiral CT: value of multiplanar reconstructions. Eur Radiol 2004; 14: 1188-1195.

[35] Ichikawa T, Erturk SM, Sou H, et al. MDCT of pancreatic adenocarcinoma: optimal imaging phases and multiplanar reformatted imaging. AJR Am J Roentgenol 2006; 187: 1513-1520.

[36] Vargas R, Nino-Murcia M, Trueblood W, et al. MDCT in Pancreatic adenocarcinoma: prediction of vascular invasion and resectability using a multiphasic technique with curved planar reformations. AJR Am J Roentgenol 2004; 182: 419-425.

[37] Fukushima H, Itoh S, Takada A, et al. Diagnostic value of curved multiplanar reformatted images in multislice CT for the detection of resectable pancreatic ductal adenocarcinoma. Eur Radiol 2006; 16: 1709-1718.

[38] Macari M, Spieler B, Kim D, et al. Dual-source dual-energy MDCT of pancreatic adenocarcinoma: initial observations with data generated at 80 kVp and at simulated weighted-average 120 kVp. AJR Am J Roentgenol 2010; 194: W27-W32.

[39] Patel BN, Thomas JV, Lockhart ME, et al. Single-source dual-energy spectral multidetector CT of pancreatic adenocarcinoma: optimization of energy level viewing significantly increases lesion contrast. Clin Radiol 2013; 68: 148-154.

[40] McNamara MM, Little MD, Alexander LF, et al. Multireader evaluation of lesion conspicuity in small pancreatic adenocarcinomas: complimentary value of iodine material density and low keV simulated monoenergetic images using multiphasic rapid kVp-switching dual energy CT. Abdom Imaging 2015; 40: 1230-1240.

[41] Chu AJ, Lee JM, Lee YJ, et al. Dual-source, dual-energy multidetector CT for the evaluation of pancreatic tumours. Br J Radiol 2012; 85: e891-e898.

[42] Morgan DE. Dual-energy CT of the abdomen. Abdom Imaging 2014; 39: 108-134.

[43] Koelblinger C, Ba-Ssalamah A, Goetzinger P, et al. Gadobenate dimeglumine-enhanced 3.0-T MR imaging versus multiphasic 64-detector row CT: prospective evaluation in patients suspected of having pancreatic cancer. Radiology 2011; 259: 757-766.

[44] Park HS, Lee JM, Choi HK, et al. Preoperative evaluation of pancreatic cancer: comparison of gadolinium-enhanced dynamic MRI with MR cholangiopancreatography versus MDCT. J Magn Reson Imaging 2009; 30: 586-595.

[45] Schima W, Függer R. Evaluation of focal pancreatic masses: comparison of mangafodipir-enhanced MR imaging and contrast-enhanced helical CT. Eur Radiol 2002; 12: 2998-3008.

[46] Rieber A, Tomczak R, Nüssle K, et al. MRI with mangafodipir trisodium in the detection of pancreatic tumours: comparison with helical CT. Br J Radiol 2000; 73: 1165-1169.

[47] Davenport MS, Viglianti BL, Al-Hawary MM, et al. Comparison of acute transient dyspnea after intravenous administration of gadoxetate disodium and gadobenate dimeglumine: effect on arterial phase image quality. Radiology 2013; 266: 452-461.

[48] Pietryga JA, Burke LM, Marin D, et al. Respiratory motion artifact affecting hepatic arterial phase imaging with gadoxetate disodium: examination recovery with a multiple arterial phase acquisition. Radiology 2014; 271: 426-434.

[49] Wang Y, Miller FH, Chen ZE, et al. Diffusion-weighted MR imaging of solid and cystic lesions of the pancreas. Radiographics 2011; 31: E47-E64.

[50] Tang S, Huang G, Liu J, et al. Usefulness of 18F-FDG PET, combined FDG-PET/CT and EUS in diagnosing primary pancreatic carcinoma: a meta-analysis. Eur J Radiol 2011; 78: 142-150.

[51] Kauhanen SP, Komar G, Seppänen MP, et al. A prospective diagnostic accuracy study of 18F-fluorodeoxyglucose positron emission tomography/computed tomography, multidetector row computed tomography, and magnetic resonance imaging in primary diagnosis and staging of pancreatic cancer. Ann Surg 2009; 250: 957-963.

[52] Farma JM, Santillan AA, Melis M, et al. PET/CT fusion scan enhances CT staging in patients with pancreatic neoplasms. Ann Surg Oncol 2008; 15: 2465-2471.

[53] Heinrich S, Goerres GW, Schäfer M, et al. Positron emission tomography/computed tomography influences on the management of resectable pancreatic cancer and its cost-effectiveness. Ann Surg 2005; 242: 235-243.

[54] Yoneyama T, Tateishi U, Endo I, et al. Staging accuracy of pancreatic cancer: comparison between non-contrast-enhanced and contrast-enhanced PET/CT. Eur J Radiol 2014; 83: 1734-1739.

[55] Tempero MA, Arnoletti JP, Behrman SW, et al. Pancreatic Adenocarcinoma, version 2.2012: featured updates to the NCCN Guidelines. J Natl Compr Canc Netw 2012; 10: 703-713.

[56] Bockhorn M, Uzunoglu FG, Adham M, et al. Borderline resectable pancreatic cancer: a consensus statement by the International Study Group of Pancreatic Surgery (ISGPS). Surgery 2014; 155: 977-988.

[57] Edge SB，Compton CC. The American Joint Committee on Cancer：the 7th edition of the AJCC cancer staging manual and the future of TNM. Ann Surg Oncol 2010；17：1471-1474.

[58] Cancer Staging Posters. [accessed 2014 Nov 18]. Available online：https：//cancerstaging.org/references-tools/quickreferences/Pages/default.aspx

[59] Clark LR，Jaffe MH，Choyke PL，et al. Pancreatic imaging. Radiol Clin North Am 1985；23：489-501.

[60] Al-Hawary MM，Francis IR. Pancreatic ductal adenocarcinoma staging. Cancer Imaging 2013；13：360-364.

[61] Alexakis N，Halloran C，Raraty M，et al. Current standards of surgery for pancreatic cancer. Br J Surg 2004；91：1410-1427.

[62] Makino I，Kitagawa H，Ohta T，et al. Nerve plexus invasion in pancreatic cancer：spread patterns on histopathologic and embryological analyses. Pancreas 2008；37：358-365.

[63] Deshmukh SD，Willmann JK，Jeffrey RB. Pathways of extrapancreatic perineural invasion by pancreatic adenocarcinoma：evaluation with 3D volume-rendered MDCT imaging. AJR Am J Roentgenol 2010；194：668-674.

[64] Patel BN，Giacomini C，Jeffrey RB，et al. Three-dimensional volume-rendered multidetector CT imaging of the posterior inferior pancreaticoduodenal artery：its anatomy and role in diagnosing extrapancreatic perineural invasion. Cancer Imaging 2013；13：580-590.

[65] Lu DS，Reber HA，Krasny RM，et al. Local staging of pancreatic cancer：criteria for unresectability of major vessels as revealed by pancreatic-phase，thin-section helical CT. AJR Am J Roentgenol 1997；168：1439-1443.

[66] Hough TJ，Raptopoulos V，Siewert B，et al. Teardrop superior mesenteric vein：CT sign for unresectable carcinoma of the pancreas. AJR Am J Roentgenol 1999；173：1509-1512.

[67] He J，Page AJ，Weiss M，et al. Management of borderline and locally advanced pancreatic cancer：where do we stand? World J Gastroenterol 2014；20：2255-2266.

[68] Callery MP，Chang KJ，Fishman EK，et al. Pretreatment assessment of resectable and borderline resectable pancreatic cancer：expert consensus statement. Ann Surg Oncol 2009；16：1727-1733.

[69] Tempero MA，Malafa MP，Behrman SW，et al. Pancreatic adenocarcinoma，version 2.2014：featured updates to the NCCN guidelines. J Natl Compr Canc Netw 2014；12：1083-1093.

[70] Varadhachary GR，Tamm EP，Abbruzzese JL，et al. Borderline resectable pancreatic cancer：definitions，management，and role of preoperative therapy. Ann Surg Oncol 2006；13：1035-1046.

[71] Morgan DE，Waggoner CN，Canon CL，et al. Resectability of pancreatic adenocarcinoma in patients with locally advanced disease downstaged by preoperative therapy：a challenge for MDCT. AJR Am J Roentgenol 2010；194：615-622.

[72] Al-Hawary MM，Francis IR，Chari ST，et al. Pancreatic ductal adenocarcinoma radiology reporting template：consensus statement of the Society of Abdominal Radiology and the American Pancreatic Association. Radiology 2014；270：248-260.

[73] Katz MH，Fleming JB，Bhosale P，et al. Response of borderline resectable pancreatic cancer to neoadjuvant therapy is not reflected by radiographic indicators. Cancer 2012；118：5749-5756.

[74] Lall CG，Howard TJ，Skandarajah A，et al. New concepts in staging and treatment of locally advanced pancreatic head cancer. AJR Am J Roentgenol 2007；189：1044-1050.

[75] Motosugi U，Ichikawa T，Morisaka H，et al. Detection of pancreatic carcinoma and liver metastases with gadoxetic acid-enhanced MR imaging：comparison with contrast-enhanced multi-detector row CT. Radiology 2011；260：446-453.

[76] Goh BK. Positron emission tomography/computed tomography influences on the management of resectable pancreatic cancer and its cost-effectiveness. Ann Surg 2006；243：709-710；author reply 710.

[77] Sistrom CL，Honeyman-Buck J. Free text versus structured format：information transfer efficiency of radiology reports. AJR Am J Roentgenol 2005；185：804-812.

[78] Naik SS，Hanbidge A，Wilson SR. Radiology reports：examining radiologist and clinician preferences regarding style and content. AJR Am J Roentgenol 2001；176：591-598.

[79] Schwartz LH，Panicek DM，Berk AR，et al. Improving communication of diagnostic radiology findings through structured reporting. Radiology 2011；260：174-181.

[80] Brook OR，Brook A，Vollmer CM，et al. Structured reporting of multiphasic CT for pancreatic cancer：potential effect on staging and surgical planning. Radiology 2015；274：464-472.

译者：袁周，上海交通大学附属第六人民医院肝胆胰外科，主任医师

审校：修典荣，现为北京大学第三医院外科博士生导师，教授，主任医师

Cite this article as: Pietryga JA，Morgan DE. Imaging preoperatively for pancreatic adenocarcinoma. J Gastrointest Oncol 2015;6(4):343-357. doi: 10.3978/j.issn.2078-6891.2015.024

点评

　　自伦琴1895年在人类历史上第一次进行了X线成像之后，影像学已经有了100多年的历史，CT、MRI的发明和广泛使用更是极大地改变了现代医学的面貌。时至今日，经腹超声、EUS、MDCT、MRI、PET/CT在胰腺癌的诊断和治疗决策中发挥了重要作用。特别是专业化的增强CT/MRI为胰腺癌的诊断、术前分期、可切除性评估提供了大量的精确信息，使得临床医生能够更好地面对可切除性评估这一具有挑战性的工作，从而为患者采取最优化的治疗方案。了解这些影像学知识是非常有意义的。

——修典荣

第七章　胰腺癌影像概述

Pavan Tummala, Omer Junaidi, Banke Agarwal

Division of Gastroenterology and Hepatology, Saint Louis University School of Medicine, St. Louis, Missouri, USA
Correspondence to: Banke Agarwal, MD. Associate Professor of Medicine, Director, Therapeutic Endoscopy, Division of Gastroenterology and Hepatology, Saint Louis University School of Medicine, 3635 Vista Avenue, FDT 9S, St. Louis, MO 63110, USA. Email: agarwalb@slu.edu.

摘要： 胰腺癌（PaCa）位居全美癌症相关死亡病因第四位。影像学技术获得重大进展，从而可以诊断小体积肿瘤，但胰腺腺癌确诊的瘤体直径并未发生明显变化，其诊断中位直径约31 mm。主要由于胰腺癌患者缺乏症状或特异性临床表现，除非到了肿瘤晚期。提高临床医生对胰腺癌的认识，掌握更多的可获得影像学方法，并在怀疑胰腺癌时予以适当应用评估肿瘤，将有助于早期诊断胰腺癌。另一个胰腺癌患者诊疗的主要挑战为，可靠地评估肿瘤的可切除性。仅约10%胰腺癌患者在其获得诊断时可以手术切除并从外科R0切除中获益。最终确定手术切除的决策不能晚于可切除时机之后。术前未能明确手术的不可切除性限制而行手术，将因不必要切除而导致并发症发生率及死亡率的升高。本综述中，我们对用于明确可疑胰腺癌及术前评估可切除性的影像学方法优缺点进行回顾。

关键词： 胰腺癌；超声；电子计算机断层扫描；磁共振成像；内镜超声引导下细针抽吸

View this article at: http://www.thejgo.org/article/view/213/html

1　引言

胰腺癌（pancreatic cancer，PaCa）位居全美癌症相关死亡原因第四位。2010年，全美约有超过43 000例新发PaCa病例和超过36 000例死亡病例[1]。预计人一生中发生PaCa的风险约为1.41%（每71人中发生1例）[2]。45岁以前PaCa发病率很低，但45岁之后发病率迅速增加，70岁达到高峰。主要危险因素包括吸烟[3]、PaCa或多种癌症的遗传易感性[4]以及合并慢性胰腺炎[5]。PaCa早期常无症状，即使有症状也为非特异性。PaCa的典型临床表现（无痛性黄疸）仅出现于13%~18%患者，通常合并瘙痒、解灰白色大便与深色尿以及体重减轻[6]。

80%~85%局部进展性或转移病例具有腹痛表现。急性胰腺炎及新发糖尿病通常为PaCa的初始表现[7-8]。

总计75%的病例肿瘤位于胰腺头部，主要局限于钩突。胰腺头部肿瘤通常早期即出现胆道梗阻表现，而胰腺体尾部肿瘤则常无临床表现，直至疾病晚期出现。手术切除为标准治疗，但仅有<10%胰腺肿瘤患者在发现肿瘤时可以切除。不能切除的标准包括肿瘤侵及肠系膜上动脉（SMA）和/或腹动脉，或有远处转移表现（包括腹腔或纵隔淋巴结转移）。胰腺肿瘤大小为可切除与否的主要参数，与仅有7%肿瘤直径>30 mm相比，总计83%肿瘤直径≤20 mm属于可切除肿瘤[9]。不可切除者确诊后仅有很少部分病例可获得5年存活，与之相比，可切除胰腺肿瘤患者的5年存活率高达20%~25%。当前用于胰腺癌诊断及术前分期的影像学技术包括腹部超声（ultrasound，US）、计算机断层扫描（computed tomography，CT）、磁共振成像（magnetic resonance imaging，MRI）、磁共振胰胆管成像（magnetic resonance cholangiopancreatography，MRCP）以及有创影像学方法，如经内镜逆行胰胆管造影（endoscopic retrograde cholangiopancreatography，ERCP）及内镜超声（endoscopic ultrasonography，EUS）。

2 成像模式

2.1 腹部超声（US）

腹部超声（US）易于获取、无创、价格相对低廉且无造影剂相关不良反应。腹部超声通常用于排除胆总管结石和明确具有黄疸及腹痛表现患者是否发生胆管扩张。常规超声诊断胰腺肿瘤的精确度为50%~70%[10]。US结果高度依赖于检查者经验。此外，体型（脂肪），上腹肠道气体和患者不适可限制US评估胰腺的准确性。若基础性US筛查排除了胆总管结石，而患者症状及体征均提示存在胰腺病因，通常需要行CT及MRI进一步明确。

2.2 计算机断层扫描（CT）

计算机断层扫描（CT）是可疑PaCa患者的初始综合性影像学检查手段。过去10年间，CT技术领域获得进展，进一步提高用于PaCa诊断与分期的准确性。

2.2.1 平扫CT

理想情况下，应用平扫CT评估胰腺仅限于肾功能不全或对碘造影剂过敏的患者。由于胰腺肿瘤具有低血管性特征，仅可见于造影剂增强之后，平扫CT诊断胰腺肿瘤的敏感性及特异性均较低，因此不能据此作出明确的诊断。

2.2.2 静脉注射造影剂增强CT

多层螺旋CT（multidetector CT，MDCT）可获得超薄断层摄影片，具有更高的分辨率及更快的图像采集。该技术能更好地识别胰腺癌与肠系膜上动脉、腹腔干、肠系膜上静脉（SMV）和门静脉的毗邻关系，MDCT扫描胰腺可获得更显著的实质、动脉和门静脉

增强图像。进而有助于胰腺癌的早期诊断及精确分期[11-12]。MDCT采用静脉注入造影剂，因此其常规用作绝大多数怀疑胰腺癌患者的首选评估方式[13]。文献报道MDCT诊断胰腺癌的敏感性为76%~92%[14-18]。胰腺导管腺癌为乏血供病变，因此在动态CT早期阶段其相对周围胰腺实质增强对比不明显，延迟现象阶段才逐步增强。因此，在增强CT中，胰腺腺癌通常表现为低密度灶，但偶尔也会表现为同周围实质等密度，从而导致误诊。Prokesch等报道如胰腺实质团块影、远端实质萎缩及胰管扩张（胰腺管中断征）突然中断等间接征象的重要性，当肿块性质在CT影像上不能清楚分辨时，这些征象的存在提示肿瘤可能[19]。多项研究报道，肝外胆道扩张和/或胰腺腺管扩张（双管征）可提示胰腺癌[20]。正确地识别慢性胰腺炎引起腺体实质的改变也相当重要，因其与胰腺癌导致的实质改变极为相似，易导致误诊。造影剂增强MDCT可用于评估肿瘤局部侵犯、毗邻血管结构受累及外科可切除性，精确性高达80%~90%[21]。然而，若将其用于术前分期，在评估肝转移及早期淋巴结转移方面的价值有限[22-23]。增强CT的绝对禁忌证包括患者肾功能不全及造影剂过敏。

2.2.3 胰腺专科CT（CT血管造影术）

术前分期及可切除性评估通常采用胰腺专科CT或CT血管造影。CT血管造影通过静脉推注非离子型碘造影剂，继而摄取动脉期及静脉期影像。静注造影剂后的第一个30 s为动脉增强期，可清楚显示腹腔干、肠系膜上动脉及胰周动脉的造影。注入造影剂后60~70 s为门静脉期，可更好地增强显示肠系膜上静脉、脾静脉、门静脉、胰腺以及可能的肝转移。在评估肿瘤手术可切除性方面，尽管胰腺专科CT优于非胰腺专科增强MDCT的观点获得广泛接受，但目前尚缺乏直接证据支持。

2.3 磁共振成像（MRI）及磁共振胰胆管成像（MRCP）

当超声或MDCT结果模棱两可时，可采用磁共振成像（MRI）评估胰腺癌。MRI通过静脉注射增强对比剂检查胰腺，以钆类造影剂最为常用。相比较于胰腺实质，由于肿瘤含有大量纤维基质导致乏血管性，所以在胰腺及静脉期钆增强T1加权像中，胰腺癌为低信号区。由于造影剂进入病灶区较慢，延迟像中肿瘤则表现为等信号。MRI常用于检测CT不能明确诊断的胰腺癌。然而，

MRI相比增强CT并未表现出明显优势（CT敏感性86% vs. MRI 84%）[24]。联合应用两种检测方法并不比单独应用某一项方法更具优势。MRI显示胰腺囊性病变具有优势，可提供一些间接的放射学证据辅助胰腺癌的诊断。选择MRI或CT取决于影像学专家及临床医生对一种或多种放射成像技术的掌握程度。患者体内留置有金属（如起搏器、金属植入物）以及造影剂过敏为禁忌证。

MRCP可辅助其他放射学诊断技术，用于可疑胰腺癌患者术前影像诊断。MRCP采用磁共振技术可获得胰胆管树、肝实质和血管结构的三维图像。MRCP相比CT在确定胆道和胰腺导管的解剖更精细，可评估狭窄远近端的胆管结构，也能判断肝内占位性病灶。据报道MRCP诊断胰腺癌的敏感性与ERCP相当并且和常规ERCP不同的是，其不需要将造影剂注入胆管系统[25]。因此，可避免造影剂注射及内镜操作导致的并发症。尽管MRCP还未在所有医学中心完全替代ERCP用于诊断可疑胰腺癌，但已常规用于评估胃流出道或十二指肠近端或特定术式术后的高度狭窄（如Billroth Ⅱ，Roux-en-Y胆管旁路吻合），这些疾病采用ERCP较难以评估胆管系统[26]。MRI鉴别慢性胰腺炎与胰腺癌存在难度，源于两者在T1加权像均显示为低信号，且两者均可能伴随胰管和/或胆管梗阻。通过增强的程度及时间比较，动态钆增强MRI不能区分慢性胰腺炎及胰腺癌[27]。MRCP影像更有助于鉴别慢性胰腺炎及胰腺癌，尤其当未梗阻的主胰管出现胰管贯穿征时[28]。

2.4　正电子发射断层扫描（PET）成像

正电子发射断层扫描（positron emission tomography，PET）采用18-氟脱氧葡萄糖（fluorodeoxyglucose，FDG）示踪剂，基于功能活性以区分鉴别代谢活跃的增生性病变如癌症，其可将大多数FDG-高代谢病灶如癌症与良性病灶相鉴别，因为后者除了炎症病变如慢性胰腺炎外大多不能累积FDG。PET用于可疑胰腺癌诊断与分期的效能仍未明确，PET是否能提供比造影剂增强CT更多的信息尚无定论[29]。由于PET影像常于CT之后实施，PET的敏感性及特异性依赖于CT结果而存在差异。阳性结果的CT之后行PET的敏感性与特异性分别为92%（87%~95%）与68%（51%~81%）；若CT结果为阴性，PET敏感性与特异性的相应值则分别为73%（50%~88%）与86%（75%~93%）。血清血糖水平升高增加PET扫描

的假阴性率。已发表的PET诊断胰腺癌的数据存在不一致。一些研究提示PET可诊断CT漏诊的癌症转移病灶[30]，而其他研究则表明，PET通常易漏诊腹膜和其他器官包括肝脏的小转移灶[31]。

更多新近研究对PET/CT的诊断价值进行了探讨，相比单纯PET扫描具有更佳的空间分辨率。一系列病例分析报道，PET/CT与单独CT相比，其诊断胰腺癌的敏感性与特异性分别为89% vs. 93%及69% vs. 21%[32]。PET/CT用于肿瘤分期及远处转移灶诊断优于常规影像学技术（MDCT、CT血管造影术及EUS）（敏感性及特异性分别为89% vs. 56%、100% vs. 95%）。该研究的主要缺陷在于，PET/CT中CT扫描未使用静脉造影剂。若与造影剂增强MDCT相比，当前数据并未显示出PET或PET/CT可获得更多诊断信息。需要进一步研究评估PET用于诊断及分期，尤其是MDCT阴性或不确定病例的价值。

2.5　经内镜逆行胰胆管造影（ERCP）

经内镜逆行胰胆管造影（ERCP）可用于诊断及姑息治疗已知或怀疑胰胆管恶性肿瘤病例。在实施ERCP过程中，自内镜插入导管进入胰腺或胆管。经导管注入显影剂至胰胆管，可获得胰腺管及胆管系统的透射显影图像。与其他影像学技术不同，ERCP可通过针吸活检、细胞刷检和活检钳获得受累胰胆管的组织学诊断。细胞刷检具有35%~70%的敏感性及90%特异性[33]。在实施ERCP过程中对胰胆管联合应用细胞刷检、FNA和钳夹活检三重取样技术，可提高癌症诊断敏感性至77%[34]。ERCP及胆管结构的细胞刷检诊断胆管上皮癌较胰腺癌具有更高的准确性（约80%）[35]。ERCP用于胰腺癌及胆管癌分期的价值有限。

伴有胆道梗阻的胰腺癌及胆管癌患者可行ERCP或外科手术置入胆道支架做姑息治疗。目前证据显示两种方式疗效相当，因此选择取决于临床医疗条件和患者或医生的偏好。ERCP是一种普遍实施的影像学检查技术，该方法在部分医疗资源有限及需住院日更短的病例中可能较手术更为适宜。潜在可切除胰腺癌病例术前是否应行ERCP引流胆道仍有争议，应当基于具体临床情况实施个体化处理。然而，大多数胰腺癌患者为肿瘤不可切除或为临界可切除但需要辅助化疗±放疗，这些患者将从ERCP胆道引流中获益。5%~7%患者行ERCP术后可能会发生急性胰腺炎。胃肠道出血、穿孔、感染及咽喉痛为较少见的并发症。

2.6 内镜超声引导下细针穿刺（EUS/EUS-FNA）

EUS/EUS-FNA可用于胰腺癌或可疑癌症但未能由常规影像学检查确诊的病例。EUS检查初始通常采用径向超声内镜扫描，若为可疑"占位"性病变，则实施线性超声内镜扫描引导下细针穿刺抽吸（fine needle aspiration，FNA）。取原位行EUS-FNA活检。细胞学标本采用快速染色液和巴氏（papanicolaou）法（Pap涂片），收集处理后样本用于石蜡包埋切片。巴氏涂片及石蜡包埋切片之后，按标准化细胞学诊断标准作出最终诊断[36]。若怀疑为神经内分泌肿瘤，则采用特殊细胞学染色。文献报道EUS-FNA诊断胰腺癌的敏感性为80%~95%[37-39]。EUS-FNA诊断胰腺癌的效能似乎会受到最初临床表现为梗阻性黄疸及表现为慢性胰腺炎的影响。无梗阻性黄疸患者，EUS-FNA诊断准确性较高（98.3%）且不会被潜在的慢性胰腺炎明显影响。然而，若患者存在梗阻性黄疸，则EUS-FNA诊断恶性肿瘤的敏感性及准确性显著降低至92.0%及92.5%，特别在合并慢性胰腺炎的肿瘤患者中降低更为明显[40]。若有经验的内镜超声医生行EUS未发现明确的占位病灶，则几乎可100%排除胰腺癌可能[41]。通过对EUS-FNA标本涂片后的切片辅助实施免疫染色，EUS-FNA诊断胰腺癌的准确性可获得进一步提高[42]。若CT及MRI提示为非特异性或微小可疑胰腺癌病变，行EUS可获得更多有价值的诊断信息。早期研究报道中，无黄疸患者的CT及MRI图像表现为"胰头肿大"或"胰腺管扩张和/或无胆总管扩张"，患者发生胰腺恶性肿瘤的概率为9.0%，EUS-FNA应用于这类患者诊断癌症的准确率为99.1%[43]。

EUS用于胰腺癌术前分期以明确肿瘤是否可切除时可能具有一定作用。门静脉及脾静脉受累在EUS图像上可显示得更好。然而，EUS不能可靠地明确肠系膜上动脉（SMA）和肠系膜上静脉（SMV）是否发生肿瘤侵犯。已发表文献中，EUS用于肿瘤T分期的准确性为78%~94%、N分期为64%~82%[44-49]。然而，若存在胆管支架，EUS用于T分期的准确性降至72%[50]。EUS在针对肿瘤胰周转移、腹腔及纵隔淋巴结转移的诊断及活检也具有重要价值。然而，Ahmed等对EUS用于T分期的作用产生质疑，并发现在两项不同的研究中，其分期准确性分别为49%与69%[51-52]。随着CT及MRI技术的发展以及能够实施影像重建，对肿瘤侵犯血管进行更为详细的评估成为可能。EUS影像用于胰腺肿瘤的T分期更多起辅助作用。然而，由于其具有可靠识别腹腔及纵隔淋巴结转移癌的能力，已证实EUS-FNA可用于术前评估肿瘤可切除性[53-54]。EUS的主要劣势在于操作者依赖性，以及能准确报告检查结果的内镜超声专家的缺乏。EUS发生胰腺炎的风险为0.1%~1%。正如其他任何侵入性检查一样，EUS也可能发生如出血、撕裂、麻醉并发症，但较为少见。

综上，MDCT可作为临床怀疑胰腺癌患者行初始影像学检查的优先选择。MRI在胰腺癌诊断中的作用逐渐增加，因此目前MRI和MDCT多交替应用。MRCP用于鉴别胰腺癌及慢性胰腺炎时很有前景。PET扫描可发现隐匿性转移，但其临床获益尚待进一步明确。EUS为诊断胰腺癌最准确的方法，可辅助CT/MRI以明确胰腺癌是否可切除。EUS/EUS-FNA还能在常规影像学检查提示非特异性结果时明确诊断胰腺癌。

声明

本文作者宣称无任何利益冲突。

参考文献

[1] Jemal A, Siegel R, Xu J, Ward E. Cancer statistics, 2010. CA Cancer J Clin 2010; 60: 277-300.

[2] American Cancer Society. What are the key statistics about pancreatic cancer? 2011 Jun 21. In: Pancreatic Cancer [Internet]. American Cancer Society, Inc. c2011. Available from: http://www.cancer.org/cancer/pancreaticcancer/detailedguide/pancreatic-cancer-key-statistics.

[3] Lynch SM, Vrieling A, Lubin JH, Kraft P, Mendelsohn JB, Hartge P, et al. Cigarette smoking and pancreatic cancer: a pooled analysis from the pancreatic cancer cohort consortium. Am J Epidemiol 2009; 170: 403-413.

[4] Tersmette AC, Petersen GM, Offerhaus GJ, Falatko FC, Brune KA, Goggins M, et al. Increased risk of incident pancreatic cancer among first-degree relatives of patients with familial pancreatic cancer. Clin Cancer Res 2001; 7: 738-744.

[5] Lowenfels AB, Maisonneuve P, Cavallini G, Ammann RW, Lankisch PG, Andersen JR, et al. Pancreatitis and the risk of pancreatic cancer. International Pancreatitis Study Group, N Engl J Med 1993; 328: 1433-1437.

[6] Kalser MH, Barkin J, MacIntyre JM. Pancreatic cancer. Assessment of prognosis by clinical presentation. Cancer 1985; 56: 397-402.

[7] Chang MC, Su CH, Sun MS, Huang SC, Chiu CT, Chen MC, et al. Etiology of acute pancreatitis--a multi-center study in

Taiwan, China. Hepatogastroenterology 2003; 50: 1655-1657.

[8] Calle EE, Murphy TK, Rodriguez C, Thun MJ, Heath CW Jr. Diabetes mellitus and pancreatic cancer mortality in a prospective cohort of United States adults. Cancer Causes Control 1998; 9: 403-410.

[9] Agarwal B, Correa AM, Ho L. Survival in pancreatic carcinoma based on tumor size. Pancreas 2008; 36: e15-e20.

[10] Rickes S, Unkrodt K, Neye H, Ocran KW, Wermke W. Differentiation of pancreatic tumours by conventional ultrasound, unenhanced and echo-enhanced power Doppler sonography. Scand J Gastroenterol 2002; 37: 1313-1320.

[11] Catalano C, Laghi A, Fraioli F, Pediconi F, Napoli A, Danti M, et al. Pancreatic carcinoma: the role of high-resolution multislice spiral CT in the diagnosis and assessment of resectability. Eur Radiol 2003; 13: 149-156.

[12] Vargas R, Nino-Murcia M, Trueblood W, Jeffrey RB Jr. MDCT in Pancreatic adenocarcinoma: prediction of vascular invasion and resectability using a multiphasic technique with cur ved planar reformations. AJR Am J Roentgenol 2004; 182: 419-425.

[13] Miura F, Takada T, Amano H, Yoshida M, Furui S, Takeshita K. Diagnosis of pancreatic cancer. HPB (Oxford) 2006; 8: 337-342.

[14] Palazzo L, Roseau G, Gayet B, Vilgrain V, Belghiti J, Fékéte F, et al. Endoscopic ultrasonography in the diagnosis and staging of pancreatic adenocarcinoma. Results of a prospective study with comparison to ultrasonography and CT scan. Endoscopy 1993; 25: 143-150.

[15] Sheridan MB, Ward J, Guthrie JA, Spencer JA, Craven CM, Wilson D, et al. Dynamic contrast-enhanced MR imaging and dual-phase helical CT in the preoperative assessment of suspected pancreatic cancer: a comparative study with receiver operating characteristic analysis. AJR Am J Roentgenol 1999; 173: 583-590.

[16] Amin Z, Theis B, Russell RC, House C, Novelli M, Lees WR. Diagnosing pancreatic cancer: the role of percutaneous biopsy and CT. Clin Radiol 2006; 61: 996-1002.

[17] Ahn SS, Kim MJ, Choi JY, Hong HS, Chung YE, Lim JS. Indicative f indings of pancreatic cancer in prediagnostic CT. Eur Radiol 2009; 19: 2448-2455.

[18] Ichi k awa T, Ha radome H, Hachiya J, Nit ator i T, Ohtomo K, Kinoshita T, et al. Pancreatic ductal adenocarcinoma: preoperative assessment with helical CT versus dynamic MR imaging. Radiology 1997; 202: 655-662.

[19] Prokesch RW, Chow LC, Beaulieu CF, Bammer R, Jeffrey RB Jr. Isoattenuating pancreatic adenocarcinoma at multi-detector row CT: secondary signs. Radiology 2002; 224: 764-768.

[20] Ahualli J. The double duct sign. Radiology 2007; 244: 314-315.

[21] Karmazanovsky G, Fedorov V, Kubyshkin V, Kotchatkov A. Pancreatic head cancer: accuracy of CT in determination of

resectability. Abdom Imaging 2005; 30: 488-500.

[22] Roche CJ, Hughes ML, Garvey CJ, Campbell F, White DA, Jones L, et al. CT and pathologic assessment of prospective nodal staging in patients with ductal adenocarcinoma of the head of the pancreas. AJR Am J Roentgenol 2003; 180: 475-480.

[23] Andersson R, Vagianos CE, Williamson RC. Preoperative staging and evaluation of resectability in pancreatic ductal adenocarcinoma. HPB (Oxford) 2004; 6: 5-12.

[24] Takakura K, Sumiyama K, Munakata K, Ashida H, Arihiro S, Kakutani H, et al. Clinical usefulness of diffusion-weighted MR imaging for detection of pancreatic cancer: comparison with enhanced multidetector-row CT. Abdom Imaging 2011; 36: 457-462.

[25] Adamek HE, Albert J, Breer H, Weitz M, Schilling D, Riemann J F. Pancreatic cancer detection with magnetic resonance cholangiopancreatography and endoscopicr etrograde cholangiopancreatography: a prospective controlled study. Lancet 2000; 356: 190-193.

[26] Varghese JC, Farrell MA, Courtney G, Osborne H, Murray FE, Lee MJ. Role of MR cholangiopancreatography in patients with failed or inadequate ERCP. AJR Am J Roentgenol 1999; 173: 1527-1533.

[27] Johnson PT, Outwater EK. Pancreatic carcinoma versus chronic pancreatitis: dynamic MR imaging. Radiology 1999; 212: 213-218.

[28] Ichikawa T, Sou H, Araki T, Arbab AS, Yoshikawa T, Ishigame K, et al. Duct-penetrating sign at MRCP: usefulness for differentiating inflammatory pancreatic mass from pancreatic carcinomas. Radiology 2001; 221: 107-116.

[29] Sendler A, Avril N, Helmberger H, Stollfuss J, Weber W, Bengel F, et al. Preoperative evaluation of pancreatic masses with positron emission tomography using 18F-f luorodeoxyglucose: diagnostic limitations. World J Surg 2000; 24: 1121-1129.

[30] Nishiyama Y, Yamamoto Y, Yokoe K, Monden T, Sasakawa Y, Tsutsui K, et al. Contribution of whole body FDG-PET to the detection of distant metastasis in pancreatic cancer. Ann Nucl Med 2005; 19: 491-497.

[31] Singer E, Gschwantler M, Plattner D, Kriwanek S, Armbruster C, Schueller J, et al. Differential diagnosis of benign and malign pancreatic masses with 18F-f luordeoxyglucose-positron emission tomography recorded with a dua l-head coinc idence gamma camera . Eur J Gastroenterol Hepatol 2007; 19: 471-478.

[32] Heinrich S, Goerres GW, Schäfer M, Sagmeister M, Bauerfeind P, Pestalozzi BC, et al. Positron emission tomography/ computed tomography inf luences on the management of resectable pancreatic cancer and its cost-effectiveness. Ann Surg 2005; 242: 235-243.

[33] Trent V, Khurana KK, Pisharodi LR. Diagnostic accuracy and clinical utility of endoscopic bile duct brushing in the evaluation

of biliary strictures. Arch Pathol Lab Med 1999；123：712-715.

[34] Jailwala J, Fogel EL, Sherman S, Gottlieb K, Flueckiger J, Bucksot LG, et al. Triple-tissue sampling at ERCP in malignant biliary obstruction. Gastrointest Endosc 2000；51：383-390.

[35] Glasbrenner B, Ardan M, Boeck W, Preclik G, Möller P, Adler G. Prospective evaluation of brush cytology of biliary strictures during endoscopic ret rograde cholangiopancreatography. Endoscopy 1999；31：712-717.

[36] Lin F, Staerkel G. Cytologic criteria for well differentiated adenocarcinoma of the pancreas in fine-needle aspiration biopsy specimens. Cancer 2003；99：44-50.

[37] Siddiqui AA, Brown LJ, Hong SK, Draganova-Tacheva RA, Korenblit J, Loren DE, et al. Relationship of Pancreatic Mass Size and Diagnostic Yield of Endoscopic Ultrasound-Guided Fine Needle Aspiration. Dig Dis Sci 2011；Jun 19 [Epub ahead of print].

[38] Gress FG, Hawes RH, Savides TJ, Ikenberr y SO, Cummings O, Kopecky K, et al. Role of EUS in the preoperative staging of pancreatic cancer: a la rge single-center exper ience. Gast rointest Endosc 1999；50：786-791.

[39] Săftoiu A, Vilmann P. Role of endoscopic ultrasound in the diagnosis and staging of pancreatic cancer. J Clin Ultrasound 2009；37：1-17.

[40] Krishna NB, Mehra M, Reddy AV, Agarwal B. EUS/EUS-FNA for suspected pancreatic cancer: inf luence of chronic pancreatitis and clinical presentation with or without obstructive jaundice on performance characteristics. Gastrointest Endosc 2009；70：70-79.

[41] Bhutani MS, Gress FG, Giovannini M, Erickson RA, Catalano MF, Chak A, et al. The No Endosonographic Detection of Tumor (NEST) Study: a case series of pancreatic cancers missed on endoscopic ultrasonography. Endoscopy 2004；36：385-389.

[42] Agarwal B, Ludwig OJ, Collins BT, Cortese C. Immunostaining as an adjunct to cytology for diagnosis of pancreatic adenocarcinoma. Clin Gastroenterol Hepatol 2008；6：1425-1431.

[43] Agarwal B, Krishna NB, Labundy JL, Safdar R, Akduman EI. EUS and/ or EUS-guided FNA in patients with CT and/or magnetic resonance imaging findings of enlarged pancreatic head or dilated pancreatic duct with or without a dilated common bile duct. Gastrointest Endosc 2008；68：237-242；quiz 334,335.

[44] Gress FG, Hawes RH, Savides TJ, Ikenberr y SO, Cummings O, Kopecky K, et al. Role of EUS in the preoperative staging of

pancreatic cancer: a la rge single-center exper ience. Gast rointest Endosc 1999；50：786-791.

[45] Bronstein YL, Loyer EM, Kaur H, Choi H, David C, DuBrow RA, et al. Detection of small pancreatic tumors with multiphasic helical CT. AJR Am J Roentgenol 2004；182：619-623.

[46] Tio TL, Tytgat GN, Cikot RJ, Houthoff HJ, Sars PR. Ampullopancreatic carcinoma: preoperative TNM classification with endosonography. Radiology 1990；175：455-461.

[47] Grimm H, Maydeo A, Soehendra N. Endoluminal ultrasound for the diagnosis and staging of pancreatic cancer. Baillieres Clin Gastroenterol 1990；4：869-888.

[48] Müller MF, Meyenberger C, Bertschinger P, Schaer R, Marincek B. Pancreatic tumors: evaluation with endoscopic US, CT, and MR imaging. Radiology 1994；190：745-751.

[49] Yasuda K, Mukai H, Nakajima M, Kawai K. Staging of pancreatic carcinoma by endoscopic ultrasonography. Endoscopy 1993；25：151-155.

[50] Fisher JM, Gordon SR, Gardner TB. The impact of prior biliary stenting on the accuracy and complication rate of endoscopic ultrasound fineneedle aspiration for diagnosing pancreatic adenocarcinoma. Pancreas 2011；40：21-24.

[51] Ahmad NA, Lewis JD, Ginsberg GG, Rosato EF, Morris JB, Kochman ML. EUS in preoperative staging of pancreatic cancer. Gastrointest Endosc 2000；52：463-468.

[52] Ahmad NA, Lewis JD, Siegelman ES, Rosato EF, Ginsberg GG, Kochman ML. Role of endoscopic ultrasound and magnetic resonance imaging in the preoperative staging of pancreatic adenocarcinoma. Am J Gastroenterol 2000；95：1926-3191.

[53] Chen VK, Eloubeidi MA. Endoscopic ultrasound-guided fine needle aspiration is superior to lymph node echofeatures: a prospective evaluation of mediastinal and peri-intestinal lymphadenopathy. Am J Gastroenterol 2004；99：628-633.

[54] Bipat S, Phoa SS, van Delden OM, Bossuyt PM, Gouma DJ, Laméris JS, et al. Ultrasonography, computed tomography and magnetic resonance imaging for diagnosis and determining resectability of pancreatic adenocarcinoma: a meta-analysis. J Comput Assist Tomogr 2005；29：438-445.

译者：熊国兵，医学博士，电子科技大学附属医院四川省人民医院
审校：刘荣，解放军总医院

Cite this article as: Tummala P, Junaidi O, Agarwal B. Imaging of pancreatic cancer: an overview. J Gastrointest Oncol 2011;2(3):168-174. doi: 10.3978/j.issn.2078-6891.2011.036

第八章　超声内镜在胰腺癌诊断中的现状及展望

Claudio De Angelis[1] , Rosario Francesco Brizzi[1] , Rinaldo Pellicano[1]

[1]Department of Gastroenterology and Hepatology, Endoscopy and Endosonography Center, San Giovanni Battista Hospital (Molinette), University of Turin, Italy
Correspondence to: Claudio De Angelis, MD. Digestive Endoscopy and Endosonography Center, Department of Gastroenterology and Hepatology, San Giovanni Battista Hospital (Molinette), University of Turin, C.so Bramante 88, 10126 Torino, Italy. Email: eusdeang@hotmail.com or eusdeang@yahoo.it.

摘要：可疑的胰腺病变对临床医生来说可能是一个具有挑战性的诊断难题。在过去的几年里，我们目睹了放射学和核医学成像技术的快速发展。考虑到这些，我们尝试描述超声内镜（endoscopic ultrasound，EUS）在胰腺成像中的新作用，并将其应用于胰腺癌（pancreatic cancer，PC）可共享的诊断和分期算法中。迄今为止，最精确的PC成像技术仍是计算机断层扫描（computed tomography，CT）和EUS。EUS在检测小病灶、评估肿瘤大小和淋巴结受累方面的准确性最高，而螺旋CT或最新的磁共振成像（magnetic resonance imaging，MRI）则是怀疑胰腺病变患者的首选。在行CT或MRI检查后，在下列几种情况下，EUS可作为第二诊断标准：CT／MRI检查结果阴性而临床持续高度怀疑PC，CT／MRI检查结果可疑阳性或需要细胞组织学确诊。在不久的将来，诊断性及治疗性的EUS和胰腺病理学的发展很有可能成为最好的检测平台。

关键词：超声内镜；胰腺癌；多层螺旋计算机断层扫描；细针穿刺；胰腺囊肿；神经内分泌肿瘤

View this article at: http://www.thejgo.org/article/view/952/html

1　引言

胰腺癌（pancreatic cancer，PC）是胃肠道恶性肿瘤中死亡率最高的疾病，在美国的肿瘤相关性死亡中排名第四，且预后极差，胰腺超声内镜最主要的作用之一就是对胰腺癌进行诊断和分期。PC的5年生存率不到5%[1]，2002年美国发现30 000例新发病例，至2004年已增至32 000例[1]，因其侵袭力强、发病率逐渐增长，使得PC已成为人类健康的一大威胁。然而不幸的是绝大多数患者被发现时都是肿瘤晚期，伴随局部进展或远处的广泛转移[2]。外科手术是目前认为唯一可能治愈本病的治疗手段，然而在确诊患者中即使乐观地估计也仅有10%~25%可以接受外科根治性切除手术[3]，而且这部分患者的预后依然欠佳[4]，外科手术后患者的5年生存率依然低于20%[5]。因此，考虑到胰腺外科手术的高昂费用，还有即使由最老练的外科医生操刀也具有的较高并发症和死亡率[6-7]，我们应该重点做好PC的早期诊断，确定符合手术适应证且可以从外科手术中获益的患者。有研究发现，于术前经先进的影像学检查怀疑局部PC的患者，经外科手术可完整切除病灶且切缘阴性者近50%[8]。

胰腺肿瘤对临床医生和影像学来说一直是个挑战，而对于疑似或已确诊的局部PC，针对术前诊断及肿瘤分期选择何种影像学检查最佳，目前仍未达成共识，这导致近年来出现一系列纷杂的诊断指南。

在临床实践中需注意三点：首先需发现病灶，其次需鉴别出良性病变和恶性病变，一旦确诊为恶性病变需于术前进行尽可能精确的肿瘤分期以选择能从根治性切除术中获益的患者。现代影像技术包括腹部超声、CT、MRI和EUS，这些技术较手术探查在创伤和费用方面均有优势。多年来超声内镜一直被认为是胰腺影像检查中的首选，但在过去的10年里，我们目睹了放射及核成像技术的快速发展。考虑到这些新技术迅速提高的灵敏度和准确度，本文对超声内镜在PC方面的应用进行综述及展望。

胰腺超声内镜的重点和难点还包括：

（1）胰腺实质性占位性病变的鉴别诊断（自身免疫性胰腺炎、慢性胰腺炎、十二指肠壁异位胰腺、神经内分泌肿瘤、胰腺转移瘤）；

（2）胰腺囊性病变的鉴别和监测；

（3）壶腹部神经内分泌肿瘤（NETs）的发现、诊断与分期；

（4）存在实质及胰管改变的慢性胰腺炎（CP）的诊断；

（5）特发性急性胰腺炎的诊治流程，用于明确病因、确定患者是否适合行逆行性胰胆管造影（ERCP）及评估病情严重程度。

我们通过对1965—2012年MEDLINE数据库中相关文献的检索来阐述超声内镜在PC方面的应用。数据库检索的时间截点为2012年11月25日，使用主题词包括：胰腺癌、胰腺囊肿、神经内分泌肿瘤、超声内镜、细针穿刺，同时对已发表文章的参考文献列表进行检索。检索结果中每篇文章的标题和摘要均经过检查以排除重复和不相关的文献。

2 EUS面临的挑战

超声内镜是近30年消化内镜中最重要的发明之一。这项技术于20世纪80年代早期开始应用，主要用于克服腹部超声检查胰腺时的成像困难[9]。起初它仅被用作一种单纯的成像方式，随着带有线型或扇形扫描器的新型设备的出现，使得超声探头扫描的图像实现可视化，并从超声内镜的操作通道传出，从而引导探头到达胃肠

道内、外的目标病灶，于是诊断和治疗性的介入EUS于20世纪90年代早期诞生。

多年来，EUS一直被认为是胰腺及肝外胆管的最佳成像技术。如果传感器与腺体的距离足够近，我们可以获得主胰管及其周围实质高分辨率的图像，最小可分辨结构能达到2~3 mm，从而可以使用从7.5~20 MHz范围内的高频探头进行扫描，穿透力越浅，空间分辨率越高[10]。EUS相对于腹部超声、CT及MRI来说，对实质性脏器的显像更加清晰，许多研究结果证实EUS诊断PC的敏感性（98%）较超声（75%）、CT（80%），甚至是血管造影（89%）及其他影像学检查更加突出[11-12]。此外，EUS对直径<3 cm的肿瘤也比较敏感，而超声及CT对此的敏感性则仅有29%[11]。然而，随着多层螺旋CT（MDHCT）的发明引发了一场胰腺影像学的变革，MDHCT具有全新的分辨率，对PC的敏感性达到97%~100%，其中对病灶不可切除的判断可接近100%[13]。同时，MRI自20世纪90年代前期开始发展，近10年在技术和软件方面取得了巨大的进步，其中包括磁共振胰胆管造影和磁共振血管造影术的发明，研究报道MRI诊断PC的敏感性为83%~87%，而特异性为81%~100%。MRI还能用于发现和描述非轮廓变形的胰腺实质性占位，对与肝脏小转移瘤、腹膜及大网膜的转移病灶的敏感性要高于CT，但鉴于MDHCT对PC的高敏感性及MRI的高费用，目前仍不建议将MRI作为PC诊断和分期的首选检查方法[10-14]。

在过去的10年，放射影像技术也在快速发展，如正电子发射断层扫描技术（PET）[15]，以及为了克服PET检查中解剖信息有限，所出现的整合性技术PET/CT[16]。

总之，现代影像技术的发展使得超声内镜的优势降低，包括对肿瘤TN分期的敏感性及精确性，对PC可切除性的预测（例如对血管有无肿瘤侵袭的检测）。多项已发表的研究中，针对疑诊或已确诊的PC的诊断、检测、分期及手术可切除性的预测方面，将EUS与CT或其他影像检查相对比，其研究结果并不一致[12]。例如在Schwarz等[17]的研究中表明对壶腹部肿瘤的敏感性螺旋CT为90%，而EUS则高达97%。对于直径较小的肿瘤EUS依然是敏感性最强的检查方法，可正确检测到全部直径<2 cm的肿瘤。对于手术可切除性的预测，EUS仍是首选，但与螺旋CT差别并不明显。在一项比较EUS与CT于PC术前评估预测的系统回顾性研究中，结果表

明纳入的文献在研究的设计、质量及结果中均存在异质性[18]，造成这一结果的原因可能归结于许多方法学的限制。总体而言，EUS在检测PC、T分期及脾门静脉汇合处是否存在血管侵袭方面要优于CT，而两者在N分期、所有血管侵袭及可切除性评估方面基本相同。PC术前分期及可切除性评估的首选影像方法仍然不能确定，需要采用最先进影像学检查的前瞻性研究来进一步评估。在这个挑战下，介入性超声内镜（EUS引导下细针穿刺或EUS-FNA）应运而生。我们知道相对于EUS的高敏感性，其特异性并不尽如人意，尤其对炎性改变更为明显，而EUS-FNA可以克服EUS区别良恶性病变的特异性问题，提高准确性和特异性的同时却基本保持了高敏感性[12]。实际上在EUS对于胰腺肿瘤的检查中，即使阴性预测值仍不能达到100%，比如一项多中心的回顾性研究表明9名有经验的超声内镜检查医生共漏诊20例胰腺肿瘤。导致EUS假阴性结果的因素包括：慢性胰腺炎、弥漫性浸润癌、突出的腹侧/背侧裂及急性胰腺炎的早期（<4周）。作者建议对于临床上高度疑诊PC的患者，如果EUS检查为阴性，应于2~3个月后复查EUS，这对于检测隐匿性胰腺新生物可能有所帮助[19]。

不管怎样我们不应该提倡这种只有竞争才能生存的主张，而应该海纳百川，综合不同的检查信息进行互补，从而为患者提供最佳的关怀。而这种关怀最重要的一个原则就是为患者提供创伤最小、危险性最低且最易行的检查方法。此外，众所周知EUS对远处转移无法检测，且这项技术目前仍未被普及，检查结果高度取决于操作者。因此，对于疑诊胰腺占位的患者，螺旋CT或更佳的MDHCT将是目前的首要选择。

3　目前EUS在胰腺癌诊断中的作用

结合上文提到的一些概念，针对疑诊PC的患者，我们能够提出一项诊断流程，EUS以可共享性及循证性的方式纳入其中。如前所述，对于临床上疑诊PC病例，初始检查应选择螺旋CT或MDHCT：如果PC存在远处转移（例如肝转移），EUS则不被应用。CT扫描结果被胰腺病理检查否定，在这种情况下需要寻求导致患者症状的其他原因，但如果仍高度怀疑为胰腺疾病时需行EUS检查：如果超声内镜检查提示是一个胰腺病灶，可选择活检或者直接建议外科手术；如果EUS检查结果倾向于良性病变，可建议患者进行随访观察病灶变化。如果胰腺EUS检查结果仍为阴性，基本可排除胰腺疾病。这就是为什么说EUS是具有最高的阴性预测值的检查，其阴性预测值接近100%[19]。

第二种情况：CT检查提示的一些可疑改变或不能确定的胰腺影像，包括<2 cm的实质占位、腺体丰满、肥大或突出。这些CT表现的临床意义不能确定，如何排除PC的可能是令人非常困扰的。在这种情况下，EUS同样因其较高的阴性预测值可被采用[20]，可选择使用实时EUS引导下细针穿刺术用于鉴别诊断恶性肿瘤与炎症[20-21]，这项技术已被证实可克服EUS特异性较差这一缺点。

第三种情况：CT检查诊断为PC。对比增强MDHCT对PC的分期和可切除性评估非常准确[22]，这时基本明确肿瘤可否行手术切除。若可切除，患者即可直接至外科治疗，有些学者为了能尽可能确保这些患者从外科干预中获益，建议同时使用EUS进一步评估[10-23]。对于这些可能手术的患者，一项成本最小化分析进一步支持了MDHCT检查后再行EUS这种序贯性策略[22]。如果以上两种检查方法均确定了肿瘤的可切除性，患者即可至外科接受手术治疗，对于这些病例大多数学者和文献均认为EUS引导下细针穿刺术是没有必要的。但并不是所有的病例都是胰腺导管腺癌，例如：内分泌瘤、淋巴瘤、实体乳头状瘤，或原发于乳腺、肾脏、肾上腺等处的转移瘤，这些肿瘤的预后差异较大，因此需要不同的治疗方法。在这种情况下，如果临床或影像学对于这些占位病变的性质存在疑虑，强烈建议使用EUS引导下细针穿刺术，即使其是可切除的。另一方面，如果MDHCT提示胰腺肿瘤不可切除，这时需要确定肿瘤的病理学或细胞学诊断用于制定姑息性放化疗的方案[10-24]。个别情况下，当MDHCT对肿瘤存在过度分期时，EUS检查可使患者重获手术机会。

4　何时需细胞学或病理学诊断？

这个问题的唯一答案为：当细胞学或病理学诊断能使患者的治疗方案出现变化的时候。因此，我们需要细胞病理学用于：

（1）不能切除的胰腺占位的患者，或因各种原因不适合接受手术而优先选择姑息性放化疗的患者（这是PC患者细胞病理学诊断最主要的指征）[10-24]；

（2）当可切除的占位性病变有证据表明可能不是胰腺导管腺癌，而是其他不同类型肿瘤，更适合于不同的其他治疗策略[25]；

（3）当患者或外科医生希望在手术之前进一步得到细胞病理学的确认；

（4）用于鉴别恶性肿瘤和团块型胰腺炎。

恶性肿瘤和炎症性肿块，尤其是与慢性胰腺炎的鉴别诊断是个充满挑战的难题，这是EUS和其他影像学检查的主要局限性，这限制了EUS在胰腺疾病中最常见的鉴别诊断中的应用价值。在PC合并慢性胰腺炎的患者中EUS的阳性预测值仅为60%[26]。此时病理学诊断的价值就非常明显，但EUS引导下细针穿刺对于慢性胰腺炎仍有其局限性，相比没有慢性炎症的患者敏感性更低，两者的敏感度分别为73.9% vs. 91.3%（P=0.02）[27]。有学者建议可通过一些技巧来提高在慢性胰腺炎中EUS引导下细针穿刺胰腺实质的阳性率：多部位穿刺；重复操作；现场细胞学验证；对于可疑的非胰腺病变如淋巴结或肝脏病变，建议行粗针活检；与一位有经验的细胞病理学家合作。临床工作中一位专业的细胞病理学家在胰腺疾病的诊治中所具有的影响可被以下例子很好的证明：由于细胞病理学家的参与，106例EUS引导下细针穿刺术的敏感性可由72%升至89%[28]。EUS联合新技术如对比增强成像，在胰腺局灶性病灶和PC的鉴别中可提高敏感性和特异性，分别为73%提高至91%，83%提高至93%[29]。另一个新的工具是EUS弹性成像，它通过组织弹性分布的可视化，能够用于鉴别胰腺局灶性占位、鉴别良恶性淋巴结或不同的实质性肿瘤，也许可用于帮助EUS引导下细针穿刺在目标病灶中定位相对应的纤维区域[30]。EUS弹性成像可通过色图（红—绿—蓝色）来显示组织的硬度[31-32]；第二代定量EUS弹性成像的最新数据提示，通过对组织硬度定量和客观的评估，提示胰腺良、恶性病灶的性质，从而鉴别胰腺实质性肿瘤。这些研究结果良好的可重复性已被证明[32]。

5　如何获取胰腺占位性病变的细胞或病理学标本？

通过EUS、ERCP引导或经皮CT、超声引导穿刺都能获得非手术性的胰腺细胞病理学标本。ERCP引导下细胞学刷检的敏感性较低，仅为33%~57%，其特异性为97%~100%[33-35]，即使联合ERCP引导下活检敏感度也不超过70%[34-35]。Rosch等在一项针对胆管狭窄的前瞻性研究中，通过将ERCP引导下细胞学刷检、ERCP引导下活检及EUS引导下细针穿刺术相比较，发现明确胆管狭窄的病因仍是个难题，而EUS引导下细针穿刺术在胰腺病变的诊断中要优于ERCP引导下细胞学刷检或活检

（43% vs. 36%）[36]。经CT或腹部彩超引导下经皮细针穿刺或针芯活检术在明确胰腺恶性病变中的阳性率可达到65%~95%[37-40]，且安全性较高，在腹部活检中死亡率仅为1:1 000[38-41]。随着带有电子线性或扇形扫描器的设备的发展，配合彩色多普勒技术，EUS引导下可行细针穿刺以取得细胞学标本。我们通过对相关文献进行系统综述及Meta分析，以评估EUS-FNA技术在胰腺实质性占位中对胰腺癌的诊断准确率[42]：以不典型结果为阳性，其敏感度为0.88（95% CI：0.847~0.929），特异度为0.960（95% CI：0.922~0.998）；而以不典型结果为阴性，其敏感度为0.812（95% CI：0.750~0.874），特异度为1。以上数据表明EUS-FNA技术在胰腺实质性占位中诊断胰腺癌的准确率较高[43-44]。影响诊断准确率最重要的权重因素为现场细胞学评估和病变大小[44]。近期一项日本的研究结果表明，在缺少现场细胞学评估的条件下，通过4个针道进行穿刺，其诊断胰腺实质性病变的敏感度和特异度分别为93%和100%[45]。在过去的10年中学术界都认为EUS-FNA在诊断PC中危险性较低，其并发症发生率仅为0.3%~1.6%[20,46-48]。然而经皮CT/超声引导下穿刺和EUS引导下内镜技术在诊断性获得胰腺组织方面，哪种技术更具有优势仍存在争议。据我们所知，目前仅有一些回顾性研究[49-50]及一项前瞻性随机研究[51]比较了两种技术在胰腺病变中的应用。其中一项回顾性研究结果表明CT引导下细针穿刺术敏感度优于EUS引导下细针穿刺术（71% vs. 42%）[49]，而另一项回顾性研究结果提示EUS-FNA、CT-FNA和术中活检的准确性基本相似[50]，在唯一一项前瞻性随机交叉试验中，结果表明EUS-FNA诊断PC的敏感度稍高于CT/US-FNA技术，但缺乏具有统计学意义的差异[51]。

那么为何我们选择EUS-FNA取样，而不选择CT/US-FNA？目前的确存在这种争议，原因主要为以下几点：

（1）在其他方法无法定位的小病灶（包括淋巴结）中取样的能力。

（2）顾虑到皮肤或腹膜种植转移：Micame等研究发现在诊断PC中使用EUS-FNA发生腹膜种植转移较经皮细针穿刺低[52]；更短的针道、更细的穿刺针，且通过在随之的手术中可被切除的胃肠壁获取病变标本使发生针道种植转移的风险降至最低。

（3）超声内镜下定位邻近血管的小病灶更有把握，经皮穿刺到达病灶处难度较大。

（4）在EUS检查过程中，有时可提供一些额外的

重要诊断和分期信息。

（5）有些初始数据显示在胰头腺癌的评估中，EUS引导下细针穿刺的成本效益要优于CT-FNA和外科手术[53]。

总之，EUS在疑诊PC的患者中的应用是全面性的，其可通过一次检查提供：

（1）检测病灶（诊断）；

（2）评估肿瘤范围及血管侵犯情况（分期及可切除性评估）；

（3）如果肿瘤不可切除，行活检以明确细胞病理学诊断（EUS-FNA）；

（4）如果患者存在症状，可用于止痛（腹腔神经丛松解术）或治疗黄疸（EUS引导下胆道引流）（姑息性治疗）。

本中心及其他中心均认为经皮FNA将逐渐被胰腺的EUS-FNA所替代，临床医生已认识到EUS-FNA要优于CT/US-FNA，且在部分临床实际工作中已成为首选方法[23-51]。

6　EUS在鉴别和监测胰腺囊性病变中的作用

EUS不仅可用于检测恶性病变的特征性形态学改变，如厚壁、厚的隔膜、巨大隔膜、附壁结节以及占位，还可用于提供胰周组织和胰管的解剖学信息以诊断有无慢性胰腺炎或与胰管相通的囊性病变[54]。近期的文献数据表明，在临床工作中EUS鉴别良、恶性病变的准确度为43%~93%，观察者间一致性为50%[55-56]，而分泌素MRCP对于胰管解剖的可视性最佳。因此，仅凭EUS提供的信息对于临床决策是不足的，但目前EUS已不仅限于影像学检查：EUS-FNA可用于明确胰腺囊性病变的性质，EUS-FNA还可提供细胞学、黏度、淀粉酶水平、CEA及穿刺液的分子学分析等信息[56-59]。EUS-FNA操作相对安全，并发症发生率仅为2.2%（最主要为胰腺炎）[60-61]。通过EUS-FNA可明确囊性病变的部位、形态，引导穿刺针至囊壁、附壁结节、组织碎片、隔膜或相关的占位，为此，我们应用不同型号的穿刺针（25、22、19号针头或切割针），使用1~3个针道，且必须预防性使用抗生素。再次回顾文献的相关数据[56-59]，穿刺液的报告中应包括以下相关数据：

（1）CEA水平：

1）<5 ng/mL，浆液性腺瘤或假性囊肿；

2）>800 ng/mL，黏液性腺瘤（MCA）或癌；

3）CEA是鉴别黏液或非黏液性囊肿的最准确指标，但无法区分出导管内乳头状黏液瘤（IPMN）和MCA，也无法鉴别良、恶性黏液性囊肿。

（2）高淀粉酶：假性囊肿或IPMN。

此外，我们知道细胞学对于恶性病变的检测和诊断是不敏感的，手术相关性EUS-FNA的准确性为55%~97%。

吸引出的囊液可通过新的生化分析工具——免疫分子分析（如K-ras、p53、黏蛋白模式、端粒酶、PCNA、VEGE、MMP-7等）以获取更多的信息[62]。我们曾报道过穿刺液中高水平嗜铬粒蛋白A可能有助于胰腺神经内分泌囊性肿瘤的诊断[63]。来自美国[64-65]、西班牙[66-67]及本研究组[68]的相关数据提示，使用细胞刷检获取细胞学标本的诊断阳性率要高于EUS-FNA，且细胞刷较标准细针穿刺更有可能获得足够的黏液上皮标本，但需警惕细胞刷检可能出现的严重并发症，发生率在0~22.7%，包括急性胰腺炎、严重出血、少量出血、自限性腹痛或轻微腹部不适，有报道曾有1例死亡[66]。一项关于无症状性偶发孤立性胰腺囊性肿瘤的成本效益分析提示，通过EUS-FNA和细胞穿刺液分析对于病灶恶性潜能的危险分层是最有效的[69]。

总之，为了明确一个胰腺囊性病变的性质仅凭CT、MRI和EUS可能是不足的，EUS-FNA联合穿刺液的细胞学、CEA和淀粉酶水平检测对于诊断有所帮助。Trucut活检术是可行的，但目前对于新的Pro-core针尚无任何研究数据。众所周知，细胞刷检是可行的，较标准细针穿刺术它能提供更好的结果，但必须考虑发生并发症的风险。起始检查应以EUS和分泌素MRCP为最佳选择，而临床决策应基于患者、手术医生的专业水平及预后实行个体化决策。MRCP联合EUS或单独行MRCP检查是术后随访的最佳选择[70]。

7　EUS对胰十二指肠神经内分泌肿瘤的检测、诊断及分期

胰十二指肠NETs在诊断、检测、分期及治疗中存在许多问题。为了获得更好的外科治疗效果，在选择治疗方案、选择手术方式、优化治疗方法、限制手术的时间和复杂度等方面，术前正确的诊断、检测和分期是十分必要的。临床中在这种情况下通常采用内镜技术就是EUS。在过去ERCP是唯一可用于诊断胰腺NETs的内镜技术，而目前ERCP基本已不用于诊断（由MRCP和

EUS代替），但当需行胆道或胰管引流时，ERCP仍无可替代。胰腺NETs在超声内镜下最主要表现为均质性回声，低回声也较常见，而无回声少见，常为囊性或钙化区。在超过84%的患者中边界清晰，有时表现为低回声边界[71]。尽管因本病罕见导致病例数较少，在几项研究中，研究结果显示EUS对于胰十二指肠NETs具有高度敏感性及特异性，其发现率为57%~89%[71-74]。EUS发现胰腺肿瘤的敏感性为80%~90%，而对胰腺外病灶的敏感性则降至30%~50%，主要为十二指肠壁内的胃泌素瘤。对于胰腺外病灶最敏感的技术为术中内镜透射检查（敏感性接近83%），十二指肠切除术可使敏感性提高近15%[75]。虽然超声内镜对于术者的依赖性很强，且其声波扩散不够充分，但超声内镜对于胰腺小NETs的术前检测精确度较高，在临床中它是最敏感的术前检测和分期方式，因其良好的成本效益比（便宜、省时、安全），应于诊断早期使用。

然而，不得不说的是在过去的几年里放射技术，尤其是MDHCT和MRI在软件和硬件方面取得了巨大的进步，在近期有更多的研究将EUS和多期螺旋CT两者的敏感性相比较，以定位胰腺胰岛细胞瘤为例，二者无明显差异，即使目前相关的比较性数据仍较少。因此可以明确地说检测胰岛细胞瘤最有效的工具就是同时使用EUS和MDHCT[76-77]。

胃泌素瘤的术前检测仍然是个难题，这也许和其多年来常被报道为胰腺外生长有关（超过50%的病例）。生长于胰腺的胃泌素瘤并不像既往认为的仅出现在胰腺头部（也就是所谓的胃泌素瘤三角），现在发现其在体部和尾部的发现率有所增加。生长于十二指肠壁的病灶往往较胰腺内的要小的多（9.6 mm vs. 28.7 mm）。目前没有数据能够证实螺旋CT能够填补EUS在诊断胃泌素瘤和胰岛细胞瘤中敏感性不足的缺点。EUS发现胰腺胃泌素瘤的敏感性为75%~94%，发现胰周淋巴结的敏感性为58%~82%，而对十二指肠壁的胃泌素瘤则下降至11%~50%[77]。同样的问题出现在多发性内分泌腺瘤综合征1型（MEN1）患者中，其肿瘤往往较小（1.1 cm）且多发（平均3.3个病灶/患者）。在一项临床研究中，对13例MEN1患者使用EUS进行为期8年的随访，在11例患者中发现了胰腺肿瘤的出现[78]。看起来对这些患者进行积极地筛查，可以改善患者的预后[79-81]，但目前并无共识。尽管如此，有多项报道提示EUS在检测和随访无症状MEN1患者的胰腺内小内分泌肿瘤中是有效的[78-81]。

线形电子扫描仪于20世纪90年代被采用，使得EUS引导细针穿刺成为可能，从而提高了诊断胰腺癌和淋巴结转移的特异性[20]。有部分研究报道了EUS-FNA在诊断有功能的胰腺NETs[80]有效或在有功能/无功能NETs[82-88]同样有效。EUS-FNA较CT-FNA在诊断胰腺癌和胰腺NETs均具有优势[88]。有研究报道，通过对EUS-FNA得到的细胞样品进行分子生物学分析可能预测其生物学行为及结果，这种方法可以有效降低因单独使用EUS检查而导致的假阳性结果，而这种假阳性结果多由于胰腺内或胰周的淋巴结以及脾结节所致。在小的胰腺NET中使用EUS引导下注射亚甲基蓝染色可便于术中定位。通过使用超声下对比造影剂，使得新一代的线型及径向电子EUS能够使用彩色多普勒的相关功能。这些技术有助于对血供丰富的小胰腺结节进行定位和鉴别诊断[89]。

8 展望

导管内超声或三维导管内超声也许将进一步增强EUS在胆管和胰腺疾病诊断和分期方面的优势[90]。超声内镜下逆行性胰胆管造影术（EURCP）这项新技术可能开创一个新的诊断和治疗的前沿[91]，随着某些重要的技术取得进展，我们将可能在同一台机器中实现使用EUS、EUS-FNA进行精确诊断，并同时使用ERCP、EUS用于治疗。当有经验的医生操作这种仪器时，我们可以预见的是患者和整个卫生保健系统将更加受益。今天EUS正经历着内镜的发展步伐，正从一个单纯的诊断技术向治疗方式过渡，由此我们希望EUS在不远的将来能够引导更多的治疗性操作，如消融技术[92-93]、注射治疗[94-95]、消化道吻合[96-97]。遗憾的是上述这些新技术的发展到目前为止因某些原因非常缓慢（手术内镜超声技师人数少；因市场过小导致制造商缺乏在EUS及其配件领域的研发动力；CT、MRI及血管介入放射学的竞争）。

9 结论

到目前为止，对胰腺最精确的影像学检查仍是对比增强多层螺旋CT（CE MDHCT）和EUS，这些手段具有最佳的成本效益，且对于绝大多数胰腺疾病的诊断和分期是最精确的。对比增强螺旋CT或更好的MDHCT应为疑诊PC患者的首选检查方式，它已替代数字减影血管造影用于评估血管浸润，在评估局部进展和血管受累方面的准确性已接近甚至高于EUS。EUS在检测小病灶、评估肿瘤大小及淋巴结转移方面最为精准。经过对比增强螺旋CT、MDHCT或MRI的一线筛查后，某些疾病仍需要行EUS以进一步明确诊断：CT/MRI检查阴性，而临床高度怀疑PC者；CT/MRI检查不确定者，需细胞-组织学进一步确诊。事实上在不同的地区使用何种影像学检查用于诊断或分期取决于当地可用的高端影像技术及操作者的专业水平。我们认为，EUS引导下的治疗手段不久将会在EUS的临床应用中大展宏图，同时，胰腺病理学检查将会是未来EUS最好的测试平台。

声明

本文作者宣称无任何利益冲突。

参考文献

[1] Jemal A，Murray T，Ward E，et al. Cancer statistics，2005. CA Cancer J Clin 2005；55：10-30.

[2] DiMagno EP，Reber HA，Tempero MA. AGA technical review on the epidemiology，diagnosis，and treatment of pancreatic ductal adenocarcinoma. American Gastroenterological Association. Gastroenterology 1999；117：1464-1484.

[3] Hawes RH，Xiong Q，Waxman I，et al. A multispecialty approach to the diagnosis and management of pancreatic cancer. Am J Gastroenterol 2000；95：17-31.

[4] Ahmad NA，Lewis JD，Ginsberg GG，et al. Long term survival after pancreatic resection for pancreatic adenocarcinoma. Am J Gastroenterol 2001；96：2609-2615.

[5] Richter A，Niedergethmann M，Sturm JW，et al. Long-term results of partial pancreaticoduodenectomy for ductal adenocarcinoma of the pancreatic head：25-year experience. World J Surg 2003；27：324-329.

[6] Pedrazzoli S，DiCarlo V，Dionigi R，et al. Standard versus extended lymphadenectomy associated with pancreatoduodenectomy in the surgical treatment of adenocarcinoma of the head of the pancreas：a multicenter，prospective，randomized study. Lymphadenectomy Study Group. Ann Surg 1998；228：508-517.

[7] Yeo CJ，Cameron JL，Lillemoe KD，et al. Pancreaticoduodenectomy with or without distal gastrectomy and extended retroperitoneal lymphadenectomy for periampullary adenocarcinoma，part 2：randomized controlled trial evaluating survival，morbidity，and mortality. Ann Surg 2002；236：355-366；discussion 366-368.

[8] DeWitt J，Devereaux B，Chriswell M，et al. Comparison of endoscopic ultrasonography and multidetector computed tomography for detecting and staging pancreatic cancer. Ann Intern Med 2004；141：753-763.

[9] DiMagno EP. Ultrasonic endoscope. Lancet 1980；1：629-631.

[10] Michl P，Pauls S，Gress TM. Evidence-based diagnosis and staging of pancreatic cancer. Best Pract Res Clin Gastroenterol 2006；20：227-251.

[11] Palazzo L，Roseau G，Gayet B，et al. Endoscopic ultrasonography in the diagnosis and staging of pancreatic adenocarcinoma. Results of a prospective study with comparison to ultrasonography and CT scan. Endoscopy 1993；25：143-150.

[12] Fusaroli P，Kypraios D，Caletti G，et al. Pancreatico-biliary endoscopic ultrasound：a systematic review of the levels of evidence，performance and outcomes. World J Gastroenterol 2012；18：4243-4256.

[13] Miller FH，Rini NJ，Keppke AL. MRI of adenocarcinoma of the pancreas. AJR Am J Roentgenol 2006；187：W365-74.

[14] Friess H，Langhans J，Ebert M，et al. Diagnosis of pancreatic cancer by 2[18F]-fluoro-2-deoxy-D-glucose positron emission tomography. Gut 1995；36：771-777.

[15] Lytras D，Connor S，Bosonnet L，et al. Positron emission tomography does not add to computed tomography for the diagnosis and staging of pancreatic cancer. Dig Surg 2005；22：55-61；discussion 62.

[16] Heinrich S，Goerres GW，Schäfer M，et al. Positron emission tomography/computed tomography influences on the management of resectable pancreatic cancer and its cost-effectiveness. Ann Surg 2005；242：235-243.

[17] Schwarz M，Pauls S，Sokiranski R，et al. Is a preoperative multidiagnostic approach to predict surgical resectability of periampullary tumors still effective？ Am J Surg 2001；182：243-249.

[18] Dewitt J，Devereaux BM，Lehman GA，et al. Comparison of endoscopic ultrasound and computed tomography for the preoperative evaluation of pancreatic cancer：a systematic review. Clin Gastroenterol Hepatol 2006；4：717-725.

[19] Klapman JB，Chang KJ，Lee JG，et al. Negative predictive value of endoscopic ultrasound in a large series of patients with a clinical suspicion of pancreatic cancer. Am J Gastroenterol 2005；100：2658-2661.

[20] Wiersema MJ，Vilmann P，Giovannini M，et al. Endosonography-guided fine-needle aspiration biopsy：diagnostic accuracy and complication assessment. Gastroenterology 1997；112：1087-1095.

[21] Ho S，Bonasera RJ，Pollack BJ，et al. A single-center experience of endoscopic ultrasonography for enlarged pancreas on computed tomography. Clin Gastroenterol Hepatol 2006；4：98-103.

[22] Soriano A，Castells A，Ayuso C，et al. Preoperative staging and tumor resectability assessment of pancreatic cancer：prospective

study comparing endoscopic ultrasonography, helical computed tomography, magnetic resonance imaging, and angiography. Am J Gastroenterol 2004; 99: 492-501.

[23] Santo E. Pancreatic cancer imaging: which method? JOP 2004; 5: 253-257.

[24] Brugge WR. Pancreatic fine needle aspiration: to do or not to do? JOP 2004; 5: 282-288.

[25] Ginès A, Vazquez-Sequeiros E, Soria MT, et al. Usefulness of EUS-guided fine needle aspiration (EUS-FNA) in the diagnosis of functioning neuroendocrine tumors. Gastrointest Endosc 2002; 56: 291-296.

[26] Barthet M, Portal I, Boujaoude J, et al. Endoscopic ultrasonographic diagnosis of pancreatic cancer complicating chronic pancreatitis. Endoscopy 1996; 28: 487-491.

[27] Varadarajulu S, Tamhane A, Eloubeidi MA. Yield of EUS-guided FNA of pancreatic masses in the presence or the absence of chronic pancreatitis. Gastrointest Endosc 2005; 62: 728-36; quiz 751, 753.

[28] Alsibai KD, Denis B, Bottlaender J, et al. Impact of cytopathologist expert on diagnosis and treatment of pancreatic lesions in current clinical practice. A series of 106 endoscopic ultrasound-guided fine needle aspirations. Cytopathology 2006; 17: 18-26.

[29] Hocke M, Schulze E, Gottschalk P, et al. Contrast-enhanced endoscopic ultrasound in discrimination between focal pancreatitis and pancreatic cancer. World J Gastroenterol 2006; 12: 246-250.

[30] Saftoiu A, Vilman P. Endoscopic ultrasound elastography-- a new imaging technique for the visualization of tissue elasticity distribution. J Gastrointestin Liver Dis 2006; 15: 161-165.

[31] Iglesias-Garcia J, Larino-Noia J, Abdulkader I, et al. Quantitative endoscopic ultrasound elastography: an accurate method for the differentiation of solid pancreatic masses. Gastroenterology 2010; 139: 1172-1180.

[32] Săftoiu A, Vilmann P, Gorunescu F, et al. Accuracy of endoscopic ultrasound elastography used for differential diagnosis of focal pancreatic masses: a multicenter study. Endoscopy 2011; 43: 596-603.

[33] Ponchon T, Gagnon P, Berger F, et al. Value of endobiliary brush cytology and biopsies for the diagnosis of malignant bile duct stenosis: results of a prospective study. Gastrointest Endosc 1995; 42: 565-572.

[34] Pugliese V, Conio M, Nicolò G, et al. Endoscopic retrograde forceps biopsy and brush cytology of biliary strictures: a prospective study. Gastrointest Endosc 1995; 42: 520-526.

[35] Duggan MA, Brasher P, Medlicott SA. ERCP-directed brush cytology prepared by the Thinprep method: test performance and morphology of 149 cases. Cytopathology 2004; 15: 80-86.

[36] Rösch T, Hofrichter K, Frimberger E, et al. ERCP or EUS for tissue diagnosis of biliary strictures? A prospective comparative study. Gastrointest Endosc 2004; 60: 390-396.

[37] Pinto MM, Avila NA, Criscuolo EM. Fine needle aspiration of the pancreas. A five-year experience. Acta Cytol 1988; 32: 39-42.

[38] Neuerburg J, Günther RW. Percutaneous biopsy of pancreatic lesions. Cardiovasc Intervent Radiol 1991; 14: 43-49.

[39] Di Stasi M, Lencioni R, Solmi L, et al. Ultrasound-guided fine needle biopsy of pancreatic masses: results of a multicenter study. Am J Gastroenterol 1998; 93: 1329-1333.

[40] Brandt KR, Charboneau JW, Stephens DH, et al. CT- and US-guided biopsy of the pancreas. Radiology 1993; 187: 99-104.

[41] Smith EH. Complications of percutaneous abdominal fine-needle biopsy. Radiology 1991; 178: 253-258. Review.

[42] De Angelis C, Senore C, Ciccone G, et al. Accuracy of endoscopic ultrasound guided fine needle aspiration (FNA) in the diagnosis of solid pancreatic masses: a systematic review of the literature. Endoscopy 2005; 37: A282-A283.

[43] Baghbanian M, Shabazkhani B, Ghofrani H, et al. Efficacy of endoscopic ultrasound guided fine needle aspiration in patients with solid pancreatic neoplasms. Saudi J Gastroenterol 2012; 18: 358-363.

[44] Haba S, Yamao K, Bhatia V, et al. Diagnostic ability and factors affecting accuracy of endoscopic ultrasound-guided fine needle aspiration for pancreatic solid lesions: Japanese large single center experience. J Gastroenterol 2012. [Epub ahead of print].

[45] Suzuki R, Irisawa A, Bhutani MS, et al. Prospective evaluation of the optimal number of 25-gauge needle passes for endoscopic ultrasound-guided fine-needle aspiration biopsy of solid pancreatic lesions in the absence of an onsite cytopathologist. Dig Endosc 2012; 24: 452-456.

[46] Williams DB, Sahai AV, Aabakken L, et al. Endoscopic ultrasound guided fine needle aspiration biopsy: a large single centre experience. Gut 1999; 44: 720-726.

[47] O'Toole D, Palazzo L, Hammel P, et al. Macrocystic pancreatic cystadenoma: The role of EUS and cyst fluid analysis in distinguishing mucinous and serous lesions. Gastrointest Endosc 2004; 59: 823-829.

[48] Buscarini E, De Angelis C, Arcidiacono PG, et al. Multicentre retrospective study on endoscopic ultrasound complications. Dig Liver Dis 2006; 38: 762-767.

[49] Qian X, Hecht JL. Pancreatic fine needle aspiration. A comparison of computed tomographic and endoscopic ultrasonographic guidance. Acta Cytol 2003; 47: 723-726.

[50] Mallery JS, Centeno BA, Hahn PF, et al. Pancreatic tissue sampling guided by EUS, CT/US, and surgery: a comparison of sensitivity and specificity. Gastrointest Endosc 2002; 56: 218-224.

[51] Horwhat JD, Paulson EK, McGrath K, et al. A randomized comparison of EUS-guided FNA versus CT or US-guided FNA for the evaluation of pancreatic mass lesions. Gastrointest Endosc 2006; 63: 966-975.

[52] Micames C, Jowell PS, White R, et al. Lower frequency of peritoneal carcinomatosis in patients with pancreatic cancer diagnosed by EUS-guided FNA vs. percutaneous FNA. Gastrointest Endosc 2003; 58: 690-695.

[53] Harewood GC, Wiersema MJ. A cost analysis of endoscopic ultrasound in the evaluation of pancreatic head adenocarcinoma. Am J Gastroenterol 2001; 96: 2651-2656.

[54] Brugge WR. The role of EUS in the diagnosis of cystic lesions of the pancreas. Gastrointest Endosc 2000; 52: S18-S22.

[55] Ahmad NA, Kochman ML, Brensinger C, et al. Interobserver agreement among endosonographers for the diagnosis of neoplastic versus non-neoplastic pancreatic cystic lesions. Gastrointest Endosc 2003; 58: 59-64.

[56] de Jong K, Verlaan T, Dijkgraaf MG, et al. Interobserver agreement for endosonography in the diagnosis of pancreatic cysts. Endoscopy 2011; 43: 579-584.

[57] Attasaranya S, Pais S, LeBlanc J, et al. Endoscopic ultrasound-guided fine needle aspiration and cyst fluid analysis for pancreatic cysts. JOP 2007; 8: 553-563.

[58] Bhutani MS, Gupta V, Guha S, et al. Pancreatic cyst fluid analysis--a review. J Gastrointestin Liver Dis 2011; 20: 175-180.

[59] Khalid A, Zahid M, Finkelstein SD, et al. Pancreatic cyst fluid DNA analysis in evaluating pancreatic cysts: a report of the PANDA study. Gastrointest Endosc 2009; 69: 1095-1102.

[60] Carrara S, Arcidiacono PG, Mezzi G, et al. Pancreatic endoscopic ultrasound-guided fine needle aspiration: complication rate and clinical course in a single centre. Dig Liver Dis 2010; 42: 520-523.

[61] Lee LS, Saltzman JR, Bounds BC, et al. EUS-guided fine needle aspiration of pancreatic cysts: a retrospective analysis of complications and their predictors. Clin Gastroenterol Hepatol 2005; 3: 231-236.

[62] Jeurnink SM, Vleggaar FP, Siersema PD. Overview of the clinical problem: facts and current issues of mucinous cystic neoplasms of the pancreas. Dig Liver Dis 2008; 40: 837-846.

[63] Maletta F, Pacchioni D, Carucci P, et al. Analysis of cyst fluid obtained by endoscopic ultrasound-guided fine-needle aspiration supporting the diagnosis of a pancreatic neuroendocrine neoplasm. Endoscopy 2011; 43: E34-E35.

[64] Al-Haddad M, Raimondo M, Woodward T, et al. Safety and efficacy of cytology brushings versus standard FNA in evaluating cystic lesions of the pancreas: a pilot study. Gastrointest Endosc 2007; 65: 894-898.

[65] Al-Haddad M, Gill KR, Raimondo M, et al. Safety and efficacy of cytology brushings versus standard fine-needle aspiration in evaluating cystic pancreatic lesions: a controlled study. Endoscopy 2010; 42: 127-132.

[66] Sendino O, Fernández-Esparrach G, Solé M, et al. Endoscopic ultrasonography-guided brushing increases cellular diagnosis of pancreatic cysts: A prospective study. Dig Liver Dis 2010; 42: 877-881.

[67] Lozano MD, Subtil JC, Miravalles TL, et al. EchoBrush may be superior to standard EUS-guided FNA in the evaluation of cystic lesions of the pancreas: preliminary experience. Cancer Cytopathol 2011; 119: 209-214.

[68] Bruno M, Bosco M, Carucci P, et al. Preliminary experience with a new cytology brush in EUS-guided FNA. Gastrointest Endosc 2009; 70: 1220-1224.

[69] Das A, Ngamruengphong S, Nagendra S, et al. Asymptomatic pancreatic cystic neoplasm: a cost-effectiveness analysis of different strategies of management. Gastrointest Endosc 2009; 70: 690-699.e6.

[70] Al-Haddad M, Schmidt MC, Sandrasegaran K, et al. Diagnosis and treatment of cystic pancreatic tumors. Clin Gastroenterol Hepatol 2011; 9: 635-648.

[71] De Angelis C, Repici A, Arena V, et al. Preoperative endoscopic ultrasonography in decision making and management for pancreatic endocrine tumors: a 6-year experience. Endoscopy 1998; 30: A182-A186.

[72] Schumacher B, Lübke HJ, Frieling T, et al. Prospective study on the detection of insulinomas by endoscopic ultrasonography. Endoscopy 1996; 28: 273-276.

[73] Anderson MA, Carpenter S, Thompson NW, et al. Endoscopic ultrasound is highly accurate and directs management in patients with neuroendocrine tumors of the pancreas. Am J Gastroenterol 2000; 95: 2271-2277.

[74] Sotoudehmanesh R, Hedayat A, Shirazian N, et al. Endoscopic ultrasonography (EUS) in the localization of insulinoma. Endocrine 2007; 31: 238-241.

[75] Frucht H, Norton JA, London JF, et al. Detection of duodenal gastrinomas by operative endoscopic transillumination. A prospective study. Gastroenterology 1990; 99: 1622-1627.

[76] Gouya H, Vignaux O, Augui J, et al. CT, endoscopic sonography, and a combined protocol for preoperative evaluation of pancreatic insulinomas. AJR Am J Roentgenol 2003; 181: 987-992.

[77] McLean AM, Fairclough PD. Endoscopic ultrasound in the localisation of pancreatic islet cell tumours. Best Pract Res Clin Endocrinol Metab 2005; 19: 177-193.

[78] Wamsteker EJ, Gauger PG, Thompson NW, et al. EUS detection of pancreatic endocrine tumors in asymptomatic patients with type 1 multiple endocrine neoplasia. Gastrointest

Endosc 2003；58：531-535.

[79] Gauger PG，Scheiman JM，Wamsteker EJ，et al. Role of endoscopic ultrasonography in screening and treatment of pancreatic endocrine tumours in asymptomatic patients with multiple endocrine neoplasia type 1. Br J Surg 2003；90：748-754.

[80] Langer P，Kann PH，Fendrich V，et al. Prospective evaluation of imaging procedures for the detection of pancreaticoduodenal endocrine tumors in patients with multiple endocrine neoplasia type 1. World J Surg 2004；28：1317-1322.

[81] Hellman P，Hennings J，Akerström G，et al. Endoscopic ultrasonography for evaluation of pancreatic tumours in multiple endocrine neoplasia type 1. Br J Surg 2005；92：1508-1512.

[82] Ginès A，Vazquez-Sequeiros E，Soria MT，et al. Usefulness of EUS-guided fine needle aspiration (EUS-FNA) in the diagnosis of functioning neuroendocrine tumors. Gastrointest Endosc 2002；56：291-296.

[83] Voss M，Hammel P，Molas G，et al. Value of endoscopic ultrasound guided fine needle aspiration biopsy in the diagnosis of solid pancreatic masses. Gut 2000；46：244-249.

[84] Ardengh JC，de Paulo GA，Ferrari AP. EUS-guided FNA in the diagnosis of pancreatic neuroendocrine tumors before surgery. Gastrointest Endosc 2004；60：378-384.

[85] Gu M，Ghafari S，Lin F，et al. Cytological diagnosis of endocrine tumors of the pancreas by endoscopic ultrasound-guided fine-needle aspiration biopsy. Diagn Cytopathol 2005；32：204-210.

[86] Chang F，Vu C，Chandra A，et al. Endoscopic ultrasound-guided fine needle aspiration cytology of pancreatic neuroendocrine tumours：cytomorphological and immunocytochemical evaluation. Cytopathology 2006；17：10-17.

[87] Jani N，Khalid A，Kaushik N，et al. EUS-guided FNA diagnosis of pancreatic endocrine tumors：new trends identified. Gastrointest Endosc 2008；67：44-50.

[88] Jhala D，Eloubeidi M，Chhieng DC，et al. Fine needle aspiration biopsy of the islet cell tumor of pancreas：a comparison between computerized axial tomography and endoscopic ultrasound-guided fine needle aspiration biopsy. Ann Diagn Pathol 2002；6：106-112.

[89] De Angelis C，Pellicano R，Rizzetto M，et al. Role of endoscopy in the management of gastroenteropancreatic neuroendocrine tumours. Minerva Gastroenterol Dietol 2011；57：129-137.

[90] Inui K，Yoshino J，Okushima K，et al. Intraductal EUS. Gastrointest Endosc 2002；56：S58-S62.

[91] Rocca R，De Angelis C，Castellino F，et al. EUS diagnosis and simultaneous endoscopic retrograde cholangiography treatment of common bile duct stones by using an oblique-viewing echoendoscope. Gastrointest Endosc 2006；63：479-484.

[92] Arcidiacono PG，Carrara S，Reni M，et al. Feasibility and safety of EUS-guided cryothermal ablation in patients with locally advanced pancreatic cancer. Gastrointest Endosc 2012；76：1142-1151.

[93] Simon CJ，Dupuy DE，Mayo-Smith WW. Microwave ablation：principles and applications. Radiographics 2005；25：S69-S83.

[94] Chang KJ，Nguyen PT，Thompson JA，et al. Phase I clinical trial of allogeneic mixed lymphocyte culture (cytoimplant) delivered by endoscopic ultrasound-guided fine-needle injection in patients with advanced pancreatic carcinoma. Cancer 2000；88：1325-1335.

[95] Aslanian H，Salem RR，Marginean C，et al. EUS-guided ethanol injection of normal porcine pancreas：a pilot study. Gastrointest Endosc 2005；62：723-727.

[96] Giovannini M，Dotti M，Bories E，et al. Hepaticogastrostomy by echo-endoscopy as a palliative treatment in a patient with metastatic biliary obstruction. Endoscopy 2003；35：1076-1078.

[97] Yamao K，Sawaki A，Takahashi K，et al. EUS-guided choledochoduodenostomy for palliative biliary drainage in case of papillary obstruction：report of 2 cases. Gastrointest Endosc 2006；64：663-667.

译者：王维，兰州军区总医院
　　　孟令威，四川大学华西医院上锦院区/成都上锦南府医院，住院医师
审校：赵文星，主任医师、硕士生导师，徐州医科大学附属医院普外科副主任、肿瘤外科副主任、医务处副处长。

Cite this article as: De Angelis C，Brizzi RF，Pellicano R. Endoscopic ultrasonography for pancreatic cancer: current and future perspectives. J Gastrointest Oncol 2013;4(2):220-230. doi: 10.3978/j.issn.2078-6891.2013.002

第九章　胰腺癌的延误诊断在北非青壮年人群中更常见

Feriel Sellam[1], Noria Harir[1], Méghit B. Khaled[1], Nesrine M. Mrabent[1], Rachida Salah[1], Arslane Benchouk[2], Mustapha Diaf[1]

[1]Department of Biology, Djillali Liabes University, Sidi bel Abbes, Algeria; [2]Military Hospital of Oran (HMRUO), Oran, Algeria
Correspondence to: Feriel Sellam. PhD Candidate in Cellular Biology and Pathology, Department of Biology, Djillali Liabes University of Sidi bel Abbes (Ex ITMA), Sidi bel Abbes, Algeria. Email: mayflowerboat@live.fr.

背景：胰腺癌是世界范围内最具挑战性的实体肿瘤之一，以高度侵袭性为特征，并且整体预后不佳、发病率等同于死亡率。

目的：为了更新北非胰腺癌的发病率和演变规律，我们对阿尔及利亚的3个不同地区：西迪贝勒阿巴斯、奥兰和特莱姆森最近8年（2006—2013年）胰腺癌患者的流行病学资料进行了回顾性研究。

方法：我们进行了基于医院的回顾性研究，分析了2006—2013年在北非地区——阿尔及利亚西部3所不同水平的医疗中心登记、评估和治疗过的160名胰腺癌患者的资料。

结果：研究期间，160名被诊断为胰腺癌的患者，平均年龄为66.2岁，性别比例为1.65，其他变量如吸烟史、酗酒史、肿瘤位置、组织学类型以及诊断分期也被纳入研究中。统计学分析显示21~40岁年龄组的患者和疾病的进展期（基于TNM分期）存在着非常显著的相关性（$P=0.02$）。

结论：在北非地区，青壮年胰腺癌患者确诊时大多处于疾病的进展期。

关键词：胰腺癌；青壮年；延误诊断；北非

View this article at: http://dx.doi.org/10.3978/j.issn.2078-6891.2015.051

1　前言

胰腺癌是世界范围内最具挑战性的实体肿瘤之一，以高度侵袭性为特征，并且整体预后不佳、发病率等同于死亡率[1-2]。欠发达地区的胰腺癌发病率较低[2-4]，在非洲和亚洲相对更为少见[3-4]。在美国尽管经过了各种医学研究的努力，但胰腺癌仍然排在因患癌致死患者的第4位，仅次于肺癌、结肠癌和乳腺癌。2013年预计美国45 220例新诊断的胰腺癌患者中，有38 460例死亡[5]。

造成胰腺癌预后差的主要原因是诊断困难，因为目前尚无特异的、经济有效的筛查方法能简单且有效地在无症状的人群中发现早期胰腺癌患者，这就意味着胰腺癌常常直到晚期才能被发现，此时肿瘤已不能通过外科手术切除且已经从胰腺转至机体其他部位[6]。事实上，尽管相关研究人员和临床医生在改善胰腺癌患者的预后方面做了最大的努力，但监测、流行病学与最终结果（the surveillance, epidemiology, and end results, SEER）数据库仍显示每10万人中有12.2个人诊断为胰腺癌，其中10.9人死亡[7]。

为了更新西阿尔及利亚地区胰腺癌的发病率和演变规律，我们对西阿尔及利亚3个不同地区：西迪贝勒阿巴斯、奥兰和特莱姆森最近8年（2006—2013年）胰腺癌患者的资料进行回顾性流行病学分析研究。

2 患者和方法

2.1 患者资料

这项以医院为依托的回顾性研究分别在西迪贝勒阿巴斯和特莱姆森大学医院的外科及奥兰军队医院（HMRUO）病理学部进行，在这里患者的资料均为常规收集。在这项流行病学回顾性研究中我们依据诸如年龄、性别、病史、吸烟史以及TNM组织病理学分类等不同的参数进行了分析，2006—2013年，共有160名年龄在16~96岁之间的患者被诊断为胰腺癌。

2.2 统计学分析

有关的统计学分析，原始数据通过率和列联表归纳总结。分类参数之间的关系使用χ^2。结果用P值表示，显著性差异水平使用5%的率限定。所有数据均使用SPSS20.0处理和分析。

3 结果

纳入调查的160名患者，其中男性患者105例（65.6%），女性患者55例（34.8%），男性患者占大部分，男女性别之比为1.9。就诊时的中位年龄为62.2岁，年龄区间为16~96岁。超过一半患者年龄介于61~80岁之间（57.5%），其后分别为：41~60年龄组（21.2%）和>80岁组（13.7%），21~40岁组（6.87%），最后为<20岁的年龄组患者（0.62%）（表1）。

肿瘤的部位为胰头的占90%、胰体占5.62%、胰尾占4.3%（表1）。有吸烟史的患者的比例为32.5%，所有的吸烟患者均为男性；嗜酒患者也有类似的结果，但仅有20.6%的男性酗酒（表1）。

组织学类型：20%的中分化腺癌；45%的高分化腺癌；5%的浸润性腺癌；3%的未分化腺癌；4%的低分化腺癌；以及18%的低-中分化腺癌（表1）。

大多数患者主诉为以下症状：腹痛（95%）、黄疸（92%）、右季肋区疼痛（90%）、恶心、呕吐（86%）、体重减轻（87%）、茶色尿（63%）、瘙痒（65%）、陶土便（57%）（表1）。

研究对象病史中最常见的疾病分别为：高血压（20.6%）、2型糖尿病（15%）和1型糖尿病（13%）（表2）。

表1 患者的医学特征

特征	病例数	百分比（%）
性别（n=160）		
男性	105	65.62
女性	55	34.38
性别比	-	1.9
年龄（岁）		
<20	1	0.62
21~40	11	
41~60	34	21.25
61~80	92	57.5
>80	22	13.75
吸烟史		
男性吸烟者	52	32.5
女性吸烟者	0	0
男性非吸烟者	24	15
女性非吸烟者	55	34.38
未提及	29	18.12
饮酒史		
酗酒（只限男性）	33	20.6
未提及	52	32.5
症状和体征		
黄疸	148	92.5
腹痛	152	95
右季肋区疼痛	145	90.6
恶心、呕吐	138	86.3
体重减轻	140	87.5
茶色尿	102	63.75
瘙痒	105	65.6
肿瘤位置		
胰头	144	90
胰体	9	5.63
胰尾	7	4.37

续表1

特征	病例数	百分比（%）
组织病理学		
高分化腺癌	72	45
中分化腺癌	33	20.62
低-中分化腺癌	30	18.75
浸润性腺癌	10	6.25
低分化癌	7	4.37
未分化癌	5	3.12
未提及	3	1.89

表2 患者的病史

病史	病例数	百分比（%）
高血压	33	20.6
男性	20	12.5
女性	13	8.1
1型糖尿病	22	13.7
男性	16	10
女性	6	3.7
2型糖尿病	25	15.6
男性	16	10
女性	9	5.6
无特殊病史	80	50
男性	53	33.1
女性	27	16.8

26.2%的患者为M1期，其后分别为T4期21.8%、T3期21.2%、T2期13.2%、N1期10.6%、T1期4.3%和原位癌1.8%（表3）。

采用χ^2检验方法对患者年龄组别和诊断分期（TNM分期）可能存在的关系进行了统计学分析，结果表明21~40岁年龄组与诊断分期之间存在显著的相关性（$P=0.02$），其他年龄组和诊断分期之间无显著的相关关系（$P>0.05$）（表3）。

4 讨论

该调查研究了北非地区，尤其是对阿尔及利亚西部地区胰腺癌的情况进行了概括，是该地区为数极少的关于胰腺癌的调查之一。

调查显示胰腺癌患者中男女性别比为1.9，证实了男性比女性更易罹患胰腺癌。此结果与之前的许多研究相符合，比如Schiffman等的研究[8]。

结果显示32%的患者为吸烟者，20%患者嗜酒，可能提示吸烟、嗜酒为罹患胰腺癌的危险因素，因为之前发表的几篇论文也报告了与非吸烟者相比，吸烟者罹患胰腺癌的风险增加了大约2倍[9-10]。

同时注意到大部分的患者主诉黄疸、右季肋区疼痛和腹痛，这提示胰腺癌是一种隐匿性疾病，正如大多数其他的研究报道的那样，胰腺癌在早期并无临床症状，最初的表现通常是非特异性的[11]。就肿瘤部位来说，大部分位于胰头（90%），其次分别是胰颈和胰尾，而胰尾只占极少数。Kalser等[12]的研究也表明超过2/3的胰腺癌发生在胰头。

研究表明[10]指出糖尿病与胰腺癌有关，并为胰腺

表3 年龄和TNM组织病理学分期的关系

组别	Tis（%）	T1（%）	T2（%）	T3（%）	T4（%）	N1（%）	M1（%）	P值
年龄（岁）								
<20	–	0	0	0	0	0	1（0.6）	–
21~40	–	0	1（0.6）	3（1.9）	2（1.25）	1（0.6）	4（2.5）	0.027
41~60	1（0.6）	1（0.6）	6（3.7）	7（4.3）	5（3.1）	6（3.7）	8（5.0）	0.928
61~80	1（0.6）	3（1.9）	12（7.5）	21（13.1）	21（13.1）	9（5.6）	25（15.6）	0.733
>80	1（0.6）	3（1.9）	3（1.9）	3（1.9）	7（4.3）	1（0.6）	4（2.5）	0.521
总数	3（1.8）	7（4.3）	22（13.7）	34（21.2）	35（21.8）	17（10.6）	42（26.2）	–

P值，统计学意义。

癌可能的危险因子，这与我们的研究结果吻合，因为在我们研究的病例中有30%的患者存在1型和2型糖尿病（表2）。

调查表明高龄患者的胰腺癌发病率是升高的，因为大部分患者年龄介于61~80岁之间，这些结果与Shibata's等[13]的研究相符，推断这种现象可能由患者的饮食习惯所致。

另外该调查证实胰腺癌在青壮年患者中实属罕见，因为在纳入研究的胰腺癌患者中，青壮年患者仅占7%，这与Perez等[14]的结果相符，他们发现在30岁以下人群中，胰腺癌的发病率只有0.46/100 000。Lüttges等[15]评估了胰腺导管腺癌的发病率后也报道了同样的结果，即在所有年龄的胰腺导管腺癌患者中，40岁患者发病率接近0.3%，而20岁患者则只有大约0.1%。

然而，尽管我们的患者中青壮年组所占的比率较低（7%），但是诊断为M1期的患者占36.36%，为所有年龄组中比例最高的。与我们的结果一致的是Brand等[16]的研究，他们发现越来越多的年轻患者的胰腺癌被诊断为进展期。Berry等[17]阐述相对于年长患者，年龄在16~54岁之间的胰腺癌患者由于缺乏意识、误诊以及延误治疗等原因，导致他们在诊断时即已处于无法治愈的阶段。

有些研究者证实胰腺癌在青年人群中更常在进展期诊断的原因可能与肿瘤更具侵袭性的生物学特性以及无特异性的临床表现有关[18]。Gulliford等[19]也报道了一些罹患少见肿瘤如胰腺癌的患者在看专家之前常需要看3次或以上的家庭医生。我们不得不强调的是除上述原因之外，作为一个第三世界国家的阿尔及利亚目前存在医疗中心的缺乏、高昂的药价、肿瘤治疗和医学筛查的缺乏，以及阿尔及利亚居民贫穷的社会经济环境等因素均毫无疑问直接影响此种致命性疾病的生存率。

因为大部分的胰腺腺癌患者就诊时即为晚期，所以预后相当差：1年生存率为20%，5年生存率还不到5%，这和Kuvshinoff等[20]的报道相符合。胰腺癌患者长期生存的唯一希望在于是否能根治性切除，然而，因为胰腺癌患者直到疾病的晚期也很少表现出疾病相关的特异性临床症状，所以只有极少的一部分患者（<15%~20%）在诊断时可以手术切除[21,22]。尽管完整的手术切除可使接近25%的患者获得长期生存，而实际上只有15%的患者是可切除的[20]。

由此可见胰腺癌的预后极差[23]，因此，必须从所

有肿瘤中及时鉴别出胰腺肿瘤特别是胰腺癌。胰腺癌的手术可能是腹部外科中要求最高且风险极高的手术操作[24]，除此之外阿尔及利亚和其他第三世界国家病理实验室和肿瘤研究中心的极度缺乏，也是疾病诊断质量和精确度的主要负性影响因素。

Seeing等[25]报道对进展期的年轻患者，手术切除可能提供一个轻微而有价值的生存收益。事实上，当转移性胰腺癌到达某种程度时会变得显而易见，如存在主动脉-腔静脉间阳性淋巴结或者在术中发现转移癌，即使术前的影像学结果阴性。Picozzi等认为即使在最有经验的胰腺病中心进行了R0切除，胰腺癌患者的长期生存率也难以达到25%，这也许证明了胰腺癌是一种全身性疾病。进一步改善生存率只有依靠辅助治疗才能达到。

我们的研究清楚地表明：一般情况下在西阿尔及利亚地区，罹患胰腺癌尤其是胰头癌的青壮年患者，很不幸地在很晚阶段才得到诊断，当恢复的可能性很低时，患者没有其他选择，只能任由症状进展。

5 结论

青壮年通常被认为比年老者更加健康。加上意识缺乏、社会文化习惯和疏忽等这些因素对罹患胰腺癌的患者来讲可能是致命的。医疗专业人士以及主要的是第三世界国家的公民应该增强意识。诊断越早、患者获得长期生存的机会越大。

致谢

由衷感谢西迪贝勒阿巴斯和特莱姆森外科部门和奥兰军队医院解剖病理成员们的宝贵支持、指导和卓有成效的见解。

声明

本文作者宣称无任何利益冲突。

参考文献

[1] Malvezzi M, Bertuccio P, Levi F, et al. European cancer mortality predictions for the year 2013. Ann Oncol 2013, 24: 792-800.

[2] World Health Organization. World Health Organization Statistical Information System. WHO Mortality Database (2012). Available online: http://www-dep.iarc.fr/WHOdb/WHOdb.htm

[3] Curado MP, Edwards B, Shin HR, et al, editors. Cancer

Incidence in Five Continents Vol. IX. Lyon: IARC Scientific Publication, 2007.

[4] Forman D, Bray F, Brewster DH, et al, editors. Cancer Incidence in Five Continents. Vol X. Lyon: IARC Scientific Publication, 2014.

[5] American Cancer Society. American Cancer Society, National Cancer Institute, and Texas Cancer Registry. Texas Oncology 2013. Available online: http://www.texasoncology.com/media-center/fact-sheets/pancreatic-cancer.aspx

[6] American Cancer Society. Cancer Facts & Figures 2014. Atlanta: American Cancer Society, 2014. Available online: http://www.cancer.org/research/cancerfactsstatistics/cancerfactsfigures2014/

[7] Surveillance, Epidemiology, and End Results Program. Cancer Stat Fact Sheets. Available online: , accessed on 6 August, 2014. http://seer.cancer.gov/statfacts

[8] Schiffman SC, Chu CK, Park J, et al. Is prior cholecystectomy associated with decreased survival in patients with resectable pancreatic adenocarcinoma following pancreaticoduodenectomy? Am J Surg 2011; 201: 519-524.

[9] Raimondi S, Maisonneuve P, Lowenfels AB. Epidemiology of pancreatic cancer: an overview. Nat Rev Gastroenterol Hepatol 2009; 6: 699-708.

[10] Bonelli L, Aste H, Bovo P, et al. Exocrine pancreatic cancer, cigarette smoking, and diabetes mellitus: a case-control study in northern Italy. Pancreas 2003; 27: 143-149.

[11] Lin H, Li SD, Hu XG, et al. Primary pancreatic lymphoma: report of six cases. World J Gastroenterol 2006; 12: 5064-5067.

[12] Kalser MH, Barkin J, MacIntyre JM. Pancreatic cancer. Assessment of prognosis by clinical presentation. Cancer 1985; 56: 397-402.

[13] Shibata A, Mack TM, Paganini-Hill A, et al. A prospective study of pancreatic cancer in the elderly. Int J Cancer 1994; 58: 46-49.

[14] Perez EA, Gutierrez JC, Koniaris LG, et al. Malignant pancreatic tumors: incidence and outcome in 58 pediatric patients. J Pediatr Surg 2009; 44: 197-203.

[15] Lüttges J, Stigge C, Pacena M, et al. Rare ductal adenocarcinoma of the pancreas in patients younger than age 40 years. Cancer 2004; 100: 173-182.

[16] Brand RE, Greer JB, Zolotarevsky E, et al. Pancreatic cancer patients who smoke and drink are diagnosed at younger ages. Clin Gastroenterol Hepatol 2009; 7: 1007-1012.

[17] Berry L. Pancreatic cancer diagnosis delayed in people under 55. Cancer Nursing Practice 2014; 13: 7.

[18] Bien E, Godzinski J, Dall'igna P, et al. Pancreatoblastoma: a report from the European cooperative study group for paediatric rare tumours (EXPeRT). Eur J Cancer 2011; 47: 2347-2352.

[19] Gulliford M. Primary care and diagnosis of cancer. Lancet Oncol 2012; 13: 321-323.

[20] Kuvshinoff BW, Bryer MP. Treatment of resectable and locally advanced pancreatic cancer. Cancer Control 2000; 7: 428-436.

[21] Jemal A, Murray T, Ward E, et al. Cancer statistics, 2005. CA Cancer J Clin 2005; 55: 10-30. Erratum in: CA Cancer J Clin 2005; 55: 259.

[22] Conlon KC, Klimstra DS, Brennan MF. Long-term survival after curative resection for pancreatic ductal adenocarcinoma. Clinicopathologic analysis of 5-year survivors. Ann Surg 1996; 223: 273-279.

[23] Levin DL, Connelly RR, Devesa SS. Demographic characteristics of cancer of the pancreas: mortality, incidence, and survival. Cancer 1981; 47: 1456-1468.

[24] Büchler MW, Kleeff J, Friess H. Surgical treatment of pancreatic cancer. J Am Coll Surg 2007; 205: S81-S86.

[25] Seelig SK, Burkert B, Chromik AM, et al. Pancreatic resections for advanced M1-pancreatic carcinoma: the value of synchronous metastasectomy. HPB Surg 2010; 2010: 579672.

[26] Picozzi VJ, Kozarek RA, Traverso LW. Interferon-based adjuvant chemoradiation therapy after pancreaticoduodenectomy for pancreatic adenocarcinoma. Am J Surg 2003; 185: 476-480.

译者: 李俊霖, 永州市中心医院普外科
审校: 吴河水, 主任医师, 教授, 博士生导师, 华中科技大学同济医学院附属协和医院胰腺外科中心主任

Cite this article as: Sellam F, Harir N, Khaled MB, Mrabent NM, Salah R, Benchouk A, Diaf M. Delayed diagnosis of pancreatic cancer reported as more common in a population of North African young adults. J Gastrointest Oncol 2015;6(5):505-510. doi: 10.3978/j.issn.2078-6891.2015.051

点评

　　胰腺癌在非洲地区尤其是北非地区发病率远低于其他恶性肿瘤，有关在该地区的流行病学资料极少。该研究收集了阿尔及利亚3个大型医院的胰腺癌患者的资料，对它的流行病学特点进行了回顾性分析，详细分析了该地区胰腺癌的流行病学特点，具有一定的代表性。通过统计学处理，发现北非地区青壮年胰腺癌患者诊断时大多处于疾病的进展期，所以其预后远差于其他年龄组。作者对产生该结果的原因进行了讨论：认为患者和医务人员的疏忽占主要原因，这和很多研究的结果都一致。因此加强健康意识教育，提高医务人员对胰腺癌生物学行为的认知及加大医学研究的投入在北非地区尤为重要，对早期诊断胰腺癌有重要的意义。

——吴河水

第四部分

胰腺癌治疗

第十章　胰腺癌手术治疗的过去，现在和未来

James F. Griffin, Katherine E. Poruk, Christopher L. Wolfgang

Department of Surgery, The Sol Goldman Pancreatic Cancer Research Center, The Johns Hopkins University School of Medicine, Baltimore, Maryland, 21287, USA

Contributions: (I) Conception and design: CL Wolfgang, JF Griffin; (II) Administrative support: CL Wolfgang; (III) Provision of study materials or patients: CL Wolfgang; (IV) Collection and assembly of data: JF Griffin, KE Poruk; (V) Data analysis and interpretation: JF Griffin, KE Poruk; (VI) Manuscript writing: All authors; (VII) Final approval of manuscript: All authors.

Correspondence to: James F. Griffin, MD. Department of Surgery, Johns Hopkins University School of Medicine, 600 N Wolfe St, 685 Blalock Building, Baltimore, MD 21287, USA. Email: jgriff48@jhmi.edu; Christopher L. Wolfgang, MD, PhD. Department of Surgery, Johns Hopkins University School of Medicine, 600 N Wolfe St, 685 Blalock Building, Baltimore, MD 21287, USA. Email: cwolfga2@jhmi.edu.

作者介绍： James F. Griffin，医学博士，美国巴尔的摩市约翰·霍普金斯医院外科住院医师。来自美国维吉尼亚州韦恩斯伯勒的他在乔治亚大学完成本科学业，并获得生物化学和分子生物学学士学位。在约翰·霍普金斯大学医学院接受了他的医学教育，后来一直在那里进行他的普外科训练。Griffin博士最近花费2年时间在马里兰州巴尔的摩市Sol Goldman胰腺癌研究中心作为一名病理学博士后研究员进行基础科学研究。在导师Christopher L. Wolfgang博士的带领下，他目前正在研究胰腺癌生物学和遗传学，特别是针对胰腺导管内乳头状黏液肿瘤（IPMN）癌前病变的研究。在他的训练结束之后，Griffin博士打算致力于研究肝胰胆相关手术。

Christopher L. Wolfgang，医学博士，哲学博士，FACS，约翰·霍普金斯医院肝胆胰外科主任，约翰·霍普金斯大学外科、病理科、肿瘤科教授。同时作为Paul K. Neumann胰腺癌研究中心主席，也是约翰·霍普金斯大学Miller-Coulson临床优化研究学院（the Miller-Coulson Academy of Clinical Excellence）的一员。Wolfgang博士在坦普尔大学医学院获得了他的医学及生物化学双博士学位。医学院毕业后，进入了宾夕法尼亚州立大学的Milton S. Hershey医疗中心完成了普通外科培训项目，在那里，他还获得了肿瘤外科研究奖学金。住院医师培训结束后，Wolfgang博士在John L. Cameron的指导下学习了先进的胃肠和胰腺手术。他的临床方向包括肝脏、胰腺、胆道、胆囊的良恶性疾病，主要科学研究方向是胰腺癌及其癌前病变的生物学表现。

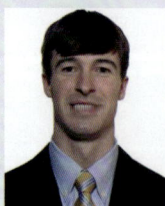

James F. Griffin

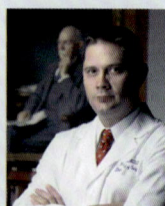

Christopher L. Wolfgang

摘要：在胰腺癌手术治疗发展过程中，虽然充满了失败和挫折，但有赖于手术技术的发展以及外科医生们的勇于尝试，逐步取得了周期性的进展。在19世纪后半时期，麻醉技术及无菌技术的发展促进了胰腺手术治疗的进展。此外，这也允许了术后进行大胆的干预治疗和对生存期的改善。手术治疗始于姑息性手术以解决晚期患者的胆道梗阻问题。直到世纪之交，由外科先驱如Alessandro Codivilla以及Walther Kausch提出的胰头切除术的可行性获得了证实，并以缓解症状为目的来进行复杂的解剖重建。以Allen O. Whipple命名的胰十二指肠切除术（PD），首次通过系统化步骤来达到优化手术过程的目的。或许他最大的贡献是重燃了外科医生对壶腹周围癌手术治疗的兴趣，并通过他们的集体努力推动了该领域的发展。尽管Whipple及其同代人已将PD作为手术方式的选择合法化，但却是在20世纪后期，通过优秀的大型医疗中心建立以及多学科综合研究后，才使其成为真正的手术治疗方式。如今，胰腺外科医生们正进行微创外科手术的试验研究，扩大手术切除的适应证，并对筛查及早期检测的新方法进行研究。今后，胰腺癌的有效治疗将取决于我们能否可靠地检测出早期癌症及癌前病变，以真正达到根治切除的目的。

关键词：Whipple；胰十二指肠切除术（PD）；胰腺癌；胰腺导管腺癌（PDAC）；手术发展史；胰腺癌发展史；Codivilla；Kausch；William Halsted；John Cameron

View this article at: http://dx.doi.org/10.3978/j.issn.1000-9604.2015.06.07

1 介绍

胰腺导管腺癌（pancreatic ductal adenocarcinoma，PDAC）是目前美国第四大癌症死亡原因，2015年预测有49 000例新发病例，41 000例新发死亡病例，5年相对生存率仅有7%[1]。对那些患有这种可怕疾病的患者，手术是他们唯一治愈的希望。但遗憾的是，只有15%~20%的患者在确诊时可手术，并在这些人当中平均术后生存期<20个月，5年生存率也仅为20%[2]。然而，在不久之前胰腺切除术仍被认为是不可能进行的手术，因为近期有更多的患者在围手术期间死亡，死亡率接近30%。如今，胰十二指肠切除术（pancreaticoduodenectomy，PD）被作为胰腺癌切除最常见的手术方式，并在大型医疗中心常规进行，死亡率<2%。经过外科先驱们一个世纪的不懈努力，每一步成功都建立在先前的成功之上，才能达到今时今日的高度（表1）。也幸亏有了他们的努力，目前研究的重点已从手术中存活转到从癌症中存活上，胰腺外科领域的不断发展也印证了这一点。尽管手术方式本身可以基本维持不变，但胰腺手术在未来应该如何、何时以及谁去实施仍旧是一个问题。

2 理发师与放血者：外科在19世纪的崛起

在19世纪之前，虽然胰腺及其相关的症状已经得到

了描述，但腹部手术治疗依然是罕见并且不被鼓励的，因为仅仅是进入腹部几乎已经是致命的[16]。手术治疗仍处于起步阶段，而它的从业者，是被认为比接受过大学教育的内科医生同行社会地位更低的手艺人和工匠[17]。在欧洲，他们经过理发师的指导，并以学徒的方式来接受培训。这些理发师–外科医生会用刀和剃刀来施展他们的多种技能，来进行较小范围的外部治疗（相对于"内部治疗"则由内科医生实施），诸如脓肿穿刺、皮损切除及异物清除，但理发、剃须和放血则是他们更为稳定的工作[16]。

在19世纪开端，外科医生仍在努力地摆脱工匠的影子，主要的手术干预手段依然比较少见。剧烈疼痛加上术后感染的高死亡率将手术治疗降级为不得已的手段，并且对手术进行的速度和简单性的要求超过了对手术技术水平的要求[16]。这个局面很快在19世纪40年代后半叶由Listerism坚持的麻醉方法革新得到了改变。这些进展促使外科领域从经营行业转型为真正的医疗科学，从而为胰腺疾病的干预治疗提供其所需的复杂腹部手术要求。

乙醚麻醉最早是1842年由来自佐治亚州一名叫Crawford W. Long的乡下外科医生使用的[18]，但该技术却在1846年由William T. G. Morton在麻省总医院成功实施后而得到推广[19-20]。去除了因患者不适所造成的限制，

表1 胰腺切除术的里程碑事件

年份	外科医生	地点	手术方式	意义
1882	Friedrich Trendelenburg[3]	德国波恩	DP和脾切除术	第一次解剖性实体肿瘤切除
1898	Alessandro Codivilla[4]	意大利伊莫拉	部分PD一期手术	第一次尝试施行根治性PD,不成功
1898	William Halsted[5]	美国巴尔的摩	十二指肠切除术	第一次局部壶腹周围肿瘤切除
1909	Walther Kausch[6]	德国柏林	部分PD二期手术	第一次成功的部分PD
1914	Georg Hirschel[7]	德国海德堡	部分PD一期手术	第一次成功的部分PD一期手术
1929	Roscoe Graham[8]	加拿大多伦多	肿瘤摘除术	第一次神经内分泌肿瘤切除
1934	Allen Whipple[9]	美国纽约	PD二期手术	第一例解剖性PD(壶腹周围癌)
1937	Alexander Brunschwig[10]	美国纽约	PD二期手术	第一次PDAC的解剖PD
1940	Allen Whipple[11]	美国纽约	解剖性PD一期手术	第一次解剖性PD一期手术
1942	Kenneth Watson[12]	英国萨里	PPPD二期手术	第一次PPPD
1978	Traverso & Longmire[13]	美国洛杉矶	PPPD一期手术	PPPD再次引入和普及
1994	Gagner & Pomp[14]	加拿大蒙特利尔	腹腔镜PD	第一次腹腔镜胰腺切除术
2003	Giulianotti et al.[15]	意大利格罗塞托	机器人辅助PD	第一次机器人辅助胰腺切除术

DP,胰体尾切除术;PD,胰十二指肠切除术;PDAC,胰腺导管腺瘤;PPPD,保留幽门的胰十二指肠切除术。

外科医生无需考虑手术切除的速度,这样有利于更细致和越来越复杂的手术的实施。但不幸的是,这些技术成果后来被大手术后超过50%的患者死亡率蒙上了一层阴影[21-22]。绝大多数死亡的原因是由于术后伤口感染,比例高达80%。当时,疾病的细菌理论还没有被广泛接受,外科医生没有认识到手术前对器械、双手,甚至手术部位清洁的必要性。

1867年,通过Louis Pasteur发酵实验所获得的灵感,Joseph Lister出版了他的第一部在外科消毒领域具有开创性的著作[23-24]。他认为,空气污染物包含着无处不在的"大气细菌",从而导致了伤口感染,并建议在污染微生物引起疾病之前,用石炭酸覆盖伤口达到杀灭细菌的目的。在接下来的40年里,Listerian灭菌理论逐渐演变成为更科学、更全面的手术无菌原则,争取通过去除手术区域中的细菌来避免感染的发生[21]。到了20世纪的第一个10年,外科医生已接受了大多数常见的手术设备以及现代无菌技术,这导致术后死亡率大幅下降。在德国进行培训的纽约医生Carl Beck报道称,1895年的抗菌技术发展将慕尼黑大学医院的截肢相关死亡率从超过60%下降为2%[22]。

3 胰腺外科的基石

3.1 胰腺癌:关于诊断

意大利解剖学家Giovanni Battista Morgagni(1682—1771)在1761出版的《疾病的定位和起因》中报道了数例胰腺"硬癌",被大多数认为是PDAC最早的记录[25]。然而,其中缺少了显微镜下确诊以及其模棱两可的术语描述,无法得知他的描述是否代表为真正的PDAC或者仅仅只是慢性胰腺炎。也有其他报道开始在1820年期间的文献中提及,但也许PDAC最可靠的早期记录是被刊登在1858年由Jacob M. Da Costa所发表的文献当中[26]。他的37例报道,其中包括了首次通过显微镜下确诊的病例,促使了PDAC作为一个真正的实体疾病合法化,但即使到了那个时候,这个观念仍没有深入人心[27]。尽管越来越多的证据证实了PDAC的存在,但指向通过手术方式治疗的努力依然进展缓慢。根据波兰著名外科医生Johann von Mikulicz-Radecki(1850—1950)的观点,进展延迟的原因是由三个看似无法逾越的障碍而导致胰腺外科形成了一个"不要碰我"的局面[28]。首先,在19世纪由于胰腺的解剖位置使其"极其困难"去通过外科技术和资源来实施手术操作。其次，确诊PDAC非常困难，通常在疾病晚期已经不能通过手术进行切除。最后，其术后显著的发病率往往是致命的，这归因于围术期护理的局限性，包括静脉输液、营养支持的缺乏，还有对感染的控制。

3.2　姑息性手术：胆肠旁路手术的演变

随着手术麻醉和抗菌观念的到来，当外科医生突然能够对以前的非手术治疗疾病进行手术干预时，腹部手术也逐渐开展得更加频繁。正是在这一时期迅速增多的手术发现，使得许多现代胰腺外科的基础开始得到累积。其中值得关注的是胆肠旁路手术，其起源于对良性胆道疾病的治疗，适用于在其发展为恶性梗阻前施行。虽然胰腺手术仍有诸多限制，但强悍的外科医生，将姑息性胆道旁路手术演变成为PDAC的第一个外科治疗方式。

James Marion Sims（1813—1883），来自美国南卡罗来纳州的外科医生，于1878年施行了第一次计划的胆囊造口术[29]。他的患者是一名45岁女性，伴有长期黄疸和右上腹巨型肿块，他推测是胆囊结石的阻塞引起了胆囊的"浮肿"（胆囊积液）。通过胆囊抽吸积液缓解症状之后，Sims决定建立一个永久性瘘管结构，以便连续向外部引流减压。结合抗菌技术，他切开了胆囊，取出共60颗胆囊结石，并将切开的边缘缝合到腹壁上。事后，据报道，患者经历了"疼痛、瘙痒、恶心和呕吐"的症状[29]。不幸的是，因消化道出血和自身有关的阻塞性凝血功能障碍，她突然在手术后的第8天死亡。尽管如此，Sims认为手术过程在原理上是成功的，并且事实是"机械地阻挡了胆管，这在任何一个病例中都必定会导致死亡，除非它能够获得一个出口"。此外，随着时代发展的认识，Sims评论说，这个手术同样是"Listerism麻醉技术的胜利；因为根据尸检结果并未发现任何腹膜炎的证据或者其他因操作而导致的不良并发症来作为死亡的直接原因"。

在1882年，Alexander von Winiwarter（1848—1917）首次尝试在胆囊和结肠间实施胆肠旁路吻合[30]。但患者术后出现了一系列吻合口并发症，最终他还是将原始旁路修正为正常的胆肠结构。1887年，2名医生成功独立地施行了von Winiwarter术式来治疗恶性肿瘤，他们进行了第一次计划的一期胆囊空肠吻合。第一次手术是由俄罗斯医生Nestor Dmitrievic Monastyrski为壶腹周围肿瘤患者施行的，紧接着一个月后，由瑞士外科医生Otto Kappeler为PDAC患者施行[31]。

随着时间的推移，该手术方式继续得到改良和变型，但当Ambrose Monprofit在1904年进行的第一次胆肠Roux-en-Y吻合时，发生了最显著的变化[32]。采用近期描述的改良的胃空肠Roux-en-Y吻合术，他利用去功能化的一段空肠来作为恢复胃胆道连续性的通道[33]。利用胆肠吻合将胆道重建出一个类似于胆肠Roux-en-Y吻合的结构，并在后来被作为是PD改良的Whipple二期手术基础[34]。

4　第一次胰腺癌切除手术

4.1　胰体尾切除术（distal pancreatectomy，DP）

1886年由杰出的美国外科医生Nicolas Senn（1844—1908）在他的著作《胰腺外科》中提出："如果病灶主要分布在胰腺尾部，那么这种情况是手术切除最有利的条件。"[35]像其他当代的外科医生一样，Senn认识到，相比于胰头部，胰体和胰尾更方便和更适合于手术切除，因其不需要经过胰腺、胆道或胃肠道的重建。此外，因为缺少了主要血管结构的参与（除脾血管外），这个部位的出血量会更少，并且肿瘤不太可能会引起梗阻性黄疸以及伴随而来的凝血功能障碍。

基于这些因素，毫不怀疑地，DP成为了第一次胰腺实体肿瘤的解剖性切除方式，由Friedrich Trendelenburg（1844—1924）在1882年历时超过1.5 h完成了来自胰尾的巨大梭形细胞癌的完整切除[3]。手术过程很复杂，术中出现了脾损伤，必须合并进行脾切除术。尽管术后患者经历了一系列复杂的伤口感染和进行性营养不良，但最终患者坚决要求出院，据称数周后在家中因急性呼吸衰竭而死亡。更不幸的是，缺少了患者死亡时的情况，而且没有进行尸检，无法进一步明确导致死亡的具体原因[36-37]。

尽管患者最终死亡，但Trendelenburg的手术却成功展示了胰腺切除术的技术可行性，标志着胰腺癌手术治疗的诞生。然而，新兴领域的发展依然缓慢，1882—1905年期间超过20年的时间里，21个不同的外科医生（包括Trendelenburg）只施行过24例胰体尾切除术[36-37]。

4.2　胰头切除术的早期尝试

到了世纪之交，通过胰头切除术治疗实体肿瘤的报道终于开始出现，但这些大多都是部分切除，像1889年Giuseppe Ruggi施行的胰头肿瘤摘除术[38]和1894年Domenico Biondi施行的保留十二指肠的部分胰头切除术[39]。一个明显的例外是意大利外科医生Alessandro Codivilla [1861—1912（图1）]的独特病例，关于他在1898年雄心勃勃地尝试进行第一次PD部分切除的记录[4]。有趣的是，Codivilla最为出名的是他在整形外科领域的职业和贡献，他在职业生涯早期专注的，是先前担任的矫形外科教授，专长于在胃部手术中进行特殊的腹部手术操作[4]。

在探查中，Codivilla发现"胰头的上皮肿瘤"并希望通过手术进行切除，但由于它附着在十二指肠之上，所以他决定将胰头、胃远端、十二指肠近端以及胆总管远端完整切除。他采用墨菲氏钮来施行胆囊空肠吻合，以重建一个胃空肠Roux-en-Y吻合结构（Roux在1年前所描述的[33]）。虽然不可否认的是Codivilla对胰腺残端处理问题缺少了相关文献来讨论，但他最有可能的做法是将它结扎，因为这也是当时在他著作中提到的胰体尾切除术的典型做法[4]。术后，患者手术伤口出现"乳白色凝块"，之后有浆液性液体持续流出，这提示出现了胰瘘。患者随后出现了顽固性腹泻并且"在第21天死于恶病质"[4,36]。

经过Codivilla完成手术的短短5天之后，William Stewart Halsted [1852—1922（图2）]在约翰·霍普金斯

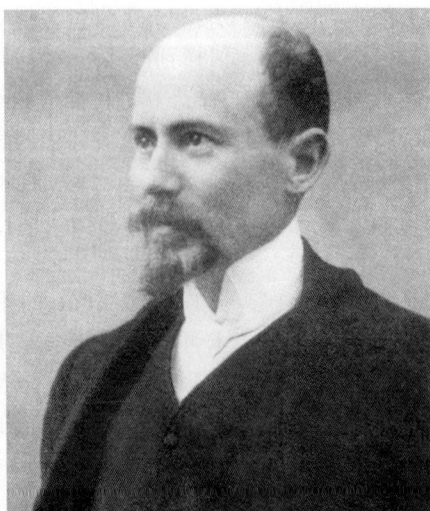

图1　Alessandro Codivilla（1861—1912）
由意大利博洛尼亚大学Archivio Storico提供。

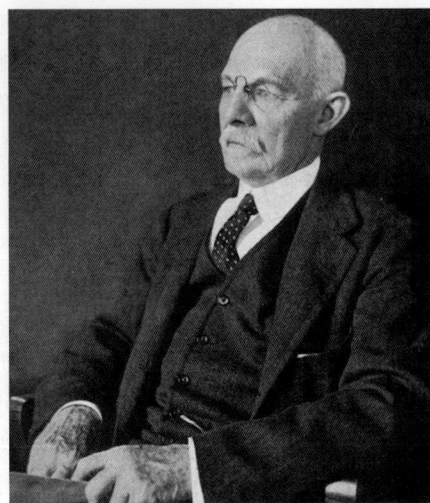

图2　William Stewart Halsted（1852—1922）
John H. Stockdale摄影作品。由美国国家医学图书馆提供。

医院进行了第一次壶腹周围癌的成功切除[5]。通过游离十二指肠的方法，他切除了完整的绕部分十二指肠生长的巨大乳头状楔形肿物、相邻胰腺的一小段和胆总管。然后通过将胰管置入并缝合到十二指肠上，完成了十二指肠残端的一期缝合。患者最终熬过了手术，但随后因出现癌症局部复发的相关并发症而死亡。

4.3　Kausch：第一次成功的PD

继Codivilla和Halsted具有里程碑意义的手术后，一系列的发现为如何进行第一次成功的PD做好了准备。首先是Theodor Kocher在1903年普及的游离十二指肠的方法[40]，其成功应用于1906年Pierre Duval的胰腺手术当中[41]。而"Kocher手法"则克服了Mikulicz的第一个障碍，显著地提高了胰腺操作的成功率。

1907年，Abel Desjardins发表了PD一期手术的理论设想，其中包括首次描述了胰管小肠吻合术和重建[42-43]。一年后，Louis Sauve提出了一个类似的手术方式，但主张通过二期手术进行，并将胰腺残端外露，形成一个可控制的胰瘘[41-42]。这两种方式，都是根据尸体解剖而设想出来，并没有在活人身上进行过验证。

美国外科医生Robert Coffey根据这些经验在1909年进行了一系列犬的胰管小肠吻合术实验[44]。Coffey通过将胰腺残端置入空肠袢作端端吻合，胰腺切缘用反向保护圈包围，并用腹膜覆盖空肠，达到了最佳的效果。

在Coffey报道他的成果的同年，德国外科医生Walther Kausch（1867—1928）凭着11年以来累积获得的经验为一个壶腹癌患者成功施行了首次的部分PD[6]。鉴于严重的营养不良和梗阻性黄疸，Kausch选择了二期手术，以减少手术风险。在一期手术中，他通过墨菲氏钮进行了胆肠吻合术和Braun吻合术来恢复胆汁循环。2个月后，Kausch将胃远端、十二指肠近端和部分胰头完整切除后，并采用类似于Coffey的犬试验中的胃空肠吻合术以及胆囊空肠端端吻合术来完成了整个手术。患者在术后9个月的时间里状况良好，但最终死于胆管炎。

在Kausch完成手术接下来的20年间，只有另外2例成功完成胰十二指肠切除术的报道[7,45]。虽然在手术技术方面有了很大的提升，但在诊断及围术期管理方面（PDAC手术的两道Mikulicz障碍）依然进展得很缓慢。没有早期有效诊断癌症的能力，外科医生在探查过程中发现患者为癌症晚期，而通常不得不中止手术。另外，因手术本身的风险以及可用于治疗的方法有限，意味着在很多不复杂的情况下，进行姑息性手术治疗比根治性切除具有更高的生存率。结果导致很多外科医生会放弃进行胰头癌及壶腹周围癌的切除，转而选择成功率更低的经十二指肠切除的方式。

胰腺癌手术治疗在1927年出现了转折点，在Banting和Best里程碑式的发现了胰岛素[46]的仅仅5年之后，Wilder和他的同事报道了第一例胰腺的胰岛素分泌肿瘤[47]。两年后，Roscoe Graham完成了首次胰岛素瘤根治性切除，从而表明了通过手术方式协助胰腺肿瘤诊断的意义所在[8]。

5　从Whipple到Cameron：胰腺癌手术的现代化

神经内分泌肿瘤的胰腺切除术的成功再次引发了人们对胰腺手术的兴趣，特别是在纽约哥伦比亚长老会医院新外科院长Allen Oldfather Whipple上任之后 [1881—1963（图3）]。当时，他还挣扎在游离十二指肠的壶腹周围癌切除的方式，并认为神经内分泌肿瘤的成功切除可以作为契机，来激发更多根治性切除技术的发展，譬如"切除胰腺和壶腹区的恶性肿瘤"[9]。1935年，他出版了具有里程碑意义的题为"Vater壶腹癌治疗"的手稿，其中他提出了壶腹周围癌根治性切除的二期手术包括一期行胆囊胃吻合、胃空肠吻合，二期行十二指肠切除、胰头部分切除及胰腺残端缝合闭锁（图4）[9,48]。此后不

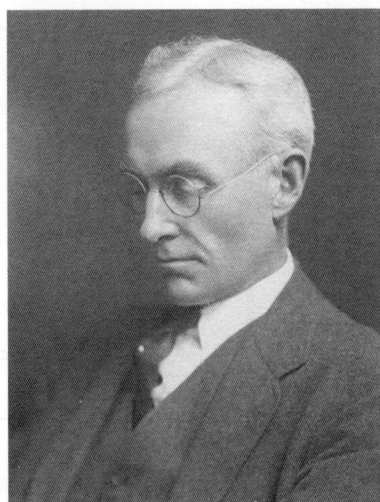

图3　Allen Oldfather Whipple（1881—1963）
由美国哥伦比亚大学健康科学图书馆档案及收藏馆提供。

久，他将一期手术改进为胆管空肠Roux-en-Y吻合（和后来的胆总管空肠吻合术），但之后出现的酸性胃内容物反流通过胆囊胃吻合口会引起胆管炎和吻合口狭窄（图5）[34,49]。后来Whipple对壶腹部肿瘤的PD作出报道，Alexander Brunschig在1937年成为了首个成功将PD用于PDAC的人[10]。

1940年，Whipple为一位误以为胃癌的患者首次成功地完成了PD一期手术，作为非计划但又纯熟的即兴手术。当他在手术过程中横断胃中部后，Whipple"惊讶并懊恼地"发现，肿瘤实际上位于胰腺头部[11]。但是，由于患者没有异议，他又很顺利地当即将手术转换为PD一期手术。要做到这一步，他将平常完整切除的范围扩大到包括胃远端、十二指肠全段及胰头，并行胃空肠吻合和胆总管空肠吻合（图6）[50-51]。患者术后恢复顺利，虽然病理报告提示为无功能的胰岛细胞癌，但她仍获得了额外的9年生存时间，并最终死于转移性疾病。同年的晚些时候，洛杉矶的Verne Hunt[52]和巴尔的摩的Ridgway Trimble[53]分别独立成功完成了PD的一期手术。

Whipple此前曾强调分期手术的重要性，以尽量减少长时间胆道梗阻所增加的出血风险。偶然的是，1940年维生素K也被广泛应用于临床治疗。当其与胆盐结合后，能够有效地逆转因长时间胆道梗阻所造成的凝血功能障碍。这样随之提高了手术输血的有效性，免除

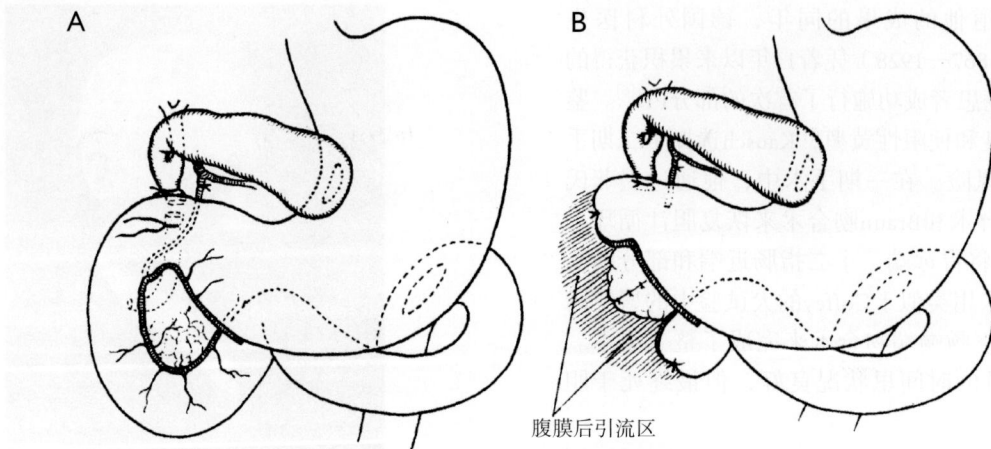

图4　1935年Allen O. Whipple 在他最初的出版物中描述了胰十二指肠切除术

（A）胆总管结扎，胆囊胃吻合并在后部的胃空肠吻合；（B）部分十二指肠切除（第2&3段），部分胰头作V形断面切开，主胰管结扎缝合，将胰腺残端与V形断面吻合。改编自参考文献[9]，经由威科医疗许可。

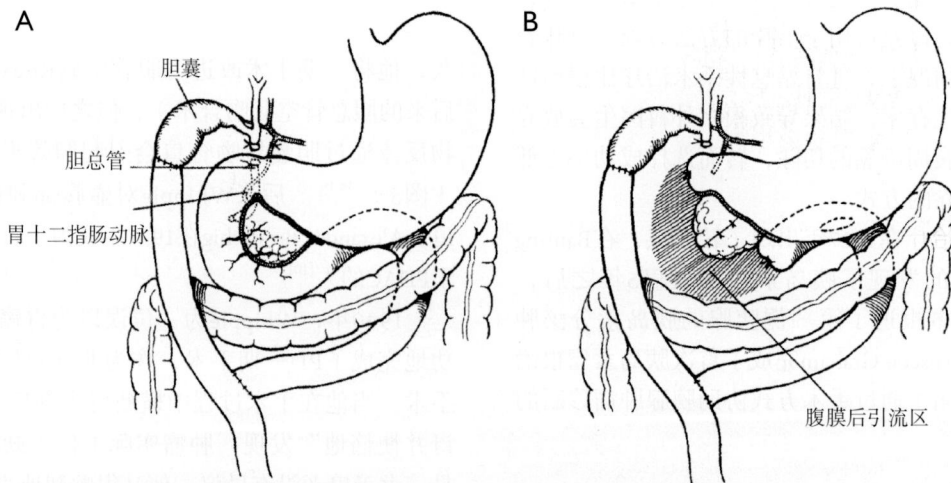

图5　在1938年Allen O. Whipple描述的改良的胰十二指肠Roux-en-Y吻合术

（A）一期：结扎胆总管后行胆管空肠Roux-en-Y吻合（即后来的胆总管空肠吻合术）；（B）二期：在以经典式式同样的步骤行部分十二指肠切除、部分胰头切除及胰管关闭之后行胃空肠吻合。改编自参考文献[34]，经由Elsevier许可。

了分期手术的需要，并能够将一期手术治疗作为大多数患者的手术选择[54]。

　　Whipple从PD早期经验中得出的另一个原理是避免造成胰腺吻合口残端闭锁，以防止严重的吻合口并发症发生。然而，到了20世纪40年代，一些外科医生成功完成了胰管空肠吻合术，并且动物实验均在24~48 h内显示出

胰腺吻合后快速的上皮形成。在1942年，Whipple开展了胰腺被膜-空肠浆肌层吻合及胰腺断端-空肠端侧吻合技术[54]。展望未来，Whipple是这样描述他的手术方式的：

　　"（1）维生素K和胆汁盐治疗至少2 d；（2）将胃远端的一半、整段十二指肠、胆总管末端及胰头作为整体切除；（3）始于十二指肠空肠交界的空肠，游

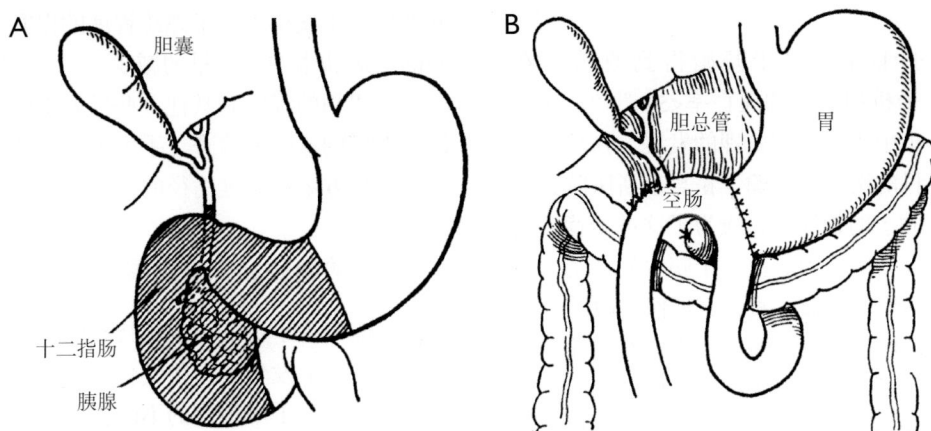

图6 在1945年Allen O. Whipple描述的第一次根治性胰十二指肠切除术一期手术
（A）阴影区域展示了切除的解剖区域（胃大部切除、十二指肠全段切除、胰头切除、胆总管结扎离断）；（B）在横结肠前行胃空肠吻合和胆总管空肠吻合重建。在1942年增加了胰腺空肠吻合。改编自参考文献[50]，经由威科医疗许可。

离结肠系膜并将它提出来，在结肠后，按顺序作如下吻合：①胆肠端-端吻合；②胰腺套入空肠式吻合，接着行胰腺断端-空肠端侧吻合；③胆囊空肠端-侧吻合。将引流管放置于十二指肠的底部。整个手术过程采用丝线进行[11]。"

"Whipple术"仍旧是胰头癌的标准手术方式，直到Traverso和Longmire在1978年重新提出保留幽门的概念，以减少胃切除后综合征及切口边缘溃疡的发生[13]。保留幽门的胰十二指肠切除术（PPPD）最初是由Kenneth Watson在1944年描述的，包括类似于原始的Whipple二期手术方式切除，即采用端端十二指肠空肠吻合进行消化道重建，而不是胆囊空肠吻合[12]。Traverso和Longmire的PPPD，采用端侧十二指肠空肠吻合的方式，在后来得到了普及，因其简化了手术步骤，减少了手术时间，并被认为能够通过维持胃和幽门括约肌的生理机制从而减少胃切除的相关并发症发生。另外，许多人认为缩小的手术切除和淋巴结清扫范围会冒着残留微小病灶的风险，并且完整的括约肌会增加胃排空延迟的发生率[55-56]。多年以来，在哪个手术方式才是更好的这个问题上一直存在着很大的争议，比较这两者的研究结果都显示出不一致甚至相互矛盾。根据最近的系统回顾和Meta分析对比PPPD与PD的随机对照试验，PPPD与减少失血风险及手术时间有关，但两种术式在死亡率、发病率和存活率方面都是一致的[57]。

手术治疗效果的提高

在Whipple的职业生涯结束时，他曾施行过37例胰十二指肠切除术，总死亡率约为33%[31]。然而，对比20世纪30—40年代期间取得的巨大进步，在后来的30年时间里就再未能得到提升，因为根据Whipple原始结果报道的死亡率为20%~40%，发病率为40%~60%，而PDAC的5年生存率则<5%[58-59]。并发症包括术后出血、败血症、腹腔脓肿、胃排空延迟和胰瘘形成，所有这些通常归因于手术唯一致命的弱点——胰腺吻合口漏。

在20世纪60—70年代间，过高的死亡率及长期生存率低引起了一些医生的质疑，PD是否应该在PDAC治疗中被完全抛弃。在某些情况下，有人认为，姑息性旁路手术可以获得更好的生活质量和延长生存时间[60-61]。同时，新的病理数据表明，PDAC往往为多灶性发生，这意味着标准化的部分切除可能会在残余胰腺中留下病灶[62-64]。这些因素导致了很多临床医生相比于PD更推荐于全胰腺切除术（TP），因为它不再需要麻烦的胰腺吻合，并通过提供更彻底的根治性切除来解决肿瘤多灶性情况。然而，对这个术式的热情很快就被新的研究结果所冲淡，即TP理论上的优势仍未在实践中得到证实。特别是对比于部分切除，它并没有任何额外的生存获益，而且它还会引起额外的脆性糖尿病发生和胰腺外分泌功能不全[65-66]。此后不久，普遍外科医生都放弃选择TP，但它仍有少数的适应证，例如超过手术边界的巨型肿瘤。

随后PDAC的PD疗效终于开始得到改善，在20世纪80年代有几个机构报道的死亡率<5%[67-70]。这归因于大型医疗中心集中化治疗和管理的发展，在那里有专门从事于胰腺外科的医生。约翰·霍普金斯医院，在John L. Cameron（图7）的领导下，成为了这进步背后的主导力量，并作为大型医疗中心获益于胰腺外科集中化的首例。1984—1995年，约翰·霍普金斯医院收治马里兰全州的PD病例从21%上升到59%。这伴随着约翰·霍普金斯医院未经治疗的死亡率从3.2%（1984—1987年）下降至1%（1992—1995年），而相同的时间内马里兰州小型医院的死亡率从19.5%下降至12.4%[71]。线性回归模型表明，医院PD所占比例每增加1%，住院死亡的相关风险则下降5%，而全州的死亡率总体下降为61%，其中有赖于集中化的治疗。此外，虽然小型医院的死亡率减少，但相对风险却从4.4%上升到12.6%。

马里兰州胰腺外科的集中化治疗逐渐发展成为一股齐心协力的力量去改善PDAC的预后。约翰·霍普金斯医疗小组的初步成功提高了转诊的患者数量，这样反过来又促进了更多的发展。1970—2006年，在约翰·霍普金斯医院连续完成了1 423例PDAC的PD，其中80%仅由3名外科医生完成，93%仅由11名外科医生完成[72]。此期间，平均每年的病例数大约从2例增加到120例，而死亡率则从30%下降至1%。鉴于这样的增长结果，越来越多

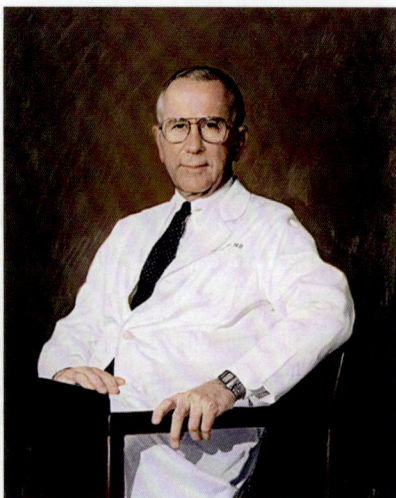

图7　John Lemuel Cameron，约翰·霍普金斯大学外科系主席（1984—2003）
Peter Egeli油画像作品。已授权转载。

的外科医生获得了技术熟练程度的提升，实现了手术时间的缩短和术中失血量的减少[72-73]。约翰·霍普金斯医院逐渐累积的经验和其他一些发展中的大型医疗中心允许将他们的诊断性检查、手术操作细节和术后管理策略作为治疗方案和关键途径的标准[71]。

6　当前的趋势和未来发展的方向

目前，为了更安全地施行胰腺切除手术，在胰腺癌手术的实践上发生了一些变化。第一个主要的变化涉及能够为其通过手术治疗的不断扩大的患者数。目前，手术适应证扩大到更广泛的患者当中，其中包括那些可能切除的（BLR）胰腺癌及其良性癌前病变，如胰腺导管内乳头状黏液肿瘤（IPMNs）[74-75]。另一个变化则是进行手术的方式。随着技术能力的不断进步，部分外科医生会采用微创的技术，如腹腔镜和机器人辅助技术来替代开放性手术。这些微创技术最终目的是最大限度地为患者进行辅助治疗，尽量通过减少术后并发症来避免延迟该技术的普及。然而，胰腺癌手术的未来，关键在于实现真正的治疗效果，即病灶在有机会转移之前能够得到及时的切除。这最终将取决于发现更多崭新的、创造性的，并能够将疾病在最初阶段确诊的筛查方法。

6.1　局部晚期和可能切除的（BLR）胰腺癌

在现代实践中，高分辨率CT成像与三维（3D）重建是PDAC最好的影像初步诊断方法。除了诊断疾病，还能够通过评估是否存在转移病灶和主要血管受累的情况，包括腹腔动脉（CA）、肠系膜上动脉（SMA）、肝动脉（HA）、肠系膜上静脉（SMV）和门静脉（PV），来判断是否适合进行手术切除[76]。随着成像技术的进步，已经显著减少了进行分期腹腔镜手术和非治疗性剖腹探查术的需要[77]。

只有15%~20%的患者在初诊PDAC时为可切除阶段。大多数患者被发现时已经有合并转移（Ⅳ期），而另外30%为Ⅲ期，定义为一定程度的主要血管受累。Ⅲ期PDAC被进一步分成局部晚期胰腺癌（LAPC）和BLR胰腺癌[78]。无法手术切除的癌症表现为肿瘤转移扩散，包绕了肠系膜或腹腔动脉（>180°的血管受累）和非重建的SMV/PV受累（通常显示为血管的完全闭塞和广泛的侧支循环血液流动）[79]。尽管目前对BLR胰腺癌没有一个统一的定义，但它通常取决于受累血管是否能

够实现R0（显微镜下切缘阴性）切除。从技术角度上来看，大型医疗中心经验丰富的外科医生能够安全地对患者进行SMV/PV的切除和重建[80-81]。通过对血管完整切除，对比标准切除，特异性疾病的存活率没有差别。

新辅助疗法最常用于BLR PDAC患者，以试图提高切缘阴性切除的机会，并减少微小转移癌的发生。最近一项研究对FOLFIRINOX [5-氟尿嘧啶（5-FU）、奥沙利铂、伊立替康及亚叶酸]化疗方案治疗LAPC进行评估，47例约85%患者通过手术探查成功接受了手术，并且有92%达到R0切除[82]。小规模的研究对不同的新辅助治疗方案评估有相类似的结果证明[83-84]。

6.2　良性癌前病变的预防性手术治疗

IPMNs是胰腺中比较常见的肉眼病变，被认为是浸润性PDAC的良性癌前病变。类似于显微镜下的胰腺上皮内瘤变（PanIN），IPMNs被认为是通过一系列随时间积累的遗传和形态学改变逐渐发展而成为PDAC。由于它们在影像学上能够被识别，这为通过手术切除以获得PDAC的早期诊断和预防提供了唯一的机会。预防性切除是通过对比切除非浸润性病灶范围为77%~100%的患者与切除浸润性癌范围为34%~62%的患者的5年生存率来体现出其重要性的[85]。目前指南建议基于其特有的高风险特点，将所有主胰管及任何分支胰管的IPMNs进行手术切除[85]。

6.3　微创手术的趋势（MIS）

在当代胰腺癌手术治疗中，其中一个最值得关注的改变是微创手术的发展。MIS作为目前许多手术的标准化手段，例如胆囊切除术和阑尾切除术，因其已被证明可以降低住院时间和外科手术部位的感染率，同时可以提高疼痛的控制和伤口美容的效果[86-87]。这些成果已经在更为复杂的腹部和胸部手术当中实现，这表明可以利用腹腔镜技术来实现更加灵活的操作。尽管早期出于对安全性的担忧、费用增加及与开放性手术相比稍逊色的肿瘤治疗效果而被抵制，但后来通过几个大型的研究反馈出的良好疗效，现在微创胰腺切除术变得越来越普遍。

6.4　腹腔镜胰腺切除术

第一次腹腔镜解剖性手术是在1994年由Gagner和

Pomp为慢性胰腺炎患者进行的PD[14]。从那时起，鉴于该手术方式出现吻合口出血的风险较小，因而腹腔镜DP也获得了更加广泛的经验。目前，一些研究已经针对腹腔镜DP及脾切除术作出评估，并发现其是安全、有效的，其发病率和死亡率与开放性手术一致[88-92]。此外，它的长期生存率没有下降或手术切缘情况没有差异，表明微创手术达到至少相当于开放性肿瘤切除术的效果[88]。

腹腔镜DP对比开放性手术的优势是，在其他条件相同的情况下，包括手术时间、输血需求、麻醉给药量以及住院时间都有了显著的下降[88-90]。此外，利用腹腔镜技术可以在手术开始前对整个腹部进行转移性评价，如果有需要，可以中止手术，并且没有任何明显发病率或死亡率发生的风险。

腹腔镜PD一直由于其较高的技术难度、陡峭的学习曲线还有手术时间的延长而开展缓慢[93-94]。然而，一些研究表明，通过专业大型医疗中心有经验的外科医生施行的腹腔镜PD是安全的，具有与开放性手术一致的复发率和生存期。特别是，并没有任何报道反馈术后出现出血增加、胃排空延迟或发生胰瘘等很多最初担心的情况[95-97]。而且，与远端切除一样，手术切缘肿瘤学评价或总生存期上无明显的差异[95-97]。一项研究甚至表明患者的无进展生存期得到统计学上的显著改善，虽然这并没有延续到总生存期上[98]。腹腔镜PD与腹腔镜DP的优势类似，包括切口感染率、输血需求、总住院及重症监护室（ICU）时间的降低，这些优势能够抵消腹腔镜手术本身费用的增加[95-96,99-100]。

6.5　机器人辅助胰腺切除术

最近几年，机器人辅助手术已成为许多外科分支学科日益流行的技术，但这种技术直到最近才应用到胰腺手术当中。它拥有超过腹腔镜手术的几个技术优势，包括高达10倍放大倍率的高清晰度三维可视化，该设备具有7个自由视野（相当于5个腹腔镜），震颤过滤和动作缩放用来提高精确度，以及符合人体工程学的控制台设计，最大限度地减少术者的肌肉疲劳[101]。总之，这些优势能够让外科医生的操作更加接近于开放性剖腹手术，与腹腔镜对比，能够更容易转换为微创手术。

虽然该技术仍处于起步阶段，但主要的胰腺切除方式，DP和TP都已经在文献中有描述到通过机器人辅助的胰腺切除作为胰腺癌的治疗方式[15,102]。虽然大多数研究仅限于大型医疗中心挑选的少数患者，但它们的结果显示，其复发率和生存期与开放性手术相比没有显著的差异[102-104]。最大型的一项研究为250例连续的机器人辅助胰腺切除术，其中大部分为胰腺癌，报道了30 d与90 d的死亡率，分别为0.8%和2.0%[102]。这相当于大型医疗中心进行开放性手术和腹腔镜手术的比率。此外，需要中途转开腹手术的患者仅占6%，而且整体的术后发病率很低。一项134例接受机器人辅助胰腺切除术的小型研究显示，其复发率和生存期都较低[15]。也有文献表明对比腹腔镜技术，机器人辅助技术实现了更好的肿瘤切除，保证了更高的切缘阴性率和淋巴结区域良性率[105]。

到目前为止，通过有限的微创胰腺切除经验已经表现出在快速康复以及减少伤口相关并发症方面至少等同于达到肿瘤学切除的极大希望。这种大型治疗方案计划的重要性在于为增加适合辅助治疗患者数和减少手术与接受治疗之间的时间间隔提供了可能[101]。

6.6　早期检测：胰腺癌手术的未来

尽管所有资源可用于目前的现代医学当中，但现代外科医生仍继续为Mikulicz在一个多世纪以前描述的障碍而奋斗，即因无法早期诊断出PDAC而及时作出改变[28]。胰腺肿瘤通常位于腹膜后深部，并在引起症状之前可能已经进展为非常巨型的肿瘤，在这个时候，80%~85%的患者已经是晚期并且无法通过手术切除[76]。然而，最近采用原发肿瘤内克隆演变模型的研究表明，癌症也许需要长达7年的时间才有获得转移的可能[106-108]。如果属实，这为早期诊断及获得根治性切除提供了一扇慷慨的窗户。为了利用这一潜伏的可能，我们需要制订一些对策，以可靠地识别并将这些可能隐藏早期癌症风险的高危人群进行分层。研究已经证明，利用磁共振成像（MRI）和超声内镜（EUS）对高危人群进行检测，高达42%的参与者被发现存在无症状性的胰腺病灶[109]。在2013年，国际癌症胰腺癌筛查协会（CAPS）公布了他们的筛查建议，即主要集中在将家族病史和特殊遗传学改变作为确定高危筛查人群的标准[110]。然而，这只占了PDAC的一小部分，这意味着需要做更多的工作，以用于制定更全面的策略来识别范围更广的高危患者。

用于筛查和诊断的新方法识早要被发现，因为还有很多早期癌症可能由于病灶太小而难以成像发现。近年来，很多研究已在寻找PDAC可靠的诊断标志物上

投资。2009年的一项研究表明，超过2 500种基因产物已被建议用作诊断标志物[111]。研究最广泛的是糖类抗原CA19-9，被证明为对评估预后及复发有用，但其实同样是一个不好的诊断筛查工具[112]。同样的，也没有其他可选的方法能够作为在诊断胰腺癌上有意义的角色。但随着检测方法灵敏度、可用性的提高和高通量测序技术成本的降低，我们仍然是抱有希望的[113]。最近的一项研究表明，通过胰腺癌的细针穿刺（fine needle aspiration，FNA），并且采用新一代测序方法去快速、可靠地检测驱动突变，而其他的研究也已经成功地检测到突变等位基因，如在他们的血清中发现的KRAS和p53[114-116]。虽然这些研究是在已知并且通常是PDAC晚期患者中进行，但它们确实证明了这个原理。即使早期癌症和癌前病变没有足够的DNA进入血液来进行检测，研究也能对胰液及包裹液的特征性良性胰腺病变进行测序[117-119]。总之，这些结果提供了一个利用有针对性的深度测序对高危患者进行筛查的方法的可能性。此外，还有对新型潜在生物标志物进行的研究，例如循环肿瘤细胞、单克隆抗体以及miRNAs[120-122]。

7　总结

胰腺癌是一种高致死性疾病，而手术切除为其提供了唯一治愈的希望。PDAC胰腺切除术通常需要复杂的手术过程，但在过去仅仅30年之内，已经成为了安全、常规的手术方式。我们能够达到今天如此成就，有赖于无畏的外科医生的不断革新和坚持使其变为可能，还有在相关领域中取得的突破性进展，例如麻醉学的发展，疾病的微生物学理论以及维生素K的发现。继由Whipple发起的技术改进时期，当代胰腺外科治疗被转移到优秀的大型医疗中心进行。这些医疗中心通过集中的资源和经验，优化诊疗方案以及有效地协调多学科管理而取得了良好疗效。如今，该领域通过微创手术技术的出现和手术适应证的不断扩大从而得到不断发展。然而，正如Mikulicz在一个多世纪前描述的，对手术治愈的可能往往会因在最初不能可靠地诊断出PDAC而受到阻碍。而留给下一代外科医生和科学家的，只有继续发现可用于筛选和早期检测的有效方法，这将极大提高真正的根治性切除率。

声明

本文作者宣称无任何利益冲突。

参考文献

[1] Siegel RL, Miller KD, Jemal A. Cancer statistics, 2015. CA Cancer J Clin 2015; 65: 5-29.

[2] Dal Molin M, Zhang M, de Wilde RF, et al. Very Long-term Survival Following Resection for Pancreatic Cancer Is Not Explained by Commonly Mutated Genes: Results of Whole-Exome Sequencing Analysis. Clin Cancer Res 2015; 21: 1944-1950.

[3] Witzel O. Aus der Klinik des Herrn Prof. Trendelenburg. Beiträge zur Chirurgie der Bauchorgane. Deutsche Zeitschrift für Chirurgie 1886; 24: 326-354.

[4] Schnelldorfer T, Sarr MG. Alessandro Codivilla and the first pancreatoduodenectomy. Arch Surg 2009; 144: 1179-1184.

[5] Halsted WS. Contributions to the surgery of the bile passages, especially of the common bile-duct. Bost Med Surg J 1899; 141: 645-654.

[6] Kausch W. Das Carcinom der Papilla duodeni und seine radikale Entfernung. Beitr Klin Chir 1912; 78: 439-486.

[7] Hirschel G. Die Resektion des Duodenums mit der Papille wegen Karzinoms. Munchen Med Wochenschr 1914; 61: 1728-1729.

[8] Howland G, Campbell WR, Maltby EJ, et al. Dysinsulinism convulsions and coma due to islet cell tumor of the pancreas, with operation and cure. JAMA 1929; 93: 674-679.

[9] Whipple AO, Parsons WB, Mullins CR. Treatment of carcinoma of the ampulla of vater. Ann Surg 1935; 102: 763-779.

[10] Brunschwig A. Resection of head of pancreas and duodenum for carcinoma--pancreatoduodenectomy. CA Cancer J Clin 1974; 24: 363-367.

[11] Whipple AO. A reminiscence: pancreaticduodenectomy. Rev Surg 1963; 20: 221-225.

[12] Watson K. Carcinoma of ampulla of vater successful radical resection. Br J Surg 1944; 31: 368-373.

[13] Traverso LW, Longmire WP Jr. Preservation of the pylorus in pancreaticoduodenectomy. Surg Gynecol Obstet 1978; 146: 959-962.

[14] Gagner M, Pomp A. Laparoscopic pylorus-preserving pancreatoduodenectomy. Surg Endosc 1994; 8: 408-410.

[15] Giulianotti PC, Sbrana F, Bianco FM, et al. Robot-assisted laparoscopic pancreatic surgery: single-surgeon experience. Surg Endosc 2010; 24: 1646-1657.

[16] Gawande A. Two hundred years of surgery. N Engl J Med 2012; 366: 1716-1723.

[17] DeBakey ME. A surgical perspective. Ann Surg 1991; 213: 499-531.

[18] Long CW. An account of the first use of sulphuric ether by inhalation as an anaesthetic in surgical operations. South Med Surg J 1849; 5: 705-713.

[19] Bigelow HJ. Insensibility during Surgical Operations Produced by Inhalation. Boston Med Surg J 1846; 35: 309-317.

[20] Jackson CT, Morton WM, Eddy RH, et al. The Patent Letheon—Jackson and Morton's Specification. Boston Med Surg J 1847; 36: 194-198.

[21] Alexander JW. The contributions of infection control to a century of surgical progress. Ann Surg 1985; 201: 423-428.

[22] Beck C. A Manual of the modern theory and technique of surgical asepsis. Philadelphia: W. B. Saunders, 1895.

[23] Lister J. On a new method of treating compound fracture, abscess, etc. Lancet 1867; 90: 95-96.

[24] Jessney B. Joseph Lister (1827-1912): a pioneer of antiseptic surgery remembered a century after his death. J Med Biogr 2012; 20: 107-110.

[25] Morgagni GB. De sedibus, et causis morborum per anatomen indagatis libri quinque. Venice: Remondini, 1761.

[26] Da Costa J. On the morbid anatomy and symptoms of cancer of the pancreas [Extracted from the Proceedings of the Pathological Society of Philadelphia]. Philadelphia: J. B. Lippincott & Co., 1858.

[27] Brunschwig A. Surgery of Pancreatic Tumors. St. Louis: C. V. Mosby Co, 1942.

[28] Von Mikulicz-Radecki. I. Surgery of the Pancreas With Especial Consideration of Trauma and Inflammatory Processes. Ann Surg 1903; 38: 1-29.

[29] Sims JM. Remarks on Cholecystotomy in Dropsy of the Gall-Bladder. Br Med J 1878; 1: 811-815.

[30] von Winiwarter A. Ein Fall von Gallenretention betingt durch Impermeabilitat des Ductus choledochus, Anlegung einer Gallenblasen-Darmfistel, Heilung. Prager Med Wochenschr 1882; 7: 201.

[31] Howard JM. History of pancreatic head resection—the evaluation of surgical technique. Am J Surg 2007; 194: S6-S10.

[32] Monprofit A. On Cholecystenterostomy in the form of a "Y.". Br Med J 1908; 2: 991.

[33] Hutchison RL, Hutchison AL. César Roux and his original 1893 paper. Obes Surg 2010; 20: 953-956.

[34] Whipple AO. Surgical treatment of carcinoma of the ampullary region and head of the pancreas. Am J Surg 1938; 40: 260-263.

[35] Senn N. Surgery of the pancreas as based upon experiment and clinical researches. Trans Am Surg Assoc 1886; 4: 99-123.

[36] Schnelldorfer T, Adams DB, Warshaw AL, et al. Forgotten pioneers of pancreatic surgery: beyond the favorite few. Ann Surg 2008; 247: 191-202.

[37] Fernández-del Castillo C, Warhaw AL. Surgical Pioneers of the Pancreas. Am J Surg 2007; 194: S2-S5.

[38] Ruggi G. Intorno ad un caso di carcinoma primitivo del pancreas, curato e guarito coll' asportazione del tumore. Napoli: Giorn Internaz Sci Med, 1890.

[39] Biondi D. Contributo clinico e sperimentale alla chirurgia del pancreas. Clin Chir 1896; 4: 131-41; 145-61.

[40] Kocher T. Mobilisierung des Duodenum und gastroduodenostomie. Zentralbl Chir 1903; 30: 33.

[41] Sauvé L. Des pancréatectomies et spécialement de la pancréatectomie céphalique Rev Chir 1908; 37: 113-52, 335-85. [On pancreatectomies and in particular on pancreatectomy of the head].

[42] Johnson AB. Operative Therapeusis: Volume 4. New York: Appleton, 1915.

[43] Technique de la Pancréatectomie Desjardins A. Rev chir 1907; 35: 945-973.

[44] Coffey RC. XVII. Pancreato-enterostomy and Pancreatectomy: A Preliminary Report. Ann Surg 1909; 50: 1238-1264.

[45] Tenani O. Contributo alla chirurgia della papilla del Vater. Policlinico 1922; 29: 291-300.

[46] Banting FG, Best CH. The internal secretion of the pancreas. J Lab Clin Med 1922; 7: 251-266.

[47] Wilder RM, Allan FN, Power MH, et al. Carcinoma of the islands of the pancreas: hyperinsulinism and hypoglycemia. JAMA 1927; 89: 348-355.

[48] Whipple AO. The rationale of radical surgery for cancer of the pancreas and ampullary region. Ann Surg 1941; 114: 612-615.

[49] Parsons WB. Carcinoma of the pancreas and carcinoma of the ampulla of Vater: a re-evaluation; the L. Duncan Bulkley lecture. Bull N Y Acad Med 1951; 27: 339-350.

[50] Whipple AO. Pancreaticoduodenectomy for Islet Carcinoma: A Five-Year Follow-Up. Ann Surg 1945; 121: 847-852.

[51] Whipple AO. Present day surgery of the pancreas. N Engl J Med 1942; 226: 515-526.

[52] Hunt VC. Surgical management of carcinoma of the ampulla of vater and of the periampullary portion of the duodenum. Ann Surg 1941; 114: 570-602.

[53] Trimble IR, Parsons WB, Sherman CP. A one-stage operation for the cure of carcinoma of the ampulla of Vater and the head of the pancreas. Surg Gynecol Obstet 1941; 73: 711-722.

[54] Whipple AO. Observations on radical surgery for lesions of the pancreas. Surg Gynecol Obstet 1946; 82: 623-631.

[55] Warshaw AL, Torchiana DL. Delayed gastric emptying after pylorus-preserving pancreaticoduodenectomy. Surg Gynecol Obstet 1985; 160: 1-4.

[56] Nikfarjam M. Pylorus preserving pancreaticoduodenectomy. Saudi J Gastroenterol 2010; 16: 65.

[57] Diener MK, Fitzmaurice C, Schwarzer G, et al. Pylorus-preserving pancreaticoduodenectomy (pp Whipple) versus pancreaticoduodenectomy (classic Whipple) for surgical treatment of periampullary and pancreatic carcinoma. Cochrane Database Syst Rev 2011.CD006053.

[58] Lillemoe KD, Rikkers LF. Pancreaticoduodenectomy: the golden era. Ann Surg 2006; 244: 16-17.

[59] Lillemoe KD. Current management of pancreatic carcinoma. Ann Surg 1995; 221: 133-148.

[60] Crile G Jr. The advantages of bypass operations over radical pancreatoduodenectomy in the treatment of pancreatic carcinoma. Surg Gynecol Obstet 1970; 130: 1049-1053.

[61] Shapiro TM. Adenocarcinoma of the pancreas: a statistical analysis of biliary bypass vs Whipple resection in good risk patients. Ann Surg 1975; 182: 715-721.

[62] Collins JJ Jr, Craighead JE, Brooks JR. Rationale for total pancreatectomy for carcinoma of the pancreatic head. N Engl J Med 1966; 274: 599-602.

[63] Ihse I, Lilja P, Arnesjö B, et al. Total pancreatectomy for cancer. An appraisal of 65 cases. Ann Surg 1977; 186: 675-680.

[64] Levin B. Panel: cancer of the pancreas. Am J Surg 1978; 135: 185-191.

[65] Müller MW, Friess H, Kleeff J, et al. Is there still a role for total pancreatectomy? Ann Surg 2007; 246: 966-974; discussion 974-975.

[66] Karpoff HM, Klimstra DS, Brennan MF, et al. Results of total pancreatectomy for adenocarcinoma of the pancreas. Arch Surg 2001; 136: 44-47; discussion 48.

[67] Crist DW, Sitzmann JV, Cameron JL. Improved hospital morbidity, mortality, and survival after the Whipple procedure. Ann Surg 1987; 206: 358-365.

[68] Grace PA, Pitt HA, Tompkins RK, et al. Decreased morbidity and mortality after pancreatoduodenectomy. Am J Surg 1986; 151: 141-149.

[69] Braasch JW, Deziel DJ, Rossi RL, et al. Pyloric and gastric preserving pancreatic resection. Experience with 87 patients. Ann Surg 1986; 204: 411-418.

[70] Kalser MH, Ellenberg SS. Pancreatic cancer. Adjuvant combined radiation and chemotherapy following curative resection. Arch Surg 1985; 120: 899-903.

[71] Gordon TA, Bowman HM, Tielsch JM, et al. Statewide regionalization of pancreaticoduodenectomy and its effect on in-hospital mortality. Ann Surg 1998; 228: 71-78.

[72] Winter JM, Cameron JL, Campbell KA, et al. 1423 pancreaticoduodenectomies for pancreatic cancer: A single-institution experience. J Gastrointest Surg 2006; 10: 1199-1210; discussion 1210-1211.

[73] Yeo CJ, Cameron JL, Lillemoe KD, et al. Pancreaticoduodenectomy for cancer of the head of the pancreas. 201 patients. Ann Surg 1995; 221: 721-731; discussion 731-733.

[74] Gillen S, Schuster T, Meyer Zum Büschenfelde C, et al. Preoperative/neoadjuvant therapy in pancreatic cancer: a

systematic review and meta-analysis of response and resection percentages. PLoS Med 2010; 7: e1000267.

[75] He J, Cameron JL, Ahuja N, et al. Is it necessary to follow patients after resection of a benign pancreatic intraductal papillary mucinous neoplasm? J Am Coll Surg 2013; 216: 657-665; discussion 665-667.

[76] Vincent A, Herman J, Schulick R, et al. Pancreatic cancer. Lancet 2011; 378: 607-620.

[77] White R, Winston C, Gonen M, et al. Current utility of staging laparoscopy for pancreatic and peripancreatic neoplasms. J Am Coll Surg 2008; 206: 445-450.

[78] Hidalgo M. Pancreatic cancer. N Engl J Med 2010; 362: 1605-1617.

[79] Tempero MA, Malafa MP, Behrman SW, et al. Pancreatic adenocarcinoma, version 2.2014: featured updates to the NCCN guidelines. J Natl Compr Canc Netw 2014; 12: 1083-1093.

[80] Tseng JF, Raut CP, Lee JE, et al. Pancreaticoduodenectomy with vascular resection: margin status and survival duration. J Gastrointest Surg 2004; 8: 935-949; discussion 949-950.

[81] Bockhorn M, Burdelski C, Bogoevski D, et al. Arterial en bloc resection for pancreatic carcinoma. Br J Surg 2011; 98: 86-92.

[82] Ferrone CR, Marchegiani G, Hong TS, et al. Radiological and surgical implications of neoadjuvant treatment with FOLFIRINOX for locally advanced and borderline resectable pancreatic cancer. Ann Surg 2015; 261: 12-17.

[83] Stokes JB, Nolan NJ, Stelow EB, et al. Preoperative capecitabine and concurrent radiation for borderline resectable pancreatic cancer. Ann Surg Oncol 2011; 18: 619-627.

[84] Patel M, Hoffe S, Malafa M, et al. Neoadjuvant GTX chemotherapy and IMRT-based chemoradiation for borderline resectable pancreatic cancer. J Surg Oncol 2011; 104: 155-161.

[85] Tanaka M, Fernández-del Castillo C, Adsay V, et al. International consensus guidelines 2012 for the management of IPMN and MCN of the pancreas. Pancreatology 2012; 12: 183-197.

[86] Sauerland S, Jaschinski T, Neugebauer EA. Laparoscopic versus open surgery for suspected appendicitis. Cochrane Database Syst Rev 2010.CD001546.

[87] Keus F, Gooszen HG, van Laarhoven CJ. Open, small-incision, or laparoscopic cholecystectomy for patients with symptomatic cholecystolithiasis. An overview of Cochrane Hepato-Biliary Group reviews. Cochrane Database Syst Rev 2010.CD008318.

[88] Venkat R, Edil BH, Schulick RD, et al. Laparoscopic distal pancreatectomy is associated with significantly less overall morbidity compared to the open technique: a systematic review and meta-analysis. Ann Surg 2012; 255: 1048-1059.

[89] Vijan SS, Ahmed KA, Harmsen WS, et al. Laparoscopic vs open distal pancreatectomy: a single-institution comparative study. Arch Surg 2010; 145: 616-621.

[90] Shin SH, Kim SC, Song KB, et al. A comparative study of laparoscopic vs. open distal pancreatectomy for left-sided ductal adenocarcinoma: a propensity score-matched analysis. J Am Coll Surg 2015; 220: 177-185.

[91] Kooby DA, Hawkins WG, Schmidt CM, et al. A multicenter analysis of distal pancreatectomy for adenocarcinoma: is laparoscopic resection appropriate? J Am Coll Surg 2010; 210: 779-85, 786-7.

[92] Fernández-Cruz L, Sáenz A, Astudillo E, et al. Outcome of laparoscopic pancreatic surgery: endocrine and nonendocrine tumors. World J Surg 2002; 26: 1057-1065.

[93] Hardacre JM. Is there a learning curve for pancreaticoduodenectomy after fellowship training? HPB Surg 2010; 2010: 230287.

[94] Speicher PJ, Nussbaum DP, White RR, et al. Defining the learning curve for team-based laparoscopic pancreaticoduodenectomy. Ann Surg Oncol 2014; 21: 4014-4019.

[95] Asbun HJ, Stauffer JA. Laparoscopic vs open pancreaticoduodenectomy: overall outcomes and severity of complications using the Accordion Severity Grading System. J Am Coll Surg 2012; 215: 810-819.

[96] Lei P, Wei B, Guo W, et al. Minimally invasive surgical approach compared with open pancreaticoduodenectomy: a systematic review and meta-analysis on the feasibility and safety. Surg Laparosc Endosc Percutan Tech 2014; 24: 296-305.

[97] Palanivelu C, Rajan PS, Rangarajan M, et al. Evolution in techniques of laparoscopic pancreaticoduodenectomy: a decade long experience from a tertiary center. J Hepatobiliary Pancreat Surg 2009; 16: 731-740.

[98] Croome KP, Farnell MB, Que FG, et al. Total laparoscopic pancreaticoduodenectomy for pancreatic ductal adenocarcinoma: oncologic advantages over open approaches? Ann Surg 2014; 260: 633-638; discussion 638-640.

[99] Kendrick ML. Laparoscopic and robotic resection for pancreatic cancer. Cancer J 2012; 18: 571-576.

[100] Mesleh MG, Stauffer JA, Bowers SP, et al. Cost analysis of open and laparoscopic pancreaticoduodenectomy: a single institution comparison. Surg Endosc 2013; 27: 4518-4523.

[101] Ongchin M, Hogg ME, Zeh HJ 3rd, et al. Essentials and Future Directions of Robotic Pancreatic Surgery. In: Kroh M, Chalikonda S, editors. Essentials of Robotic Surgery. Cham: Springer International Publishing, 2015: 131-48.

[102] Zureikat AH, Moser AJ, Boone BA, et al. 250 robotic pancreatic resections: safety and feasibility. Ann Surg 2013; 258: 554-559; discussion 559-562.

[103] Buchs NC, Addeo P, Bianco FM, et al. Robotic versus open pancreaticoduodenectomy: a comparative study at a single institution. World J Surg 2011; 35: 2739-2746.

[104] Lai EC, Yang GP, Tang CN. Robot-assisted laparoscopic pancreaticoduodenectomy versus open pancreaticoduodenectomy--a comparative study. Int J Surg 2012; 10: 475-479.

[105] Daouadi M, Zureikat AH, Zenati MS, et al. Robot-assisted minimally invasive distal pancreatectomy is superior to the laparoscopic technique. Ann Surg 2013; 257: 128-132.

[106] Yachida S, Jones S, Bozic I, et al. Distant metastasis occurs late during the genetic evolution of pancreatic cancer. Nature 2010; 467: 1114-1117.

[107] Haeno H, Gonen M, Davis MB, et al. Computational modeling of pancreatic cancer reveals kinetics of metastasis suggesting optimum treatment strategies. Cell 2012; 148: 362-375.

[108] Yu J, Blackford AL, Dal Molin M, et al. Time to progression of pancreatic ductal adenocarcinoma from low-to-high tumour stages. Gut 2015. [Epub ahead of print].

[109] Canto MI, Hruban RH, Fishman EK, et al. Frequent detection of pancreatic lesions in asymptomatic high-risk individuals. Gastroenterology 2012; 142: 796-804; quiz e14-5.

[110] Canto MI, Harinck F, Hruban RH, et al. International Cancer of the Pancreas Screening (CAPS) Consortium summit on the management of patients with increased risk for familial pancreatic cancer. Gut 2013; 62: 339-347.

[111] Harsha HC, Kandasamy K, Ranganathan P, et al. A compendium of potential biomarkers of pancreatic cancer. PLoS Med 2009; 6: e1000046.

[112] Winter JM, Yeo CJ, Brody JR. Diagnostic, prognostic, and predictive biomarkers in pancreatic cancer. J Surg Oncol 2013; 107: 15-22.

[113] Lennon AM, Wolfgang CL, Canto MI, et al. The early detection of pancreatic cancer: what will it take to diagnose and treat curable pancreatic neoplasia? Cancer Res 2014; 74: 3381-3389.

[114] Valero V 3rd, Saunders TJ, He J, et al. Reliable Detection of Somatic Mutations in Fine Needle Aspirates of Pancreatic Cancer With Next-generation Sequencing: Implications for Surgical

Management. Ann Surg 2015. [Epub ahead of print].

[115] Kahlert C, Melo SA, Protopopov A, et al. Identification of double-stranded genomic DNA spanning all chromosomes with mutated KRAS and p53 DNA in the serum exosomes of patients with pancreatic cancer. J Biol Chem 2014; 289: 3869-3875.

[116] Bettegowda C, Sausen M, Leary RJ, et al. Detection of circulating tumor DNA in early- and late-stage human malignancies. Sci Transl Med 2014; 6: 224ra24.

[117] Singhi AD, Nikiforova MN, Fasanella KE, et al. Preoperative GNAS and KRAS testing in the diagnosis of pancreatic mucinous cysts. Clin Cancer Res 2014; 20: 4381-4389.

[118] Shi C, Fukushima N, Abe T, et al. Sensitive and quantitative detection of KRAS2 gene mutations in pancreatic duct juice differentiates patients with pancreatic cancer from chronic pancreatitis, potential for early detection. Cancer Biol Ther 2008; 7: 353-360.

[119] Kanda M, Knight S, Topazian M, et al. Mutant GNAS detected in duodenal collections of secretin-stimulated pancreatic juice indicates the presence or emergence of pancreatic cysts. Gut 2013; 62: 1024-1033.

[120] Maker AV, Carrara S, Jamieson NB, et al. Cyst fluid biomarkers for intraductal papillary mucinous neoplasms of the pancreas: a critical review from the international expert meeting on pancreatic branch-duct-intraductal papillary mucinous neoplasms. J Am Coll Surg 2015; 220: 243-253.

[121] Schultz NA, Dehlendorff C, Jensen BV, et al. MicroRNA biomarkers in whole blood for detection of pancreatic cancer. JAMA 2014; 311: 392-404.

[122] Gold DV, Newsome G, Liu D, et al. Mapping PAM4 (clivatuzumab), a monoclonal antibody in clinical trials for early detection and therapy of pancreatic ductal adenocarcinoma, to MUC5AC mucin. Mol Cancer 2013; 12: 143.

译者：彭隽晖，广东省佛山市顺德区中医院外科医生
审校：刘颖斌，上海新华医院

Cite this article as: Griffin JF, Poruk KE, Wolfgang CL. Pancreatic cancer surgery: past, present, and future. Chin J Cancer Res 2015;27(4):332-348. doi: 10.3978/j.issn.1000-9604.2015.06.07

第十一章 胰腺癌的外科治疗现状

Charles B. Kim, Shuja Ahmed, Eddy C. Hsueh

Department of Surgery, Saint Louis University, St. Louis, Missouri, USA
Correspondence to: Eddy C. Hsueh. Department of Surgery, Saint Louis University, 3635 Vista at Grand Blvd., St. L ouis, M issouri 6 3110, USA. Email: hsuehec@slu.edu.

摘要：整块切除是局限性胰腺癌的首选治疗方式。尽管手术相关的围术期死亡率已经很低，但在一些高危患者中其并发症的发生率仍高达50%。随着围术期管理水平的提高，在大型外科中心进行相邻血管切除以期达到阴性切缘的根治性手术，其术后并发症的发生率和死亡率并未增加。初步研究结果显示，微创外科技术在胰腺外科中也有很大应用前景。本文还会根据新近数据显示结果探讨胰腺术后围术期管理方面的进步是否会减少胰腺术后的并发症。

关键词：胰十二指肠切除术；胰体尾切除术；腹腔镜胰腺手术

View this article at: http://www.thejgo.org/article/view/215/html_2

1 简介

全世界每年有超过20万人死于胰腺癌，它位居美国肿瘤性死亡原因的第4位、欧洲的第6位[1]。绝大部分患者就诊时已是局部晚期或已有远处转移[2]。外科手术切除仍然是治愈早期胰腺癌的唯一可能手段。1912年Walter Kausch第一次报道了成功施行十二指肠和部分胰腺切除术来治疗壶腹周围肿瘤[3]。1935年Whipple将此术式改良为两步法：先进行胰十二指肠切除术而后进行胃和胆道的重建[4-5]。1978年，Traverso和Longmire发明了保留幽门的胰十二指肠切除术[6]。20世纪60年代，许多中心报道的胰十二指肠切除术术后死亡率为20%~40%，并发症发生率为40%~60%[7]。随着外科技术和围术期管理的进步，该术式的死亡率已降至<5%，但即便是在大的医疗中心其并发症发生率仍高达40%[8-11]。

仅15%~20%的胰腺癌患者在诊断时可以进行手术切除[12-13]。大部分胰腺癌（90%）为胰腺导管来源，而部位则集中在胰头部（>75%）[14]。无法手术切除的病灶是指肿瘤侵犯肠系膜上动脉（SMA）/腹腔干（T4）或出现远处转移（M1）。目前治疗最大的争议在于交界性可切除病灶的定义。一般将肿瘤包绕内脏动脉或造成肠系膜上静脉的短段阻塞定义为解剖性的交界可切除病灶[15]。美洲肝胆胰协会、消化道外科协会和美国肿瘤外科协会的最新共识，通过临床试验设计和文献比较提供了一个更明确的定义[16]：①肿瘤原因所导致的肠系膜上静脉（SMV）/门静脉（PV）变形（图1）；②包绕SMV/PV>180°；③SMV/PV的短段阻塞并且能够通过切除重建治疗；④肝动脉或其分支短段受累并可通过血管切除重建治疗（图2）；⑤肠系膜上动脉包绕<180°。切除后影响预后因素包括：R0切除[10-11,17]、淋巴结转

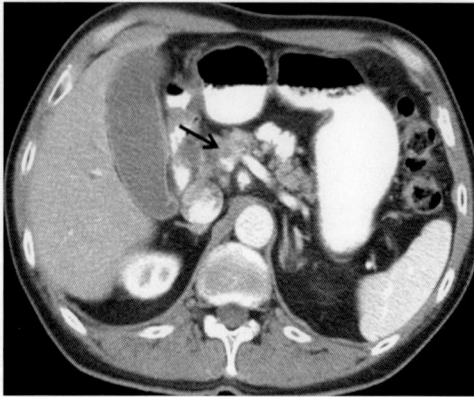

图1　箭头指向肠系膜上静脉受肿瘤挤压变形

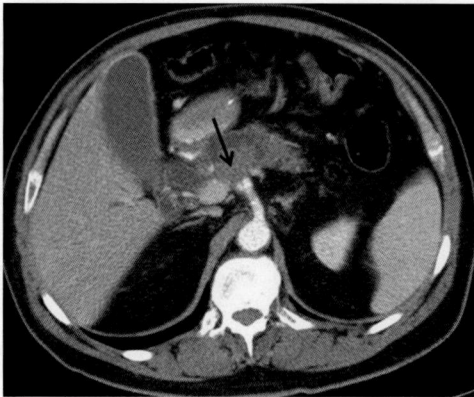

图2　箭头指向门静脉受肿瘤挤压变形，肝总动脉肿瘤包绕

移[10-11]、组织学分级[11,18]、CA19-9升高[18-20]、高BMI指数[21]以及术中出血量[17,22]。

胰头癌的手术方式主要为标准的胰十二指肠切除术（Whipple手术）和保留幽门的胰十二指肠切除术（pylorus-preserving pancreatico duodenectomy，PPPD）。本文评价了为更彻底清除肿瘤而施行扩大范围腹膜后淋巴结清扫和合并肠系膜上静脉/门静脉切除的胰十二指肠切除术的价值，还针对胰腺吻合方式，包括胰肠吻合和胰胃吻合的优劣进行了比较。一些中心报道了腹腔镜胰腺手术效果与开腹手术效果相当。多种术后治疗方法用于降低其术后并发症，包括应用奥曲肽、胰酶替代治疗、红霉素以及营养支持治疗。本文旨在回顾总结胰腺癌手术前、手术中及手术后的治疗策略。

1.1　确定可切除性

行胰十二指肠切除术的关键是准确识别病灶可切除患者。多种影像学评估方式包括CT、PET/CT、ERCP、超声内镜、肠系膜血管造影和MRCP等，可以准确地评估胰腺癌患者的期别。CT扫描是确定病灶可切除性的主要影像学手段。随着医学影像学的进步和图像清晰度的提高，在评估可切除方面诊断性腔镜的作用日益局限。Mayo等近期进行的一项包含298名患者的研究显示切除率为87%，其中98%的患者行CT检测，32%的患者行EUS，29%的患者行诊断性腔镜探查[23]。在腔镜组中27%的患者不能切除。

White在回顾斯隆-凯瑟琳纪念肿瘤中心相关数据时发现，其总体腹腔镜诊断率为14%，其中只有8%的患者院内术前影像和17%的患者院外术前影像评估为可切除[24]。同时该研究小组提出了一个诊断性腔镜探查更为合理的应用指证，即通过术前CA19-9水平作为筛选方法，对于那些影像学显示可切除且CA19-9升高的患者考虑行腹腔镜探查[25]。

1.2　术前胆道引流

大部分胰腺癌发生于胰头部，因此梗阻性黄疸属常见症状。许多研究报道了关于术前支架或导管减黄的不利之处，即支架组患者感染发病率更高[26-31]，但无生存差异。然而也有研究报道了术前胆道引流对术后并发症无影响[32-33]。一项包含202名患者的多中心随机对照研究比较早期手术和减黄后手术，显示早期手术组和胆道引流组严重并发症发生率分别为39%（37/96），74%（75/106）[34]（P<0.001）。随访报告显示术前减黄明显延迟手术时间（1周 vs. 5周），而减黄导致的延迟并不影响患者预后[35]。支架组患者术后感染并发症发生率仍然增加，原因可能是支架植入后肠道菌群移位进入胆道所致[36]。Jagannath等报道术前胆道支架引流组患者与未放置支架引流组患者术后并发症发生率无显著差异，而感染性并发症与术中胆汁培养阳性相关。术前胆道支架引流存在争议，但术前高胆红素血症与不良预后相关，置入支架减黄可以抵消这一问题[37]。因此对于有症状的患者术前胆道引流应合理选择。

2　手术注意事项

2.1　胰十二指肠切除术

传统的胰十二指肠切除术包括切除胰头、十二指肠、胆总管、胆囊及胃窦部[4-5]。其改良术式为保留幽门和胃窦，即保留幽门的胰十二指肠切除术（PPPD）[6]。切除后要利用空肠重建消化道的连续性，包括胰肠吻合、胆肠吻合、胃肠吻合或PPPD中的十二指肠空肠吻合。20世纪六七十年代，胰十二指肠切除术的死亡率接近25%。随着过去30年对胰十二指肠切除术经验的积累，患者围术期死亡率已降至5%以下[38-41]。然而，如何降低术后并发症发生率仍然面临着诸多挑战。Cameron曾报道34年间随访1 000例胰十二指肠切除术的围术期死亡率仅为1%[41]。围术期并发症发生率为41%，其中包括胃排空障碍（18%）、胰瘘（12%）、伤口感染（7%）、腹腔脓肿（6%）、心脏并发症（3%）、胰腺炎（2%）、胆瘘（2%）、肺炎（2%）、胆道出血（2%）及2.7%的再手术率。为减少术后并发症，多种重建方式应运而生。其中最富争议的是标准胰十二指肠切除术与PPPD以及胰肠吻合与胰胃吻合的比较[42-44]。由于尚缺乏有力证据显示哪种术式更好，因此，目前多根据外科医生的经验选择术式以到达最佳治疗效果。

2.2　胰体尾切除术

胰体尾切除术是治疗胰腺体尾肿瘤的标准术式。包括肠系膜上静脉/门静脉轴左侧远端胰腺及其周围淋巴组织整块切除，手术通常将脾脏一并切除。而保留脾脏的胰体尾切除术（Warshaw手术）可以在不增加术后并发症、手术时间和住院时间的基础上安全实施[45]。胰体尾癌早期缺乏临床症状，故患者就诊时多属晚期，难以行根治性切除，故相同分期的胰体尾癌和胰头癌患者预后无明显差异[46-47]。

2.3　腹腔镜胰腺切除术

随着COST临床试验的发表，微创外科手术方式在肿瘤切除中的应用越发广泛[48]。在胰腺肿瘤的外科治疗中，腹腔镜胰体尾切除术已替代传统开腹手术迅速成为胰体尾部肿瘤外科治疗的首选术式。在诸多已发表的腹腔镜下胰体尾切除的结果中，多数研究并未特定阐明腔镜下胰体尾切除术治疗胰腺癌的肿瘤学结果[49-59]。总之与开腹胰体尾切除术相比，腔镜下胰体尾切除术手术

时间长，出血量少，住院时间短。腔镜手术时中转开腹率为0%~30%。Barker等单中心试验发现，27例腔镜组患者其淋巴结清扫数量（平均5枚）少于85例开腹组患者（平均9枚）[57]。Kooby等将9个中心数据中的23例腹腔镜胰体尾切除术患者和189名开腹胰体尾切除术患者进行配对分析发现[58]，切缘阳性率、淋巴结清扫数目和胰腺癌患者的总体生存期并无差异。Jayaraman等总结了斯隆-凯特琳纪念医院7年中343名胰体尾切除术患者的信息：其中拟腔镜切除患者107例，开腹手术患者236例[59]，腔镜手术的中转开腹率为30%。两组患者的并发症发生率无明显差异。而腔镜组患者出血量更少，住院时间更短，但手术时间相对延长。两组的清扫淋巴结数目（腔镜组7枚 vs. 开腹组7枚）和切缘阳性率（腔镜组3% vs. 开腹组4%）无明显差异。肿瘤较大、高BMI指数、肿瘤靠近腹腔干的患者中转开腹率更高。该研究为提供生存期相关数据。基于以上相关研究，腔镜下胰体尾切除术可作为特定选择的胰体尾癌患者适合的外科治疗手段。

1994年Gagner和Pomp报道并完成了首例腔镜下胰十二指肠切除术[60]。但由于其操作复杂且缺乏明显优势，腔镜下胰十二指肠切除术仅见于个案或小宗病例报道。表1列举了包含10个及以上腔镜下胰十二指肠切除术成功案例的文献报道。尽管这些报道都对腔镜下胰十二指肠切除术的安全性和可行性进行了探讨，但若要证明其优势则需进行更大规模的前瞻性临床试验。

2.4　腹膜后扩大淋巴结清扫的意义

是否发生淋巴结转移是评估胰腺癌预后的重要参数。淋巴结转移数量、淋巴结阳性率及淋巴结病理检查的最小数量都与预后密切相关[67-69]。由于淋巴结分期的重要性，胰十二指肠切除术中扩大的腹膜后淋巴结清扫被认为可以改善胰腺癌患者的预后。而关于腹膜后淋巴结扩大清扫尚未统一定义，通常指由上而下清扫自膈肌裂孔至肠系膜下动脉间的主动脉周围淋巴结，两侧沿肾动脉主干清扫至肾门，同时清扫腹腔干周围淋巴结[70]。日本的多个研究组认为胰十二指肠切除术联合腹膜后淋巴结扩大清扫可以取得较好的治疗效果[71-73]，然而多中心临床随机对照试验显示扩大清扫术并未改善患者预后[70,74-76]。Yeo等发现，与标准胰十二指肠切除术相比，扩大切除术后并发症的发生率明显增高，43% vs. 29%[74]。术后胃排空延迟、胰瘘的发生率明显增加，住院天数也相应延长。一项Meta分析结果显示扩大腹膜后

表1 部分腹腔镜胰十二指肠切除术的文章

作者	病例数	中转开腹率（%）	平均手术时间（min）	平均出血量（mL）	平均住院日（d）	总体并发症发生率（%）	围术期死亡率（%）	切缘阳性率（%）
Gagner[61]	10	40	510	NR	22	50	0	0
Dulucq[62]	25	12	287	107	16	32	4	0
Palanivelu[63]	42	0	370	65	10	NR	2	0
Pugliese[64]	19	32	461	180	18	37	0	0
Cho[65]	15	0	338	445	16	27	0	0
Kendrick[66]	62	0	368	240	7	42	2	11

淋巴结清扫的术后并发症发生率明显高于标准胰十二指肠切除术。研究者并未发现标准胰十二指肠切除术与扩大切除术之间的预后存在差异。

2.5 门静脉与肠系膜上静脉切除

R0切除对于患者预后有重要意义，因此研究者针对胰十二指肠切除术中联合血管切除对患者预后的影响进行了评估。胰十二指肠切除术中联合血管切除重建主要包括门静脉和肠系膜上静脉的切除与重建。Yekebes等报道血管切除组患者的围术期死亡率和并发症发生率与标准胰十二指肠切除术组相当[78]。组织病理学证实的血管浸润患者中位生存时间（15个月）与未浸润患者（16个月）相似（P=0.86）。Riedeger及其同事在门静脉/肠系膜上静脉切除中也报道了相似的结果[79]，他们统计222例行胰十二指肠切除术患者，53例需要行门静脉/肠系膜上静脉切除，169例行常规手术治疗。两组患者死亡率及并发症发生率均无显著差异。Kanoeka等研究显示门静脉/肠系膜上静脉切除长度与患者预后呈负相关[80]。门静脉/肠系膜上静脉切除长度<3 cm，5年生存率为39%，而切除长度≥3 cm五年生存率为4%（P=0.017）。Chua和Saxena系统回顾了既往关于扩大胰十二指肠切除术和血管切除[81]的诸多研究，28项研究中共包含1458名患者，中位R0切除率为75%（14~100%）。围术期中位死亡率为4%（0~17%）。大样本治疗中心（年胰十二指肠切除术>20例）结果显示扩大胰十二指肠切除术联合血管切除患者的中位生存时间为15个月（9~23个月）。因此，在某些可以达到R0切除的患者，门静脉/肠系膜上静脉切除重建其术后并发症发生率和预后与标准胰十二指肠切除术无显著差异。

2.6 术后注意事项

随着外科技术的进步，胰十二指肠切除术的围术期死亡率已降至5%，但术后并发症发生率仍在40%。胰瘘仍然是胰十二指肠切除术最严重的并发症，约见于20%的患者。其他常见并发症包括胃排空延迟和出血。Adam及其同事分析了301例胰十二指肠切除术患者[82]，发现与患者术后并发症增加密切相关的三个独立危险因素：门静脉/脾静脉血栓或高压，术前肌酐升高及未行术前减黄相反，其他研究（包括一项前瞻性随机对照试验）均显示术前胆道引流增加患者的术后并发症的发生率[26-31,34]。1998年以来患者术后并发症发生率逐渐减少，表明手术经验增加、手术适应证选择合理均可改善患者的围术期治疗。手术过程中联合其他脏器切除也会增加术后并发症发生率。

患者年龄与术后并发症发生率、死亡率和生存期密切相关[83-87]。大多数研究中心以70岁或80岁作为临界点。Riall等系统回顾研究发现：老年患者的病死率和并发症的发生率更高[87]。Makary等回顾单中心35年间收治的2 698例胰十二指肠切除术患者[83]，以80岁为临界点，80~89岁患者的术后并发症发生率及死亡率明显高于<80岁患者（P<0.05）。Haigh等统计分析2005年1月—2007年12月美国外科医师学会国家外科质量改进计划数据库中2610名胰十二指肠切除术患者[88]，发现>70岁的老年患者相比年轻患者更容易出现1种以上的并发症（40.7% vs. 34.0%；P=0.01），而且老年患者其围术期死亡率比年轻患者更高（4.3% vs. 1.7%；P=0.01）。

生长抑素类似物奥曲肽在减少胰腺切除后并发症上的作用尚有争议。其基本原理为奥曲肽通过减少胰酶分泌而降低胰瘘的形成[89]。多中心随机对照临床试验证实，给胰腺手术患者应用奥曲肽或另一种生长抑素类似物vaprotide与应用安慰剂相比，两组患者的围术期死亡率并无明显差异[89-97]。一些研究发现，应用生长抑素类似物可以显著减少胰漏/瘘发生，而其他研究则并未发现两者存在差异。

胰十二指肠切除术后另一个常见并发症为胃排空延迟[98]。胃排空延迟导致患者需要长时间进行胃肠减压、持续肠内肠外营养和住院时间的延长。其发生的病理机制为胃动素减少而继发的胃动力下降[99]。胃动素能够诱发小肠平滑肌的收缩，胃的Ⅲ相移行性复合运动并且促进糖尿病胃瘫患者胃肠道的排空速度[100-101]。Yeo等对胰十二指肠切除术导致胃排空延迟患者进行的一项前瞻性随机对照临床试验，评估红霉素在术后胃排空延迟中的作用。将118名患者随机分为200 mg乳糖酸红霉素组和生理盐水组，每6小时应用1次。其中红霉素组胃排空延迟发生率降低（19% vs. 30%），胃管再植入患者也相应减少（6例 vs. 15例，P<0.05），胃内液体/固体放射性同位素滞留时间显著降低（P<0.01）[102]。因此红霉素能够减少胰十二指肠切除术后患者胃排空延迟的发生率。

拟行根治性手术治疗的胰腺癌患者术前多存在营养不良[103-104]。血清白蛋白水平是患者术后死亡的重要预测指标。Winter等根据术前白蛋白水平将患者分为3组（>3.5，2.6~3.5，<2.6）。3组患者的术后死亡率分别为白蛋白最低组7%，中间组3%，白蛋白水平>3.5组0.9%[105]。Okabayashi等评估早期术后肠内营养与晚期术后肠内营养对胰十二指肠切除患者的影响[106]。23名患者接受全肠外营养后于术后晚期开始经口进食。16名患者在术后第1天即通过小肠营养管进行肠内营养供应。早期营养组患者胰瘘发生率降低，住院时间缩短。Brennan等进行的一项前瞻性随机临床试验比较肠外营养对胰腺切除患者预后的影响[107]。他们发现接受肠外营养患者其术后腹腔感染发生率增高，且住院时间延长。

有研究显示长时间的静脉营养输注会导致胃排空延迟。胆囊收缩素（CCK）水平的升高是导致胃排空延迟的另一原因[108-109]。Van Berge Henegouwen等对持续营养输注（CON）（1 500 kCal/24 h）和间断性营养输注（CYC）（1 125 kCal/24 h）进行了前瞻性随机对照研究发现[110]，与持续营养输注组患者相比间断营养输注组患者能够更好地适应正常饮食，住院时间也更短，CCK水平更低，同样表明低CCK水平在胃排空延迟中起作用。

肠内营养配方中加入免疫调节剂（精氨酸、RNA、W-3脂肪酸）对胰腺癌的患者具有重要的作用。Braga等进行的一项双盲前瞻性随机对照临床试验比较了标准肠内营养与富含精氨酸、RNA、Omega3脂肪酸的要素膳对结直肠癌、胃癌和胰腺癌患者术后的作用[111]。接受免疫调节剂的患者，术后感染率降低，住院时间缩短，应用益生菌也能起到稳固肠道屏障、增强肠蠕动、增强自身免疫的作用。Rayes等的一项包含80例PPPD患者的的随机对照双盲试验，一组进行早期肠内营养并添加乳酸菌，另一组则接受安慰剂[112]。与安慰剂组相比，服用乳酸菌患者的术后感染率显著降低（12.5% vs. 40%，P=0.005）。

3　结论

外科手术降低了胰腺癌的病死率，但其围术期并发症的发生率仍居高不下。随着医疗器械的更迭完善，腔镜下胰体尾切除术已得到广泛开展。与其他类型肿瘤相似，腔镜下胰体尾切除术患者的肿瘤预后与开腹治疗相当。微创外科所带来的出血较少、住院日较短的优势值得关注。外科技术的进步使得扩大切除也能达到可以接受的围术期死亡率和并发症发生率。随着胰腺癌全身治疗的进步，努力达到切缘阴性将会改善这种恶性疾病患者的预后。

声明

本文作者宣称无任何利益冲突。

参考文献

[1]　Michaud DS. Epidemiology of pancreatic cancer. Minerva Chir 2004; 59: 99-111.

[2]　Conlon KC, Klimstra DS, Brennan MF. Long-term survival after curative resection for pancreatic ductal adenocarcinoma. Clinicopathologic analysis of 5-year survivors. Ann Surg 1996; 223: 273-279.

[3]　Kausch W. Das carcinom der papilla duodeni und seine radikale. Entfeinung. Beitr Z Clin Chir 1912; 78: 439-486.

[4]　Whipple AO, Parsons WB, Mullins CR. Treatment of carcinoma of the ampulla of vater. Ann Surg 1935; 102: 763-779.

[5]　Whipple AO. Present day surgery of the pancreas. N Engl J Med 1942; 226: 515-526.

[6]　Traverso LW, Longmire WP Jr. Preser vation of the pylorus in pancreaticoduodenectomy. Surg Gynecol Obstet 1978; 146:

959-962.

[7] Stojadinovic A，Brooks A，Hoos A，Jaques DP，Conlon KC，Brennan MF. An evidence-based approach to the surgical management of resectable pancreatic adenocarcinoma. J Am Coll Surg 2003；196：954-964.

[8] Buchler MW，Wagner M，Schmied BM，Uhl W，Friess H，Z'graggen K. Changes in morbidity after pancreatic resection：toward the end of completion pancreatectomy. Arch Surg 2003；138：1310-4；discussion 1315.

[9] Birkmeyer JD，Siewers AE，Finlayson EV，Stukel TA，Lucas FL，Batista I，et al. Hospital volume and surgical mortality in the United States. N Engl J Med 2002；346：1128-1137.

[10] Cameron JL，Riall TS，Coleman J，Belcher KA. One thousand consecutive pancreaticoduodenectomies. Ann Surg 2006；244：10-15.

[11] Winter JM，Cameron JL，Campbell KA，A rnold MA，Chang DC，Coleman J，et al. 1423 pancreaticoduodenectomies for pancreatic cancer：A single-institution experience. J Gast rointest Surg 2006；10：1199-210；discussion 1210-1211.

[12] Bilimoria KY，Bentrem DJ，Ko CY，Ritchey J，Stewart AK，Winchester DP，et al. Validation of the 6th edition AJCC Pancreatic Cancer Staging System：report from the National Cancer Database. Cancer 2007；110：738-744.

[13] Zuckerman DS，Ryan DP. Adjuvant therapy for pancreatic cancer：a review. Cancer 2008；112：243-249.

[14] Sener SF，Fremgen A，Menck HR，Winchester DP. Pancreatic cancer：a report of treatment and survival trends for 100，313 patients diagnosed from 1985-1995，using the National Cancer Database. J Am Coll Surg 1999；189：1-7.

[15] Katz MH，Pisters PW，Evans DB，Sun CC，Lee JE，Fleming JB，et al. Borderline resectable pancreatic cancer：the importance of this emerging stage of disease. J Am Coll Surg 2008；206：833-46；discussion 846-848.

[16] Abrams RA，Lowy AM，O'Reilly EM，Wolff RA，Picozzi VJ，Pisters PW. Combined modality treatment of resectable and borderline resectable pancreas cancer：expert consensus statement. Ann Surg Oncol 2009；16：1751-1756.

[17] Fatima J，Schnelldorfer T，Barton J，Wood CM，Wiste HJ，Smyrk TC，et al. Pancreatoduodenectomy for ductal adenocarcinoma：implications of positive margin on survival. Arch Surg 2010；145：167-172.

[18] Barugola G，Partelli S，Marcucci S，Sartori N，Capelli P，Bassi C，et al. Resectable pancreatic cancer：who really benefits from resection? Ann Surg Oncol 2009；16：3316-3122.

[19] Barton JG，Bois JP，Sarr MG，Wood CM，Qin R，Thomsen KM，et al. Predictive and prognostic value of CA 19-9 in resected pancreatic adenocarcinoma. J Gastrointest Surg 2009；13：2050-2058.

[20] Ferrone CR，Finkelstein DM，Thayer SP，Muzikansky A，Fernandez-delCastillo C，Warshaw AL. Perioperative CA19-9 levels can predict stage and survival in patients with resectable pancreatic adenocarcinoma. J Clin Oncol 2006；24：2897-2902.

[21] Fleming JB，Gonzalez RJ，Petzel MQ，Lin E，Morris JS，Gomez H，et al. Influence of obesity on cancer- related outcomes after pancreatectomy to treat pancreatic adenocarcinoma. Arch Surg 2009；144：216-221.

[22] Kazanjian KK，Hines OJ，Duffy JP，Yoon DY，Cortina G，Reber HA. Improved survival following pancreaticoduodenectomy to treat adenocarcinoma of the pancreas：the influence of operative blood loss. Arch Surg 2008；143：1166-1171.

[23] Mayo SC，Austin DF，Sheppard BC，Mori M，Shipley DK，Billingsley KG. Evolving preoperative evaluation of patients with pancreatic cancer：does laparoscopy have a role in the current era? J Am Coll Surg 2009；208：87-95.

[24] White R，Winston C，Gonen M，D'Angelica M，Jarnagin W，Fong Y，et al. Current utility of staging laparoscopy for pancreatic and peripancreatic neoplasms. J Am Coll Surg 2008；206：445-450.

[25] Maithel SK，Maloney S，Winston C，Gonen M，D'Angelica MI，Dematteo RP，et al. Preoperative CA 19-9 and the yield of staging laparoscopy in patients with radiographically resectable pancreatic adenocarcinoma. Ann Surg Oncol 2008；15：3512-3520.

[26] Povoski SP，Karpeh MS Jr，Conlon KC，Blumgart LH，Brennan MF. Association of preoperative biliary drainage with postoperative outcome following pancreaticoduodenectomy. Ann Surg 1999；230：131-142.

[27] Pisters PW，Hudec WA，Hess KR，Lee JE，Vauthey JN，Lahoti S，et al . Effect of preoperative biliary decompression on pancreaticoduodenectomy-associated morbidity in 300 consecutive patients. Ann Surg 2001；234：47-55.

[28] Hodul P，Creech S，Pickleman J，A ranha GV. The effect of preoperative biliary stenting on postoperative complications after pancreaticoduodenectomy. Am J Surg 2003；186：420-425.

[29] Sewnath ME，Birjmohun RS，Rauws EA，Huibregtse K，Obertop H，Gouma DJ. The effect of preoperative biliary drainage on postoperative complications af ter pancreaticoduodenectomy. J Am Coll Surg 2001；192：726-734.

[30] Mezhir JJ，Brennan MF，Baser RE，D'Angelica MI，Fong Y，DeMatteo RP，et al. A matched case-control study of preoperative biliary drainage in patients with pancreatic adenocarcinoma：routine drainage is not justied. J Gastrointest Surg 2009；13：2163-2169.

[31] Limongelli P，Pai M，Bansi D，Thiallinagram A，Tait P，Jackson J，et al. Correlation between preoperative biliary drainage，bile duct contamination，and postoperative outcomes for pancreatic

surgery. Surgery 2007; 142: 313-318.

[32] Coates JM, Beal SH, Russo JE, Vanderveen KA, Chen SL, Bold RJ, et al. Negligible effect of selective preoperative biliary drainage on perioperative resuscitation, morbidity, and mortality in patients undergoing pancreaticoduodenectomy. Arch Surg 2009; 144: 841-847.

[33] Saleh MM, Norregaard P, Jorgensen HL, Andersen PK, Matzen P. Preoperative endoscopic stent placement before pancreaticoduodenectomy: a meta-analysis of the effect on morbidity and mortality. Gastrointest Endosc 2002; 56: 529-534.

[34] van der Gaag NA, Rauws EA, van Eijck CH, Bruno MJ, van der Harst E, Kubben FJ, et al. Preoperative biliary drainage for cancer of the head of the pancreas. N Engl J Med 2010; 362: 129-137.

[35] Eshuis WJ, van der Gaag NA, Rauws EA, van Eijck CH, Bruno MJ, Kuipers EJ, et al. Therapeutic delay and survival after surgery for cancer of the pancreatic head with or without preoperative biliary drainage. Ann Surg 2010; 252: 840-9.

[36] Jagannath P, Dhir V, Shrikhande S, Shah RC, Mullerpatan P, Mohandas KM. Effect of preoperative biliary stenting on immediate outcome after pancreaticoduodenectomy. Br J Surg 2005; 92: 356-361.

[37] Smith RA, Dajani K, Dodd S, Whelan P, Raraty M, Sutton R, et al. Preoperative resolution of jaundice following biliary stenting predicts more favourable early survival in resected pancreatic ductal adenocarcinoma. Ann Surg Oncol 2008; 15: 3138-3146.

[38] Trede M, Schwall G, Saeger HD. Survival after pancreatoduodenectomy. 118 consecutive resections without an operative mortality. Ann Surg 1990; 211: 447-458.

[39] Fernandez-del Castillo C, Rattner DW, Warshaw AL. Standards for pancreatic resection in the 1990s. Arch Surg 1995; 130: 295-9; discussion 299-300.

[40] Lieberman MD, Kilburn H, Lindsey M, Brennan MF. Relation of perioperative deaths to hospital volume among patients undergoing pancreatic resection for malignancy. Ann Surg 1995; 222: 638-645.

[41] Cameron JL, Riall TS, Coleman J, Belcher KA. One thousand consecutive pancreaticoduodenectomies. Ann Surg 2006; 244: 10-15.

[42] Thomas RM, Ahmad SA. Current concepts in the surgical management of pancreatic cancer. Surg Oncol Clin N Am 2010; 19: 335-358.

[43] Lai EC, Lau SH, Lau WY. Measures to prevent pancreatic fistula after pancreatoduodenectomy: a comprehensive review. Arch Sur 2009; 144: 1074-1080.

[44] Wente MN, Shrikhande SV, Muller MW, Diener MK, Seiler CM, Friess H, et al. Pancreaticojejunostomy versus pancreaticogastrostomy: systematic review and meta- analysis. Am J Surg 2007; 193: 171-183.

[45] Rodriguez JR, Madanat MG, Healy BC, Thayer SP, Warshaw AL, Fernandez-del Castillo C. Distal pancreatectomy with splenic preservation revisited. Surgery 2007; 141: 619-625.

[46] Brennan MF, Moccia RD, Klimstra D. Management of adenocarcinoma of the body and tail of the pancreas. Ann Surg 1996; 223: 506-11; discussion 511-512.

[47] Katz MH, Wang H, Fleming JB, Sun CC, Hwang RF, Wolff RA, et al. Long-term survival after multidisciplinary management of resected pancreatic adenocarcinoma. Ann Surg Oncol 2009; 16: 836-847.

[48] Clinical Outcomes of Surgical Therapy Study Group. A comparison of laparoscopically assisted and open colectomy for colon cancer. N Engl J Med 2004; 350: 2050-2059.

[49] Mabrut JY, Fernandez-Cruz L, Azagra JS, Bassi C, Delvaux G, Weerts J, et al. Laparoscopic pancreatic resection: results of a multicenter European study of 127 patients. Surgery 2005; 137: 597-605.

[50] Melotti G, Butturini G, Piccoli M, Casetti L, Bassi C, Mullineris B, et al. Laparoscopic distal pancreatectomy: results on a consecutive series of 58 patients. Ann Surg 2007; 246: 77-82.

[51] Eom BW, Jang JY, Lee SE, Han HS, Yoon YS, Kim SW. Clinical outcomes compa red between laparoscopic and open distal pancreatectomy. Surg Endosc 2008; 22: 1334-1338.

[52] Fernandez-Cruz L, Cosa R, Blanco L, Levi S, Lopez- Boado MA, Navarro S. Curative laparoscopic resection for pancreatic neoplasms: a critical analysis from a single institution. J Gastrointest Surg 2007; 11: 1607-21; discussion 1621-1622.

[53] Taylor C, O'Rourke N, Nathanson L, Martin I, Hopkins G, Layani L, et al. Laparoscopic distal pancreatectomy: the Brisbane experience of forty-six cases. HPB (Oxford) 2008; 10: 38-42.

[54] Laxa BU, Carbonell AM 2nd, Cobb WS, Rosen MJ, Hardacre JM, Mekeel KL, et al. Laparoscopic and hand-assisted distal pancreatectomy. Am Surg 2008; 74: 481-6; discussion 486-487.

[55] Sa Cunha A, Rault A, Beau C, Laurent C, Collet D, Masson B. A singleinstitution prospective study of laparoscopic pancreatic resection. Arch Surg 2008; 143: 289-95; discussion 295.

[56] Kooby DA, Gillespie T, Bentrem D, Nakeeb A, Schmidt MC, Merchant NB, et al. Left-sided pancreatectomy: a multicenter comparison of laparoscopic and open approaches. Ann Surg 2008; 248: 438-446.

[57] Baker MS, Bent rem DJ, Ujiki MB, Stocker S, Talamonti MS. A prospective single institution comparison of peri- operative outcomes for laparoscopic and open distal pancreatectomy. Surgery 2009; 146: 635-43; discussion 643-645.

[58] Kooby DA, Hawkins WG, Schmidt CM, Weber SM, Bentrem DJ, Gillespie TW, et al. A multicenter analysis of distal pancreatectomy for adenocarcinoma: is laparoscopic resection appropriate? J Am Coll Surg 2010; 210: 779- 85, 786-787.

[59] Jayaraman S, Gonen M, Brennan MF, D'Angelica MI, DeMatteo RP, Fong Y, et al. Laparoscopic distal pancreatectomy: evolution of a technique at a single institution. J Am Coll Surg 2010; 211: 503-509.

[60] Gagner M, Pomp A. Laparoscopic pylorus-preserving pancreatoduodenectomy. Surg Endosc 1994; 8: 408-410.

[61] Gagner M, Pomp A. Laparoscopic pancreatic resection: Is it worthwhile? J Gastrointest Surg 1997; 1: 20-5; discussion 25-26.

[62] Dulucq JL, Wintringer P, Mahajna A. Laparoscopic pancreaticoduodenectomy for benign and malignant diseases. Surg Endosc 2006; 20: 1045-50.

[63] Palanivelu C, Jani K, Senthilnathan P, Parthasarathi R, Rajapandian S, Madhankumar MV. Laparoscopic pancreaticoduodenectomy: technique and outcomes. J Am Coll Surg 2007; 205: 222-230.

[64] Pugliese R, Scandroglio I, Sansonna F, Maggioni D, Costanzi A, Citterio D, et al. Laparoscopic pancreaticoduodenectomy: a retrospective review of 19 cases. Surg Laparosc Endosc Percutan Tech 2008; 18: 13-18.

[65] Cho A, Yamamoto H, Nagata M, Takiguchi N, Shimada H, Kainuma O, et al. Comparison of laparoscopy-assisted and open pylorus-preserving pancreaticoduodenectomy for periampullary disease. Am J Surg 2009; 198: 445-449.

[66] Kendrick ML, Cusati D. T Total laparoscopic pancreaticoduodenectomy: feasibility and outcome in an early experience. Arch Surg 2010; 145: 19-23.

[67] Murakami Y, Uemura K, Sudo T, Hayashidani Y, Hashimoto Y, Nakashima A, et al. Number of metastatic lymph nodes, but not lymph node ratio, is an independent prognostic factor after resection of pancreatic carcinoma. J Am Coll Surg 2010; 211: 196-204.

[68] Riediger H, Keck T, Wellner U, zur Hausen A, Adam U, Hopt UT, et al. The lymph node ratio is the strongest prognostic factor after resection of pancreatic cancer. J Gastrointest Surg 2009; 13: 1337-1344.

[69] Schwarz RE, Smith DD. Extent of lymph node retrieval and pancreatic cancer survival: information from a large US population database. Ann Surg Oncol 2006; 13: 1189-1200.

[70] Pedrazzoli S, DiCarlo V, Dionigi R, Mosca F, Pederzoli P, Pasquali C, et al. Standard versus extended lymphadenectomy associated with pancreatoduodenectomy in the surgical treatment of adenocarcinoma of the head of the pancreas: a multicenter, prospective, randomized study. Lymphadenectomy Study Group. Ann Surg 1998; 228: 508-517.

[71] Ishikawa O, Ohhigashi H, Sasaki Y, Kabuto T, Fukuda I, Furukawa H, et al. Practical usefulness of lymphatic and connective tissue clearance for the carcinoma of the pancreas head. Ann Surg 1988; 208: 215-220.

[72] Kawarada Y, Yokoi H, Isaji S, Naganuma T, Tabata M, Machishi H, et al. Modified standard pancreaticoduodenectomy for the treatment of pancreatic head cancer. Digestion 1999; 60: s120-125.

[73] Nakao A, Takeda S, Inoue S, Nomoto S, Kanazumi N, Sugimoto H, et al. Indications and techniques of extended resection for pancreatic cancer. World J Surg 2006; 30: 976-82; discussion 983-984.

[74] Yeo CJ, Cameron JL, Lillemoe KD, Sohn TA, Campbell KA, Sauter PK, et al. Pancreaticoduodenectomy with or without distal gastrectomy and extended retroperitoneal lymphadenectomy for periampullary adenocarcinoma, part 2: randomized controlled trial evaluating survival, morbidity, and mortality. Ann Surg 2002; 236: 355-66; discussion 366-368.

[75] Riall TS, Cameron JL, Lillemoe KD, Campbell KA, Sauter PK, Coleman J, et al. Pancreaticoduodenectomy with or without distal gastrectomy and extended retroperitoneal lymphadenectomy for periampullary adenocarcinoma- -part 3: update on 5-year survival. J Gastrointest Surg 2005; 9: 1191-204; discussion 1204-1206.

[76] Farnell MB, Pearson RK, Sarr MG, DiMagno EP, Burgart LJ, Dahl TR, et al. A prospective randomized trial comparing standard pancreatoduodenectomy with pancreatoduodenectomy with extended lymphadenectomy in resectable pancreatic head adenocarcinoma. Surgery 2005; 138: 618-28; discussion 628-630.

[77] Michalski CW, Kleeff J, Wente MN, Diener MK, Buchler MW, Friess H. Systematic review and meta- analysis of standard and extended lymphadenectomy in pancreaticoduodenectomy for pancreatic cancer. Br J Surg 2007; 94: 265-273.

[78] Yekebas EF, Bogoevski D, Cataldegirmen G, Kunze C, Marx A, Vashist YK, et al. En bloc vascular resection for locally advanced pancreatic malignancies infiltrating major blood vessels: perioperative outcome and long-term survival in 136 patients. Ann Surg 2008; 247: 300-309.

[79] Riediger H, Makowiec F, Fischer E, Adam U, Hopt UT. Postoperative morbidity and long-term survival after pancreaticoduodenectomy with superior mesenterico- portal vein resection. J Gastrointest Surg 2006; 10: 1106-1115.

[80] Kaneoka Y, Yamaguchi A, Isogai M. Portal or superior mesenteric vein resection for pancreatic head adenocarcinoma: prognostic value of the length of venous resection. Surgery 2009; 145: 417-425.

[81] Chua TC, Saxena A. Extended pancreaticoduodenectomy with

vascular resection for pancreatic cancer: a systematic review. J Gastrointest Surg 2010; 14: 1442-1452.

[82] Adam U, Makowiec F, Riediger H, Schareck WD, Benz S, Hopt UT. Risk factors for complications after pancreatic head resection. Am J Surg 2004; 187: 201-208.

[83] Makary MA, Winter JM, Cameron JL, Campbell KA, Chang D, Cunningham SC, et al. Pancreaticoduodenectomy in the very elderly. J Gastrointest Surg 2006; 10: 347-356.

[84] Bathe OF, Levi D, Caldera H, Franceschi D, Raez L, Patel A, et al. Radical resection of periampullary tumors in the elderly: evaluation of long-term results. World J Surg 2000; 24: 353-358.

[85] Sohn TA, Yeo CJ, Cameron JL, Lillemoe KD, Talamini MA, Hruban RH, et al. Should pancreat icoduodenectomy be per formed in octogenarians? J Gastrointest Surg 1998; 2: 207-216.

[86] Fong Y, Blumgart LH, Fortner JG, Brennan MF. Pancreatic or liver resection for malignancy is safe and effective for the elderly. Ann Surg1995; 222: 426-34; discussion 434-437.

[87] Riall TS. What is the effect of age on pancreatic resection? Adv Surg 2009; 43: 233-249.

[88] Haigh PI, Bilimoria KY, Difronzo LA. Early postoperative outcomes after pancreaticoduodenectomy in the elderly. Arch Surg 2011; 146: 715-723.

[89] Gouillat C. Somatostatin for the prevention of complications following pancreatoduodenectomy. Digestion 1999; 60: s59-63.

[90] Shan YS, Sy ED, Lin PW. Role of somatostatin in the prevention of pancreatic stump-related morbidity following elective pancreaticoduodenectomy in high-risk patients and elimination of surgeon-related factors: prospective, randomized, controlled trial. World J Surg 2003; 27: 709-714.

[91] Pederzoli P, Bassi C, Falconi M, Camboni MG. Efficacy of octreotide in the prevention of complications of elective pancreatic surgery. Italian Study Group. Br J Surg 1994; 81: 265-269.

[92] Montorsi M, Zago M, Mosca F, Capussotti L, Zotti E, Ribotta G, et al. Efficacy of octreotide in the prevention of pancreatic fistula after elective pancreatic resections: a prospective, controlled, randomized clinical trial. Surgery 1995; 117: 26-31.

[93] Friess H, Beger HG, Sulkowski U, Becker H, Hofbauer B, Dennler HJ, et al. Randomized controlled multicentre study of the prevention of complications by octreotide in patients undergoing surgery for chronic pancreatitis. Br J Surg 1995; 82: 1270-1273.

[94] Lowy AM, Lee JE, Pisters PW, Davidson BS, Fenoglio CJ, Stanford P, et al. Prospective, randomized trial of octreotide to prevent pancreatic fistula after pancreaticoduodenectomy for malignant disease. Ann Surg 1997; 226: 632-641.

[95] Yeo CJ, Cameron JL, Lillemoe KD, Sauter PK, Coleman J, Sohn TA, et al. Does prophylactic octreotide decrease the rates of pancreatic fistula and other complications after pancreaticoduodenectomy? Results of a prospective randomized placebo-controlled trial. Ann Surg 2000; 232: 419-429.

[96] Sarr MG; Pancreatic Surgery Group. The potent somatostatin analogue vapreotide does not decrease pancreas-specific complications after elective pancreatectomy: a prospective, multicenter, double-blinded, randomized, placebo-controlled trial. J Am Coll Surg 2003; 196: 556-64; discussion 564-5; author reply 565.

[97] Suc B, Msika S, Piccinini M, Fourtanier G, Hay JM, Flamant Y, et al. Octreotide in the prevention of intra-abdominal complications following elective pancreatic resection: a prospective, multicenter randomized controlled trial. Arch Surg 2004; 139: 288-294; discussion 295.

[98] Wente MN, Bassi C, Dervenis C, Fingerhut A, Gouma DJ, Izbicki JR, et al. Delayed gastric emptying (DGE) after pancreatic surgery: a suggested definition by the International Study Group of Pancreatic Surgery (ISGPS). Surgery 2007; 142: 761-768.

[99] Tanaka M, Sarr MG. Role of the duodenum in the control of canine gastrointestinal motility. Gastroenterology 1988; 94: 622-629.

[100] Itoh Z, Nakaya M, Suzuki T, Arai H, Wakabayashi K. Erythromycin mimics exogenous motilin in gastrointestinal contractile activity in the dog. Am J Physiol 1984; 247: 688-694.

[101] Janssens J, Peeters TL, Vantrappen G, Tack J, Urbain JL, De Roo M, et al. Improvement of gastric emptying in diabetic gastroparesis by erythromycin. Preliminary studies. N Engl J Med 1990; 322: 1028-1031.

[102] Yeo CJ, Barry MK, Sauter PK, Sostre S, Lillemoe KD, Pitt HA, et al. Erythromycin accelerates gastric emptying after pancreaticoduodenectomy. A prospective, randomized, placebocontrolled trial. Ann Surg 1993; 218: 229-37; discussion 237-238.

[103] Gupta R, Ihmaidat H. Nutritional effects of oesophageal, gastric and pancreatic carcinoma. Eur J Oncol 2003; 29: 634-643.

[104] Fearon KC, Barber MD, Falconer JS, McMillan DC, Ross JA, Preston T. Pancreatic cancer as a model: inflammatory mediators, acute-phase response, and cancer cachexia. World J Surg 1999; 23: 584-588.

[105] Winter JM, Cameron JL, Yeo CJ, Alao B, Lillemoe KD, Campbell KA, et al. Biochemical markers predict morbidity and mortality after pancreaticoduodenectomy. J Am Coll Surg 2007; 204: 1029-36; discussion 1037-1038.

[106] Okabayashi T, Kobayashi M, Nishimori I, Sugimoto T, Akimori T, Namikawa T, et al. Benefits of early postoperative jejunal feeding in patients undergoing duodenohemipancreatectomy. World J Gastroenterol 2006;

12：89-93.

[107] Brennan MF, Pisters PW, Posner M, Quesada O, Shike M. A prospective randomized trial of total parenteral nutrition after major pancreatic resection for malignancy. Ann Surg 1994；220：436-441；discussion 441-444.

[108] Debas HT, Farooq O, Grossman MI. Inhibition of gastric emptying is a physiological action of cholecystokinin. Gastroenterology 1975；68：1211-1217.

[109] Kleibeuker JH, Beekhuis H, Jansen JB, Piers DA, Lamers CB. Cholecystokinin is a physiological hormonal mediator of fat-induced inhibition of gastric emptying in man. Eur J Clin Invest 1988；18：173-177.

[110] van Berge Henegouwen MI, Akkermans LM, van Gulik TM, Masclee AA, Moojen TM, Obertop H, et al. Prospective, randomized trial on the effect of cyclic versus continuous enteral nutrition on postoperative gastric function after pylorus-

preserving pancreatoduodenectomy. Ann Surg 1997；226：677-685；discussion 685-687.

[111] Braga M, Gianotti L, Radaelli G, Vignali A, Mari G, Gentilini O, et al. Perioperative immunonutrition in patients undergoing cancer surgery: results of a randomized double-blind phase 3 trial. Arch Surg 1999；134：428-433.

[112] Rayes N, Seehofer D, Theruvath T, Mogl M, Langrehr JM, Nussler NC, et al. Effect of enteral nutrition and synbiotics on bacterial infection rates after pylorus-preserving pancreatoduodenectomy: a randomized, double-blind trial. Ann Surg 2007；246：36-41.

译者：丁泊文，天津市肿瘤医院
审校：崔云甫，哈尔滨医科大学附属第二医院胆胰外科主
　　　任，教授，博士生导师

点评

　　外科手术是胰腺癌治疗的首选手段。随着外科技术和医疗器械的更迭完善，扩大切除也能达到可以接受的围术期死亡率和并发症发生率，腹腔镜下胰体尾切除术已得到广泛开展，且肿瘤预后与开腹治疗相当，但腹腔镜下胰十二指肠切除术仍需要进一步的摸索与实践。外科手术降低了胰腺癌的病死率，但其围术期并发症的发生率仍居高不下。随着胰腺癌全身治疗的进步，努力达到切缘阴性将会对胰腺癌患者改善预后大有裨益。

——王槐志

第十二章　胰头癌的外科治疗：理念变革与争议

Zhe Cao[1]*, Jianwei Xu[2]*, Qianqian Shao[1], Taiping Zhang[1], Yupei Zhao[1]

[1]Department of General Surgery, Peking Union Medical College Hospital, Chinese Academy of Medical Sciences and Peking Union Medical College, Beijing 100730, China; [2]Department of General Surgery, Qilu Hospital, Shandong University, Jinan 250012, China

*These authors contributed equally to this work.

Correspondence to: Taiping Zhang. Department of General Surgery, Peking Union Medical College Hospital, Chinese Academy of Medical Sciences and Peking Union Medical College, Beijing 100730, China. Email: tpingzhang@yahoo.com; Yupei Zhao. Department of General Surgery, Peking Union Medical College Hospital, Chinese Academy of Medical Sciences and Peking Union Medical College, Beijing 100730, China. Email: zhao8028@263.net.

作者介绍：赵玉沛，M.D.，北京协和医院（PUMCH）院长；中国科学院院士；中华医学会副会长和中华医学会外科学分会主席；中华医学会胰腺外科学组组长；《外科学年鉴》（*Annals of Surgery*）（中文版）主编、《中华外科杂志》主编。

张太平，M.D.，北京协和医院基本外科教授及副主任。现任中华医学会外科学分会委员兼秘书、外科手术学组委员兼秘书。

曹哲，M.D.，北京协和医学院，基本外科。

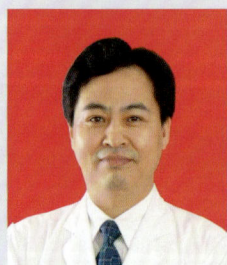　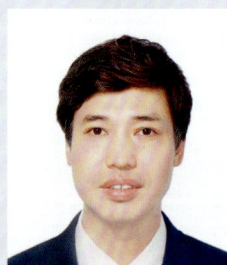　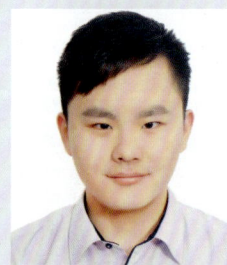

赵玉沛　　　　　　　　张太平　　　　　　　　曹哲

摘要：随着对胰头癌生物学行为的深入了解，胰腺癌这一致命疾病的外科治疗理念也在不断地改变，但同时也产生了诸多争议。因此，本文针对目前胰腺癌外科治疗的热点与争议问题，包括淋巴结清扫范围、全系膜切除术（TMpE）、联合血管切除、微创胰十二指肠切除术（pancreaticoduodenectomy，PD）、姑息性切除、复发灶的处理及胰腺癌合并肝转移的手术治疗，进行了探讨。

关键词：手术治疗；胰头癌

View this article at: http://dx.doi.org/10.3978/j.issn.1000-9604.2015.04.13

1　简介

根治性切除是胰腺癌患者获得长期生存的关键手段。技术的发展和术式的改进已显著降低胰腺癌患者围术期的并发症和死亡率，但其生存时间并未提高。随着对胰腺癌生物学行为的了解，外科医生治疗胰腺癌的理念也发生了改变，并在手术方面进行了不倦的探索，力求有所突破，尽管取得了一定的进展，但争议从未停止。

2　胰头癌淋巴结清扫范围

扩大淋巴结清扫（extended lymphadenectomy，ELND）的理论基础为：胰头癌患者易发生淋巴结转移，标准胰十二指肠切除术（pancreaticoduodenectomy，PD）范围不足，通常忽略了对肝门、腹腔干（celiac trunk，CT）周围和腹主动脉旁等邻近部位淋巴结和胰周软组织的处理，造成胰腺癌患者术后预后不佳。对于ELND的价值，争议一直存在，不同时期的认识也不一样。自1973年Fortner首先报道区域性胰腺切除术以来的前10~20年，欧美及日本的多项回顾性研究认为ELND优于标准PD。然而，近10余年陆续开展的临床随机对照研究对ELND的价值进行了重新认识。通过Meta分析4项包括424例患者的RCT研究发现，ELND并不能延长患者生存时间，反而术后因腹腔神经丛切除易引起严重的腹泻和胃排空障碍等并发症[1]。

迄今为止对胰头癌根治术淋巴结清扫范围仍无定论。NCCN指南建议行标准的PD，除非特别开展的临床对照研究，不建议常规进行扩大的淋巴清扫[2]。以2003版日本胰腺协会（Japan Pancreas Society，JPS）淋巴结分组为基础[3]，建议清扫至第二站淋巴结，包括胰周、肝十二指肠韧带、肝动脉周围、肠系膜上动脉（superior mesenteric artery，SMA）右侧的淋巴组织。

3　胰腺全系膜切除

胰腺系膜（mesopancreas）最早由德国学者Gockel等[4]在2007年提出，是指胰腺背侧和肠系膜血管之间的神经淋巴组织。胰腺系膜是导致肿瘤残留和局部复发的重要部位[5]，胰腺全系膜切除（total mesopancreas excision，TMpE）使临床医生对胰头癌的R0切除有了新的认识。

关于TMpE的切除范围，Adham等[6]首先提出了"胰

腺系膜三角"的概念，并以此界定TMpE的切除范围。"胰腺系膜三角"是以肠系膜上静脉（superior mesenteric vein，SMV）、门静脉（portal vein，PV）后方为底，顶边位于CT、SMA起始处之间的腹主动脉前方的倒三角锥区域，同时包括CT和SMA右侧环周的神经丛。Kawabata等[7]在此基础上提出了"胰十二指肠系膜"切除的概念，将TMpE在冠状面上的范围拓展至SMA的左侧，以确保后腹膜切缘的彻底清扫。国内吴文广等进一步延伸了胰腺系膜的概念，以胰头及钩突为界将其分为前部和后部，其中后部切除范围不同于"胰腺系膜三角"，以肠系膜下动脉（inferior mesenteric artery，IMA）水平为下界，清扫IMA周围的结缔组织，沿腹主动脉前方向近心端清扫至CT起始处上方2 cm，该水平为胰腺后系膜切除的上界，清扫CT周围的结缔组织；左侧生殖静脉作为后部切除的左侧后界，左侧前界为SMV。

目前对TMpE还存在诸多争议。首先，"胰腺系膜"是否存在？关于"胰腺系膜"这个概念在之前的解剖教材中都未曾提及。Agrawal等[8]对20具新鲜成人尸体解剖发现，所谓的"胰腺系膜"无论在大体标本检查还是镜检都未发现有纤维组织鞘或筋膜存在，因此，认为在解剖学上没有"胰腺系膜"这一结构。尽管如此，"胰腺系膜"概念对于评价PD及胰头癌患者预后仍然有着重要的意义，研究表明，与标准的PD相比，TMpE术后R0切除率显著升高（93% vs. 60%）[7]。其次，TMpE是否也是一种区域淋巴结清扫的方式？TMpE的清扫范围与标准的PD淋巴结的清扫范围是有部分重叠的。但两者侧重点不同，淋巴结清扫侧重清除区域内淋巴结，TMpE要求廓清包括神经、毛细血管及淋巴结在内的所有软组织；由于胰腺癌具有嗜神经和嗜脉管性，廓清胰周神经丛能显著提高胰腺癌根治率，减轻由于神经丛侵犯引起的顽固性腹痛[9]。再者，目前的指南建议PD时淋巴结清扫至第二站[2]；但是，TMpE多涉及16组即腹主动脉旁淋巴结的清扫，这似乎与现行指南相悖。最后，TMpE能否使患者受益？TMpE在手术时间及出血量、围术期并发症的发生率或死亡率和住院时间等多个方面均与目前胰头癌其他术式相当[6]，而且可以提高R0切除率，但是否能提高患者生存时间，目前并无相关随访数据，尚需要大样本、随机对照研究明确TMpE的价值。

4　联合血管切除

胰腺癌侵犯邻近大血管一度被认为是手术禁忌证。

但是，随着手术水平、麻醉技术及重症监护医学的发展，目前对于联合SMV/PV切除呈现出较为积极的治疗态度。一项来自英国的包括9个中心的1 588例可能切除的胰腺癌病例的回顾性队列研究发现，胰十二指肠切除合并静脉切除术（PD with vascular resection，PDVR）、标准PD和旁路手术（surgical bypass，SB）的围术期死亡率无显著差异；虽然PD和PDVR组的并发症发生率均高于SB组，但PD和PDVR组间并无差异。PD组和PDVR组的总生存期无差异，但均优于SB组[10]。如果联合血管切除难于达到切缘阴性，如广泛的PV侵犯，或远端血管分支众多无法行血管重建，应及时放弃手术治疗。

联合动脉切除在技术上是安全、可行的。但是，若侵犯CT和SMA，提示肿瘤已向周围广泛浸润，即使联合动脉切除，其腹膜后切缘阳性率仍然极高，而且显著增加并发症发生率，故目前多数学者不主张行联合动脉切除。由于联合血管切除操作复杂，并发症发生率仍然很高，因此，手术应集中在经验丰富的胰腺外科中心完成，而且只有做到R0切除才能使患者获益。

5 微创胰十二指肠切除术

自从Gagner等在1994年报道了世界上首例腹腔镜PD[11]，许多大型临床中心的外科医生对微创手术（minimally invasive surgeries，MIS），包括机器人辅助下PD和腹腔镜PD，展现出了极高的热情。腹腔镜PD可全程严格遵循肿瘤根治原则，并通过局部视野放大，辅助术者清晰地裸化PV、SMV，探查胰腺及腹腔血管周围淋巴结，但对于处理胰腺钩突部、完成消化道重建等步骤的技术要求较高，只有拥有丰富腹腔镜及开腹手术经验的外科医生方可完成。达芬奇机器人手术因其操作臂更为灵活、可提供更为清晰的立体手术野等优点受到临床医生的青睐，但由于其费用较高，短时间内难以推广和普及。

最近报道的一项Meta分析[12]，共纳入6项研究，542例患者（169例MIS，373例开放手术）。研究发现，MIS失血量更少，淋巴结清扫更彻底，恶性肿瘤的R1/R2切除率显著降低，住院时间显著缩短，术后并发症发生率并无显著差异；但其手术时间更长，肿瘤体积显著小于开放组。尽管该Meta分析得出了更为积极的结论，但是研究的偏倚很大，所有入选研究均为回顾性且主要关注手术和围术期结局，没有肿瘤长期结局的相关数据，也没有多中心研究入选。因此，在证明MIS较开放

手术具有结局等效或优越性随机试验或回顾性数据出现之前，均不可将其作为PD的标准术式。

6 姑息性切除

目前对姑息性切除的价值多持否定意见。Lavu等[13]研究发现，PD术后切缘阳性的患者住院时间略长于接受单旁路或多旁路吻合的姑息手术的患者，生存时间显著缩短。Gillen等[14]回顾并系统性分析了4项研究，这些研究对比了姑息性R2切除与PB手术。结果显示：与PB手术比较，姑息性R2切除的并发症发生率和病死率均显著增加，手术时间和住院时间也显著延长。因此，不推荐姑息性R2切除，对于局部压迫、梗阻的晚期患者，PB为标准选择。

尽管如此，由于胰腺癌术前可切除性评估仍然存在一定的局限性，往往需要在术中离断胰颈后才可能作出确切的判断，而对于存在CT、SMA侵犯等情况，此时只能行R1或R2切除。因此，应术前应充分评估肿瘤可切除性，尽量避免R2切除；但也不能过于保守，使有可能通过局部扩大或联合血管切除得以根治的患者失去根治机会。

7 复发灶的处理

80%的患者在胰腺癌根治术后2年内出现局部复发，但是复发灶的外科处理一直存在争议。首先，手术部分的严重粘连增加了二次手术的难度和并发症；其次，复发灶多位于CT和SMA等血管附近，手术切除率低；再者，二次手术是否能够延长患者的生存时间，尚不清楚。近年，有学者主张对局部复发的病例进行手术探查和切除[15]。主要基于以下几个方面的理念：①手术切除复发灶，并联合术中放疗，可以减低其他手术部位的复发率；②即使局部复发灶不可切除，也可以通过术中放疗减轻肿瘤负荷，并缓解疼痛[15]；③切除复发灶可能增加患者生存时间。有研究表明，成功切除复发灶的患者的中位生存时间为17个月，而进行姑息治疗的患者的中位生存时间为9.4个月，虽然没有统计学差异，但是有延长生存时间的趋势。通过对复发时间进行分析，发现术后9个月内复发的患者的中位生存时间显著短于术后9个月后复发的患者（7.4个月 vs. 17.0个月，P=0.004）。因此，对于术后9个月之后复发的患者可选择性进行再次手术[16]。

8　胰腺癌合并肝转移的手术治疗

胰腺癌合并肝转移被认为是手术禁忌证。但是，一些小样本的病例报告提示手术切除可能使部分患者受益。Michalski等[17]对103例胰腺癌伴肝转移的病例进行了文献回顾性分析，与行未切除转移灶PD的患者相比，同时进行PD和肝转移灶切除术的患者的中位生存时间显著延长（11.4个月 vs. 5.9个月，P=0.038），并发症发生率和死亡率分别为24.1%~26%与0~4.3%。他们认为，有经验的胰腺外科中心可以选择M1期胰腺癌患者进行手术切除。需要我们注意的是，胰腺癌是一种全身性疾病，肝转移的患者往往合并其他器官的肿瘤细胞撒播，能否做到R0切除是一个需要思考的问题。另外，目前缺乏大样本、前瞻性的研究，价值需要进一步观察。

总之，随着对胰腺癌生物学行为的深入了解，胰腺癌的外科治疗理念也在不断地变革。但由于缺乏有效的循证医学证据，短时间内难以形成统一的标准，胰腺癌外科治疗模式的变革仍将继续在争议中前行。

致谢

基金支持：卫生行业科研专项经费（No. 201202007）、"十二五"国家科技支撑计划课题（No. 2014BAI09B11）和国家自然科学基金（No. 81472327）。

声明

本文作者宣称无任何利益冲突。

参考文献

[1] Farnell MB, Aranha GV, Nimura Y, et al. The role of extended lymphadenectomy for adenocarcinoma of the head of the pancreas: strength of the evidence. J Gastrointest Surg 2008; 12: 651-656.

[2] NCCN Clinical Practice Guidelines in Oncology. Pancreatic Adenocarcinoma Version 1. 2014. Available online: http://www.nccn.org/professionals/physician_gls/f_guidelines.asp

[3] Kawarada Y. New classification of pancreatic carcinoma--Japan Pancreas Society Nihon Shokakibyo Gakkai Zasshi 2003; 100: 974-80.

[4] Gockel I, Domeyer M, Wolloscheck T, et al. Resection of the mesopancreas (RMP): a new surgical classification of a known anatomical space. World J Surg Oncol 2007; 5: 44.

[5] Gaedcke J, Gunawan B, Grade M, et al. The mesopancreas is the primary site for R1 resection in pancreatic head cancer: relevance for clinical trials. Langenbecks Arch Surg 2010; 395: 451-458.

[6] Adham M, Singhirunnusorn J. Surgical technique and results of total mesopancreas excision (TMpE) in pancreatic tumors. Eur J Surg Oncol 2012; 38: 340-345.

[7] Kawabata Y, Tanaka T, Nishi T, et al. Appraisal of a total meso-pancreatoduodenum excision with pancreaticoduodenectomy for pancreatic head carcinoma. Eur J Surg Oncol 2012; 38: 574-579.

[8] Agrawal MK, Thakur DS, Somashekar U, et al. Mesopancreas: myth or reality? JOP 2010; 11: 230-233.

[9] Nagakawa T, Mori K, Nakano T, et al. Perineural invasion of carcinoma of the pancreas and biliary tract. Br J Surg 1993; 80: 619-621.

[10] Ravikumar R, Sabin C, Abu Hilal M, et al. Portal vein resection in borderline resectable pancreatic cancer: a United Kingdom multicenter study. J Am Coll Surg 2014; 218: 401-411.

[11] Gagner M, Pomp A. Laparoscopic pylorus-preserving pancreatoduodenectomy. Surg Endosc 1994; 8: 408-410.

[12] Correa-Gallego C, Dinkelspiel HE, Sulimanoff I, et al. Minimally-invasive vs open pancreaticoduodenectomy: systematic review and meta-analysis. J Am Coll Surg 2014; 218: 129-139.

[13] Lavu H, Mascaro AA, Grenda DR, et al. Margin positive pancreaticoduodenectomy is superior to palliative bypass in locally advanced pancreatic ductal adenocarcinoma. J Gastrointest Surg 2009; 13: 1937-46; discussion 1946-1947.

[14] Gillen S, Schuster T, Friess H, et al. Palliative resections versus palliative bypass procedures in pancreatic cancer--a systematic review. Am J Surg 2012; 203: 496-502.

[15] Hackert T, Büchler MW, Werner J. Current state of surgical management of pancreatic cancer. Cancers (Basel) 2011; 3: 1253-1273.

[16] Kleeff J, Reiser C, Hinz U, et al. Surgery for recurrent pancreatic ductal adenocarcinoma. Ann Surg 2007; 245: 566-572.

[17] Michalski CW, Erkan M, Hüser N, et al. Resection of primary pancreatic cancer and liver metastasis: a systematic review. Dig Surg 2008; 25: 473-480.

译者：邵仟仟，北京协和医学院临床医学八年制博士生
审校：张太平，北京协和医院基本外科副主任，博士生导师
　　　孙诚谊，博士，主任医师，贵州医科大学肝胆外科，二级教授，博士生导师，博士后导师

Cite this article as: Cao Z, Xu J, Shao Q, Zhang T, Zhao Y. Surgical treatment of pancreatic head cancer: concept revolutions and arguments. Chin J Cancer Res 2015;27(4):392-396. doi: 10.3978/j.issn.1000-9604.2015.04.13

第十三章　胰腺癌的外科及营养管理：当代文献综述

Cheguevara Afaneh[1], Deborah Gerszberg[2], Eoin Slattery[3], David S. Seres[3], John A. Chabot[4], Michael D. Kluger[4]

[1]Department of Surgery, New York-Presbyterian Hospital, Weill Cornell Medical Center, New York, NY, USA; [2]Department of Food and Nutrition Management, [3]Department of Medicine (Medical Nutrition), [4]Department of Surgery, New York-Presbyterian Hospital, Columbia University Medical Center, New York, NY, USA

Correspondence to: Michael D. Kluger, MD, MPH. Assistant Professor of Surgery, College of Physicians and Surgeons, New York-Presbyterian Hospital, CUMC, 161 Fort Washington Avenue, 8th Floor, New York 10032, USA. Email: mk2462@cumc.columbia.edu.

摘要：外科手术仍然为胰胆肿瘤唯一可能治愈的方法。这些患者通常表现为营养不良，多种营养筛查工具已被用于术前风险分层，例如主观综合性营养评定（subjective global assessment，SGA）、营养不良通用筛查工具（malnutrition universal screening tool，MUST）及营养风险指数（NRI）等。尚缺乏足够研究以明确，基于营养风险评定实施围术期干预是否可以降低手术并发症发生率及死亡率。选择性胰腺切除术后常规安置胃管行胃肠减压可能并非必需。相反，胃管安置应当根据具体病例选择性确定。有多种营养支持方案，经口途径营养补充最为有效。人工营养方案可通过暂时性鼻导管（鼻胃管、鼻空肠管或联合鼻胃-空肠管）或手术留置导管[胃造口术（gastrostomy，GT），空肠（jejunostomy，JT），胃空肠吻合术管（gastrojejunostomy tubes，GJT）]，以及经静脉路径肠外营养支持（parenteral nutrition，PN）。基于当前数据，尚难以确定最适当的肠内营养饲管方案，每一种饲管均有其相应的并发症。双腔管对于延迟性胃排空（delayed gastric emptying，DGE）病例是有益的，在营养传输至空肠时可达到胃减压目的。然而，除了直接空肠造瘘，所有的营养管道均置于小肠，常会发生食物排泄及反流至胃。空肠造口术并发症尽管少见，但较为严重，包括肠扭转及小肠坏死。PN相关并发症包括脓毒性、代谢性及营养导管相关并发症，故应作为营养策略的最后选项。肠内营养明显优于静脉营养。对围术期营养的充分管理有助于改善患者预后。实施手术的胰腺癌患者应当接受多学科营养筛查及干预，围术期阶段外科/肿瘤团队应当纳入营养学专家。

关键词：并发症；胃肠营养管；胰腺癌手术

View this article at: http://dx.doi.org/10.3978/j.issn.2304-3881.2014.08.07

1　引言

尽管发病率位居第12位，但是胰腺癌居全美癌症死因中第4位。彻底手术切除为该病唯一可能长期存活的治疗方法。第一项接受胰十二指肠切除术（pancreaticoduodenectomy，PD）或Whipple术的大宗病例研究发表于1941年，总计报道41例[1]。该病死亡率高达29%，过去30年间，大多数存活延长病例均与围术期管理、术后并发症早期诊断与治疗获得进展相关。高手术量胰腺外科中心的死亡率已低于5%[2-3]。事实上，过去10年间全美胰腺癌的死亡率仍处于相对较低水平（图1）[4]。

尽管术后死亡率显著降低，但并发症发生率仍然较高，部分研究报道高达30%~60%[3,5-6]。如此高值的基线并发症发生率的疾病，危险因素分层和降低发病率是改善术后结局之关键。主要严重并发症为形成胰瘘（pancreatic fistula，PF），PFs发生于20%患者[3,6-7]。PFs的并发症包括深部手术部位感染（surgical site infections，SSIs）及脓毒症，这与高达40%死亡率密切相关[8]。Sierzega等报道了一项纳入132例接受胰腺手术的病例研究提示，营养不良与PF相关[9]。多因素分析表明，唯一的PF强预测因素为营养风险指数（nutritional risk index，NRI）评分100或更低（OR=8.12，95%CI：1.06~22.30；P<0.05）。Schnelldorfer等[10]研究发现，低蛋白血症的慢性胰腺炎患者接受手术发生PF风险更高（P=0.04）[10]。20%~25%患者可获得术后5年存活，对于他们而言，明确出现可预防死亡的时间则需要进一步探讨。

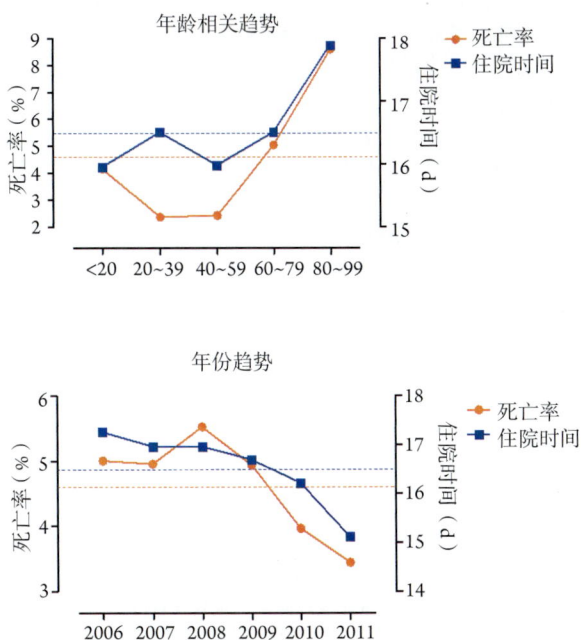

图1　加利福尼亚、佛罗里达和纽约的胰十二指肠切除术后人群趋势
左侧 y 轴代表死亡率，右侧 y 轴代表平均住院时间，x 轴代表年份或年龄，虚线表示总体均数。

由于不恰当或饮食不足导致的营养不良，已被证实为接受外科手术患者发生并发症或死亡的独立危险因素。包括浅部及深部SSIs、脓毒症、伤口愈合延迟、呼吸机脱机失败、肺炎、肾功能不全、心脏和神经并发症、再入院、住院时间延迟及总成本增加[11-15]。由于这些并发症可损害患者的营养状态，将导致恶性循环。

胰腺切除术的手术范围与消化系统相交叉。食物摄入、激素刺激、酶释放和消化系血管均受到恶性肿瘤部位及重建手术的影响。胰腺癌患者在获得诊断时出现营养不良相关体征和症状的频率很高，包括体重下降（85%）、厌食（83%）、腹痛（79%）、上腹部疼痛（71%）、恶心（51%）、腹泻（44%）、呕吐（33%）及脂肪泻（25%）[16]。52%~88%接受胰腺癌切除手术患者可出现中、重度营养不良[13]。然而，尽管明确了营养不良状态且与并发症及死亡增加相关，但仍有少量的数据指出围术期患者营养良好。

近80年的文献均已明确营养不良为术后结局较差的独立危险因素，因此，术前识别患者的营养风险将成为改善预后的关键[13,17]。应当筛查患者的营养风险，在治疗早期即应当予以营养补充以改善结局。早期诊断及治疗可降低住院患者的并发症发生率、住院时间及住院成本[17-19]。下文将对可获得的胰腺癌围术期营养风险评估及干预策略相关文献进行综述。

2　方法

以PubMed为平台系统检索发表截至2014年5月的相关文献。检索词包括"pylorous preserving PD or pancreatic resection or pancreatectomy or Whipple or pancreatic surgery or duodenal preserving pancreatic head resection" and "nutrition or feeding or nasogastric or nasojejunal or gastrojejunostomy or jejunostomy"，限定于题目、摘要或关键词。若可能，获取Ⅰ级证据文献；然而，多数研究为Ⅱ级或更低水平证据。系统综述、Meta分析、随机与观察性队列研究均被纳入。共识性文件、病例报告及动物实验均被剔除。本文中所使用的围术期包括从诊断、手术直至完全康复经口摄入食物的整个阶段。急性及慢性胰腺炎的诊治文献不予纳入。

3　术前营养评定

通常，恶性肿瘤患者易发生术前营养不良。恰当筛查营养不良有助于识别出具有围术期并发症高风险的患者。然而，营养不良这一术语仍然混乱。疾病相关分解代谢的表现通常不能与饥饿相关情况相区分，营养不良患者通常不能获得充足的热量补充，也就是说，尽管患者具有对可获得营养进行充足代谢的能力，但营养素及蛋白质可能摄入不足。已有多种用于识别患者营养不良风险的筛查工具被研发出来并获得临床验证，包括主观全面营养评定法（subjective global assessment，SGA）、营养不良通用筛查工具（malnutrition universal screening tool，MUST）及营养风险指数（NRI）[20]（表1）。这些工具可与特定人体测量方法如身体质量指数（BMI）以及营养实验室标记物如血清白蛋白及前白蛋白联合应用，将有助于指导患者术前营养支持方案时拟定。尽管体重明显下降被视为一可靠指标，但营养不良的判定更为复杂。即使患者BMI值较高，仍可能具有营养不良的高风险[13,21-22]。

SGA评估需要由医学专业人员实施体格检查[21]。因此，较为耗时及使用不够简便。患者主观全面营养评定法（patient-generated SGA，PG-SGA）适用于肿瘤人群，除了体格检查之外，主要由患者自己填报一系列问题构成，能有效识别营养不良患者[22-23]。最近研究表明，简化版患者主观营养评定法（abridged PG-SGA，aPG-SGA）作为一种有效的方法，能识别癌症恶病质并预测包括化疗耐受性风险及预期寿命等结局[24]。研究证实，MUST及NRS-2002用于预测住院患者术后并发症具有较高的敏感性及特异性[23,25-28]。NRI则不能筛查出具有营养不良高风险的外科或肿瘤患者[25-26]，但能够独立预测PD术后发生SSI与否[27]。设定术前6个月体重下降≥5%这一指标，应用SGA、MUST及NRS-2002 3种方法均较可靠，而仅采用低BMI值的单一指标则不能可靠识别营养不良[23,25-26]。由于高BMI值可能提示某些营养成分过剩或营养成分比例不当，采用BMI单指标会漏诊21%~24%的胰腺癌患者，而根据WHO标准，这部分患者属于超重或肥胖[29]。

表1 筛查工具

筛查	临床参数	评分/结果
SGA	问卷：体重下降，膳食摄入量变化，胃肠道症状，功能容量； 体格检查：肌肉，皮下脂肪，骶部与踝部水肿，腹水； 临床医生的整体判断	分期A：营养良好； 分期B：营养中等或可疑营养不良； 分期C：严重营养不良
PG-SGA	体重下降 一般状况及年龄 活动能力 体格检查	分期A：营养良好； 分期B：营养中等或可疑营养不良； 分期C：严重营养不良
aPG-SGA	体重及体重改变 食物摄入 症状 运动及功能	评分0~1，无营养障碍； 评分2~8，营养障碍风险增加； 评分≥9，迫切需要改善症状管理和/或营养支持
MUST	BMI 体重下降 急性疾病表现	0：低风险； 1：中风险； 2：高风险
NRI	血清白蛋白浓度 实际与正常体重比值	>100.0：无风险； 97.5~100.0：低风险； 83.5~97.5：中风险； ≤83.5：高风险
NRS-2002	年龄校正（≥70岁） 营养评分：体重下降，食物摄入变化，BMI，一般身体状况 疾病评分严重度	若评分<3（无、轻或中度风险），重复筛查Pt； 若评分≥3（高风险），实施营养支持计划

SGA，主观全面营养评定法；PG-SGA，患者主观全血营养评定法；aPG-SGA，简化版患者主观营养评定法；MUST，营养不良通用筛查工具；NRI，营养风险指数；NRS，营养风险筛查；BMI，身体质量指数。

仅一项研究对这些工具用于评估胰腺癌切除患者的营养不良发病率及其对术后并发症的影响进行了对比[13]。就其本身而言，患者院前3~6个月体重下降≥5%与SSI风险增加及住院时间延长相关。MUST及NRI评估总并发症、SSI发生率及住院时间方面具有较高的一致性，MUST及SGA评估SSI发生率一致性较好[13]。然而，该研究为回顾性综述结论。

3.1　术前血清标记物

血清白蛋白是一种急性期蛋白，发生炎症、创伤及损伤时表达减少。众所周知，血清白蛋白不能反映患者营养摄入情况[30]。然而，低白蛋白血症与术后预后不良显著相关，如胃肠道手术术后死亡、感染[31]。源引自Kanda及其同事完成的回顾性综述[17]，268例患者接受了胰腺腺癌切除手术，与对照组比较，术前低白蛋白血症（<4 g/dL）与术后并发症增加相关（40.3% vs. 25.5%；P<0.05）。

C-反应蛋白（C-reactive protein，CRP）是一种急性期蛋白，发生炎症、创伤及损伤时表达增加。术前CRP增加可提示多种癌症预后不良[32-33]。一项纳入65例患者的病例分析提示，术前CRP增加（>10 mg/L）的患者相比CRP处于低水平（≤10 mg/L）者存活期更短（8.3个月 vs. 18.2个月；P<0.05）。然而，大多数数据来源于回顾性综述。

现已明确，全身炎性反应与体重下降、功能衰退、瘦肉组织减少及总预后不良加重相关[35]。Glasgow预后评分（Glasgow prognostic score，GPS）可评估血清白蛋白与CRP水平。研究提示GPS可作为多种癌症存活可靠、独立的预后预测因子，不依赖于肿瘤分期，包括因进展性胰腺癌而接受姑息性切除患者[36]。GPS评分有助于识别营养不良高风险患者，见表2。

表2　Glasgow预后评分[23]

生化测量指标	评分
CRP≤10 mg/L及血清白蛋白≥3.5 g/dL	0
CRP≤10 mg/L及血清白蛋白<3.5 g/dL	0
CRP>10 mg/L	1
CRP>10 mg/L及血清白蛋白<3.5 g/dL	2
CRP，C反应蛋白。	

3.2　术前会诊

加速康复外科（enhanced recovery after surgery，ERAS）学会对各种可影响胰腺癌术后结局的术前、术中测量工具进行了评估[37]。这些术前评估作用之一在于恰当的术前咨询效果，包括与营养学专家进行协商。尽管与胰腺手术相关证据较少，但已有证据强烈支持这种评估。应用术前多学科咨询策略已在其他外科专业包括结直肠、减重及移植外科领域获得成功[38-39]。

4　围术期营养

腹部大手术术前、术后长期禁饮食导致营养不良为手术预后较差的主要危险因素[40-42]。围术期营养支持对于营养不良患者的作用在其他胃肠恶性肿瘤领域已有一定程度的研究。Wu及其同事实施的一项前瞻性随机对照试验共纳入468例罹患中重度营养不良（由临床医生诊断）的胃、结肠或直肠癌患者，随机分组至术前接受标准经口营养支持（对照组）或8~10 d肠外、肠内营养支持（试验组）[43]。与对照组比较，试验组死亡率及并发症率更低（分别为2.1% vs. 6.0%，P=0.003与18.3% vs. 33.5%，P=0.012）。所有组患者最常见并发症为衰弱和/或卧床相关感染。脓毒血症并发症组间差异不明显，此外，肠外、肠内营养支持组间的差异亦无统计学意义（P>0.05）。胰腺癌术前、术后对患者如何给予最佳营养支持的争论仍然激烈。术前对营养状况良好患者补充营养并未带来获益。一项针对接受PD或食管切除术营养状况良好的小样本随机对照试验中，术后立即与术后第6天开始肠内营养支持，早期支持组在呼吸动力学参数方面出乎意料存在显著降低，包括肺活量和FEV1。其他指标包括强度、疲劳、体重和吻合口漏比较组间差异则不明显，作者推论术后即刻肠内营养支持不应当常规应用于营养状况良好患者[44]。

4.1　经口营养支持

多篇报告对胰腺癌术后采用早期经口营养支持策略的有效性进行了探讨。根据ERAS学会推荐意见，不推荐常规采用术前肠内营养支持[37]。然而，有低水平证据支持对营养不良患者术前给予营养补充。欧洲临床营养与代谢（European Society for Clinical Nutrition and Metabolism，ESPEN）学会则强烈推荐，即使手术需要延迟，对于重度营养不良风险患者应给予共计10~14 d术前营养支持。ESPEN将重度营养不良风险定义为至少具有如下标准之一：6个月内体重下降>10%~15%、BMI<18.5 kg/m²、SGA分级C或血清白蛋白<3 g/dL[45]。

术后不推荐常规应用肠内管饲营养支持，应予正常经口营养，每3~4 d渐进增加。ERAS推荐意见中引用了模糊证据提示，相比常规经口饲喂，快速经口饲喂策略导致延迟性胃排空（delayed gastric emptying，DGE）更少。ESPEN指南亦支持较大胃肠手术术后24 h内早期给予正常饮食。然而，除了术后10 d内不能获得>60%营养支持的吻合术患者和/或手术时明显存在营养不良者之外，ESPEN对于是否给予同期肠内营养支持仍存在争论[45]。

对于大多数患者术后不能通过经口途径获得目标营养支持，ERAS及ESPEN指南之间存在不一致。Bozzetti's来信[2013]质疑，关于胰腺癌切除术后患者的诸多研究已指出[46-53]，预定计划饲喂方案与最终营养摄入结果之间存在不一致。作为回应，Lassen及其同事指出，支持ESPEN指南推荐方法的一些文献也遇到了研究为定性研究的局限，肠内管饲策略并非毫无风险[54]。

Braga及其同事近期发表了一项ERAS研究，共纳入了115例PD手术病例，ERAS组患者术后第1天进食流质饮食、术后第2天进普通饮食，与对照组术后第3、4天分别开始流质与普通饮食方案比较。该研究实现了55%患者经口途径的流质饮食目标及53%普通饮食目标。ERAS组中依从性差的患者，与并发症的发生率及严重程度相关。例如，60例患者对早期经口饲喂饮食依从性差，将近72%患者出现术后并发症[55]。

经口饲喂策略仍然为更受欢迎的胰腺癌术后营养支持方案。Gerritsen及其同事[2013]进行的一项Meta分析表明，经口饮食组（15 d）及胃空肠吻合术组（gastrojejunostomy，GJT）（15 d）平均住院日最短，而其他组则更长，包括空肠造口术（jejunostomy，JT）（19 d）、肠外营养支持（parenteral nutrition，PN）（20 d）及留置鼻空肠管（nasojejunal tube，NJT）（25 d）[56]。即使评估早期快速饲喂方案的有效性，各家报道均未能获得住院日降低[57-59]。根据Gerritsen及其同事的研究[2013]，恢复正常饮食的平均时间在经口组最快（6 d），NJT组为8 d，PN组为11 d，JT组为12 d，GJT组为14 d[56]。估计经口饲喂组49.4%患者出现了并发症，仅高于JT组（43.8%）。并发症的具体情况未能详尽陈述。各组死亡率分别为，NJT组1.8%，经口

组4.4%，PN组5.4%。经口组出现DGE及PF的概率分别为14.1%与7.7%。此外，应当注意到，该报道为一项观察性分析而并非前瞻性研究。Martignoni等发现，经口饲喂与肠内营养组比较，住院期间平均体重下降值差异无统计学意义（3.8 kg vs. 4.4 kg；P>0.05）[58]。然而，该报道亦为回顾性研究。

允许患者术后正常饮食方案获得了各种手术亚专科支持，包括结直肠及减重专科[60-61]。Lassen及其同事实施的一项多中心前瞻性随机对照试验中，上消化道手术后（如胃切除术、胰腺外科手术、肝切除、胆道手术、食管切除术）患者被随机分组至肠内管饲（针导管空肠管）（n=227）或正常饮食组（n=220）[62]。总计18.4%（n=82）受试者接受了胰十二指肠切除术。正常饮食组患者主要并发症发生率更低（220例患者中发生100例），而肠内管饲组更高（227例中发生165例）（P=0.01）。两组再手术率（P=0.50）、术后30 d死亡率（P=0.83）及试验期间总死亡率（P=0.36）差异无统计学意义。对有或无上消化道吻合因素进行校正后，吻合口瘘发生率、严重感染并发症或主要并发症患者比例比较，组间差异无统计学意义。与肠内管饲组比较，正常饮食组患者肛门排气平均时间更短（2.6 d vs. 3 d，P=0.01），第一次肠蠕动时间则差异无统计学意义（P=0.11）。正常饮食组患者较对照组平均住院日更短（13.5 d vs.16.7 d，P=0.046）。肠内管饲组总并发症发生率为7.2%，因导管再手术率为1.3%。

4.2 经肠外营养支持

经肠外营养支持（PN）适用于不能经口或肠内营养支持的患者。相比获益，该方案更易导致可耐受肠内营养或营养状况良好的患者发生伤害，因而恰当选择PN患者相当重要。根据ASPEN及ESPEN指南，通常认为PN用于术后营养不良患者时，对于不适于肠内营养或术后7~10 d内不能耐受者较为适宜且能使其获益。PN发生血源性感染风险更高（尤其真菌菌血症），独立于且包括单独中心静脉置管这一因素，而术后ICU早期存活转出的可能性更低[63-67]。此外，PN发生代谢性并发症可能性更高，包括再喂食综合征、高血糖和血清电解质异常。认识到PN的一些与碳水化合物热量配方不恰当、高容量配置、血糖控制不佳及营养过度相关的传统局限性十分重要。若配方及应用恰当，满足患者个体化的需求，单独或联合肠内或经口营养补充，PN是一种

可拯救生命的营养支持技术。

诸多研究者已经证实了PD术后患者常规给予PN方案的价值。尽管早期对PN满腔热情，然而就术后并发症（包括感染、PE及DGE）的发生与住院日而言，与PN方案比较，经口途径营养支持均一致地显示出更高的安全性及有效性[57,68]。Klek及其同事实施的[2011]一项前瞻性随机对照试验中，共167例营养不良癌症患者于术前被随机分组至肠内或肠外营养与标准或免疫调理营养支持14 d，以评估术后并发症情况[69]。根据更早的ESPEN标准定义营养不良[45]。作者发现，与标准肠内饲喂对照组比较，接受免疫调理肠内饲喂方案的营养不良患者总体合并症（$P=0.01$）、感染并发症（$P=0.04$）、死亡率（$P=0.03$）以及住院日（$P=0.006$）显著降低。PN臂中合并症、死亡率及住院日比较，免疫调理因素的影响差异无统计学意义（$P>0.05$）。胃肠功能障碍延长，肠内饲喂方案可能性不复存在，应当持续PN直至热量需求可经口途径获得营养满足之时。

研究还提示，PN可作为PF保守治疗的潜在方案；然而，其他饲喂方法被证实有效性更高。Klek等实施了一项前瞻性随机对照试验，共纳入78例PFs患者，随机分组至EN或PN组[70]。30 d后，EN组患者PF闭合率为60%，而PN组仅为37%（$P=0.04$）。EN组患者的平均闭合时间为2 d，研究获得结论时PN组患者平均闭合时间仍未达到（$P=0.047$）。仅2个因素与PF闭合有关，包括EN（OR=6.136，95%CI：1.204~41.623；$P=0.04$）及初始瘘道渗漏量≤200 mL/d（OR=12.701，95%CI：9.102~47.241；$P<0.001$）。应当明确，DGE可通过远端管饲方法获得有效处理，因此PN方法对于这类患者并非必需。

4.3　肠内营养支持

EN系通过鼻腔或腹壁导管提供经口摄入营养补充，或当不能经口饲喂时确保足够的营养摄入，较PN发生严重并发症更少。普通外科文献对EN与PN进行了对比，前者感染率减少、死亡率更低、住院时间更短、成本效益比更好[71-73]。由于不会导致胃肠道功能障碍，当不能应用经口营养支持时，证据支持采用EN胜过PN。然而，仍然存在诸多问题，包括补充时间、饲管部位、经口摄入还是管饲以及营养具体配方。决策制定过程因胰腺手术队列中比较常见术后胃排空障碍发生的影响而更为复杂。这些决策的复杂性决定了需要包括营养学专家在内的多学科团队协作诊治PD患者。

更新发表的文献支持不同肠内营养径路带来的获益。Zhu等实施的一项随机对照临床研究证实了NJT在并发症及住院时间方面较JT更具有优势[74]。Gerritsen及其同事的系统综述中报道了他们应用NJ、JT及PN技术的经验[75]。在该综述中，作者对NJT饲喂（44例）与JT（48例）、PN（37例）方案进行了对比。恢复经口饮食时间组间比较差异无统计学意义，分别为NJT饲喂（平均13 d）、JT（16 d）及PN（14 d）（$P=0.15$）。Abu-Hilal等发现，胰腺手术术后NJT饲喂方案正常饮食恢复时间较GJT及JT更快（分别平均为10 d *vs.* 14 d *vs.* 14 d；$P=0.02$）[76]。Gerritsen等Meta分析发现，3种营养支持方案的住院时间比较的差异无统计学意义（$P=0.35$）。3组恢复正常饮食的时间在GJT最久（平均14 d），JT为12 d，经口饲喂组最短（平均6 d）[56]。

Scaife及其同事试图回顾性分析预测需要肠内饲管支持的危险因素，发现一些可能有助于预测需要术后辅助营养支持的因素[77]。根据有无如下10个NSQIP术前危险因子对患者分组，包括：术前相关功能状态；慢性阻塞性肺疾病（chronic obstructive pulmonary disease，COPD）；高龄；男性；血清肌酐升高；白细胞增多；使用激素；凝血功能障碍；低白蛋白血症及BMI增加。是否需要饲管的最重要单项预测因子为年龄≥80岁（$P=0.035$）。不考虑饲管留置时间，没有饲管置入相关并发症。56例术中置管患者，16.1%因堵塞、意外脱落及过早拔管而需要重新置管。此外，不考虑这些术前危险因素的影响，作者还对营养术前前瞻性置管策略的成本获益进行了研究。理论上，100例患者人群中，该策略可节约成本4 050美元。

大多数患者可以随意进食。肠内营养策略仅在用于选择性病例时具有获益，且不应当常规置管。PN仅适用于当其他形式肠内营养方案不可行时。遵循这些营养策略可降低住院时间，患者可更快恢复经口营养支持，此外还可减少成本。

5　围术期肠内饲管

肠内饲管的作用备受争议，不同外科医生观点不一。支持胰腺术后采用最佳的减压及饲喂策略的证据仍然缺乏。表3对4种不同的饲喂方法进行了对比。我们对胰腺癌手术围术期鼻胃管减压术的作用以及围术期肠内饲管进行了阐述。

表3　饲管方法

肠内饲管入路	赞成	反对
鼻空肠管	无创肠内置管策略 早期肠内饲管	移位 堵塞 不适
胃空肠管	可通过单管饲喂及排放 改善患者舒适度	移位 堵塞 胃端管口故障
空肠喂养管	早期肠内饲管	绞窄性肠梗阻 肠扭转 漏
肠外营养	适于肠梗阻或机械性 梗阻	成本增加 感染并发症

5.1　鼻胃引流（槽）管

胰腺癌术后留置鼻胃引流管（NGT）引流以防止胃腹胀、呕吐、吻合口漏以及缩短肠道功能恢复时间已成为标准的处理措施[78]。近期数据表明，NGT减压对于胰腺手术后可能不必要。Fisher等实施的一项回顾性队列研究共纳入100例连续性胰腺手术病例，50例NGT患者一旦肠道功能恢复即予以拔管（NGT组），50例NGT患者术后立即拔管（非NGT组）[79]。NGT及非NGT两组死亡率及并发症发生率类似（死亡率分别为0 $vs.$ 2%；$P=1.0$ 与并发症发生率分别为44% $vs.$ 44%；$P=1.0$），两组肠道功能恢复时间类似（平均5 d $vs.$ 5 d；$P=0.81$）。两组胆道吻合口漏发生率均为0。NGT组PF发生率为6%而非NGT组为10%（$P=0.72$）。此外，两组住院时间差异无统计学意义（两组均平均为7 d；$P=0.30$）。NGT置管组术后并发症与非NGT组比较差异无统计学意义（NGT组2例 $vs.$ 非NGT组4例；$P=0.68$）。

在另一项纳入接受PD的观察性队列研究中，共250例患者，每组各125例，常规NGT组和选择性NGT组，作者推论常规应用NGTs可能不必要[80]。对具有临床指征患者应用选择性NGT置管策略，如气管插管时间延长。常规NGT与选择性NGT组总并发症发生率差异无统计学意义（81.6% $vs.$ 80.8%；$P=NS$）。多因素分析提示，常规应用NGT为DGE独立危险因素[危险比（hazard ratio，HR）=8.56；$P=0.03$]。此外，选择性NGT组总住院时间较常规NGT组更短（平均6 d $vs.$ 7 d；$P<0.0001$）。最后，选择性NGT组肠道功能恢复时间较常规NGT组更短（平均4 d $vs.$ 5 d；$P<0.0001$）。

5.2　胃空肠造口管

GJT为部分研究机构胰腺术后常规采用的方法。获益包括在远距切除区域进行饲喂、维持自胃造瘘口排泄功能。正如前述，各类胰腺手术后DGE发病率为6%~45%[56,81-82]。Mack及其同事实施的一项研究中，36例PD术后患者随机分组至GJT置管（20例）与NGT置管组（16例），旨在评估不同饲管技术对DGE形成的影响[59]。GJT及NGT组间总体并发症发生率比较差异无统计学意义（20% $vs.$ 25%；$P=NS$）。GJT组胃瘫发生率0%，而NGT组为25%，差异有统计学意义（$P=0.03$）。此外，GJT组胃肠减压时间较NGT组更短（分别平均5.3 d $vs.$ 9.5 d；$P=0.02$）。GJT组住院时间较NGT组更短（平均11.5 d $vs.$ 14 d；$P=0.01$）。最后，GJT组总住院花费较NGT组更少（平均\$52 589 $vs.$ \$82 151；$P=0.04$）。

尽管为随机试验，该研究局限性包括对照组胃肠减压技术、营养补充的径路及类型非标准化。

5.3　鼻空肠管

NJT饲管成为一种营养支持技术，是由于其并发症相对于JT、PN可知。Gerritsen及其同事回顾性分析了10年共计129例PD手术病例资料[75]。3组比较总死亡率差异不明显（NJT 84% $vs.$ JT 92% $vs.$ PN 92%；$P=0.49$）。然而，饲管相关死亡率在NJT组最高（41%），较JT（23%）及PN（16%）差异有统计学意义（$P=0.03$）。NJT组最常见饲管相关并发症为移位（34%），而JT组成为唯一因为饲管相关并发症而需要再次手术者（6%）。NJT与JT组间饲管相关并发症发生率比较，存在具有差异的趋势（$P=0.06$）。JT组发生1例死亡，而NJT及PN组无死亡病例；然而，组间差异不明显（$P=1.0$）。3组DGE发生率比较差异无统计学意义，分别为NJT（34%），JT（50%）及PN（40%）（$P=0.30$）。此外，组建住院时间比较无差异，分别为NJT（平均17 d），JT（19 d）及PN（16 d）（$P=0.83$）。作者未能推导出哪一种饲管策略优于其他2种。

5.4　空肠造口管

JT饲喂方法通常适用于胰腺癌术后相对营养不良患者的早期肠内营养支持。多项研究对JT置管及饲喂方法相关的有效性及并发症进行了研究。Gerritsen等研究中，最严重的并发症发生于JT组，包括4例饲管相关的再次剖腹探查术及1例饲管相关死亡[75]，与JTs特异相关并发症包括机械性肠梗阻及瘘。正如Myers及其同事报道的一项总计纳入2 022例患者的回顾性综述，JTs可导致危及生命的并发症发生，包括0.4%患者可能发生肠扭转及肠坏死[83]。总体饲管相关并发症发生率为1.5%，最常见并发症饲管阻塞或移位发生于0.7%患者。腹内感染率为0.8%。Gerritsen等发现，JTs具有最低的伤口感染率（6%），而NJT组为16%、PN组为30%，差异有统计学意义（$P=0.02$）[75]。有趣的是，Gerritsen及其同事实施的系统评价发现，JT组平均总死亡率最低，为43.8%[56]。

6　胰腺瘘

　　胰腺瘘（PF）是胰腺癌术后最严重的并发症。文献中PF定义各异，2个最常用的定义为，术后3 d富含淀粉酶引流液>10 mL/d，或者国际胰瘘研究小组（ISGPF）定义为术后20 d持续引流出富含淀粉酶液[84]。Schmidt等对510例患者PD术后PF形成的各种危险因素进行了评估[85]。总计46例术后PFs形成。令人鼓舞的是，采用术前机械性肠道准备有助于防止PF形成（6% *vs.* 19%，$P<0.02$）。多因素分析表明，PF形成危险因素包括套入式胰腺空肠吻合（$OR=3.30$，$P=0.01$）与闭式吸引引流术（$OR=2.24$，$P=0.05$）。防止PF形成的保护因素包括胰腺炎（$OR=0.22$，$P=0.05$）及术前经内镜胆道支架置入（$OR=0.22$，$P=0.05$）。正如该病例分析所估计，PFs患者最可能出现脓毒性并发症、住院时间延长及更高的再手术率。

　　从营养学角度而言，既往已经对治疗PF的方法进行了相关讨论。尽管EN及PN均适于辅助闭合PF，EN的平均闭合时间较PN更短[70]。预测胰瘘闭合的因素包括EN及初始瘘排出量≤200 mL/d。

7　今后研究方向

　　过去30年间，胰腺癌手术发生了巨大变革，使得患者并发症发生率及死亡率获得显著改善。为进一步提高患者结局及生活质量，现实策略为改善围术期患者营养状况。然而，许多问题仍然存在，例如，胰腺癌患者营养不良的最佳诊断措施是什么？哪些参数可提示营养不良患者接受手术的时机最佳？营养不良患者术前营养支持持续时间多长？以及哪些患者适于经口或经管饲营养

支持方案？胰腺癌术后肠内营养支持采用鼻空肠管实际而言是否优于其他类型营养支持？已知患者具有胃瘫或发生胃排空延迟的高风险，患者术前留置胃刺激器或实施袖状胃切除术是否具有重要作用？围术期给予酶替代治疗是否具有作用？是否任何促使患者短期内恢复至均衡营养状态的干预措施均可导致并发症发生率及死亡率降低？理清这些问题将有助于我们理解营养对于这一类患者人群的作用；这需要在该领域付出心血，因为这些问题不可能经由哪一个单个医学中心即可获得解决。国际胰腺癌外科学组应当考虑明确营养支持策略，并对胰腺癌术后的成功与失败进行分类。

8　结论

　　不仅在术前评估阶段，而且在手术预后阶段，营养因素在胰腺癌手术中都起着不可或缺的作用。采用多学科诊治策略评定术前营养水平，有助于明确哪些患者术前可能需要额外的营养支持。我们认为，基于可获得的胰腺癌手术相关随机对照试验及观察性研究结果，以及其他外科学科的文献数据，口饲肠内营养仍然为最佳的营养支持策略。尽管尚未明确证实其能否提供均衡营养支持，但该方法可供给充足的营养与水分。在部分患者，应当选择置管喂饲方法。若可能，应当选择鼻空肠管，因为该技术的相关并发症最少。常规使用鼻饲管作为胃肠减压目的并不能带来获益。肠外营养支持（PN）适用于不能通过肠内通道饲喂的患者。降低术后并发症，包括DGE及PF，对于胰腺癌手术患者获得最佳预后而言，仍然至关重要。下一步努力的重点方向是，更好地评估出能从术前营养支持获益的患者群，以及具体的肠内饲喂途径及置管时间。

声明

　　本文作者宣称无任何利益冲突。

参考文献

[1]　Whipple AO. The rationale of radical surgery for cancer of the pancreas and ampullary region. Ann Surg 1941；114：612-615.

[2]　Cameron JL, Riall TS, Coleman J, et al. One thousand consecutive pancreaticoduodenectomies. Ann Surg 2006；244：10-15.

[3]　Ansorge C, Lindström P, Strömmer L, et al. Assessing surgical quality：comparison of general and procedure-

specific morbidity estimation models for the risk adjustment of pancreaticoduodenectomy outcomes. World J Surg 2014; 38: 2412-2421.

[4] Afaneh C, O' Mahoney P, Giambrone G, et al. Mo1617 Population-Based Trends of Pancreaticoduodenectomy: Temporal and Age-Related Outcomes. Gastroenterology 2014; 146: S-1067.

[5] House MG, Fong Y, Arnaoutakis DJ, et al. Preoperative predictors for complications after pancreaticoduodenectomy: impact of BMI and body fat distribution. J Gastrointest Surg 2008; 12: 270-278.

[6] Schmidt CM, Turrini O, Parikh P, et al. Effect of hospital volume, surgeon experience, and surgeon volume on patient outcomes after pancreaticoduodenectomy: A single-institution experience. Arch Surg 2010; 145: 634-640.

[7] Greenblatt DY, Kelly KJ, Rajamanickam V, et al. Preoperative factors predict perioperative morbidity and mortality after pancreaticoduodenectomy. Ann Surg Oncol 2011; 18: 2126-2135.

[8] Muscari F, Suc B, Kirzin S, et al. Risk factors for mortality and intra-abdominal complications after pancreatoduodenectomy; multivariate analysis in 300 patients. Surgery 2006; 139: 591-598.

[9] Sierzega M, Niekowal B, Kulig J, et al. Nutritional status affects the rate of pancreatic fistula after distal pancreatectomy: a multivariate analyses of 132 patients. J Am Coll Surg 2007; 205: 52-59.

[10] Schnelldorfer T, Mauldin PD, Lewin DN, et al. Distal pancreatectomy for chronic pancreatitis: risk factors for postoperative pancreatic fistula. J Gastrointest Surg 2007; 11: 991-997.

[11] Mourão F, Amado D, Ravasco P, et al. Nutritional risk and status assessment in surgical patients: A challenge amidst plenty. Nutr Hosp 2004; 19: 83-88.

[12] Afaneh C, Rich B, Aull MJ, et al. Pancreas transplantation considering the spectrum of body mass indices. Clin Transplant 2011; 25: E520-E529.

[13] La Torre M, Ziparo V, Nigri G, et al. Malnutrition and Pancreatic Surgery: Prevalence and Outcomes. J Surg Oncol 2013; 107: 702-708.

[14] Ahmad SA, Edwards MJ, Sutton JM, et al. Factors influencing readmission after pancreaticoduodenectomy: a multi-institutional study of 1302 patients. Ann Surg 2012; 256: 529-537.

[15] Berry AJ. Pancreatic surgery: indications, complications, and implications for nutrition intervention. Nutr Clin Pract 2013; 28: 330-357.

[16] Porta M, Fabregat X, Malats N, et al. Exocrine pancreatic cancer: symptoms at presentation and their relation to tumour site and stage. Clin Transl Oncol 2005; 7: 189-197.

[17] Kanda M, Fujii T, Kodera Y, et al. Nutritional predictors of postoperative outcome in pancreatic cancer. Br J Surg 2011; 98: 268-274.

[18] Karagianni VT, Papalois AE, Triantafillidis JK. Nutritional status and nutritional support before and after pancreatectomy for pancreatic cancer and chronic pancreatitis. Indian J Surg Oncol 2012; 3: 348-359.

[19] Studley HO. Percentage of weight loss: a basic indicator of surgical risk in patients with chronic peptic ulcer. 1936. Nutr Hosp 2001; 16: 141-143; discussion 140-141.

[20] White JV, Guenter P, Jensen G, et al. Consensus statement of the Academy of Nutrition and Dietetics/American Society for Parenteral and Enteral Nutrition: characteristics recommended for the identification and documentation of adult malnutrition (undernutrition). J Acad Nutr Diet 2012; 112: 730-738.

[21] Detsky AS, McLaughlin JR, Baker JP, et al. What is subjective global assessment of nutritional status? JPEN J Parenter Enteral Nutr 1987; 11: 8-13.

[22] Bauer J, Capra S, Ferguson M. Use of the scored patient-generated subjective global assessment (PG-SGA) as a nutrition assessment tool in patients with cancer. Eur J Clin Nutr 2002; 56: 779-785.

[23] Velasco C, García E, Rodríguez V, et al. Comparison of four nutritional screening tools to detect nutritional risk in hospitalized patients: a multicentre study. Eur J Clin Nutr 2011; 65: 269-274.

[24] Vigano AL, Di Tomasso J, Kilgour RD, et al. The abridged patient-generated subjective global assessment is a useful tool for early detection and characterization of cancer cachexia. J Acad Nutr Diet 2014; 114: 1088-1098.

[25] Loh KW, Vriens MR, Gerritsen A, et al. Unintentional weight loss is the most important indicator of malnutrition among surgical cancer patients. Neth J Med 2012; 70: 365-369.

[26] Almeida AI, Correia M, Camila M, et al. Nutritional risk screening in surgery: Valid, feasible, easy! Clin Nutr 2012; 31: 206-211.

[27] Faramarzi E, Mahdavi R, Mohammad-Zadeh M, et al. Validation of nutritional risk index method against patient-generated subjective global assessment in screening malnutrition in colorectal cancer patients. Chin J Cancer Res 2013; 25: 544-548.

[28] Shinkawa H, Takemura S, Uenishi T, et al. Nutritional risk index as an independent predictive factor for the development of surgical site infection after pancreaticoduodenectomy. Surg Today 2013; 43: 276-283.

[29] World Health Organization. eds. Obesity: preventing and

managing the global epidemic. Geneva: World Health Organization, 2000.

[30] Forse RA, Shizgal HM. Serum albumin and nutritional status. JPEN J Parenter Enteral Nutr 1980; 4: 450-454.

[31] Hennessey DB, Burke JP, Ni-Dhonochu T, et al. Preoperative hypoalbuminemia is an independent risk factor for the development of surgical site infection following gastrointestinal surgery: a multi-institutional study. Ann Surg 2010; 252: 325-329.

[32] Takasu C, Shimada M, Kurita N, et al. Impact of C-reactive protein on prognosis of patients with colorectal carcinoma. Hepatogastroenterology 2013; 60: 507-511.

[33] Roxburgh CS, McMillan DC. Role of systemic inflammatory response in predicting survival in patients with primary operable cancer. Future Oncol 2010; 6: 149-163.

[34] Jamieson NB, Glen P, McMillan DC, et al. Systemic inflammatory response predicts outcome in patients undergoing resection for ductal adenocarcinoma head of pancreas. Br J Cancer 2005; 92: 21-23.

[35] McMillan DC. Systemic inflammation, nutritional status and survival in patients with cancer. Curr Opin Clin Nutr Metab Care 2009; 12: 223-226.

[36] Glen P, Jamieson NB, McMillan DC, et al. Evaluation of an inflammation-based prognostic score in patients with inoperable pancreatic cancer. Pancreatology 2006; 6: 450-453.

[37] Lassen K, Coolsen MM, Slim K, et al. ERAS® Society; European Society for Clinical Nutrition and Metabolism; International Association for Surgical Metabolism and Nutrition. Guidelines for perioperative care for pancreaticoduodenectomy: Enhanced Recovery After Surgery (ERAS®) Society recommendations. Clin Nutr 2012; 31: 817-830.

[38] Carli F, Charlebois P, Baldini G, et al. An integrated multidisciplinary approach to implementation of a fast-track program for laparoscopic colorectal surgery. Can J Anaesth 2009; 56: 837-842.

[39] Mechanick JI, Youdim A, Jones DB, et al. AACE/TOS/ASMBS Clinical Practice Guidelines for the perioperative nutritional, metabolic, and nonsurgical support of the bariatric surgery patient – 2013 update: cosponsored by American Association of Clinical Endocrinologists, The Obesity Society, and America Society for Metabolic & Bariatric Surgery. Endocr Pract 2013; 19: S1-S27.

[40] Correia MI, Caiaffa WT, da Silva AL, et al. Risk factors for malnutrition in patients undergoing gastroenterological and hernia surgery: an analysis of 374 patients. Nutr Hosp 2001; 16: 59-64.

[41] Bozzetti F, Gianotti L, Braga M, et al. Postoperative complications in gastrointestinal cancer patients: the joint role of the nutritional status and the nutritional support. Clin Nutr 2007; 26: 698-709.

[42] Zhou W, Xu X, Yan J, et al. Nutritional risk is still a clinical predictor of postoperative outcomes in laparoscopic abdominal surgery. Surg Endosc 2013; 27: 2569-2574.

[43] Wu GH, Liu ZH, Wu ZH, et al. Perioperative artificial nutrition in malnourished gastrointestinal cancer patients. World J Gastroenterol 2006; 12: 2441-2444.

[44] Watters JM, Kirkpatrick SM, Norris SB, et al. Immediate postoperative enteral feeding results in impaired respiratory mechanics and decreased mobility. Ann Surg 1997; 226: 369-377.

[45] Weimann A, Braga M, Harsanyi L, et al. ESPEN Guidelines on Enteral Nutrition: Surgery including organ transplantation. Clin Nutr 2006; 25: 224-244.

[46] Bozzetti F. Perioperative nutritional support in the ERAS approach. Clin Nutr 2013; 32: 872-873.

[47] Wichmann MW, Roth M, Jauch KW, et al. A prospective clinical feasibility study for multimodal "fast track" rehabilitation in elective pancreatic cancer surgery. Rozhl Chir 2006; 85: 169-175.

[48] Kennedy EP, Rosato EL, Sauter PK, et al. Initiation of a critical pathway for pancreaticoduodenectomy at an academic institution: the first step in multidisciplinary team building. J Am Coll Surg 2007; 204: 917-923.

[49] Berberat PO, Ingold H, Gulbinas A, et al. Fast track different-implications in pancreatic surgery. J Gastrointest Surg 2007; 11: 880-887.

[50] Balzano G, Zerbi A, Braga M, et al. Fast-track recovery programme after pancreaticoduodenectomy reduces delayed gastric emptying. Br J Surg 2008; 95: 1387-1393.

[51] Montiel Casado MC, Pardo SF, Rotellar SF, et al. Experience of a cephalic pancreatoduodenectomy fast-track program. Cir Esp 2010; 87: 378-384.

[52] di Sebastiano P, Festa L, De Bonis A, et al. A modified fast-track program for pancreatic surgery: a prospective single-center experience. Langenbecks Arch Surg 2011; 396: 345-351.

[53] Robertson N, Gallacher PJ, Peel N, et al. Implementation of an enhanced recovery programme following pancreaticoduodenectomy. HPB (Oxford) 2012; 14: 700-708.

[54] Lassen K, Ljungqvist O, Dejong CH, et al. Pancreaticoduodenectomy: ERAS recommendations. Clin Nutr 2013; 32: 870-871.

[55] Braga M, Pecorelli N, Ariotti R, et al. Enhanced Recovery After Surgery Pathway in Patients Undergoing Pancreaticoduodenectomy. World J Surg 2014; 38: 2960-2966.

[56] Gerritsen A, Besselink MGH, Gouma DJ, et al. Systematic review of five feeding routes after pancreatoduodenectomy. Br J Surg 2013; 100: 589-598; discussion 599.

［57］ Brennan MF, Pisters PW, Posner M, et al. A prospective randomized trial of total parenteral nutrition after major pancreatic resection for malignancy. Ann Surg 1994; 220: 436-441; discussion 441-444.

［58］ Martignoni ME, Friess H, Sell F, et al. Enteral nutrition prolongs delayed gastric emptying in patients after Whipple resection. Am J Surg 2000; 180: 18-23.

［59］ Mack LA, Kaklamanos IG, Livingstone AS, et al. Gastric decompression and enteral feeding through a double-lumen gastrojejunostomy tube improves outcomes after pancreaticoduodenectomy. Ann Surg 2004; 240: 845-851.

［60］ Lewis SJ, Egger M, Sylvester PA, et al. Early enteral feeding versus "nil by mouth" after gastrointestinal surgery: systematic review and metaanalysis of controlled trials. BMJ 2001; 323: 773-776.

［61］ Ronellenfitsch U, Schwarzbach M, Kring A, et al. The effect of clinical pathways for bariatric surgery on perioperative quality of care. Obes Surg 2012; 22: 732-739.

［62］ Lassen K, Kjaeve J, Fetveit T, et al. Allowing normal food at will after major upper gastrointestinal surgery does not increase morbidity a randomized multicenter trial. Ann Surg 2008; 247: 721-729.

［63］ ASPEN Board of Directors and The Clinical Guidelines Task Force. Guidelines for the use of parenteral and enteral nutrition in adult and pediatric patients. JPEN J Parenter Enteral Nutr 2002; 26: 1SA-138SA.

［64］ Braga M, Ljungqvist O, Soeters P, et al. ESPEN Guidelines for parenteral nutrition: surgery. Clinical Nutrition 2009; 28: 378-386.

［65］ Casaer MP, Mesotten D, Hermans G, et al. Early versus late parenteral nutrition in critically ill adults. N Engl J Med 2011; 365: 506-517.

［66］ Kritchevsky SB, Braun BI, Kusek L, et al. The impact of hospital practice on central venous catheter associated bloodstream infection rates at the patient and unit level: a multicenter study. Evaluation of Processes and Indicators in Infection Control (EPIC) Study Group. Am J Med Qual 2008; 23: 24.

［67］ Amrutkar PP, Rege MD, Chen H, et al. Comparison of risk factors for candidemia versus bacteremia in hospitalized patients. Infection 2006; 34: 322.

［68］ Gianotti L, Braga M, Gentilini O, et al. Artificial nutrition after pancreaticoduodenectomy. Pancreas 2000; 21: 344-351.

［69］ Klek S, Sierzega M, Szybinski P, et al. Perioperative nutrition in malnourished surgical cancer patients- a prospective randomized, controlled, clinical trial. Clin Nutr 2011; 30: 708-713.

［70］ Klek S, Sierzega M, Turczynowski L, et al. Enteral and parenteral nutrition in the conservative treatment of pancreatic fistula: a randomized clinical trial. Gastroenterology 2011; 141: 157-163.

［71］ Moore FA, Feliciano DV, Andrassy RJ, et al. Early enteral feeding, compared with parenteral, reduces postoperative septic complications. The results of a meta-analysis. Ann Surg 1992; 216: 172-183.

［72］ Osland E, Yunus RM, Khan S, et al. Early versus traditional postoperative feeding in patients undergoing resectional gastrointestinal surgery: a meta-analysis. JPEN J Parenter Enteral Nutr 2011; 35: 473-487.

［73］ Braga M, Gianotti L, Gentilini O, et al. Early postoperative enteral nutrition improves gut oxygenation and reduces costs compared with total parenteral nutrition. Crit Care Med 2001; 29: 242-248.

［74］ Zhu X, Wu Y, Qiu Y, et al. Comparative Analysis of the Efficacy and Complications of Nasojejunal and Jejunostomy on Patients Undergoing Pancreaticoduodenectomy. JPEN J Parenter Enteral Nutr 2014; 38: 996-1002.

［75］ Gerritsen A, Besselink MG, Cieslak KP, et al. Efficacy and complications of nasojejunal, jejunostomy and parenteral feeding after pancreaticoduodenectomy. J Gastrointest Surg 2012; 16: 1144-1151.

［76］ Abu-Hilal M, Hemandas AK, McPhail M, et al. A comparative analysis of safety and efficacy of different methods of tube placement for enteral feeding following major pancreatic resection. A non-randomized study. JOP 2010; 11: 8-13.

［77］ Scaife CL, Hewitt KC, Mone MC, et al. Comparison of intraoperative versus delayed enteral feeding tube placement in patients undergoing a Whipple procedure. HPB (Oxford) 2014; 16: 62-69.

［78］ Nelson R, Tse B, Edwards S. Systematic review of prophylactic nasogastric decompression after abdominal operations. Br J Surg 2005; 92: 673-680.

［79］ Fisher WE, Hodges SE, Guillermina C, et al. Routine nasogastric suction may be unnecessary after a pancreatic resection. HPB 2011; 13: 792-796.

［80］ Kunstman JW, Klemen ND, Fonseca AL, et al. Nasogastric drainage may be unnecessary after pancreaticoduodenectomy: a comparison of routine vs selective decompression. J Am Coll Surg 2013; 217: 481-488.

［81］ Malleo G, Crippa S, Butturini G, et al. Delayed gastric emptying after pylorus-preserving pancreaticoduodenectomy: validation of International Study Group of Pancreatic Surgery classification and analysis of risk factors. HPB (Oxford) 2010; 12: 610-618.

［82］ Welsch T, Borm M, Degrate L, et al. Evaluation of the International Study Group of Pancreatic Surgery definition of delayed gastric emptying after pancreatoduodenectomy in a high-volume centre. Br J Surg 2010; 97: 1043-1050.

［83］ Myers JG, Page CP, Stewart RM, et al. Complications of needle catheter jejunostomy in 2,022 consecutive applications. Am J Surg 1995;170:547-550; discussion 550-551.

[84] Bassi C, Dervenis C, Butturini G, et al. Postoperative pancreatic fistula: an international study group definition. Surgery 2005; 138:8-13.

[85] Schmidt CM, Choi J, Powell ES, et al. Pancreatic fistula following pancreaticoduodenectomy: clinical predictors and patient outcomes. HPB Surg 2009;2009:404520.

Cite this article as: Afaneh C, Gerszberg D, Slattery E, Seres DS, Chabot JA, Kluger MD. Pancreatic cancer surgery and nutrition management: a review of the current literature. HepatoBiliary Surg Nutr 2015;4(1):59-71. doi: 10.3978/j.issn.2304-3881.2014.08.07

译者：熊国兵，医学博士，电子科技大学附属医院·四川省人民医院
邱明星，医学学士，电子科技大学附属医院·四川省人民医院
审校：孙备，教授、主任医师、博士研究生导师，哈尔滨医科大学附属第一医院普外科主任，哈尔滨医科大学附属第一医院胰胆外科

点评

　　近年来，胰腺手术取得了巨大进步，术后并发症发生率及死亡率得以有效控制。改善患者围术期的营养状态是提高手术质量、保障患者预后的关键环节之一。采用多学科诊治策略评估术前营养水平，有助于明确哪些患者术前需要额外的营养支持。目前已获得的研究结果证实，口饲肠内营养仍然为最佳的营养支持策略。在部分患者，应当选择置管喂饲方法。若可能，应当选择鼻空肠管，因为该技术并发症最少。常规使用鼻饲管作为胃肠减压目的并不合适。肠外营养（PN）适于不能通过肠内通道饲喂的患者。今后努力的重点方向为，明确胰腺癌患者营养不良的最佳评估标准，更好地评估哪些患者能从术前营养支持中获益，明确营养不良患者术前营养支持的持续时间，哪些患者适于经口或经管饲营养支持方案，胰腺癌术后营养支持多种方式的对比研究，以及具体的肠内饲喂途径的适应证及置管时间等。这些问题的回答，有待于多中心、多学科前瞻性随机对照研究的有效开展与积累。

——孙备

第十四章　可切除和可能切除胰腺癌的术前治疗

Gauri R. Varadhachary

Department of Gastrointestinal Medical Oncology, University of Texas, M.D. Anderson Cancer Center, Houston, Texas, USA
Correspondence to: Gauri Varadhachary, M.D. Department of Gastrointestinal Medical Oncology, M.D. Anderson Cancer Center, 1515 Holcombe Blvd. Box: 426, Houston, Texas, USA. Email: gvaradha@mdanderson.org

摘要：在多排螺旋CT时代，采用客观标准判断胰腺癌的可切除性至关重要，亦使得准确的治疗前分期和针对各分期选择针对性治疗成为可能。近几年来，可能切除胰腺癌的定义与时俱进，已成为一个独立分期。可能切除胰腺癌的定义为肿瘤局部包绕肝动脉，但可行切除重建；不包绕腹腔干；肿瘤包绕SMA或腹腔干未超过周径的180°（<50%）；肝总动脉仅在胃十二指肠动脉起始处局部梗阻或被肿瘤包绕；肿瘤侵犯SMV/PV基部，伴腔内梗阻或狭窄，但静脉切除后可安全重建。由于符合该CT影像学标准的患者术后切缘阳性率较高，术前化疗序贯放化疗是其最佳选择。影像学检查显示放疗敏感或肿瘤降期的患者可接受胰十二指肠切除术（或胰腺切除术），可能需要血管切除重建技术。希望生物标记物或功能影像学领域的前瞻性临床试验的开展能为可能切除胰腺癌患者提供最佳的个体化治疗方案。

关键词：胰腺癌；可能切除胰腺癌；术前治疗

View this article at: http://www.thejgo.org/article/view/210/html

1　背景

在大多数患者中，胰腺癌表现出易局部浸润或远处转移的生物学特性，有手术切除可能的患者仅占20%~25%。即使在有手术切除可能的患者中，成功的胰十二指肠切除术或胰腺切除术的术后5年生存率仅为15%~20%[1]。切缘阳性（R2或R1）患者的生存率更低，与局部进展期患者相似[2-5]。考虑到胰腺癌的生物学特性和手术并发症发生率，在进行首次影像学评估时，清楚界定肿瘤的可切除性非常必要。胰腺扫描的最佳影像学检查是CT[6]。经薄层CT扫描，可将胰腺癌分为临床可切除、局部进展和远处转移。"可能切除"胰腺癌介于临床可切除和局部进展之间，无法简单归入任一类的中间亚型[7-8]。这个定义非常重要，因为它很可能会干扰我们临床试验的结果，误导临床医生：由于缺乏明确的诊断和术前分期标准，在临床试验中，很多"可能切除"的胰腺癌患者可能被纳入可切除组接受手术治疗（导致切缘阳性率升高），而另一些患者可能被纳入局部进展期组（接受降期治疗，以求获得手术机会）。这些"可能切除"的患者的切缘阳性率较高，很可能就是统计学数据中PD切缘阳性的主要来源。对于这部分患者而言，术前新辅助治疗可帮助其获得R0切除。

可能切除胰腺癌的准确定义有助于选择最可能获得良好术后结局的患者进行手术。并选择其中更适合的

135

患者接受PD。本文将对可能切除胰腺癌的定义进行综述，并提供了可切除和可能切除胰腺癌患者的术前治疗选择框架。

2 胰腺癌术前分期标准及演变

多排螺旋CT（MDCT）联合三维重建是判断局部肿瘤可切除性的首选检查，但是其对微小肝脏和腹腔转移瘤的敏感性较低（约有20%CT报告阴性的患者经腹腔镜或开腹探查可见微小转移瘤）[9-11]。如可能，建议拟行逆行胆道减压的患者均完善CT检查，因为一旦发生术后胆源性胰腺炎，影像学上血管周围层面无法清晰可见，将导致疾病的分期极不准确。超声内镜（EUS）相较于CT而言对检测微小肿瘤方面更敏感，推荐可能被选择进行术前治疗的患者均接受该检查。

美国癌症分期联合委员会（AJCC）在2002年修正了胰腺癌TNM（肿瘤、淋巴结、远处转移）分期第6版，肯定了MDCT在判断局部肿瘤的可切除性方面的价值。这一点在其最新版本中依然被保留[12]。基于AJCC分期标准，3期和4期胰腺癌为不可切除。可切除肿瘤定义为未侵犯腹腔动脉（CA）、肠系膜上动脉（SMA）、肠系膜上静脉（SMV）和门静脉（PV），无远处转移的肿瘤。局部进展期、手术不可切除的定义为肿瘤包绕临近动脉（腹腔干、SMA、肝总动脉）或导致SMV、PV或SMPV汇合处梗阻。随着影像学技术的日趋成熟，可能切除胰腺癌的定义发生了变化和发展，可能切除胰腺癌的准确定义正在改进和修正中。

3 可能切除胰腺癌的定义：NCCN、MDACC和AHPBA指南

尽管AJCC对肿瘤可切除性的定义非常统一，但用该标准来定义可能切除胰腺癌仍稍有争议。Texas大学M.D.Anderson癌症中心（MDACC）认为，解剖学上可能切除胰腺癌应包括以下几个特征：肿瘤局部包绕肝动脉，但可行切除重建；不包绕腹腔干；肿瘤侵犯肠系膜上动脉基部，但未超过周径的180°；SMV、PV或SMPV部分梗阻，但由于SMV下方至PV上方区域无肿瘤侵犯，静脉切除后可安全重建[7]。此后，可能切除胰腺癌的标准被扩大为需一定技术难度方可切除的肿瘤。美国肝胰胆协会（AHPBA）专家共识（2009）扩大了静脉相关标准条目，将肿瘤侵犯SMV/PV基部，伴或不

伴腔内梗阻和狭窄（包括静脉壁环周包绕或管腔内小范围梗阻）纳入了可能切除的范畴。NCCN在最新版本[V2.2011]中采纳了AHPBA指南中的标准，纳入了SMV/门静脉环周包绕或管腔内小范围梗阻[13-16]。各指南对于可能切除胰腺癌的动脉（SMA和肝动脉）受累标准并无争议。

上述定义从解剖学方面描述了可能切除胰腺癌的特点，只涉及肿瘤血管方面（A类标准）。Katz等[17]从另两个方面描述了可能切除胰腺癌的特点，即B类和C类标准，试图通过其他的标准定义肿瘤的可能切除性。许多临床医生都接诊过可切除但因需对患者的基础疾病或肿瘤相关并发症进行进一步处理，因此不能立即进行手术治疗的患者。这些患者中一部分可能合并毫米数量级的肝脏/网膜结节，虽为可疑远处转移灶，但由于体积过小，无法通过诊断性细针穿刺活检（FNA）或影像学检查（PET-CT或MRI）确诊，符合MDACC定义的可能切除胰腺癌的B类标准。符合B类标准的原发肿瘤可能曾经在CT表现为技术上可切除或可能切除。另一部分患者可能有需详细评估的合并症或体能状况不理想（ECOG 3分）。典型范例为合并无症状、仅影像学可见的肺动脉栓塞，或前白蛋白降低、营养状况较差者胆道引流术后并发梗阻性黄疸或胆管炎。这部分患者被归为C类标准（他们曾被纳入影像学可切除或可能切除范畴）。

4 可切除和可能切除（A、B和C类）胰腺癌术前治疗基本原则

早期胰腺癌术前治疗的目标包括尽可能降期、增加R0/R1切除率和初步评估肿瘤的生物学特性，使得适合手术的患者接受PD，早期治疗微转移灶，在患者能耐受的情况下进行术前辅助治疗。已有来自多中心的Ⅱ期临床试验的相关报道[18-22]。我们小组完成了2个可切除胰腺癌基于吉西他滨放化疗的临床试验[18,21]。2个临床试验（Gem-XRT和Gem-Cis-XRT）的176名患者中，术前再次评估时发现肿瘤进展者非常罕见，因局部肿瘤进展致无法手术者仅0.6%（1/176）。对可能切除胰腺癌采取了类似的术前干预策略，不同之处在于术前干预的时间较长，持续到术前（原始数据集的176名患者并不包括MDACC标准判定为是可能切除的患者）。由于可能切除胰腺癌（A类）是切缘阳性、生存期较短的高危患者，因此这些患者是延长术前治疗时间的理想对象。

治疗模式

在进行了包括放射科、外科、内科和肿瘤放疗科医生共同参与的多学科会诊后，依据胰腺薄层扫描CT，患者的肿瘤可被归为可能切除之A、B、C类或混合型。多数患者将接受为期2~4个月基于吉西他滨的初始化疗。ECOG PS 0~1分的患者接受吉西他滨和铂类联合化疗。8周后复查CT，并再次分期，选择对放化疗敏感、疾病稳定的患者进行进一步序贯化疗+放化疗或直接放化疗。放疗完成后休疗4~6周，再次评估，疾病稳定、放化疗疗效好的患者接受手术治疗。该研究使用吉西他滨和卡陪他滨作为放疗增敏剂。

考虑到可能切除胰腺癌患者化疗后的高复发率，对该类患者需采用"最佳的"系统性新辅助化疗方案。近期Conroy等完成的Ⅲ期临床试验引起了业内广泛关注，该研究结果证实，在治疗转移性胰腺癌方面FOLFIRINOX联合化疗方案优于吉西他滨[23]。该研究中共342名PS 0~1分的患者随机接受了FOLFIRINOX联合化疗或吉西他滨化疗，药物敏感者均接受了为期6个月的治疗。研究的主要终点是总生存期。FOLFIRINOX组的中位总生存期为11.1个月，吉西他滨组为6.8个月[HR=0.57；95%CI：0.45~0.73；P<0.001]。FOLFIRINOX组中位无进展生存期为6.4个月，吉西他滨组为3.3个月（P<0.001）。FOLFIRINOX组和吉西他滨组的治疗有效率分别为31.6%和9.4%（P<0.001）。作者得出结论，FOLFIRINOX联合化疗是体能状况较佳的转移性胰腺癌患者的治疗选择之一。曾被认为是不可切除（但符合可能切除标准）的胰腺癌患者在接受FOLFIRINOX化疗序贯放化疗后，可降期为可切除并延长生存期。该结果引起了业内人士的兴趣。需重点关注的是，纳入该研究的患者除了PS较好以外，半数以上接受FOLFIRINOX联合化疗的患者都为胰尾肿瘤，且该方案的三联治疗药物并非完全没有毒性（尤其对于放置了胆管支架/易发生胆管炎的患者而言）。

Katz等发表了迄今已来最大、纳入了160名可能切除胰腺癌患者的回顾性研究（来自一个前瞻性数据库，1999—2006年）[17]。其中，125名（78%）患者接受了术前治疗，其中大多数为化疗序贯放化疗。66名（41%）患者随后接受了PD的患者中，27%（18/66）接受了血管切除，94%为R0切除。术前治疗后接受手术的患者中位生存期为40个月，而未接受PD的患者仅为13个月（P<0.001）。有趣的是，接受了术前治疗的患者CA 19-9水平的改变情况与总生存期的变化相符。与CA 19-9水平下降幅度>50%的患者相比，血清CA 19-9水平上升了2倍的患者死亡率也随之上升[HR=2.4；P=0.02；95%CI：1.2~4.9]。在临床决策中，将放疗的稳定性（或疗效）、患者对该治疗的耐受性和体能状况应与CA 19-9变化趋势综合考虑。在我们把CA 19-9水平作为"可切除性标准"的一部分之前，还缺乏CA 19-9水平作为疗效预测因子的前瞻性数据。

另外，由于肿瘤生物学行为较好的患者接受了周期较长的治疗，而该方案中放疗的作用尚有待进一步评估，因此本研究存在选择偏倚。当化疗药物和可用于选择入组患者的生物标记物与检测技术均得到提升时，延长术前治疗优于局部处理的理由将会更加充分。

5　可能切除胰腺癌术前治疗的瓶颈

可切除和可能切除的胰腺癌患者必须在开展术前治疗前获得细胞学诊断（通过EUS指导下FNA活检）[16]。在极少数情况下，EUS-FNA可导致胰腺炎。当术前治疗疗程超过8周时，放置了胆道塑料支架的患者可能发生支架内梗阻和胆管炎（尤其在放疗期）。在一个纳入了79名接受了吉西他滨联合顺铂化疗后序贯基于吉西他滨放化疗患者的临床试验中，61名治疗前放置了胆道塑料支架的患者中46人（75%）至少更换过1次支架；79人中有36人（46%）最终放置了可扩张金属支架[18,21]。

6　基于生物标记物和测序的术前治疗：我们走到这一步了吗?

胰腺癌药物治疗的最大瓶颈之一是现有治疗药物的泛耐药性。最近业内共识，药物在肿瘤组织内的低浓度可能与肿瘤的间质成分多、灌注差和/或药物在肿瘤内运输/代谢等因素相关[24]。这些影响因素在动物体内均已得到验证，但在人体内的具体机制尚未明确。吉西他滨是治疗进展期胰腺癌的一线药物，也是我们术前治疗中常用的药物，但目前几乎没有吉西他滨在人体内药物浓度（dFdC）、组织内活性代谢产物、影响其在人体内分布的因素或在耐药患者中失去活性的原因等数据，关于该药仍存在很多未解之谜。回顾性的数据（来自前瞻性试验）给我们提供了很多新生物标记物的选择可能，利用这些数据设计下一阶段的研究（图1）。这些数据包括：

BRPC术前治疗试验设计（所有的BRPC各不相同）

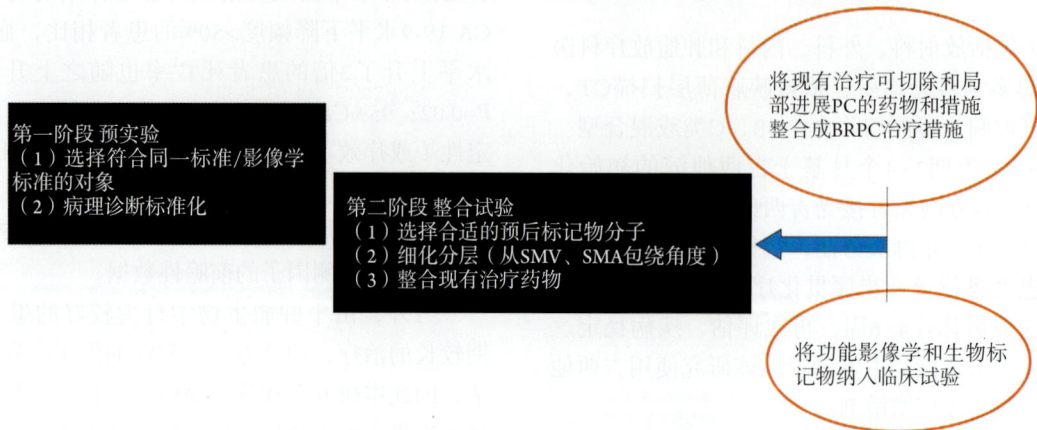

将现有治疗可切除和局部进展PC的药物和措施整合成BRPC治疗措施

第一阶段 预实验
（1）选择符合同一标准/影像学标准的对象
（2）病理诊断标准化

第二阶段 整合试验
（1）选择合适的预后标记物分子
（2）细化分层（从SMV、SMA包绕角度）
（3）整合现有治疗药物

将功能影像学和生物标记物纳入临床试验

图1　可能切除胰腺癌临床试验：后续进展

BRPC，可能切除胰腺癌；SMV，肠系膜上静脉；SMA，肠系膜上动脉；PC，胰腺癌。

6.1　人核苷酸平衡转运体1（hENT1）蛋白

hNET1蛋白是将吉西他滨转入细胞的载体蛋白[25-26]。Farrell等通过RTOG9704研究，在接受了基于5-氟尿嘧啶（5-FU）放化疗的患者中比较吉西他滨和5-FU疗效的随机前瞻性临床试验的数据，评价hENT1水平的预后预测价值[27-28]。在这项研究中，共538名患者术后随机接受了吉西他滨或5-FU化疗。Farrell等将229个组织芯片进行hNET1免疫组化染色，将其染色深度分为未染色、低度染色和高度染色3个级别。在单变量模型（$P=0.02$）和多变量模型的吉西他滨组（$P=0.004$）中，hNET1表达水平与总生存期相关，而在5-FU组中无明显相关性。这个实验为hENT1可否作为预判胰腺癌术后患者使用吉西他滨能否获益提供了临床前期的数据。但hENT1作为新辅助和辅助治疗的预后标记物的可靠性还有待前瞻性研究进一步证实。

6.2　吉西他滨代谢相关基因的单核苷酸多态性

Okazaki等评估了154名潜在可切除胰腺癌患者的吉西他滨代谢基因（包括CDA、dCK、DCTD、RRM1、hCNT1、hCNT2、hCNT3和hENT1）的17个单核苷酸多态性（SNPs）。这些患者都被纳入了1999年2月—2006年1月在UTMDACC开展的临床试验[29-30]。患者均接受了术前基于吉西他滨的放疗，其中部分患者同时接受了吉西他滨-顺铂诱导化疗。Okazaki等发现17个SNPs中无一个是OS的独立相关因素，但其基因型叠加效应与OS相关：携带

0~1个（$n=43$），2~3个（$n=77$）或4~6个（$n=30$）突变等位基因者的中位生存时间分别为31.5个月，21.4个月和17.5个月。调整自变量后，携带2~3个和4~6个危险基因型的死亡风险比分别为1.71（95%CI：1.06~2.76）（$P=0.028$）和3.16（95%CI：1.77~5.63）（$P<0.001$）。有4个主要SNPs（CDA C111T、dCK C-1205T、dCK A9846G、和hCNT3 A25G）与粒细胞减少的毒性（单发或合并其他并发症）显著相关。因此，Okazaki等得出结论，药物代谢基因的多态性突变可能与吉西他滨的毒性和可切除胰腺癌患者的OS相关。

6.3　来自快速尸检数据的DPC4

Iacobuzio-Donahue博士等发表的快速尸检数据指出，胰腺癌细胞具有不同的基因亚型，导致患者死因不同[31]。在他们的研究中，肿瘤细胞中DPC4为野生型的患者更容易死于局部病灶（30%），而DPC4突变的患者更多地合并远处转移（70%）。他们认为不同的死因（局部衰竭或远处转移）与诊断时的临床分期、治疗史和组织病理学特征均不相关。研究者们对于这个结论是否适用于正在接受治疗的患者（前瞻性）非常关注，期待着日后可使用这个结论来指导各亚组患者的治疗（局部进展或广泛转移型）。最近，有研究者尝试使用免疫组化将DPC4基因型用于局部进展期胰腺癌患者的细胞学标本诊断，但此研究纳入的样本量很小，需加大样本量后进一步证实[32]。

7　总结

随着"可能切除性"涵盖范围的扩展，胰腺癌的术前治疗成为一个重要并日益扩展的领域。最佳治疗需由外科、放疗科、肿瘤内科、消化内科、放射科和病理科医生组成的多学科工作小组制定以研究为导向的治疗方案，并在有血管重建移植外科专家的大规模医疗中心接受手术。目前，尚缺乏可指导治疗或预测药物疗效的功能影像学手段和生物标记物。这一领域的发展对于改进现有序贯治疗方案（化疗，放化疗）、为患者选择其最合适的术前治疗或手术方案至关重要。

声明

本文作者宣称无任何利益冲突。

参考文献

[1] Kuhlmann KF, de Castro SM, Wesseling JG, ten Kate FJ, Offerhaus GJ, Busch OR, et al. Surgical treatment of pancreatic adenocarcinoma; actual survival and prognostic factors in 343 patients. Eur J Cancer 2004; 40: 549-558.

[2] Takai S, Satoi S, Toyokawa H, Yanagimoto H, Sugimoto N, Tsuji K, et al. Clinicopathologic evaluation after resection for ductal adenocarcinoma of the pancreas: a retrospective, single-institution experience. Pancreas 2003; 26: 243-249.

[3] Neoptolemos JP, Stocken DD, Dunn JA, Almond J, Beger HG, Pederzoli P, et al. Influence of resection margins on survival for patients with pancreatic cancer treated by adjuvant chemoradiation and/or chemotherapy in the ESPAC-1 randomized controlled trial. Ann Surg 2001; 234: 758-768.

[4] Sohn TA, Yeo CJ, Cameron JL, Koniaris L, Kaushal S, Abrams RA, et al. Resected adenocarcinoma of the pancreas-616 patients: results, outcomes, and prognostic indicators. J Gastrointest Surg 2000; 4: 567-579.

[5] Winter JM, Cameron JL, Campbell KA, Arnold MA, Chang DC, Coleman J, et al. 1423 pancreaticoduodenectomies for pancreatic cancer: A single-institution experience. J Gastrointest Surg 2006; 10: 1199-1210; discussion 1210-1211.

[6] Faria SC, Tamm EP, Loyer EM, Szklaruk J, Choi H, Charnsangavej C. Diagnosis and staging of pancreatic tumors. Semin Roentgenol 2004; 39: 397-411.

[7] Varadhachary GR, Tamm EP, Abbruzzese JL, Xiong HQ, Crane CH, Wang H, et al. Borderline resectable pancreatic cancer: definitions, management, and role of preoperative therapy. Ann Surg Oncol 2006; 13: 1035-1046.

[8] Brown KM, Siripurapu V, Davidson M, Cohen SJ, Konski A, Watson JC, et al. Chemoradiation followed by chemotherapy before resection for borderline pancreatic adenocarcinoma. Am J Surg 2008; 195: 318-321.

[9] Tamm E, Charnsangavej C, Szklaruk J. Advanced 3-D imaging for the evaluation of pancreatic cancer with multidetector CT. Int J Gastrointest Cancer 2001; 30: 65-71.

[10] Pisters PW, Lee JE, Vauthey JN, Charnsangavej C, Evans DB. Laparoscopy in the staging of pancreatic cancer. Br J Surg 2001; 88: 325-337.

[11] Mayo SC, Austin DF, Sheppard BC, Mori M, Shipley DK, Billingsley KG. Evolving preoperative evaluation of patients with pancreatic cancer: does laparoscopy have a role in the current era? J Am Coll Surg 2009; 208: 87-95.

[12] In: Stephen B. Edge, April G. Fritz, David R. Byrd, editors. AJCC Cancer staging Manual. AJCC Cancer Staging Handbook seventh edition. New York: Springer-Verlag; 2010.

[13] National Comprehensive Cancer Network. NCCN practice guidelines for pancreatic cancer, Version 2. 2011. Available online: http://www.nccn.org/professionals/physician_gls/recently_updated.asp.

[14] Vauthey JN, Dixon E. AHPBA/SSO/SSAT Consensus Conference on Resectable and Borderline Resectable Pancreatic Cancer: rationale and overview of the conference. Ann Surg Oncol 2009; 16: 1725-1726.

[15] Abrams RA, Lowy AM, O'Reilly EM, Wolff RA, Picozzi VJ, Pisters PW. Combined modality treatment of resectable and borderline resectable pancreas cancer: exper t consensus statement. Ann Surg Oncol 2009; 16: 1751-1756.

[16] Callery MP, Chang KJ, Fishman EK, Talamonti MS, William Traverso L, Linehan DC. Pretreatment assessment of resectable and borderline resectable pancreatic cancer: expert consensus statement. Ann Surg Oncol 2009; 16: 1727-1733.

[17] Katz MH, Pisters PW, Evans DB, Sun CC, Lee JE, Fleming JB, et al. Borderline resectable pancreatic cancer: the importance of this emerging stage of disease. J Am Coll Surg 2008; 206: 833-846; discussion 846-848.

[18] Evans DB, Varadhachary GR, Crane CH, Sun CC, Lee JE, Pisters PW, et al. Preoperative gemcitabine-based chemoradiation for patients with resectable adenocarcinoma of the pancreatic head. J Clin Oncol 2008; 26: 3496-3502.

[19] Pisters PW, Wolff RA, Janjan NA, Cleary KR, Charnsangavej C, Crane CN, et al. Preoperative paclitaxel and concurrent rapid-fractionation radiation for resectable pancreatic adenocarcinoma: tox icities, histologic response rates, and event-free outcome. J Clin Oncol 2002; 20: 2537-2544.

[20] Talamonti MS, Small W Jr, Mulcahy MF, Wayne JD, Attaluri V, Colletti LM, et al. A multi-institutional phase II trial of

preoperative full-dose gemcitabine and concurrent radiation for patients with potentially resectable pancreatic carcinoma. Ann Surg Oncol 2006; 13: 150-158.

[21] Varadhachary GR, Wolff RA, Crane CH, Sun CC, Lee JE, Pisters PW, et al. Preoperative gemcitabine and cisplatin followed by gemcitabinebased chemoradiation for resectable adenocarcinoma of the pancreatic head. J Clin Oncol 2008; 26: 3487-3495.

[22] White RR, Tyler DS. Neoadjuvant therapy for pancreatic cancer: the Duke experience. Surg Oncol Clin N Am 2004; 13: 675-684,ix-x.

[23] Conroy T, Desseigne F, Ychou M, Bouché O, Guimbaud R, Bécouarn Y, et al. FOLFIRINOX versus gemcitabine for metastatic pancreatic cancer. N Engl J Med 2011; 364: 1817-1825.

[24] Olive KP, Jacobetz MA, Davidson CJ, Gopinathan A, McIntyre D, Honess D, et al. Inhibition of Hedgehog signaling enhances delivery of chemotherapy in a mouse model of pancreatic cancer. Science 2009; 324: 1457-1461.

[25] Mackey JR, Mani RS, Selner M, Mowles D, Young JD, Belt JA, et al. Functional nucleoside transporters are required for gemcitabine influx and manifestation of toxicity in cancer cell lines. Cancer Res 1998; 58: 4349-4357.

[26] Nakano Y, Tanno S, Koizumi K, Nishikawa T, Nakamura K, Minoguchi M, et al. Gemcitabine chemoresistance and molecular markers associated with gemcitabine transport and metabolism in human pancreatic cancer cells. Br J Cancer 2007; 96: 457-463.

[27] Regine WF, Winter KA, Abrams RA, Safran H, Hoffman JP, Konski A, et al. Fluorouracil vs gemcitabine chemotherapy before and after fluorouracil-based chemoradiation following

[28] Farrell JJ, Elsaleh H, Garcia M, Lai R, Ammar A, Regine WF, et al. Human equilibrative nucleoside transporter 1 levels predict response to gemcitabine in patients with pancreatic cancer. Gastroenterology 2009; 136: 187-195.

[29] Okazaki T, Javle M, Tanaka M, Abbruzzese JL, Li D. Single nucleotide polymorphisms of gemcitabine metabolic genes and pancreatic cancer survival and drug toxicity. Clin Cancer Res 2010; 16: 320-329.

[30] Tanaka M, Javle M, Dong X, Eng C, Abbruzzese JL, Li D. Gemcitabine metabolic and transporter gene polymorphisms are associated with drug toxicity and efficacy in patients with locally advanced pancreatic cancer. Cancer 2010; 116: 5325-5335.

[31] Iacobuzio-Donahue CA, Fu B, Yachida S, Luo M, Abe H, Henderson CM, et al. DPC4 gene status of the primary carcinoma correlates with patterns of failure in patients with pancreatic cancer. J Clin Oncol 2009; 27: 1806-1813.

[32] Crane CH, Varadhachary GR, Yordy JS, Staerkel GA, Javle MM, Safran H, et al. Phase II Trial of Cetuximab, Gemcitabine, and Oxaliplatin Followed by Chemoradiation With Cetuximab for Locally Advanced (T4) Pancreatic Adenocarcinoma: Correlation of Smad4(Dpc4) Immunostaining With Pattern of Disease Progression. J Clin Oncol 2011; Jun27.[Epub ahead of print]

resection of pancreatic adenocarcinoma: a randomized controlled trial. Jama 2008; 299: 1019-1026.

译者： 黄华，医学博士，北京协和医学院八年制，北京协和医院外科

审校： 张太平，博士生导师，北京协和医院基本外科副主任
　　　邵英梅，新疆医科大学第一附属医院

Cite this article as: Varadhachary G. Preoperative therapies for resectable and borderline resectable pancreatic cancer. J Gastrointest Oncol 2011;2(3):136-142. doi: 10.3978/j.issn.2078-6891.2011.030

点评

    可能切除胰腺癌定义的出现扩展了胰腺癌可切除性的范畴，进一步规范了胰腺癌的外科治疗。目前针对可能切除胰腺癌的研究逐步成为胰腺癌外科治疗的新热点，如何正确选择治疗方案极大地影响着可能切除胰腺癌患者的预后。"可能切除的胰腺癌"先行新辅助治疗模式的提出为胰腺癌的治疗提供了新的思路。然而，高质量循证医学证据的缺乏限制了新辅助治疗的应用。NCCN虽然已经达成共识，提倡对"可能切除的胰腺癌"先行新辅助治疗，但循证等级也仅为2B，"可能切除的胰腺癌"新辅助治疗的研究仍需进一步加强。

——邵英梅

第十五章　区域教学医院使用胰十二指肠切除术治疗壶腹周围腺癌

Brian McKinley[1], Simon Lehtinen[2], Scott Davis[3], Justin Collins[4], Dawn Blackhurst[5], Christine Marie-Gilligan Schammel[6], David P. Schammel[6], Steven D. Trocha[1]

[1]Department of Surgery, Greenville Health System, Greenville, South Carolina 29209, USA; [2]Department of Internal Medicine, School of Medicine, University of Virginia, Charlottesville, VA 22908, USA; [3]School of Medicine, University of South Carolina, Columbia, South Carolina 29209, USA; [4]Medical University of South Carolina, Greenville, South Carolina 29209, USA; [5]Greenville Health System, Greenville, South Carolina 29209, USA; [6]Pathology Associates, Greenville Hospital System, Greenville, South Carolina 29209, USA
Correspondence to: Steven D. Trocha. Department of Surgery, Greenville Health System, Greenville, South Carolina 29209, USA. Email: strocha@ghs.org.

背景：壶腹周围腺癌（PA）包括：胰腺癌、十二指肠癌、壶腹腺癌和肝外胆管癌。胰十二指肠切除术（PD）可用于壶腹周围癌的治疗。此前的研究结果表明镜下切缘阴性（R0）时治愈的几率升高。肠系膜上动脉（SMA）旁淋巴结清扫被认为是PD的关键。一些作者还特别强调了某些清扫SMA旁淋巴结的重要性。至于这些技术都包括什么以及对于切口边缘的状态和生存有何影响都未能叙述。笔者假设用于清扫SMA旁淋巴结的技术能提高PD术式的R0切除率并延长PA患者的生存时间。

方法：本研究采取回顾性方法选取了1985年1月1日—2007年7月31日于该院住院的患者，收集其基本资料、临床表现、术前治疗、手术、切缘及术后预后的资料。最后纳入研究的有93名患者，他们被均分成3个组进行研究。

结果：整个队列的总生存时间为19个月且各个组别间无差异。切缘阴性的病例为81%。随着淋巴结活检数量的增加，在研究时间段内淋巴结（LNs）活检阳性的病例有所增加（P=0.017）。研究期间随着肠系膜上/门静脉（SMV/PV）切除的增多，保留幽门的PD术式使用有所减少（P=0.001）。笔者观察到清扫主动脉及下腔静脉前、剥离至肠系膜上动脉右侧、剥离至肠系膜上动脉根部及术中对SMA切缘的确定这类术式增多。剥离至SMA并不能改变达到R0切缘的比例。行R0切除后总生存时间有所改善（R0：21个月 *vs.* R1/2：10个月），但差异无统计学意义（P=0.099）。切缘状态与总生存时间并无关联。病理学对于切缘报告的变化也是显而易见的，对于SMA、总胆管和胰颈边缘单独病理学描述的病例数有了统计学意义上的增加。然而仅有26%的病理学报告单独描述了SMA边缘。

结论：随着时间的推移，本医院在PD术式上有所变化。随着对SMA切除病例数的增加及外科和病理医生对SMA切缘的鉴别显示出对于SMA边缘的愈加重视。这一变迁虽然不能对生存或切缘状态产生显著改变，但却包含着对于SMA切缘重要性认识的加深。笔者的分析同时发现对于PD的手术和病理报告也有潜在的提升。

关键词：胰十二指肠切除术（PD）；腺癌；淋巴结；切缘形态

View this article at: http://dx.doi.org/10.3978/j.issn.2078-6891.2015.004

1　背景

壶腹周围腺癌（periampullary adenocarcinoma，PA）是包含有4种上皮组织恶性肿瘤的名词：胰头癌（HOP）、十二指肠癌、壶腹癌和涉及胆总管远端的肝外胆管癌[1-2]。由于这些恶性肿瘤的发生位置和自然病史的相似性并且时常在术前很难进行精确诊断，这些肿瘤被归为一组。对于尚未转移的肿瘤，胰十二指肠切除术是唯一可能治愈的方法[2-7]。

甚至在理想状况下进行切除后，肿瘤复发也是常见的[2,8]。对这组疾病的不良预后已进行了详尽的分析并找出了几个相关的不良预后因子；其中最为重要的一个发现便是壶腹周围癌的预后与其临床分期（表1）密切相关[9]。Fisher等和Warshaw等[10-11]已对临床分期的类型进行了定义，两人在熟悉PD手术的外科医生中尽人皆知。外科手术极少能治愈原位进展期肿瘤，即被称为"无法切除"的肿瘤。而被认为是"可切除"或"近似可切除"的肿瘤则存在外科治愈的机会[11]。这一临床分期体系的理论是基于外科切缘病理状态的重要性和切缘状态对预后影响的认识[6-7,9-10,12]。其他一些发现包括，患有HOP的患者行PD后切缘呈阳性（R1或R2），其中位生存期与患有原位癌未行手术的患者相似，与此同时那些进行PD后切缘为肉眼和镜下阴性（R0）的患者生存期可明显延长[3,13]。

这些数据引出如下的指导原则：①如试图切除壶腹周围癌则应以R0切除为目标[11]；②选择合适的患者和相匹配的手术技术是达到R0切除效果的关键[4-7,14-17]。

Wolf等强调高分辨多层螺旋CT在患者选择和肠系膜上动脉（SMA）旁淋巴结（下同）清扫以达到切缘阴性的重要性[18]。目前还不清楚这些治疗原则能对患者的实际治疗有多大影响或者对胰腺癌切缘的成功清扫和总生存率（overall survival，OS）的提高有何种帮助。笔者假设：通过切除右半侧壁SMA以清扫SMA的患者将比未行此手术的患者更能达到R0切除；R0切除率的提高将使得总生存时间得以延长。为了验证这一假说，笔者设计并实施了一个单中心回顾性队列研究，研究对象为患有壶腹周围癌并进行了PD手术且有切缘病理检查结果的住院患者，探究其切缘状况对患者总生存时间的影响。

2　方法

作者回顾性总结了该院住院肿瘤患者登记表，选择

表1　人口学/基本资料

变量	1985—1998年（N=32）[%]	1999—2003年（N=33）[%]	2004—2007年（N=28）[%]
性别			
男	16 [50]	22 [67]	20 [71]
女	16 [50]	11 [33]	8 [29]
年龄			
平均年龄	64	64	62
种族			
白人	22 [69]	26 [79]	22 [79]
黑人	6 [19]	5 [15]	2 [7]
西班牙裔	1 [3]	2 [6]	1 [4]
其他/未知	3 [9]	1 [3]	2 [7]
临床表现			
腹痛	11 [34]	14 [42]	12 [43]
背部疼痛	1 [3]	0 [0]	1 [4]
粪便色轻	8 [25]	10 [30]	7 [25]
肝功能异常升高	3 [9]	6 [18]	5 [18]
胃肠道出血	0 [0]	0 [0]	3 [11]
黄疸	24 [75]	24 [73]	21 [75]
皮肤瘙痒	5 [16]	7 [21]	3 [11]
体重减轻	18 [56]	15 [46]	8 [29]
尿色变深	6 [19]	11 [33]	8 [29]
癌症种类			
胰腺	19 [59]	23 [70]	15 [54]
壶腹	7 [22]	6 [18]	11 [39]
胆管	1 [3]	1 [3]	2 [7]
十二指肠	4 [13]	3 [9]	0 [0]
未知	1 [3]	0 [0]	0 [0]
术前治疗			
辅助化疗	1 [3]	1 [3]	1 [4]
括约肌切开术	5 [16]	7 [21]	7 [25]
支架	15 [47]	15 [45]	14 [50]

1985年1月1日—2007年7月31日患有PA入院并行PD手术的患者。纳入标准包括患者有HOP、壶腹、十二指肠或胆管腺癌（上述4种统称为壶腹周围癌）的病理学诊断。初始入选的509名患者为在研究规定期间入院并

被诊断为胰腺癌。在对未进行肿瘤PD手术的患者进行排除后，最终入选研究的患者为93名。从对医学记录（病历）的回顾总结中，笔者开发了一个用户数据库（Filemaker Pro，Filemaker，Inc.）里面包括了患者的基本资料和医学数据。

此外，笔者还对病理报告（Copath，Mysis，Ins.）进行了总结以判定胆总管（下同）、胰颈部（下同）和SMA边缘的状况。总结手术记录（Netaccess）以确定使用了以下哪种手术术式：传统PD、保留幽门的PD或SMA/PV切除。众多术式对切缘状况的影响通过Fisher精确检验得到。

笔者同时也使用卡方检验对随时间而变化的手术术式的发展趋势进行分析。边缘状况对OS的影响使用Kaplan-Meier方法和对数秩检验进行检验。将$P \leqslant 0.05$认定为差异具有统计学意义。

3 结果

总共93名患者被纳入本研究。为了进行合理的统计分析，将研究队列依照时间顺序分为早期[1985—1998年]组，中期[1999—2003年]组，晚期[2004—2007年]组。

组间研究对象的性别、年龄、种族、临床表现和肿瘤类型相对稳定，各个时期术前治疗差异无统计学意义（表1）。在整个研究过程中，有98%（$n=91$）的患者进行了淋巴结检查，从而增加了淋巴结（LN）阳性肿瘤发现的比例，而淋巴结阳性检出增多也伴随着淋巴结活检阳性数目的增加（表2）。在同一时间段内，30 d住院手术死亡率由早期组的15.6%下降至晚期组的4%[19-20]。

在全部病例中有18%（$n=17$）的患者被归类为肿瘤浸润切缘（表3）。在早期组仅有3%（$n=1$）的病例有切缘阳性，而在后两组中约有1/4的病例有阳性切缘[1999—2003年，27%（$n=9$）；2004—2007年，25%（$n=7$）]。然而切缘状况与手术术式的关联并无任何统计学差异。特别指出的是，相比于未进行SMA切除的患者，进行切除的患者获得阴性切缘的概率并未增加。

整个研究队列的总中位生存期为19个月，5年总生存率估计为18%（图1）。生存时间并未随着时间段、切缘状态或进行SMA切除手术而有所变化（图2）。

与研究对象群体的稳定性相比，随着研究时间段的变化手术术式有了明显的改进。保留幽门的切除术从早期的38%病例下降至晚期组的0%，同时肠系膜上动脉

表2　LN状态和数量检查

变量	1985—1998年（N=32）[%]	1999—2003年（N=33）[%]	2004—2007年（N=28）[%]
LN状态			
阴性	20 [63]	17 [52]	11 [39]
阳性	10 [31]	16 [48]	17 [61]
1~2阳性	6 [19]	9 [27]	10 [36]
>2阳性	4 [13]	7 [21]	7 [25]
未知	2 [6]	0 [0]	0 [0]
LN检查			
1~10	23 [72]	20 [61]	5 [18]
11~20	4 [13]	10 [30]	10 [36]
>20	1 [3]	3 [9]	13 [46]
未知	4 [13]	0 [0]	0 [0]

LN，淋巴结。

表3　切缘状态

变量	1985—1998年（N=32）[%]	1999—2003年（N=33）[%]	2004—2007年（N=28）[%]
切缘状态			
阴性	30 [3]	24 [72]	21 [75]
阳性	1 [94]	9 [27]	7 [25]
未知	1 [1]	0 [0]	0 [0]
切缘报告			
胰腺	21 [66]	31 [94]	27 [96]
胰腺导管	3 [9]	1 [3]	6 [21]
十二指肠	19 [59]	22 [67]	18 [64]
胰腺钩突	1 [3]	2 [6]	1 [4]
胃	2 [6]	11 [33]	23 [82]
胆囊	0 [0]	3 [9]	1 [4]
总胆管	12 [38]	24 [73]	27 [96]
门静脉	4 [13]	5 [15]	0 [0]
腹膜后	0 [0]	7 [21]	17 [61]
脾动脉	0 [0]	1 [3]	0 [0]
慌胃	0 [0]	3 [9]	3 [11]
肠	2 [6]	6 [18]	6 [21]

Neg，阴性；Pos，阳性。

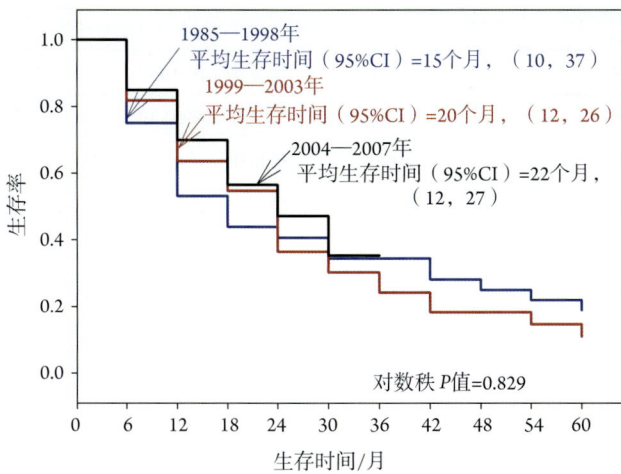

图1　总生存时间（OS）

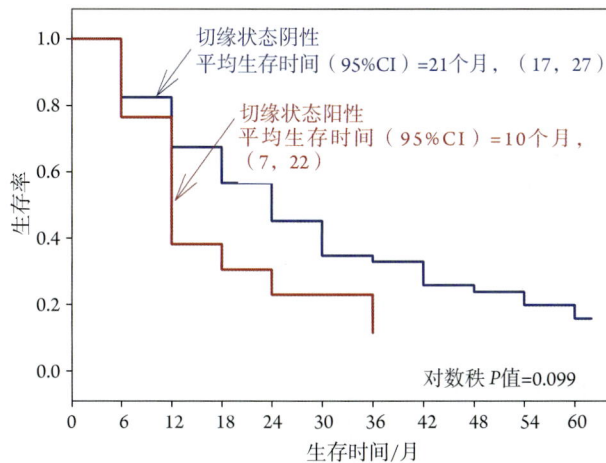

图2　不同切缘状态的生存时间

表4　外科手术干预

外科手术	1985—1998年 (N=32) [%]	1999—2003年 (N=33) [%]	2004—2007年 (N=28) [%]
手术			
传统Whipple	17 [53]	28 [85]	28 [100]
保留幽门	12 [38]	3 [9]	0 [0]
切除SMV/PV	1 [3]	2 [6]	6 [21]
未知	3 [9]	2 [6]	0 [0]
Whipple术中的技术			
腹膜后触诊（RP）	2 [6]	2 [6]	0 [0]
对肿瘤质量的评价	22 [69]	22 [67]	14 [50]
Kocher策略	24 [75]	25 [76]	28 [100]
主动脉/下腔动脉组织的清扫	2 [6]	8 [24]	8 [29]
SMA根部的切除	0 [0]	2 [6]	5 [18]
SMA右侧的切除	3 [9]	16 [48]	21 [75]
SMV/PV的彻底移除	5 [16]	11 [33]	8 [29]
SMPV（肠系膜上门静脉）表面胰腺切除	21 [66]	21 [63]	23 [82]
术中淋巴结活检	18 [56]	12 [36]	8 [29]
术中壶腹周围活检	7 [22]	9 [27]	3 [11]
术中RP边缘的鉴别	3 [9]	18 [54]	22 [79]
对R状态的评价	2 [6]	4 [12]	6 [21]

SMV，肠系膜上静脉；PV，门静脉。

和/或门静脉（SMA/PV）切除术病例有所增加，在晚期组中约1/5的为此类手术（表4）。此外，这一时期的术中技术例如术中淋巴结和壶腹周围活检减少（分别为56%~29%和22%~11%），另外一些技术例如SMA切除（根部和右侧）和术中RP边缘的鉴别都稳步增长（分别为0%~18%；3%~21%；3%~79%；表4）。单右侧SMA切除术随着时间推移变得越加常见并可在术中辨别和标记SMA边缘。最终笔者观察到3个有意义的切缘（总胆管、胰腺颈部和SMA切缘）随着时间的推移其在病理报告中出现的频率增加（图1）。在早期组中只有38%的病理报告中涉及胆总管（common bile duct，CBD），但在晚期组中这一数字为96%。最具有突破性变化的是

对SMA的报告。在早期组病例的病理报告中从不专门提及该切缘，但在中期和晚期的病理报告中分别有21%和61%的报告专门提到这一切缘。本院1985—2007年应用PD治疗的变化总结于表5中。

4　讨论

虽然PD是壶腹周围癌治疗不可或缺的一部分[9]，由于单独外科手术的治愈率较低[3,9,21]和在手术过程中潜在的并发症发生率和死亡率[1,22]，使得挑选合适的病患和手术术式的实施在治疗方面变得更加重要。自从外科手术切缘的清扫与生存率相关以来[9-10,23]，选择适宜手术患者的过程和手术术式都以尽可能达到R0切缘状态为最终目标。虽然对选择合适的患者和手术术式总体表示同

表5　Whipple手术在1985—2007年的术式总变化

随时间增加	P值	随时间减少	P值	无变化（P=0.05）
切除SMV/PV	0.029	保留幽门PD	<0.001	完全移除SMV/PV
清扫IVC/主动脉间组织	0.049	术中淋巴结活检	0.005	评论质量及RP边缘
SMA根部切除	0.015	对质量评价	0.042	病理学阳性RP边缘
SMA右部切除	<0.001			
术中对RP边缘的鉴别	<0.001			
对RP边缘进行病理学单独报告	<0.001			

SMV，肠系膜上静脉；PV，门静脉；PD，胰腺十二指肠切除；IVC，下腔静脉间隙。

意，但一些研究还试图更加详尽地探究筛选的过程以及关键术式[16-17,24]如何融入临床实践或将这些技术与切缘状态相关联。

在目前的研究中，笔者无法展示外科对于SMA切缘的关注与总生存时间延长或R0切除率提高的关联。这种SMA切缘和总生存时间的关联缺失似乎源于多种因素：对于SMA切缘的密切关注明显是最近几年新出现的。可能早期较低的切缘阳性率是对真实阳性率低估的一种表现。根据笔者所观察到的，早期患者病理报告中对关键切缘的报告是极少数的这一事实，这样的低估似乎有些道理。考虑到在切缘病理报告中这一差异，笔者在中期组和晚期组的患者中观察到更高的切缘阳性率就不足为奇了。有人可能会争辩说正是外科医生对于切缘更加关注促使病理医生对于切缘的判读更为仔细。事实上也是外科医生对SMA切缘更加关注与病理医生对其判读的更加仔细恰巧不谋而合，这一事实支持上述论点。诚然，人们认识到对切缘进行回顾性评价是极为困难的；同时也认识到对于切缘的准确评估必须要求实时标本采集固定并及时进行观察评价。在任何病例中，对于早期组病例切缘状态的误判都会使患者丧失获得源自SMA切除术的临床获益，而后者在中晚期组中非常常见。

另一个对于SMA切除术与OS/R0切除率关联缺失的解释是在整个研究队列中患者的异质性偏移导致的。笔者在中晚期组中所观察到的淋巴结转移阳性肿瘤及门静脉切除的增加提示笔者这些患者可能是高危组；其所患肿瘤的生物学特性更具侵袭性。这些生物学侵袭性标志物被认为与镜下阳性切缘涉及的高危因子相关[25]。此外，在每个队列中每年平均增长的病例数从早期组的每年2例到晚期组的每年8例，这一现象也提示在早期组的患者可能是经过更高程度的筛选并表现为当时的低

风险患者[19-20]。如果这种肿瘤生物学的差异的确存在，早期组的患者相比中晚期组将有更好的临床预后。因此，中晚期患者来自SMA切除术的任何获益都无法作为证据。

另一个潜在的短板是仅仅关注手术术式。虽然笔者相信手术术式是切缘状况的一个重要决定因素，但是同时也认识到它不是唯一的影响因素。由于本研究样本规模的限制，所以未能对于切缘相关的因素进行更为复杂的多变量分析。事实上研究队列的较少样本量由于统计效力上的不足可能出现第二类统计学错误。

此外，还有一个对手术术式与边缘状况相关性缺失的解释是手术记录并未精确呈现手术的实际情况。因为本研究是回顾性研究，笔者只能依赖于手术记录还原当时所使用的手术术式。可能在整个研究时间段内所采用是手术术式都是相类似的，但是随着时间的推移，外科医生书写的手术记录不尽相同。随后手术记录和病理资料相结合使得其更加偏离实际情况。

总而言之，切缘形态与外科术式及与生存时间的相关性缺失可能是因为它们之间的确没有这样的相关性。虽然笔者不能使用本研究的数据进行直接反驳，但之前的很多研究和胰腺肿瘤专家的意见都支持上述因素间有联系[2,9,25]。虽然我们的研究并未给出可靠证据，但它让笔者有机会深入了解笔者所在医院胰腺外科过去与当前的状况以及对PD手术标本的病理分析报告。

现在笔者能理解在笔者关注的时间段（1987—2007年）内，随着时间的推移PD手术实施有了很大的变化。保留幽门的PD手术量在下降，取而代之的是门静脉切除术。术式上变化的重要意目前还不得而知，但从整个研究看还是倾向于认为减少保留幽门术式与切缘阳性率升高没有因果联系。对于切缘阳性率增加的一个

更加合理的解释是，疾病可能更具生物侵袭性并且外科切缘病理评价报告更全面从而更加准确。同时，笔者发现随时间推移外科切缘报告水平提升特别是对于SMA切缘的关注增加[5,10,25]的事实都支持上述理论。

虽然当前研究无法证实这一假设，但能借此更深入地了解本院PD诊治和对其外科标本的病理学评价报告。

未来本院的医疗质量提升计划将努力落实外科标准化术式模板；这一模板需要外科医生的参与指导并确定某一特定操作是否需要包含其中。此外，大力鼓励外科医生与病理医生在术中就标本采集位置及感兴趣的关键切缘的鉴别进行互动。这些互动的前瞻性记录与报告可作为医疗质量的替代指标并要求外科医生参与ACOSOG-Z5041以便在术中获得SMA和SMV/PV的病理图片并作为选择合适的边缘清扫方案的依据。在具备适当数量后，这些替代质量指标可以辅助评价胰腺癌手术；由于不良事件的数量较少，因此对于胰腺癌的生存时间和手术并发症的估计都因受到影响而变化较大，具有不准确性和较宽的置信区间。

最终，CAP指南在其对病理报告概要的建议中反复强调须对切缘进行单独描述报告[26]。包含手术细节、实时、临床病理医生交流和含有关键信息的病理报告的标准化能够更好地验证手术术式是否最佳并最终将术式与重要临床结局进行关联。笔者相信这些变化对于为PA患者提供最为合适的治疗是必需的。通过这些提升，胰腺癌诊治中那些人们感兴趣的部分将初露端倪，这正是那些为认识这类复查临床问题努力研发新治疗策略的人所希望的。

声明

本文作者宣称无任何利益冲突。

参考文献

[1] Yeo CJ, Cameron JL, Sohn TA, et al. Six hundred fifty consecutive pancreaticoduodenectomies in the 1990s: pathology, complications, and outcomes. Ann Surg 1997; 226: 248-257.

[2] Yeo CJ. Periampullary cancer. In: Cameron JL, editor. Current Surgical Therapy. 6th ed. Mosby: St. Louis, 1998: 520-527.

[3] Conlon KC, Klimstra DS, Brennan MF. Long-term survival after curative resection for pancreatic ductal adenocarcinoma. Clinicopathologic analysis of 5-year survivors. Ann Surg 1996; 223: 273-279.

[4] Andersen DK, Brunicardi C. Essentials of surgery: scientific principles and practice. In: Greenfield LJ, Mulholland MW, Oldham KT, et al, editors. Pancreatic Anatomy and Physiology. Lippincott: Williams & Wilkins, 1997: 235-241.

[5] Bell RH. Neoplasms of the Exocrine Pancreas. In: Greenfield LJ, Mulholland MW, Oldham KT, editors. Essentials of Surgery: Scientific Principles and Practice. Philadelphia: Lippincott-Raven, 1997: 253-258.

[6] Fernandez-del-Castillo C, Jimenez RE, Steer ML. Surgery in the Treatment of Exocrine Pancreas and Prognosis. Available online: http://deu.uptodate.com/physicians/oncology_toclist.asp

[7] Steer ML. Exocrine Pancreas. In: Townsend CM, Beauchamp DR, Evers MB, et al, editors. Sabiston Textbook of Surgery The Biological Basis of Modern Surgical Practice. Philadelphia: Saunders, 2004: 1643-1678.

[8] Yen TW, Abdalla EK, Pisters PW, et al. Pancreaticoduodenectomy. In: VonHoff DD, Evans DB, Hruban RH, editors. Pancreatic Cancer. Sudbury: Jones & Bartlett, 2005: 265-283.

[9] Nitecki SS, Sarr MG, Colby TV, et al. Long-term survival after resection for ductal adenocarcinoma of the pancreas. Is it really improving? Ann Surg 1995; 221: 59-66.

[10] Fisher WE, Andersen DK, Saluja AK. Schwartz's Principles of Surgery. In: Charles Brunicardi F, Andersen DK, Billiar TR, et al, editors. Pancreas. New York: McGraw-Hill, 2005: 1221-1296.

[11] Warshaw AL, Gu ZY, Wittenberg J, et al. Preoperative staging and assessment of resectability of pancreatic cancer. Arch Surg 1990; 125: 230-233.

[12] Yeo CJ, Cameron JL, Lillemoe KD, et al. Pancreaticoduodenectomy for cancer of the head of the pancreas. 201 patients. Ann Surg 1995; 221: 721-731; discussion 731-733.

[13] Breslin TM, Hess KR, Harbison DB, et al. Neoadjuvant chemoradiotherapy for adenocarcinoma of the pancreas: treatment variables and survival duration. Ann Surg Oncol 2001; 8: 123-132.

[14] Verbeke CS. Resection margins in pancreatic cancer. Surg Clin North Am 2013; 93: 647-662.

[15] Cameron JL, Pitt HA, Yeo CJ, et al. One hundred and forty-five consecutive pancreaticoduodenectomies without mortality. Ann Surg 1993; 217: 430-435; discussion 435-438.

[16] Lerut JP, Gianello PR, Otte JB, et al. Pancreaticoduodenal resection. Surgical experience and evaluation of risk factors in 103 patients. Ann Surg 1984; 199: 432-437.

[17] Lillemoe KD, Sauter PK, Pitt HA, et al. Current status of

surgical palliation of periampullary carcinoma. Surg Gynecol Obstet 1993; 176: 1-10.

[18] Wolff RA, Abbruzzese J, Evans DB. Treatment of localized, potentially resectable disease. In: Kufe DW, Pollock RE, Weichselbaum RR, et al, editors. Hamilton, ON: BC Decker, 2003.

[19] Birkmeyer JD, Finlayson SR, Tosteson AN, et al. Effect of hospital volume on in-hospital mortality with pancreaticoduodenectomy. Surgery 1999; 125: 250-256.

[20] Birkmeyer JD, Warshaw AL, Finlayson SR, et al. Relationship between hospital volume and late survival after pancreaticoduodenectomy. Surgery 1999; 126: 178-183.

[21] Metreveli RE, Sahm K, Abdel-Misih R, et al. Major pancreatic resections for suspected cancer in a community-based teaching hospital: lessons learned. J Surg Oncol 2007; 95: 201-206.

[22] Griffin JF, Smalley SR, Jewell W, et al. Patterns of failure after curative resection of pancreatic carcinoma. Cancer 1990; 66: 56-61.

[23] Crist DW, Sitzmann JV, Cameron JL. Improved hospital morbidity, mortality, and survival after the Whipple procedure. Ann Surg 1987; 206: 358-365.

[24] Trede M, Schwall G, Saeger HD. Survival after pancreatoduodenectomy. 118 consecutive resections without an operative mortality. Ann Surg 1990; 211: 447-458.

[25] Winter JM, Cameron JL, Yeo CJ, et al. Biochemical markers predict morbidity and mortality after pancreaticoduodenectomy. J Am Coll Surg 2007; 204: 1029-1036; discussion 1037-1038.

[26] Protocol for the examination of specimens from patients with carcinoma of the exocrine pancreas. Available online: http://www.cap.org/apps/docs/committees/cancer/cancer_protocols/2012/PancreasExo_12protocol_3200.pdf

译者: 赵爽，天津医科大学检验学院获临床检验诊断学硕士学位，天津市第四中心医院检验科
审校: 栗光明，首都医科大学附属同仁医院

Cite this article as: McKinley B, Lehtinen S, Davis S, Collins J, Blackhurst D, Schammel CM, Schammel DP, Trocha SD. Management of periampullary adenocarcinoma by pancreaticoduodenectomy at a regional teaching hospital. J Gastrointest Oncol 2015;6(4):389-395. doi: 10.3978/j.issn.2078-6891.2015.004

第十六章　胰腺癌的机器人胰十二指肠切除术：2014年进展及展望

Erin H. Baker, Samuel W. Ross, Ramanathan Seshadri, Ryan Z. Swan, David A. Iannitti, Dionisios Vrochides, John B. Martinie

Division of Hepato-Pancreato-Biliary Surgery, Department of General Surgery, Carolinas Medical Center, Charlotte, NC 28204, USA
Correspondence to: John B. Martinie, MD. 1025 Morehead Medical Drive, Suite 600, Charlotte, NC 28204, USA. Email: John.martinie@carolinashealthcare.org.

摘要： 长期以来胰十二指肠切除术（PD）是一项技术要求很高的手术，微创外科已经为施行PD治疗胰腺癌找到了新途径。多项研究表明腹腔镜PD是一种安全的手术方式，且疗效与开腹PD相当。另外，不少研究发现腹腔镜PD还具有以下潜在的优势：术后并发症更少、住院时间更短、术后疼痛更低。尽管这些初期研究结果令人充满希望，但是腹腔镜PD尚未能在外科学界被广泛采纳。事实上，在美国大多数的胰腺切除手术仍然是采用开腹的手术方式，仅有极少数外科医生实施全腹腔镜PD。另一方面，与腹腔镜外科相比，机器人辅助外科具有更多的技术优势，如高清、三维视野、缝合能力强、其具有仿真手腕功能器械可完成更大角度的操作动作。与腹腔镜PD相似，已有一些研究结果显示机器人PD是可行的、安全的，且近期治疗效果与开腹PD相似。此外，机器人手术时外科医生可以坐在具有垫臂的操作台前进行手术操作，与开腹手术和腹腔镜手术相比，更符合人体结构力学，后两者外科医生需要站立着进行长时间的手术操作。未来机器人技术的创新发展可能主要聚焦于增强机器人的能力，使得该技术在手术室的应用更为便捷。最后，机器人辅助外科的训练将持续成为外科教育课程的一部分，以确保未来的外科医生能够熟练应用该项技术。

关键词： Whipple；微创外科；胰腺癌；创新；手术技术

View this article at: http://dx.doi.org/10.3978/j.issn.2078-6891.2015.027

1　引言

外科手术是可切除胰腺癌的关键治疗手段。用于治疗胰头、胰腺钩突部肿瘤的胰十二指肠切除手术（PD）或称为Whipple手术，一直以来是腹部外科难度最大的手术之一，同时也是医学界及社会大众公认的高风险的手术。PD手术的挑战包括（但不限于）胰腺位于腹膜后，毗邻重要的血管结构，消化道重建的各个吻合口容易发生漏的特性[1]。过去几十年来，随着术前准备、术中手术技巧和设备以及术后管理的改善，PD手术的死亡率已经显著下降。虽然PD术后胰瘘发生率亦降低，但是仍未完全消除。对PD术后并发症处理的进步有助于降低手术死亡率。

有关医院和外科医生规模对手术并发症、死亡率及疗效的影响已经获得越来越多的关注。毫无疑问，基于现有的医疗环境及医疗服务向大医疗中心集中化的趋势，胰腺外科及其他高风险的外科手术会集中到某些大医疗中心开展[2-3]。近来学术界另一个关注焦点是通过采用微创外科的途径改善胰腺切除手术的治疗效果。确实，腹腔镜或机器人胰体尾部切除目前已被广泛应用于治疗胰腺体尾部癌，并被众多胰腺外科医生推荐为其标准治疗方式[4]。然而，腹腔镜或机器人PD手术技术要求高，对于大多数外科医生来说仍然难以掌握。胰腺和胆道吻合需要精细准确的缝合技巧，不易掌握。肠系膜上静脉的出血，如果得不到及时有效的修补，将会带来灾难性的后果。与腹腔镜PD相比，机器人PD克服了它的几个技术难点，同时又保留了微创外科的益处。因此，我们在此对文献报道的腹腔镜PD和机器人PD做一综述，同时总结我中心进行机器人PD的经验。

2 腹腔镜PD

Gagner和Pomp首先在1994年报道了第一例完全腹腔镜下PD手术[5]。之后采用猪动物模型进行的研究进一步确认了腹腔镜PD的安全性和可行性[6-7]。在随后20年，仅有少数病例数较少的临床报道证实了腹腔镜PD的安全性及可行性[8-15]。2011年的1篇综述对27篇文章进行回顾分析，结果显示腹腔镜PD与开腹PD的并发症发生率和死亡率相似[16]。后续研究结果显示，腹腔镜PD与开腹PD两者在切缘阴性率及淋巴结的清扫数方面无差异[10,15-16]。值得注意的是，尚无研究显示腹腔镜PD在并发症发生率、死亡率和疗效方面具有优势。事实上，多数研究显示，与开腹PD相比，腹腔镜PD胰瘘发生率更高，手术时间更长。因此，大多数外科医生仍不愿意采用腹腔镜PD治疗胰头良性和恶性肿瘤。

有关腹腔镜PD的临床研究报道较少可能也反映了该手术方式的内在复杂性。腹腔镜PD存在着较难的学习曲线[13]。为了克服腹腔镜PD的技术难点，一些针对腹腔镜PD的改良方法应运而生。其中包括联合腹部小切口，该方法有利于肝十二指肠韧带的骨骼化和消化道重建[17]。由于腹腔镜系统存在固有的局限性，如操作器械缺乏关节活动、二维成像缺乏深度以及局限的腹腔空间，这些因素使得原本复杂的胰腺手术变得更为复杂[1]。虽然已有作者报道腹腔镜下PD联合血管切除重建，但为了安全实施这些复杂的操作，手术者必须同时具备丰富的腹腔镜经验及开腹血管切除吻合的经验[18-19]。这些挑战已经引领着新技术的发展，以改进目前的微创外科技术。

3 机器人PD

机器人外科在很多方面优于腹腔镜外科，其中包括操作器械具有可活动近540°的关节、消除外科医生的手部动作颤动以及双目增强的三维视野[20]。此外，机器人手术具有几个符合人体结构力学的优势，有助于减轻外科医生在手术室的疲劳感[21]；同时，增强的视觉和器械操控能力确保手术操作精准，有利于对精细组织进行切割和缝合。在实施机器人PD时，手术者是取坐姿而非长时间的站立，毫无疑问这将会让他们倍感舒适，有助于他们将手术完成得更好。机器人良好的放大倍数和三维视野使得外科医生能很好地使用一些很细缝线，这在传统的腹腔镜手术中是几乎不可能的。机器人PD手术经常使用带有6-0聚丙烯缝线的BV-1缝针进行缝合。机器人系统的这些特性克服了传统腹腔镜手术的不足，使得高难度的微创胰腺手术可行性更强。

在过去10年里，多个中心已经成功实施机器人辅助胰腺切除手术，然而文献结果显示手术例数增长缓慢[20,22-24]。第一篇含有较大病例数机器人胰腺手术的研究是由Giulianotti等在2010年报道的。该研究包含60例机器人PD，结果显示机器人PD是安全和可行的[22]。然而在该研究中，有接近50%的病例残留胰腺未与消化道进行吻合，而仅仅采用纤维蛋白胶注射及缝合封闭残留胰腺。随后在2013年，Zeh和Moser报道了132例机器人PD，结果显示机器人PD与腹腔镜PD和开腹PD具有相似的手术安全性和可行性，中转开腹率低[25]。但是，与同一医疗中心或手术量相当的医疗中心施行的开腹PD相比，机器人PD术后胰瘘的发生率更高，住院时间差异无统计学意义，手术时间更长。表1列出截至目前例数较多的机器人PD病例报道。手术方面指标包括手术时间、出血量、切缘状况和淋巴结廓清情况列于表2。根据报道，机器人PD病例的平均住院时间为9.8~16.4 d。

数个病例研究报道，机器人PD术后并发症发生率和死亡率与开腹PD相似[26,28,31]。一项对比研究报道，机器人PD术后并发症发生率比开腹PD更低（25% vs. 75%，$P=0.05$）[28]。Chalikonda等[27]报道与开腹PD相比，机器人PD住院时间更短（9.79 d vs. 13.26 d，$P=0.043$）。此外，在肿瘤外科预后相关指标方面，如阴性切缘和淋巴结廓清数目，机器人PD和开腹PD相似[27-28,32]。另有一项研究报道，机器人PD淋巴结廓清数目多于开腹PD（16.8 vs. 11，$P=0.02$）[26]。虽然淋巴结廓清数目愈多，并不一定预示远期预后愈好；但是这些初步结果至少能

表1　目前已报道的较大宗病例数机器人PD文献

作者	年份	国家	研究类型	病例数	恶性疾病所占比例（%）	对照组（对照组病例数）
Buchs[26]	2011	美国	前瞻性，病例对照研究	44	33（75）	开放胰十二指肠切除术（39）
Chalikonda[27]	2012	美国	前瞻性，病例对照研究	30	14（46.7）	开放胰十二指肠切除术（30）
Zhou[28]	2011	中国	前瞻性，病例对照研究	8	8（100）	开放胰十二指肠切除术（8）
Giulianotti[22]	2010	美国	回顾性，病例系列研究	20	20（100）	无
Zeh[29]	2012	美国	回顾性，病例系列研究	50	37（74）	无
Boggi[30]	2013	意大利	回顾性，病例系列研究	34	22（64.7）	无
Lai[31]	2012	中国	回顾性，病例系列研究	20	15（75）	开放胰十二指肠切除术（67）
Narula[24]	2010	美国	回顾性，病例系列研究	5	1（20）	无

表2　目前已报道的较大宗病例数机器人PD手术相关资料

作者	手术时间（min）	大致出血量（mL）	恶性疾病阴性切缘获得率	廓清淋巴结数目	住院天数（d）	并发症
Buchs[26]	444±93.5	387±334	41（93.2）	16.8	13	并发症发生率无差异
Chalikonda[27]	476.2	485.8	30（100.0）	13.2	9.79	机器人辅助胰十二指肠切除术后并发症发生率减少
Zhou[28]	718±186	153±43	87.5	–	16.4±4.1	机器人胰十二指肠切除术组并发症减少
Giulianotti[22]	421	394	91.7	14	12.5	并发症发生率与开放手术组相比无差异
Zeh[29]	568	350	89	18	10.0	–
Boggi[30]	597	220	100	32	–	并发症发生率与开放手术组相比无差异
Lai[31]	491.5	247	73.3	10	–	并发症无差异
Narula[24]	420	–	100	16	9.6	–

–，未收集或未提供的信息。

提示机器人手术的疗效不差于开腹手术。

文献报道的机器人PD术后胰瘘发生率高低不一。根据最早由Giulianotti团队报道的机器人PD结果，机器人PD术后胰瘘发生率增高（31.6%）[22]。他们提出随着技术改进和显微外科重建经验的积累，术后胰瘘的发生率会进一步降低。Lai等[31]报道机器人PD术后胰瘘发生率为35%，所有病例经保守治疗治愈、无需再手术治疗。其他研究结果显示，机器人PD与开腹PD术后胰瘘发生率无显著性差异[27]。此外，机器人PD治疗老年患者（年龄>70岁）已被证实是安全的，其在手术并发症发生率、死亡率和预后方面与年轻患者相近。因此，年龄并

非机器人手术的禁忌证[33]。

截至目前，已有2篇综述回顾分析了机器人在胰腺外科中的应用。2013年Zhang等总结了开腹胰腺切除和机器人胰腺切除手术的比较，通过Meta分析显示机器人胰腺切除手术是安全的，而且切缘阴性率更高。他们的分析结果提示在术后胰瘘发生率和死亡率方面，两者差异无统计学意义[34]。第2篇综述结果提示机器人胰腺手术可以减轻术后疼痛，减少手术失血量，降低术后并发症发生率和缩短住院时间，获得更快的康复[21]。这些令人鼓舞的研究结果已经鼓励众多外科医生在机器人辅助下进行更为复杂的胰腺切除手术，如联合血管切除的扩

大胰腺切除术治疗局部进展期胰腺癌[35]。

4 机器人辅助的肝胆胰外科——中心经验

　　卡罗来纳医学中心是一个拥有1 000个床位的附属教学医疗中心，位于美国北卡罗来纳州夏洛特市。该中心的服务患者主要来自南、北卡罗来纳州的中部及西部。它同时是实施胰腺和肝脏切除手术例数较多的中心（每年分别实施超过150例手术）。机器人手术已经常规用于普通外科、泌尿外科和妇产科。JBM教授从2006年就已经在其他医院开展机器人肝胆胰手术。目前，我们已经跨越学习曲线并积累了相当多的机器人手术经验，并将机器人的手术范围拓展到肝胆胰良、恶性肿瘤。随着每年手术例数的增加，施行机器人PD的经验在不断增加。去年JBM教授共施行96例肝胆胰机器人手术。值得关注的是，从2008年项目启动至今，JBM教授已经完成超过200例开腹PD和150例其他非肝胆胰的机器人消化道手术，强调开展机器人PD之前首先要成为经验丰富的肝胆胰外科医生及机器人外科医生的重要性。

　　在先前的工作中，已经对施行机器人肝胆胰手术的学习曲线进行阐述[36]。其中包括一段时期先应用机器人进行PD手术的分离解剖，然后在吻合重建阶段计划性中转开腹。在机器人手术的学习曲线中，在吻合重建阶段的操作逐步变得娴熟，操作更高效。现在，常规采用机器人完成全程PD手术。如在我们前期工作中指出，在机器人肝胆胰手术学习曲线期，部分机器人肝胆胰手术可以有计划地中转腹腔镜或手助腹腔镜手术[36]。这一学习过程体现了机器人手术的难度。随着外科医生机器人手术经验的不断积累，中转行腹腔镜、手助腹腔镜或开腹手术的机会变得越来越少。

5 机器人辅助Whipple手术——手术技巧

　　卡罗来纳医学中心采用Da Vinci Si机器人系统施行机器人PD。操作技巧随着时间推进在不断改进，同时也根据患者的各自特点作出相应调整。患者采取仰卧位，通过在脐部置入Veress针建立气腹，随后置入12 mm通路装置（port或trocar）。此外，还需建立3个8 mm的机器人操作通路装置（cannulae）以及1个12 mm镜头孔（右侧锁骨中线）。脐部的trocar可用作后续切除病灶过程中的助手操作孔。首先进行腹腔内探查，检查是否

存在疾病远处转移的征象。根据中心开腹PD的经验，常规将肝圆韧带切断并将其作为带血管蒂的组织瓣予以保留。将胆囊缝合悬吊至前腹壁以便暴露肝门部结构，对于已经切除胆囊的病例则使用Nathanson牵开器。仔细游离远端胃窦和近端十二指肠的下缘，避免损伤远端胃窦或幽门。分离胃右和胃网膜右侧血管，采用机器人双极血管闭合系统进行闭合、离断。采用60 mm腹腔镜切割闭合器于幽门远侧闭合离断近段十二指肠，将胃放置于左上腹留待后续重建用。分离结肠肝曲以显露十二指肠。行Kocher切口并游离Treitz韧带，使十二指肠充分松解可进入右上腹。解剖肝总动脉，清扫肝门部和腹腔干淋巴结。常规应用术中超声检测肝门部的血管解剖结构。分离胃十二指肠动脉、结扎、血管夹夹闭、切断。分离胰腺颈部下缘。在胰颈部后方、肠系膜上静脉和门静脉的前方建立一隧道，直至胰腺上缘。经胰颈后方隧道放置1条悬吊带，采用机器人的单极剪刀离断胰颈部，离断过程中给予生理盐水滴注以避免组织的炭化，该技术在之前已经报道过[37]。

　　距离Treitz韧带20 cm横断小肠。采用机器人血管闭合器逐步离断小肠系膜血管直至胰腺钩突部。最后，将钩突部从肠系膜上静脉和肠系膜上动脉逐步分离、切断。在胆囊管上方切断肝总管。将标本整体装入标本袋，扩大脐部切口并将标本取出。在脐部切口保留1个12 mm Trocar，采用间断缝合关闭Trocar之外的脐部切口。再次置入镜头进行重建阶段操作。

　　在消化道重建阶段，于横结肠系膜开一个口，将闭合的空肠远段经横结肠系膜裂口提至胰腺断端。施行双层的端侧胰腺空肠吻合，与开腹PD相同。后壁缝合采用5-0单纤维缝线进行连续缝合，以确保空肠的浆肌层与胰腺包膜贴紧。用电凝剪在空肠上切开1个直径与胰管直径相当的小口，采用6-0单纤维缝线行间断胰管黏膜缝合，置入1根8F或者5F的婴儿胃管作为胰管的支撑管。前壁再采用5-0单纤维缝线连续缝合空肠浆肌层与胰腺包膜。最后用肝圆韧带组织瓣包绕胰肠吻合口。

　　在距离胰肠吻合口10~15 cm处行肝总管空肠吻合，采用4-0或5-0单纤维缝线，根据胆管的直径采用连续或间断缝合。最后，在结肠前进行十二指肠空肠吻合，吻合口距离胆肠吻合口约50 cm，采用单纤维可吸收缝线连续缝合。在右上腹邻近胆肠和胰肠吻合口旁放置1条闭式吸引引流管。妥善关闭腹壁各trocar切口。

6 中心经验的评估

为了进一步评估中心机器人PD的经验，回顾性分析2012年8月1日—2014年8月31日于本中心施行的所有机器人PD手术。该项分析研究得到卡罗来纳医学中心委员会的许可。利用中心的REDCap电子数据管理系统采集研究资料及分析处理[38]。相关资料包括患者的一般信息、手术技巧、肿瘤切除质量参数、并发症发生率和死亡率。共纳入由单一经验丰富的机器人外科医生（JBM）完成的32例机器人PD病例。整个手术过程均采用机器人完成。在此之前，术者已经开展数例部分机器人PD手术（即计划性中转开腹PD手术），这样一方面可以更好地学习施行机器人PD手术所需的技术及策略因素，另一方面尽可能减少因早期学习致手术时间延长给患者及手术室带来的不利影响。共27例病例完成完全机器人PD，另外5例病例因需要进行门静脉或肠系膜上静脉切除而中转开腹。这些病例被单独划分进行分析，将机器人PD资料与同期接受开腹PD资料进行对比分析，开腹PD的术者包括4名在中心肝胆胰外科接受训练的肝胆外科医生及机器人外科医生JBM。两组病例的年龄、BMI、性别、肿瘤病种、肿瘤直径、切缘阳性率和阳性淋巴结数目均无显著性差异（表3）。

主要终点和次要终点列于表4。与开腹PD相比，机器人PD的总出血量显著减少（866.8 vs. 466.7 mL，$P=0.042$）。但是，机器人手术时间明显延长（391.1 vs. 527.4 min，$P=0.001$）。术后30 d内并发症发生率机器人PD组减少（图1，$P=0.08$）。胃排空延迟是最常见的术后并发症，其发生率机器人组明显减少（开腹组

30.6% vs. 机器人组14.4%，$P=0.043$）。机器人组切口感染发生率显著减少（开腹组26.5% vs. 机器人组3.7%，$P=0.001$）。令人惊讶的是，机器人组的胰瘘发生率低于开腹组（开腹组12% vs. 机器人组7.4%，$P=0.061$），亦是在现有发表的文献中胰瘘发生率最低的一篇报道。事实上，如有更多的病例纳入到机器人组中，可能获得显著性差异（II类错误）。机器人组患者的平均重症监护病房住院时间显著短于开腹组（开腹组2.9 d vs. 机器人组1.4 d，$P=0.048$），平均住院时间较开腹组少1.5 d（$P=0.398$）（图2）。平均住院时间差异无统计学意义，这可能代表一种II类错误（图2）。机器人组术后90 d内无死亡病例，开腹组有2例。综上所述，回顾性分析结果显示，机器人PD可使患者获益更多，包括并发症更低和住院时间更短。

机器人PD组住ICU时间短于开腹PD组。机器人组住院时间有短于开腹组的趋势。但是，由于样本量小，存在II类错误可能。

7 机器人胰腺切除：展望

随着机器人手术技术的持续不断改进、成本逐渐降低、应用日益广泛，我们可以预见它在复杂的肝胆胰手术中应用将会增加。从历史上来讲，微创手术初期仅应用于良性疾病和/或低度恶性肿瘤的治疗。随后，为了证明微创手术疗效与开放手术相当，微创手术已被应用于恶性疾病的治疗。在胰腺、壶腹周围恶性肿瘤，包括腺癌方面确实如此，因此机器人技术正逐渐被越来越多的外科医生应用于胰腺癌的治疗[28-29]。但是在肿瘤治疗

表3 患者一般信息、肿瘤特征及肿瘤切除质量指标

参数	开放（N=49）（%）	机器人（N=27）（%）	P值
年龄*（岁）	62.1±12.9	63.6±9.8	0.59
体重指数（kg/m²）	26.7±5.5	26.8±4.3	0.93
男性	22（44.9）	14（51.9）	0.56
恶性肿瘤	40（81.6）	22（81.5）	0.61
肿瘤大小*（cm）	3.6±2.5	3.0±1.2	0.29
阳性切缘	14（36.8）	6（26.1）	0.39
淋巴结廓清数目	30（81.1）	15（62.5）	0.11
阳性淋巴结个数*（N）	2.6±2.6	2.3±2.9	0.69

*，均值。

表4　开腹与机器人PD比较的主要终点与次要终点

参数	开放，N=49（%）	机器人，N=27（%）	P值
大致出血量（mL）*	866.8±931.5	466.7±452.3	0.042
手术时间（min）*	391.1±141.8	527.4±87.7	0.001
住院时间（d）*	11.5±7.1	10.1±5.8	0.398
30 d内并发症发生率	33（67.4）	11（40.7）	0.008
胃排空延迟	15	4	0.043
外科切口感染	13	1	0.001
胰瘘	6	2	0.061
住院天数（d）*	11.5±7.1	10.1±5.8	0.398
ICU住院天数*	2.9±3.2	1.5±1.2	0.048
30 d内再次入院率（%）	14（29.8）	6（22.2）	0.480
死亡率（%）	2（4.1）	0（0）	0.410

连续变量采用均值±标准差进行描述；分类参数采用绝对数+百分比例进行描述。*，均值；PD，胰十二指肠切除术。

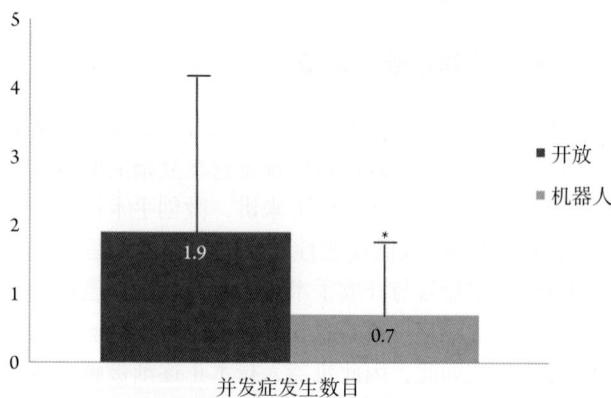

图1　总并发症

机器人PD组在胃排空延迟、手术切口感染及胰漏等并发症数较开腹PD组低（$P=0.08$）。

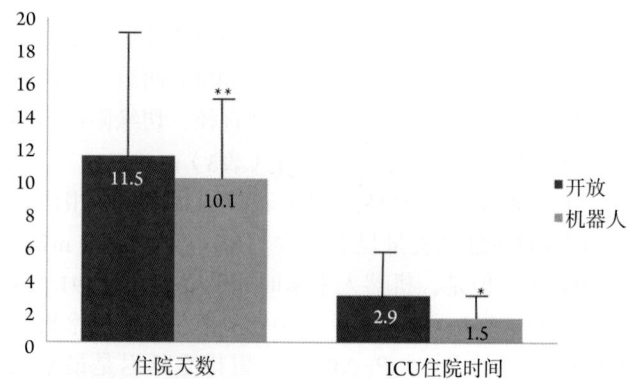

图2　住院时间

机器人PD组住ICU时间短于开腹PD组。机器人组住院时间有短于开腹组的趋势。但是，由于样本量小，存在Ⅱ类错误可能；*，$P=0.398$；**，$P=0.048$；PD，胰十二指肠切除术。

的长期疗效方面，仍有待更多研究对机器人PD进行评价，以明确机器人PD是否与开腹PD相当。

机器人外科医生将会持续不断地开展更困难的胰腺手术，诸如联合血管切除的胰腺扩大切除[35]。当然这些仅局限于高年资的外科医生。毫无疑问"你做得越多，而临的挑战越多"。早期已有文献报道应用机器人施行全胰腺切除联合自体胰岛细胞移植[39-41]，以往通常是采用开腹手术完成上述操作。此外，随着机器人设备，包括硬件和软件的不断改进，将提供更好的设备、视野和

更便捷的操作。

微创外科技术推广的关键在于这些新技术的教育和培训。针对住院医生和专科医生的机器人手术培训在美国已经广泛开展，在泌尿外科和妇产科其已经成为必修课程。与接受系统机器人手术训练的泌尿外科和妇产科住院医生相比，未接受机器人外科培训者的劣势已经很明显[42]。机器人外科训练也逐渐融入普通外科住院医师的训练[42]。越来越多的医疗中心采纳专业化的指导、设置专门的培训课程和专门的机器人外科轮转，显示这项

新技术正被愈来愈多地被纳入正规的外科教育中[43]。引入专门的技术，如外科医生指导老师操控台，有利于老师指导受训学员学习机器人手术的相关内容，可望让他们在更短时间内通过学习曲线[44]。

机器人手术的劣势包括缺乏力反馈、高昂的成本和维护费用[45]。之前已经有报道提示机器人胰腺手术的费用增高[30,46]。这是由于手术室使用时间延长、一次性耗材与术中固定折旧费用所致。通过回顾性分析，比较了本中心机器人PD和开腹PD的手术相关费用。结果发现，机器人PD手术费用高于开腹PD手术（48 857.06美元 vs. 35 665.34美元，$P=0.009$）；但若将住院费用和随访费用合计为总费用，两者在总费用方面的差异无统计学意义（176 931.50美元 vs. 182 552.68美元，$P=0.009$）。预期在将来会有更多的研究证实机器人PD与开腹PD在长期医疗费用方面的差异无统计学意义，原因是机器人手术缩短了患者住院时间、减少了术后并发症。

8　结论

机器人PD用于胰腺癌治疗是微创肿瘤外科的最新应用。已有多项临床研究结果显示该项技术是安全和可行的。现有文献报道显示机器人PD的手术并发症少于开腹PD，尤其是伤口相关并发症及住院时间。有关其长期肿瘤疗效是否与开腹PD相当仍有待长期随访研究证实。我们预见在不久的将来机器人外科在复杂的腹部手术中会发挥愈来愈重要的作用，特别是PD手术，尤其是我们将机器人外科的训练融入到当代外科教育课程中。

致谢

我们十分感谢Allyson Cochran对数据处理和统计分析所作出的不可替代的贡献。

声明

Dr.Martinie担任Intuitive Surgical公司的顾问和项目指导。其他作者宣称无任何利益冲突。

参考文献

[1] Winer J, Can MF, Bartlett DL, et al. The current state of robotic-assisted pancreatic surgery. Nat Rev Gastroenterol Hepatol 2012；9：468-476.

[2] Enomoto LM, Gusani NJ, Dillon PW, et al. Impact of surgeon and hospital volume on mortality, length of stay, and cost of pancreaticoduodenectomy. J Gastrointest Surg 2014；18：690-700.

[3] Swan RZ, Niemeyer DJ, Seshadri RM, et al. The impact of regionalization of pancreaticoduodenectomy for pancreatic Cancer in North Carolina since 2004. Am Surg 2014；80：561-566.

[4] Mesleh MG, Stauffer JA, Asbun HJ. Minimally invasive surgical techniques for pancreatic cancer: ready for prime time? J Hepatobiliary Pancreat Sci 2013；20：578-582.

[5] Gagner M, Pomp A. Laparoscopic pylorus-preserving pancreatoduodenectomy. Surg Endosc 1994；8：408-410.

[6] Jones DB, Wu JS, Soper NJ. Laparoscopic pancreaticoduodenectomy in the porcine model. Surg Endosc 1997；11：326-330.

[7] Suzuki O, Hirano S, Yano T, et al. Laparoscopic pancreaticoduodenectomy is effective in a porcine model. Surg Endosc 2008；22：2509-2513.

[8] Cai X, Wang Y, Yu H, et al. Completed laparoscopic pancreaticoduodenectomy. Surg Laparosc Endosc Percutan Tech 2008；18：404-406.

[9] Cho A, Yamamoto H, Nagata M, et al. A totally laparoscopic pylorus-preserving pancreaticoduodenectomy and reconstruction. Surg Today 2009；39：359-362.

[10] Cho A, Yamamoto H, Nagata M, et al. Comparison of laparoscopy-assisted and open pylorus-preserving pancreaticoduodenectomy for periampullary disease. Am J Surg 2009；198：445-449.

[11] Dulucq JL, Wintringer P, Mahajna A. Laparoscopic pancreaticoduodenectomy for benign and malignant diseases. Surg Endosc 2006；20：1045-1050.

[12] Kendrick ML, Cusati D. Total laparoscopic pancreaticoduodenectomy: feasibility and outcome in an early experience. Arch Surg 2010；145：19-23.

[13] Kim SC, Song KB, Jung YS, et al. Short-term clinical outcomes for 100 consecutive cases of laparoscopic pylorus-preserving pancreatoduodenectomy: improvement with surgical experience. Surg Endosc 2013；27：95-103.

[14] Nakamura Y, Matsumoto S, Yoshioka M, et al. Successful laparoscopic pancreaticoduodenectomy for intraductal papillary mucinous neoplasm: a case report and a reliable technique for pancreaticojejunostomy. J Nippon Med Sch 2012；79：218-222.

[15] Pugliese R, Scandroglio I, Sansonna F, et al. Laparoscopic pancreaticoduodenectomy: a retrospective review of 19 cases. Surg Laparosc Endosc Percutan Tech 2008；18：13-18.

[16] Gumbs AA, Rodriguez Rivera AM, Milone L, et al.

Laparoscopic pancreatoduodenectomy: a review of 285 published cases. Ann Surg Oncol 2011; 18: 1335-1341.

[17] Suzuki O, Kondo S, Hirano S, et al. Laparoscopic pancreaticoduodenectomy combined with minilaparotomy. Surg Today 2012; 42: 509-513.

[18] Kendrick ML, Sclabas GM. Major venous resection during total laparoscopic pancreaticoduodenectomy. HPB (Oxford) 2011; 13: 454-458.

[19] Croome KP, Farnell MB, Que FG, et al. Pancreaticoduodenectomy with major vascular resection: a comparison of laparoscopic versus open approaches. J Gastrointest Surg 2015; 19: 189-194; discussion 194.

[20] Zeh HJ 3rd, Bartlett DL, Moser AJ. Robotic-assisted major pancreatic resection. Adv Surg 2011; 45: 323-340.

[21] Strijker M, van Santvoort HC, Besselink MG, et al. Robot-assisted pancreatic surgery: a systematic review of the literature. HPB (Oxford) 2013; 15: 1-10.

[22] Giulianotti PC, Sbrana F, Bianco FM, et al. Robot-assisted laparoscopic pancreatic surgery: single-surgeon experience. Surg Endosc 2010; 24: 1646-1657.

[23] Zureikat AH, Nguyen KT, Bartlett DL, et al. Robotic-assisted major pancreatic resection and reconstruction. Arch Surg 2011; 146: 256-261.

[24] Narula VK, Mikami DJ, Melvin WS. Robotic and laparoscopic pancreaticoduodenectomy: a hybrid approach. Pancreas 2010; 39: 160-164.

[25] Zureikat AH, Moser AJ, Boone BA, et al. 250 robotic pancreatic resections: safety and feasibility. Ann Surg 2013; 258: 554-559; discussion 559-562.

[26] Buchs NC, Addeo P, Bianco FM, et al. Robotic versus open pancreaticoduodenectomy: a comparative study at a single institution. World J Surg 2011; 35: 2739-2746.

[27] Chalikonda S, Aguilar-Saavedra JR, Walsh RM. Laparoscopic robotic-assisted pancreaticoduodenectomy: a case-matched comparison with open resection. Surg Endosc 2012; 26: 2397-2402.

[28] Zhou NX, Chen JZ, Liu Q, et al. Outcomes of pancreatoduodenectomy with robotic surgery versus open surgery. Int J Med Robot 2011; 7: 131-137.

[29] Zeh HJ, Zureikat AH, Secrest A, et al. Outcomes after robot-assisted pancreaticoduodenectomy for periampullary lesions. Ann Surg Oncol 2012; 19: 864-870.

[30] Boggi U, Signori S, De Lio N, et al. Feasibility of robotic pancreaticoduodenectomy. Br J Surg 2013; 100: 917-925.

[31] Lai EC, Yang GP, Tang CN. Robot-assisted laparoscopic pancreaticoduodenectomy versus open

pancreaticoduodenectomy--a comparative study. Int J Surg 2012; 10: 475-479.

[32] Lai EC, Tang CN. Current status of robot-assisted laparoscopic pancreaticoduodenectomy and distal pancreatectomy: a comprehensive review. Asian J Endosc Surg 2013; 6: 158-164.

[33] Buchs NC, Addeo P, Bianco FM, et al. Outcomes of robot-assisted pancreaticoduodenectomy in patients older than 70 years: a comparative study. World J Surg 2010; 34: 2109-2114.

[34] Zhang J, Wu WM, You L, et al. Robotic versus open pancreatectomy: a systematic review and meta-analysis. Ann Surg Oncol 2013; 20: 1774-1780.

[35] Giulianotti PC, Addeo P, Buchs NC, et al. Robotic extended pancreatectomy with vascular resection for locally advanced pancreatic tumors. Pancreas 2011; 40: 1264-1270.

[36] Hanna EM, Rozario N, Rupp C, et al. Robotic hepatobiliary and pancreatic surgery: lessons learned and predictors for conversion. Int J Med Robot 2013; 9: 152-159.

[37] Nguyen KT, Zureikat AH, Chalikonda S, et al. Technical aspects of robotic-assisted pancreaticoduodenectomy (RAPD). J Gastrointest Surg 2011; 15: 870-875.

[38] Harris PA, Taylor R, Thielke R, et al. Research electronic data capture (REDCap)--a metadata-driven methodology and workflow process for providing translational research informatics support. J Biomed Inform 2009; 42: 377-381.

[39] Zureikat AH, Nguyen T, Boone BA, et al. Robotic total pancreatectomy with or without autologous islet cell transplantation: replication of an open technique through a minimal access approach. Surg Endosc 2015; 29: 176-183.

[40] Giulianotti PC, Kuechle J, Salehi P, et al. Robotic-assisted laparoscopic distal pancreatectomy of a redo case combined with autologous islet transplantation for chronic pancreatitis. Pancreas 2009; 38: 105-107.

[41] Giulianotti P, Gorodner V, Kinzer K, et al. Robot-assisted pancreatoduodenectomy with preservation of the vascular supply for autologous islet cell isolation and transplantation: a case report. J Med Case Rep 2012; 6: 74.

[42] Farivar BS, Flannagan M, Leitman IM. General surgery residents' perception of robot-assisted procedures during surgical training. J Surg Educ 2015; 72: 235-242.

[43] Nelson EC, Gottlieb AH, Müller HG, et al. Robotic cholecystectomy and resident education: the UC Davis experience. Int J Med Robot 2014; 10: 218-222.

[44] Hanly EJ, Miller BE, Kumar R, et al. Mentoring console improves collaboration and teaching in surgical robotics. J Laparoendosc Adv Surg Tech A 2006; 16: 445-451.

[45] Kendrick ML. Laparoscopic and robotic resection for pancreatic

cancer. Cancer J 2012；18：571-576.

[46]　Horiguchi A，Uyama I，Miyakawa S. Robot-assisted laparoscopic pancreaticoduodenectomy. J Hepatobiliary Pancreat Sci 2011；18：287-291.

Cite this article as: Baker EH, Ross SW, Seshadri R, Swan RZ, Iannitti DA, Vrochides D, Martinie JB. Robotic pancreaticoduodenectomy for pancreatic adenocarcinoma: role in 2014 and beyond. J Gastrointest Oncol 2015;6(4):396-405. doi: 10.3978/j.issn.2078-6891.2015.027

译者：文张，医学博士，硕士生导师，广西医科大学第一附属医院肝胆外科

审校：殷晓煜，教授，博士生导师，中山大学附属第一医院胆胰外科主任，兼任大外科副主任

点评

　　胰十二指肠切除术（PD）是一种非常具有挑战性的手术。近年来随着微创外科技术的发展，已有愈来愈多的医疗中心开展腹腔镜PD、机器人PD，但它们是对技术要求十分高的手术。Baker EH等通过文献回顾并结合自身的经验，详细分析了机器人PD的技术要求、学习过程需要注意的事项、学习曲线及其在胰腺癌治疗中应用的优势及局限性。文章内容丰富，对读者具有十分裨益。

——殷晓煜

第十七章　胰腺癌腹腔镜远端胰腺切除术：安全性与合理性？

Lauren M. Postlewait, David A. Kooby

Division of Surgical Oncology, Department of Surgery, Winship Cancer Institute, Emory University, Atlanta, GA 30322, USA
Correspondence to: David A. Kooby, MD. Division of Surgical Oncology, Winship Cancer Institute, 1365C Clifton Road NE, 2nd Floor, Atlanta, GA 30322, USA. Email: dkooby@emory.edu.

摘要：在过去20年里，由于技术的进步，现在外科医生越来越多地将微创外科MIS应用于胰腺切除，然而，考虑到恶性肿瘤具有侵袭性的生物学特征，这些方法的作用对胰腺导管腺癌的作用仍不确定。虽然没有关于MIS术与传统开刀术方面的对照试验研究，腹腔镜胰腺腺癌远端胰腺切除术被越来越频繁地使用。回顾性研究表明，开放手术与腹腔镜胰腺远端胰腺切除术间围术期并发症的发生概况是相似的，MIS组也许会出血和伤口感染几率更低。关于肿瘤预后方面，与开放手术相比，在实现阴性切缘发生率或淋巴结（LNs）切除的数量方面，似乎没有区别。在胰腺腺癌胰腺远端切除术方面，开放手术与腹腔镜手术在复发与生存方面的数据是有限的，但在一些长期研究中，通过评估远期疗效，复发率和生存率的结果是类似的。最近研究表明，与开放手术相比，虽然腹腔镜胰腺远端切除术手术费较高，但是其能明显缩短住院日期，从而降低住院总费用。多种新技术的出现，使胰腺癌的切除不断优化。机器人胰腺切除术是可行的，但是机器人在胰腺切除方面的数据是有限的，况且与腹腔镜方式相比，肿瘤预后是相似的。此外，尽管目前仅有动物模型方面的数据，荧光引导下的外科手术是一项新技术，可以更好地扩大术野，改善胰腺癌切除术的预后。总的来说，尽管其他一些长期的研究是值得的，但对患有胰腺导管腺癌的患者，选择性地实施微创胰腺切除术似乎是一个安全和合理的方法。

关键词：腹腔镜；腺癌；胰腺；远端胰腺切除术；预后

View this article at: http://dx.doi.org/10.3978/j.issn.2078-6891.2015.034

1　概况

在美国，胰腺癌在肿瘤相关性死亡中排在第4位。2014年，据估计，将新增该病患者46 420例和因该病死亡的患者39 590例[1]。手术切除仍然是可能治愈该疾病的唯一治疗方法，几项随机试验也支持辅助性化疗或放化疗方案能够改善患者预后[2-6]。尽管没有随机数据的支持，但是仍然建议将术前的化疗伴或不伴有放疗用于临界性、可切除的胰腺癌患者[7]。

胰体或者胰尾的远端胰腺癌占所有胰腺癌的20%~25%[8]。许多壶腹周围癌呈现典型的症状如黄疸、消化不良和胰腺炎，然而，远端癌多呈现不典型的症状，其中包括体重减轻和腹痛[8]；与近端肿瘤相比，远端肿瘤多于晚期被发现，此时很可能已经发生远处转移或不能局部切除[9]。

胰腺癌切除的手术方法是依据肿物在胰腺上的位置

而定的。虽然胰十二指肠切除术（Kausch-Whipple术式）用于治疗患有胰腺头部、颈部、钩突部癌症的选择性患者，早期胰体和胰尾癌的手术方法是远端（左）胰腺切除术[3]。图1断层扫描图像示需要远端胰腺切除术的胰腺导管腺癌。对胰腺癌患者，胰腺远端切除术一般不用于典型的晚期患者。分析2003—2009年监测流行病学和预后（SEER）数据库，在美国，平均每年仅实施81例远端胰腺切除术，因此限制了以随机方式研究该类人群[10]。

在过去几十年里，腹腔镜手术的应用，同时也被认为是许多腹膜后和腹腔器官切除的标准方法[11-15]。考虑到技术难度和并发症的风险，腹腔镜胰腺切除术在外科领域的发展一直较为缓慢。然而，从1996年第1例腹腔镜远端胰腺切除术开始，在多个支持腹腔镜胰腺远端切除术安全性及有益性的研究中这些顾虑已被逐渐消除[16-20]。这篇综述通过追踪腹腔镜胰腺远端切除术后患者的近期和远期肿瘤学结果来了解该肿瘤患者的预后。

2 手术技术

腹腔镜胰腺远端切除术手术方法在其他文献已有很好的描述[21-22]，该手术关键的操作步骤如图2所示。以下将探讨该手术的多种变化，例如：患者的体位、操作孔的使用、保脾的作用、切除的方向及程度以及机器人的作用（这将在一个单独的部分提到）。图3展示的是胰腺癌腹腔镜远端胰腺切除术的术中图片，图4展示的是胰脾标本。

患者通常取仰卧位或者放松的右侧卧位，取决于肿瘤的位置和外科大夫的偏好。仰卧位的好处是易于设置，便于麻醉呼吸道的清理，易于术野的扩大，获取胰头和胰腺颈部。侧卧位的好处包括胃和脾重力的收缩，

更直接地直视胰体和胰尾，使外科医生处于最符合人体工程学的体位，以便舒适地操作[24]。

在腹腔镜手助技术方面，置入一个腹部套管，术者的手可以通过该套管进入腹腔。对于腹腔镜手辅助远端胰腺切除术的细节技术其他人已有描述[18,25-26]。手通道方法具有潜在的优势，包括保存了外科医生直接触摸肿物和解剖的能力，通过手通道更容易移除大的恶性标本，使用手工分离，在出血时可直接加压止血。最大的对比试验是来自Warshaw AL的研究机构，该项试验是手通道（n=61）与全腹腔镜远端胰腺切除术（n=72）相比较[27]。尽管患者行全腹腔镜手术与手辅助相比能明显缩短住院时间[（5.3±1.7）d vs.（6.8±5.5）d，P=0.032]，全腹腔镜手术较手助式中转开腹的概率很高（分别为8.5%、3.3%，P=0.21）。在相同的研究中，与早期的案例相比，在最近的腹腔镜远端胰腺切除术中，手通道方法使用的频率逐渐减少（分别为25.6%、68.1%，P<0.001）[27]。尽管如此，在一些较大的、具有难度的肿物切除中，该肿物多与周围组织粘连或存在于肥胖患者中，手辅助方法依旧具有重要意义。

腹腔镜远端胰腺切除术的另一种选择是保脾。可以通过保留脾血管系统或者全部大块切除脾血管系统，保留胃短血管供应脾脏，称为Warshaw技术[28]，然而该方法术后脾的功能没有得到验证。尽管指南中关于保脾对一些良性疾病围术期并发症的发生率和死亡率的影响没有达到共识，多个研究仍然对保脾的价值予以肯定[29-31]。对患有一些恶性疾病的患者，保留血管的保脾手术可能存在非根治性切口边缘，因为可能会有残余的胰腺组织；因此，对于这些患者，笔者不建议使用保脾手术。

在典型的开放远端胰腺切除术中，术者翻动脾脏，在胰尾下游离切除，同时由左向右向胰腺颈部行进，或

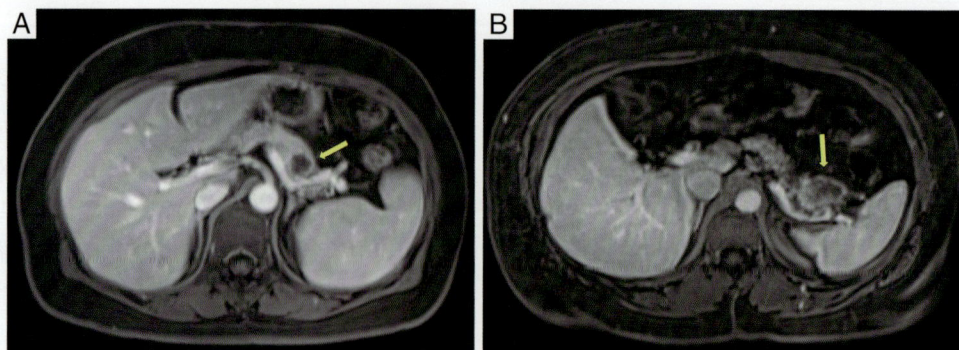

图1 远端胰腺癌的横断面成像

者以侧方向中央入路，这样手术人员可以俯视目标器官。腹腔镜视野可以观察到病灶，并且借助自身可以在腺体下游离，内侧入路可以使术者首先裸化脾血管[24]。目前尚没有这些方法直接比较的研究。

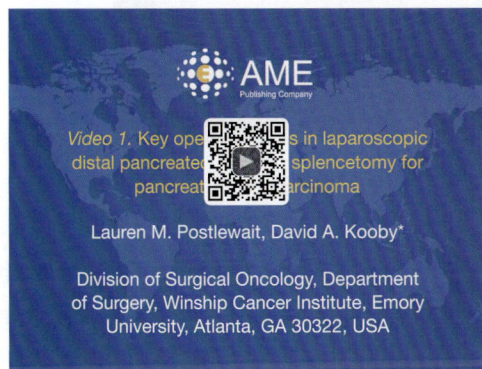

图2　胰腺癌腹腔镜胰腺远端切除术和脾切除的关键手术步骤[23]

视频网站：http://www.asvide.com/articles/506

根治性顺行胰腺体尾部癌整体切除术（radical antegrade modular pancreatosplenectomy，RAMPS）代表了另一种远端胰腺切除术的方法。该手术方法最早见于2003年一例开腹手术，术者行了从右至左的大范围的游离，可能包括腹腔干周围淋巴组织，左肾前筋膜以及必要时左肾上腺的游离[32]。以这种方式进行游离，假如可以实现一种改进的肿瘤切除方式，该方式获得阴性切缘（转移）的可能性极大（89%，n=32），增加了R0（光镜下阴性）的切除率（81%，n=32），一种改进的N1游离方式[即平均淋巴结（LN）数]，并且与行胰十二指肠切除术的胰腺癌患者具有相似的5年总体生存率（35.5%）[33-34]。随后，RAMPS技术应用于腹腔镜手术，并且成为胰腺癌腹腔镜远端胰腺切除术的一种方法[17]。

RAMPS的手术方法一定程度上可以改善手术切缘的清除率，必须考虑R0切除的真正价值，对于R0切除的价值，目前的数据是不一致的。在最近的一项研究中，通过比较接受RAMPS（n=38）手术和传统远端胰腺切除术（n=54）患者的生存预后，Park等发现RAMPS不

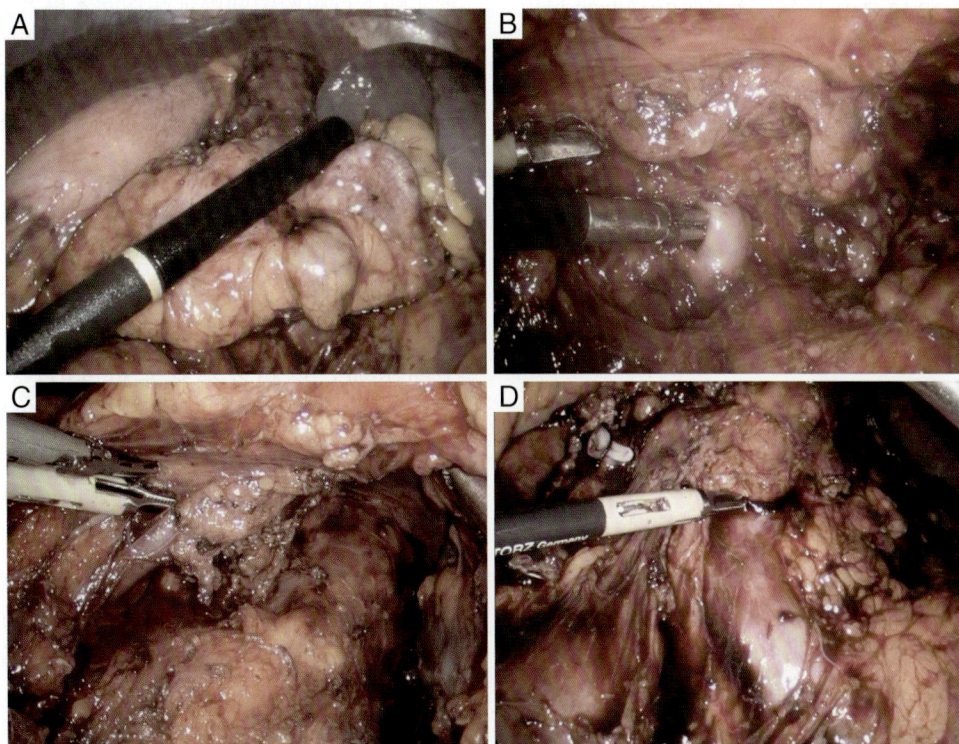

图3　胰腺癌腹腔镜胰腺远端切除术术中

（A）示超声刀头在胰腺尾部肿物表面；（B）裸化脾动脉；（C）裸化脾静脉；（D）示标本切除后的残余脾动脉、左肾静脉和肾上腺静脉。

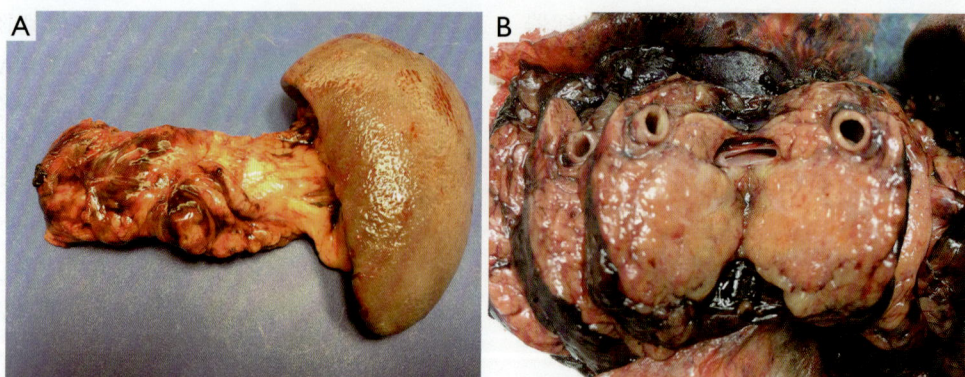

图4 （A）典型的胰腺远端胰脾切除术标本；（B）远端胰腺切除术标本通过肿物显示部分胰尾断面

是独立地与整体生存率相关（风险比：1.502；95%CI：0.796~2.834；P=0.209）[35]。Jamieson等分析了148例行经典的或者以切缘分层研究的保留幽门的胰十二指肠切除术的胰腺癌患者预后[36]。区别横断缘和切缘或者游离缘的不同，该研究表明，游离缘（切缘）阳性的R1患者与完整切除的切缘阴性的R0（P=0.52）患者相比，具有相同的预后，而R1横断缘独立地与生存期缩短有关（风险比：2.76；95%CI：2.12~3.91）[36]。这表明R0横断缘与预后相关，而游离缘是否干净与预后无关；然而，随机对照试验的Meta分析通过仔细研究胰腺癌胰腺切除术后辅助疗法的相关结果，发现切缘是否干净不是一个独立预测预后的相关因素。（R1：风险比为1.10；95%CI：0.94~1.29；P=0.24）[37]。虽然本研究对阴性切缘提出了质疑，目前手术原则建议R0完整切除，同时，RAMPS法可以增加R0的概率。

3 患者的选择

在外科手术计划中，必须考虑多种因素选择合适的患者行腹腔镜远端胰腺切除术。这些包括并发症，肿瘤的大小，邻近的器官以及重要的血管侵犯情况。中央胰腺联盟（CPC）开展了一项多机构回顾性研究，关于接受腹腔镜和开放的远端胰腺切除术的患者数量之间差异的研究[38]。在这项研究中，以1999—2008年，接受远端胰腺切除术并全部做病理检查的患者为研究对象，439例行开腹手术，而254例行腹腔镜手术。在年龄（>65岁：30% vs. 31%；P=NS）或ASA分级（>2：54% vs. 49%；P=NS）上无显著性差异。此外，患者有相似的BMI（>27：45% vs. 51%；P=NS）。开腹手术在胰腺癌患者中较常用

（29% vs. 9%；P<0.001），以及在开腹手术中可发现较大的肿瘤（>3.5 cm：58% vs. 40%；P<0.001）和术后较长的标本（>8.5 cm：59% vs. 46%；P=0.002）和更频繁的脾切除术（90% vs. 66%；P<0.001）。对腹腔镜远端胰腺切除术，还没有针对术前的因素增加并发症和胰瘘的风险的评估[38]。

一项来自笔者研究机构的关于比较在早期实践与最近实践下行腹腔镜胰腺远端切除术患者数量的研究[27]，有病程超过11年的132名患者按照手术切除时间被分成66组，这代表了该机构在手术方面早期和目前的经验。这些患者中，11位患有胰腺癌，时间组在年龄、性别和肥胖率方面差异无统计学意义。在最近的许多案例中，患者具有较高的并发症发生率（查尔斯顿发病率分数≥3：40.9% vs. 16.7%；P=0.003）。在最近的许多实践中发现，胰体和胰颈部肿瘤发病率增加（74.2% vs. 26.3%；P<0.001）。此外，在最近的经验中，肿瘤平均大小不断增加，该趋势是较受认可的[（4.0±2.8）cm vs.（3.3±1.5）cm；P=0.09]。尽管最近的队列研究发现接受腹腔镜远端胰腺切除术的患者，近端肿瘤和并发症均增加，但是在早期和近期经验之间，围术期并发症并没有差别，从而表明对于这些高风险患者，该技术的并发症是可以接受的[27]。

CPC研究了接受腹腔镜远端胰腺切除术的患者，创建了一个风险评分，用以预测术后并发症的发展[39]。术前因素包括增加了的BMI（>27：风险比3.27，95%CI：1.16~9.60，P<0.05；风险比6.49，95%CI：1.79~23.50，P<0.01），这些因素与主要并发症和胰瘘的发生呈独立相关（分级B或C）。其他的风险因素包括胰腺标本的长度>8 cm和估计失血量>150 mL。由较高的BMI引起的

风险的增加，有助于术前患者的咨询指导[39]。相反，Boutros等发现无选择标准纳入的患者和按照标准选择后的患者在接受腹腔镜远端胰腺切除术后，具有相似的预后，这意味着腹腔镜方法的选择标准可以扩大[40]。

4 胰腺癌腹腔镜远端胰腺切除术后的结果

开放的远端胰腺切除术一直被认为是胰腺导管腺癌的标准术式，该术式具有可接受的发病率和围术期死亡率低于1%[30]。随着先进的MIS技术的发展，现在腹腔镜方法治疗胰腺癌成为一种选择。仅有有限的数据比较腹腔镜与开腹胰腺癌胰腺远端切除术（表1）。笔者探讨远端胰腺导管腺癌腹腔镜远端胰腺切除术后的结果和短期（淋巴结和边缘）以及长期（复发和生存）肿瘤的结果。

4.1 腹腔镜切除术后的结果

第一份报告关于胰腺导管腺癌腹腔镜胰腺切除术术后结果的是一个没有相互比较因子的小样本量的研究。2005年，欧洲一项回顾性、多中心试验，对127名接受了腹腔镜胰腺肿瘤切除术的患者进行了研究[19]。24位患者接受了远端胰腺切除术的同时进行了脾切除，病理确诊仅有3位患有胰腺腺癌。全部患者的中转开腹率为14%，无围术期死亡。对于行腹腔镜远端胰腺切除术和脾切除术者，平均手术时间（OR）为195 min，术后患者胰腺并发症的发生率为27%。与中转开腹手术相比，行腹腔镜手术的患者住院时间明显缩短（分别为7和11 d；$P<0.0021$）[19]。2006年，在美国进行了一项独立机构研究，16位接受腹腔镜手辅助远端胰腺切除术的患者，仅有1人患有腺癌。该患者估计失血量为1 250 mL，手术时间为224 min。手术后，给予禁饮食3 d，第4天出院，无并发症发生[18]。虽然这些数据表明腹腔镜可以实施远端胰腺切除术，但是没有腹腔镜手术方法与标准开腹手术方法之间的比较。

第1个远端胰腺癌腹腔镜与开腹手术之间的病例对照试验是在2006年实施的[45]。该研究中，包含15例腹腔镜手术与15例开腹手术。15例腹腔镜手术中有3例由于出血和腹膜后肿瘤粘连中转开腹；以这3例为代表，其中包括仅有的1例胰腺癌。当时，笔者得出的结论是，他们的结果不清楚是否远端胰腺切除"用腹腔镜方法是持续可行的"[45]。

2008年，CPC公布了最大的对比试验[16]。这项研究的667名患者于2002年和2006年期间接受了远端胰腺切除术，包括159名（24%）具有不同病理类型疾病的患者试图用腹腔镜切除术。20例（13%）腹腔镜手术中转开腹。重要的是，该研究中有150例患有胰腺癌。在这些人群中，对于胰腺癌的切除开腹手术较腹腔镜手术更加常见（26% vs. 10%；$P<0.001$）。对于行开腹（$n=200$）或腹腔镜（$n=142$）切除术，各组

表1 比较腹腔镜与开腹胰腺癌胰腺远端切除术的研究

| 研究 | 总案例 | | 中转 | 平均失血量 /mL | | 并发症的发生率 /% | | 围手术期死亡率 /% | | 平均肿瘤尺寸 /cm | | 切缘阳性率 /% | | 平均清扫淋巴结数 | | 总生存率 | |
	开放术式	腔镜术式		开放术式	腔镜术式	开放术式	腔镜术式	开放术式	腔镜术式	开放术式	腔镜术式	开放术式	腔镜术式	开放术式	腔镜术式	开放术式	腔镜术式
Kooby 等[41] [2010][a]	189	23	4	790*	422*	–	–	0.9	0	4.5	3.5	27	26	12.5	13.8	16个月[b,c]	16个月[b,c]
Magge 等[42] [2013]	34	28	5	570*	290*	50	39	0	0	4.5	3.7	12	14	12[c]	11[c]	–	HR: 1.11 CI: 0.47~2.62
Rehman 等[43] [2013]	14	8	0	650	306	42	37	0	0	3.2	2.2	14	12	14[c]	16[c]	3年: 74%	3年: 82%
Hu 等[44] [2014]	23	11	0	150[c]	100[c]	–	–	0	0	3.1	2.8	0	0	16.1	14.8	54个月[c]	42个月[c]

[a]，多机构；[b]，病例对照的数据；[c]，中值报告；–，数据不详；*，$P<0.05$；Lap，腹腔镜。

在年龄、ASA、肿瘤大小、标本长度、病理方面进行配对。在手术时间（216 *vs.* 230 min；$P=0.3$），胰瘘的发生率（18% *vs.* 11%；$P=0.1$），主要并发症的发生率（17% *vs.* 10%；$P=0.08$），或30 d死亡率（1% *vs.* 0%；$P=0.040$）方面没有统计学意义上的差别。开腹手术失血量较高（588 *vs.* 357 mL，$P<0.01$），增加伤口感染（15% *vs.* 5%；$P=0.004$），术后需要留置引流管（15% *vs.* 6%；$P=0.02$），以及住院时间延长（9.0 d *vs.* 5.9 d；$P<0.01$）。腹腔镜手术与缩短住院时间独立相关（HR：0.33；CI：0.19~0.56；$P<0.01$）。从这项研究中可以很明显地看出，腹腔镜远端胰腺切除术不仅是可行的，而且与开腹手术相比具有其他优势；然而，腹腔镜切除术后仍存在肿瘤预后方面的问题[16]。

4.2 腹腔镜切除术后短期肿瘤的结果

4.2.1 切缘

尽管争论不止，胰腺癌肿瘤切除的目标之一就是达到显微镜下切缘阴性（R0）。一些小的非比较研究显示对胰腺癌腹腔镜切除经常可以达到肿瘤完整切除R0（93%~100%）[19,46-47]。通过多个比较研究发现，最终的病理显示腹腔镜和开腹手术具有相似的R0阴性手术率（74%~97% *vs.* 73%~96%；$P=NS$）[16,41,43,48]。CPC研究了212位分别接受开腹（$n=70$）和腹腔镜（$n=23$）手术的胰腺癌患者，这些患者在年龄、ASA和肿瘤大小方面进行配对。发现在阳性（R1）切缘率方面的差异无统计学意义（34% *vs.* 26%；$P=0.61$）[41]。较少的研究发现，与开腹手术相比，腹腔镜手术切缘更有可能是阴性，但是，通过给患有不同病理类型的胰腺疾病的患者行一系列的远端胰腺切除术，DiNorcia等报告腹腔镜手术与降低R1切除有关（2.8% *vs.* 13%；$P=0.01$）；然而，该恶性肿瘤的报告包括神经内分泌肿瘤和胰腺癌。此外，中转开腹的患者在开腹手术组中分析，同时这些组的患者也没有进行配对，以致一些可能增加R1切缘风险的不良病理因素没有被考虑[31]。

Fernandez-Cruz等进行了一项有关胰腺癌行腹腔镜RAMPS评估的研究[17]。如前所述，RAMPS术式极大可能增加获得阴性切缘R0的切除率。这项研究中13例尝试行腹腔镜RAMPS术，其中有3例中转开腹，并且继发了膈肌粘连和结肠转移。在行腹腔镜RAMPS术的10例中，R0切除率达到了90%，而在中转开腹病例中，R0切除率仅有33%，这表明在这些患者中，R1的切除与肿瘤更广泛的侵袭与黏附有关[17]。这项研究没有提供与开腹手术的比较。其他一些小型的研究是有关高度选择的胰尾部恶性肿瘤的患者接受微创RAMPS术，据报道这些病例中，R0游离缘和横断缘达到100%[49-50]。然而，这些获得R0切除的患者，都是一些高度选择的患者，这些选择只包括局限于胰腺的肿瘤，没有入侵邻近器官，没有接近腹腔干[50]。因此，对于高度选择的患者，MIS RAMPS可以获得更好的边缘情况。

4.2.2 LN清扫

目前的数据表明，在单一机构和SEER数据基础之上，对胰腺癌切除至少应该清扫12 LNs[51-52]。如果< 12 LNs的切除，很大可能会低估淋巴结的分期。因此，那些看似患有N0疾病，并且<12 LNs切除的患者，与>12 LNs切除且继发隐性淋巴结转移的患者相比，平均总生存期缩短（16个月 *vs.* 23个月；$P<0.001$）[52]。

如前所述的非对照研究，接受腹腔镜RAMPS术的10例胰腺癌患者淋巴结清扫数量平均为14.5（6~20）[17]。通过比较腹腔镜与开腹LNs数目，许多研究发现在LNs清扫数目方面的差异无统计学意义[31,41,43,48,53]。一项配对对照研究用于研究胰腺癌远端胰腺切除术，开腹与腹腔镜术式相比，CPC发现了相似的LN数目[（12.3±8.3）*vs.*（14.0±8.6）；$P=0.46$][41]。单一机构研究不同病理类型患者行远端胰腺切除，据报道腹腔镜组有更少的LNs（4 *vs.* 10；$P=0.04$）；然而，腹腔镜组胰腺癌患者较少（4.1% *vs.* 21%；$P<0.01$），这可能影响外科医生对淋巴结切除的方法[54]。

4.3 腹腔镜切除肿瘤长期预后

很少有研究提供有关胰腺癌腹腔镜远端胰腺切除术方面的长期资料。以下就复发与生存方面的研究做一下总结。

目前缺乏在胰腺癌腹腔镜切除术后复发方面的数据，同时，比较数据也是很有限的。许多对复发的结局的见解来自于一些非对照研究。2005年，Mabrut等进行了一项腹腔镜远端胰腺切除术多机构欧洲研究，包括16名胰腺恶性肿瘤，其中有4例是胰腺腺癌[19]。在随后的15个月的存活随访期中，23%的恶性肿瘤患者出现了复发。值得注意的是，没有患者出现戳卡位置复发的证据[19]。第2年，D'Angelica等报道了一系列腹腔镜手辅助远端胰腺切除术的病例，其中1例是腺癌[18]。该患者术后6个月出现肝转移，但是局部无复发[18]。更大的报告复发数据的对照试验是必要的。

Fernandez-Cruz等进行了一项腹腔镜RAMPS研究，1年之内，10位患者中有3位死亡，因为出现了局部复发、肝转移，中位生存期为14个月[17]。所有行腹腔镜RAMPS的患者均接受了术后3周的辅助性化疗[17]。最近的一项研究表明，关于患者行胰腺癌腹腔镜远端胰腺切除术，其术后生存期为19个月（$n=29$）[47]。在一项关于胰腺癌患者接受腹腔镜（$n=8$）或开腹（$n=14$）远端胰腺切除术的非配对单机构研究中，其3年总生存率差异无统计学意义（82% $vs.$ 74%；$P=0.89$）[43]。在腹腔镜（$n=23$）和开腹（$n=70$）的配对研究中，CPC报告的中位生存期为16个月（$P=0.71$）[41]。到目前为止的证据表明，胰腺癌行腹腔镜远端胰腺切除术的复发和预后与开腹手术是相似的。

5　成本结果

在评估比较外科技术的价值时，必须考虑成本。仅有有限的结果方面的财务数据，特定于腹腔镜胰腺切除术后胰腺癌病理。因此，关于腹腔镜远端胰腺切除术包括所有切除的病理的数据，在表2中做了报告和总结。

2008年，一个韩国单机构研究发现行腹腔镜（$n=31$）远端胰腺切除术的总费用（手术费用和住院费用）高于开腹手术（$\$4\,884.2 \pm 1\,845.1$ $vs.$ $\$3\,401.4 \pm 1\,247.5$；$P<0.001$）[55]。随后，2012年英国和意大利的研究表明，尽管腹腔镜远端胰腺切除术手术费用高于开腹（£6 039/€2 889 $vs.$ £5 231/€1 989；$P<0.05$），然而腹腔镜术后住院时间减少（6.3~7 d $vs.$ 8.8~11 d；$P<0.01$），最终相当于医院总成本降低（£10 587/€9 603 $vs.$ £15 324/€10 944；$P=0.2$）[56,58]。最近的2个北美研究报道，腹腔镜远端胰腺切除术的住院总费用少于开腹手术[57,59]。来自笔者机构的一项研究，对2009—2013年接受简单远端胰腺切除术的115名患者进行了评估（腹腔镜：$n=70$；开腹：$n=45$）[59]：这些患者中有19名患有胰腺癌（腹腔镜：16%；开腹：18%）；虽然腹腔镜手术费用较高（$\$5\,756$ $vs.$ $\$4\,900$；$P=0.02$），但是术后住院时间缩短（5.2 d $vs.$ 7.7 d；$P=0.01$），最终可使总可变成本降低（$\$10\,480$ $vs.$ $\$13\,900$；$P=0.06$）[59]。这些研究表明，对于胰腺切除，腹腔镜远端胰腺切除术是一种经济合理的方法。将来的目标是进一步减少术中的费用。

6　机器人途径切除远端胰腺腺癌

自从10年前出现，机器人外科手术率不断增加[60]。犹如最初的腹腔镜，对这种新方法的普遍接受存在一些障碍，包括总费用，艰难的学习过程，以及缺乏操作者的触觉反馈。然而，机器人外科提供了三维光学，增加了运动自由度、精度以及改善了术者的人体工程学[60-62]。因此，机器人手术的应用越来越广泛并且具有多种功能。

机器人常规远端胰腺切除术联合脾切除术和RAMPS术手术方法在其他地方已有描述[63-65]。第1例机器人胰腺外科手术报告，在2003年来自意大利[66]。该研究中，5名患者接受机器人远端胰腺切除术，其中3名患有胰腺癌。手术时间为270 min，平均住院时间为11 d。1例患者出现胰漏并发症（20%），无术后死亡病例[66]。2010年的类似的研究显示，43名接受远端胰腺切除术的患者

表2　开腹手术与腹腔镜远端胰腺切除术的费用比较

研究	病例总数		平均手术费用		平均住院天数		平均医疗总费用	
	开放术式	腔镜术式	开放术式	腔镜术式	开放术式	腔镜术式	开放术式	腔镜术式
Eom等[55] [2008]	167	31	–	–	13.5*	11.5*	$3 401*	$4 884*
Abu等[56] [2012]	16	35	£5 231*	£6 039*	11ᵃ*	7ᵃ*	£15 324	£10 587
Fox等[57] [2012]	76	42	$4 510ᵃ	$4 655ᵃ	7ᵃ*	5ᵃ*	$13 656ᵃ*	$10 842ᵃ*
Limongelli等[58] [2012]	29	16	€1 989*	€2 889*	8.8*	6.4*	€10 944	€9 603
Rutz等[59] [2014]	45	70	$4 900*	$5 756*	6	5	$13 900	$10 480

ᵃ，中位数取代平均值；–，无效数据；*，$P<0.05$。

有相似的术后结局：20.9%发生胰漏，术后死亡率为1.5%[64]。Choi等报告了一组病例，4例胰腺腺癌患者接受机器人RAMPS术，均达到100%R0切缘，其中平均LN数目为8.5（2~23）[65]。多个机器人远端胰腺切除术和脾切除术的其他案例已有报道[63,67-72]。研究结果表明，机器人胰腺切除术是一个可行的方法，但是缺乏详细的肿瘤学和对照数据。

一项关于比较机器人远端胰腺切除术（n=20）和腹腔镜远端胰腺切除术（n=25）保脾率的研究结果显示，机器人组保脾的成功率高（95% vs. 64%；P=0.027）[68]；然而，对于胰腺腺癌患者，不建议保脾。美国一项最近的单机构研究，比较机器人切除（n=30）与早期的腹腔镜（n=94）远端胰腺切除术的队列研究[73]。两组之间在住院时间、胰瘘的形成、输血率或再入院方面的差异无统计学意义。这项研究有27例胰腺癌患者，机器人组占43%，腹腔镜组占15%（P<0.05）。对胰腺癌病例，机器人组R1切除率较低（0% vs. 36%；P<0.05），同时机器人手术切除了更多的LNs（19 vs. 9；P<0.01）[73]。尽管这项研究提供了有前景的短期肿瘤学结果，但其长期结果的研究是有必要的。

一份来自单一机构的研究数据表明，与开腹和腹腔镜手术相比，机器人手术能进一步缩短住院时间，从而降低住院总费用（4 d vs. 8 d vs. 6 d，P<0.05；$10 588 vs. $16 059 vs. $12 986，P<0.05）[74]。尽管这些数据有一定的指导意义，但它并不能反映普遍经济支出或机器人技术的投入及费用，需要进一步研究。

没有足够的数据评估胰腺腺癌机器人远端胰腺切除术的安全性和长期结果。机器人远端胰腺切除术提供了使越来越多的外科医生具有保脾能力的优势，然而这是胰腺腺癌的禁忌。因此，这时候机器人对胰腺腺癌胰腺远端切除术没有明确的益处。

7 荧光引导下术中肿瘤定位

在肿瘤外科方面另一种荧光光源引导下肿瘤定位的新兴技术出现，可以帮助完成完整肿瘤的切除。这项技术应用荧光的特定微粒定位肿瘤。这些微粒可以使用仪器使其显影或检测到，可以帮助术者在术中更容易地辨认肿瘤细胞和正常组织。通过胰腺癌的小鼠模型，开腹和腔镜术后，这项技术可以提高阴性切缘情况，降低局部和远处的复发以及延长无病生存率[75-76]。在另一个小鼠模型研究中，荧光探测仪在肿瘤边缘探查方面具有优

势，对廓清残余病变具有好处，这可能增加获得阴性切缘的概率[77]。这项技术代表着在开腹和腔镜方面下一步胰腺癌治疗的改善。

8 结论

在过去20年里，尽管没有随机试验比较该技术与开腹技术，然而胰腺癌腹腔镜胰腺远端切除术变得越来越普遍。一些主要的回顾性研究数据表明，开腹和腔镜远端胰腺切除术后并发症的发生率是相似的。探究腹腔镜远端胰腺切除术后短期肿瘤预后与开腹手术相比，在获得阴性切缘率或LNs切除数目方面的差别无统计学意义。腹腔镜胰腺癌远端胰腺切除术与开腹相比，仅有有限的复发和生存方面的数据，但是在评估长期预后、复发率和生存预后时，一些为数不多的研究结果是相似的，随机试验的需求仍然存在。尽管最近的一些研究表明，与开腹手术相比，腹腔镜远端胰腺切除术会产生巨额费用，但与之相关的住院日期缩短，会使住院总费用降低。

多个新技术的出现，改善了胰腺癌的治疗。机器人手术是可行的，但是仅有有限的胰腺癌切除方面的数据，同时与腹腔镜技术相比，其预后相似。此外，荧光引导手术是一项新技术，能够扩大视野，胰腺癌切除术后可以改善肿瘤预后。总之，腹腔镜远端胰腺切除术是安全、合理的，但是其他一些长期肿瘤预后方面的研究也是必要的。

致谢

基金：该研究由Katz基金会资助。

声明

本文作者宣称无任何利益冲突。

参考文献

[1] Siegel R，Ma J，Zou Z，Jemal A. Cancer statistics，2014. CA：a cancer journal for clinicians 2014；64：9-29；discussion 257-260.

[2] Niederhuber JE，Brennan MF，Menck HR. The National Cancer Data Base report on pancreatic cancer. Cancer 1995；76：1671-1677.

[3] Sener SF，Fremgen A，Menck HR，et al. Pancreatic cancer：a

report of treatment and survival trends for 100,313 patients diagnosed from 1985-1995, using the National Cancer Database. J Am Coll Surg 1999; 189: 1-7.

[4] Oettle H, Neuhaus P, Hochhaus A, et al. Adjuvant chemotherapy with gemcitabine and long-term outcomes among patients with resected pancreatic cancer: the CONKO-001 randomized trial. JAMA 2013; 310: 1473-1481.

[5] Oettle H, Post S, Neuhaus P, et al. Adjuvant chemotherapy with gemcitabine vs observation in patients undergoing curative-intent resection of pancreatic cancer: a randomized controlled trial. JAMA 2007; 297: 267-277.

[6] Regine WF, Winter KA, Abrams RA, et al. Fluorouracil vs gemcitabine chemotherapy before and after fluorouracil-based chemoradiation following resection of pancreatic adenocarcinoma: a randomized controlled trial. JAMA 2008; 299: 1019-1026.

[7] Gillen S, Schuster T, Meyer Zum Büschenfelde C, et al. Preoperative/neoadjuvant therapy in pancreatic cancer: a systematic review and meta-analysis of response and resection percentages. PLoS Med 2010; 7: e1000267.

[8] Modolell I, Guarner L, Malagelada JR. Vagaries of clinical presentation of pancreatic and biliary tract cancer. Ann Oncol 1999; 10 Suppl 4: 82-84.

[9] Porta M, Fabregat X, Malats N, et al. Exocrine pancreatic cancer: symptoms at presentation and their relation to tumour site and stage. Clin Transl Oncol 2005; 7: 189-197.

[10] Rosales-Velderrain A, Bowers SP, Goldberg RF, et al. National trends in resection of the distal pancreas. World J Gastroenterol 2012; 18: 4342-4349.

[11] Zeh HJ 3rd, Udelsman R. One hundred laparoscopic adrenalectomies: a single surgeon's experience. Ann Surg Oncol 2003; 10: 1012-1017.

[12] Gagner M, Pomp A, Heniford BT, et al. Laparoscopic adrenalectomy: lessons learned from 100 consecutive procedures. Ann Surg 1997; 226: 238-246; discussion 246-247.

[13] Jacobs JK, Goldstein RE, Geer RJ. Laparoscopic adrenalectomy. A new standard of care. Ann Surg 1997; 225: 495-501; discussion 501-502.

[14] Kuo PC, Johnson LB, Sitzmann JV. Laparoscopic donor nephrectomy with a 23-hour stay: a new standard for transplantation surgery. Ann Surg 2000; 231: 772-779.

[15] McLeod R. Long-term results of laparoscopic-assisted colectomy are comparable to results after open colectomy. Ann Surg 2008; 248: 8-9.

[16] Kooby DA, Gillespie T, Bentrem D, et al. Left-sided pancreatectomy: a multicenter comparison of laparoscopic and open approaches. Ann Surg 2008; 248: 438-446.

[17] Fernández-Cruz L, Cosa R, Blanco L, et al. Curative laparoscopic resection for pancreatic neoplasms: a critical analysis from a single institution. J Gastrointest Surg 2007; 11: 1607-1621; discussion 1621-1622.

[18] D'Angelica M, Are C, Jarnagin W, et al. Initial experience with hand-assisted laparoscopic distal pancreatectomy. Surg Endosc 2006; 20: 142-148.

[19] Mabrut JY, Fernandez-Cruz L, Azagra JS, et al. Laparoscopic pancreatic resection: results of a multicenter European study of 127 patients. Surgery 2005; 137: 597-605.

[20] Gagner M, Pomp A, Herrera MF. Early experience with laparoscopic resections of islet cell tumors. Surgery 1996; 120: 1051-1054.

[21] Fisichella PM, Shankaran V, Shoup M. Laparoscopic distal pancreatectomy with or without splenectomy: how I do it. J Gastrointest Surg 2011; 15: 215-218.

[22] Robinson S, Saif R, Charnley RM, et al. Surgical adjuncts to laparoscopic distal pancreatectomy. Minim Invasive Ther Allied Technol 2011; 20: 369-373.

[23] Postlewait LM, Kooby DA. Key operative steps in laparoscopic distal pancreatectomy and splenectomy for pancreatic adenocarcinoma. Asvide 2015; 2: 050. Available online: http://www.asvide.com/articles/506

[24] Kooby DA. Laparoscopic surgery for cancer: historical, theoretical, and technical considerations. Oncology (Williston Park) 2006; 20: 917-927; discussion 927-928,931-932.

[25] Cuschieri A. Laparoscopic hand-assisted surgery for hepatic and pancreatic disease. Surg Endosc 2000; 14: 991-996.

[26] Laxa BU, Carbonell AM 2nd, Cobb WS, et al. Laparoscopic and hand-assisted distal pancreatectomy. Am Surg 2008; 74: 481-486; discussion 486-487.

[27] Kneuertz PJ, Patel SH, Chu CK, et al. Laparoscopic distal pancreatectomy: trends and lessons learned through an 11-year experience. J Am Coll Surg 2012; 215: 167-176.

[28] Warshaw AL. Conservation of the spleen with distal pancreatectomy. Arch Surg 1988; 123: 550-553.

[29] Shoup M, Brennan MF, McWhite K, et al. The value of splenic preservation with distal pancreatectomy. Arch Surg 2002; 137: 164-168.

[30] Lillemoe KD, Kaushal S, Cameron JL, et al. Distal pancreatectomy: indications and outcomes in 235 patients. Ann Surg 1999; 229: 693-698; discussion 698-700.

[31] DiNorcia J, Schrope BA, Lee MK, et al. Laparoscopic distal pancreatectomy offers shorter hospital stays with fewer complications. J Gastrointest Surg 2010; 14: 1804-1812.

[32] Strasberg SM, Drebin JA, Linehan D. Radical antegrade modular pancreatosplenectomy. Surgery 2003; 133: 521-527.

[33] Strasberg SM, Linehan DC, Hawkins WG. Radical antegrade modular pancreatosplenectomy procedure for adenocarcinoma

of the body and tail of the pancreas: ability to obtain negative tangential margins. J Am Coll Surg 2007; 204: 244-249.

[34] Mitchem JB, Hamilton N, Gao F, et al. Long-term results of resection of adenocarcinoma of the body and tail of the pancreas using radical antegrade modular pancreatosplenectomy procedure. J Am Coll Surg 2012; 214: 46-52.

[35] Park HJ, You DD, Choi DW, et al. Role of radical antegrade modular pancreatosplenectomy for adenocarcinoma of the body and tail of the pancreas. World J Surg 2014; 38: 186-193.

[36] Jamieson NB, Foulis AK, Oien KA, et al. Positive mobilization margins alone do not influence survival following pancreatico-duodenectomy for pancreatic ductal adenocarcinoma. Ann Surg 2010; 251: 1003-1010.

[37] Butturini G, Stocken DD, Wente MN, et al. Influence of resection margins and treatment on survival in patients with pancreatic cancer: meta-analysis of randomized controlled trials. Arch Surg 2008; 143: 75-83; discussion 83.

[38] Cho CS, Kooby DA, Schmidt CM, et al. Laparoscopic versus open left pancreatectomy: can preoperative factors indicate the safer technique? Ann Surg 2011; 253: 975-980.

[39] Weber SM, Cho CS, Merchant N, et al. Laparoscopic left pancreatectomy: complication risk score correlates with morbidity and risk for pancreatic fistula. Ann Surg Oncol 2009; 16: 2825-2833.

[40] Boutros C, Ryan K, Katz S, et al. Total laparoscopic distal pancreatectomy: beyond selected patients. Am Surg 2011; 77: 1526-1530.

[41] Kooby DA, Hawkins WG, Schmidt CM, et al. A multicenter analysis of distal pancreatectomy for adenocarcinoma: is laparoscopic resection appropriate? J Am Coll Surg 2010; 210: 779-785.

[42] Magge D, Gooding W, Choudry H, et al. Comparative effectiveness of minimally invasive and open distal pancreatectomy for ductal adenocarcinoma. JAMA Surg 2013; 148: 525-531.

[43] Rehman S, John SK, Lochan R, et al. Oncological feasibility of laparoscopic distal pancreatectomy for adenocarcinoma: a single-institution comparative study. World J Surg 2014; 38: 476-483.

[44] Hu M, Zhao G, Wang F, et al. Laparoscopic versus open distal splenopancreatectomy for the treatment of pancreatic body and tail cancer: a retrospective, mid-term follow-up study at a single academic tertiary care institution. Surg Endosc 2014; 28: 2584-2591.

[45] Velanovich V. Case-control comparison of laparoscopic versus open distal pancreatectomy. J Gastrointest Surg 2006; 10: 95-98.

[46] Vijan SS, Ahmed KA, Harmsen WS, et al. Laparoscopic vs open distal pancreatectomy: a single-institution comparative study. Arch Surg 2010; 145: 616-621.

[47] Marangos IP, Buanes T, Rosok BI, et al. Laparoscopic resection of exocrine carcinoma in central and distal pancreas results in a high rate of radical resections and long postoperative survival. Surgery 2012; 151: 717-723.

[48] Jayaraman S, Gonen M, Brennan MF, et al. Laparoscopic distal pancreatectomy: evolution of a technique at a single institution. J Am Coll Surg 2010; 211: 503-509.

[49] Choi SH, Kang CM, Lee WJ, et al. Multimedia article. Laparoscopic modified anterior RAMPS in well-selected left-sided pancreatic cancer: technical feasibility and interim results. Surg Endosc 2011; 25: 2360-2361.

[50] Lee SH, Kang CM, Hwang HK, et al. Minimally invasive RAMPS in well-selected left-sided pancreatic cancer within Yonsei criteria: long-term (>median 3 years) oncologic outcomes. Surg Endosc 2014; 28: 2848-2855.

[51] House MG, Gönen M, Jarnagin WR, et al. Prognostic significance of pathologic nodal status in patients with resected pancreatic cancer. J Gastrointest Surg 2007; 11: 1549-1555.

[52] Slidell MB, Chang DC, Cameron JL, et al. Impact of total lymph node count and lymph node ratio on staging and survival after pancreatectomy for pancreatic adenocarcinoma: a large, population-based analysis. Ann Surg Oncol 2008; 15: 165-174.

[53] Mehta SS, Doumane G, Mura T, et al. Laparoscopic versus open distal pancreatectomy: a single-institution case-control study. Surg Endosc 2012; 26: 402-407.

[54] Baker MS, Bentrem DJ, Ujiki MB, et al. A prospective single institution comparison of peri-operative outcomes for laparoscopic and open distal pancreatectomy. Surgery 2009; 146: 635-643; discussion 643-645.

[55] Eom BW, Jang JY, Lee SE, et al. Clinical outcomes compared between laparoscopic and open distal pancreatectomy. Surg Endosc 2008; 22: 1334-1338.

[56] Abu Hilal M, Hamdan M, Di Fabio F, et al. Laparoscopic versus open distal pancreatectomy: a clinical and cost-effectiveness study. Surg Endosc 2012; 26: 1670-1674.

[57] Fox AM, Pitzul K, Bhojani F, et al. Comparison of outcomes and costs between laparoscopic distal pancreatectomy and open resection at a single center. Surg Endosc 2012; 26: 1220-1230.

[58] Limongelli P, Belli A, Russo G, et al. Laparoscopic and open surgical treatment of left-sided pancreatic lesions: clinical outcomes and cost-effectiveness analysis. Surg Endosc 2012; 26: 1830-1836.

[59] Rutz DR, Squires MH, Maithel SK, et al. Cost comparison analysis of open versus laparoscopic distal pancreatectomy. HPB (Oxford) 2014; 16: 907-914.

[60] Hanly EJ, Talamini MA. Robotic abdominal surgery. Am J Surg 2004; 188: 19S-26S.

[61] Kang CM, Kim DH, Lee WJ, et al. Initial experiences using robot-

assisted central pancreatectomy with pancreaticogastrostomy: a potential way to advanced laparoscopic pancreatectomy. Surg Endosc 2011; 25: 1101-1106.

[62] Nguyen NT, Hinojosa MW, Finley D, et al. Application of robotics in general surgery: initial experience. Am Surg 2004; 70: 914-917.

[63] Ntourakis D, Marzano E, Lopez Penza PA, et al. Robotic distal splenopancreatectomy: bridging the gap between pancreatic and minimal access surgery. J Gastrointest Surg 2010; 14: 1326-1330.

[64] Giulianotti PC, Sbrana F, Bianco FM, et al. Robot-assisted laparoscopic pancreatic surgery: single-surgeon experience. Surg Endosc 2010; 24: 1646-1657.

[65] Choi SH, Kang CM, Hwang HK, et al. Robotic anterior RAMPS in well-selected left-sided pancreatic cancer. J Gastrointest Surg 2012; 16: 868-869.

[66] Giulianotti PC, Coratti A, Angelini M, et al. Robotics in general surgery: personal experience in a large community hospital. Arch Surg 2003; 138: 777-784.

[67] Kim DH, Kang CM, Lee WJ, et al. The first experience of robot assisted spleen-preserving laparoscopic distal pancreatectomy in Korea. Yonsei Med J 2011; 52: 539-542.

[68] Kang CM, Kim DH, Lee WJ, et al. Conventional laparoscopic and robot-assisted spleen-preserving pancreatectomy: does da Vinci have clinical advantages? Surg Endosc 2011; 25: 2004-2009.

[69] Ntourakis D, Marzano E, De Blasi V, et al. Robotic left pancreatectomy for pancreatic solid pseudopapillary tumor. Ann Surg Oncol 2011; 18: 642-643.

[70] Suman P, Rutledge J, Yiengpruksawan A. Robotic distal pancreatectomy. JSLS 2013; 17: 627-635.

[71] Zhan Q, Deng XX, Han B, et al. Robotic-assisted pancreatic resection: a report of 47 cases. Int J Med Robot 2013; 9: 44-51.

[72] Melvin WS, Needleman BJ, Krause KR, et al. Robotic resection of pancreatic neuroendocrine tumor. J Laparoendosc Adv Surg Tech A 2003; 13: 33-36.

[73] Daouadi M, Zureikat AH, Zenati MS, et al. Robot-assisted minimally invasive distal pancreatectomy is superior to the laparoscopic technique. Ann Surg 2013; 257: 128-132.

[74] Waters JA, Canal DF, Wiebke EA, et al. Robotic distal pancreatectomy: cost effective? Surgery 2010; 148: 814-823.

[75] Metildi CA, Kaushal S, Hardamon CR, et al. Fluorescence-guided surgery allows for more complete resection of pancreatic cancer, resulting in longer disease-free survival compared with standard surgery in orthotopic mouse models. J Am Coll Surg 2012; 215: 126-135; discussion 135-136.

[76] Metildi CA, Kaushal S, Luiken GA, et al. Advantages of fluorescence-guided laparoscopic surgery of pancreatic cancer labeled with fluorescent anti-carcinoembryonic antigen antibodies in an orthotopic mouse model. J Am Coll Surg 2014; 219: 132-141.

[77] Mohs AM, Mancini MC, Singhal S, et al. Hand-held spectroscopic device for in vivo and intraoperative tumor detection: contrast enhancement, detection sensitivity, and tissue penetration. Anal Chem 2010; 82: 9058-9065.

译者：胡锋，陕西中医药大学硕士研究生
　　　蔡合，四川大学华西医院住院医师
审校：刘亚辉，主任医师，教授，吉林大学第一医院

Cite this article as: Postlewait LM, Kooby DA. Laparoscopic distal pancreatectomy for adenocarcinoma: safe and reasonable? J Gastrointest Oncol 2015;6(4):406-417. doi: 10.3978/j.issn.2078-6891.2015.034

点评

　　胰腺属于腹膜后位器官，与脾血管、肠系膜血管及多个重要脏器毗邻，手术难度大。近年来随着超声刀、镜下切割闭合器等新设备在临床的应用以及腹腔镜技术的成熟发展，使得胰腺癌腹腔镜远端胰腺切除术在肝胆胰外科逐渐开展，随着镜下技术的提高，切除和清扫水平也能达到与开腹相当的效果，而且腹腔镜远端胰腺切除病例术后出血、胰瘘等并发症较开腹手术无明显差异，但患者肠蠕动恢复、下床活动时间、住院时间均较开腹手术有所提前。文中提及的手术技巧比较成熟，而且脾脏的动静脉血管都能在术中明确显露并分别结扎进一步提高了手术的安全性。

——刘亚辉

第十八章　胰十二指肠切除术在一个综合的社区癌症中心进行与在主要的三级医疗中心进行能否取得类似的结果？

Charles Cheng, David Duppler, Boguslawa Koczon Jaremko

Appleton Medical Center, Fox Valley Surgical Associates, Appleton, Wisconsin, USA
Correspondence to: Charles Cheng, MD. Department of Surgery, Fox Valley Surgical Associates, LTD, 1818 N Meade St., Appleton, WI 54911, USA. Email: charles.cheng@thedacare.org.

背景：胰腺切除是治疗胰腺肿瘤的一种有效的治疗方式，而胰十二指肠切除术是治疗胰头部肿瘤的主要方法。尽管肿瘤已做充分的切除，其预后仍然非常差。我们建立了1个前瞻性的数据库，其数据涵盖本院2001—2010年的病例资料，并对数据结果与来自三级医疗中心的数据进行了分析和比较。

方法：本研究包含62名不同组织学类型的患者，手术方式有保留幽门的胰十二指肠切除术、经典的胰十二指肠切除术和胰腺次全切除术。其中，有3例患者为了达到临床切缘阴性而进行了门静脉修补术，有46例患者最后的病理报告证实为恶性。

结果：患者的平均年龄为63岁。胰腺外分泌恶性肿瘤在术前的CA 199平均水平比大多数良性病变高。近10年来，手术时间减少，输血非常少见，术后发生胰瘘并发症也极少。2例患者被证实发生胆瘘，其中1例通过有效的引流后控制，而另1例则进行了二次手术。胃肠梗阻是导致出院时间延长的主要原因，对于术中没有放置胃造口管的患者需要术后留置鼻胃管以缓解梗阻。住院30 d内死亡率为4.6%。在我们的随访中其平均生存期为30.6个月。与公开发表的数据比较，本研究的死亡率、发病率及生存期类似。5年生存率为39%。

结论：尽管胰腺和胆道恶性肿瘤患者的总体预后不佳，表明在具有治疗胰腺疾病的专业手术团队的社区医院实施手术，可以达到与在三级医疗中心实施手术相同的生存期及生活质量。

关键词：胰腺癌的胰十二指肠切除术；手术疗效；社区医院

View this article at: http://www.thejgo.org/article/view/212/html

1　前言

在美国，2011年约有44 000例新发癌症患者，有37 600人死于癌症，其中胰腺癌导致的癌症死亡相关人数占第四位，为消化道肿瘤中的第二位。同时，胰腺癌也是在过去40多年的时间里生存率没有得到提高的少数肿瘤之一[1]。

胰腺癌更常见于老年人，其中不到20%的患者其肿瘤局限、存在潜在治愈可能[2]。在诊断时即有转移的患者其平均预期寿命为3~6个月，5年生存率仅为6%。75%的患者死于诊断后的第1年。胰腺癌的死亡率是所有癌症中最高的[3]。

胰腺癌的症状取决于肿瘤所在的位置以及疾病分期。大部分胰腺癌发生在胰头部，通常会导致胆汁淤积、腹部不适和恶心，胰管阻塞可能引起胰腺炎。大多数的患者会有系统性的疾病表现，比如乏力、纳差、体重下降，也有部分患者表现为静脉血栓形成、肝功能损害、胃梗阻甚至抑郁[4-6]。

对胰腺癌患者最常施行的手术方式是胰十二指肠切除术，因为75%的胰腺肿瘤位于胰腺头部。1912年，Walter Kausch第一次报道成功实施了胰头部的切除，Allen O Whipple于1935年做了改进，即分2阶段实施的手术，并由此演变为根治性切除[7-8]。

2 方法

我们的社区癌症中心于2001年成立于威斯康辛州的阿尔普顿。样本选取2001—2010年中心接受胰十二指肠切除术的62名患者，手术的实施由中心消化道肿瘤手术组团队完成，并与实施了同类大样本手术的美国其他地区的结果进行了比较[9]。该回顾性分析数据库得到了ThedaCare医院的机构审查委员会批准。

应用SAS 9.2统计分析软件对结果进行分析，采用t检验对两组患者之间的差异进行了比较，用Fisher's精确检验法分析同一表格中两组因素的相关性，采用Kaplan-Meier生存曲线来评价预后。

总计有62例患者（女35例，男27例）被纳入研究，他们的组织学类型有胰腺癌、壶腹癌和其他组织学类型，包括良性的实体组织（表1和表2）。为了比较前期和后期的手术疗效的区别，按照手术时间，分为2005年

表1 患者性别特征

年份 频数行百分比	性别		合计
	女性	男性	
≤2004	13	10	23
	56.52%	43.48%	
≥2005	22	17	39
	56.41%	43.59%	
合计	35	27	62

$P=1.0$；两因子的相关性检验用Fisher检验。

表2 ASA分级特征

年份 频数行百分比	ASA分级		合计
	2	3	
≤2004	9	14	23
	39.13%	60.87%	
≥2005	9	28	37
	24.32%	75.68%	
合计	18	42	60

频数
缺失数据=2

$P=0.25$；两因子的相关性检验用Fisher检验法。

前手术组患者和2005年后手术组患者。

41例患者实施了保留幽门的胰十二指肠切除术，20例患者实施了传统的胰十二指肠切除术，另有1例患者施行的是胰腺次全切除术。后续的治疗按照类似的临床路径进行。其中3例患者因为肿瘤侵犯门静脉而进行了门静脉缝合修补术，后来的组织学诊断提示有46例患者为恶性肿瘤，16例患者为良性病变。其中，有1例患者表现为两种组织学改变（导管内癌和神经内分泌肿瘤）。

最终病理结果为胰腺癌、胆管癌、腺癌、恶性淋巴瘤、壶腹癌、十二指肠癌、平滑肌肉瘤、位于胰腺的转移癌和神经内分泌肿瘤。良性组织病变包括：胰腺炎、胰腺囊性肿瘤病变（IPMN）、炎性假瘤和腺瘤样增生（表3）。

大多数患者表现为黄疸、体重下降和腹痛，所有的患者均接受了计算机断层扫描（CT）作为术前评估的一部分。对有胆道梗阻症状的患者实施了逆行胰胆管造影（ERCP），术前置入胆道支架以便减轻黄疸，该措施由内镜医师评估并负责实施。

本研究纳入对象的平均年龄为63岁，年龄介于39~78岁。种族分布如下：34名白种人，3名亚洲人，5名拉丁美洲人，13名患者种族不详。

3 临床数据

2005年之前平均手术时间为385 min，2005年之后为348 min。通过比较2005年前后进行的手术，校正性别、年龄和ASA分级后的住院时间缩短（$P=0.06$）。本研究所有患者的平均住院时间为16.1 d（0~87 d），ICU监护

表3　胰腺肿物的组织学分类

良性肿瘤 [16]	癌 [46]
假性肿瘤 [3]	胰腺导管癌 [26]
IPMN（胰腺导管内乳头状黏液腺瘤）[2]	胆管癌 [5]
黏液性囊腺瘤 [1]	神经内分泌癌 [2]
慢性胰腺炎 [6]	（十二指肠）乳头癌 [4]
良性腺瘤样增生 [1]	淋巴瘤 [2]
十二指肠血肿 [2]	肾细胞癌 [1]
腺瘤 [1]	十二指肠癌 [4]
	平滑肌肉瘤 [1]
	多种组织-导管和神经内分泌癌 [1]

的平均天数为3 d（1~63 d）。在受检的变量中，仅红霉素（作为一种促胃动力剂）的使用变化显著：它的使用量大幅度增加（$P=0.009$），2005年之前接受外科手术的23例患者有17例患者使用了红霉素（73.91%），2005年之后97.4%的外科手术患者使用了红霉素（表4）。

对15例需要血制品的患者进行了输血治疗。胰腺外分泌恶性肿瘤术前CA 199的平均值为638，然而，对良性病变和内分泌肿瘤这个值为122（表5）。

3例患者围术期死于肠缺血性坏死和严重的酸中毒，也就是说30 d死亡率为4.8%，在本研究中术后30 d死亡的主要原因为小肠坏死和弥漫性血管内凝血（disseminated or diffuse intravascular coagulation，DIC）。在我们的研究对象中有1例胰瘘、2例胆瘘（其中1例通过有效引流治愈，而另一例进行了剖腹探查修补瘘管）。平均住院天数为15 d。出院时间延长的主要原因

为胃肠梗阻，对于术中没有放置胃造口管的患者需术后留置鼻胃管以缓解胃肠梗阻。

呼吸衰竭和肾衰竭发生率为4.8%，切开感染、深静脉血栓（DVT）和切口疝的发生率均为3.2%（表6）。

迄今为止，该研究中45%的患者（$n=24$例）已经死亡，其中有2例死亡与癌症无关。62例研究对象在随访期内平均生存期为30.6个月（表7~表8）。胰腺癌和非胰腺癌的3年生存期分别为39%和66%。

本研究中（表9），47.9%的患者存在区域淋巴结转移，14.2%的患者手术切缘阳性。对没有淋巴结转移且手术切缘阴性的患者，其术后12个月、36个月和60个月的生存期分别为75%、47%和47%。有淋巴结转移的患者和没有淋巴结受累的患者的5年存活率分别为39%和48%。术后辅助放化疗治疗适用于肿瘤大小超过2 cm或者存在淋巴结转移者。本组患者的5年存活为39%（图1）。癌症分期似乎对生存期没有影响，5年存活率在Ⅰ/Ⅱ期和Ⅲ/Ⅳ期患者中分别为36%和34%（图2~图3）。

4　讨论

研究结果来自美国肿瘤外科医师协会认可的一个综合性社区医院。在定期举行的肿瘤会议中会进行多学科讨论，更多的诊断和治疗措施将很快应用于临床，与会的消化道肿瘤方面的专家参与讨论并为每一位肿瘤患者制定出个体化治疗方案。由于存在电子病历记录系统，可以随时追踪到每一个确诊病例治疗的全过程。

非常多的专业医疗机构已经发表了大量关于胰腺癌胰十二指肠切除术后疗效改善的文章[10-13]。影响癌症死

表4　红霉素的使用情况/年

年份 频数行百分比	频数行百分比		合计
	否	是	
≤2004	6	17	23
	26.09%	73.91%	
≥2005	1	37	38
	2.63%	97.37%	
合计	7	54	61
	缺失数据=1		

$P=0.0094$。

表5 连续性变量的描述统计

年份	N	变量	N	均值	标准差	中位数	最小值	最大值	P* vs. ≤ 2004
≤2004	23	年龄	23	64.33	10.01	67.48	43.03	77.96	
		住院时间	22	19.05	16.04	15.00	8.00	87.00	
		手术时间	23	6.39	1.11	6.12	4.75	8.75	
		ICU住院时间	23	1.00	0.00	1.00	1.00	1.00	
		晶体	23	4 995.65	2 010.54	5 000.00	2 000.00	9 700.00	
		胶体	23	413.04	333.45	500.00	0.00	1 100.00	
		输血	23	732.61	464.56	700.00	0.00	2 400.00	
≥2005	39	年龄	39	62.43	10.61	65.32	36.00	77.06	0.49
		住院时间	39	13.18	7.86	12.00	0.00	40.00	0.06
		手术时间	37	5.81	1.68	5.35	2.02	11.50	0.15
		ICU住院时间	37	1.00	0.00	1.00	1.00	1.00	–
		晶体	37	4 918.92	2 980.20	4 600.00	0.00	16 000.00	0.91
		胶体	37	337.84	387.37	250.00	0.00	1 500.00	0.44
		输血	37	784.46	1 303.09	500.00	0.00	8 000.00	0.86

*两组患者数据的均值差异性比较用Student T检验。

表6 术后并发症

迟发性胃肠梗阻	18
呼吸功能衰竭	3
肾功能衰竭	3
切口感染/裂开	2
深静脉血栓（DVT）	2
切口疝	2
肠瘘	2
重度贫血	1
肝脓肿	1
上消化道出血	1
心房颤动	1
凝血功能障碍	1
C型艰难梭菌结肠炎	1
酸中毒	1
张力性气胸	1
再次手术	1

表7 术后30天、1年、3年、5年总生存率

时间（月）	生存率	生存率标准误	下限值（95%CI）	上限值（95%CI）
1	0.9032	0.0375	0.79721	0.95532
12	0.7308	0.0578	0.59788	0.82590
36	0.5681	0.0713	0.41737	0.69352
60	0.4519	0.0831	0.28647	0.60367

表8 与Cameron等的研究的比较

时间（月）	预设系列		Survival（Cameron等）	P
	生存率	标准误		
1	90%	4%	99%	0.021
12	73%	6%	64%	0.116
36	57%	7%	27%	<0.0001
60	45%	8%	18%	0.001

表9　本研究纳入样本的ASA分级

ASA	频数	百分比	累计频数	累计百分比
缺失	13	20.97	13	20.97
非恶性肿瘤	16	25.81	29	46.77
1/2	22	35.48	51	82.26
3/4	11	17.74	62	100.00

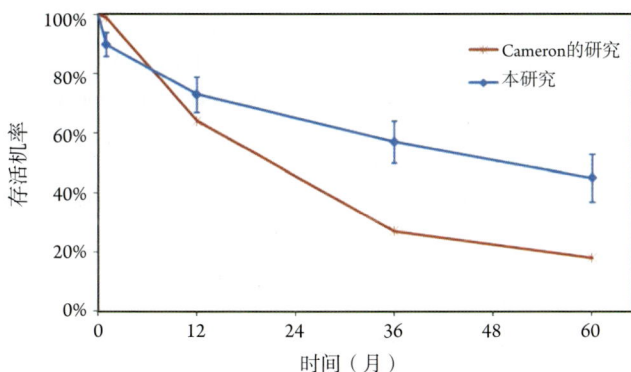

图1　生存数据比较

乘积极限法生存分析

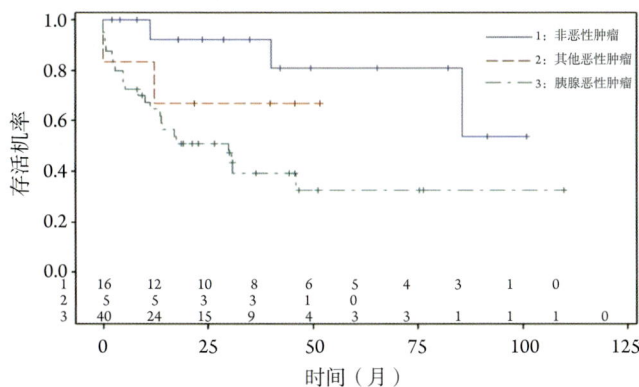

图2　根据患者诊断行生存分析

乘积极限法生存分析

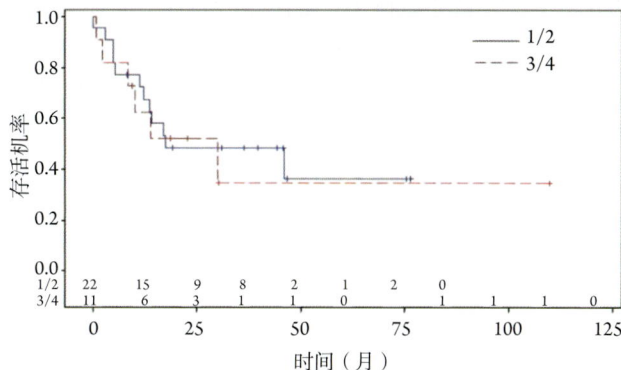

图3　根据ASA评分进行生存分析

亡率的因素繁多，有研究认为外科医生的手术量与死亡率的降低显著相关[14]。同样，来自一项权威机构的研究表明癌症的死亡率具有明显差异性（0.7%~7.7%），在综合其他的变量分析后，得出的结论仅仅依靠医院的手术量并不能解释这种差异[15]。外科医生的经验与疾病的总体发病率有一定关系。本研究同时发现：经验丰富的外科医生（独立开展了超过50台以上的胰十二指肠切除术）与开展了较大手术量的外科医生（每年开展20例以上）或者更少手术量的外科医生得到的手术疗效相当[16]。

文献报道，接受了胰十二指肠切除术治疗的胰腺癌患者的5年生存率从早期研究的3%到最近的文献报道的20%[16-18]。在本研究中，手术后的肿瘤患者5年总体生存率为39%。

本研究结果与来自约翰霍普金斯大学单中心的1 000例胰十二指肠切除术患者进行了比较，结果表明两中心的死亡率、发病率和生存期是相似的[19-20]。

胰腺手术的学习曲线表明，在胰十二指肠切除术的手术量达到60例以后，外科医生就具备了通过预判手术失血量、手术时间、住院时间和切缘情况（这些都是与总体预后紧密相关的因素）来提高患者疗效的能力[21]。本研究所呈现的结论与目前已发表文献的结论是一致的。

已有大量研究阐述了复杂外科手术区域化的好处，而手术量大的医疗中心具有的优势包括死亡率的降低和手术费用的减少、有进行前瞻性随机对照试验的基础和提供外科医师培训的能力[22-23]。

本次研究的其中一个目标是判断是否能够为诊断为壶腹部肿瘤的患者提供优质的护理。我们社区与最近的胆胰中心相距90英里（1英里等于1.6093公里）。如果让患者自己选择就治医院的话，绝大多数患者并不愿意长途跋涉就医。这就使得本地的优质医疗服务成为选择，社区医疗中心如果具备胰胆疾病治疗的能力，既方便了患者就医，也便于患者亲属到医院访视。

在过去的20年里，外科治疗壶腹部肿瘤进步显著，在本研究中，麻醉和围术期管理的技术改进对围术期患者的死亡率下降贡献巨大。临床路径的发展也对提高疗效贡献颇丰[24]。

和其他小样本研究一样，本研究由于样本数量不大，且为单中心研究，所以具有局限性。同时，由于样本量小，很难得出有意义的统计学结果。死亡率、发病率和长期生存（癌症特有的生存期及总生存期）仍然是评价肿瘤进展的有效指标，这些数据将继续支持我中心胰胆管疾病的研究。

研究结果反映了专家们在治疗胰胆管疾病中的努力与贡献。笔者认为医院的大小并不是疾病预后的唯一决定因素。我们相信，也正如本次对胰腺癌和胆管癌患者的研究结果所阐述的一样，外科医生的手术技术结合多学科的方法和优秀的配套支持为患者提供良好的预后打下了坚实的基础。

能改善壶腹部肿瘤患者预后的因素是非常多的，围术期重症监护水平的提高和手术技术的改进有助于缩短手术时间。辅助治疗的进展也有助于提高生存期。也正是通过这些新的治疗方法的改进使我们相信在不久的将来患者的生存率将会进一步得到提高[25]。

声明

本文作者宣称无任何利益冲突。

参考文献

[1] American Cancer Society. Cancer Facts & Figures 2011. Atlanta: American Cancer Society; 2011.

[2] Ghaneh P, Costello E, Neoptolemos JP. Biology and management of pancreatic cancer. Gut 2007; 56: 1134-1152.

[3] Conlon KC, Klimstra DS, Brennan MF. Long-term survival after curative resection for pancreatic ductal adenocarcinoma. Clinicopathologic analysis of 5-year survivors. Ann Surg 1996; 223: 273-279.

[4] Brand R. Pancreatic cancer. Dis Mon 2004; 50: 545-555.

[5] Holly EA, Chaliha I, Bracci PM, Gautam M. Signs and symptoms of pancreatic cancer: a population-based case-control study in the San Francisco Bay area. Clin Gastroenterol Hepatol 2004; 2: 510-517.

[6] Thomas RM, Ahmad SA. Current concepts in the surgical management of pancreatic cancer. Surg Oncol Clin N Am 2010; 19: 335-358.

[7] Whipple AO, Parsons WB, Mullins CR. TREATMENT OF CARCINOMA OF THE AMPULLA OF VATER. Ann Surg 1935; 102: 763-779.

[8] Hunt VC. SURGICAL MANAGEMENT OF CARCINOMA OF THE AMPULLA OF VATER AND OF THE PERIAMPULLARY PORTION OF THE DUODENUM. Ann Surg 1941; 114: 570-602.

[9] Cameron JL, Riall TS, Coleman J, Belcher KA. One thousand consecutive pancreaticoduodenectomies. Ann Surg 2006; 244: 10-15.

[10] Fong Y, Gonen M, Rubin D, Radzyner M, Brennan MF. Long-term survival is superior after resection for cancer in high-volume centers. Ann Surg 2005; 242: 540-4; discussion 544-547.

[11] Lieberman MD, Kilburn H, Lindsey M, Brennan MF. Relation of perioperative deaths to hospital volume among patients undergoing pancreatic resection for malignancy. Ann Surg 1995; 222: 638-645.

[12] Schmidt CM, Turrini O, Parikh P, House MG, Zyromski NJ, Nakeeb A, et al. Effect of hospital volume, surgeon experience, and surgeon volume on patient outcomes after pancreaticoduodenectomy: a singleinstitution experience. Arch Surg 2010; 145: 634-640.

[13] Kotwall CA, Maxwell JG, Brinker CC, Koch GG, Covington DL. National estimates of mortality rates for radical pancreaticoduodenectomy in 25,000 patients. Ann Surg Oncol 2001; 9: 847-854.

[14] Hannan EL, Radzyner M, Rubin D, Dougherty J, Brennan MF. The influence of hospital and surgeon volume on in-hospital mortality for colectomy, gastrectomy, and lung lobectomy in patients with cancer. Surgery 2002; 131: 6-15.

[15] Riall TS, Nealon WH, Goodwin JS, Townsend CM Jr, Freeman JL. Outcomes following pancreatic resection: variability among highvolume providers. Surgery 2008; 144: 133-140.

[16] Nitecki SS, Sarr MG, Colby TV, van Heerden JA. Long-term survival after resection for ductal adenocarcinoma of the pancreas. Is it really improving? Ann Surg 1995; 221: 59-66.

[17] Conlon KC, Klimstra DS, Brennan MF. Long-term survival after curative resection for pancreatic ductal adenocarcinoma. Clinicopathologic analysis of 5-year survivors. Ann Surg 1996; 223: 273-279.

[18] Connolly MM, Dawson PJ, Michelassi F, Moossa AR, Lowenstein F. Survival in 1001 patients with carcinoma of the pancreas. Ann Surg 1987; 206: 366-373.

[19] Ferrone CR, Brennan MF, Gonen M, Coit DG, Fong Y, Chung S, et al. Pancreatic adenocarcinoma: the actual 5-year survivors. J Gastrointest Surg 2008; 12: 701-706.

[20] Bilimoria KY, Talamonti MS, Sener SF, Bilimoria MM, Stewart AK, Winchester DP, et al. Effect of hospital volume on margin status after pancreaticoduodenectomy for cancer. J Am Coll Surg

2008；207：510-519.

[21] Tseng JF，Pisters PW，Lee JE，Wang H，Gomez HF，Sun CC，et al. The learning curve in pancreatic surgery. Surgery 2007；141：456-463.

[22] Gordon TA，Burleyson GP，Tielsch JM，Cameron JL. The effects of regionalization on cost and outcome for one general high-risk surgical procedure. Ann Surg 1995；221：43-49.

[23] Sosa JA，Bowman HM，Gordon TA，Bass EB，Yeo CJ，Lillemoe KD，et al. Importance of hospital volume in the overall management of pancreatic cancer. Ann Surg 1998；228：429-438.

[24] Kennedy EP，Grenda TR，Sauter PK，Rosato EL，Chojnacki KA，Rosato FE Jr，et al. Implementation of a critical pathway for distal pancreatectomy at an academic institution. J Gastrointest Surg 2009；13：938-944.

[25] O'Reilly EM. Refinement of adjuvant therapy for pancreatic cancer. JAMA 2010；304：1124-1125.

译者：严强，美国外科学院委员（FACS），主任医师，教授，浙江省湖州市中心医院（浙江大学湖州医院）大外科兼肝胆胰外科主任、外科教研室主任
审校：徐钧，原山西省肿瘤医院主任医师

点评

　　恶性程度高、早期诊断率低等多种因素使胰腺癌成为预后最差的恶性肿瘤之一，其5年生存率<5%，年发病患者数近乎于病死人数。据2014年最新统计数据显示，发达国家（美国）胰腺癌新发估计病例数，男性列第十位，女性列第九位，占恶性肿瘤死亡率的第四位。据《2013年中国肿瘤登记年报》统计，胰腺癌位列我国男性恶性肿瘤发病率的第八位，人群恶性肿瘤死亡率的第七位，全球范围内均呈快速上升趋势。吸烟、老龄化、糖尿病、胰腺炎、家族性遗传史、基因突变、接触萘胺及苯类化合物者等均是胰腺癌发病的高危因素。

　　虽然目前已有CT、MR、ERCP、EUS-FNA等诊断方法，但由于胰腺位于腹腔中较深的位置，起病隐匿，胰腺癌的早期诊断仍然十分困难。临床症状出现时往往已经到了晚期，患者的5年生存率仅为5%~10%，中位生存期为诊断后5~6个月。早期发现并进行规范化的治疗，是改善胰腺癌预后最关键的因素。外科、消化内科、影像科及相关基础学科学者们一直积极研究其发病分子机制，探索更佳的治疗手段及方法，但目前其治疗效果仍不理想。根治性手术切除仍然是治疗胰腺癌最有效的手段，是改善患者预后，获得长期存活最为核心的手段。标准的胰十二指肠切除术是胰腺癌手术的经典术式。手术技术的进步使得该技术的安全性得到保障，并得到广泛推广，但临床实际中能否规范实施该手术目前仍有一定的差距。特别是经验较少的单位及医生仅以顺利完成手术为标准，或盲目追求缩短手术时间，而忽略了R0切除。这类手术如无法达到根治性切除的目的，术后很容易局部复发及转移。目前不提倡实施淋巴结扩大清扫，但手术医生仍应按标准彻底清除肿瘤周围淋巴结，应获取15枚以上的淋巴结，并且需要减少R1切除的发生。

　　本文前瞻性的研究了在美国胰十二指肠切除术在一个综合的社区癌症中心进行与在主要的三级医疗中心进行能否取得类似的结果，其结论表明在具有治疗胰腺疾病专业手术团队的社区医院实施手术，可以达到与在三级医疗中心实施手术相同的生存期及生活质量。对于我国具有一定的借鉴作用。

——徐钧

第十九章　≥70岁胰腺癌患者行手术切除的预后

Thomas J. Hayman[1], Tobin Strom[2], Gregory M. Springett[3], Lodovico Balducci[4], Sarah E. Hoffe[2], Kenneth L. Meredith[5], Pamela Hodul[3], Mokenge Malafa[3], Ravi Shridhar[2]

[1]University of South Florida Morsani College of Medicine, Tampa, FL, USA; [2]Department of Radiation Oncology, [3]Gastrointestinal Tumor Program, [4]Senior Adult Oncology Program, Moffitt Cancer Center, Tampa, FL, USA; [5]Gastrointestinal Oncology, Sarasota Memorial Hospital, Sarasota, FL, USA

Correspondence to: Ravi Shridhar, MD, PhD. Department of Radiation Oncology, Gastrointestinal Tumor Program, Moffitt Cancer Center, 12902 Magnolia Dr, Tampa, FL 33612, USA. Email: ravi0421@yahoo.com.

目的： 确定年龄≥70岁的胰腺癌患者行手术切除的预后。

方法： 本研究选取2000—2012年接受过胰腺癌手术且年龄≥70岁的胰腺癌患者。不包括接受过新辅助疗法的患者。该研究的主要终点为总生存期（OS）。

结果： 通过对112名患者随访观察，发现其中位生存期为36个月。患者的中位年龄为77岁。5年的OS为19%，中位生存期为20.5个月。单因素变量分析（Univariate analysis，UVA）显示，死亡率增加与N1（$P=0.03$）和术后CA19-9>90（$P<0.001$）显著性相关，而使用辅助性放化疗具有降低死亡率的趋势（$P=0.08$）。多因素分析（multivariate analysis，MVA）显示，死亡率升高与N1（$P=0.008$）和CA19-9>90（$P=0.002$）之间有统计学差异，而辅助放化疗（$P=0.04$）则可降低死亡率。

结论： 这些研究数据显示，患者≥70岁的年龄、淋巴结状况、术后的CA19-9值以及辅助性放化疗与OS相关。研究数据表明，接受前期手术治疗且年龄≥70岁的患者的预后并不比年轻患者差。

关键词： 胰腺癌；外科手术；老年人；辅助治疗；放化疗

View this article at: http://dx.doi.org/10.3978/j.issn.2078-6891.2015.038

1　引言

在美国癌症相关死亡中胰腺癌位于第4位[1-2]。尽管在多模式的治疗中取得了一定的进展，胰腺癌仍然是非常致命的疾病，其5年总生存率（overall survival，OS）约5%[1,3]。自20世纪30年代起，美国的胰腺癌发病率持续增高[4]。每年有超过43 000例胰腺癌确诊病例，其中很大比例患者会死于该病[5]。

目前公认的治疗胰腺癌的标准为手术切除以及术后包括化疗的辅助治疗。术后是否使用放疗（postoperative radiotherapy，PORT）仍然存在争议[6]。与单纯手术相比，有些研究显示在OS方面有所增加[7-9]，但另外一些研究则显示并无受益[10-12]。

在美国，老年人口数量持续增长，2000—2010年上升了30%[13]。另外，随着公共卫生、营养、疾病的早期发现以及持续的医学进步等方面的进展，平均寿命得到延长。随着平均预期寿命的增长以及癌症筛查的进展，在老年人中已经诊断出越来越多的癌症患者[14]。

　　胰腺癌往往多发于老年人群，45岁以前的患者群相对罕见，而在该年龄以后其发病率陡然增加[4]。疾病的发病率随着年龄的增长而增长：患者年龄在60~64岁的发病率为每100 000名患者中有29名患该病；年龄在80~84岁的发病率为每100 000名患者中有91名患该病[15]。在美国诊断为胰腺癌患者的中位年龄为72岁[16]。年龄的增长对胰腺癌的发展是一个公认的危险因素[17-18]。事实上，约三分之二的确诊患者年龄>65岁[4,15]。因此，更多的老年人被诊断出患有胰腺癌，同时正在考虑进行多学科的综合治疗[19]。然而，在许多临床研究中，常将年龄>70岁作为一个年龄排除标准，因而老年癌症患者的临床研究数据仍然不足[20-21]。因此，是否能够运用这些数据推测老年人的发病情况的问题持续存在。本研究的目的是确定本单位年龄≥70岁的胰腺癌患者行胰腺切除术的预后。

2　材料与方法

2.1　患者

　　选取2000—2012年，年龄≥70岁的胰腺癌患者，这些患者均接受前期的手术切除，分析并确定其预后。排除标准：肿瘤远处转移、未行手术治疗、接受过新辅助治疗、年龄<70岁、少见疾病如淋巴瘤、囊腺瘤、导管内黏液肿瘤、印戒细胞癌、神经内分泌肿瘤以及一些来源于胰岛细胞的肿瘤，例如：胃泌素瘤、胰岛瘤、胰高血糖素瘤和血管活性肠肽瘤。

2.2　治疗方法

2.2.1　手术治疗

　　对患有胰头肿瘤的患者行保留或不保留幽门的胰十二指肠切除术。

　　对小部分胰体或胰尾部肿瘤患者，根据肿瘤大小、部位及其与邻近器官和血管的关系，分别给予胰十二指肠切除术，或全胰切除术，或保留或不保留脾脏的部分胰腺切除术，联合或不联合静脉的切除重建或修复。

2.2.2　辅助疗法

　　手术后，患者接受有或无新辅助疗法的放化疗，或辅助性化疗，单纯化疗，或无辅助疗法。所有病例，在

手术后的4个月以内，使用辅助性疗法。

　　单纯化疗的患者均接受单一的吉西他滨药物治疗。化疗后接受放疗的9 704名患者，使用肿瘤放射治疗组（RTOG）治疗方案相似的方式，给予1个月的吉西他滨治疗，随后给予连续静滴5-FU或吉西他滨的同步放化疗，接着给予辅助吉西他滨治疗。单纯接受放化疗的患者给予与5-FU或者吉西他滨的同步放疗，对胰腺肿瘤瘤床和区域淋巴结进行照射，中位照射剂量为50 Gy（剂量范围：43.2~63 Gy），每日180~200 cGy，中位治疗天数为28 d（范围：24~35 d）；少数患者接受了一次瘤床冲击照射剂量（中位照射剂量：0 Gy；范围：0~14.4 Gy）。

2.3　统计分析

　　主要终点为OS，时间间隔为手术到死亡日期。采用SPSS 21.0统计软件进行分析。对无进展生存期（progression free survival，PFS）也进行分析，时间间隔为手术到第一次复发或者死亡。连续变量比较采用Wilcoxon秩和检验和Kruskal Wallis检验。分类变量采用χ²检验。OS率的计算采用Kaplan-Meier法（乘积极限法）和对数秩检验。OS采用Cox多因素分析，包括所有临床、病理以及处理变量。以临床上有意义的数值点对多变量模型中包含的连续变量进行划分；术后CA19-9水平划分为<90和≥90。所有统计学检验均采用双侧检验，以$P<0.05$为差异有统计学意义。

3　结果

　　患者特征如表1所示。对年龄≥70岁且接受前期手术治疗的112名胰腺癌患者随访研究，发现其中位生存期为36个月。患者的中位年龄为77岁，绝大多数患者已进入晚期并接受了辅助治疗。

　　术后并发症情况见表2。最常见的并发症是胰漏（14.3%）和伤口感染（12.5%）。术后30 d、60 d、90 d的死亡率分别为2.7%、3.6%和4.5%。

　　图1显示了所研究患者的OS和PFS Kaplan Meier曲线。中位生存期为20.5个月，3、5年的OS分别为36%和19%（图1 A）。中位无进展生存期为14.6个月，3、5年的PFS分别为24%和17%（图1 B）。

　　表3是关于OS单因素变量分析（UVA）和多变量分析（MVA）。UVA分析发现死亡率的增加与N1情况[风险比（HR）1.64：1.05~2.56；$P=0.03$]和术后CA19-9>90（HR 2.78：1.56~4.93；$P<0.001$）相关。辅助性放化疗

表1　患者的特征

变量	标准	年龄≥70 y；N（%）
性别	男性	59（52.7）
	女性	53（47.3）
位置	头部	87（77.7）
	体部	7（6.3）
	尾部	18（16.1）
从确诊到手术的时间	≤30	83（74.1）
	>30	29（25.9）
中位大小（cm，范围）		3.0（0.5，8.5）
病理分期	T1/2	24（21.4）
	T3/4	88（78.6）
中位淋巴结阳性（范围）		1（0，25）
中位淋巴结清除（范围）		11（0,49）
淋巴病理分期	N0	49（43.8）
	N1	63（56.3）
肿瘤分级	良	12（10.7）
	中度	75（67.0）
	低度	18（16.1）
	未知	7（6.3）
切缘	阴性	94（83.9）
	阳性	18（16.1）
术后CA19-9>90	否	64（57.1）
	是	19（17.0）
	未知	29（25.9）
辅助治疗	无	34（30.4）
	放化疗	53（47.3）
	化疗	25（22.3）

表2　术后并发症

术后并发症	N（%）
胰漏	16（14.3）
胃空肠吻合术漏	1（0.9）
心房颤动	6（5.4）
肺栓塞	2（1.8）
脓肿	2（1.8）
伤口感染	14（12.5）
伤口裂开	1（0.9）
吻合口出血	4（3.6）
狭窄	1（0.9）
肠外瘘	0（0）
SMA血栓与肠坏死	1（0.9）
腹膜炎	3（2.7）
30 d死亡率	3（2.7）
60 d死亡率	4（3.6）
90 d死亡率	5（4.5）

SMA，肠系膜上动脉。

4　讨论

这是第一次研究关于年龄≥70岁并进行了前期胰腺癌手术，伴有或不伴有辅助治疗的患者的预后资料和预后因素。有趣的是，在MVA分析中，辅助性放化疗与降低死亡率相关，而辅助化疗不影响预后。不管是UVA还是MVAN1分析，N1期淋巴结转移情况和术后CA19-9>90可以预测死亡率增加。

临床文献中，老年人群研究数量持续不足，在参与研究人群中仅占25%~30%[20]。除了数据不足，最近也关注于确定对老年胰腺癌患者使用不同疗法的作用。Sehgal等实施了一项回顾性研究（n=16 694），报告了有关化疗率以及相关的生存率，这些资料均来自癌症信息资源文件注册表不同年龄组的所有胰腺癌患者[4]。他们发现老年胰腺癌患者比年轻患者接受治疗的次数少。此外，年龄>70组其中位OS显着减少（年龄>70，51~70，和≤50分别为4.21个月、7.07个月和7.89个月），然而这些患者被证明从化疗中取得了一个相当的或较好的生存获益。在UVA分析中，年龄>70岁并不是OS的预后因素。这项研究还表明接受放疗的所有患者均取得OS益

的应用具有降低死亡率的趋势（HR 0.64：0.39~1.05；P=0.08）。MVA分析发现死亡率的增加与N1的情况（HR 1.91：1.19~3.07；P=0.008）和术后CA19-9 >90（HR 2.68：1.45~4.94；P=0.002）相关，而死亡率降低与辅助放化疗显著相关（HR 0.5：0.26~0.95；P=0.04）。有趣的是，没有单纯辅助性化疗方面的对比。年龄，肿瘤分期，从诊断到手术的时间间隔，边缘情况，肿瘤位置以及性别不影响对UVA或MVA分析。

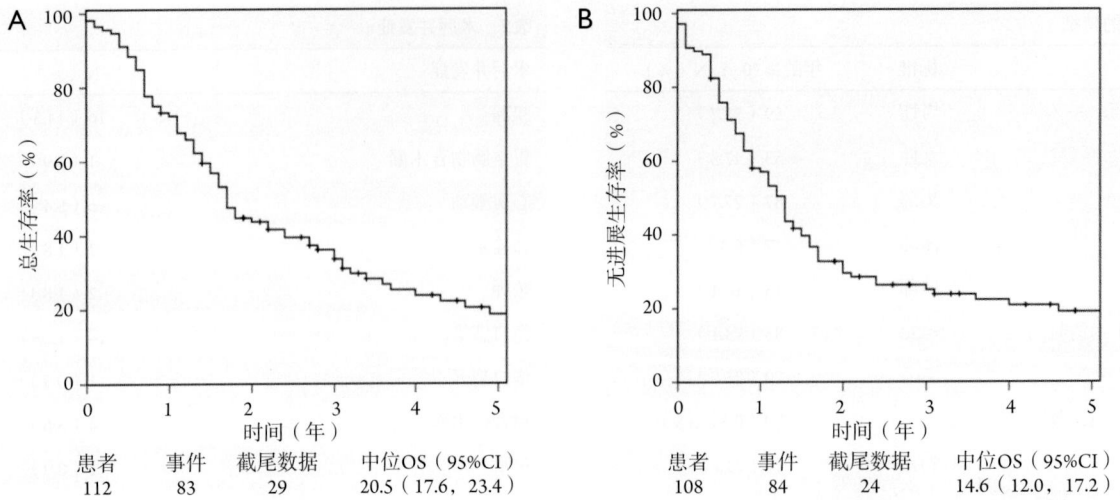

图1 采用总生存率OS（A）和无进展生存率PFS；（B）计算的卡普兰-迈耶（Kaplan-Meier）生存曲线

表3 总生存期的单因素和多因素分析

变量	标准	中位OS（m）	UV HR（95%CI）	P值	MV HR（95%CI）	P值
年龄*			1.02（0.98，1.07）	0.37	1.01（0.96，1.06）	0.76
性别	男性	20.5	Ref			
	女性	19.9	0.92（0.60~1.41）	0.70	0.86（0.55，1.36）	0.53
确诊手术（天）	≤30	19.8	Ref			
	>30	21.9	0.93（0.57~1.51）	0.76	0.85（0.48，1.49）	0.57
位置	头部	20.8	Ref			
	体部	65.9	0.54（0.20，1.50）	0.24	1.03（0.32，3.35）	0.96
	尾部	15.6	1.26（0.70，2.24）	0.44	1.62（0.84，3.13）	0.15
分级	良好	28.9	Ref			
	中度	18.7	1.24（0.63，2.45）	0.53	1.13（0.52，2.47）	0.75
	低度	19.1	1.17（0.51，2.69）	0.71	1.04（0.42，2.62）	0.93
	未知	48.2	0.66（0.23，1.94）	0.45	0.52（0.14，2.01）	0.35
病理分期	T1/2	19.8	Ref			
	T3/4	20.8	1.19（0.70~2.02）	0.53	1.27（0.67，2.41）	0.47
区域淋巴结转移	N0	28.8	Ref			
	N1	18.2	1.64（1.05~2.56）	0.03	1.91（1.19，3.07）	0.008
切缘	阴性	19.9	Ref			
	阳性	21.1	0.75（0.40~1.42）	0.38	0.94（0.46，1.93）	0.87

续表3

变量	标准	中位OS（m）	UV HR（95%CI）	P值	MV HR（95%CI）	P值
术后CA19-9	≤90	26.4	Ref			
	>90	10.1	2.78（1.56~4.93）	<0.001	2.68（1.45，4.94）	0.002
	未知	20.5	1.31（0.79~2.17）	0.29	1.13（0.64，1.98）	0.68
辅助治疗	无	15.6	Ref			
	放化疗	21.1	0.64（0.39~1.05）	0.08	0.50（0.26，0.95）	0.04
	化疗	20.5	1.05（0.58~1.90）	0.87	0.67（0.33，1.33）	0.25

*，连续变量；OS，总生存期；m，月；HR，风险比；CI，置信区间；UV，单因素；MV，多因素；Ref，参考（HR 1.00）。

处（HR 0.47，P<0.001）。我们的研究结果基本上是一致的，表明老年胰腺癌患者从治疗中获益，尤其得益于放化疗（CRT）。

关于PORT在胰腺癌术中的作用仍持续存在争议[6]。几项实验表明，PORT的使用有益于胰腺癌患者。接受手术治疗的9 173（n=43）名胃肠肿瘤研究组（GITSG）的胰腺癌患者，被随机分为观察组或者接受40 Gy分割放疗组，并同时行5-FU化疗[9]。与观察组相比，CRT组在中位生存期方面显著提高（分别为20个月与11个月，P=0.035）。另外，CRT组与观察组相比，其2年生存率显著改善（42% vs. 15%；P=0.035）。这一研究促使辅助性CRT疗法被美国采用。欧洲癌症研究和治疗组织（European Organiation Cancer，EORTC）实施了一项Ⅲ期临床试验研究40 891（n=218），试图证实这些结果，因此随机将接受手术切除的胰腺癌患者或者患有壶腹周围癌的胰腺癌患者分为观察组和治疗组，治疗组采用基于5-FU CRT疗法[12]。最初的数据显示两组间的中位生存期无差别（分别为19个月与24.5个月；P=0.208）。然而，进一步的单纯胰腺癌亚组分析显示，辅助性CRT的使用可以改善2年OS（23%与37%；P=0.049）[22]。

虽然这些研究支持在胰腺癌的治疗中PORT的使用，然而其他一些数据并不支持这种观点。欧洲癌症研究和治疗组织（European Study Group for Pancreatic Cancer，ESPAC）进行了一项试验（n=541），比较观察了单纯化疗或CRT疗法[11]。与没接受过CRT疗法相比，辅助性CRT疗法患者中位生存期较差（分别为16个月与18个月），同时也报道了较差的2年生存率（29%与49%；P=0.05）。然而，由于缺乏质量保证和分割治疗技术，该研究备受争议。这项研究允许放射肿瘤医生

选择剂量，其范围为40~60 Gy。此外，本项研究中仅有53%的患者进行了最终的分析。最后，医生能够选择患者是如何随机化和描述化疗或CRT"背景"。

虽然在前面提到的试验中包括老年患者，但并没有具体分析这一人群，然而在其他2个试验中对这些人群进行了专门研究。Miyamoto等对年龄≥75岁（n=42）的胰腺癌患者进行了CRT疗法，将这种疗法作为辅助性或者病因性治疗[23]。先行手术疗法随后行CRT疗法的患者与进行病因学CRT疗法的患者的中位OS相比，分别为20.6个月和8.6个月。研究发现，虽然许多患者经历了与实质性治疗相关的毒性反应，但是老年人群接受CRT疗法后的结果与历史性对照组类似。来自约翰霍普金斯大学的另一项研究，Horowitz等分析了来自前瞻性数据库的655名患者，这些患者接受过手术和以5-FU为基础的CRT疗法（n=313）或者无辅助疗法（n=342）[24]。研究显示，接受辅助CRT疗法的老年患者的2年生存率明显大于接受单纯手术疗法患者的生存率（分别为49%与31.6%；P=0.013）；然而，两组5年生存率相似（分别为11.7%与19.8%；P=0.310）。在MVA分析中，辅助性CRT对2年生存率具有保护作用[相对风险（RR）为0.59；P=0.44]。

不同于上述研究，笔者研究了前期接受过手术疗法并且没有进行后期化疗和CRT疗法的患者。Horowitz等研究比较了单纯手术疗法与CRT疗法，Miyamoto等研究比较了将CRT疗法仅作为辅助性疗法与将该疗法作为主要疗法。而这些差异确实存在，数据显示老年胰腺癌患者从治疗中获益，特别是在有辅助性放化疗的情况下。

笔者的研究也存在一些固有的局限性，在回顾性分析基础上，该研究长达12年之久，包括患者的筛选，这可能影响生存率。总之，研究表明接受过胰腺癌切除术

的老年患者从治疗中受益，特别是从CRT疗法中受益，然而，从该分析中得出的结论具有假设性和不确切性。

5 结论

笔者研究开始确定老年患者与OS相关的预后变量，这些老年群体在临床研究中仍然缺乏足够的具有代表性的数据。数据显示，接受过辅助性CRT疗法和化疗的患者，在OS方面有所增加。

致谢

R Shridhar进行了该实验的总设计，并且得到了来自TJ Hayman，T Strom，GM Springett，KL Meredith，L Balducci，P Hodul，SE Hoffe和M Malafa的支持。T Strom进行了统计分析。R Shridhar 和TJ Hayman进行了手稿的书写。R Shridhar，TJ Hayman，T Strom，GM Springett，KL Meredith，L Balducci，P Hodul，SE Hoffe 和M Malafa对手稿进行了审查和修订。

声明

本文作者宣称无任何利益冲突。

参考文献

[1] Vincent A, Herman J, Schulick R, et al. Pancreatic cancer. Lancet 2011; 378: 607-620.

[2] Kanda M, Fujii T, Nagai S, et al. Pattern of lymph node metastasis spread in pancreatic cancer. Pancreas 2011; 40: 951-955.

[3] Raimondi S, Maisonneuve P, Lowenfels AB. Epidemiology of pancreatic cancer: an overview. Nat Rev Gastroenterol Hepatol 2009; 6: 699-708.

[4] Sehgal R, Alsharedi M, Larck C, et al. Pancreatic cancer survival in elderly patients treated with chemotherapy. Pancreas 2014; 43: 306-310.

[5] Siegel R, Ma J, Zou Z, et al. Cancer statistics, 2014. CA Cancer J Clin 2014; 64: 9-29.

[6] Hoffe S, Rao N, Shridhar R. Neoadjuvant vs adjuvant therapy for resectable pancreatic cancer: the evolving role of radiation. Semin Radiat Oncol 2014; 24: 113-125.

[7] Corsini MM, Miller RC, Haddock MG, et al. Adjuvant radiotherapy and chemotherapy for pancreatic carcinoma: the Mayo Clinic experience(1975-2005). J Clin Oncol 2008; 26: 3511-3516.

[8] Herman JM, Swartz MJ, Hsu CC, et al. Analysis of fluorouracil-based adjuvant chemotherapy and radiation after pancreaticoduodenectomy for ductal adenocarcinoma of the pancreas: results of a large, prospectively collected database at the Johns Hopkins Hospital. J Clin Oncol 2008; 26: 3503-3510.

[9] Kalser MH, Ellenberg SS. Pancreatic cancer. Adjuvant combined radiation and chemotherapy following curative resection. Arch Surg 1985; 120: 899-903.

[10] Neoptolemos JP, Dunn JA, Stocken DD, et al. Adjuvant chemoradiotherapy and chemotherapy in resectable pancreatic cancer: a randomised controlled trial. Lancet 2001; 358: 1576-1585.

[11] Neoptolemos JP, Stocken DD, Friess H, et al. A randomized trial of chemoradiotherapy and chemotherapy after resection of pancreatic cancer. N Engl J Med 2004; 350: 1200-1210.

[12] Van Laethem JL, Hammel P, Mornex F, et al. Adjuvant gemcitabine alone versus gemcitabine-based chemoradiotherapy after curative resection for pancreatic cancer: a randomized EORTC-40013-22012/FFCD-9203/GERCOR phase II study. J Clin Oncol 2010; 28: 4450-4456.

[13] Thakkar JP, McCarthy BJ, Villano JL. Age-specific cancer incidence rates increase through the oldest age groups. Am J Med Sci 2014; 348: 65-70.

[14] Kanda M, Fujii T, Suenaga M, et al. Pancreatoduodenectomy with portal vein resection is feasible and potentially beneficial for elderly patients with pancreatic cancer. Pancreas 2014; 43: 951-958.

[15] Altekruse SF, Kosary CL, Krapcheco M, et al. SEER Cancer Statistics Review, 1975-2007, National Cancer Institute. Available online: http://seer.cancer.gov/csr/1975_2007/

[16] Ries LA, Melbert D, Krapcho M, et al. eds. SEER Cancer Statistics Review, 1975-2005, National Cancer Institute. Bethesda, MD. Available online: , based on November 2007 SEER data submission, posted to the SEER web site, 2008.http://seer.cancer.gov/csr/1975_2005/

[17] Shore S, Vimalachandran D, Raraty MG, et al. Cancer in the elderly: pancreatic cancer. Surg Oncol 2004; 13: 201-210.

[18] Balcom JH 4th, Rattner DW, Warshaw AL, et al. Ten-year experience with 733 pancreatic resections: changing indications, older patients, and decreasing length of hospitalization. Arch Surg 2001; 136: 391-398.

[19] Cooper AB, Holmes HM, des Bordes JK, et al. Role of neoadjuvant therapy in the multimodality treatment of older patients with pancreatic cancer. J Am Coll Surg 2014; 219: 111-120.

[20] Hutchins LF, Unger JM, Crowley JJ, et al. Underrepresentation

of patients 65 years of age or older in cancer-treatment trials. N Engl J Med 1999; 341: 2061-2067.

[21] Aapro MS, Köhne CH, Cohen HJ, et al. Never too old? Age should not be a barrier to enrollment in cancer clinical trials. Oncologist 2005; 10: 198-204.

[22] Garofalo MC, Regine WF, Tan MT. On statistical reanalysis, the EORTC trial is a positive trial for adjuvant chemoradiation in pancreatic cancer. Ann Surg 2006; 244: 332-333; author reply 333.

[23] Miyamoto DT, Mamon HJ, Ryan DP, et al. Outcomes and tolerability of chemoradiation therapy for pancreatic cancer patients aged 75 years or older. Int J Radiat Oncol Biol Phys 2010; 77: 1171-1177.

[24] Horowitz DP, Hsu CC, Wang J, et al. Adjuvant chemoradiation therapy after pancreaticoduodenectomy in elderly patients with pancreatic adenocarcinoma. Int J Radiat Oncol Biol Phys 2011; 80: 1391-1397.

译者： 胡锋，陕西中医药大学硕士研究生

欧阳国庆，四川大学华西医院胰腺外科，主治医师，研究生在读

审校： 曹峻，博士，新疆医科大学第一附属医院肝腔镜外科主任医师

Cite this article as: Hayman TJ, Strom T, Springett GM, Balducci L, Hoffe SE, Meredith KL, Hodul P, Malafa M, Shridhar R. Outcomes of resected pancreatic cancer in patients age ≥70. J Gastrointest Oncol 2015;6(5):498-504. doi: 10.3978/j.issn.2078-6891.2015.038

点评

　　行可切除胰腺癌手术且年龄≥70岁的患者，其年龄、淋巴结状况、术后的CA19-9值以及辅助性放化疗与总生存期（OS）相关。接受辅助CRT疗法的老年患者从治疗中获益。该文虽然存在一些局限性，在回顾性分析基础上，该研究长达12年之久，包括患者的筛选，这可能影响生存率；但是这是第一次研究关于年龄≥70岁并进行前期胰腺癌手术患者的预后资料和预后因素，具有很好的临床指导意义。

——曹峻

第二十章　胰腺癌行胰十二指肠切除术后胰瘘及胰腺炎的研究

Miroslav Ryska, Jan Rudis

Department of Surgery, 2nd Faculty of Medicine, Charles University and Central Military Hospital, Prague, Czech Republic
Correspondence to: Miroslav Ryska, MD, Ph.D. Surgery Department, 2nd Faculty of Medicine, Charles University and Central Military Hospital, U Vojenske Nemocnice 1200, 160 00 Prague 6, Czech Republic. Email: miroslav.ryska@uvn.cz.

摘要：胰十二指肠切除（PD）术后最严重的并发症是C级胰瘘（PF），它可以单独出现，也可以继发于术后胰腺炎（PP）。区分这两种类型的胰瘘往往非常困难，甚至是不可能的。对PD术后PP进行早期诊断最重要的因素是临床表现的突然变化。在回顾性研究中发现，与没有PP的PF相比，存在PP的患者，血清C反应蛋白和淀粉酶水平显著升高。根据本文的研究，CT扫描在早期诊断C级PF中并没有优势。同时C级PF是二次手术修补并充分放置引流的绝对指征，技术要求并不高，但如何处理存在PP的PF则没有明确的指南意见。因此，外科医生的经验不仅决定是否能够早期诊断PP并鉴别不存在PP的PF，也决定了是否应对特定的患者进行全胰腺切除。

关键词：胰十二指肠切除术（PD）；胰瘘（PF）；术后胰腺炎（PF）；引流；全胰腺切除

View this article at: http://dx.doi.org/10.3978/j.issn.2304-3881.2014.09.05

1　引言

胰十二指肠切除术（pancreaticoduodenectomy，PD）是根治壶腹周围恶性肿瘤的方式，如胰头肿瘤、胆管下段癌或壶腹癌。进行了胰十二指肠切除术后，Ⅰ期肿瘤5年生存率为31.4%，中位生存期约24.1个月，而Ⅳ期5年生存率仅为2.8%，中位生存期4.5个月[1]。如果无法切除，Ⅰ期5年生存率为3.8%，中位生存期为6.8个月，Ⅳ期肿瘤5年存活率仅有0.6%，中位生存期为2.5个月。根治性切除是治疗这类肿瘤的唯一机会，不幸的是只有15%~20%的患者适合手术。

相比风险最高的全胰腺切除术和风险最低的胰体尾切除，胰十二指肠切除术的死亡率风险介于两者之间。一个大型癌症中心的回顾性研究显示，20世纪80年代进行胰十二指肠切除术的30 d死亡率为4.9%，20世纪90年代为1.5%，在2000年以后下降到1.3%[2]。基于1994—1999年全国住院患者的样本，Birkmeyer等发现，在不同大小中心进行PD的死亡率差异很大：小中心大约为17.6%，而大中心则只有3.8%[3]。

PD术后并发症困扰着大部分患者，包括各种内科表现（如肺炎、心血管事件、感染及其他）以及外科表现[出血、胰瘘（pancreatic fistula，PF）、术后胰腺炎（PP），感染败血症等]。并发症的发生率高达31%~60%，而这是由多种因素导致的，如合并症、手术本身的复杂性，患者体弱[4]。

本综述的目的在于阐述PF和PP的发生，可能的鉴别点及PD后治疗的相关问题，并通过回顾性研究提出一些区分PH和PP的某些方面可能的因素。

2 胰瘘（PF）

PF是PD术后最严重的并发症，被称作胰十二指肠切除术的"阿喀琉斯之轮"[5]。尽管之前有研究结果发现几乎没有必要进行二次手术[6]，但实际上需要二次手术干预的C级严重PF[7]比例为5%~20%，死亡率接近40%[8]。

2.1 定义

目前对PF没有普遍接受的定义，大部分定义依赖于对腹腔引流液淀粉酶含量的测定。由Bassi等[7]组织的国际胰瘘研究小组（ISGPF）根据患者住院期间的临床表现对定义进行采纳及修改，通过对定义扩展来规范术后治疗，并将PF分为A，B，C 3级。分级基于9项临床标准：患者的病情，特定的治疗的应用，超声和/或CT检查结果，持续引流>3周，二次手术，感染迹象，败血症，再次入院及死亡。Strasberg等提出腹腔内出血和腹膜炎也继发于PF产生[9]（表1）。

2.2 导致PF的危险因素

多因素回归分析表明，没有任何一般的临床因素如年龄、性别、黄疸病史、术前营养、手术的类型和术后住院长短，与PF的发生相关[10-11]。术中的两个危险因素，胰管的粗细和残余胰腺质地，被发现与PF显著有

关。胰管直径>3 mm时PF发生率仅有4.88%，而如果胰管直径<3 mm，则PF发生率高达38.1%。另外，胰腺组织质地硬的患者PF发生率不到3%，而在组织软的患者中则达32%以上。法国多中心回顾性研究发现，在因胰腺导管腺癌进行的PD中，胰腺质地软，术前没有糖尿病，进行胰腺手术少的中心是PF发生的独立危险因素[12]。虽然吻合技术不是显著因素，但部分研究发现，导管对黏膜的胰肠吻合方式能使PF发生明显减少[10,13-14]。另一方面预测PD术后临床相关PF的风险评分反映术中出血量与PF相关[13]。还有一些除技术层面以外的其他因素，如局部进展期的肿瘤需要联合门静脉或肠系膜上静脉的切除，术中出血增加，肥胖患者，黄疸相关的凝血障碍等[11]。

还有一些更加需要关注的高危因素，即胰腺残端肥大，残余胰腺游离过长，或胰管开口不在残端中心而在胰腺的前后面[15]。

2.3 预防方法

2.3.1 胰管闭塞

目前已提出有许多对残余胰腺处理的方法，来预防PD术后并发症尤其是PF的发生[11]。胰管闭塞（化学闭塞或简单管道结扎）与胰肠吻合相比，在术后并发症、死亡率和外分泌功能不全方面的差异无统计学意义。反而在闭塞的一组中，发生糖尿病的患者显著增加。因此，

分级	表现
1	术后正常恢复过程中出现任何异常，但不需要药物治疗或手术、内镜和影像学干预。允许治疗包括：止吐药物、退热药、止痛药、利尿药、补充电解质以及理疗。这个分级的胰瘘患者，其唯一的治疗变化就是在保持引流的过程中有上述药物的调整，直到瘘口完全愈合
2	治疗过程中使用了除1级并发症允许用药以外的其他药物，输血和全胃肠外营养也包括在内
3	需要手术、内镜、影像学（有创）操作
3a	不需要全身麻醉进行的操作
3b	需要全身麻醉进行的操作
4	致命的并发症（包括中心静脉系统并发症）需要中级或重症护理
4a	单器官功能衰竭（包括透析治疗）
4b	多器官功能衰竭
5	因胰瘘发生死亡

表1 胰腺吻合失败的新分级[9]

并没有证据表明胰肠吻合可以被胰管阻塞所取代[16]。

2.3.2　胰胃吻合

比较胰胃吻合与胰肠吻合的4个随机对照研究，在术后胰瘘率、并发症发生率、死亡率上都未发现显著差异[17-20]。这种流行的吻合方式并没有降低PF的发生风险。一个RCT的结果表明胰胃吻合较胰肠吻合PF的发生率及严重性显著降低[21]。由巴斯等发起的前瞻性RCT则发现，导管对黏膜吻合和单层端–侧吻合在PF发生率上没有显著差异[22]。采用间置空肠Roux-en-Y的胰肠吻合亦不能阻止PF的发生[20,23]。

2.3.3　全胰切除术

全胰切除术不仅允许进行更广泛的淋巴结清扫，降低切缘阳性的风险，而且避免了胰腺吻合口瘘的发生。然而全胰腺切除术却伴随着糖尿病发生，免疫力降低以及胰腺外分泌功能丧失。所以全胰切除并不是胰头导管腺癌的常规治疗的指征[24]。

根据目前的证据还不清楚放置胰管支架（内引流或外引流）能否降低PF的发生率[25-26]。

2.3.4　药物预防

有多中心的研究得出了20世纪90年代以后奥曲肽在预防胰腺手术后并发症方面的阳性结果，证实术后主要并发症的发生率降低[27]。目前在PD或胰体尾切除的围术期皮下注射帕瑞肽（pasireotide）的单中心、随机、随机、双盲试验也显示了相似的结果。作者提出帕瑞肽（pasireotide）围术期治疗能显著降低PF或腹腔脓肿的发生率[28]。

根据文献的实际报道，除非胰腺质地软或术中胰残端术处理比较激进，原则上并不推荐使用奥曲肽[10]。生长抑素的应用可以减少胰腺水肿，保护正常组织并提高吻合质量，但在常规情况下，不论是在术前还是在术后使用，对腹腔引流液量均没有影响[29]。此外术后预防性应用奥曲肽的患者与不接受治疗的患者相比，PF的发病率亦无统计学差异[30]。

2.3.5　拔管及其他预防措施

目前没有腹腔引流管拔出最佳时间的标准。大部分外科医生认为应该在引流液淀粉酶低时拔除[31]。至今，在胰腺手术后预防性拔除引流的最佳时机仍然没有统一意见。类似的在营养方式、抗生素使用、影像检查方式和出院时机等方面亦未达成共识[32]。

2.4　治疗方法

目前对于PF治疗方式取决于其分级。值得注意的是，70%的PF能够自行好转[33]。PF的最佳治疗策略仍饱受争议。对C级PF进行二次手术的实际比率大约为5%~20%，经验丰富的中心死亡率甚至高达39%[4,8]。治疗PF的不同策略包括保留残余胰腺和全胰腺切除[34]。全胰腺切除术可避免PF的发生，却会导致彻底的胰腺功能不全以及"脆性"糖尿病[35]。保留残余胰腺的方法在技术上则比较简便并具有保持胰腺功能的优点，包括对胰腺区的清创引流，或切除开裂的空肠袢后将主胰管闭塞，但有导致持久胰瘘的风险。Balzano等通过对部分C级PF进行全胰腺及脾切除，并进行自体胰岛移植的方法，减少了全胰切除术后相关的代谢并发症[36]。此外还有其他方法，如转变为胰胃吻合和放置胰管支架，但没有证据支持放置支架的胰管引流能够减少PD之后的PF发生率[37]。最后，还有切除开裂空肠袢并对胰腺区域引流的胃瘘成形术[38]。

3　急性术后胰腺炎（PP）

PP是一种不太常见但却非常严重的并发症，往往会有致命的后果。PP最常见于胰腺手术后，但也有极少数情况下发生在胰腺远隔器官的手术后。根据Carter在1956年的报道，PP的发生取决于以下条件[39]：对胰腺尤其是胰管的直接机械性损伤，血管条件，Oddi括约肌的痉挛，十二指肠内容物的停滞。

文献报道的PP发生率为8%~10%，PD术后发生率为1.9%~50%[40]。但是，根据既往文献分析PP发生率比较困难：PP往往被认为是在胰瘘的范畴，而没有被作为一种单独的并发症进行评价[40]。相比之下，急性胰腺炎死亡率为5%~15%，而PP的死亡率在30%以上[41]。

3.1　诊断

PP在临床上定义为术后出现腹痛，同时有血液中的特定的胰酶水平增加2~3倍。术后出现的不正常病情变化，伴有疼痛，腹肌腹胀，长时间麻痹性肠梗阻，引流液浑浊（通常是褐色）可能意味着PP的发生[26,42-43]。

然而评估过程可能被术后良性高淀粉酶血症和术后疼痛的主观感知所混杂。如果患者经历了长时间的手术及大量失血，尤其是患者仍在镇痛镇静中或者正在接受人工肺通气，一些临床症状可能会被隐藏。发生PP的第一个预警信号可能是渐进的循环不稳定，尤其是接受了输血的患者[26]。通过现有的检查，根据临床和实验室检查结果早期诊断PP非常难，因为PP是通过在二次手术过程中对术前检查进行评价而诊断的，尤其是与初次手术间隔时间较长时。

然而类似的情况也可能由其他的并发症引起。在一项由威尔逊等[44]进行的临床评价术后PP发生病程的研究中，最终尸检发现11例患者中只有10例确诊。二次手术中所见也并不总是与实验室和影像学的相关检查的结果相符。

从胰胃、胰肠吻合口发生的胰瘘和/或胰周脓肿可能是PP发生的临床讯号。如果在缝合吻合口过程中出现技术上的失误，吻合口周未进行操作的腺体实质就可能发生坏死。在经过手术改变的组织结构中进行二次手术，由于激活胰液的消化作用导致的表面组织腐蚀坏死，很难对残余胰腺组织及其周围结构的改变进行辨别。因此发生PF后的变化可能很容易被误认为发生了PP，反之亦然。

关于实验室结果，除了淀粉酶、脂肪酶和胰蛋白酶的水平，Büchler等认为CRP和钙离子水平也有助于对PP的诊断[45]。近几年，PP的诊断已越来越依赖CRP水平以及螺旋增强CT检查，其中胰腺实质坏死的变化根据巴尔萨泽分级（Balthazar classification）进行评价[46]。最近的研究发现，CRP水平最能反映PP的发展和疾病进程。与此相反，二次手术前进行CT检查尚未证实对胰腺腺体的评估有优势。

3.2　治疗方法

在发生PP的患者中，PD术后二次手术断开胰肠吻合口以及引流方式通常都有缺陷，这部分患者通常预后不佳。在早期如果怀疑有PP，合理的解决方案是进行全胰腺切除联合脾切除，但风险很高。然而大部分学者认为由于胰腺炎对周围组织的破坏，进行全胰腺切除的死亡率接近100%[47-48]。理想方法是在初次手术不久后进行全胰腺切除术[34]。然而对C级PF患者进行全胰腺切除并没有证据，并且存在没有必要的风险和后续生活质量的变差。因此对于PD术后C级PF患者的治疗中，PP的早期

诊断是非常关键的。

根据目前的文献回顾，能得出的结论很少：关于PF的拔管的指征、影像学检查、出院时间仍然没有确切答案[31]。在PD术后发生的PP，治疗策略尚不清楚，并且缺乏现成的治疗标准。

3.3　经验

本中心2007—2011年因胰头癌行胰十二指肠切除，术后发生C级胰瘘并死亡的患者有7例（7/160），其中4例活检发现有胰腺炎[49]。我们对这些患者的临床病程、影像学、实验室结果进行了回顾性分析，并将这4例患者（2.5%）、10例仅有C级胰瘘的患者（6.25%）以及12例临床结局不佳的患者进行比较，没有一个发生胰腺炎的患者存活。4例患者中有3例术后第1天（POD）血清胰淀粉酶显著高于其他组，75%的患者术后前5 d的CRP水平显著升高。只有一个患者术后第9天在CT扫描时发现巴尔萨泽（Balthazar）分级的E级PP。

结果评论

本研究的一个基本目的是在进行标准术式（断开及闭合胰腺残端和胰周引流）时，明确或排除在从初次手术到二次手术期间PP的诊断。回顾性研究结果表明，我们误诊了大约一半的患者。切开胰肠吻合口及应用外科引流管充分引流该区域的方式，与目前治疗这种并发症的观点并不相符。在诊断和二次手术方式上出现的失误，类似的结论也曾被其他学者通过回顾性研究得出过[50-51]。如果能在诊断潜在致命的PP后马上进行全胰腺切除术可以使患者显著获益[52]。初次手术和二次手术间隔时间越长，在不危及生命的条件下进行全胰腺切除术的机会就越小。由于手术后胰腺周围炎症浸润逐渐进展，患者将无法耐受二次手术。在任何情况下，外科医师做出进行全胰腺切除的决定都是非常困难的。

由于胰肠吻合术后严重胰瘘而直接导致死亡的一组患者中，根据最后尸检结果，4/7（57%）的患者发生了PP。所有这些患者都在进行二次手术中肉眼观察怀疑存在PP。

通过回顾性分析我们的患者以及我们对PP临床表现的处理，很有必要说明的是严重低估了患者临床表现，并认为其虽然反映了胰瘘的进展，但仍有时间继续观察。显然错过了及早进行二次手术切除剩余胰腺的机会。

另一个发现是对于术中观察到剩余胰腺情况的评

价。我们认为表浅坏死是由PP的进展造成；尸检结果反而不能确诊PP。显然，这些都是由于裂开的胰肠吻合口流出的胰液激活将胰腺组织消化导致的。与其他学者的观点一致，我们同样不认为特征性的软组织活检有利用价值。

在活检确诊的PP的任何4种情况下，先进行CT检查都无法描述胰腺结构变化，甚至在回顾性评价中亦如此。

我们回顾性研究的结果证实了以下几点：

（1）血清淀粉酶和CRP从术后第1~5天突然增加，表示胰头癌行PD术后发生PP。

（2）CT检查可能在诊断PD术后PP中不占优势。

（3）当诊断为危及生命的PP，建议行全胰腺切除术。该决定依赖于外科医生的经验。

（4）在一些患者中，PP可能无法提供活检或尸检证实；由于胰肠吻合口渗出胰液激活而造成消化腐蚀，出现的胰腺变化可能只在表面。

4　胰瘘的花费

胰腺手术后发生并发症的患者的花费要比没有并发症的患者高3倍[53]。值得注意的是，最严重的术后并发症就是就是C级PF，不管是单独发生的还是继发于PP。这些患者的住院时间显著长于无PF的患者[53]。治疗的平均总成本取决于PF级别：A、B和C级分别为100%、170%，620%。A级PF与未发生PF的患者的总费用没有显著差异[54]。

5　总结

PD术后最严重的并发症是C级PF，无论是单独发生还是继发于PP。要区分这两种并发症很难。同时C级PF是进行二次手术并进行充分引流的指征，手术技术难度并不高，而对于PP的治疗方案目前并没有明确的治疗方案。因此，外科医生的经验不仅决定能否早期诊断PP并能与未发生PP的PF区别，并且决定了能否在特定情况下进行全胰腺切除。

胰腺术后发生并发症的患者的花费要比无并发症的患者增加3倍。

致谢

本研究受格兰特IGA MZCR NT 13 263和MO 1012的项目支持。

声明

本文作者宣称无任何利益冲突。

参考文献

[1] Bilimoria KY, Bentrem DJ, Ko CY, et al. Validation of the 6th edition AJCC Pancreatic Cancer Staging System: report from the National Cancer Database. Cancer 2007; 110: 738-744.
[2] Winter JM, Brennan MF, Tang LH, et al. Survival after resection of pancreatic adenocarcinoma: results from a single institution over three decades. Ann Surg Oncol 2012; 19: 169-175.
[3] Birkmeyer JD, Siewers AE, Finlayson EV, et al. Hospital volume and surgical mortality in the United States. N Engl J Med 2002; 346: 1128-1137.
[4] Standop J, Glowka T, Schmitz V, et al. Operative re-intervention following pancreatic head resection: indications and outcome. J Gastrointest Surg 2009; 13: 1503-1509.
[5] Stojadinovic A, Brooks A, Hoos A, et al. An evidence-based approach to the surgical management of resectable pancreatic adenocarcinoma. J Am Coll Surg 2003; 196: 954-964.
[6] Büchler MW, Wagner M, Schmied BM, et al. Changes in morbidity after pancreatic resection: toward the end of completion pancreatectomy. Arch Surg 2003; 138: 1310-1314; discussion 1315.
[7] Bassi C, Dervenis C, Butturini G, et al. Postoperative pancreatic fistula: an international study group (ISGPF) definition. Surgery 2005; 138: 8-13.
[8] Fuks D, Piessen G, Huet E, et al. Life-threatening postoperative pancreatic fistula (grade C) after pancreaticoduodenectomy: incidence, prognosis, and risk factors. Am J Surg 2009; 197: 702-709.
[9] Strasberg SM, Linehan DC, Clavien PA, et al. Proposal for definition and severity grading of pancreatic anastomosis failure and pancreatic occlusion failure. Surgery 2007; 141: 420-426.
[10] Werner J, Büchler MW. Resectional techniques: Pancreaticoduodenectomy, distal pancreatectomy, segmental pancreatectomy, total pancreatectomy, and transduodenal resection of the papilla of Vater. In: Jarnagin WR, Blumgart LH. eds. Blumgart's Surgery of the Liver, Pancreas and Biliary Tract. 5th ed. Philadelphia: Saunders, 2013.
[11] Machado NO. Pancreatic fistula after pancreatectomy: definitions, risk factors, preventive measures, and management-review. Int J Surg Oncol 2012; 2012: 602478.
[12] Addeo P, Delpero JR, Paye F, et al. Pancreatic fistula after a pancreaticoduodenectomy for ductal adenocarcinoma and its association with morbidity: a multicentre study of the French Surgical Association. HPB (Oxford) 2014; 16: 46-55.
[13] Yang YM, Tian XD, Zhuang Y, et al. Risk factors of pancreatic

leakage after pancreaticoduodenectomy. World J Gastroenterol 2005; 11: 2456-2461.

[14] De Carlis L, Ferla F, Di Sandro S, et al. Pancreatico-duodenectomy and postoperative pancreatic fistula: risk factors and technical considerations in a specialized HPB center. Updates Surg 2014; 66: 145-150.

[15] Ridolfi C, Angiolini MR, Gavazzi F, et al. Morphohistological features of pancreatic stump are the main determinant of pancreatic fistula after pancreatoduodenectomy. Biomed Res Int 2014; 2014: 641239.

[16] Tran K, Van Eijck C, Di Carlo V, et al. Occlusion of the pancreatic duct versus pancreaticojejunostomy: a prospective randomized trial. Ann Surg 2002; 236: 422-428; discussion 428.

[17] Yeo CJ, Cameron JL, Maher MM, et al. A prospective randomized trial of pancreaticogastrostomy versus pancreaticojejunostomy after pancreaticoduodenectomy. Ann Surg 1995; 222: 580-588; discussion 588-592.

[18] Duffas JP, Suc B, Msika S, et al. A controlled randomized multicenter trial of pancreatogastrostomy or pancreatojejunostomy after pancreatoduodenectomy. Am J Surg 2005; 189: 720-729.

[19] Bassi C, Falconi M, Molinari E, et al. Reconstruction by pancreaticojejunostomy versus pancreaticogastrostomy following pancreatectomy: results of a comparative study. Ann Surg 2005; 242: 767-771, discussion 771-773.

[20] El Nakeeb A, Hamdy E, Sultan AM, et al. Isolated Roux loop pancreaticojejunostomy versus pancreaticogastrostomy after pancreaticoduodenectomy: a prospective randomized study. HPB (Oxford) 2014; 16: 713-722.

[21] Figueras J, Sabater L, Planellas P, et al. Randomized clinical trial of pancreaticogastrostomy versus pancreaticojejunostomy on the rate and severity of pancreatic fistula after pancreaticoduodenectomy. Br J Surg 2013; 100: 1597-1605.

[22] Bassi C, Falconi M, Molinari E, et al. Duct-to-mucosa versus end-to-side pancreaticojejunostomy reconstruction after pancreaticoduodenectomy: results of a prospective randomized trial. Surgery 2003; 134: 766-771.

[23] Lai EC, Lau SH, Lau WY, et al. Measures to prevent pancreatic fistula after pancreatoduodenectomy: a comprehensive review. Arch Surg 2009; 144: 1074-1080.

[24] Karpoff HM, Klimstra DS, Brennan MF, et al. Results of total pancreatectomy for adenocarcinoma of the pancreas. Arch Surg 2001; 136: 44-47; discussion 48.

[25] Winter JM, Cameron JL, Campbell KA, et al. Does pancreatic duct stenting decrease the rate of pancreatic fistula following pancreaticoduodenectomy? Results of a prospective randomized trial. J Gastrointest Surg 2006; 10: 1280-1290; discussion 1290.

[26] Ohwada S, Tanahashi Y, Ogawa T, et al. In situ vs ex situ pancreatic duct stents of duct-to-mucosa pancreaticojejunostomy after pancreaticoduodenectomy with billroth I-type reconstruction. Arch Surg 2002; 137: 1289-1293.

[27] Büchler M, Friess H, Klempa I, et al. Role of octreotide in the prevention of postoperative complications following pancreatic resection. Am J Surg 1992; 163: 125-130; discussion 130-131.

[28] Allen PJ, Gönen M, Brennan MF, et al. Pasireotide for postoperative pancreatic fistula. N Engl J Med 2014; 370: 2014-2022.

[29] Wang W, Tian B, Babu SR, et al. Randomized, placebo-controlled study of the efficacy of preoperative somatostatin administration in the prevention of postoperative complications following pancreaticoduodenectomy. Hepatogastroenterology 2013; 60: 400-405.

[30] Connor S, Alexakis N, Garden OJ, et al. Meta-analysis of the value of somatostatin and its analogues in reducing complications associated with pancreatic surgery. Br J Surg 2005; 92: 1059-1067.

[31] Giovinazzo F, Butturini G, Salvia R, et al. Drain management after pancreatic resection: state of the art. J Hepatobiliary Pancreat Sci 2011. [Epub ahead of print].

[32] Melloul E, Raptis DA, Clavien PA, et al. Poor level of agreement on the management of postoperative pancreatic fistula: results of an international survey. HPB (Oxford) 2013; 15: 307-314.

[33] González-Pinto I, González EM. Optimising the treatment of upper gastrointestinal fistulae. Gut 2001; 49 Suppl 4: iv22-iv31.

[34] Dellaportas D, Tympa A, Nastos C, et al. An ongoing dispute in the management of severe pancreatic fistula: Pancreatospleenectomy or not? World J Gastrointest Surg 2010; 2: 381-384.

[35] Maeda H, Hanazaki K. Pancreatogenic diabetes after pancreatic resection. Pancreatology 2011; 11: 268-276.

[36] Balzano G, Pecorelli N, Piemonti L, et al. Relaparotomy for a pancreatic fistula after a pancreaticoduodenectomy: a comparison of different surgical strategies. HPB (Oxford) 2014; 16: 40-45.

[37] Kent TS, Callery MP, Vollmer CM Jr. The bridge stent technique for salvage of pancreaticojejunal anastomotic dehiscence. HPB (Oxford) 2010; 12: 577-582.

[38] Rudiš J, Ryska M. Postoperative pancreatic fistula management by gastrofistuloanastomosis - a set of case reports. Rozhl Chir 2012; 91: 620-624.

[39] Carter Ae. Post-operative pancreatitis. Postgrad Med J 1956; 32: 248-258.

[40] Kriger AG, Kubishkin VA, Karmazanovskiĭ GG, et al. The postoperative pancreatitis after the pancreatic surgery. Khirurgiia (Mosk) 2012.14-19.

[41] Imrie CW, Dickson AP. Postoperative pancreatitis. In: Howard JM, Jordan GL, Reber HA. eds. Surgical diseases of the pancreas. Philadelphia: Lea and Febiger, 1987: 332-341.

[42] Z'gragen K, Uhl W, Büchler MW. Acute postoperative pancreatitis. In: Beger HG, Warshaw AL, Büchler MW, et al. eds. The Pancreas. Oxford: Blackwell Science, 1998: 283-290.

[43] Z'graggen K, Aronsky D, Maurer CA, et al. Acute postoperative pancreatitis after laparoscopic cholecystectomy. Results of the Prospective Swiss Association of Laparoscopic and Thoracoscopic Surgery Study. Arch Surg 1997; 132: 1026-1030; discussion 1031.

[44] Wilson C, Imrie CW. Deaths from acute pancreatitis: why do we miss the diagnosis so frequently? Int J Pancreatol 1988; 3: 273-281.

[45] Büchler MW, Gloor B, Müller CA, et al. Acute necrotizing pancreatitis: treatment strategy according to the status of infection. Ann Surg 2000; 232: 619-626.

[46] Balthazar EJ. CT diagnosis and staging of acute pancreatitis. Radiol Clin North Am 1989; 27: 19-37.

[47] van Berge Henegouwen MI, De Wit LT, Van Gulik TM, et al. Incidence, risk factors, and treatment of pancreatic leakage after pancreaticoduodenectomy: drainage versus resection of the pancreatic remnant. J Am Coll Surg 1997; 185: 18-24.

[48] Smith CD, Sarr MG, vanHeerden JA. Completion pancreatectomy following pancreaticoduodenectomy: clinical experience. World J Surg 1992; 16: 521-524.

[49] Rudis J, Ryska M. Pancreatic leakage and acute postoperative pancreatitis after proximal pancreatoduodenectomy. Rozhl Chir 2014; 93: 380-385.

[50] Cullen JJ, Sarr MG, Ilstrup DM. Pancreatic anastomotic leak after pancreaticoduodenectomy: incidence, significance, and management. Am J Surg 1994; 168: 295-298.

[51] Haddad LB, Scatton O, Randone B, et al. Pancreatic fistula after pancreaticoduodenectomy: the conservative treatment of choice. HPB (Oxford) 2009; 11: 203-209.

[52] Farley DR, Schwall G, Trede M. Completion pancreatectomy for surgical complications after pancreaticoduodenectomy. Br J Surg 1996; 83: 176-179.

[53] Vonlanthen R, Slankamenac K, Breitenstein S, et al. The impact of complications on costs of major surgical procedures: a cost analysis of 1200 patients. Ann Surg 2011; 254: 907-913.

[54] Čečka F, Jon B, Šubrt Z, et al. Clinical and economic consequences of pancreatic fistula after elective pancreatic resection. Hepatobiliary Pancreat Dis Int 2013; 12: 533-539.

译者：徐达，北京大学肿瘤医院
审校：栗光明，首都医科大学附属同仁医院

Cite this article as: Ryska M, Rudis J. Pancreatic fistula and postoperative pancreatitis after pancreatoduodenectomy for pancreatic cancer. Hepatobiliary Surg Nutr 2014;3(5):268-275. doi: 10.3978/j.issn.2304-3881.2014.09.05

第二十一章　腹腔镜胰十二指肠切除术：描述性和对照研究的综述

Justin Merkow, Alessandro Paniccia, Barish H. Edil

Department of Surgery, University Of Colorado, Aurora, USA
Correspondence to: Barish H. Edil, M.D., F.A.C.S. Associate Professor of Surgery, Chief, Pancreas and Biliary Surgery, University of Colorado, Anschutz Cancer Pavilion, 1665 Aurora Court, 5th Floor Room 5309, Aurora, CO 80045, USA.
Email: Barish.Edil@ucdenver.edu.

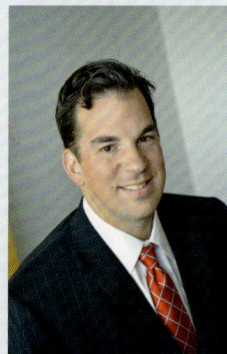

作者介绍：Justin Merkow医生是美国科罗拉多大学普通外科的住院医师，获得研究奖学金，师从科罗拉多大学肿瘤外科Barish Edil医生和免疫学专家Yuwen Zhu医生，他们的研究方向为包括胰腺癌在内的，涉及多种恶性肿瘤免疫原性的新的基因通路研究。Merkow医生曾在威斯康星大学获得大学本科学历，成绩优异。他接着在科罗拉多大学医学院获得医学学位，毕业时荣获Owens-Swan杰出外科成就奖。进入普通外科住院医师培训后，他参与了多个科研项目，主要为肿瘤研究，特别是黑色素瘤和胰腺癌，已在国内发表了他的一些研究成果。

Barish H. Edil博士，美国外科医师协会会员（F.A.C.S.），外科学副教授，美国科罗拉多大学肿瘤外科主任，胆胰外科首席专家。发表同行评审文章100余篇，编著多个章节的前沿的外科学教材。从医以来，他顺利开展腹腔镜胰十二指肠切除术逾百例，是约翰霍普金斯医院和科罗拉多大学医学中心的首例腹腔镜胰十二指肠切除术的开展者。多次到访中国并讲授他在腹腔镜胰腺手术方面的经验和成果。

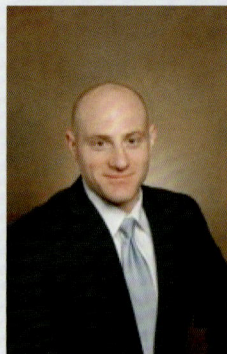

Justin Merkow　　　　　　Barish H. Edil

摘要：腹腔镜胰十二指肠切除术（laparoscopic pancreaticoduodenectomy，LPD）是一项极具挑战性的手术。1994年首次报道此项技术，但并未得到快速普及。然而最近实施这项手术的医疗中心越来越多，包括笔者所在的医院和已发表的文献的例数。本文是为了解目前LPD的开展现状，进行文献复习。采用"laparoscopy"（腹腔镜）和"pancreaticoduodenectomy"（胰十二指肠切除术）主题词在PubMed数据库中进行文献检索。然后筛选发表语言为英语、针对LPD的研究且病例数20人以上的文献。排除综述性文献。为避免重复，每个发表单位仅选择一篇文章作为研究分析。共有8篇文章符合纳入标准，包含492例患者。详细分析发现在这些文章中，约有47%的患者由于高级别恶性肿瘤而行LPD。平均手术时间为452 min，术中出血量为369 mL，胰瘘发生率为15%，胃排空障碍发生率为8.6%，住院时间为9.4 d，短期死亡率为2.3%。进行开腹手术（open pancreaticoduodenectomy，OPD）和LPD的对比研究发现，LPD的术中出血更少、手术时间更短、术后并发症发生率与OPD相似，术后疼痛更少及住院时间更短。且大多文献表明，LPD能获得更多的淋巴结检出数量和相似的阴性切缘。LPD是一项安全的手术，具有传统腹腔镜技术所具备的优点。我们认为这项手术将继续得到进一步的普及，且未来将会有更多更复杂的病例报道。未来尚需进一步研究LPD的生存资料等肿瘤学结果。

关键词：腹腔镜；胰十二指肠切除术；whipple手术；综述；对照研究

View this article at: http://dx.doi.org/10.3978/j.issn.1000-9604.2015.06.05

1 前言

胰腺癌是世界上常见的恶性肿瘤之一，2012年有338 000例新发病例[1]。2014年美国有超过46 000例新发胰腺癌患者，并有39 590人因胰腺癌死亡[2]。作为主要治疗手段的胰十二指肠切除术（pancreaticoduodenectomy，PD），在近几十年里围术期效果和手术相关并发症有较好的改善[3-6]。然而并发症发生率为24%~59%[7-9]，故它仍是一项创伤极大的手术。在很多手术中，采用腹腔镜技术能减少手术创伤，然而，腹腔镜胰十二指肠切除术（laparoscopic pancreaticoduodenectomy，LPD）是一项相对较新的术式，其微创优势尚缺乏清晰的认识[10-14]。尽管早在1994年就已见LPD报道，但并未得到快速普及[15]。主要原因在于其本身充满技术难度，包括胰腺位于腹膜后，毗邻肠系膜上动静脉、门静脉和肝动脉，以及3个通道吻合的技术困难。然而近年来关于LPD的研究越来越多。首先研究其可行性及效果，并评估LPD本身是否足够安全[16-23]。接着研究LPD与开放手术相比的安全性、能否发挥腹腔镜技术微创优点等问题。病例数目足够的专科医疗中心开始了LPD与开腹胰十二指肠切除（open pancreaticoduodenectomy，OPD）的对比研究。

尽管已有不少评价LPD的胰十二指肠切除术的综述，但它们的病例数较少。本文旨在对更多的文献进行复习，了解LPD研究现状。

2 方法

采用主题词"laparoscopy"（腹腔镜）和"pancreaticoduodenectomy"（胰十二指肠切除）在PubMed上进行文献检索。最后一次检索在2015年2月20日，共180篇文献。筛选了发表语言为英语，病例数超过20例的全腹腔镜下胰十二指肠切除术（total LPD）的研究文章。排除与研究不相关、综述、病例数少于20例、腹腔镜辅助、机器人或多种技术混合的文章。包含结肠、脾、胆道手术、猪模型或2005年之前发表的文章也予排除。上述工作由两位研究者（JM和AP）独立负责完成，最终共有12篇符合要求。若多篇文章来自同一单位，则选择其中一篇作为描述分析以避免重复，在这种情况下，一般选取最新发表的文章。根据这个排除标准，最终有8篇文章（图1）。

文献复习时发现既有描述性研究也有对比的研究。笔者提取了技术方法、围术期、手术过程的数据。不仅包括中转开腹率、手术时长、术中出血，同时，还记录了住院时间、胰瘘、胃排空障碍、术后出血、脓肿形成和短期死亡率。肿瘤数据记录了侵袭性恶性肿瘤的比例、检出淋巴结数目和切缘情况。大多数研究无法获得5年总体生存数据，恶性肿瘤的异质性使结果的解释更为困难。在描述分析研究中，采用了加权平均来计算各文献中相应指标的发生率。

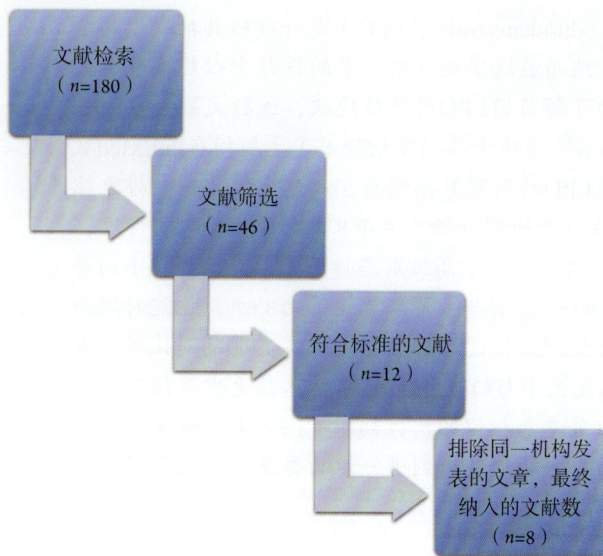

图1　文献检索

3　结果

3.1　描述性分析

最终共有8篇文献符合纳入及排除标准。均于2009—2015年发表。共纳入492例LPD。均为回顾性研究。3篇为单纯描述性文献，其余的5篇为LPD和OPD的对比研究。文章来自美国（4篇）、韩国（1篇）、印度（1篇）、日本（1篇）和意大利（1篇）[19,24-30]（表1）。

行PD手术的原因包括良性和由低级别到高级别的恶性病变（如胰腺导管腺癌、壶腹癌、胆管癌和转移性肾癌）。行LPD病例中，高级别恶性肿瘤所占比例为

表1　腹腔镜胰十二指肠切除术开展情况（单篇例数≥20）

作者	发表时间	例数	地区
Asbun	2012	268	美国
Croome	2014	322	美国
Speicher	2014	56	美国
Song	2015	2 192	韩国
Palanivelu	2009	75	印度
Mesleh	2013	123	美国
Honda	2013	26	日本
Corcione	2013	22	意大利

10.1%~100%不等，占所有病例的47%。

尽管只有4篇文章提及腹腔镜下保留幽门的胰十二指肠切除术（pylorus preserving pancreaticoduodenectomy）的术式选择，但占所有病例的63%（0%~100%）。另外，有5篇文献提及具体的胰管吻合技术，有4篇采用端—侧吻合，1篇采用端—端吻合和端侧吻合技术。有7篇文献提及中转开腹率，平均为13%（0%~15%）。LPD的平均手术时长为452 min（357~551 min）。术者经验的积累能明显缩短手术时间。LPD术中平均失血369 mL（74~592 mL），有经验的外科医生能显著减少术中出血量。

8篇文章均提供了胰瘘发生率，平均发生率为15%（6.7%~29.9%）。其中7篇文章提示，总体而言，胃排空障碍平均发生率为8.6%（3.2%~13%）。LPD患者平均住院时间9.4 d（6~20 d）。最后，近期并发症（指任何原因引起的术后100 d内死亡）发生率为2.3%（表2）。

很多文章未提供生存资料，且肿瘤的异质性致结果的解释困难，因此用淋巴结检出数和切缘阴性率这两个指标代表肿瘤预后。有6篇文章报告了淋巴结检出数（14~23.4个）和切缘阴性率（77%~100%）。

尽管不是LPD和OPD的直接对比，但是足以说明，LPD是一项安全且可行的技术。上述结果进一步说明这项复杂的腹腔镜手术是可以被进一步接受的。技术上的难度及缺乏规范的技术培训是外科医师开展这项手术的障碍。欣慰的是，已有一些研究针对上述学习的过程并取得较为满意的研究成果。

3.2　学习曲线

部分研究提供了LPD的学习曲线数据，取得一定的研究成果。外科医师实施LPD数量的快速增长，伴随着手术时间缩短、更少的出血量，更少的胰瘘发生率及更短的住院时间。例如，在一个由同组医生连续实施的100例腹腔镜保留幽门的胰十二指肠切除术的研究中，Kim等[22]发现如果按手术日期前后排列并分成三个阶段进行分析，则可发现手术效果明显提高。其中，手术时间由第一阶段的9.8 h缩短到第三阶段的6.6 h，而住院时间由20.4 d缩短到11.5 d，并发症（包括胰瘘、肠梗阻、出血、胃排空障碍）发生率由33.3%下降到17.6%。Speicher等[28]将行LPD手术实施顺序，把每10例分为1个队列（共3个队列，最后一个队列只有6例患者），发现手术时间和术中出血量也下降了。另外，

表2　腹腔镜胰十二指肠切除术的统计数据

作者	恶性肿瘤/%	中转开腹/%	手术时间/min	出血量/mL	住院时间/d	胰瘘/%	胃排空障碍/%	近期死亡率/%
Asbun	64	15	541	195	8	16.7	11.3	5.7
Croome	100	7	379.4	492.4	6	11	9	2
Speicher	NR	0	381	200	8.5	16	NR	4
Song	10.1	NR	480.4	592	14.1	29.9	3.2	0
Palanivelu	96	0	357	74	8.2	6.7	NR	1.3
Mesleh	79	10	551	NR	7	9	13	NR
Honda	46	2	519	303	NR	23	11.5	0
Corcione	100	2	450	NR	20	27	NR	4.5

NR，没有记录。

他们还建议针对术者技术提高过程中的困难，应实行阶段化的学习过程。作者还发现LPD的学习曲线包含一个缓慢且困难的开始阶段，陡峭的技术快速提高阶段和最后一个缓慢向上的不断提高过程。最后，Song等[24]开展了对比LPD和OPD的研究，发现如果将LPD患者分为前阶段组（47例）及后阶段组（50例），后阶段组的手术时间显著缩短（399.4 min vs. 566.5 min，P<0.001），更少的出血量（503 mL vs. 685 mL，P=0.018）及更短的住院时间（11.2 d vs. 17.3 d，P<0.001）。

尽管这些提高可能是外科医生学习曲线提高的直接表现，但是观察结果（包括并发症发生率的减少）依然令人振奋。如果有合适的技术指导，笔者认为会有更多的外科医生致力于LPD。

3.3　开放手术与LPD的对照研究

LPD的可行性及安全性被证实后，更多的研究直接进行OPD和LPD的对照研究。有6篇文献符合笔者设定的纳入和排除标准。所有的文章均发表于2012—2015年，且都是回顾性研究。每项研究包含56~680例不等，有5篇来自美国，1篇来自韩国。按出版先后逐项进行分析研究。

2012年Asbun等[25]在JACS上发表了一篇于2005—2011年实施的215例OPD和53例LPD的报道。在性别、并存疾病、ASA评分、BMI和年龄方面有较好的病例匹配。作者的选择标准主要基于患者的意愿和一些非临床指标，但是如果需要切除主干血管或腹部条件对于开放手术或腹腔镜手术都不佳的病例，均将会以开腹手术处理（这部分患者采用非意向性研究分析）。研究发现，LPD组有更少的术中出血量（1 032 mL vs. 195 mL，P<0.001）和输注浓缩红细胞量（4.7 U vs. 0.64 U，P<0.001），ICU停留时间（3 d vs. 1.1 d，P<0.001）和总住院时间（12.4 d vs. 8 d，P<0.001）更短，LPD患者手术时间更短（401 min vs. 541 min，P<0.001）。而包括胰瘘、胃排空障碍等并发症发生率相似。肿瘤学数据方面，LPD组有更好的淋巴结检出数及阳性淋巴结比例（分别为16.84 vs. 23.44，P<0.001和0.241 vs. 0.159，P=0.0072）。此外，在切缘情况、应用辅助化疗的数目、开始辅助治疗的时间方面都相似。这篇文章说明腹腔镜手术可能优于开放手术。有趣的是，LPD有较多的淋巴结检出数。然而，由于需要切断主要的血管及不佳的腹部情况可能归入开腹手术组，可能存在病例选择偏倚，最终使结果体现出LPD组的优势。

Mesleh等[30]于2013年发表一篇关于OPD和LPD对比的费用研究。该研究纳入了2009—2012年期间48例OPD和75例LPD患者。患者具有相当的人口资料和手术难度，有10例中转为开腹手术。采用意向性分析原则。作者收集了费用信息，将之分为"住院"费用和"手术"费用。他们发现腹腔镜组的手术费用较高，而开腹手术组的住院费用较高。增加的手术费用与更长的手术时间和较贵的手术器材有关而腹腔镜组的住院费用较低。这两方面的因素相抵使得OPD组和LPD组的总费用相似（其将美元转化为单位计算）。另外，与OPD组相比，LPD组具有较多的淋巴结检出数和更少的出血量。尽管这些费用的结果可能不能代表其他的医疗机构，但它是一篇重要的文献，提示事实上LPD可能不像通常认为的在费用方面较开腹手术贵。而且随着学习曲线的提高，LPD的手术费用将随着手术时间缩短而下降。

值得考证的是，很多对比性研究本身对所偏好的腹腔镜技术存在固有偏倚，即开放手术对一些部位的切除本来就存在困难。针对这个问题，Croome等[31]于2014年发表了对LPD和OPD术中具有可比性血管切除进行对比研究结果。该研究纳入了58例OPD和31例LPD，均需要行主要血管的切除。除了LPD组年龄偏老（63.6岁 *vs.* 69.5岁，P=0.01），其他的人口学资料数据均相似。两组的血管分布、切除血管的难度均没有差异。尽管腹腔镜组的血管阻断更早，但两组的手术时间相似（465 min *vs.* 465 min，P>0.99）。与前面相似，腹腔镜组的出血量更少（1 452.1 mL *vs.* 841.8 mL，P<0.001），住院时间更短（9 d *vs.* 6 d，P=0.006）。肿瘤学数据提示，LPD组有更多的淋巴结检出数（15.9个 *vs.* 20个，P=0.01）及更多的R0切除（75.9% *vs.* 93.5%，P=0.038）。这些肿瘤学指标，以意向性分析原则并应用Kaplan-Meier法进行生存分析，最终并没有转化为生存率的提高。两组的住院30 d死亡率相似（P=0.96）。尽管原文作者交待在LPD方面具备较先进的专业技术，但事实上，他们有相似的甚至在涉及较难的主要血管切除的腹腔镜病例的情况下，腹腔镜表现出更优的结果，这也是体现了LPD的技术优势潜能。此外，肿瘤学数据的提高提出了一个问题，即腹腔镜方法能否使患者生存获益？

为了回答这个问题，Croome等[27]开展了一个仅针对因胰管导管腺癌（pancreatic ductal adenocarcinoma，PDA）而行PD术的研究，并对比开腹与腹腔镜手术两者是否有肿瘤学差异。他们对比了2008—2013年期间进行的214例OPD和108例LPD。不仅对比了一些传统的围术期数据，而且还包括接受化疗患者的比例、开始化疗的时间及延迟化疗的情况。首先，他们发现两组在手术时长、肿瘤学特征、切缘情况、淋巴结切除数和围术期并发症（包括胰瘘、胃排空障碍和短期死亡率）差异无统计学意义。LPD组出血更少（866.7 mL *vs.* 492.4 mL，P<0.001）、输血更少（33% *vs.* 19%，P=0.01）及住院时间更短（9 d *vs.* 6 d，P<0.001）。由于仅纳入PDA的患者，研究人员才能更准确地对LPD组和OPD组进行肿瘤预后的分析。有趣的是，他们发现LPD组术后辅助化

疗间隔的时间更短（59 d *vs.* 48 d，P<0.001），且延期超过8周（41% *vs.* 27%，P=0.01）和术后没有接受辅助治疗（12% *vs.* 5%，P=0.04）的发生率更少。生存分析方面，与OPD组相比，LPD组无进展生存更有优势（P=0.02），但总生存率相似（P=0.12）。尽管总体生存没有差异，但无进展生存期的提高还是不错的表现。未来还需要有更大样本量的生存分析研究。

Speicher等[28]首次研究并报道了LPD的学习曲线。同时，他们还进行LPD和OPD的对比研究。研究结果表明，LPD组出血量更少、淋巴结检出数更多，术后恢复相似，这与其他的研究结果是一致的。研究发现，早期腹腔镜病例的预后劣于开腹手术，但随着时间的推进，其预后指标将得到显著的提高而达到前述的结果。

最近的一篇文章发表于2015年，Song等[24]的研究对比了576例OPD和104例LPD患者。对93例OPD对照组和93例LPD试验组的良性或低级别恶性的病例进行配对分析。LPD组的排除标准为血管侵犯、重症胰腺炎和既往腹部外伤或较大型的手术史。同时，单独对483例OPD和11例LPD患癌的病例进行分析。排除标准与配对分析时相似，但纳入有严重的心肺并发病的患者。配对比较结果表明，LPD组有更长的手术时间（347.9 min *vs.* 482.5 min，P<0.001）、相似的出血量（570 mL *vs.* 609 mL，P=0.5）、更短的住院时间（19.2 d *vs.* 14.3 d，P<0.001）和更少的术后止痛需要，包括胰瘘和胃排空障碍在内的主要并发症的发生率相似。肿瘤预后方面，对于高度恶性的肿瘤而言，其在淋巴结清扫及5年总生存率方面没有差异，切缘的情况也相似。

对比LPD和OPD的结果表明，虽然腹腔镜的应用增加了手术时间，但并发症发生率或死亡率都相似。而在很多的研究中，腹腔镜组在出血、住院时长及肿瘤预后的表现似乎更佳。尽管很多文献都表明，在对比研究时具有相似的人口学资料，但支持LPD的选择偏倚仍是存在的一个问题。尽管很多的研究排除了血管侵犯或手术风险较高的病例。但正如Croome等所证实的，当手术难度相当时，LPD组的治疗效果良好，有较好的应用前景。尽管困难重重，特别是当很多的患者为了行腹腔镜手术而到擅长LPD的专业医疗中心，但仍需要随机对照研究以便更好地评估两组间存在的差异。然而随着研究的深入，LPD的优势将得到进一步证实。此外，如何评估LPD对肿瘤预后的影响（特别是生存方面），将是进

一步研究的重要课题。任何一点在生存预后方面的获益将极大地提高壶腹癌的治疗效果。

4　结论

LPD是一项安全的手术，与其他腹腔镜手术相似，能使患者获益。笔者认为这项日益普及的手术会继续发展，且会被应用于更为复杂的病例中。未来的研究应注意减少选择偏倚，且需要加强研究LPD和OPD在肿瘤学预后方面的差异。

声明

本文作者宣称无任何利益冲突。

参考文献

[1] World Cancer Research Fund International. Pancreatic cancer statistics. Available online：[cited 2015 Mar 3].http：//www. wcrf.org/int/cancer-facts-figures/data-specific-cancers/ pancreatic-cancer-statistics

[2] Available online：http：//www.cancer.org/acs/groups/ content/@research/documents/webcontent/acspc-042151.pdf

[3] Basson JJ, Du Toit RS, Nel CJ. Carcinoma of the head of the pancreas. Morbidity and mortality of surgical procedures. S Afr J Surg 1994；32：9-12.

[4] Ishikawa O, Ohigashi H, Eguchi H, et al. Survival and Late Morbidity after Resection of Pancreatic Cancer. The Pancreas： An Integrated Textbook of Basic Science, Medicine, and Surgery, Second Edition. 2008.

[5] Zovak M, Mužina Mišić D, Glavčić G. Pancreatic surgery： evolution and current tailored approach. Hepatobiliary Surg Nutr 2014；3：247-258.

[6] Sun H, Ma H, Hong G, et al. Survival improvement in patients with pancreatic cancer by decade：a period analysis of the SEER database, 1981-2010. Sci Rep 2014；4：6747.

[7] Addeo P, Delpero JR, Paye F, et al. Pancreatic fistula after a pancreaticoduodenectomy for ductal adenocarcinoma and its association with morbidity：a multicentre study of the French Surgical Association. HPB (Oxford) 2014；16：46-55.

[8] Outcomes comparing a pancreaticogastrostomy (PG) and a pancreaticojejunosto...：EBSCOhost. Available online：[cited 2015 Mar 2].http：//web.b.ebscohost.com.hsl-ezproxy.ucdenver. edu/ehost/pdfviewer/pdfviewer?sid=c4932221-8b88-4023-a557-3ce49450c19f%40sessionmgr114&vid=1&hid=116

[9] He T, Zhao Y, Chen Q, et al. Pancreaticojejunostomy versus pancreaticogastrostomy after pancreaticoduodenectomy：a systematic review and meta-analysis. Dig Surg 2013；30：56-69.

[10] Schwenk W, Haase O, Neudecker JJ, et al. Short term benefits for laparoscopic colorectal resection. In：Schwenk W. editor. Chichester. UK：John Wiley & Sons, Ltd, 1996.

[11] Antoniou SA, Antoniou GA, Koch OO, et al. Meta-analysis of laparoscopic *vs* open cholecystectomy in elderly patients. World J Gastroenterol 2014；20：17626-17634.

[12] Zapf M, Denham W, Barrera E, et al. Patient-centered outcomes after laparoscopic cholecystectomy. Surg Endosc 2013；27：4491-4498.

[13] Bracale U, Pignata G, Lirici MM, et al. Laparoscopic gastrectomies for cancer：The ACOI-IHTSC national guidelines. Minim Invasive Ther Allied Technol 2012；21：313-319.

[14] Finks JF, Osborne NH, Birkmeyer JD. Trends in hospital volume and operative mortality for high-risk surgery. N Engl J Med 2011；364：2128-2137.

[15] Gagner M, Pomp A. Laparoscopic pylorus-preserving pancreatoduodenectomy. Surg Endosc 1994；8：408-410.

[16] Li H, Zhou X, Ying D, et al. Laparoscopic pancreaticoduodenectomy. Hepatobiliary Surg Nutr 2014；3：421-422.

[17] Lu B, Cai X, Lu W, et al. Laparoscopic pancreaticoduodenectomy to treat cancer of the ampulla of Vater. JSLS 2006；10：97-100.

[18] Palanivelu C, Jani K, Senthilnathan P, et al. Laparoscopic pancreaticoduodenectomy：technique and outcomes. J Am Coll Surg 2007；205：222-230.

[19] Palanivelu C, Rajan PS, Rangarajan M, et al. Evolution in techniques of laparoscopic pancreaticoduodenectomy：a decade long experience from a tertiary center. J Hepatobiliary Pancreat Surg 2009；16：731-740.

[20] Pugliese R, Scandroglio I, Sansonna F, et al. Laparoscopic pancreaticoduodenectomy：a retrospective review of 19 cases. Surg Laparosc Endosc Percutan Tech 2008；18：13-18.

[21] Zureikat AH, Breaux JA, Steel JL, et al. Can laparoscopic pancreaticoduodenectomy be safely implemented? J Gastrointest Surg 2011；15：1151-1157.

[22] Kim SC, Song KB, Jung YS, et al. Short-term clinical outcomes for 100 consecutive cases of laparoscopic pylorus-preserving pancreatoduodenectomy：improvement with surgical experience. Surg Endosc 2013；27：95-103.

[23] Dulucq JL, Wintringer P, Mahajna A. Laparoscopic pancreaticoduodenectomy for benign and malignant diseases. Surg Endosc 2006；20：1045-1050.

[24] Song KB, Kim SC, Hwang DW, et al. Matched Case-Control Analysis Comparing Laparoscopic and Open Pylorus-preserving Pancreaticoduodenectomy in Patients With Periampullary Tumors. Ann Surg 2015；262：146-155.

[25] Asbun HJ, Stauffer JA. Laparoscopic *vs* open pancreaticoduodenectomy: overall outcomes and severity of complications using the Accordion Severity Grading System. J Am Coll Surg 2012; 215: 810-819.

[26] Honda G, Kurata M, Okuda Y, et al. Laparoscopic pancreaticoduodenectomy: taking advantage of the unique view from the caudal side. J Am Coll Surg 2013; 217: e45-e49.

[27] Croome KP, Farnell MB, Que FG, et al. Total laparoscopic pancreaticoduodenectomy for pancreatic ductal adenocarcinoma: oncologic advantages over open approaches? Ann Surg 2014; 260: 633-638; discussion 638-640.

[28] Speicher PJ, Nussbaum DP, White RR, et al. Defining the learning curve for team-based laparoscopic pancreaticoduodenectomy. Ann Surg Oncol 2014; 21: 4014-4019.

[29] Corcione F, Pirozzi F, Cuccurullo D, et al. Laparoscopic pancreaticoduodenectomy: experience of 22 cases. Surg Endosc 2013; 27: 2131-2136.

[30] Mesleh MG, Stauffer JA, Bowers SP, et al. Cost analysis of open and laparoscopic pancreaticoduodenectomy: a single institution comparison. Surg Endosc 2013; 27: 4518-4523.

[31] Croome KP, Farnell MB, Que FG, et al. Pancreaticoduodenectomy with major vascular resection: a comparison of laparoscopic versus open approaches. J Gastrointest Surg 2015; 19: 189-194; discussion 194.

译者：郑楚发，中山大学附属汕头医院普外一科

审校：牟一平，博士，主任医师，浙江省人民医院胃肠胰外科主任

Cite this article as: Merkow J, Paniccia A, Edil BH. Laparoscopic pancreaticoduodenectomy: a descriptive and comparative review. Chin J Cancer Res 2015;27(4):368-375. doi: 10.3978/j.issn.1000-9604.2015.06.05

点评

　　该文对近年（至2015年2月）有关腹腔镜胰十二指肠切除术（LPD）的描述性和与传统开腹胰十二指肠切除术（OPD）对照研究，且对病例数>20例的英文文献进行系统复习综述。反映了LPD的现状，表明LPD已经是一种安全的术式，与OPD有相似的肿瘤学效果，并有微创优势；指出今后重点研究肿瘤学远期效果。这对临床有指导价值。

——牟一平

第二十二章　胰腺癌单发转移的手术治疗

Fengchun Lu[1,2], Katherine E. Poruk[2], Matthew J. Weiss[2]

[1]Department of General Surgery, Union Hospital, Fujian Medical University, Fuzhou 350001, China; [2]Department of Surgery, The Sol Goldman Pancreatic Cancer Research Center, The Johns Hopkins University School of Medicine, Baltimore, MD 21287, USA
Correspondence to: Matthew J. Weiss, MD. Department of Surgery and Medical Oncology, The Sol Goldman Pancreatic Cancer Research Center, The Johns Hopkins University School of Medicine, Baltimore, MD 21287, USA. Email: mweiss5@jhmi.edu.

作者介绍：Fengchun Lu，福建医科大学外科学博士，福建医科大学附属协和医院副教授。曾在约翰霍普金斯大学医学院从事博士后研究工作。积极开展基础及临床研究，尤其关注胰腺疾病领域。目前，作为负责人共承担一项国家级课题和两项省级课题，并获得过三项省级科学技术进步奖。现任中华医学会福建省分会青年委员会副主席，中国疝外科学会青年委员会委员。

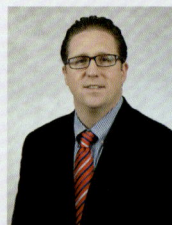

Matthew J.Weiss，约翰霍普金斯大学医学院外科与肿瘤学助理教授，约翰霍普金斯胰腺癌多学科诊所联合主任，约翰霍普金斯外科肿瘤研究计划项目组副主任。通过了基本外科执业认证，以及复杂肿瘤外科学和肝胆胰病领域的研究员职位训练。曾在约翰霍普金斯大学医学院基本外科接受培训，并在麻省总院完成一项免疫学课题研究。在"纪念斯隆-凯特琳癌症中心"完成肿瘤外科学和肝胆胰外科学方面的临床研究工作。其临床研究方向主要包括胰腺、肝、胆管和胆囊的良恶性肿瘤的诊治。

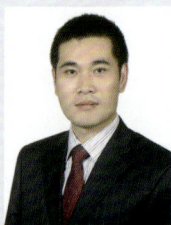

Fengchun Lu　　　　Matthew J. Weiss

摘要：近几十年来，胰腺导管腺癌（PDAC）的发病率正逐年稳步提高。大部分胰腺癌患者发现时已存在远处转移，使外科治疗受限。对于结直肠癌患者来说，孤立、可切除的肝转移或肺转移灶可通过肝切除或肺转移灶切除来进行治疗。近年来，随着胰腺癌有效系统治疗方面的进展，部分存在转移的胰腺癌患者可能适合联合转移灶一并切除。然而，其手术指征尚无明确定义。本文就转移性胰腺癌外科治疗的最新文献展开讨论，着重关注胰腺癌单发肝转移和肺转移的外科治疗。

关键词：胰腺癌；单发转移；肝转移；肺转移；外科治疗

View this article at: http://dx.doi.org/10.3978/j.issn.1000-9604.2015.05.02

1　引言

胰腺导管腺癌是具有高侵袭性、预后最差的消化道肿瘤之一。美国癌症协会估计2015年将会有近48 969人被诊断为胰腺导管腺癌，同时超过40 560例患者将会因其而死亡[1]。胰腺癌中位5年生存率只有6%，可能由于肿瘤的侵袭性及易发生远处转移的特点所致[2]。大部分患者在行影像学检查或胰腺癌切除术时已存在远处转移[3]。尸检研究发现，肝脏是胰腺癌最常见的远处转移的器官，其后依次是腹膜、肺、胸膜、骨及肾上腺[4-8]。据报道胰腺导管腺癌的远处转移几乎包含所有的器官，如大脑和软脑膜、横膈膜、胆囊、心脏和心包膜、小肠和大肠、肾脏、卵巢和子宫、储精囊、皮肤、胃、脾脏、睾丸、甲状腺、膀胱以及眶周组织[5,7-17]。胰腺导管腺癌一旦发生远处转移，其预后极差，总体5年生存率不到1%[18-19]。

手术切除是胰腺癌最有效的治疗方法，但美国国立综合癌症网络（NCCN）和美国国家癌症研究所（NCI）的治疗指南认为，存在远处转移的患者无根治性手术指征[20-21]。因此，目前临床实践较少采取同时切除转移灶的手术方式来治疗已存在远处转移的胰腺癌。但是，对于一些患者而言，即便是详尽彻底的术前影像学检查无阳性发现，仍然会出现直到术中才发现远处转移的情况。若是单发转移，有时为了获得肿瘤的根治性切除（R0切除）从而延长胰腺癌患者的生存期，仍提倡对选择性病例实施扩大切除手术[22-23]。然而，同期行转移灶切除的胰腺手术相关文献报道较少，尤其缺乏关于生存率的相关比较。

2　胰腺癌肝转移

肝脏是最常见的首发转移部位[24]，其可能原因是胰腺血流经门静脉回流或淋巴扩散首先进入肝脏。随着计算机体层成像技术和三维重建技术的进步，在过去数十年中，术前通过影像学检查确定胰腺导管腺癌远处转移的能力已经有了显著提高。约有50%的新发胰腺导管腺癌病例在诊断时已存在远处转移[3]，仅有10%~20%的病例可行手术切除[20,25-28]。目前，影像学诊断为IV期的胰腺癌患者常接受系统的辅助疗法，而非常规行胰腺切除手术。一些大型的临床随机对照研究证实，以吉西他滨为基础的化疗方案或FOLFIRINOX方案（5-氟尿嘧啶、亚叶酸钙、伊立替康和奥沙利铂）可提高胰腺癌患

者的整体生存率[29-30]。有文献显示由于术前影像学检查不能检测到较小的肝转移瘤和腹膜转移灶（<5 mm），高达12%的隐匿型肝转移瘤只有在剖腹探查时才被发现[31-32]。此类患者的治疗方式存在较大争议，尤其当患者的胰腺肿瘤局部可切除而同时又发现隐匿性肝转移时，这无疑给外科医生带来巨大挑战。是选择施行姑息性旁路手术还是胰腺切除手术，如果选择胰腺切除手术，那么是忽略肝脏转移瘤，还是在行胰腺切除手术同时行肝切除术，这些都是外科决策的难点。

3　肝转移性疾病的肝切除

随着手术技术及围术期处理的进步，胰腺切除术后并发症发生率以及死亡率已经明显降低。许多高手术量的大中心报道胰十二指肠切除术后的死亡率低于5%，某些中心甚至报道了手术零死亡率[33-37]。近年来，大中心的胰腺癌手术量不断增长，其可能原因为血管重建技术被用于肿瘤已侵犯门静脉或肠系膜上动脉。血管切除重建技术可提高R0切除率，从而提高总体生存率[37-42]。由此，对于合并肝转移病例是否采取扩大切除手术的讨论存在一定的道理。

有研究结果显示，术后放化疗对胰腺导管腺癌患者的总体生存率有益[43-44]。亦有研究结果表明肿瘤直径<20 mm或者TNM分期中pT分期较早的患者生存率相对较高[45-46]。对于肝转移瘤可切除的患者，如果新辅助化疗之后病灶缩小或保持稳定，往往预示其肿瘤生物学行为较好且更能获得长期生存，从理论上讲该类患者可选择性行联合肝转移灶切除的胰腺切除手术。此外，单发转移灶切除可能会有利于降低辅助治疗前患者的肿瘤负荷。因此，对部分患者施行联合肝切除的胰腺切除手术以及术后的综合治疗可能达到临床治愈。尽管外科手术对于胰腺癌治疗来说至关重要，但目前生存率方面所取得的进展主要归功于更有效的系统治疗，从而凸显多学科治疗方法的重要性[47]（图1）。

肝切除术一般适用于可切除的结直肠和神经内分泌肿瘤肝转移患者。许多中心报道结果显示，结直肠癌肝转移灶切除术后5年生存率为40%~58%[48-54]，神经内分泌性肿瘤转移灶切除术后5年生存率高达76%[55-57]。在过去的数十年中，由于结直肠癌肝转移切除术后患者的生存率有所提高，其手术切除性已经有了明显的扩大，而肝转移灶切除术亦可能成为这些患者的标准治疗方式[58]。尽管合并肝转移的结直肠癌行肝转移灶切除存在胆瘘、

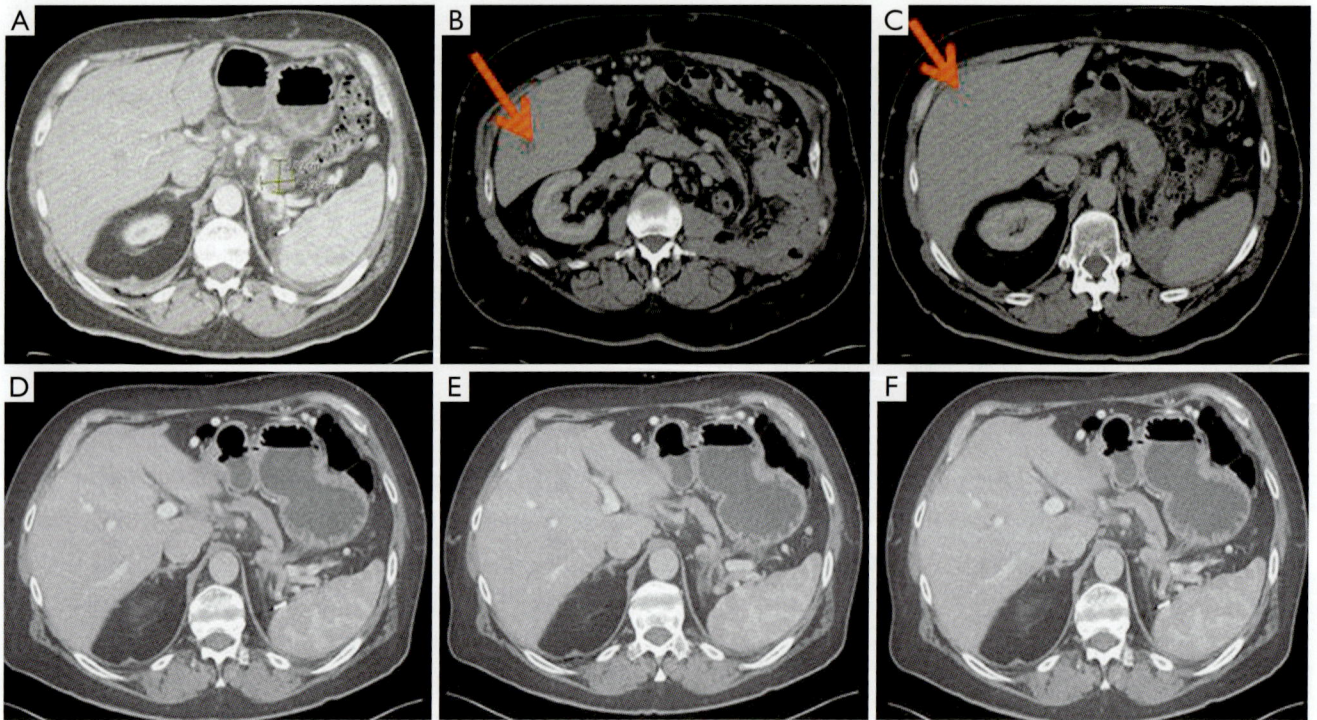

图1　66岁男性患者于2012年经活检确诊为胰腺癌单发转移

CT示（A）为胰腺原发肿瘤；（B）肝转移灶1；（C）肝转移灶2。该患者联合运用了吉西他滨、白蛋白结合型紫杉醇与5-氟尿嘧啶、亚叶酸钙、奥沙利铂以及伊立替康。初次诊断24个月后，CT显示胰腺原发肿瘤（D）、肝转移灶1（E）及肝转移灶2（F）均发生了明显的影像学改变；包括手术切除的胰腺以及肝脏病变组织的3处均显示出完全的病理反应，目前，在诊断30个月后（术后6个月）并无疾病复发的证据。

出血和肝脓肿等并发症[59]，但往往可以通过非手术治疗处理且并不增加死亡率。大量研究表明，对同时合并肝转移的结直肠癌或神经内分泌肿瘤施行肝切除是安全而有效的，而且切除技术已经相当完善。与之相反，对合并肝转移的胰腺导管腺癌行肝切除仍极具争议。胰腺导管腺癌肝转移手术切除的相关数据并未完善，目前的文献报道也仅局限在少量选择性的患者群体。此外，这些研究也并未阐述有多少患者在行转移灶切除术前进行了新辅助化疗。若需证实胰腺导管腺癌患者行肝转移灶手术切除是可行的，则必须验证其在提高生存率或生存质量方面，以及不增加手术相关并发症发生率和死亡率等方面具有一定优势。目前，仅有少量的文献涉及胰腺导管腺癌患者肿瘤转移后接受胰腺手术的结局，这使得客观的结论以及一套指南性的治疗方案的提出显得尤为困难。

目前较多文献表明，联合肝转移灶切除的胰腺切除术可以在并不明显增加围术期并发症发生率及死亡率的情况下安全地施行[60-64]（表1）。但是，其远期生存获益情况仍尚不清楚[62,68]。Singh等[62]证实在胰十二指肠切除术中，同期对单发肝转移癌施行切除是安全的。然而，整体生存率是否能得到改善尚不明确。在此研究中，同期行胰十二指肠切除及转移灶切除的3例胰腺导管腺癌患者，分别在术后第7个月、14个月及18个月时死亡。de Jong等[63]研究了40例行根治性手术[手术切除和/或射频消融]的壶腹周围癌合并肝转移患者。其中20例患者为胰腺原发肿瘤，4例接受了新辅助化疗，27例同期并发肝转移性，另外13人有非同期的转移性情况。并发转移性疾病的早晚并未影响中位存活期（同期 vs. 非同期，16个月 vs. 19个月；P=0.55）。单纯行切除术31例（78%），仅行射频消融术（RFA）为8例（20%），手术切除+射频消融术的为1例（2%）。在接受手术的32例患者中，肝脏楔形切除术22例（69%），肝段切除术6例（25%），半肝切除术4例（10%）。胆胰肿瘤患者的中位生存期为13个月，3年的总体生存率

表1　联合肝切除的胰腺切除术治疗胰腺癌相关文献汇总

第一作者	年份	胰腺癌患者数	肝脏切除	并发症发生率（%）	围手术期死亡率（%）	1年整体生存率（%）	3年整体生存率（%）	5年整体生存率（%）	中位生存时间
Klempnauer[65]	1996	20	S或M	N/A	4.3	41.0	N/A	N/A	8.3
Takada[66]	1997	11	S	N/A	N/A	N/A	N/A	N/A	6
Adam[67]	2006	40	S或M	N/A	N/A	N/A	N/A	25.0	20
Gleisner[68]	2007	17	S	45.5	9.1	N/A	6.7	0	5.9
Shrikhande[69]	2007	11	S	24.1	0	58.9	N/A	N/A	11.4
Singh[62]	2010	3	S	N/A	0	N/A	N/A	N/A	N/A
de Jong[63]	2010	20	S或M	N/A	1.0	N/A	8.0	N/A	13
Seelig[70]	2010	14	S	45.0	0	43.0	17.0	N/A	11
Klein[64]	2012	22	S	18.0	0	N/A	5.0	0	7.6

S，胰腺切除术同期行肝切除术；M，胰腺切除术非同期行肝切除术；N/A，未描述。

为8%。Klein等[64]报道了22例胰腺导管腺癌联合肝转移灶切除的病理资料，其中7例（32%）行肝段切除术，其余15例（68%）行肝转移灶剜除术。随访结果显示，总体中位生存期为228 d（±298.0），2年生存率为5%（仅有1例），无一名患者存活5年。所有患者均接受了基于吉西他滨的辅助化疗，但并不清楚哪些患者也接受过新辅助化疗。Gleisner等[68]研究发现，联合肝转移灶切除术的胰腺导管腺癌或者壶腹周围癌患者与接受了姑息性旁路手术治疗患者相比，其总体生存率（OS）并没有显著区别（5.9个月 vs. 5.6个月；P=0.46）。此项研究包含了17例（77.3%）胰腺导管腺癌，其中绝大多数（86.4%）存在单发肝转移，转移灶的中位大小为0.6 cm。施行的肝切除术包含20例（90%）楔形切除、1例（4.5%）肝段切除和1例（4.5%）半肝切除。仅有6例胰腺导管腺癌患者接受了辅助化疗。Takada等[66]研究结果显示，联合肝部分切除的胰十二指肠切除术并不能改善此类患者的总生存率，甚至可导致更高的手术并发症发生率及死亡率。

　　相反，有些文献也表明，同时切除胰腺病灶和肝脏病灶的患者会获得到更高的远期生存率[64,71-73]。Adam等[67]研究发现，切除胰腺原发肿瘤和肝脏转移瘤后5年生存率可高达25%以上，中位生存期达到20个月。而这部分患胰腺导管腺癌患者的5年生存率更是达到了20%，这已经与可切除的、无转移的胰腺导管腺癌患者的5年生存率不相上下。Klempnauer等[65]报道，同期接受肝脏和胰腺切除手术患者的中位生存期为8.3个月，接受非同期肝脏切除术患者的中位生存期为5.8个月。

同期切除的1年生存率为41%，非同期切除的1年生存率为40%（胰腺癌20例，壶腹周围癌2例）。Shrikhande等[69]认为，对仔细筛选的肝转移患者进行同期肝脏切除是安全可行的。11例胰腺导管腺癌伴肝转移的随访结果显示，同期接受胰腺及肝脏切除手术者的中位生存期明显优于仅行剖腹探查而未行任何切除术者（11.4个月 vs. 5.9个月，P=0.038）。值得一提的是，这项研究中患者的基础情况都较好，其ASA分级为III级及以上，而且仅有1个或2个孤立的肝转移灶，达到根治性切除的概率较大。虽仅有1名患者接受了新辅助化疗，但其余的大多数患者均接受了辅助化疗。考虑到严格的入组标准，尽管作者认为联合肝转移灶切除是安全的，但由于缺乏对照研究证据尚不推荐常规施行。

　　虽然对外科手术治疗胰腺导管腺癌伴肝转移的研究都是一些单中心、低病例数、无明确手术指征的回顾性研究，但数据表明对仔细筛选的胰腺导管腺癌患者行联合肝脏切除是安全可行的。目前由于生存数据并不一致，尚需要前瞻性研究验证肝转移灶切除对总体生存率有无明确的改善。此外，需标准化新辅助化疗以及放化疗方案以延长生存期并避免混杂因素。与此同时，此手术仅适用于身体状况良好、无其他合并疾病的患者。而且，在手术前需行新辅助化疗，并结合影像学检查对肿瘤的稳定性、大小及数量进行评估。为了保证肝脏血供、胆汁的引流以及合适的残余肝体积[45]，可以考虑行肝楔形切除、肝节段切除或者半肝切除。在确认哪类患者在此手术后能得到最大的疗效之前，应该谨慎地挑选合适的具有局限性肝转移的患者。

4　针对胰腺导管腺癌肝转移的消融技术

消融技术包括射频、微波、激光、冷冻消融及非可逆电穿孔术等已广泛应用于肝转移肿瘤的治疗，在开腹、腹腔镜、经皮穿刺影像引导等方法下均可进行。在过去的数十年中，大量有关消融技术治疗肝转移瘤的文献已证实其有效性及安全性[74-79]，目前该技术已被用于部分结直肠癌伴肝转移患者的治疗[33,80-84]，并被推荐作为治疗局限肝累及或单发肝转移灶可供选择的方法[79,83-84]。Simo等[79]的研究结果显示，腹腔镜下肝转移瘤射频消融治疗可切除结直肠癌的围术期并发症发生率及死亡率较低，与行肝脏切除手术相比其远期生存率类似。该法尤其适用于<3 cm的肝转移灶及中央胆管结构1 cm之外的肿瘤。

有文献已证实射频消融在减轻症状及改善生活质量方面有利于胰腺神经内分泌肿瘤伴肝转移的治疗[85-86]。然而，对无法手术的胰腺导管腺癌患者行射频消融的作用却存在着不同的意见。Girelli等[87]报道，对局部进展期胰腺癌患者施行射频消融是可行的，且具有相对较好的耐受性。此外，尤其是对不能行手术切除的Ⅲ期胰腺导管腺癌的患者行姑息性治疗的同时行射频消融也可能有益于生存率[88]。但Pezzilli等[89]的研究却发现，虽然射频消融是一种可行的技术，但对于无法手术切除的胰腺导管腺癌患者，其安全性和远期生存结果却令人失望。由于仅少数研究专门分析了胰腺导管腺癌肝转移患者经射频消融术后的结果，因此尚需进一步研究去证实射频消融术治疗胰腺导管腺癌伴孤立性肝转移的疗效。

5　胰腺癌肺转移

肺是胰腺导管腺癌另一大常见的远处转移部位[6,8]。值得注意的是，很多原发肿瘤切除术后肺部复发常常继发于存活5年以上的转移性胰腺导管腺癌患者[24]。尽管有文献已证实肺部转移灶切除能使结直肠癌肺转移患者生存获益[90-94]，但关于胰腺导管腺癌疗效的文献却十分有限。Arnaoutakis等[95]所发表的一项关于单发胰腺癌肺转移切除的回顾性研究表明，肺部转移灶切除是安全有效的。与未行肺转移灶切除的患者相比，肺转移灶切除治疗后患者中位整体生存期显著提高（52个月 vs. 22个月，P=0.04）。除此之外，目前趋向行肺转移瘤切除来提高术后复发的生存率。与未行肺转移瘤切除后中位生存期仅7.5个月相比，行肺转移瘤切除

患者复发后的中位生存时间上升为18.6个月。值得注意的是该研究中所纳入的患者都是经过严格挑选，其肿瘤生物学性质较好且对系统治疗有很好的反应。此外，接受肺转移瘤切除的患者在初始胰腺切除术与肺部肿物复发之间都有较长的时间间隔。目前尚无同期行胰腺切除及肺转移灶切除的研究，而且尚需对胰腺癌伴肺转移的治疗进一步分析研究。

目前一些成功的案例结果提示，完全切除原发病灶及肺转移灶可能改善患者生存。对于已行胰腺切除术、肺单发孤立转移、一般身体状况良好以及对系统化疗有较好反应的胰腺癌伴肺转移患者，应考虑施行肺转移灶切除术。而且，可以考虑采用射频消融来治疗无法手术的胰腺癌伴肺转移患者，当然，其疗效还有待进一步研究[74]。

6　结论

随着手术技术的进步，目前胰腺手术患者围术期并发症的发生率及死亡率已大大降低，从而使5年生存率得到了提高。然而，绝大多数胰腺导管腺癌患者在确诊时即已经发现远处转移而不能行根治性手术，在这样的情况下，转移灶的切除可能会对其有利，但是尚需更多的研究证实。无论如何，应极为谨慎地选择胰腺癌转移灶手术切除，因为目前的数据是极其有限的。由于胰腺癌系统治疗方法的进步，如同目前结直肠癌转移灶的手术切除一样，对适当挑选的患者可施行更为激进的外科治疗方式。在当前的临床实践中，胰腺导管腺癌单发肝转移瘤或肺转移瘤的手术切除，应当仅仅在以下情况时予以考虑：①胰腺肿瘤能达到R0切除；②胰腺导管腺癌对新辅助化疗有反应；③单发转移灶是可以被切除的；④患者基础健康情况较好，且合并较少的其他疾病。当满足这些条件时，也许可以考虑外科手术切除来治疗那些挑选后的患者，从而使之真正获得长期生存。

声明

本文作者宣称无任何利益冲突。

参考文献

[1]　Siegel RL，Miller KD，Jemal A. Cancer statistics，2015. CA Cancer J Clin 2015；65：5-29.

[2]　DeSantis CE，Lin CC，Mariotto AB，et al. Cancer treatment

and survivorship statistics, 2014. CA Cancer J Clin 2014; 64: 252-271.

[3]　Louvet C, Philip PA. Accomplishments in 2007 in the treatment of metastatic pancreatic cancer. Gastrointest Cancer Res 2008; 2: S37-S41.

[4]　Yachida S, Iacobuzio-Donahue CA. The pathology and genetics of metastatic pancreatic cancer. Arch Pathol Lab Med 2009; 133: 413-422.

[5]　Kamisawa T, Isawa T, Koike M, et al. Hematogenous metastases of pancreatic ductal carcinoma. Pancreas 1995; 11: 345-349.

[6]　Embuscado EE, Laheru D, Ricci F, et al. Immortalizing the complexity of cancer metastasis: genetic features of lethal metastatic pancreatic cancer obtained from rapid autopsy. Cancer Biol Ther 2005; 4: 548-554.

[7]　Disibio G, French SW. Metastatic patterns of cancers: results from a large autopsy study. Arch Pathol Lab Med 2008; 132: 931-939.

[8]　Mao C, Domenico DR, Kim K, et al. Observations on the developmental patterns and the consequences of pancreatic exocrine adenocarcinoma. Findings of 154 autopsies. Arch Surg 1995; 130: 125-134.

[9]　Lemke J, Scheele J, Kapapa T, et al. Brain metastasis in pancreatic cancer. Int J Mol Sci 2013; 14: 4163-4173.

[10]　Rao R, Sadashiv SK, Goday S, et al. An extremely rare case of pancreatic cancer presenting with leptomeningeal carcinomatosis and synchronous intraparenchymal brain metastasis. Gastrointest Cancer Res 2013; 6: 90-92.

[11]　Mirrakhimov AE, Khan FN. Epidural brain metastases in a patient with early onset pancreatic cancer: a case report and literature review. Case Rep Oncol Med 2012; 2012: 962305.

[12]　Kolokythas A, Miloro MB, Olsson AB, et al. Metastatic pancreatic adenocarcinoma to the mandibular condyle: a rare clinical presentation. J Oral Maxillofac Surg 2014; 72: 83-88.

[13]　Monson BK, Patel BC, Kim CH. Metastatic mucinous adenocarcinoma of the orbit. Orbit 2011; 30: 18-20.

[14]　Webber NP, Sharma S, Grossmann AH, et al. Metastatic pancreatic adenocarcinoma presenting as a large pelvic mass mimicking primary osteogenic sarcoma: a series of two patient cases. J Clin Oncol 2010; 28: e545-e549.

[15]　Bellows C, Gage T, Stark M, et al. Metastatic pancreatic carcinoma presenting as colon carcinoma. South Med J 2009; 102: 748-750.

[16]　Vähätalo K, Ekfors T, Syrjänen S. Adenocarcinoma of the pancreas metastatic to the mandible. J Oral Maxillofac Surg 2000; 58: 110-114.

[17]　Rosser CJ, Gerrard E. Metastatic adenocarcinoma of the pancreas to the testicle: a case report. Am J Clin Oncol 1999;

22: 619-620.

[18]　Lillemoe KD, Kaushal S, Cameron JL, et al. Distal pancreatectomy: indications and outcomes in 235 patients. Ann Surg 1999; 229: 693-698; discussion 698-700.

[19]　Yeo CJ, Abrams RA, Grochow LB, et al. Pancreaticoduodenectomy for pancreatic adenocarcinoma: postoperative adjuvant chemoradiation improves survival. A prospective, single-institution experience. Ann Surg 1997; 225: 621-633; discussion 633-636.

[20]　Mayo SC, Nathan H, Cameron JL, et al. Conditional survival in patients with pancreatic ductal adenocarcinoma resected with curative intent. Cancer 2012; 118: 2674-2681.

[21]　Sohn TA, Yeo CJ, Cameron JL, et al. Resected adenocarcinoma of the pancreas-616 patients: results, outcomes, and prognostic indicators. J Gastrointest Surg 2000; 4: 567-579.

[22]　Wagner M, Redaelli C, Lietz M, et al. Curative resection is the single most important factor determining outcome in patients with pancreatic adenocarcinoma. Br J Surg 2004; 91: 586-594.

[23]　Yeo CJ, Cameron JL, Sohn TA, et al. Six hundred fifty consecutive pancreaticoduodenectomies in the 1990s: pathology, complications, and outcomes. Ann Surg 1997; 226: 248-257; discussion 257-260.

[24]　Katz MH, Wang H, Fleming JB, et al. Long-term survival after multidisciplinary management of resected pancreatic adenocarcinoma. Ann Surg Oncol 2009; 16: 836-847.

[25]　Gillen S, Schuster T, Meyer Zum Büschenfelde C, et al. Preoperative/neoadjuvant therapy in pancreatic cancer: a systematic review and meta-analysis of response and resection percentages. PLoS Med 2010; 7: e1000267.

[26]　Varadhachary GR, Tamm EP, Abbruzzese JL, et al. Borderline resectable pancreatic cancer: definitions, management, and role of preoperative therapy. Ann Surg Oncol 2006; 13: 1035-1046.

[27]　Callery MP, Chang KJ, Fishman EK, et al. Pretreatment assessment of resectable and borderline resectable pancreatic cancer: expert consensus statement. Ann Surg Oncol 2009; 16: 1727-1733.

[28]　Werner J, Combs SE, Springfeld C, et al. Advanced-stage pancreatic cancer: therapy options. Nat Rev Clin Oncol 2013; 10: 323-333.

[29]　Conroy T, Desseigne F, Ychou M, et al. FOLFIRINOX versus gemcitabine for metastatic pancreatic cancer. N Engl J Med 2011; 364: 1817-1825.

[30]　Poruk KE, Firpo MA, Mulvihill SJ. Screening for pancreatic cancer. Adv Surg 2014; 48: 115-136.

[31]　Kneuertz PJ, Cunningham SC, Cameron JL, et al. Palliative surgical management of patients with unresectable pancreatic adenocarcinoma: trends and lessons learned from a large, single institution experience. J Gastrointest Surg 2011; 15: 1917-1927.

[32] Toomey P, Childs C, Luberice K, et al. Nontherapeutic celiotomy incidence is not affected by volume of pancreaticoduodenectomy for pancreatic adenocarcinoma. Am Surg 2013; 79: 781-785.

[33] Sharaiha RZ, Natov N, Glockenberg KS, et al. Comparison of metal stenting with radiofrequency ablation versus stenting alone for treating malignant biliary strictures: is there an added benefit? Dig Dis Sci 2014; 59: 3099-3102.

[34] Cameron JL, Pitt HA, Yeo CJ, et al. One hundred and forty-five consecutive pancreaticoduodenectomies without mortality. Ann Surg 1993; 217: 430-435; discussion 435-438.

[35] Trede M, Schwall G, Saeger HD. Survival after pancreatoduodenectomy. 118 consecutive resections without an operative mortality. Ann Surg 1990; 211: 447-458.

[36] Büchler MW, Wagner M, Schmied BM, et al. Changes in morbidity after pancreatic resection: toward the end of completion pancreatectomy. Arch Surg 2003; 138: 1310-1314; discussion 1315.

[37] Strobel O, Berens V, Hinz U, et al. Resection after neoadjuvant therapy for locally advanced, "unresectable" pancreatic cancer. Surgery 2012; 152: S33-S42.

[38] Hartwig W, Hackert T, Hinz U, et al. Multivisceral resection for pancreatic malignancies: risk-analysis and long-term outcome. Ann Surg 2009; 250: 81-87.

[39] Burdelski CM, Reeh M, Bogoevski D, et al. Multivisceral resections in pancreatic cancer: identification of risk factors. World J Surg 2011; 35: 2756-2763.

[40] Chua TC, Saxena A. Extended pancreaticoduodenectomy with vascular resection for pancreatic cancer: a systematic review. J Gastrointest Surg 2010; 14: 1442-1452.

[41] Mollberg N, Rahbari NN, Koch M, et al. Arterial resection during pancreatectomy for pancreatic cancer: a systematic review and meta-analysis. Ann Surg 2011; 254: 882-893.

[42] Hackert T, Büchler MW. Pancreatic cancer: advances in treatment, results and limitations. Dig Dis 2013; 31: 51-56.

[43] Oettle H, Neuhaus P, Hochhaus A, et al. Adjuvant chemotherapy with gemcitabine and long-term outcomes among patients with resected pancreatic cancer: the CONKO-001 randomized trial. JAMA 2013; 310: 1473-1481.

[44] Neoptolemos JP, Stocken DD, Friess H, et al. A randomized trial of chemoradiotherapy and chemotherapy after resection of pancreatic cancer. N Engl J Med 2004; 350: 1200-1210.

[45] Morganti AG, Falconi M, van Stiphout RG, et al. Multi institutional pooled analysis on adjuvant chemoradiation in pancreatic cancer. Int J Radiat Oncol Biol Phys 2014; 90: 911-917.

[46] Merchant NB, Rymer J, Koehler EA, et al. Adjuvant chemoradiation therapy for pancreatic adenocarcinoma: who really benefits? J Am Coll Surg 2009; 208: 829-838; discussion 838-841.

[47] Page AJ, Weiss MJ, Pawlik TM. Surgical management of noncolorectal cancer liver metastases. Cancer 2014; 120: 3111-3121.

[48] Aloia TA, Vauthey JN, Loyer EM, et al. Solitary colorectal liver metastasis: resection determines outcome. Arch Surg 2006; 141: 460-466; discussion 466-467.

[49] Pawlik TM, Choti MA. Surgical therapy for colorectal metastases to the liver. J Gastrointest Surg 2007; 11: 1057-1077.

[50] Reddy SK, Pawlik TM, Zorzi D, et al. Simultaneous resections of colorectal cancer and synchronous liver metastases: a multi-institutional analysis. Ann Surg Oncol 2007; 14: 3481-3491.

[51] Bismuth H, Adam R, Lévi F, et al. Resection of nonresectable liver metastases from colorectal cancer after neoadjuvant chemotherapy. Ann Surg 1996; 224: 509-520; discussion 520-522.

[52] Fong Y, Fortner J, Sun RL, et al. Clinical score for predicting recurrence after hepatic resection for metastatic colorectal cancer: analysis of 1001 consecutive cases. Ann Surg 1999; 230: 309-318; discussion 318-321.

[53] Rees M, Tekkis PP, Welsh FK, et al. Evaluation of long-term survival after hepatic resection for metastatic colorectal cancer: a multifactorial model of 929 patients. Ann Surg 2008; 247: 125-135.

[54] Choti MA, Sitzmann JV, Tiburi MF, et al. Trends in long-term survival following liver resection for hepatic colorectal metastases. Ann Surg 2002; 235: 759-766.

[55] Bonney GK, Gomez D, Rahman SH, et al. Results following surgical resection for malignant pancreatic neuroendocrine tumours. A single institutional experience. JOP 2008; 9: 19-25.

[56] Chamberlain RS, Canes D, Brown KT, et al. Hepatic neuroendocrine metastases: does intervention alter outcomes? J Am Coll Surg 2000; 190: 432-445.

[57] Sarmiento JM, Heywood G, Rubin J, et al. Surgical treatment of neuroendocrine metastases to the liver: a plea for resection to increase survival. J Am Coll Surg 2003; 197: 29-37.

[58] Pawlik TM, Schulick RD, Choti MA. Expanding criteria for resectability of colorectal liver metastases. Oncologist 2008; 13: 51-64.

[59] Schlag P, Hohenberger P, Herfarth C. Resection of liver metastases in colorectal cancer--competitive analysis of treatment results in synchronous versus metachronous metastases. Eur J Surg Oncol 1990; 16: 360-365.

[60] Nikfarjam M, Sehmbey M, Kimchi ET, et al. Additional organ resection combined with pancreaticoduodenectomy does not increase postoperative morbidity and mortality. J Gastrointest Surg 2009; 13: 915-921.

[61] McKay A, Sutherland FR, Bathe OF, et al. Morbidity and mortality following multivisceral resections in complex hepatic and pancreatic surgery. J Gastrointest Surg 2008；12：86-90.

[62] Singh A, Singh T, Chaudhary A. Synchronous resection of solitary liver metastases with pancreaticoduodenectomy. JOP 2010；11：434-438.

[63] de Jong MC, Tsai S, Cameron JL, et al. Safety and efficacy of curative intent surgery for peri-ampullary liver metastasis. J Surg Oncol 2010；102：256-263.

[64] Klein F, Puhl G, Guckelberger O, et al. The impact of simultaneous liver resection for occult liver metastases of pancreatic adenocarcinoma. Gastroenterol Res Pract 2012；2012：939350.

[65] Klempnauer J, Ridder GJ, Piso P, et al. Is liver resection in metastases of exocrine pancreatic carcinoma justified? Chirurg 1996；67：366-370.

[66] Takada T, Yasuda H, Amano H, et al. Simultaneous hepatic resection with pancreato-duodenectomy for metastatic pancreatic head carcinoma：does it improve survival? Hepatogastroenterology 1997；44：567-573.

[67] Adam R, Chiche L, Aloia T, et al. Hepatic resection for noncolorectal nonendocrine liver metastases：analysis of 1,452 patients and development of a prognostic model. Ann Surg 2006；244：524-535.

[68] Gleisner AL, Assumpcao L, Cameron JL, et al. Is resection of periampullary or pancreatic adenocarcinoma with synchronous hepatic metastasis justified? Cancer 2007；110：2484-2492.

[69] Shrikhande SV, Kleeff J, Reiser C, et al. Pancreatic resection for M1 pancreatic ductal adenocarcinoma. Ann Surg Oncol 2007；14：118-127.

[70] Seelig SK, Burkert B, Chromik AM, et al. Pancreatic resections for advanced M1-pancreatic carcinoma：the value of synchronous metastasectomy. HPB Surg 2010；2010：579672.

[71] Ibusuki M, Hiraoka T, Kanemitsu K, et al. Complete remission of pancreatic cancer after multiple resections of locally pancreatic recurrent sites and liver metastasis：report of a case. Surg Today 2008；38：563-566.

[72] Spinelli GP, Zullo A, Romiti A, et al. Long-term survival in metastatic pancreatic cancer. A case report and review of the literature. JOP 2006；7：486-491.

[73] Shimada K, Kosuge T, Yamamoto J, et al. Successful outcome after resection of pancreatic cancer with a solitary hepatic metastasis. Hepatogastroenterology 2004；51：603-605.

[74] de Baere T, Deschamps F. Treatment of hepatic and pulmonary metastases with radiofrequency. Diagn Interv Imaging 2014；95：683-688.

[75] Chen J, Tang Z, Dong X, et al. Radiofrequency ablation for liver metastasis from gastric cancer. Eur J Surg Oncol 2013；39：701-706.

[76] de Baere T, Deschamps F. New tumor ablation techniques for cancer treatment (microwave, electroporation). Diagn Interv Imaging 2014；95：677-682.

[77] Viganò L, Capussotti L, Lapointe R, et al. Early recurrence after liver resection for colorectal metastases：risk factors, prognosis, and treatment. A LiverMetSurvey-based study of 6,025 patients. Ann Surg Oncol 2014；21：1276-1286.

[78] Sofocleous CT, Sideras P, Petre EN. "How we do it" - a practical approach to hepatic metastases ablation techniques. Tech Vasc Interv Radiol 2013；16：219-229.

[79] Simo KA, Sereika SE, Newton KN, et al. Laparoscopic-assisted microwave ablation for hepatocellular carcinoma：safety and efficacy in comparison with radiofrequency ablation. J Surg Oncol 2011；104：822-829.

[80] Minami Y, Kudo M. Radiofrequency ablation of liver metastases from colorectal cancer：a literature review. Gut Liver 2013；7：1-6.

[81] Kwan BY, Kielar AZ, El-Maraghi RH, et al. Retrospective review of efficacy of radiofrequency ablation for treatment of colorectal cancer liver metastases from a Canadian perspective. Can Assoc Radiol J 2014；65：77-85.

[82] Ungureanu BS, Sandulescu L, Şurlin V, et al. Surgical hepatic resection vs. ultrasonographic guided radiofrequency ablation in colorectal liver metastases：what should we choose? Med Ultrason 2014；16：145-151.

[83] Hammill CW, Billingsley KG, Cassera MA, et al. Outcome after laparoscopic radiofrequency ablation of technically resectable colorectal liver metastases. Ann Surg Oncol 2011；18：1947-1954.

[84] Ripley RT, Kemp CD, Davis JL, et al. Liver resection and ablation for metastatic adrenocortical carcinoma. Ann Surg Oncol 2011；18：1972-1979.

[85] O'Grady HL, Conlon KC. Pancreatic neuroendocrine tumours. Eur J Surg Oncol 2008；34：324-332.

[86] Moug SJ, Leen E, Horgan PG, et al. Radiofrequency ablation has a valuable therapeutic role in metastatic VIPoma. Pancreatology 2006；6：155-159.

[87] Girelli R, Frigerio I, Salvia R, et al. Feasibility and safety of radiofrequency ablation for locally advanced pancreatic cancer. Br J Surg 2010；97：220-225.

[88] Spiliotis JD, Datsis AC, Michalopoulos NV, et al. Radiofrequency ablation combined with palliative surgery may prolong survival of patients with advanced cancer of the pancreas. Langenbecks Arch Surg 2007；392：55-60.

[89] Pezzilli R, Ricci C, Serra C, et al. The problems of radiofrequency ablation as an approach for advanced unresectable ductal pancreatic carcinoma. Cancers (Basel) 2010；2：1419-1431.

[90] Goya T, Miyazawa N, Kondo H, et al. Surgical resection of pulmonary metastases from colorectal cancer. 10-year follow-up. Cancer 1989; 64: 1418-1421.

[91] Pfannschmidt J, Dienemann H, Hoffmann H. Surgical resection of pulmonary metastases from colorectal cancer: a systematic review of published series. Ann Thorac Surg 2007; 84: 324-338.

[92] Limmer S, Oevermann E, Killaitis C, et al. Sequential surgical resection of hepatic and pulmonary metastases from colorectal cancer. Langenbecks Arch Surg 2010; 395: 1129-1138.

[93] Sakamoto Y, Sakaguchi Y, Oki E, et al. Surgical outcomes after resection of both hepatic and pulmonary metastases from colorectal cancer. World J Surg 2012; 36: 2708-2713.

[94] Suzuki H, Kiyoshima M, Kitahara M, et al. Long-term outcomes after surgical resection of pulmonary metastases from colorectal cancer. Ann Thorac Surg 2015; 99: 435-440.

[95] Arnaoutakis GJ, Rangachari D, Laheru DA, et al. Pulmonary resection for isolated pancreatic adenocarcinoma metastasis: an analysis of outcomes and survival. J Gastrointest Surg 2011; 15: 1611-1617.

Cite this article as: Lu F, Poruk KE, Weiss MJ. Surgery for oligometastasis of pancreatic cancer. Chin J Cancer Res 2015;27(4):358-367. doi: 10.3978/j.issn.1000-9604.2015.05.02

译者：郑永昌，医学博士，中国医学科学院，北京协和医院肝胆外科副主任医师
审校：蒋奎荣，主任医师，教授，博士生导师，南京医科大学第一附属医院普外科副主任

第二十三章　胰腺癌化疗的现状及展望

Junji Furuse, Fumio Nagashima

Department of Medical Oncology, Kyorin University School of Medicine, Mitaka, Tokyo, Japan
Correspondence to: Junji Furuse. Department of Internal Medicine, Medical Oncology, Kyorin University School of Medicine, 6-20-2, Shinkawa, Mitaka, Tokyo, 181-8611, Japan. Email: jfuruse@ks.kyorin-u.ac.jp.

View this article at: http://www.thecco.net/article/view/1188/1924

1　引言

　　胰腺癌是一种预后很差的疾病，5年生存率不足5%[1]。胰腺癌早期诊断难度大，70%~80%的新发患者已局部进展或有远处转移，无手术机会。在日本，因胰腺癌死亡的患者数量在所有肿瘤中排名第5位，如2010年有28 017名患者罹患胰腺癌去世[2]。

　　根据治疗策略，临床上可将胰腺癌分为3个时期：可手术切除期、不可手术的局部进展期和远处转移期。根据UICC的TNM分期，可手术切除期相当于TNM分期的Ⅰ、Ⅱ期和一些特殊的Ⅲ期病例；不可切除的局部进展期相当于Ⅲ期；已发生远处转移相当于Ⅳ期。胰腺癌患者的治疗策略因临床分期而异，准确的临床分期对胰腺癌患者选择合适的治疗措施非常重要。

　　自从10多年前一项Ⅲ期临床试验显示，吉西他滨对患者生存获益的改善优于氟尿嘧啶[3]，吉西他滨开始广泛地作为不可切除胰腺癌的标准治疗。随后，又有许多其他化合物被用于不可切除胰腺癌的研究，其中不乏很有前景者；同时化疗也与放疗联合，用于局部进展胰腺癌患者的术后辅助治疗。

2　不可切除胰腺癌患者的化疗

　　对于不可切除的胰腺癌患者，吉西他滨作为标准治疗方式相较于氟尿嘧啶，能更好地改善患者的生存期（表1）[3]。但是，该药的抗肿瘤疗效过于温和，文献报道的吉西他滨治疗不可切除胰腺癌患者的反应率仅为10%左右，中位总生存期（overall survival，OS）为6~7个月。患者的预后仍不理想，因此迫切需要研发更有效的治疗方法。

　　S-1，由替加氟、吉美拉西和氧嗪酸钾组成，已在日本用于胰腺癌的治疗。替加氟为氟尿嘧啶的前体；吉美拉西是二氢嘧啶脱氢酶（dihydropyrimidine dehydrogenase，DPD）竞争性抑制药，抑制氟尿嘧啶的降解，维持血浆和肿瘤组织中有效的氟尿嘧啶药物浓度；氧嗪酸钾，为磷酸核糖转移酶的选择性抑制药（orotate phosphoribosyltransferase，OPRT），抑制胃肠道中氟尿嘧啶的磷酸化，降低了氟尿嘧啶严重的胃肠道毒性。S-1在一项Ⅱ期临床试验中表现出理想的抗胰腺癌活性，反应率达到37.5%，中位无进展时间（median time to progression，mTTP）为3.7个月，中位生存期（median OS，mOS）为9.2个月[7]。由此推测S-1联合吉西他滨方案（GS方案）可能更为有效，目前已有几项GS方案的Ⅱ期临床试验正在开展；且已报道一项多中心的临床试验，GS方案的反应率达到44%，中位无进展生存期（median progression-free survival，PFS）为5.9个月，mOS达到了10.1个月[8]。

　　S-1或GS方案有可能取代吉西他滨成为不可切除

表1　对不可手术的胰腺癌患者的随机临床试验

方案	数量	效果	中位生存期（月）	%1年生存率	危险比（95%CI）	P值	作者（年份）
氟尿嘧啶	63	0	4.41	2.00%	–	0.0025	Burris HA Ⅲ等（1997）[3]
吉西他滨	63	5.40%	5.65	18.00%	–		
吉西他滨	284	6.90%	5.9	17.00%		0.038	Moore MJ等（2005）[4]
吉西他滨/厄洛替尼	285	8.20%	6.2	23.00%	0.82（0.69~0.99）		
吉西他滨	277	13.30%	8.8	35.40%	–	–	Ioka T等（2011）[5]
S1	280	21.00%	9.7	38.70%	0.96（0.78~1.18）	<0.001*	
吉西他滨/S1	275	29.30%	10.1	40.70%	0.88（0.71~1.08）	0.15	
吉西他滨	171	9.40%	6.8	20.60%	0.57（0.45~0.73）	<0.001	Conroy T等（2011）[6]
FOLFIRINOX方案	171	31.60%	11.1	48.40%			

*，非劣效性；%1年生存率，一年生存率。

胰腺癌的标准治疗方案，已有一项包含S-1单药方案、GS方案与吉西他滨单药方案的Ⅲ期临床试验[5]，主要终点指标为总生存期，确证了GS方案的优效性及S-1的非劣效性。吉西他滨组、S-1组及GS组的mOS分别为7.5个月、8.0个月和10.5个月。入组初治的局部进展或转移性胰腺癌受试者随机分入如下3组：吉西他滨单药（1 000 mg/m²第1天、8天和15天，28 d为1周期）、S-1单药（根据受试者的体表面积选择80 mg/d、100 mg/d、120 mg/d，第1~28天连续给药，42 d为1周期）或GS组（吉西他滨1 000 mg/m²第1天和第8天，联合S-1 60 mg/d、80 mg/d、100 mg/d，第1~14天，21 d为1周期）。总计入组834例受试者，吉西他滨组、S-1组及GS组的中位生存期分别为8.8个月、9.7个月、10.1个月。S-1组与吉西他滨组比较为非劣效[HR 0.96，97.5%置信区间（CI）：0.78~1.18，P<0.001]，但是未证明GS组的优效性（HR 0.88，97.5%CI：0.71~1.08，P=0.15）（表1）。两种治疗方案普遍耐受性好，但在血液学毒性及胃肠道毒性中，GS组较吉西他滨组严重。因此，在日本S-1单药方案已被作为替代治疗选择用于不可切除的胰腺癌。

在已出现各种以吉西他滨为基础的联合方案中，只有在厄洛替尼联合吉西他滨与吉西他滨单药治疗的Ⅲ期临床试验中，发现联合治疗组有统计学意义的生存获益（PA3研究）[4]。厄洛替尼是表皮生长因子受体（epidermal growth factor receptor，EGFR）酪氨酸激酶抑制药，用于多种实体瘤，特别是肺癌。在PA.3研究中，厄洛替尼联合吉西他滨治疗相对吉西他滨单药治疗降低了18%的死亡风险（HR 0.82，

95%CI：0.69~0.99，P=0.038），中位总生存期分别为6.24个月、5.91个月（表1）[4]。因此，吉西他滨联合厄洛替尼的联合方案已作为不可切除胰腺癌的标准治疗方案之一。在日本，吉西他滨联合厄洛替尼的Ⅱ期临床试验已经开展，入组109例患者，以检验该方案的可行性和有效性[9]。最常见的不良反应为皮肤疹（包括痤疮样皮疹）及厌食，另需要特别注意9例受试者发生（8.5%）间质性肺病，但最终所有受试者均恢复或改善。中位OS及中位PFS分别为9.23个月、3.48个月。在日本的不可切除胰腺癌受试者中，厄洛替尼联合吉西他滨表现出较好的耐受性及疗效，疗效不次于已报道的西方受试者的结果。

除吉西他滨外，在法国有研究将FOLFIRINOX方案（包括奥沙利铂、伊利替康、氟尿嘧啶及亚叶酸钙）用于晚期胰腺癌。在FOLFIRINOX方案与吉西他滨的Ⅲ期临床研究中，证实FOLFIRINOX方案较吉西他滨组有显著的生存获益（表1）[6]。但FOLFIRINOX方案药物毒性事件发生率高，特别是在FOLFIRINOX组有5.4%的受试者发生发热性中性粒细胞减少，而吉西他滨组仅有1.2%。综上所述，在选择合适患者如体力状态较好、较年轻及没有胆管炎风险的情况下，FOLFIRINOX可作为转移性胰腺癌的标准一线治疗选择。在日本，FOLFIRINOX方案的一个小型Ⅱ期临床研究正在进行，以检验该方案在日本受试者中的可行性。伊利替康在原方案的剂量为180 mg/m²，而在日本伊利替康只使用150 mg/m²，甚至更低剂量。

另一个前景看好的化疗方案是吉西他滨联合白

蛋白紫杉醇。该方案在一项 I / II 期研究中表现出理想的结果，晚期胰腺癌患者缓解率为48%，中位OS为12.2个月[10]。该研究还表明在吉西他滨联合白蛋白紫杉醇治疗晚期胰腺癌患者，富含半胱氨酸的酸性分泌蛋白（stromal secreted protein acidic and rich in cysteine，SPARC)的表达可能是一个重要的标记物。吉西他滨联合白蛋白紫杉醇及吉西他滨单药的III期临床研究正在美国进行。

3 局部进展的不可切除胰腺癌的治疗策略

在局部进展的胰腺癌患者中，Moertel等进行的随机对照试验（RCTs）及胃肠道肿瘤研究小组（gastrointestinal tumor study group，GITSG）都已经证实氟尿嘧啶联合放疗的同步放化疗方案较单一放疗有更好的生存获益[11-12]。全身性氟尿嘧啶化疗结合同步外放射治疗的放化疗方案可作为标准治疗方案。多种更强的放疗和/或化疗策略已经在临床研究中开展，以努力改善疗效和提高生存率。根据日本胰腺癌协会公布的胰腺癌循证医学指导原则，同步放化疗对于局部晚期胰腺癌有效，并推荐作为治疗手段之一[13]。

另外，自吉西他滨被用于不可切除胰腺癌（包括局部进展的胰腺癌）以来，其生存获益的作用一直在与同步放化疗方案进行比较。日本胰腺癌协会的指南推荐吉西他滨单药化疗作为不可切除的局部进展期胰腺癌的治疗选择[13]。已有一项II期临床研究JCOG 0506验证了吉西他滨单药在局部进展期胰腺癌中的疗效和安全性[14]。该研究可作为另一项吉西他滨单药与同步放化疗对比的III期临床试验的前期探索工作。此研究的主要终点指标为1年生存率。从2006年1月—2007年2月共入

组50例受试者，中位生存期为15.0个月、1年生存率为64.0%（表2）[14]，吉西他滨单药应用的结果远超预期，毒性反应轻，药物耐受性好。此外，吉西他滨与传统的氟尿嘧啶/顺铂同步放化疗的随机对照试验未表明同步放化疗组有任何生存获益（表2）[15]。基于以上研究结果，吉西他滨单药暂时仍推荐为标准治疗方案。

美国曾在局部进展胰腺癌患者中开展了一项比较吉西他滨联合放疗与吉西他滨单药的临床试验，结果显示联合治疗组较单药治疗组有生存优势（表2）[16]。此外，在日本，一项使用S-1的同步放化疗II期临床试验表现出稳定的疗效：中位生存期为16.2个月[17]。同步放化疗的方案很可能改善患者的生存，甚至延长生存期超过2年。因此，为开发更有前途的联合放化疗策略，我们开展了一项随机的II期临床研究，对比两种放化疗方案：一种使用S-1的联合放化疗后续用吉西他滨维持治疗；另一种先行吉西他滨诱导化疗3个月再使用S-1的联合放化疗后续吉西他滨维持治疗（JCOG1106）[18]。

JCOG1106是一项多中心、开放、随机II期研究，旨在评估吉西他滨诱导化疗联合S-1同步放化疗的疗效，研究主要终点为OS，我们将筛选出一个方案，再开展其与吉西他滨单药比较的III期临床试验（图1）[18]。两种治疗方案的1年生存率预期超过60%，因为正在进行的包含100例患者的JCOG 0506研究中，该类患者使用吉西他滨单药治疗的1年生存率超过64%。

4 术后辅助治疗

关于手术后患者辅助化疗的疗效评估，已开展过几项随机对照试验。ESPAC-01研究证明了氟尿嘧啶为基础的辅助化疗可带来生存优势[19]。在CONK-01

表2 局部进展期胰腺癌患者化疗或放疗的最新临床试验

放射治疗	化疗	数量	中位生存期（月）	作者（年份）
—	吉西他滨	50	15	Ishii H等（2010）[14]
60 Gy	氟尿嘧啶/顺铂	59	8.6	Chauffert B等（2008）[15]
—	吉西他滨	60	13	
50.4 Gy	吉西他滨	34	11.1	Loehrer Sr PJ等（2011）[16]
—	吉西他滨	37	9.2	
50.4 Gy	S-1	61	16.2	Ikeda M等（2012）[17]

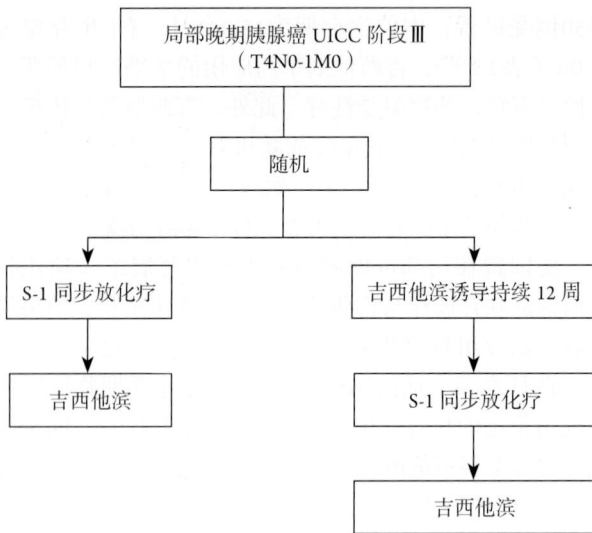

图1 JCOG1106研究设计是一项随机 II 期研究，旨在评估吉西他滨诱导化疗随后进行S-1同步放化疗并与非诱导的S-1同步放化疗的比较[18]
吉西他滨：每次注射1 000 mg/m², 分别在第1天、8天、15天，每4周为一疗程；S-1剂量为80 mg/（m²·d），同步进行放疗。

研究中，使用吉西他滨的辅助化疗显著延长了无疾病生存期（disease free survival，DFS），吉西他滨组的中位DFS为13.4个月，而单一手术治疗组为6.9个月（$P<0.001$）[20]，吉西他滨辅助化疗有生存优势（表3）[24]。此外，ESPAC-03研究比较了吉西他滨作为辅助化疗与氟尿嘧啶联合亚叶酸钙作为辅助化疗的疗效和安全性，结果显示两组之间没有生存差异，且吉西他滨组较氟尿嘧啶联合亚叶酸钙组表现出更小的毒性[26]。因此，对于可切除的胰腺癌患者，推荐术后行吉西他滨方案辅助化疗。

在日本，尽管开展了氟尿嘧啶联合丝裂霉素C及氟尿嘧啶联合顺铂的随机对照临床试验，但这两种方案均未表现出生存获益[22-23]。随后，开展了使用吉西他滨作为辅助化疗的随机对照试验以验证疗效和安全性[25]。虽然受试者人数较少，但结果与CONKO-01和 ESPAC-03研究相似（表3）。基于上述结果，吉西他滨在日本也被推荐用于术后辅助化疗[13]。吉西他滨作为辅助化疗的两项大型随机对照试验目前正在进行中。一项是

表3 胰腺癌的术后辅助化疗

Arm	数量	中位生存期（月）	5年生存率	P值	作者（年份）
对照组	31	11	8%	0.02	Bakkevold KE等（1993）[21]
多柔比星/氟尿嘧啶/丝裂霉素C	30	24	4%		
对照组	77	13	18.00%	NS	Takada T等（2002）[22]
氟尿嘧啶/丝裂霉素C	81	13	11.50%		
没有放化疗	144	17.9	20%	0.05	Neoptolemos JP等（2004）[19]
放化疗	145	15.9	10%		
没有化疗	142	15.5	8%	0.009	
化疗	147	20.1	21%		
对照组	44	15.8	14.90%	0.94	Kosuge T等（2006）[23]
氟尿嘧啶/顺铂	45	12.5	26.40%		
对照组	175	20.2	9%	0.005	Neuhaus P等（2008）[24]
吉西他滨	179	22.8	21%		
对照组	60	18.4	10.60%	0.19	Ueno H等（2009）[25]
吉西他滨	58	22.3	23.90%		
氟尿嘧啶/亚叶酸	551	23	–	0.39	Neoptolemos JP等（2009）[26]
吉西他滨	537	23.6	–		

比较吉西他滨联合S-1与吉西他滨单药的非劣效性研究（JASPAC-01研究），另一项是比较吉西他滨联合S-1与吉西他滨单药的优效性研究（JASPAC-04研究）。最近，JASPAC-01研究的发布的中期分析显示S-1联合组非劣效。

5　展望

近年，胰腺癌领域的进展均与标准治疗方案的建立有关。但是，胰腺癌患者的生存改善仍无法令人满意。尽管已开展过许多分子靶向药物联合吉西他滨的临床研究，但除厄罗替尼外，均没有显示疗效。为了开发更多的分子靶向药物，迫切需要发现独特的分子标记或与致癌及肿瘤进展相关的驱动突变。

各种强化的化疗方案已在开展，如OLFIRINOX方案与吉西他滨联合白蛋白紫杉醇方案。新型分子靶向药物也被应用。根据患者临床信息及分子标记表达，从个体化治疗策略的观点选择可能获益的受试者非常重要。

近年来，在转移性胰腺癌领域开发了许多新的化疗方案，但因为局部进展胰腺癌在病情特点及预后均不同于转移性胰腺癌，新的化疗方案仅适合转移性疾病的患者。另外，对于局部进展患者，更强的化疗或同步放化疗可能降低病情分期，进而有可能获得手术机会。

尽管目前手术切除仍是胰腺癌最可能的根治手段，但大部分患者仍会复发。已证实辅助化疗可带来生存获益，但是Ⅱ、Ⅲ期的患者预后仍差。在这些患者中，已发现新辅助治疗可能有效[27-30]。最近多种新辅助治疗方案被开发，然而新辅助化疗的疗效和安全性需要随机对照试验确认。

为确证生存获益的随机对照试验需要大量受试者，很难在单一国家开展，因此许多新方案的临床试验为全球性研究或包括日本的亚洲研究，跨国临床研究的全球协作对于目标的试验至关重要。

声明

本文作者宣称无任何利益冲突。

参考文献

[1] Hidalgo M. Pancreatic cancer. N Engl J Med 2010; 362: 1605-1617.

[2] Foundation for Promotion of Cancer Research. Cancer Statistics in Japan- 2011. Available online: (access on October 20, 2012) http://ganjoho.jp/public/statistics/backnumber/2011_jp.html

[3] Burris HA 3rd, Moore MJ, Andersen J, et al. Improvements in survival and clinical benefit with gemcitabine as first-line therapy for patients with advanced pancreas cancer: a randomized trial. J Clin Oncol 1997; 15: 2403-2413.

[4] Moore MJ, Goldstein D, Hamm J, et al. Erlotinib plus gemcitabine compared with gemcitabine alone in patients with advanced pancreatic cancer: a phase III trial of the National Cancer Institute of Canada Clinical Trials Group. J Clin Oncol 2007; 25: 1960-1966.

[5] Ioka T, Ikeda M, Ohkawa S, et al. Randomized phase III study of gemcitabine plus S-1 (GS) versus S-1 versus gemcitabine (GEM) in unresectable advanced pancreatic cancer (PC) in Japan and Taiwan, China: GEST study. J Clin Oncol 2011; 29: abstr 4007.

[6] Conroy T, Desseigne F, Ychou M, et al. FOLFIRINOX versus gemcitabine for metastatic pancreatic cancer. N Engl J Med 2011; 364: 1817-1825.

[7] Okusaka T, Funakoshi A, Furuse J, et al. A late phase II study of S-1 for metastatic pancreatic cancer. Cancer Chemother Pharmacol 2008; 61: 615-621.

[8] Ueno H, Okusaka T, Furuse J, et al. Multicenter phase II study of gemcitabine and S-1 combination therapy (GS Therapy) in patients with metastatic pancreatic cancer. Jpn J Clin Oncol 2011; 41: 953-958.

[9] Okusaka T, Furuse J, Funakoshi A, et al. Phase II study of erlotinib plus gemcitabine in Japanese patients with unresectable pancreatic cancer. Cancer Sci 2011; 102: 425-431.

[10] Von Hoff DD, Ramanathan RK, Borad MJ, et al. Gemcitabine plus nab-paclitaxel is an active regimen in patients with advanced pancreatic cancer: a phase I/II trial. J Clin Oncol 2011; 29: 4548-4554.

[11] Moertel CG, Childs DS Jr, Reitemeier RJ, et al. Combined 5-fluorouracil and supervoltage radiation therapy of locally unresectable gastrointestinal cancer. Lancet 1969; 2: 865-867.

[12] Moertel CG, Frytak S, Hahn RG, et al. Therapy of locally unresectable pancreatic carcinoma: a randomized comparison of high dose (6000 rads) radiation alone, moderate dose radiation (4000 rads + 5-fluorouracil), and high dose radiation + 5-fluorouracil: The Gastrointestinal Tumor Study Group. Cancer 1981; 48: 1705-1710.

[13] Yamaguchi K, Tanaka M. Committee for Revision of Clinical Guidelines for Pancreatic Cancer of Japan Pancreas Society. EBM-based Clinical Guidelines for Pancreatic Cancer 2009 from the Japan Pancreas Society: a synopsis. Jpn J Clin Oncol 2011; 41: 836-840.

[14] Ishii H, Furuse J, Boku N, et al. Phase II study of gemcitabine

chemotherapy alone for locally advanced pancreatic carcinoma: JCOG0506. Jpn J Clin Oncol 2010; 40: 573-579.

[15] Chauffert B, Mornex F, Bonnetain F, et al. Phase III trial comparing intensive induction chemoradiotherapy (60 Gy, infusional 5-FU and intermittent cisplatin) followed by maintenance gemcitabine with gemcitabine alone for locally advanced unresectable pancreatic cancer. Definitive results of the 2000-01 FFCD/SFRO study. Ann Oncol 2008; 19: 1592-1599.

[16] Loehrer PJ Sr, Feng Y, Cardenes H, et al. Gemcitabine alone versus gemcitabine plus radiotherapy in patients with locally advanced pancreatic cancer: an Eastern Cooperative Oncology Group trial. J Clin Oncol 2011; 29: 4105-4112.

[17] Ikeda M, Ioka T, Ito Y, et al. A Multicenter Phase II Trial of S-1 With Concurrent Radiation Therapy for Locally Advanced Pancreatic Cancer. Int J Radiat Oncol Biol Phys 2013; 85: 163-169.

[18] Furuse J, Ishii H, Okusaka T. The Hepatobiliary and Pancreatic Oncology (HBPO) Group of the Japan Clinical Oncology Group (JCOG): History and Future Direction. Jpn J Clin Oncol 2013; 43: 2-7.

[19] Neoptolemos JP, Stocken DD, Friess H, et al. A randomized trial of chemoradiotherapy and chemotherapy after resection of pancreatic cancer. N Engl J Med 2004; 350: 1200-1210.

[20] Oettle H, Post S, Neuhaus P, et al. Adjuvant chemotherapy with gemcitabine vs observation in patients undergoing curative-intent resection of pancreatic cancer: a randomized controlled trial. JAMA 2007; 297: 267-277.

[21] Bakkevold KE, Arnesjø B, Dahl O, et al. Adjuvant combination chemotherapy (AMF) following radical resection of carcinoma of the pancreas and papilla of Vater--results of a controlled, prospective, randomised multicentre study. Eur J Cancer 1993; 29A: 698-703.

[22] Takada T, Amano H, Yasuda H, et al. Is postoperative adjuvant chemotherapy useful for gallbladder carcinoma? A phase III multicenter prospective randomized controlled trial in patients with resected pancreaticobiliary carcinoma. Cancer 2002; 95: 1685-1695.

[23] Kosuge T, Kiuchi T, Mukai K, et al. A multicenter randomized controlled trial to evaluate the effect of adjuvant cisplatin and 5-fluorouracil therapy after curative resection in cases of pancreatic cancer. Jpn J Clin Oncol 2006; 36: 159-165.

[24] Neuhaus P, Riess H, Post S, et al. CONKO-001: Final results of the randomized, prospective, multicenter phase III trial of adjuvant chemotherapy with gemcitabine vs. observation in patients with resected pancreatic cancer. J Clin Oncol 2008; 26: abstr LBA4504.

[25] Ueno H, Kosuge T, Matsuyama Y, et al. A randomised phase III trial comparing gemcitabine with surgery-only in patients with resected pancreatic cancer: Japanese Study Group of Adjuvant Therapy for Pancreatic Cancer. Br J Cancer 2009; 101: 908-915.

[26] Neoptolemos JP, Stocken DD, Bassi C, et al. Adjuvant chemotherapy with fluorouracil plus folinic acid vs gemcitabine following pancreatic cancer resection: a randomized controlled trial. JAMA 2010; 304: 1073-1081.

[27] Palmer DH, Stocken DD, Hewitt H, et al. A randomized phase 2 trial of neoadjuvant chemotherapy in resectable pancreatic cancer: gemcitabine alone versus gemcitabine combined with cisplatin. Ann Surg Oncol 2007; 14: 2088-2096.

[28] Varadhachary GR, Wolff RA, Crane CH, et al. Preoperative gemcitabine and cisplatin followed by gemcitabine-based chemoradiation for resectable adenocarcinoma of the pancreatic head. J Clin Oncol 2008; 26: 3487-3495.

[29] Evans DB, Varadhachary GR, Crane CH, et al. Preoperative gemcitabine-based chemoradiation for patients with resectable adenocarcinoma of the pancreatic head. J Clin Oncol 2008; 26: 3496-3502.

[30] Heinrich S, Schäfer M, Weber A, et al. Neoadjuvant chemotherapy generates a significant tumor response in resectable pancreatic cancer without increasing morbidity: results of a prospective phase II trial. Ann Surg 2008; 248: 1014-1022.

译者：李军，哈尔滨医科大学附属第一医院
审校：刘燕，复旦大学附属华东医院
　　　杨尹默，北京大学第一医院外科
　　　马永蔌，北京大学第一医院外科

Cite this article as: Furuse J, Nagashima F. Current status and future direction of chemotherapy for pancreatic cancer. Chin Clin Oncol 2013;2(1):6. doi: 10.3978/j.issn.2304-3865.2012.11.04

第二十四章 吉西他滨作为晚期胰腺癌经FOLFIRINOX方案后疾病进展的二线治疗作用：一项回顾性分析

Aline da Rocha Lino, Carina Meira Abrahão, Raphael Moreira Brandão, Jessica Ribeiro Gomes, Andrea Malta Ferrian, Marcel Cerqueira César Machado, Antonio Carlos Buzaid, Fernando Cotait Maluf, Renata D'Alpino Peixoto

Centro Oncológico Antônio Ermírio de Moraes, Beneficência Portuguesa de São Paulo, São Paulo, Brazil
Correspondence to: Aline da Rocha Lino. Centro Oncológico Antônio Ermírio de Moraes, Beneficência Portuguesa de São Paulo, São Paulo, Brazil. Email: aline_rochalino@yahoo.com.br.

背景：胰腺外分泌癌是一种高致命性的恶性肿瘤，手术切除是唯一可能治愈的手段。不幸的是，由于起病隐匿，大多数患者首次诊断时已属局部晚期。与单用最好的支持性药物疗法相比，全身化疗可以通过改善疾病相关症状和生存质量使晚期胰腺癌患者受益。基于Ⅲ期研究，FOLFIRINOX方案成为标准的一线治疗。但是，对于初始FOLFIRINOX方案治疗失败的患者来说，最佳的治疗策略是不确定的。尽管缺少支持吉西他滨作为晚期胰腺癌二线治疗有优势的临床试验，但我们的目的是报告我们对这个方案的经验。

方法：我们对我们中心内接受吉西他滨（1 000 mg/m², 第1天，8天和15天，每4周为1周期）作为二线治疗的晚期胰腺癌患者进行回顾性研究直至疾病进展。Kaplan-Meier法用来估计无进展生存期（PFS）和总生存期（OS）。

结果：本研究共回顾性分析了20例患者。年龄范围为43~74岁，中位年龄为57岁，60岁以上患者占55%。男患者占80%，60%的患者有转移，65%患者ECOG评分为0或1。PFS为2个月（95%CI：1.2~2.8），OS为5.7个月（95%CI：3.9~7.4），没有因治疗而死亡的患者。

结论：在这项研究中，吉西他滨是晚期胰腺癌患者二线治疗的合理选择，并可获得良好的ECOG活动状态评分。我们急需Ⅲ期试验来比较吉西他滨与最好的支持性药物疗法（BSC）的差异，从而可以评价FOLFIRINOX方案后这种化疗的真正好处。

关键词：胰腺癌；吉西他滨；二线；回顾性研究

View this article at: http://dx.doi.org/10.3978/j.issn.2078-6891.2015.041

1 引言

胰腺癌是一种高度致死性的癌症，世界上每年约有266 000人死于此疾病，在男性中是恶性肿瘤第8位死因，女性中位于第9位[1-2]。手术是唯一的治疗方法。然而，由于胰腺癌的延迟诊断，只有15%~20%的患者有手术的机会，即使手术切除，预后仍然很差。

与最好的支持性药物疗法（BSC）相比，全身化疗可以通过改善疾病相关症状和总生存期（OS）使晚期胰腺癌患者受益[3]。直到最近，一线治疗是吉西他滨为基础的化疗，中位生存期为5~6个月[3]。基于Ⅲ期PRODIGE 4试验，FOLFIRINOX（5-氟尿嘧啶，奥沙利铂和伊立替康联合）与吉西他滨作为342例转移性胰腺癌一线治疗相比时，FOLFIRINOX表现出较高的无进展生存期（PFS）和OS。因此，FOLFIRINOX成为活动状态良好患者的标准一线治疗[4]。

虽然最近一线治疗转移性胰腺癌的结果有所改善，但最终所有患者均出现疾病进展。后续治疗的选择是有限的，并且在这种情况下没有标准的治疗方式。尽管缺少一线治疗后吉西他滨提供益处的临床试验报告，但大多数中心仍为FOLFIRINOX方案治疗失败的患者常规使用以吉西他滨为基础的二线化疗。为了进一步了解在以前接受过FOLFIRINOX方案治疗的患者中，吉西他滨作为二线治疗的真正益处，本研究通过回顾性研究，展示我们关于吉西他滨作为FOLFIRINOX方案后疾病进展的二线治疗的经验。

2 方法

2.1 患者

从2011年1月—2014年7月，在圣若泽医院（巴西圣保罗，Beneficência Portuguesa）应用一线FOLFIRINOX方案疾病进展后采用吉西他滨作为二线治疗的晚期胰腺癌患者符合研究标准。被纳入研究的患者至少接受一个周期吉西他滨的治疗。由医院研究与伦理委员会批准后对病历进行回顾性分析。

本回顾性研究纳入标准：病理学诊断为转移性胰腺癌，FOLFIRINOX作为一线治疗后进展，至少使用1个周期吉西他滨作为二线治疗。数据收集截止于2014年9月。本研究中，未对吉西他滨相关的不良反应进行评估。

2.2 治疗

吉西他滨的用法为在第1天、8天和15天以1 000 mg/m² 剂量静脉滴注，每4周重复1次。由主治医师决定应用计算机断层扫描（CT）、磁共振成像（MRI）或正电子发射断层扫描（CT/PET扫描）进行影像学评估。影像学检查由我们医院的放射科医师根据实体瘤评价标准进行分析。

2.3 统计分析

人口学特征和临床特征适当的应用中位数和频率概述。主要终点是PFS，即开始应用吉西他滨到影像学显示疾病进展或死亡之间的时间间隔，以先发生者为准。OS被定义为开始应用吉西他滨到死亡或最后一次随访的时间间隔。采用Kaplan-Meier法估计PFS和OS。采用SPSS 22.0 for Windows进行数据分析（美国伊利诺州芝加哥，SPSS公司）。

3 结果

3.1 患者的基本特征

最初有资格参加本研究共35名患者，其中20例患者接受了至少一个全周期的吉西他滨治疗，从而纳入本研究。患者的基本特征见表1。年龄中位数为57岁，年龄范围43~74岁，60岁以上占55%。大多数患者为男

表1 患者基本特征

患者的基本特征	N（N=20）	%
年龄（岁）		
中位数	57	
范围	43~74	
性别		
女性	4	20
男性	16	80
体力状态		
ECOG 0	4	20
ECOG 1	9	45
ECOG 2	7	35
接受吉西他滨辅助治疗		
是	3	15
否	17	85
局部疾病接受手术		
是	6	30
否	14	70
在FOLFIRINOX方案开始时		
局部晚期	8	40
转移	12	60
应用FOLFIRINOX方案的时间，包括再次给药（月）		
中位数	24	
变异	1~36	

性（80%），有转移性疾病（60%），ECOG评分0或1（65%）。所有患者均使用FOLFIRINOX方案作为一线治疗，只有3例患者先前接受术后吉西他滨辅助治疗。

3.2 治疗

吉西他滨作为二线治疗的中位时间为8周，从1~8个周期不等。由每个肿瘤科医生根据药物毒性决定剂量以及减量。大多数患者（90%）应用的剂量为1 000 mg/m^2，2例（10%）为800 mg/m^2，每4周在第1天、8天和15天用药。当疾病进展或死亡时所有患者（100%）停止治疗。

3.3 疗效

中位PFS和OS分别为2个月（95%CI：1.2~2.8）和5.7个月（95%CI：3.9~7.4）（图1~图2）。没有出现治疗相关的死亡病例。

4 讨论

直到最近，以吉西他滨为基础的化疗才成为晚期胰腺癌一线治疗的标准方法。这是基于一个Ⅲ期临床试验得出的结论，纳入的126例患者随机分为两组，一组给予吉西他滨（1 000 mg/m^2 每周1次静滴，连用7周后停1周，然后每周1次，连用3周后停1周），另一组给予5-氟尿嘧啶（600 mg/m^{2}每周）。吉西他滨组有23.8%的患者在改善疼痛（由止痛药的消耗和疼痛强度测量），KPS评分及体重方面获益，而5-氟尿嘧啶/亚叶酸钙组只

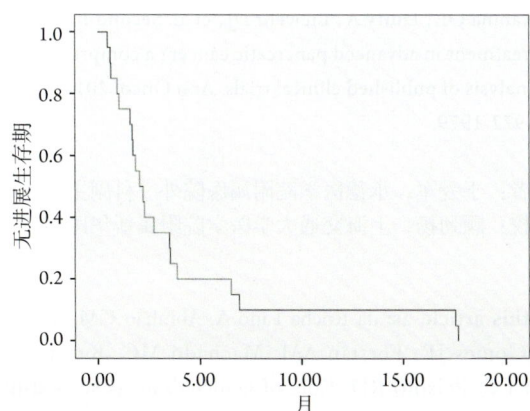

图1 FOLFIRINOX后疾病进展采用吉西他滨作为二线治疗晚期胰腺癌患者的PFS
PFS，无进展生存期。

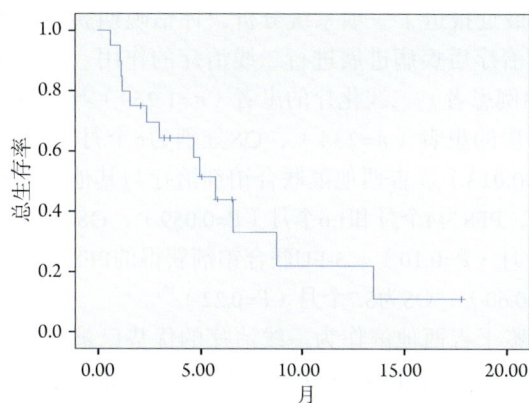

图2 FOLFIRINOX后疾病进展采用吉西他滨作为二线治疗晚期胰腺癌患者的OS
OS，总生存期。

有4.8%（P=0.0022）。吉西他滨组的OS也表现出轻微增加（5.65个月 vs. 4.41个月，P= 0.0025）[3]。

目前基于关键的Ⅲ期临床试验，有两种更积极的治疗方案可作为有良好体能状态的晚期胰腺癌患者的一线治疗：FOLFIRINOX[4]和白蛋白结合型紫杉醇联合吉西他滨[5]。由于在巴西尚未批准白蛋白结合型紫杉醇，FOLFIRINOX是我们治疗具有良好体能状态患者的一线方案。然而，由于耐药细胞子种群的存在或细胞微环境中与炎症相关的间质变化[6]，患者的疾病经常因耐药而进展。因此，我们急需疗效优于一线治疗的更多方案。

就胰腺癌二线治疗而言，经吉西他滨治疗疾病进展后，只有OFF（奥沙利铂，5-氟尿嘧啶，亚叶酸钙）作为二线治疗方案与安慰剂在随机对照试验中进行评价。德国CONKO试验，由于招募患者数量少而提前结束，46名患者随机给予OFF和BSC，化疗组得到更好的生存期（4.8个月 vs. 2.3个月，HR 0.45，95%CI：0.24~0.83，P=0.008）。然而，在CONKO试验的一线治疗包括吉西他滨，这是当时唯一的标准方案[7]。

另一方面，加拿大的多中心试验PANCREOX表明，吉西他滨治疗失败后在5-FU中加入奥沙利铂作为二线治疗后并没有改善预后。该研究纳入108例曾接受过吉西他滨治疗的患者，随机分配至mFOLFOX6组（5-氟尿嘧啶和奥沙利铂）和静脉滴注5-FU+亚叶酸钙组。5-FU联合奥沙利铂组无进展生存期并没有显著延长（分别为3.1个月 vs. 2.9个月，HR 1.00，95%CI：0.66~1.53，P=0.99），而总生存期令人惊讶的下降（6.1个月 vs. 9.9个月，HR 1.78，95%CI：1.08~2.93，P=0.02）并且表现出严重的药物毒性[8]。

最近报道了一项系统分析，评估晚期胰腺癌吉西他滨治疗后疾病进展进行二线治疗的作用。一共纳入1 503例患者，二线化疗的患者（n=1 269）与支持性药物疗法的患者（n=234），OS分别为6个月与2.8个月（P=0.013）。吉西他滨联合铂剂治疗与其他治疗方案相比，PFS为4个月和1.6个月（P=0.059），OS为6个月和5.3个月（P=0.10）。5-FU联合铂剂获得的PFS为2.9个月（P=0.60），OS为5.7个月（P=0.22）[9]。

鉴于吉西他滨作为一线治疗的优势已被证明，尚没有针对FOLFIRINOX方案效果不佳的标准二线治疗方案，尽管缺乏证明吉西他滨真正有益的临床试验，但吉西他滨一直被用来作为二线治疗。我们报告了关于既往接受过FOLFIRINOX治疗的患者应用吉西他滨的经验，结果显示中位PFS为2个月，中位OS为5.7个月。我们的结果与吉西他滨作为一线治疗的OS数据相比毫不逊色，提示FOLFIRINOX治疗后疾病进展的患者也可能从二线治疗获益。

我们仍不确定吉西他滨是否是FOLFIRINOX治疗后疾病进展患者最有效的二线治疗。根据MPACT试验，在一线治疗的选择上，白蛋白结合型紫杉醇联合吉西他滨似乎优于吉西他滨单药。这项研究共纳入861例晚期胰腺癌患者，随机分配接受吉西他滨单药与吉西他滨联合白蛋白结合型紫杉醇作为一线治疗，联合用药组的OS显著延长[5]。这一数据表明，吉西他滨联合铂剂或紫杉醇应作为二线治疗在随机对照试验中进行评价。

本项研究具有严重的局限性，主要是本研究为回顾性，并且纳入的患者数量较小，此外，没有评估不良事件。且患者数量的减少证实了只有少数晚期胰腺癌患者的临床条件和体力状态有资格代替支持性药物疗法，而采用二线治疗。尽管有这些局限性，据我们所知，我们第一个报告了吉西他滨作为二线治疗曾接受FOLFIRINOX治疗晚期胰腺癌患者的研究，而FOLFIRINOX方案是目前一线治疗良好活动状态的转移性胰腺癌患者的标准。

5 结论

小型回顾性研究表明，吉西他滨是一个二线治疗晚期胰腺癌患者FOLFIRINOX后疾病进展的合理治疗方案。然而，只有一个比较吉西他滨和BSC的III期临床试验可以评价应用FOLFIRINOX疾病进展后这种化疗方案的真正益处。

声明

本文作者宣称无任何利益冲突。

参考文献

[1] Siegel R, Naishadham D, Jemal A. Cancer statistics, 2013. CA Cancer J Clin 2013; 63: 11-30.

[2] Jemal A, Bray F, Center MM, et al. Global cancer statistics. CA Cancer J Clin 2011; 61: 69-90.

[3] Burris HA 3rd, Moore MJ, Andersen J, et al. Improvements in survival and clinical benefit with gemcitabine as first-line therapy for patients with advanced pancreas cancer: a randomized trial. J Clin Oncol 1997; 15: 2403-2413.

[4] Conroy T, Desseigne F, Ychou M, et al. FOLFIRINOX versus gemcitabine for metastatic pancreatic cancer. N Engl J Med 2011; 364: 1817-1825.

[5] Von Hoff DD, Ervin T, Arena FP, et al. Increased survival in pancreatic cancer with nab-paclitaxel plus gemcitabine. N Engl J Med 2013; 369: 1691-1703.

[6] Hamada S, Masamune A, Shimosegawa T. Novel therapeutic strategies targeting tumor-stromal interactions in pancreatic cancer. Front Physiol 2013; 4: 331.

[7] Pelzer U, Schwaner I, Stieler J, et al. Best supportive care (BSC) versus oxaliplatin, folinic acid and 5-fluorouracil (OFF) plus BSC in patients for second-line advanced pancreatic cancer: a phase III-study from the German CONKO-study group. Eur J Cancer 2011; 47: 1676-1681.

[8] Gill S, Ko YJ, Cripps MC, et al. PANCREOX: A randomized phase 3 study of 5FU/LV with or without oxaliplatin for second-line advanced pancreatic cancer (APC) in patients (pts) who have received gemcitabine (GEM)-based chemotherapy (CT). J Clin Oncol 2014; 32: abstr 4022.

[9] Rahma OE, Duffy A, Liewehr DJ, et al. Second-line treatment in advanced pancreatic cancer: a comprehensive analysis of published clinical trials. Ann Oncol 2013; 24: 1972-1979.

译者：于爱军，承德医学院附属医院外一科副主任医师
审校：顾劲扬，上海交通大学医学院附属新华医院

Cite this article as: da Rocha Lino A, Abrahão CM, Brandão RM, Gomes JR, Ferrian AM, Machado MC, Buzaid AC, Maluf FC, Peixoto RD. Role of gemcitabine as second-line therapy after progression on FOLFIRINOX in advanced pancreatic cancer: a retrospective analysis. J Gastrointest Oncol 2015;6(5):511-515. doi: 10.3978/j.issn.2078-6891.2015.041

第二十五章　吉西他滨腹腔内化疗作为胰腺癌切除术后辅助治疗：一项Ⅱ期临床和药理学研究

Paul H. Sugarbaker, O. Anthony Stuart, Lana Bijelic

Washington Cancer Institute, Washington, DC, USA
Correspondence to: Paul H. Sugarbaker, MD, FACS, FRCS. Washington Cancer Institute, 106 Irving St., NW, Suite 3900, Washington, DC 20010, USA. Email: Paul.Sugarbaker@medstar.net.

背景：目前，世界范围内认为手术治疗胰腺癌是不够充分的。即使是根治性的R0切除也很少能达到长期生存。因此，术中进行腹腔内化疗以及术后长期化疗以减少局部区域内胰腺癌复发或进展是非常有必要的。

方法：术中常规应用吉西他滨腹腔内热疗。然后，通过在胰腺切除术过程中留置的腹膜内化疗泵进行术后长期化疗。应用高压液相色谱法检测腹水、血浆和尿液中的吉西他滨浓度。

结果：术中吉西他滨腹腔内热疗及术后腹腔化疗泵长期给药后的不良反应尚可耐受。药理学研究提示腹腔内给药可以使腹腔内吉西他滨的浓度达到血浆的近200~500倍。

结论：本标准化的术中以及术后长期吉西他滨治疗耐受性良好。药理学研究显示局部区域的化疗药物浓度得到显著提高。本结果可能会促进胰腺癌治疗水平的提高，并引导对该致命性疾病的治疗策略迈出更加成功的步伐。本研究中的Ⅱ期和药理学结果为胰腺癌患者的治疗提供了一线曙光。

关键词：化学药物治疗疗；死亡率；发病率；随机研究；胰腺癌；放化疗；欧洲癌症治疗研究组织（EORTC）

View this article at: http://tgc.amegroups.com/article/view/949/1131

1　前言

原发性胰腺癌位居美国肿瘤相关死亡率第4位，在2011年估计导致37 660人死亡[1]。手术是唯一可能根治肿瘤的治疗方法，完整的肿瘤切除可带来更长的无病生存和总生存时间。近20年来外科技术、麻醉方式和围术期护理的进步使围术期的死亡率和并发症发生率显著下降，这种情况在大的医疗中心尤其明显。遗憾的是，只有10%~20%的胰腺癌患者在确诊时接受了有效的根治性手术[2]。而且，即使接受了R0切除手术，5年的长期生存率也极低。最近，Cleary报道的5年生存率为15%（18/123），其中存活的18名患者中有4名在5年后因胰腺癌死亡[3]。一项根治术后复发分析的结果显示，肿瘤复发的常见部位为局部复发（50%），腹膜种植（40%~60%），肝内转移（50%~60%）[4]。

2 吉西他滨术中化疗和腹腔持续化疗的依据

胰十二指肠切除的R0切除术后胰腺癌的复发机制尚不清楚。术后高比率的局部复发可能与外科手术区域的术中肿瘤播散和种植生长相关。从这个角度讲，这奠定了围术期和术后长期腹腔内化疗的基础。同时，血液循环中的胰腺癌细胞可能进入腹膜腔和胰腺切除的局部手术区域。腹腔内化疗的最大优势在于局部药物浓度高而全身血药浓度低[5]。一篇有关随机对照研究的文献综述已经阐明了围术期腹腔内化疗在具有高危因素的胃癌根治术后辅助治疗中的地位[6]。而且，长期腹腔内化疗对于卵巢癌也有明确的获益[7-9]。全身化疗对于局限病灶控制作用有限且未被随机研究所证实。吉西他滨的药代动力学特性使它非常适合腹腔内给药。随着在胃癌和卵巢癌根治术后使用腹腔内化疗的证据越来越多，胰腺癌根治术后行腹腔内规范化疗方案的理论依据需待探索。

3 对可切除的胰腺癌给予吉西他滨辅助腹腔内化疗的Ⅱ期研究：方法和早期结果

吉西他滨的单药腹腔内化疗是经过机构审查委员会批准的协议（MHRI-GU-2009-455）执行的。经过登记和签署知情同意书后，患者先接受标准的胰腺癌根治术，如有必要，需对原发性胰腺癌进行病理确诊。原发灶位于胰头部或者胰尾部且肉眼可见病灶被完全切除的胰腺癌患者方可纳入组。

肿瘤切除后，即按1 000 mg/m²吉西他滨药量予腹腔内灌注。配制溶剂为含1.5%的右旋糖腹膜透析液，总共溶液体积按1.5 L/m²计算。在胰腺肿瘤切除区域会放置一根输入导管，在右上腹，左上腹会各放置一根，盆腔区会放置两个引流管。同时使用加热循环器（Belmont，Billerica，MA）使得灌入的化疗药物温度保持为43℃，且整个腹腔温度为41℃。整个治疗过程持续1 h。我们在切口的上方使用四个排气装置的形成蒸汽屏障，同时通过外科医生的手的持续搅动以确保腹腔及盆腔的恒温和化疗药物的均匀分布（图1）。

在关闭腹腔之前，置入腹腔化疗泵（Port-A-Cath，Smiths Medical MD，Inc.，St. Paul，MN）。应用直角针（Port-A-Cath Gripper Plus，Deltec，Inc.，St. Paul MN）将该泵暂时固定在合适的部位，以维持4~6周[10]。患者术后完全恢复且皮肤缝线拆除后，即可以开始

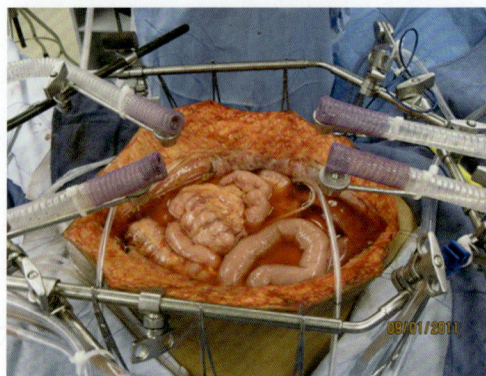

图1　胰十二指肠切除术后接受腹盆腔热灌注化疗
术中使用一根灌注导管和四根引流导管来完成。流入管中的化疗药物温度保持在43℃，且整个腹腔温度保持在41℃。在开放的腹腔切口的边缘放置了4个蒸汽释放器，从而在化疗药液的上面产生"蒸汽屏障"。术者佩戴两副手套后持续腹腔搅动以确保腹腔内化疗药物浓度和热度均匀分布。

辅助腹腔内化疗。一共行6疗程化疗，4周为一疗程。在每个疗程的第1天、8天、15天给予吉西他滨1 000 mg/m²腹腔内化疗。

结果表明，患者对吉西他滨的术中腹腔内热疗和术后长期腹腔内灌注化疗耐受性良好。在术后阶段只观察到了一个Ⅲ度不良反应。在CT引导下对胰十二指肠切除区域液体进行引流回收，没有检测到Ⅲ度毒性反应。迄今为止，已有8名患者在胰十二指肠切除术中接受了吉西他滨的热疗，正在观察是否获益。

4 药理学研究

作为这个单中心Ⅱ期研究的一部分，我们进行了吉西他滨腹腔内热疗的药代动力学研究。我们制定的标准剂量为1 000 mg/m²的吉西他滨溶于1.5%葡萄糖的腹膜透析液中，总共配置体积为1.5 L/m²。在腹腔内热疗的60 min中每隔15 min对腹水、血浆和尿液标本连续取样。图2是其中一个患者的数据结果。其他4个患者也得到了类似的数据。吉西他滨腹腔内给药后静脉测定的药—时曲线下面积为210。目前，没有获得胰腺组织内的吉西他滨浓度数据。

我们通过腹腔内化疗泵实行6个月的吉西他滨常温给药。吉西他滨的给药剂量和疗程是和当前推荐的静脉给药是一致的。本研究中我们更推荐腹腔内给药而非静

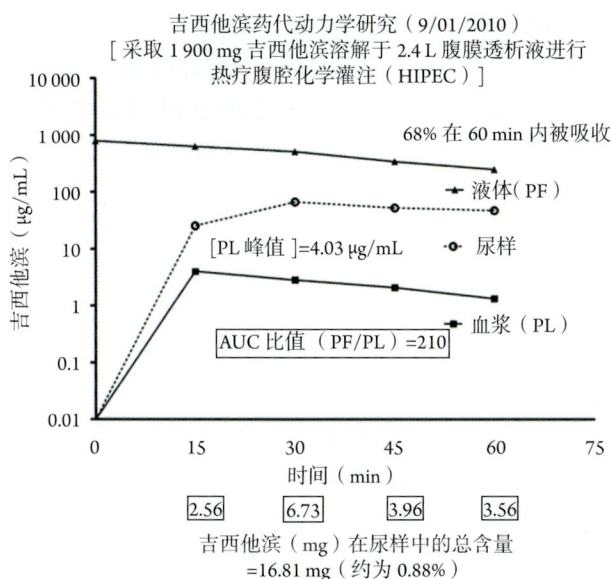

吉西他滨药代动力学研究（9/01/2010）
[采取1 900 mg吉西他滨溶解于2.4 L腹膜透析液进行
热疗腹腔化学灌注（HIPEC）]

图2　一名胰腺癌切除术后患者接受术中吉西他滨腹腔内化疗的药理学表现

1 000 mg/m² 吉西他滨溶解于3 L 1.5%右旋糖腹膜透析液后进行腹腔内治疗。吉西他滨腹腔内给药后静脉测定的药—时曲线下面积为210。68%的腹腔内药物在60 min内吸收。这是研究中的1个患者的数据，但是其他4名患者的数据也很类似。这个患者完成了吉西他滨腹腔内长期化疗，未出现并发症。

脉给药。

　　胰十二指肠切除术联合吉西他滨腹腔内热疗引起的不良反应较少。在8名患者中，只有一例需要Ⅲ级干预治疗才能完成术后疗程。这个患者的胰空肠吻合口处前缘出现了小的吻合口瘘。CT检查提示局部有液体集聚，并在CT引导下进行了引流。该患者的正常经口摄食时间和出院时间都没有延长，也没有发生肠梗阻或者其他可能和腹腔内热疗及长期腹腔化疗相关引起腹膜硬化的症状。这些治疗患者的平均住院日为13 d，和我中心其他患者住院日没有差异。

5　讨论：胰腺癌辅助治疗的随机对照研究总结

　　当意识到单纯依靠手术切除治愈胰腺癌的机会渺茫后，人们开展了多个研究来分析术后辅助化疗的获益。在1985年，美国胃肠研究组（GITSG）开展了一项双臂随机对照研究，分成以5-氟尿嘧啶（5-FU）为基础的辅助放化疗组和观察组[11]。放化疗组的平均生存时间为20个月，而观察组只有11个月，5年的生存率分别为18%

和8%。这个研究在11年里招募到了43名患者。该研究因为入组速度太慢并且放化疗组有显著的生存获益而被关闭了。

　　欧洲癌症治疗研究组织（EORTC）展开了进一步的临床研究来验证GTSG这个小型研究的结果[12]。EORTC的研究中辅助化疗的方案类似，唯一不同的是并没有像GITSG的研究那样使用维持化疗。EORTC的研究共招募了218名胰腺癌和壶腹部癌患者，被随机分成观察组和放化疗组，后者接受分段放疗（40 Gy）和同步5-FU静脉持续输注化疗。经过11.7年的中位随访，两组的总生存没有差异。这个研究的局限性在于没有给予维持化疗，并在统计学设计上被质疑只关注了辅助放化疗的小获益。

　　欧洲胰腺癌研究组（ESPAC）在1994—2000年组织了一项名为ESPAC-1的研究[13]。在这个2×2析因实验设计中，145名患者被随机分配至放化疗组，而144名患者被分配至不接受放化疗组。放疗为总剂量50 Gy的分段放疗，并同步行5-FU化疗。两者的中位生存时间无差异（放化疗组为15.5个月，非放化疗组为16.1个月）。ESPAC-1研究的最终结果显示，放化疗组的中位生存时间为15.9个月，而不接受放化疗组为17.9个月（P=0.05）[14]。预期的5年生存率方面，放化疗组为10%，而对照组为20%（P=0.05）。为何对照组反而有生存获益的原因目前尚不明确。

　　由于EORTC和ESPAC-1的研究都没有显示出生存获益，支持胰腺癌术后辅助放化疗的证据力度大大减低了，这使得人们把更多临床研究的关注点放在了仅使用辅助化疗。

　　ESPAC-1同时也研究了5-FU静脉化疗的可能获益。总共有289个患者使用2×2析因设计随机分组并随访了47个月[14]。化疗组的中位生存为20.1个月，而非化疗组只有15.5个月。不单是R0切除组，在R1切除组这个生存获益也是明显的。

　　相对于联合放化疗治疗互相矛盾的研究结果，吉西他滨的临床研究显示了它是胰腺癌治疗中的重大进步。吉西他滨是二氟苷类抗癌药，是脱氧胞苷的类似物。在包括胰腺癌在内的多种实体瘤的治疗中表现出了显著性的临床活性。最近的一项关于吉西他滨辅助治疗的重要研究是CONKO-001（Charité Onkologie）研究[15]。这个在1998年6月—2004年12月开展的多中心随机对照研究旨在验证吉西他滨的辅助化疗可以将胰腺癌切除术后的患者无病生存时间提高6个月甚至更多。总共368个胰腺切除的患者（包括R0和R1）被登记分为2组，他们事先均未接受放疗或化疗。一组患者随机接受了6个疗程的辅助化疗，方案为吉西他滨针第1天、8天、15天，每4周为一疗程（$n=179$），而另外一组为观察组（$n=175$）。吉西他滨组中位无复发生存时间为13.4个月，而观察组为6.9个月。吉西他滨组预期3年和5年的无复发生存率为23.5%和16.5%，而对照组这个数值分别为7.5%和5.5%。研究者们认为胰腺癌完整切除术后采用吉西他滨进行6个月的化疗可以显著延长中位生存时间和无复发生存时间。最近的2008年的后续报告摘要也证实了这方面的获益[16]。

无论是R0还是R1切除术后，吉西他滨组在无复发生存上均有显著获益。在随访的研究分析中，吉西他滨也确实提高了总生存（吉西他滨组22.8个月 vs. 观察组20.2个月）。该研究最大的亮点是治疗组推迟了胰腺癌根治术后患者的复发时间。这个临床研究有力地支持了在可切除的胰腺癌术后使用吉西他滨静脉化疗。

由于胰腺癌术后行同步放化疗的研究结果各不相同，目前胰腺癌术后的最佳治疗依然没有定论。在欧洲，吉西他滨单药化疗是标准治疗，而在美国，更多的是推荐同步放化疗。

最近，在不可切除的胰腺癌研究中，与单药吉西他滨相比，一项多药联合化疗方案提高了总生存时间。共有342名随机分组的患者在使用FOLFIRINOX方案后把中位生存时间提高到了11.1个月，而吉西他滨单药仅为6.8个月。显然，这个多药联合化疗方案将成为胰腺癌切除术后辅助治疗的有力候选者[17]。

6 吉西他滨腹腔内灌注药代动力学

吉西他滨本身是一个几乎没有细胞毒性的前体药，在组织中代谢产生活性成分——吉西他滨三磷酸盐。吉西他滨的药效主要和外周血单核细胞（PBMC）中的吉西他滨三磷酸盐的累积浓度有关，这也反过来和血浆浓度相关。当血浆中吉西他滨的浓度为20 mmol/（L·h）[18]时，细胞内吉西他滨三磷酸盐的累积率是最高的。除此之外，由于存在酶饱和状态，继续提高血浆药物浓度也不能进一步升高吉西他滨三磷酸盐在细胞内的浓度。

目前吉西他滨有两种输注方案。第一种是固定剂量率给药：在100 min或150 min内输注1 000 mg/m²或者1 500 mg/m²吉西他滨。这种给药方案10 mg/（m²·min）

可以使血浆达到20 mmol/L的靶浓度。

相反，吉西他滨的标准给药为静脉输注吉西他滨1 000 mg/m²，每周1次，输注30 min以上，共连续7周（或因毒性反应而需要减少或保持剂量），再休息1周。随后的疗程为每周1次，连续3周，每4周重复。

在未来的临床试验中，关于吉西他滨使用的争论点主要聚集在固定剂量率给药方案是否可能更优于标准剂量方案。众所周知固定剂量率给药可以使得外周血单核细胞中的吉西他滨三磷酸盐浓度更高，但这一方法的临床获益还是不确定的[18]。

一项关于卵巢癌的研究引发了吉西他滨的腹腔内给药方式的质疑。通过固定剂量率给药方案可以比腹腔内给药取得更好的血浆浓度。Sabbatini等发现腹腔内吉西他滨给药所达到的血浆药物浓度为0.92~8.2 mmol，这远远低于它发挥最大效应的阈剂量（20 mmol）[19]。但是这个批评的意见忽略了腹腔内化疗中药物对肿瘤细胞和腹膜种植灶的直接杀伤作用。而且，Gandhi等指出，几乎所有关于吉西他滨的药理学研究都有一个警示，即细胞内药代动力学的数据都是来自于替代组织（循环外周血单核细胞）而不是靶目标实体肿瘤组织[18]。吉西他滨在实体肿瘤组织中的浓度是未知的。而且，吉西他滨的活化酶和灭活酶，比如胞苷脱氨酶、脱氧胞苷激酶和核苷酸酶在癌组织中的浓度也是没有充分探究清楚的。因此，相比腹腔内给药，通过吉西他滨固定剂量率给药可以提升曲线下面积（AUC）和盆腹腔中腹膜表面的肿瘤细胞内的吉西他滨三磷酸盐的峰值，但目前这还仅仅是一个假设。Gandhi等提出药理学研究中应直接用肿瘤组织来测量吉西他滨三磷酸盐浓度。

临床和实验室研究确实显示出对比静脉用药有理论上的优势[20]。Pestieau和他的同事在腹腔内灌注吉西他滨的大鼠模型上进行了药代动力学研究。大鼠模型中，在不同的腹腔内吉西他滨给药量情况下，腹腔给药量全身药物浓度的曲线下面积为12.5~26.8。相对于常温治疗，腹腔内热疗提高了腹腔内所有组织标本里的药物浓度。

Sugarbaker和他的同事回顾性分析了一项通过检测手术室中患者血浆和腹水的样本来评估吉西他滨腹腔内给药情况的研究[21]。这项研究显示，将1 000 mg/m²吉西他滨稀释至3 L，术中腹腔内热灌注化疗可以达到显著的局部药物暴露。腹腔内化疗的浓度—时间曲线下面积是静脉给药的200倍。这些药理学研究显示，接受胰腺癌切除手术的患者通过吉西他滨腹腔内热灌注化疗得到了相当不错的获益。

目前推荐的最适当的血浆浓度是5.26 mcg/mL[19]。图2中我们的患者达到的峰值浓度是4.03 mcg/mL，已经非常接近通过固定剂量率给药所获得的目标浓度。当然，如何把药代动力学的优势转化为局部疾病的疗效提高还需要进一步的临床研究。

Gamblin等报道了一项含有9个进展期胰腺癌患者的研究。他们通过腹腔内置管来进行腹腔内化疗[22]，并没有观察到明显的毒性反应，且耐受性良好。由于腹腔内给药的吉西他滨几乎都被完全吸收，腹腔中的药物浓度出现了快速的下降。血浆中的吉西他滨在早期就达到了平稳的药物浓度，这提示确实所有的腹腔内灌注药物都被吸收入血了。正是这个结果，加之吉西他滨本身就具有局部低毒性特点，为它在腹腔内灌注化疗的使用提供了充分的依据。

7　吉西他滨腹腔内灌注在卵巢癌的应用

Sabbatini等报道了关于在卵巢癌患者中腹腔内灌注吉西他滨和顺铂的Ⅱ期临床研究[19]。他们选择了经二次探查确认的病灶残存的卵巢癌患者，第1天用顺铂75 mg/m²腹腔灌注，同时使用吉西他滨500 mg/m²第1天、8天、15天腹腔内灌注，每28 d重复一次，共4个周期。中位治疗失败时间和中位生存时间分别为15.9个月和43.5个月。这个数据与既往接受二次探查术中阳性发现的患者的治疗结果是一致的，这些患者术后接受了以铂类为基础的巩固性的各种腹腔灌注方案。这些接受腹腔内吉西他滨灌注化疗的患者没有得到明显获益，作者认为这与二次探查术中见到的致密的腹膜纤维组织有关。该研究（如前所述）的作者认为通过腹腔内灌注吉西他滨所产生的外周血单核细胞中的药物浓度远低于血浆中最大治疗浓度。这个研究并没有证实腹腔药物灌注后患者局部药物浓度升高及局部肿瘤控制效果的改善。

在Sabbatini等的研究中，第1天应用75 mg/m²顺铂腹腔内灌注，同时在第1天、8天、15天腹腔内应用吉西他滨，剂量逐步增加，分别为500 mg/m²，750 mg/m²，1 000 mg/m²或者1 250 mg/m²，每28 d为一疗程，共4个周期[19]。这个Ⅰ期的研究在第一个剂量水平的第15天出现了Ⅲ度血小板减少的剂量限制性毒性反应。因此化疗方案就调整为第1天应用75 mg/m²顺铂，吉西他滨改为第1天，8 d应用500 mg/m²，每21 d重复，共4周期。

总共有30名患者被纳入组研究，9名被剔除，原因包括：过敏症、蜂窝织炎和腹腔化疗泵故障各1名，2名为疾病进展，4名因为肾毒性。其他毒性还包括3级恶心（7%）和一过性3级神经病变（3%）。1~2级的神经病变常见（80%）。5名患者（17%）在腹腔灌注治疗后中位时间为6个月（范围为1~20个月）因腹痛查因再次手术探查。术中发现2名患者出现复发，5名患者均发现肠管的纤维组织包裹。腹膜硬化可能与反复多次的顺铂腹腔内灌注有关。作者认为这组卵巢癌患者吉西他滨腹腔治疗后获益不佳可能与腹腔内药物分布不均和广泛的腹腔纤维化有关。

8　在不可切除胰腺癌中吉西他滨单药或联合方案的临床试验

现有的证据显示：对于不可切除的胰腺癌，吉西他滨单药化疗为有效的治疗选择。在Burris和他同事报道的一项重要研究中，共有126名从未接受化疗的不可切除胰腺癌患者随机分别接受了吉西他滨和5-氟尿嘧啶静脉化疗。治疗的终点是基于疼痛评分，体重和体力状态的综合评估[23]。吉西他滨治疗组的患者比5-氟尿嘧啶组患者明显获得更多的临床受益（分别为23.8% vs. 4.8%，P=0.0022）。不仅如此，吉西他滨组患者较5-氟尿嘧啶组的获得了统计学上总生存时间的显著延长（中位时间：5.65个月 vs. 4.41个月）和1年生存率的显著提高（18% vs. 2%，P<0.002）。

Berlin和他的同事报道了一项ECOG Ⅲ期临床研究，共327名进展期胰腺癌患者入组研究[24]。研究表明，与吉西他滨单药应用相比，5-氟尿嘧啶联合吉西他滨化疗方案并未提高晚期胰腺癌的总生存。作者认为吉西他滨和顺铂的其他联合方案的研究将不再引起人们兴趣，应该将临床研究的资源分配到新的药物和其他组合方案上。一些其他化疗药物已经被尝试与吉西他滨联合治疗。

吉西他滨和顺铂、奥沙利铂的联合治疗结果令人鼓舞。在德国的一项多中心研究中，Heinmann等共入组了195名患者分别接受吉西他滨单药或者吉西他滨联合顺铂治疗[25]。研究结果显示了每2周使用吉西他滨联合顺铂的有效性和安全性。与吉西他滨单药治疗相比，联合化疗组的中位生存时间和无进展生存时间更长，虽然两组没有达到显著性差异。法国多学科临床研究组（GERCOR）/意大利胃肠道肿瘤研究组（GISCAD）对吉西他滨联合奥沙利铂和吉西他滨单药进行了组间研究[26]。GERCOR/GISCAD组间研究和德国多中心研究的Pooled Analysis分析（Meta分析）表明：在晚期胰腺癌患者，尤其是体力状态良好的患者中，吉西他滨和铂类药，如顺铂或者奥沙利铂的联合方案较吉西他滨单药可以显著提高晚期胰腺癌的无疾病进展生存和总生存时间[27]。

Scheithauer等报道了吉西他滨和伊立替康的联合方案[28]。联合方案似乎在临床获益反应率上有一些优势，但在客观的有效参数分析上并没有超越吉西他滨单药。因此，吉西他滨联合伊立替康和单药吉西他滨相比并没有显示获益[29]。

还有一种联合方案是吉西他滨联合丝裂霉素C。Tuinmann等入组一项含55名进展期胰腺癌患者的Ⅱ期临床研究[30]。这些患者门诊第1天，8天，15天静脉滴注800 mg/m²吉西他滨，同时第1天静脉滴注8 mg/m²丝裂霉素C，每4周为一疗程。中位接受治疗周期为3个疗程。最常见的毒性反应是Ⅲ/Ⅳ的血小板减少，发生率为54%。客观有效反应率为29%。18个患者评估稳定，总的肿瘤控制率为62%。至疾病进展时间为4.7个月，中位总生存时间为7.25个月。作者认为联合方案耐受性良好，但总生存时间和单药吉西他滨类似。

声明

本文作者宣称无任何利益冲突。

参考文献

[1] Siegel R, Ward E, Brawley O, et al. Cancer statistics, 2011: the impact of eliminating socioeconomic and racial disparities on premature cancer deaths. CA Cancer J Clin 2011; 61: 212-236.

[2] Schneider G, Siveke JT, Eckel F, et al. Pancreatic cancer: basic and clinical aspects. Gastroenterology 2005; 128: 1606-1625.

[3] Cleary SP, Gryfe R, Guindi M, et al. Prognostic factors in resected pancreatic adenocarcinoma: analysis of actual 5-year survivors. J Am Coll Surg 2004; 198: 722-731.

[4] Warshaw AL, Fernández-del Castillo C. Pancreatic carcinoma. N Engl J Med 1992; 326: 455-465.

[5] Dedrick RL. Theoretical and experimental bases of intraperitoneal chemotherapy. Semin Oncol 1985; 12: 1-6.

[6] Yan TD, Black D, Sugarbaker PH, et al. A systematic review and meta-analysis of the randomized controlled trials on adjuvant intraperitoneal chemotherapy for resectable gastric cancer. Ann Surg Oncol 2007; 14: 2702-2713.

[7] Armstrong DK, Bundy B, Wenzel L, et al. Intraperitoneal cisplatin and paclitaxel in ovarian cancer. N Engl J Med 2006; 354: 34-43.

[8] Walker JL, Armstrong DK, Huang HQ, et al. Intraperitoneal catheter outcomes in a phase III trial of intravenous versus intraperitoneal chemotherapy in optimal stage III ovarian and primary peritoneal cancer: a Gynecologic Oncology Group Study. Gynecol Oncol 2006; 100: 27-32.

[9] National Cancer Institute. Clinical announcement on intraperitoneal chemotherapy in ovarian cancer. Cancer Therapy Evaluation Program. Bethesda (MD): NCI, 2006.

[10] Sugarbaker PH, Bijelic L. Adjuvant bidirectional chemotherapy using a peritoneal port. In: Sugarbaker PH (Ed), Cytoreductive Surgery and Perioperative Chemotherapy for Peritoneal Surface Malignancy: Textbook and Video Atlas. Cine-Med: Woodbury, CT, 2012.

[11] Kalser MH, Ellenberg SS. Pancreatic cancer. Adjuvant combined radiation and chemotherapy following curative resection. Arch Surg 1985; 120: 899-903.

[12] Klinkenbijl JH, Jeekel J, Sahmoud T, et al. Adjuvant radiotherapy and 5-fluorouracil after curative resection of cancer of the pancreas and periampullary region: phase III trial of the EORTC Gastrointestinal Tract Cancer Cooperative Group. Ann Surg 1999; 230: 776-782; discussion 782-784.

[13] Neoptolemos JP, Dunn JA, Stocken DD, et al. Adjuvant chemoradiotherapy and chemotherapy in resectable pancreatic cancer: a randomized controlled trial. Lancet 2001; 358: 1576-1585.

[14] Neoptolemos JP, Stocken D, Freiss H, et al. A Randomized Trial of Chemoradiotherapy and Chemotherapy after Resection of Pancreatic Cancer. N Engl J Med 2004; 350: 1200-1210.

[15] Oettle H, Post S, Neuhaus P, et al. Adjuvant chemotherapy with gemcitabine vs. observation in patients undergoing curative-intent resection of pancreatic cancer: a randomized controlled trial. JAMA 2007; 297: 267-277.

[16] Neuhaus P, Riess H, Post S, et al. CONKO-001: Final results of the randomized, prospective, multicenter phase III trial of adjuvant chemotherapy with gemcitabine versus observation in patients with resected pancreatic cancer (PC). J Clin Oncol 2008; 26: abstr LBA4504.

[17] Conroy T, Desseigne F, Ychou M, et al. FOLFIRINOX versus gemcitabine for metastatic pancreatic cancer. N Engl J Med 2011; 364: 1817-1825.

[18] Gandhi V. Questions about gemcitabine dose rate: answered or unanswered? J Clin Oncol 2007; 25: 5691-5694.

[19] Sabbatini P, Aghajanian C, Leitao M, et al. Intraperitoneal cisplatin with intraperitoneal gemcitabine in patients with

epithelial ovarian cancer: results of a phase I/II Trial. Clin Cancer Res 2004; 10: 2962-2967.

[20] Pestieau SR, Stuart OA, Chang D, et al. Pharmacokinetics of intraperitoneal gemcitabine in a rat model. Tumori 1998; 84: 706-711.

[21] Sugarbaker PH, Mora JT, Carmignani P, et al. Update on chemotherapeutic agents utilized for perioperative intraperitoneal chemotherapy. Oncologist 2005; 10: 112-122.

[22] Gamblin TC, Egorin MJ, Zuhowski EG, et al. Intraperitoneal gemcitabine pharmacokinetics: a pilot and pharmacokinetic study in patients with advanced adenocarcinoma of the pancreas. Cancer Chemother Pharmacol 2008; 62: 647-653.

[23] Burris HA 3rd, Moore MJ, Anderson J, et al. Improvements in survival and clinical benefit with gemcitabine as first-line therapy for patients with advanced pancreas cancer: a randomized trial. J Clin Oncol 1997; 15: 2403-2413.

[24] Berlin JD, Catalano P, Thomas JP, et al. Phase III study of gemcitabine in combination with fluorouracil versus gemcitabine alone in patients with advanced pancreatic carcinoma: Eastern Cooperative Oncology Group Trial E2297. J Clin Oncol 2002; 20: 3270-3275.

[25] Heinemann V, Quietzsch D, Gieseler F, et al. Randomized phase III trial of gemcitabine plus cisplatin compared with gemcitabine alone in advanced pancreatic cancer. J Clin Oncol 2006; 24: 3946-3952.

[26] Louvet C, Labianca R, Hammel P, et al. Gemcitabine in combination with oxaliplatin compared with gemcitabine alone in locally advanced or metastatic pancreatic cancer: results of a GERCOR and GISCAD phase III trial. J Clin Oncol 2005; 23: 3509-3516.

[27] Heinemann V, Labianca R, Hinke A, et al. Increased survival using platinum analog combined with gemcitabine as compared to single-agent gemcitabine in advanced pancreatic cancer: pooled analysis of two randomized trials, the GERCOR/GISCAD intergroup study and a German multicenter study. Ann Oncol 2007; 18: 1652-1659.

[28] Scheithauer W, Schüll B, Ulrich-Pur H, et al. Biweekly high-dose gemcitabine alone or in combination with capecitabine in patients with metastatic pancreatic adenocarcinoma: a randomized phase II trial. Ann Oncol 2003; 14: 97-104.

[29] Stathopoulos GP, Syrigos K, Aravantinos G, et al. A multicenter phase III trial comparing irinotecan-gemcitabine (IG) with gemcitabine (G) monotherapy as first-line treatment in patients with locally advanced or metastatic pancreatic cancer. Br J Cancer 2006; 95: 587-592.

[30] Tuinmann G, Hegewisch-Becker S, Zschaber R, et al. Gemcitabine and mitomycin C in advanced pancreatic cancer: a single-institution experience. Anticancer Drugs 2004; 15: 575-579.

译者：谢静静，硕士，浙江省台州医院血液肿瘤内科
审校：李灼日，曾任海南省人民医院主任医师

Cite this article as: Sugarbaker PH, Stuart OA, Bijelic L. Intraperitoneal gemcitabine chemotherapy as an adjuvant treatment for patients with resected pancreatic cancer: phase II and pharmacologic studies. Transl Gastrointest Cancer 2012;1(2):161-168. doi: 10.3978/j.issn.2224-4778.2012.06.04

第二十六章　立体定向放射疗法在胰腺癌中的最新研究进展

Qichun Wei[1], Wei Yu[1], Lauren M. Rosati[2], Joseph M. Herman[2]

[1]Department of Radiation Oncology, the Second Affiliated Hospital, Zhejiang University School of Medicine, Hangzhou 310009, China; [2]Department of Radiation Oncology & Molecular Radiation Sciences, Sidney Kimmel Comprehensive Cancer Center, Johns Hopkins University School of Medicine, Baltimore, Maryland, USA

Correspondence to: Joseph M. Herman, MD, MSc. Department of Radiation Oncology & Molecular Radiation Sciences, Sidney Kimmel Comprehensive Cancer Center, Johns Hopkins University School of Medicine, 401 N. Broadway, Weinberg Suite 1440, Baltimore, MD 21231, USA. Email: jherma15@jhmi.edu.

作者简介： 魏启春教授，1992年毕业后留校在浙江大学医学（原浙江医科大学）院附属第二医院从事临床科研工作。2002—2003年于瑞典乌普萨拉（Uppsala）大学医院做访问学者，2006—2007年以来多次访问该校。2014年夏天访问美国霍普金斯大学，与Herman医生在肿瘤放射科工作。作为肿瘤放射治疗专家，主攻方向为胃肠道恶性肿瘤，也包括胰腺癌及食管恶性肿瘤。

Joseph M. Herman。Herman医生是约翰霍普金斯大学医学院的副教授；担任放射肿瘤学与分子辐射学科胃肠中心主任，也是该学科临床科研主任，以及胰腺多学科治疗的副主任。在过去的10年中，他与许多学科在基础与临床研究上有多个合作项目，发表了大量的文章（>160篇）以及多次在国际会议上发言。他参与多项国家级临床试验，此外他还是美国国立综合癌症网络（NCCN）和美国放射学会（ACR）指南、NIH胰腺工作组和胰腺癌行动网络医学咨询委员会的编写成员。

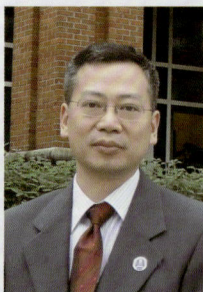

魏启春教授

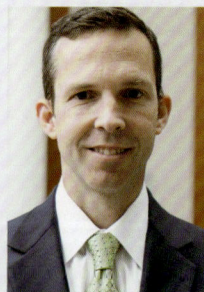

Joseph M. Herman, MD, MSc

摘要：胰腺癌（PCA）是恶性程度最高的肿瘤之一，目前尚无有效的治疗手段。在美国和中国的肿瘤致死率排行榜上，它分别位于第4和第7位。当疾病得到确诊时，只有20%的肿瘤属于"可切除"范畴，约40%的肿瘤已经是局部晚期，被认为是"不宜切除"。即使经过手术切除，20%的患者预后依然欠佳，肿瘤局部复发的概率为20%~60%。有相关报道显示，近30%的胰腺癌患者死于局部梗阻，而这些患者几乎很少出现肿瘤的远处转移。以上发现表明，针对胰腺局部的放射性治疗对于胰腺癌的治疗非常重要。当前，关于传统放化疗在胰腺癌中的治疗仍然存在着争议，立体定向放射治疗（stereotactic body radiation therapy，SBRT）的出现或许可以成为胰腺癌治疗方式转变的契机之一。SBRT可以在一个较短的疗程里针对肿瘤瘤体使用较高的生物有效剂量。针对胰腺的SBRT治疗是一种非常理想的方法，在使得肿瘤得到局部控制的同时，给患者带来较小的毒性反应。在本文中，我们回顾了针对不同级别胰腺导管腺癌进行SBRT治疗的最新进展。

关键词：立体定向放射治疗（SBRT）；胰腺癌（PCA）

View this article at: http://dx.doi.org/10.3978/j.issn.1000-9604.2015.04.12

1 引文

在美国导致死亡的癌症排行榜上（未分性别），胰腺癌（pancreaticcancer，PCA）位于第4位。预计在2015年，将新增48 960名胰腺癌患者，其中有40 560名会死亡[1]。在中国，胰腺癌是第7位致死的癌症疾病。根据中国国家癌症中心（NCCR）的数据显示，在2010年因胰腺癌死亡的人数为57 735，占癌症死亡总人数的3%[2]。虽然目前针对胰腺癌的治疗技术，例如手术、放疗、化疗、免疫及靶向治疗均取得了一定进展，但是其预后仍旧很差，不论确诊时肿瘤是什么级别，5年总生存率仅有7%[1]。

由于在胰腺癌初期，身体局部症状不明显，因此当癌症得到确诊时，肿瘤往往会发展到比较晚期的阶段。只有20%的患者入院时，肿瘤属于"可以切除"的范畴，而近40%的患者入院时肿瘤已经进展到比较晚期，不宜切除[3]。手术仍旧是唯一有可能治愈胰腺癌的手段[4]。但即使肿瘤被切除，患者的预后仍然欠佳，5年生存率只有近20%[4-5]，局部复发率为20%~60%[6-8]，而尸检的数据则认为该数字仍被低估[9]。对于那些局部晚期、肿瘤不能切除的患者，主要的治疗策略是化疗和放疗联合。这样做的目的在于控制疾病的进展，防止癌性疼痛和梗阻的发生（这些并发症均会对患者的生活质量造成影响）。来自Johns Hopkins Hospital的Iacobuzio-Donahue等的研究显示，近30%的胰腺癌患者死于局部梗阻，而这些患者几乎没有发生癌症的远处转移[9]。最新的关于系统性化疗及靶向治疗的进展均表明它们可以改善患者的预后。随着患者生存期的延长，针对肿瘤瘤体的治疗方法（例如放疗）就显得尤为重要。这些发现均提示，针对肿瘤的局部放疗在胰腺癌的治疗中占据着重要地位。

2 传统放射疗法在胰腺癌治疗中的应用

放化疗（chemoradiation，CRT）曾是治疗"不可切除性"胰腺癌的重要手段之一。针对CRT治疗局部晚期胰腺癌（locally advanced pancreatic cancer，LAPC），目前已经进行了一系列临床试验，但是得出的结果却不尽相同。与只接受化疗对比，1980年之前的3项临床试验（the Gastrointestinal Tumor Study Group，GITSG）9283，（the Eastern Cooperative Oncology Group，ECOG）4201以及（the Groupe Coopérateur Multidisciplinaire en Oncologie，GERCOR）证实CRT可以提高LAPC患者的总生存期（overall survival，OS）。然而，前面两项试验发现CRT可能会增加患者发生药物毒性反应的风险[10-11]。相反的，另一项临床试验（Fédération Francophone de Cancérologie Digestive and Société Francophone de Radiothérapie Oncologique，FFCD-SFRO）却发现，接受CRT治疗的患者其OS比只接受化疗的患者还要短[12]。

为解决标准化CRT对于LAPC患者的疗效问题，一项旨在研究先使用诱导化疗后再使用CRT治疗的Ⅲ期临床试验（GERCOR LAP 07）开展了[13]。LAPC患者，在单独使用吉西他滨或吉西他滨联合厄洛替尼进行诱导化疗之后，随机分为两组，一组继续接受为期两个月的化疗，另一组接受CRT（54 Gy和卡培他滨）。研究发现，与吉西他滨化疗组相比，CRT组的总生存时间并没有显著改变[13]。化疗组的患者总生存时间比CRT组的还要长（16.5个月 *vs.* 15.3个月）[13]。但是，CRT组的患者发生胰腺癌局部进展的概率明显要小。特别指出，该临床试验的最终数据结果还没有正式发布。

然而，目前CRT仍旧是针对不可切除的局部晚期胰腺癌的一种重要的治疗手段。既往的标准CRT疗法中，包含了3D适形放疗（3D-CRT），但是该疗法对肿瘤的局部控制（local control，LC）只有50%~60%。目前更倾向于使用调强放射治疗（IMRT）或者立体定向放射治疗（SBRT）替代3D-CRT，因为这两种方法可以增加对主体肿瘤的放疗剂量。Ben-Josef等报道使用全剂量吉西他滨化疗加上50~60 Gy的IMRT放疗，局部晚期胰腺癌患者的总生存率得以显著提高，可达到14.8个月[14]。在该项研究里，为尽量减少治疗带来的毒性反应，他们轻微增加了对主体肿瘤的照射剂量，增加了对患者的情绪管理。同样的，对一些诊疗技术的完善，例如放疗剂量的制定、影像学定位、情绪管理等，使得SBRT可以在1~5 d的疗程里使用高剂量多导向的射线束对瘤体及其边缘的小部分区域进行放疗（图1）。

3 SBRT在治疗胰腺癌中的进展

来自Stanford的研究小组首次报道了使用单批次SBRT（25 Gy）对局部晚期胰腺癌患者进行治疗[15]。该研究显示，肿瘤局部控制的效果非常好。但是该研究小组和Hoyer的研究小组均发现，使用该方案，晚期胃肠道毒性的发生率升高[16-17]。早期SBRT方案出现毒性的原因可能有：没有进行分批次放疗，缺乏情绪控制措施，缺乏影像学定位的基准点，以及不明确对潜在损伤器官（OARs）的放疗剂量上限。

在这些报道之后，人们开始研究将SBRT分为3~5个批次使用[18-20]。一些回顾性研究显示，与只使用1次SBRT对比，分批次的SBRT对肿瘤的局部控制率相似，但是高级别的毒性发生率显著降低。这也使得人们对SBRT的分批次使用产生了很大的兴趣。

SBRT使用还有其他的益处。因为SBRT在1周之内便可以完成，也就减少了放疗对手术/全剂量化疗的延迟。疗程缩短可以给患者带来更多便利。并且，与传统的分批次放疗对比，SBRT的生物有效剂量（biologically effective dose，BED）要更高，能够更长久地使得肿瘤得到局部控制。

4 SBRT在局部恶性胰腺癌（LAPC）中的应用

表1总结了SBRT在局部晚期胰腺癌的运用。最早

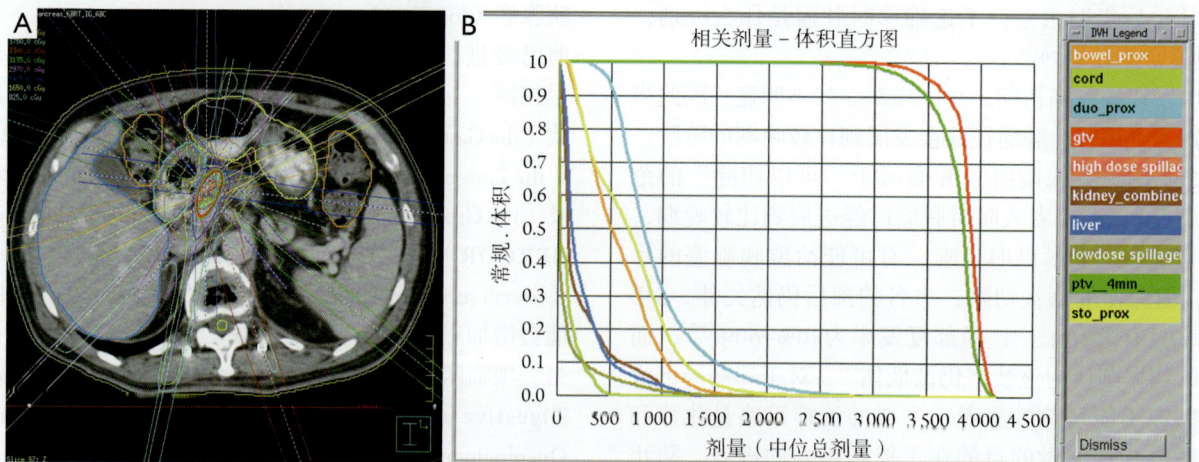

图1　（A）一位胰头癌的患者接受5个批次共33 Gy的放疗。使用了多向高剂量射线束，潜在受损器官（organs at risk，OARs）的轮廓均被勾勒出来。（B）相关剂量-体积直方图（DVH）。剂量针对预估目标体积（PTV，墨绿色）和肿瘤体积（GTV，红色）的剂量最大，而针对十二指肠（亮蓝色），胃（黄色），肠（黄色），肝脏（蓝黑色），肾脏（棕色）以及脊椎（亮绿色）的剂量最小

表1　关于立体定向放射治疗在胰腺癌中的临床研究总结

研究（年份）	患者（数量）	SBRT 剂量以及批次	1年内肿瘤局部控制率（LC）	中位总生存时间（月）（OS）	毒性反应	化学治疗
Koong等[15]2004	15位局部晚期患者（LA）	15~25 Gy×1	100%	11	33% 1级和2级 0% ≥3级	无
Koong等[16]2005	16位局部晚期患者（LA）	25 Gy×1（提高治疗）	94%	8.3	69% 1级和2级 12.5% ≥3级	5-FU联合EBRT，之后再SBRT
Schellenberg等[21]2008	16位局部晚期患者（LA）	25 Gy×1	100%	11.4	19%急性期 47%晚期	1个疗程GEM诱导＋术后SBRT联合GEM
Hoyer等[17]2005	22位局部晚期患者（LA）	15 Gy×3	57%	5.4	79% 2级 4.5% 4级	无
Mahadevan等[18]2010	36位局部晚期患者（LA）	8~12 Gy×3	78%	14.3	33% 1级和2级 8% 3级	术后SBRT联合GEM
Mahadevan等[22]2011	39位局部晚期患者（LA）	8~12 Gy×3	85%	20	41% 1级和2级 0% 急性期3级 9% 晚期3级	2个疗程GEM诱导
Polistina等[20]2010	23位局部晚期患者（LA）	10 Gy×3	50%	10.6	20% 1级 0% 2级	6周GEM诱导化疗
Moningi等[23]2015	74位局部晚期患者（LA） 14位交界性患者（BR）	5~6.6 Gy×5	61%LPFS	18.4	3.4% ≥急性期3级 5.7% ≥晚期2级	77例患者术前SBRT联合化疗
Gerka等[24]2013	10位局部晚期患者（LA）	5 Gy×5	40%	12.2	0% 3级	术前1疗程SBRT联合GEM 术后5疗程SBRT联合GEM
Herman等[25]2015	49位局部晚期患者（LA）	6.6 Gy×5	83%LPFS	13.9	2% ≥急性期2级 11% ≥晚期2级	GEM后联合SBRT

BR，交界可切除；5-FU，5-氟尿嘧啶；GEM，吉西他滨；LA，局部晚期；LC，局部控制；LPFS，局部无进展生存期；OS，总生存期；SBRT，立体定向放射治疗。

关于SBRT在临床中局部晚期胰腺癌的治疗的报道来自于使用射波刀放疗的Stanford团队。他们纳入了一些局部晚期胰腺癌的患者，给予1个批次的25 Gy的放疗，不给予化疗。Koong等报道，肿瘤的1年局部控制率为100%，中位总生存期为11个月。其中有33%的患者发生了1~2级的毒性反应，没有患者发生3级毒性反应[15]。Koong等随后又开展了一项临床Ⅱ期试验，在患者接受5个星期的5-氟尿嘧啶联合体外射线束放疗后，再接受25 Gy的SBRT治疗。肿瘤1年局部控制率为94%，有69%的患者出现了1~2级毒性反应，12.5%的患者出现3级毒性反应，中位总生存期为8.3个月[16]。当将SBRT与标准的放化疗方案（CRT）结合时，毒性反应的发生率会升高。1级毒性反应主要表现为轻度恶心。患者

更多地会出现2级和3级毒性反应。有两位患者在接受治疗4~6个月后发生了十二指肠溃疡。为进一步研究化疗联合SBRT对治疗肿瘤的效果以及相关毒性反应，Schellenberg等开展了一项Ⅱ期临床试验，具体内容是：先使用一个疗程的吉西他滨诱导化疗，之后用一个批次25 Gy的SBRT放疗，随后再用吉西他滨维持化疗。1年肿瘤局部控制率为100%，19%的患者出现了急性毒性反应，47%的患者出现晚期毒性反应，中位总生存期为11.4个月[21]。上述研究中，肿瘤的局部控制率都比较高，但是晚期胃肠道毒性反应的发生率也高。没有进行分批次放疗或许是导致高毒性反应的原因。因此研究者随后将SBRT分为3~5个批次。

采用低剂量的分批次SBRT疗法可以降低毒性反应的

发生率同时维持有效的肿瘤局部控制率。Hoyer等首先在一项Ⅱ期临床试验中对22位局部晚期胰腺癌的患者采用了该方法，把45 Gy的SBRT分为3次使用，1年肿瘤局部控制率为57%，79%的患者出现了2级毒性反应，4.5%的患者出现4级毒性反应，中位总生存期为5.4个月[17]。值得注意的是，缺乏准确的定位和不明确对潜在损伤器官（OARs）的放疗剂量上限或许是导致预后差的原因。Mahadevan等随后也做了一项类似的试验，纳入36位局部晚期胰腺癌的患者，在接受3批次34~36 Gy的SBRT治疗后再加用吉西他滨化疗。在中位时间为24个月的随访期间（随访时间为12~33个月不等），局部控制率为78%，中位总生存期为14.3个月。毒性反应的发生率较低，仅有25%的患者发生2级毒性反应，8%发生3级毒性反应。只有2位患者发生晚期毒性反应，表现为胃肠道出血[18]。该研究团队随后又进行了一项研究，在进行3次吉西他滨诱导治疗后，再接受分批次的SBRT治疗。39位局部晚期胰腺癌患者中，1年内肿瘤控制率为85%，中位总生存期为20个月，3级毒性反应（包括肠梗阻和胃肠道出血）的发生率为9%[22]。一项来自Italy的研究囊括了23例局部晚期胰腺癌的患者，首先接受为期6周的吉西他滨化疗，之后再接受3个批次共10 Gy的SBRT疗法[20]。总局部控制率为82.6%（14个部分反应，2个完全反应，3个病情稳定）。中位总生存期比前面的报道稍微短一些，为10.6个月。但是这些患者的毒性反应发生率非常低，没有出现2级以上的急性毒性反应[20]。然而，在不同的报道里，对于肿瘤局部控制的定义不尽相同，因而增加了他们之间对比的难度。

近期一项由Johns Hopkins Hospital主导的回顾性研究纳入了74位局部晚期胰腺癌患者，他们先接受吉西他滨或FOLFIRINOX方案的化疗，之后再接受5个批次共25~33 Gy不等的SBRT治疗。从确诊之日算起，中位总生存期为18.4个月。15位患者（20%）在SBRT治疗后肿瘤得以完全切除[23]。来自Georgetown团队的Gurka等在10位局部晚期胰腺癌患者尝试了多批次SBRT疗法。患者先接受一个疗程的吉西他滨化疗，在该疗程的第4周，给予患者5个批次共25 Gy的SBRT治疗，之后再继续使用最大剂量的吉西他滨维持5个疗程[24]。1年内的局部控制率为40%，中位总生存期为12.2个月，没有患者出现3级急性毒性反应[24]。

一项由Johns Hopkins Hospital，Memorial Sloan Kettering Cancer Center以及Stanford University 3所机构联合开展的多中心前瞻性Ⅱ期临床试验刚刚结束[25]。在本研究中使用了基准点对胰腺肿瘤进行放疗定位，实施了情绪控制，制定了严格的放化疗剂量上限。所有的治疗方案在实施前都经过多中心讨论。49位局部胰腺癌晚期的患者接受5个批次共33 Gy的SBRT治疗，随后接受吉西他滨化疗。1年局部无进展率（freedom from local progression，FFLP）为78%，中位总生存期为13.9个月[25]。2%的患者出现2级以上的急性毒性反应，11%出现2级以上的晚期毒性反应[25]。

与传统的体外放疗对比，对局部晚期胰腺癌患者进行分批次SBRT疗法，可以取得较好的局部控制率；与此同时，早期和晚期的胃肠道毒性反应的发生率并没有明显增加。

5 SBRT在交界可切除性胰腺癌（BRPC）的应用

关于SBRT在交界性胰腺肿瘤中的研究还不多。最近，来自Moffitt Cancer Center的Chuonget等报道了30位接受新辅助治疗的交界性胰腺癌患者，他们先接受SBRT治疗，同时接受吉西他滨/多西他赛/西罗达（GTX方案）化疗。21（70%）位患者在治疗后肿瘤达到了可切除范畴。切缘阴性（R0）切除率为95%，所切除的淋巴结阴性率为76%。1例经治疗后肿瘤达到病理性完全反应，2例为部分反应。中位总生存期为20个月，1年无进展生存率（progression-free survival，PFS）为61%。没有出现2级以上的急性或晚期毒性反应[26]。SBRT联合GTX作为对交界可切除性胰腺癌的新辅助化疗方案，可以使得患者获得更好的耐受，肿瘤也有非常高的几率由交界可切除性转变为可切除性，肿瘤手术切缘阴性的可能也更大[26]。

Chuonget等随后开展了一项回顾性研究，纳入了57位接受诱导化疗联合SBRT治疗的交界性胰腺癌的患者。中位剂量为35 Gy的射线给予了胰腺导管受肿瘤侵犯的区域，其他25 Gy的射线给予了肿瘤的剩余部位[19]。32位患者（56.1%）接受了手术治疗，96.9%（31/32）获得了R0切除。3位（9.3%）患者的肿瘤达到了病理性完全反应，2位（6.3%）达到了近病理性完全反应。患者的中位总生存期为16.4个月。5.3%的患者出现3级以上的晚期毒性反应，没有3级以上的急性毒性反应发生[19]。另一项来自Pittsburgh的团队，研究了局部晚期（n=5）和交界性可切除（n=7）的胰腺癌患者接受SBRT治疗后的病理学反应。11位（92%）患者接受了吉西他滨或FOLFIRINOX方案的化疗，随后其中5位接受了一个批次24 Gy的SBRT治疗，其他7位接受了3个批次共36 Gy的治疗[27]。在接受手术治疗后，3位（25%）患者获得病理性完全反应，2位（16.7%）获得了近病理性完全反应（肿瘤细胞存活率<10%）。所有接受手术治疗的患者，92%获得了R0切除。1、2和3年的总生存期分别为92%、64%和51%[27]。

尽管目前关于SBRT在交界性胰腺癌中的作用研究还比较少，但该类患者似乎可以通过新辅助SBRT疗法得到更好的肿瘤病理性反应和更高的R0切除率。今后的研究应着眼于探索SBRT的最佳使用剂量，以及最好的放疗批次。

6　SBRT作为辅助治疗在胰腺癌中的研究进展

可切除性胰腺癌患者的术后原位复发率比较高，为20%~60%[6-8]。为遏制该风险，术后的辅助治疗就显得尤为重要。对于局部晚期的胰腺癌，"SBRT联合化疗"这一新辅助治疗手段已经显示出较好的治疗潜力。目前关于SBRT作为辅助治疗的研究也在进行之中。Rwigema等报道了12位有阳性手术切缘的胰腺癌患者，1年局部无进展率为70.7%，1年总生存率为81.8%。中位总生存期达到了20.6个月[28]。Rwigema等随后选取了24位手术切除后肿瘤切缘阳性或近似阳性的患者，术后给予SBRT作为辅助化疗。1年局部无进展率为66%，1年总生存率为80.4%，中位总生存期为26.7个月。没有患者出现3级以上的急性毒性反应[29]。该结果表明，手术切除后肿瘤切缘近似阳性的胰腺癌患者，或许可以通过SBRT辅助治疗获益。以上的研究样本量都比较小，因此还需要前瞻性多中心联合的临床试验来评价SBRT作为辅助治疗的效果。

7　已接受经典的放化疗后再次接受SBRT放疗的相关研究

来自Stanford和Johns Hopkins Hospital的Wild等做了一项回顾性研究，纳入的胰腺癌患者既往接受过经典的放化疗后，出现了肿瘤局部复发或进展，随后又接受了SBRT治疗。18位这样的胰腺癌患者接受了分为5个批次，共20~27 Gy（中位25 Gy）的SBRT治疗[30]。6个月和12个月的局部无进展率（FFLP）分别为78%（14/18）和62%（5/8）。中位总生存期为8.8个月。患者的症状

有效缓解率为57%。5位（28%）患者发生了2级急性毒性反应，没有3级或以上的急性毒性反应发生。1位（6%）患者发生了3级晚期毒性反应（小肠梗阻）[30]。Lominska等报道了28位患者接受传统剂量的体外放疗之后，再接受SBRT作为提高或者挽救治疗[31]。其中，11位接受了SBRT提高治疗，17位接受了挽救治疗。20~30 Gy的放射量被分为3~5个批次进行。从进行SBRT治疗算起，局部无进展率为86%（12/14），中位总生存期为5.9个月（1~27个月）。11位（39%）患者的总生存期在9个月以上，1年总生存率为18%。患者能够耐受治疗，只有1位发生急性2级恶心和呕吐，2位发生3级胃肠道并发症[31]。

目前针对接受传统放化疗后出现孤立性局部复发的胰腺癌患者的治疗方案并不多，使用SBRT再次放疗或许可以成为一种安全有效的治疗方式。

8　总结及展望

手术切除依旧是能够使胰腺癌获得根治的治疗方式。不过只有20%的患者入院时，肿瘤处于"可以切除"的范畴，40%的患者确诊时肿瘤已是局部晚期，不可切除[3]。即使这部分属于"可切除的"患者接受手术治疗，术后仍有20%~60%的几率会发生胰腺癌原位复发[6-8]，而且复发后的肿瘤区域常常难以切除。既往化疗加放疗是胰腺癌的主要治疗方式，其目的在于控制肿瘤局部病情，预防癌性疼痛和梗阻的发生，改善患者的生活质量。关于传统的放化疗在胰腺癌中的应用目前还存在争议。SBRT的出现或许可以成为胰腺癌治疗方式转变的契机之一。SBRT的优势有：生物有效剂量更高，（与既往的放疗相比）可以增加放疗的剂量，疗程也更短。SBRT可以使得胰腺癌获得局部控制，但是还不确定是否可以改变患者的预后。SBRT最初运用于局部晚期（LAPC）和交界性可切除（BRPC）的胰腺癌患者。与传统的放化疗（CRT）对比，SBRT可以使肿瘤得到更好的局部控制。SBRT带来的急性毒性不良反应发生率较低，并且大部分是1级和2级胃肠道不良反应。3级和以上的毒性反应并不常见。晚期并发症的出现率也在可接受范围内。SBRT目前已经被用于可切除胰腺癌的新辅助治疗，辅助治疗，以及复发/姑息治疗。目前的研究显示，SBRT作为新辅助化疗，可以使得手术有更大概率获得阴性切缘，让那些既往被诊断为"不可切除"的肿瘤有更大

概率转变为"可切除"的[27,32]。

胰腺癌远处转移一直是导致抗肿瘤治疗失败的主要原因。对于该类肿瘤患者，需要制定更有效的系统性治疗方案。既往的报道显示，与吉西他滨对比，FOLFRINOX方案对转移性胰腺癌患者的疗效更好[33-35]。以后对该类患者的研究可以着眼于先使用SBRT治疗，之后接着进行FOLFRINOX或者改良的FOLFRINOX方案。另一种可能有效的治疗方案是吉西他滨联合nab-paclitaxel。该方案在无转移性胰腺癌中的应用值得研究[36-37]。

选取适合SBRT治疗的特定患者，会使得他们从个体化治疗中获益。据报道，与疾病相关的基因可以作为预测胰腺癌治疗失败的因素之一。有完整抑癌基因DPC4的患者，局部恶性肿瘤很少会发生转移[9]。类似SBRT这样的局部治疗方案或许可以专门用于那些更易发生局部梗阻的癌症患者。

目前针对SBRT治疗，还有许多未解的疑问，诸如放射剂量，批次的选择，肿瘤运动控制，剂量限制，以及化疗的顺序。不久的将来，在胰腺癌的多样化治疗中，SBRT方案或许可以占有一席之地。

致谢

基金支持：中国国家自然科学基金（No. 81071823），中国浙江省关于胰腺癌的创新性多学科诊疗团队（No. 2013TD06）。

声明

本文作者宣称无任何利益冲突。

参考文献

[1] Siegel RL, Miller KD, Jemal A. Cancer statistics, 2015. CA Cancer J Clin 2015; 65: 5-29.

[2] Chen W, Zheng R, Zhang S, et al. Report of cancer incidence and mortality in China, 2010. Ann Transl Med 2014; 2: 61.

[3] Willett CG, Czito BG, Bendell JC, et al. Locally advanced pancreatic cancer. J Clin Oncol 2005; 23: 4538-4544.

[4] Wagner M, Redaelli C, Lietz M, et al. Curative resection is the single most important factor determining outcome in patients with pancreatic adenocarcinoma. Br J Surg 2004; 91: 586-594.

[5] Cameron JL, Riall TS, Coleman J, et al. One thousand consecutive pancreaticoduodenectomies. Ann Surg 2006; 244: 10-15.

[6] Smeenk HG, van Eijck CH, Hop WC, et al. Long-term survival and metastatic pattern of pancreatic and periampullary cancer after adjuvant chemoradiation or observation: long-term results of EORTC trial 40891. Ann Surg 2007; 246: 734-740.

[7] Tepper J, Nardi G, Sutt H. Carcinoma of the pancreas: review of MGH experience from 1963 to 1973. Analysis of surgical failure and implications for radiation therapy. Cancer 1976; 37: 1519-1524.

[8] Griffin JF, Smalley SR, Jewell W, et al. Patterns of failure after curative resection of pancreatic carcinoma. Cancer 1990; 66: 56-61.

[9] Iacobuzio-Donahue CA, Fu B, Yachida S, et al. DPC4 gene status of the primary carcinoma correlates with patterns of failure in patients with pancreatic cancer. J Clin Oncol 2009; 27: 1806-1813.

[10] Comparative therapeutic trial of radiation with or without chemotherapy in pancreatic carcinoma. Gastrointestinal Tumor Study Group. Int J Radiat Oncol Biol Phys 1979; 5: 1643-1647.

[11] Treatment of locally unresectable carcinoma of the pancreas: comparison of combined-modality therapy (chemotherapy plus radiotherapy) to chemotherapy alone. Gastrointestinal Tumor Study Group. J Natl Cancer Inst 1988; 80: 751-755.

[12] Chauffert B, Mornex F, Bonnetain F, et al. Phase III trial comparing intensive induction chemoradiotherapy (60 Gy, infusional 5-FU and intermittent cisplatin) followed by maintenance gemcitabine with gemcitabine alone for locally advanced unresectable pancreatic cancer. Definitive results of the 2000-01 FFCD/SFRO study. Ann Oncol 2008; 19: 1592-1599.

[13] Hammel P, Huguet F, Van Laethem JL, et al. Comparison of chemoradiotherapy (CRT) and chemotherapy (CT) in patients with a locally advanced pancreatic cancer (LAPC) controlled after 4 months of gemcitabine with or without erlotinib: Final results of the international phase III LAP 07 study. J Clin Oncol 2013; 31: abstr LBA4003.

[14] Ben-Josef E, Schipper M, Francis IR, et al. A phase I/II trial of intensity modulated radiation (IMRT) dose escalation with concurrent fixed-dose rate gemcitabine (FDR-G) in patients with unresectable pancreatic cancer. Int J Radiat Oncol Biol Phys 2012; 84: 1166-1171.

[15] Koong AC, Le QT, Ho A, et al. Phase I study of stereotactic radiosurgery in patients with locally advanced pancreatic cancer. Int J Radiat Oncol Biol Phys 2004; 58: 1017-1021.

[16] Koong AC, Christofferson E, Le QT, et al. Phase II study to assess the efficacy of conventionally fractionated radiotherapy followed by a stereotactic radiosurgery boost in patients with locally advanced pancreatic cancer. Int J Radiat Oncol Biol Phys 2005; 63: 320-323.

[17] Hoyer M, Roed H, Sengelov L, et al. Phase-II study on stereotactic radiotherapy of locally advanced pancreatic carcinoma. Radiother Oncol 2005; 76: 48-53.

[18] Mahadevan A, Jain S, Goldstein M, et al. Stereotactic body radiotherapy and gemcitabine for locally advanced pancreatic cancer. Int J Radiat Oncol Biol Phys 2010; 78: 735-742.

[19] Chuong MD, Springett GM, Freilich JM, et al. Stereotactic body radiation therapy for locally advanced and borderline resectable pancreatic cancer is effective and well tolerated. Int J Radiat Oncol Biol Phys 2013; 86: 516-522.

[20] Polistina F, Costantin G, Casamassima F, et al. Unresectable locally advanced pancreatic cancer: a multimodal treatment using neoadjuvant chemoradiotherapy (gemcitabine plus stereotactic radiosurgery) and subsequent surgical exploration. Ann Surg Oncol 2010; 17: 2092-2101.

[21] Schellenberg D, Goodman KA, Lee F, et al. Gemcitabine chemotherapy and single-fraction stereotactic body radiotherapy for locally advanced pancreatic cancer. Int J Radiat Oncol Biol Phys 2008; 72: 678-686.

[22] Mahadevan A, Miksad R, Goldstein M, et al. Induction gemcitabine and stereotactic body radiotherapy for locally advanced nonmetastatic pancreas cancer. Int J Radiat Oncol Biol Phys 2011; 81: e615-e622.

[23] Moningi S, Dholakia AS, Raman SP, et al. The Role of Stereotactic Body Radiation Therapy for Pancreatic Cancer: A Single-Institution Experience. Ann Surg Oncol 2015; 22: 2352-2358.

[24] Gurka MK, Collins SP, Slack R, et al. Stereotactic body radiation therapy with concurrent full-dose gemcitabine for locally advanced pancreatic cancer: a pilot trial demonstrating safety. Radiat Oncol 2013; 8: 44.

[25] Herman JM, Chang DT, Goodman KA, et al. Phase 2 multi-institutional trial evaluating gemcitabine and stereotactic body radiotherapy for patients with locally advanced unresectable pancreatic adenocarcinoma. Cancer 2015; 121: 1128-1137.

[26] Chuong MD, Springett GM, Weber J, et al. Induction gemcitabine-based chemotherapy and neoadjuvant stereotactic body radiation therapy achieve high margin-negative resection rates for borderline resectable pancreatic cancer. J Radiat Oncol 2012; 1: 273-281.

[27] Rajagopalan MS, Heron DE, Wegner RE, et al. Pathologic response with neoadjuvant chemotherapy and stereotactic body radiotherapy for borderline resectable and locally-advanced pancreatic cancer. Radiat Oncol 2013; 8: 254.

[28] Rwigema JC, Parikh SD, Heron DE, et al. Stereotactic body radiotherapy in the treatment of advanced adenocarcinoma of the pancreas. Am J Clin Oncol 2011; 34: 63-69.

[29] Rwigema JC, Heron DE, Parikh SD, et al. Adjuvant stereotactic body radiotherapy for resected pancreatic adenocarcinoma with close or positive margins. J Gastrointest Cancer 2012; 43: 70-76.

[30] Wild AT, Hiniker SM, Chang DT, et al. Re-irradiation with stereotactic body radiation therapy as a novel treatment option for isolated local recurrence of pancreatic cancer after multimodality therapy: experience from two institutions. J Gastrointest Oncol 2013; 4: 343-351.

[31] Lominska CE, Unger K, Nasr NM, et al. Stereotactic body radiation therapy for reirradiation of localized adenocarcinoma of the pancreas. Radiat Oncol 2012; 7: 74.

[32] Boone BA, Steve J, Krasinskas AM, et al. Outcomes with FOLFIRINOX for borderline resectable and locally unresectable pancreatic cancer. J Surg Oncol 2013; 108: 236-241.

[33] Conroy T, Desseigne F, Ychou M, et al. FOLFIRINOX versus gemcitabine for metastatic pancreatic cancer. N Engl J Med 2011; 364: 1817-1825.

[34] Marthey L, Sa-Cunha A, Blanc JF, et al. FOLFIRINOX for locally advanced pancreatic adenocarcinoma: results of an AGEO multicenter prospective observational cohort. Ann Surg Oncol 2015; 22: 295-301.

[35] Marsh RW, Talamonti MS, Katz MH, et al. Pancreatic cancer and FOLFIRINOX: a new era and new questions. Cancer Med 2015; 4: 853-863.

[36] Goldstein D, El-Maraghi RH, Hammel P, et al. nab-Paclitaxel plus gemcitabine for metastatic pancreatic cancer: long-term survival from a phase III trial. J Natl Cancer Inst 2015.107.

[37] Von Hoff DD, Ervin T, Arena FP, et al. Increased survival in pancreatic cancer with nab-paclitaxel plus gemcitabine. N Engl J Med 2013; 369: 1691-1703.

译者：张宇舜，华中科技大学同济医学院附属协和医院胰腺外科博士

　　　蔡合，四川大学华西医院住院医师

审校：邰升，哈尔滨医科大学附属二院普外科教授

Cite this article as: Wei Q, Yu W, Rosati LM, Herman JM. Advances of stereotactic body radiotherapy in pancreatic cancer. Chin J Cancer Res 2015;27(4):349-357. doi: 10.3978/j.issn.1000-9604.2015.04.12

点评

　　胰腺癌是腹部外科治疗效果最差的肿瘤之一，恶性度高，早期发现困难，手术难度大，术后并发症多，术后复发转移概率大，众多因素决定胰腺癌的总体生存率低、死亡率高，近年外科手术在胰腺癌的治疗上没有太大进展，而综合治疗成为延长胰腺癌患者生存时间的必要选择，其中化疗也没有明显改善胰腺癌的生存期，针对胰腺癌局部复发转移的立体定向放射治疗近几年发展迅速，取得一定的治疗效果，但仍然是少部分病例报告，缺少RCT研究或多样本的治疗观察。相信不远将来一定会有更加可靠的临床数据资料展现给大家，另外立体定向放射治疗作为新辅助治疗或术前降期治疗，本人担忧放疗后局部组织的水肿、炎症、纤维化会极大增加手术难度和手术风险，要适当应用，相反更适合于没有手术机会或手术后复发转移的晚期胰腺癌患者。基因检测和靶向治疗的进展或许未来可以成为治疗胰腺癌的新亮点。

——邱升

第二十七章　放疗在胰腺癌治疗中的作用

Fen Wang, Parvesh Kumar

Department of Radiation Oncology, University of Kansas Medical Center, Kansas City, Kansas, USA
Correspondence to: Fen Wang, MD. PhD. Department of Radiation Oncology, University of Kansas Medical Center, 3901 Rainbow Blvd, Kansas 66160, USA. Email: fwang1@kumc.edu.

摘要: 胰腺癌是导致癌症患者死亡的主要原因之一,其治疗选择仍然有限。本综述概述了不同治疗策略中单纯放射治疗(RT)以及联合全身性治疗的作用。新辅助放化疗(CRT)或可能使切除病灶降期,从而使切除成为可能,这将转化为生存获益。虽然因为随机试验结果不一致,而使辅助CRT的获益仍存在争议,但是在美国北部,它仍然是常见的治疗推荐。局部晚期胰腺癌的治疗选择,可以是化疗或放化疗。采用先进的放射治疗方法,可以减少放疗毒性并使放疗剂量的递增成为可能,从而改善局部控制。

关键词: 胰腺癌;化放疗;放疗

View this article at: http://www.thejgo.org/article/view/222/html

1　前言

在美国,胰腺癌处于最常见癌症发病率的第10位和癌症死亡原因的第4位,据估计,2010年,全美有43 140例新诊断病例及36 800例死亡病例。近40年来,即使采用了积极的治疗,这种致命性疾病的生存率也并没有本质上的改善。胰腺癌整体的1、5年的相对生存率分别为25%和6%。局部疾病患者,5年生存率仅为22%[1]。改善胰腺癌患者的预后仍然是一项艰巨的挑战。

目前,手术切除(胰十二指肠切除术)获得了长期生存的最佳机会。然而,只有10%~20%的患者在诊断时是可切除疾病。完全切除术后患者的预后仍然很差,3年疾病特异性生存率仅为27%,中位生存期只有15~19个月[2-4]。不论是否存在淋巴结转移,肿瘤包绕腹腔干或肠系膜上动脉但无远处转移者称为局部晚期胰腺癌(LAPC),定义为不可切除,约占初诊患者的25%。对于这些LAPC患者的治疗通常包括单纯化疗(CT)或与化疗联合放疗(CRT),中位生存期只有10~12个月[5-7]。此外,肿瘤局限性累及血管被认为是可能切除的疾病,通常采用非手术治疗的方式,如单纯化疗或CRT等。

胰腺癌单纯手术治疗的失败模式数据表明,局部复发在失败中占很大比例,占50%~75%[8-9]。此外,肝及远处转移率将近85%~90%,与局部失败的证据一致。即使在接受术后辅助治疗的患者中,局部复发率仍然高达30%~60%[10-11]。因此,这些失败模式表明,目前的局部和全身治疗是不够的,有显著的改善空间。

通常,放射治疗作为局部治疗手段可联合或不联合全身治疗用于新辅助、辅助或根治性治疗。20%~80%的患者在治疗过程中接受过放射治疗[12]。在多个局部和全身失败风险较高的其他疾病"模型"中,已证实在系统治疗中增加局部放疗可改善局部控制和总生存。胃癌和局限期小细胞肺癌是典型的例子，增加局部放疗可降低局部区域失败并最终减少全身复发的风险和改善总生存[13-18]。由于胰腺癌的复发模式包括腹部局部失败及包括肝在内的全身转移；这种癌症的治疗应该合理考虑局部放疗和全身化疗。已报道加入辅助放化疗可将局部复发率降低至20%~40%[19-20]甚至一些研究报道局部复发率低至10%[21-24]。为了前瞻性评估胰腺癌放射治疗的作用，已经进行了一些随机试验，并得到了相互矛盾的结果。因此，胰腺癌放射治疗的常规应用仍存在争议。

本综述将讨论放射治疗（RT）在胰腺癌治疗中的作用，回顾相关文献，并讨论目前正在进行的研究和未来的发展方向。

2 新辅助放疗

胰腺癌的新辅助治疗策略可能提供一些理论上的优势：①胰腺癌更可能是远处转移和局部失败率高的全身性疾病[10-11]。通过早期全身治疗，可以减少远处转移的发生率并提高生存率。②新辅助放疗联合或不联合全身性治疗可能使疾病降期并提高完全切除（R0切除）的可

能性。③放疗具有更好的耐受性，因为正常的腹部解剖结构还没有被手术改变，而肠移位之类的改变可能会导致更高的胃肠道毒性。④新辅助放射治疗可避免手术阻断肿瘤细胞血供造成的肿瘤组织缺氧。此外，手术后的细胞因子刺激也可能对辅助治疗的疗效产生不利影响，这也可以通过新辅助放疗避免[25]。⑤新辅助治疗还可以识别那些有可能早期转移的侵袭性疾病患者，因此避免不必要的根治性手术治疗。因为新辅助治疗有这些优势，多家机构都在使用这种策略以努力提高胰腺癌患者的生存（表1）。然而，目前还没有可手术胰腺癌新辅助治疗的大型随机对照试验。

杜克大学对96例可切除患者进行新辅助CRT研究。患者接受每日1次放疗，5-FU为基础方案化疗同步总剂量为50.4 Gy的放疗。患者完成CRT后重新分期。没有转移性疾病证据的患者进行手术探查。70%的患者接受了手术，55%的患者进行切除。75%的患者获得了R0切除，手术死亡率3.8%。手术患者的5年总生存率（OS）为28%，中位生存期为23个月[26-27]。

MD Anderson癌症中心报告了他们使用2种不同治疗策略的新辅助治疗结果。在他们的第一个研究中，患者接受新辅助吉西他滨化疗和放疗，然后手术。10次

表1 胰腺癌新辅助CRT研究

研究	病例数	切除率（%）	生存率（%）	中位生存期（月）
Duke University[27]				
CRT	111	55	36（切除组5年）	23
MD Anderson Cancer Center[28-29]				
研究1 CRT（GEM）	86	73	22.7（全组5年）	27（全组）
			36（切除组5年）	
研究2 CT-CRT（GEM）	90	66		17.4（全组）
				31.0（可切除）
				10.5（不可切除）
Mount Sinai Hospital[30]				
可切除组	91	100	14（3年）	14
不可切除组	68	29.4	21（3年）*	23.6*
系统回顾和Mate分析[31]	4 392			
不可切除组		39.1	50.1（切除组2年）	20.5（切除组）
可切除组		73.6	47.4（2年）	23.3

CRT，化放疗；CT，化疗；GEM，吉西他滨；*，$P<0.05$。

总剂量30 Gy放疗同时给予7次周剂量的吉西他滨。2004—2006年共治疗86例患者,64例(73%)进行手术切除,R0切除率为89%。围术期并发症发生率为9%。86例患者的中位生存期和5年OS分别为22.7个月和27%。手术切除的患者,5年OS确实更好,达36%[28]。第二个研究建立在初始治疗方案的基础上,采用化疗后CRT的新辅助组合,试图减少远处转移并改善OS[29]。90例患者被纳入该研究。同步CRT之前给予2周期顺铂/吉西他滨。吉西他滨用于同步CRT。62例患者影像学确认可切除并进行手术探查。52例(66%)完成手术切除。切缘阳性1例(R1切除率4%)和成功切除的患者中58%发现淋巴结转移。中位随访时间为29.3个月。所有患者的中位生存期为17.4个月,接受切除手术的患者为31个月。27例未接受手术切除的患者中位生存期为10.5个月。研究者的结论认为,新辅助CRT之前增加顺铂和吉西他滨诱导化疗并未提高OS。

纽约市Mount Sinai医院进行一项前瞻性临床试验比较了新辅助治疗与直接手术的疗效[30]。在决定治疗方式前,通过内镜超声、造影或腹腔镜检查,随后经开腹手术和/或CT确定肿瘤的可切除性。68例局部浸润性不可手术肿瘤患者采用分段化放疗(5-FU,链脲霉素和顺铂)而后如果可切除则接受手术治疗。30例患者接受了手术,其中20例患者观察到降期。91例可切除患者立即行胰十二指肠切除术,其中63例接受辅助放疗或化疗。接受术前治疗患者的中位生存期和3年OS分别为23.6个月和21%,而直接切除肿瘤的患者分别是14个月和14%(P=0.006)。

最近,对4 394例新辅助治疗患者的系统回顾和Meta分析显示,肿瘤初诊时不可切除而经新辅助治疗后接受手术的患者与初诊时可切除的肿瘤患者的生存数据相似,中位生存期分别为20.5个月和23.3个月[31]。该Mate分析包括了111个试验的共4 394例患者。96.4%的研究进行了新辅助化疗,主要的药物包括吉西他滨、5-氟脲嘧啶(和口服的类似物)、丝裂霉素C和铂类化合物。93.7%的研究中使用新辅助放疗,其剂量范围为24~63 Gy。初诊时不可切除的肿瘤约三分之一经辅助治疗后获得切除。可手术切除的肿瘤患者,新辅助治疗后切除率和生存率与肿瘤先切除后辅助治疗的患者相似。

因此,尽管对胰腺癌新辅助治疗进行了数十年的研究,目前还没有证据支持其在临床实践中常规应用。然而,目前的数据提示局部晚期和/或不可切除的肿瘤患者,应纳入新辅助临床试验中,随后进行手术评估[31]。

3 辅助放疗

胰腺癌切除术后较高的局部和全身失败发生率提示需要有效的辅助治疗[8]。由于随机对照研究的结果相互矛盾,辅助放疗的作用仍有争议(表2)。

胃肠肿瘤研究组(GITSG)在20世纪80年代进行了第1次随机试验,评价了胰腺癌术后辅助CRT的作用。49例R0切除术后的患者随机分为CRT组与观察组[32]。放疗40 Gy/20次,其中20 Gy后按计划休息2周。同步5-氟尿嘧啶(5-FU)静脉推注并在放疗后再予2个周期。治疗组的中位OS(20个月 vs. 11个月)和2年OS(42% vs. 15%)显著优于观察组。由于这种显著的生存改善,GITSG以非随机的方式追加了30例患者应用之前确定的CRT方案。结果与随机研究[33]中的治疗组相似。因此,辅助CRT成为北美胰腺癌患者术后的标准治疗方案。

不同的是,在欧洲,辅助化疗是胰腺癌患者术后的标准治疗,因为随后的随机研究并未证实辅助CRT在生存方面的获益[34,36,41]。在欧洲癌症研究和治疗组织(EORTC)的研究中,218例胰腺癌或壶腹周围癌患者随机分为术后CRT组与观察组[34]。RT采用GITSG研究相同的方式。手术腔灌注5-FU取代5-FU静脉推注且无维持化疗。胰腺癌患者的中位生存期CRT组与观察组分别为17.1个月和12.6个月,差异无统计学意义(P=0.099)。本研究延长中位随访时间至11.7年的更新进一步证实辅助CRT无显著统计学优势[35]。ESPAC-1(欧洲胰腺癌研究组)是一个2×2析因设计的随机研究。手术切除后,289例患者分为观察组、单纯化疗组、CRT组或CRT后化疗组[36]。此外,研究者同时开展了2个类似研究(一个比较了CRT与观察,另一个比较了单纯化疗与观察),3个研究的数据进行汇总分析。虽然经管医生可以采用40 Gy/60 Gy的总照射剂量,但CRT方案与GITSG和EORTC研究相似。结果显示辅助化疗在OS方面有获益,但CRT在生存方面是有害的。最近单独对2×2因子设计研究的患者进行分析,再次显示辅助化疗有获益[37]。

历史上,3个评价同步化放疗(CRT)的试验研究结果令人困惑,原因在于试验设计差,治疗依从性和分析的不足。GITSG研究的不足在于入组缓慢,小样本,并采用不理想的低剂量分段放疗。EORTC研究与GITSG相似,也采用不理想的放疗。没有5-FU维持治疗,小样

表2 胰腺癌随机和非随机辅助治疗研究

研究	病例数	局部失败率（%）	生存率（%）	中位生存期（月）
随机研究				
GITSG[32]				
非CRT	22	47	15（5年）	10.9
CRT	21	33	42（5年）	20.0*
EORTC[34]				
非CRT	57	36	10（胰腺，5年）	12.6（胰腺）
	103		22（全组，5年）	19.0（全组）
CRT	63	36	20（胰腺，5年）	17.1（胰腺）
	104		25（全组，5年）	24.5（全组）
ESPAC1-2×2[36]				
非CRT	69	62	11（5年）	16.9
CRT	73		7（5年）	13.9
CRT + CT	75		29（5年）	19.9
CT	72		13（5年）	21.6*
RTOG 97-04[49]				
CRT	230	28	22（3年）	16.9
CRT - GEM	221	23	31（3年）	20.5
非随机研究				
Mayo Clinic[48]				
非CRT	180		17（5年）	19.2
CRT	274		28（5年）	25.2*
John Hopk ins Hospital[47]				
非CRT	345		14.4	15
CRT	271		21.2	20*

CRT，化放疗；CT，化疗；GEM，吉西他滨；*，$P<0.05$。

本，分组后患者放弃治疗比例高，而且纳入手术切缘阳性患者却无分层都被认为是研究设计上的缺陷[38]。此外，有认为这种可能获益的统计学显著差异是通过单侧log-rank检验取得的，这可以在研究设计时就得到校正（$P=0.049$）[39]。ESPAC-1研究一直受到强烈批评，该研究允许大量未经控制和既往治疗过的患者，从而在入组的过程中引起选择偏倚，并采用了有缺陷的放疗方案[40]。该研究也存在依从性不足的问题，从而引出了对任何分析及其结论合理性的质疑[42]。

如上所述，所有试验采用了一种低剂量和分段放疗的过时放疗方案，并缺乏重要的放疗质量控制。所有这些因素都很容易造成不利于CRT组的负面影响。作为这种不利影响的证据，最近对RTOG 97-04临床研究二次分析表明，未能坚持预定的放疗标准与生存劣势相关[43]。

上述随机研究的结果是矛盾的，因而辅助CRT的作用仍有争议。针对这种困境，最近的几项研究采用Surveillance Epidemiology和End Results（SEER）数据库分析了接受或不接受术后放疗的生存结果[44-46]。虽然这些研究都有可能存在任何回顾性分析固有的缺陷[46]。Hazard和同事[44]研究了放疗在可切除胰腺癌患者中的作用。经多变量Cox回归分析，注意到的T3、N1患者的生存获益。然而，对于肿瘤局限于胰腺的患者没有生存获益。随后Artinyan和他的同事[45]在较小的患者群中研究了淋巴结阴性者辅助放疗的作用。生存获益与辅助放疗相关，风险比（HR）为0.87（95%CI：0.75~1.00）。Moody和同事最新的SEER研究[46]纳入3 252例术后非转移性疾病患者；辅助RT与生存率增加相关（HR0.87，95%CI：0.80~0.96）。在亚组分析中，只有ⅡB期（T1~3 N1）患者与RT相关的获益有统计学意义（HR0.70，95%CI：0.62~0.79）。患者年龄和疾病分期已被证实是与RT使用相关的独立因素，这意味着越年轻及越晚期的患者越需要放疗。

此外，两个大型非随机研究也表明胰腺癌辅助CRT有生存获益（表2）。约翰霍普金斯医院的一项前瞻性研究分析了616例进行手术切除的胰腺癌患者资料，辅助CRT与没有CRT相比，中位生存期，2年及5年生存率都有改善[47]。同样，Mayo Clinic报道了历时30年466例R0切除患者辅助治疗的经验。辅助CRT与单纯手术比较显著改善了中位生存期和2、5年生存率。接受CRT的患者比未接受辅助治疗的患者有着更多的不良预后因素[48]。这两项研究中放射治疗的剂量均为50.4 Gy。

与上文讨论的研究不同，RTOG（RTOG 97-04）[49]评价了辅助治疗中吉西他滨与5-氟尿嘧啶（5-FU）的疗效。451例患者胰腺癌切除术后随机分为CRT前、后5-FU与CRT前后吉西他滨治疗两组。单因素分析显示OS无差异。胰头肿瘤患者（n=388）吉西他滨组与5-FU组中位生存期和5年OS分别为20.5个月和18%，以及17.1个月和22%。在多变量分析中，胰头肿瘤患者吉西他滨组的OS有改善的趋势（P=0.08）。局部复发率为28%，远处复发率为73%。尽管在以前的辅助研究中报道局部复发约占一半，仍有≥70%的患者出现远处复发。针对远处转移率高的问题以及为了进一步明确辅助放疗的作用，目前的EORTC/U.S. Intergroup RTOG 0848 Ⅲ期辅助治疗研究旨在评估在完成吉西他滨疗程后进行厄罗替尼靶向治疗和CRT对OS的影响。辅助CRT与化疗对胰腺癌预后的影响是本研究的另一个终点。

4　局部晚期胰腺癌的根治性放疗

30%的胰腺癌患者在确诊时已是局部晚期胰腺癌（LAPC）[1]。LAPC的定义是在没有远处转移但不能手术切除的疾病。但在实践中，可能切除肿瘤应被视为LAPC，这是因为不完全切除（R1或R2）的可能性很高。LAPC患者如果在肿瘤降期后可以进行R0切除是潜在可治愈的，因此对它应该提供以治愈为目标的治疗[31]。通常，LAPC采用化疗，化疗与最佳支持治疗相比可以改善生活质量和生存期[50]。增加RT局部治疗可以延缓局部疾病进展而且可以缓解和/或预防疼痛、胆道梗阻、出血或肠梗阻症状的出现。化疗与放疗相结合已有长期生存的报道[51]。然而，放疗在LAPC中的作用仍不明确。

一个小样本的前瞻性随机对照试验研究结果提示CRT优于最佳支持治疗[52]。16例患者CRT和15例支持治疗。放疗剂量为50.4 Gy（25.2~60 Gy），化疗方案是持续输注5-氟尿嘧啶200 mg/（m²·d），CRT组和支持治疗组的中位生存期分别为13.2个月和6.4个月。该研究表明接受CRT的患者OS及生活质量都显著提高。

早期GITSG随机研究比较了联合CRT（RT剂量40 Gy和60 Gy联合5-FU）后化疗和单纯60 Gy放疗的疗效[53]。联合CRT明显优于单纯放疗，平均OS分别是10.4个月和6.3个月。高剂量（60 Gy）放疗与40 Gy放疗相比并不改善OS。虽然这也可能是因为采用了旧放疗技术（2-D）所致。本研究建立了普遍共识，LAPC患者的放疗应该与化疗同步进行。后来的几个随机试验比较了LAPC中单纯化疗与CRT，包括2个ECOG研究（1989，2008），1个GITSG研究（1988）和1个法国FFDC和SFRO研究（表3）[54,5,55-56]。两个研究（ECOG 1985和FFCD/SFRO）提示CRT无生存获益。应该指出的是，ECOG 1985研究采用分段放疗是不尽人意的分割技术；FFCD/SFRO研究采用非常规的高剂量放疗且不是标准化疗方案（5-氟尿嘧啶、顺铂），从而增加了毒性。GITSG（1988）研究和ECOG 4021证实了CRT的生存获益。GITSG（1980）研究采用的分段放疗和毒性更大的化疗方案（链脲佐菌素，丝裂霉素，5-FU）可能对研究结果有不利影响。ECOG 4201只研究采用现代放疗技术（三维适形放疗）和更有效的化疗药物吉西他滨[5]。38例患者单纯吉西他滨化疗，另36例采用吉西他滨为基础的CRT。放疗剂量为50.4 Gy。结果显示增加RT可以使中位生存时间增加2个月（11个月 vs. 9.2个月，P<0.05），虽然少但有显著性。RT组的中位疾病进展时间也有改善。虽然研究计划中的316例患者参加研究的只有74例，但结果表明，RT与吉西他滨化疗联合对局部晚期患者可能有作用。

表3 胰腺癌根治性化放疗的随机研究

研究	病例数	生存率（%）	中位生存时间（个月）
GITSG（1981）[53]			
40 Gy CRT（5-FU）	83	40（1年）	10
60 Gy CRT（5-FU）	86	40（1年）	10
60 Gy RT	25	10（1年）	6*
ECOG（1985）[54]			
40 Gy CRT（5-FU）	34	28（1年）	8.3
CT（5-FU）	37	28（1年）	8.2
GITSG（1988）[55]			
40 Gy CRT（5-FU - SMF）	24	41（1年）	10
CT（SMF）	24	19（1年）	8*
FFCD/SFRO（2008）[56]			
60 Gy CRT（5-FU+CDDP – GEM）	59	32（1年）	8.6
CT（GEM）	60	53（1年）	13*
ECOG 4201（2008）[5]			
50.4 Gy CRT（GEM）	34	45	11
CT（GEM）	35	30	9.2*

CRT，化放疗；CT，化疗；RT，放疗；5-FU，5-氟脲嘧啶；GEM，吉西他滨；CDDP，顺铂；SMF，链脲菌素、丝裂霉素、5-氟脲嘧啶；
*，$P<0.05$。

5 放疗进展

大多数20世纪90年代初之前发表的研究，采用包括胰腺或胰床和区域淋巴结并外扩一定边界的大野常规放疗。使用这种大体积的照射野可导致胃肠道毒性的高发生率，特别是采用同步化放疗时。三维适形放疗（3-DRT）采用CT图像勾画靶区并精确定位正常结构，从而达到优化靶区剂量覆盖和最大程度保护周围正常器官和组织的目的。调强放射治疗（IMRT）是放疗的一个新进展。与3-DCRT相比，对靶区产生更适形的剂量覆盖及最大限度地保护正常组织。马里兰大学在46例患者的辅助治疗中采用了调强放疗[57]，照射野包括选择性淋巴结区域。所有患者接受了与RTOG 97-04研究相似的以5-FU为基础的CRT。该研究的急性胃肠道（GI）毒性反应发生率与RTOG 97-04相似，而RTOG 97-04的所有患者采用3-DRT（图1A~B）。接受IMRT为基础的CRT患者与3-DRT患者相比，3~4级急性胃肠道毒性发生率明显降低。IMRT可以对典型的较大照射野给予45~50 Gy的剂量并对瘤床增

量至54~60 Gy[58]。对于局部复发高危患者，这种增量是必要的。改善这类患者的局部控制和总疗效可能需要更高的放疗剂量并联合新的化疗或靶向药物。

已有多个关于精确定位和剂量递增方法的研究，其中包括立体定向放射治疗（SBRT）。与常规分割采用包括正常组织以覆盖微浸润灶和淋巴结区的大野给予25~28次低剂量照射不同，SBRT对仅包括肿瘤和小边界在内的小区域给予1~5次放射消融剂量。有关SBRT的研究已经证实了其具备可行性及局部控制率，但毒性亦增加（图1C）[59-62]。在一项Ⅱ期研究中，对可切除胰腺癌给予3次总剂量30 Gy的SBRT[62]。局部控制率为57%；然而，小肠毒性很高（18%），其中包括严重的胃肠黏膜炎/溃疡，穿孔发生率达4.5%。斯坦福大学的一个研究报道了对小照射野给予单剂量25 Gy SBRT。12个月局部控制率为84%，2级延迟不良反应发生率4%，3/4级胃肠道不良反应发生率9%[60]。Mahadevan等报道了用3分次总剂量24~36 Gy SBRT的经验[61]。SBRT治疗后，患者接受6个月吉西他滨化疗或直至无法耐受或疾病进展。

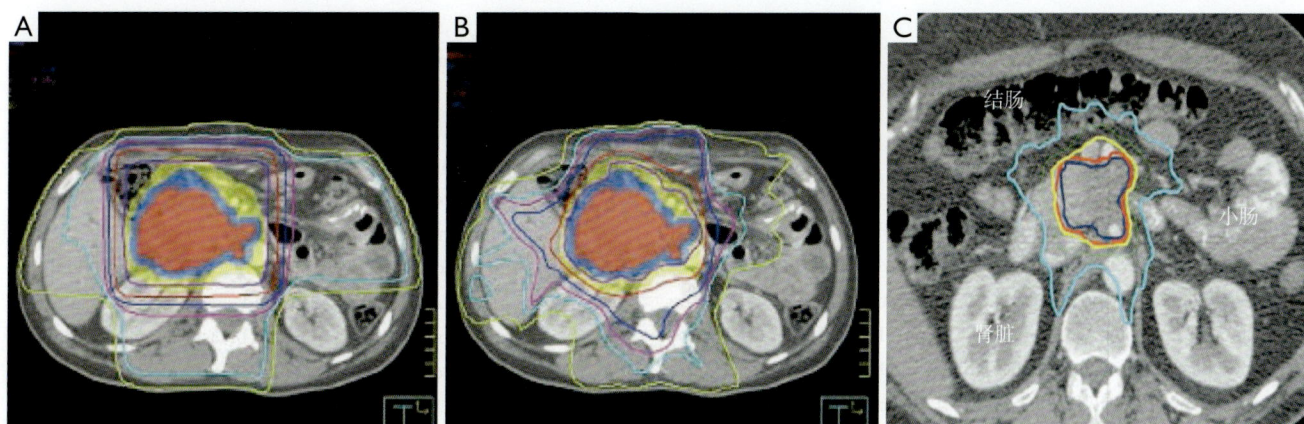

图1　3-D（A），IMRT（B）和SBRT（C）计划等剂量曲线图例

36例患者中位随访24个月，局部控制率为78%，中位生存期为14.3个月。78%的患者出现远处转移。Ⅱ级和Ⅲ级胃肠道毒性发生率分别为25%和14%。在LAPC中，SBRT可以用于常规放疗（联合或不联合化疗）后对肿瘤原发部位推量。斯坦福大学协作组[62]的一项前瞻性研究纳入19名患者，对推量概念进行了评估。常规放疗5周45 Gy后，对肿瘤原发部位进行单次25 Gy SBRT。局部控制率为94%，晚期十二指肠溃疡发生率为12.5%。虽然局部控制率令人印象深刻，但是因为在这些研究中胃肠道不良反应增加而且局部控制的改善并没有转化成生存获益，应慎重采用这种方法。

照射野大小是目前研究兴趣点，尤其是当临床对剂量递增和增强系统治疗越来越感兴趣时。以往的大照射野包括了胰腺或胰床及2~3 cm边缘及淋巴结区，其中可能含有微浸润病灶。来自其他肿瘤如非小细胞肺癌的证据表明累及野小野照射可能是合理的，并不影响局部控制率和总生存率[63-64]。在LAPC同步足量吉西他滨联合小累及野放疗的Ⅰ期临床研究中，23例患者中仅有1例出现区域淋巴结复发。该研究表明，较小的照射野可能是合理的[63]。另一项研究中，14%的患者存在局部和全身性病灶，采用了累及野照射同步足量卡培他滨500~600 mg/m²每日2次，局部和局部区域进展分别为14%和10%。只有1例患者出现Ⅲ级胃肠道毒性[64]。虽然这些数据是令人鼓舞的，但是仍需要进一步研究以证实累及野小野照射。

6　结论

胰腺癌的治疗仍然具有挑战。各种治疗后令人沮丧的结果，突出了优化当前治疗和在现有方案中加入新药的研究需求。因为难以解释现有的随机研究数据，所以使用化疗，特别是放疗是有争议的。在新辅助治疗条件下，没有证据支持在可切除病灶患者常规使用新辅助CRT。然而，对于某些可能切除的胰腺癌患者，如果能够手术切除的话，可能会从新辅助CRT中获益。新辅助CRT后评估是否可切除是确定是否需要手术治疗的关键，这对患者的生存率有着显著影响。随着CT，MRI，PET扫描和超声内镜等诊断图像，乃至腹腔镜微创手术的发展，选择出可以从R0切除手术获益的患者已经成为可能。在联合化疗时，IMRT和SBRT等放疗新技术有更好的耐受性和潜在的放疗剂量递增可能，使改善新辅助治疗疗效成为可能。辅助治疗情况下，在北美，CRT仍然是标准的治疗选项。但是如果可以达到R0切除时，只推荐化疗。目前，包括先2~4个月以吉西他滨为基础的化疗，而后再分期给予5-FU为基础或吉西他滨为基础的累及野3-DRT或IMRT CRT作为辅助和根治性治疗策略都是合理的。需要进一步研究以更清楚地确定放射治疗的最佳时机、剂量、照射野大小和技术。此外，全身应用更有效药物，包括放射增敏剂，可以进一步提高放疗的疗效[65]。多个正在进行的Ⅰ/Ⅱ期临床试验正在探索靶向药物和其他化疗药的疗效[66]。ACOSOG Z05031，是采用顺铂、5-FU和α-干扰素的Ⅱ期临床试验，已显示出可喜的2年OS率和中位生存期，分别为55%和27.1个月[67]。目前，正在进行的RTOG 0848是评价厄罗替尼联合CRT对胰腺癌患者生存影响的Ⅲ期辅助治疗研究。

声明

本文作者宣称无任何利益冲突。

参考文献

[1] American Cancer Society. Cancer Facts & Figures 2010. Atlanta: American Cancer Society; 2010. The top 5 cancer killers are (in order): lung, colon, breast, pancreatic, and prostate.

[2] Jemal A, Siegel R, Ward E, Hao Y, Xu J, Thun MJ. Cancer statistics, 2009. CA Cancer J Clin 2009; 59: 225-249.

[3] Li D, Xie K, Wolff R, Abbruzzese JL. Pancreatic cancer. Lancet 2004; 363: 1049-1057.

[4] Saif MW. Controversies in the adjuvant treatment of pancreatic adenocarcinoma. JOP 2007; 8: 545-552.

[5] Loehrer PJ, Powell ME, Ca rdenes HR, Wagner L, Brell JM, Ramanathan RK, et al. A randomized phase III study of gemcitabine in combination with radiation therapy versus gemcitabine alone in patients with localized, unresectable pancreatic cancer: E4201.[abstract] J Clin Oncol 2008; 26: 4506.

[6] Heinemann V, Labianca R, Hinke A, Louvet C. Increased survival using platinum analog combined with gemcitabine as compared to singleagent gemcitabine in advanced pancreatic cancer: pooled analysis of two randomized trials, the GERCOR/GISCAD intergroup study and a German multicenter study. Ann Oncol 2007; 18: 1652-1659.

[7] Huguet F, André T, Hammel P, Artru P, Balosso J, Selle F, et al. Impact of chemoradiotherapy after disease control with chemotherapy in locally advanced pancreatic adenocarcinoma in GERCOR phase II and III studies. J Clin Oncol 2007; 25: 326-331.

[8] Griffin JF, Smalley SR, Jewell W, Paradelo JC, Reymond RD, Hassanein RE, et al. Patterns of failure after curative resection of pancreatic carcinoma. Cancer 1990; 66: 56-61.

[9] Tepper J, Nardi G, Sutt H. Carcinoma of the pancreas: review of MGH experience from 1963 to 1973. Analysis of surgical failure and implications for radiation therapy. Cancer 1976; 37: 1519-1524.

[10] Oettle H, Post S, Neuhaus P, Gellert K, Langrehr J, Ridwelski K, et al. Adjuvant chemotherapy with gemcitabine vs observation in patients undergoing curative-intent resection of pancreatic cancer: a randomized controlled trial. JAMA 2007; 297: 267-277.

[11] Neoptolemos JP, Stocken DD, Friess H, Bassi C, Dunn JA, Hickey H, et al. A randomized trial of chemoradiotherapy and chemotherapy after resection of pancreatic cancer. N Engl J Med 2004; 350: 1200-1210.

[12] de Gonzalez AB, Curtis RE, Kry SF, Gilbert E, Lamart S, Berg CD, et al. Proportion of second cancers attributable to radiotherapy treatment in adults: a cohort study in the US SEER cancer registries. Lancet Oncol 2011; 12: 353-360.

[13] Macdonald JS, Smalley SR, Benedetti J, Hundahl SA, Estes NC, Stemmermann GN, et al. Chemoradiotherapy after surgery compared with surgery alone for adenocarcinoma of the stomach or gastroesophageal junction. N Engl J Med 2001; 345: 725-730.

[14] Warde P, Payne D. Does thoracic irradiation improve survival and local control in limited-stage small-cell carcinoma of the lung? A metaanalysis. J Clin Oncol 1992; 10: 890-895.

[15] Ragaz J, Jack son SM, Le N, Plenderleith IH, Spinelli JJ, Basco VE, et al. Adjuvant radiother apy and chemotherapy in node-positive premenopausal women with breast cancer. N Engl J Med 1997; 337: 956-962.

[16] Overgaard M, Hansen PS, Overgaard J, Rose C, Andersson M, Bach F, et al. Postoperative radiotherapy in high-risk premenopausal women with breast cancer who receive adjuvant chemotherapy. Danish Breast Cancer Cooperative Group 82b Trial. N Engl J Med 1997; 337: 949-955.

[17] Gebski V, Burmeister B, Smithers BM, Foo K, Zalcberg J, Simes J. Survival benefits from neoadjuvant chemoradiotherapy or chemotherapy in oesophageal carcinoma: a meta-analysis. Lancet Oncol 2007; 8: 226-234.

[18] Bernier J, Domenge C, Ozsahin M, Matuszewska K, Lefèbvre JL, Greiner RH, et al. Postoperative irradiation with or without concomitant chemotherapy for locally advanced head and neck cancer. N Engl J Med 2004; 350: 1945-1952.

[19] Whittington R, Bryer MP, Haller DG, Solin LJ, Rosato EF. Adjuvant therapy of resected adenocarcinoma of the pancreas. Int J Radiat Oncol Biol Phys 1991; 21: 1137-1143.

[20] Further evidence of effective adjuvant combined radiation and chemotherapy following curative resection of pancreatic cancer. Gastrointestinal Tumor Study Group. Cancer 1987; 59: 2006-2010.

[21] Talamonti MS, Small W Jr, Mulcahy MF, Wayne JD, Attaluri V, Colletti LM, et al. A multi-institutional phase II trial of preoperative full-dose gemcitabine and concurrent radiation for patients with potentially resectable pancreatic carcinoma. Ann Surg Oncol 2006; 13: 150-158.

[22] Hoffman JP, Lipsitz S, Pisansky T, Weese JL, Solin L, Benson AB 3rd. Phase II trial of preoperative radiation therapy and chemotherapy for patients with localized, resectable adenocarcinoma of the pancreas: an Eastern Cooperative Oncology Group Study. J Clin Oncol 1998; 16: 317-323.

[23] Massucco P, Capussotti L, Magnino A, Sperti E, Gatti M, Muratore A, et al. Pancreatic resections after chemoradiotherapy for locally advanced ductal adenocarcinoma: analysis of perioperative outcome and survival. Ann Surg Oncol 2006; 13: 1201-1208.

[24] Breslin TM, Hess KR, Harbison DB, Jean ME, Cleary KR, Dackiw AP, et al. Neoadjuvant chemoradiotherapy for adenocarcinoma of the pancreas: treatment variables and

survival duration. Ann Surg Oncol 2001；8：123-132.

[25] Hirai T，Matsumoto H，Yamashita K，Urakami A，Iki K，Yamamura M，et al. Surgical oncotaxis--excessive surgical stress and postoperative complications contribute to enhancing tumor metastasis，resulting in a poor prognosis for cancer patients. Ann Thorac Cardiovasc Surg 2005；11：4-6.

[26] Spitz FR，Abbruzzese JL，Lee JE，Pisters PW，Lowy AM，Fenoglio CJ，et al. Preoperative and postoperative chemoradiation strategies in patients treated with pancreaticoduodenectomy for adenocarcinoma of the pancreas. J Clin Oncol 1997；15：928-937.

[27] White RR，Tyler DS. Neoadjuvant therapy for pancreatic cancer：the Duke experience. Surg Oncol Clin N Am 2004；13：675-684，ix-x.

[28] Evans DB，Varadhachary GR，Crane CH，Sun CC，Lee JE，Pisters PW，et al. Preoperative gemcitabine-based chemoradiation for patients with resectable adenocarcinoma of the pancreatic head. J Clin Oncol 2008；26：3496-3502.

[29] Varadhachary GR，Wolff RA，Crane CH，Sun CC，Lee JE，Pisters PW，et al. Preoperative gemcitabine and cisplatin followed by gemcitabine-based chemoradiation for resectable adenocarcinoma of the pancreatic head. J Clin Oncol 2008；26：3487-3495.

[30] Snady H，Bruckner H，Cooperman A，Paradiso J，Kiefer L. Survival advantage of combined chemoradiotherapy compared with resection as the initial treatment of patients with regional pancreatic carcinoma. An outcomes trial. Cancer 2000；89：314-327.

[31] Gillen S，Schuster T，Meyer Zum Büschenfelde C，Friess H，Kleeff J. Preoperative/neoadjuvant therapy in pancreatic cancer：a systematic review and meta-analysis of response and resection percentages. PLoS Med 2010；7：e1000267.

[32] Kalser MH，Ellenberg SS. Pancreatic cancer. Adjuvant combined radiation and chemotherapy following curative resection. Arch Surg 1985；120：899-903.

[33] Further evidence of effective adjuvant combined radiation and chemotherapy following curative resection of pancreatic cancer. Gastrointestinal Tumor Study Group. Cancer 1987；59：2006-2010.

[34] Klinkenbijl JH，Jeekel J，Sahmoud T，van Pel R，Couvreur ML，Veenhof CH，et al. Adjuvant radiotherapy and 5-fluorouracil after curative resection of cancer of the pancreas and periampullary region：phase III trial of the EORTC gastrointestinal tract cancer cooperative group. Ann Surg 1999；230：776-782；discussion 782-784.

[35] Smeenk HG，van Eijck CH，Hop WC，Erdmann J，Tran KC，Debois M，et al. Long-term survival and metastatic pattern of pancreatic and periampullary cancer after adjuvant chemoradiation or observation：long-term results of EORTC trial 40891. Ann Surg 2007；246：734-740.

[36] Neoptolemos JP，Dunn JA，Stocken DD，Almond J，Link K，Beger H，et al. Adjuvant chemoradiotherapy and chemotherapy in resectable pancreatic cancer：a randomised controlled trial. Lancet 2001；358：1576-1585.

[37] Neoptolemos JP，Stocken DD，Friess H，Bassi C，Dunn JA，Hickey H，et al. A randomized trial of chemoradiotherapy and chemotherapy after resection of pancreatic cancer. N Engl J Med 2004；350：1200-1210.

[38] Shah AP，Strauss JB，Abrams RA. Review and commentary on the role of radiation therapy in the adjuvant management of pancreatic cancer. Am J Clin Oncol 2010；33：101-106.

[39] Garofalo MC，Regine WF，Tan MT. On statistical reanalysis，the EORTC trial is a positive trial for adjuvant chemoradiation in pancreatic cancer. Ann Surg 2006；244：332-333；author reply 333.

[40] Abrams RA，Lillemoe KD，Piantadosi S. Continuing controversy over adjuvant therapy of pancreatic cancer. Lancet 2001；358：1565-1566.

[41] Oettle H，Post S，Neuhaus P，Gellert K，Langrehr J，Ridwelski K，et al. Adjuvant chemotherapy with gemcitabine *vs* observation in patients undergoing curative-intent resection of pancreatic cancer：a randomized controlled trial. JAMA 2007；297：267-277.

[42] Choti MA. Adjuvant therapy for pancreatic cancer--the debate continues. N Engl J Med 2004；350：1249-1251.

[43] Abrams RA，Winter KA，Regine WF，Safran H，Hoffman JP，Konski AA，et al. RTOG 9704 – Radiotherapy Quality Assurance (QA) Review and Survival. Int J Radiat Oncol Biol Phys 2006；66：S22.

[44] Hazard L，Tward JD，Szabo A，Shrieve DC. Radiation therapy is associated with improved survival in patients with pancreatic adenocarcinoma：results of a study from the Surveillance，Epidemiology，and End Results (SEER) registry data. Cancer 2007；110：2191-2201.

[45] Artinyan A，Hellan M，Mojica-Manosa P，Chen YJ，Pezner R，Ellenhorn JD，et al. Improved survival with adjuvant external-beam radiation therapy in lymph node-negative pancreatic cancer：a United States population-based assessment. Cancer 2008；112：34-42.

[46] Moody JS，Sawrie SM，Kozak KR，Plastaras JP，Howard G，Bonner JA. Adjuvant radiotherapy for pancreatic cancer is associated with a survival benefit primarily in stage IIB patients. J Gastroenterol 2009；44：84-91.

[47] Herman JM，Swartz MJ，Hsu CC，Winter J，Pawlik TM，Sugar E，et al. Analysis of fluorouracil-based adjuvant chemotherapy and radiation after pancreaticoduodenectomy for ductal adenocarcinoma of the pancreas：results of a large，prospectively collected database at the Johns Hopkins Hospital. J Clin Oncol 2008；26：3503-3510.

[48] Corsini MM，Miller RC，Haddock MG，Donohue JH，Farnell MB，Nagorney DM，et al. Adjuvant radiotherapy and chemotherapy for pancreatic carcinoma：the Mayo Clinic experience (1975-2005). J Clin Oncol 2008；26：3511-3516.

[49] Regine WF, Winter KA, Abrams R, Safran H, Hoffman JP, Konski A, et al. Fluorouracil-based chemoradiation with either gemcitabine or fluorouracil chemotherapy after resection of pancreatic adenocarcinoma: 5-year analysis of the U.S. Intergroup/RTOG 9704 phase III trial. Ann Surg Oncol 2011; 18: 1319-1326.

[50] Yip D, Karapetis C, Strickland A, Steer CB, Goldstein D. Chemotherapy and radiotherapy for inoperable advanced pancreatic cancer. Cochrane Database Syst Rev 2006; 3: CD002093.

[51] Willett CG, Del Castillo CF, Shih HA, Goldberg S, Biggs P, Clark JW, et al. Long-term results of intraoperative electron beam irradiation (IOERT) for patients with unresectable pancreatic cancer. Ann Surg. 2005; 241: 295-299.

[52] Shinchi H, Takao S, Noma H, Matsuo Y, Mataki Y, Mori S, et al. Length and quality of survival after external-beam radiotherapy with concurrent continuous 5-fluorouracil infusion for locally unresectable pancreatic cancer. Int J Radiat Oncol Biol Phys 2002; 53: 146-150.

[53] Moertel CG, Frytak S, Hahn RG, O'Connell MJ, Reitemeier RJ, Rubin J, et al. Therapy of locally unresectable pancreatic carcinoma: a randomized comparison of high dose (6000 rads) radiation alone, moderate dose radiation (4000 rads + 5-fluorouracil), and high dose radiation + 5-fluorouracil: The Gastrointestinal Tumor Study Group. Cancer 1981; 48: 1705-1710.

[54] Klaassen DJ, MacIntyre JM, Catton GE, Engstrom PF, Moertel CG. Treatment of locally unresectable cancer of the stomach and pancreas: a randomized comparison of 5-fluorouracil alone with radiation plus concurrent and maintenance 5-fluorouracil--an Eastern Cooperative Oncology Group study. J Clin Oncol 1985; 3: 373-378.

[55] Treatment of locally unresectable carcinoma of the pancreas: comparison of combined-modality therapy (chemotherapy plus radiotherapy) to chemotherapy alone. Gastrointestinal Tumor Study Group. J Natl Cancer Inst 1988; 80: 751-755.

[56] Chauffert B, Mornex F, Bonnetain F, Rougier P, Mariette C, Bouché O, et al. Phase III trial comparing intensive induction chemoradiotherapy (60 Gy, infusional 5-FU and intermittent cisplatin) followed by maintenance gemcitabine with gemcitabine alone for locally advanced unresectable pancreatic cancer. Definitive results of the 2000-01 FFCD/SFRO study. Ann Oncol 2008; 19: 1592-1599.

[57] Yovino S, Poppe M, Jabbour S, David V, Garofalo M, Pandya N, et al. Intensity-modulated radiation therapy significantly improves acute gastrointestinal toxicity in pancreatic and ampullary cancers. Int J Radiat Oncol Biol Phys 2011; 79: 158-162.

[58] Ben-Josef E, Shields AF, Vaishampayan U, Vaitkevicius V, El-Rayes BF, McDermott P, et al. Intensity-modulated radiotherapy (IMRT) and concurrent capecitabine for pancreatic cancer. Int J Radiat Oncol Biol Phys 2004; 59: 454-459.

[59] Hoyer M, Roed H, Traberg Hansen A, Ohlhuis L, Petersen J, Nellemann H, et al. Phase II study on stereotactic body radiotherapy of colorectal metastases. Acta Oncol 2006; 45: 823-830.

[60] Chang DT, Schellenberg D, Shen J, Kim J, Goodman KA, Fisher GA, et al. Stereotactic radiotherapy for unresectable adenocarcinoma of the pancreas. Cancer 2009; 115: 665-672.

[61] Mahadevan A, Jain S, Goldstein M, Miksad R, Pleskow D, Sawhney M, et al. Stereotactic body radiotherapy and gemcitabine for locally advanced pancreatic cancer. Int J Radiat Oncol Biol Phys 2010; 78: 735-742.

[62] Koong AC, Christofferson E, Le QT, Goodman KA, Ho A, Kuo T, et al. Phase II study to assess the efficacy of conventionally fractionated radiotherapy followed by a stereotactic radiosurgery boost in patients with locally advanced pancreatic cancer. Int J Radiat Oncol Biol Phys 2005; 63: 320-323.

[63] McGinn CJ, Zalupski MM, Shureiqi I, Robertson JM, Eckhauser FE, Smith DC, et al. Phase I trial of radiation dose escalation with concurrent weekly full-dose gemcitabine in patients with advanced pancreatic cancer. J Clin Oncol 2001; 19: 4202-4208.

[64] Jackson AS, Jain P, Watkins GR, Whitfield GA, Green MM, Valle J, et al. Efficacy and tolerability of limited field radiotherapy with concurrent capecitabine in locally advanced pancreatic cancer. Clin Oncol (R Coll Radiol) 2010; 22: 570-577.

[65] Huguet F, Girard N, Guerche CS, Hennequin C, Mornex F, Azria D. Chemoradiotherapy in the management of locally advanced pancreatic carcinoma: a qualitative systematic review. J Clin Oncol 2009; 27: 2269-2277.

[66] Chang BW, Saif MW. Locally advanced pancreatic adenocarcinoma: where are we and where are we going? Highlights from the „2011 ASCO Gastrointestinal Cancers Symposium ". San Francisco, CA, USA. JOP 2011; 12: 101-105.

[67] Picozzi VJ, Abrams RA, Decker PA, Traverso W, O'Reilly EM, Greeno E, et al. Multicenter phase II trial of adjuvant therapy for resected pancreatic cancer using cisplatin, 5-fluorouracil, and interferonalfa-2b-based chemoradiation: ACOSOG Trial Z05031. Ann Oncol 2011; 22: 348-354.

译者：蔡文杰，福建医科大学附属泉州第一医院放疗科
副主任医师
审校：李非，医学博士，教授，首都医科大学宣武医院主
任医师

Cite this article as: Wang F, Kumar P. The role of radiotherapy in management of pancreatic cancer. J Gastrointest Oncol 2011;2(3):157-167. doi: 10.3978/j.issn.2078-6891.2011.032

点评

    目前，国内外学者对于胰腺癌的治疗均越来越重视多学科综合治疗。放射治疗是多学科综合治疗一个重要的组成部分，也是胰腺癌治疗领域的研究热点。特别是一些新的放疗方法，如：IMRT和SBRT，使得放疗的疗效和安全性均大大提高。对于胰腺癌的治疗，在美国一些大的胰腺中心，同步放化疗已成为不可切除胰腺癌标准的治疗方案。通过本文，我们可以较为全面系统地了解放疗在胰腺癌治疗中的应用现状及发展前景。

——李非

第二十八章 使用立体定向放射治疗进行再程放疗可以作为胰腺癌多模式治疗后出现孤立性局部复发的新治疗选择：来自两个中心的经验

Aaron T. Wild[1*], Susan M. Hiniker[2*], Daniel T. Chang[2], Phuoc T. Tran[1,3], Mouen A. Khashab[4], Maneesha R. Limaye[2], Daniel A. Laheru[3], Dung T. Le[3], Rachit Kumar1, Jonathan S. Pai[2], Blaire Hargens[2], Andrew B. Sharabi[1], Eun Ji Shin[4], Lei Zheng[3], Timothy M. Pawlik[5], Christopher L. Wolfgang[5], Albert C. Koong[2], Joseph M. Herman[1,3]

[1]Department of Radiation Oncology & Molecular Radiation Sciences, Sidney Kimmel Comprehensive Cancer Center, Johns Hopkins University School of Medicine, Baltimore, MD, USA; [2]Department of Radiation Oncology, Stanford University Cancer Center, Stanford, CA, USA; [3]Department of Oncology, Sidney Kimmel Comprehensive Cancer Center, Johns Hopkins University School of Medicine, Baltimore, MD, USA; [4]Department of Gastroenterology and Hepatology, Johns Hopkins University School of Medicine, Baltimore, MD, USA; [5]Department of Surgery, Sidney Kimmel Comprehensive Cancer Center, Johns Hopkins University School of Medicine, Baltimore, MD, USA

*These two authors (ATW and SMH) contributed equally to this work.
Correspondence to: Joseph M. Herman, M.D., M.Sc. Department of Radiation Oncology & Molecular Radiation Sciences, Sidney Kimmel Comprehensive Cancer Center, Johns Hopkins Hospital, 401 N. Broadway, Weinberg Suite 1440, Baltimore, MD 21231, USA. Email: jherma15@jhmi.edu.

摘要：对于胰腺导管腺癌（pancreatic ductal adenocarcinoma，PDA）在手术切除伴有新辅助或者辅助放化疗后（chemoradiation therapy，CRT）出现孤立性局部复发后的治疗方式有限。有条件的患者可以进行再次切除，但是复发病灶往往难以切除。尽管目前缺乏立体定向放射治疗（stereotactic body radiation therapy，SBRT)在局部复发患者的研究数据，但是SBRT在这些患者可以作为一种可能的微创治疗方式。本研究探讨了孤立局部PDA复发患者采用SBRT进行再程放疗的安全性、疗效以及姑息能力。回顾性分析2008—2012年在两个学术中心收治的接受SBRT的胰腺导管腺癌患者，出现孤立性局部复发或者在先前接受常规分割CRT后出现进展的PDA患者接受SBRT再程放疗。获取患者的人口统计信息、临床病理特征、接受的治疗、生存、症状缓解以及不良反应情况。采用Kaplan-Meier法来分析患者的生存以及采用log-rank test来对比不同亚组患者的生存。18例患者被纳入本研究。15例患者之前接受手术切除伴新辅助或者辅助CRT，3例患者为局部进展期疾病接受根治性CRT。CRT的中位剂量为50.4 Gy/28 f［四分位间距（interquartile range，IQR），45.0~50.4 Gy］。所有患者后续接受吉西他滨为主的维持化疗，但是出现孤立性局部复发或者没有远处转移的局部进展。出现局部复发或者进展的患者接受SBRT，中位剂量为25.0 Gy/5 f（范围：20.0~27.0 Gy）。接受SBRT后的中位生存时间为8.8个月（95%CI：1.2~16.4个月）。尽管具有相似的临床病理特征，但手术或者根治性CRT后出现局部进展的间隔时间≥9个月的患者接受SBRT的中位生存

（11.3个月 *vs.* 3.4个月，*P*=0.019）和无疾病进展生存（10.6个月 *vs.* 3.2个月，*P*=0.030）显著优于手术或者根治性CRT后进展的间隔时间<9个月接受SBRT的患者。接受SBRT治疗后6个月和12个月的无局部进展率分别为78%（14/18）和62%（5/8）。7例在SBRT治疗前出现腹部症状或者背部疼痛的患者，治疗后4例（57%）症状有效缓解。5例（28%）患者出现2度急性不良反应，没有患者出现≥3级的急性不良反应。1例（6%）患者出现迟发性小肠梗阻的3度晚期不良反应。总之，对于孤立的局部PDA复发或者接受CRT后出现进展的患者采用大分割SBRT再程放疗的挽救方案似乎是安全和合理的。在局部复发或者进展之前的无疾病复发间隔≥9个月的患者可能是最适合SBRT的，对于具有足够长的局部控制的患者似乎有一个更好的生存预后，因此具有潜在获益。

关键词：立体定向放射治疗（SBRT）；胰腺癌；局部复发；再程放疗

View this article at: http://www.thejgo.org/article/view/1393/2271

1 介绍

多学科综合治疗后出现复发的胰腺癌普遍预后极差，5年的生存率为5.6%或更低[1-2]。不幸的是，这种情况并不少见。少数（10%~15%）可以进行潜在根治性切除的患者，超过80%会后续出现复发[3-4]。

胰腺癌的复发模式是众所周知的[4-10]。在手术后2年内，70%发生远处转移，而且常同时伴有局部复发[11-12]，而多达30%的患者显示为孤立局部复发[10,13]。尸检的结果表明30%的死亡是由于局部进展疾病引起，而其余为远处转移[14]。局部复发的症状表现包括疼痛、肠梗阻、门静脉高压症、胆道梗阻和营养不良[15]。虽然生存主要是由系统性进展决定的，局部进展是影响生活质量的一个重要因素[16]，而且与出现转移的时间减少有关[16]。

目前常规分割放疗后出现局部复发患者的治疗方式包括姑息性化疗以及最佳支持治疗，只有非常少的患者接受手术再切除。每种治疗方式都有显著的缺点，包括：再切除的侵入性和发病率[2,17]；姑息性化疗的全身毒性和适度的局部控制[18]；单独支持治疗缺少有效性。采用立体定向放射治疗（stereotactic body radiation therapy，SBRT）进行再程放疗是一个可能的挽救方案。SBRT是微创的治疗方式，治疗时间一般不超过5 d，甚至可以更少，而且可能具有较高的局部控制率[19-23]。在此，我们介绍一个来自两个中心采用SBRT再程放疗的回顾性研究。

2 方法

2.1 病例选择

经过伦理委员会同意，对2008—2012年来自两个学术中心的所有接受SBRT的胰腺癌患者的记录进行回顾性分析来确定在之前常规放疗后出现孤立局部复发（如果之前切除）或者孤立局部进展（如果为局部进展疾病）后接受挽救性SBRT的患者。纳入的患者需要符合以下标准：年龄≥18岁，东部肿瘤协作组（Eastern Cooperative Oncology Group，ECOG）体能状况评分0~2分，组织学证实为胰腺癌，常规分割放疗后（≤300 cGy/分割）由放射科医生通过胰腺CT扫描确定局部复发或者进展期疾病，以及接受挽救性SBRT。在接受SBRT前影像学检查证实为远处转移的患者均被排除。患者在接受SBRT再程放疗前或者之后均接受全身治疗，但是没有其他任何形式的局部治疗。对于接受全身治疗的患者是不被排除的。

2.2 SBRT计划

患者仰卧在一个固定装置进行模拟定位。在屏住呼吸时采用静脉或者口服造影剂进行动脉期胰腺CT扫描（从T4/T5~L5/S1，每层1.25 mm）来进行靶区勾画。一个与4D呼吸相关的自由呼吸CT扫描以获得平静呼吸下的器官移动特征。如果靶区移动>5 mm，在治疗过程中采用Varian Respiratory Management System™（Stanford），Cyberknife™ respiratory tracking（Stanford）或者Elekta Active Breathing Coordinator System™进行呼吸门控技术。如果允许的话（18例中12例患者），可以使用FDG-PET/CT进行融合模拟扫描。

采用Eclipse™（Varian，Palo Alto，CA），Multi-Plan™（Accuray，Sunnyvale，CA），或者 Pinnacle™（Philips，Amsterdam，Netherlands）计划系统来进

行SBRT计划的设计。放射肿瘤科医生在模拟扫描的图像上进行大体肿瘤体积（gross tumor volume，GTV）的勾画。在回顾患者的诊断影像、呼吸相关的4D-CT、胰腺CT以及PET/CT扫描后确定内靶区（internal target volume，ITV）。最终的PTV（planning target volume，PTV）为在ITV均匀外扩1~3 mm形成。处方剂量为等剂量曲线完全包绕PTV，6~11个共面野形成治疗计划来进行non-Cyberknife™治疗。危及器官的剂量限制如下：十二指肠-V_{15Gy}<9 cc，V_{20Gy}<3 cc，V_{33Gy}<1 cc；肝脏-$D_{50\%}$<12 Gy；胃-$D_{50\%}$<12 Gy，V_{33Gy}<1 cc；脊髓-V_{8Gy}<1 cc。应用了针对特异患者的剂量学质量保证的制度标准。

2.3 SBRT实施

11例患者采用non-Cyberknife™为基础的治疗，以脊柱配准的方式采用椎形束CT进行患者初始位置的校正。然后使用容积KV成像对齐胆管支架和/或数字重建影像的标记。所有特异性SBRT图像指导的标记均采用内镜技术放置（11例），只有1例患者出现标记物植入的并发症，这例患者出现喉痉挛，随后在第2天返回重新接受内镜检查。内镜下放置的胆总管支架是减轻患者的有症状的胆道梗阻，并不是作为SBRT图像指导，但是如果支架已经放置，那么标记物植入是不必要的（4例）。如果患者没有放置支架或者标记物，那就采用脊柱进行配准（3例）。对于曾经接受过肿瘤内标记物植入的患者，在第一次治疗的时候采用正交KV/MV或者KV/KV投影成像技术来确定标记物的位置，如果有指征则进行二次位移。采用KV和MV投影成像技术来实现治疗实施精度的主动监测。

采用CyberKnife™为主的治疗（7例；要求有标记物），需要最初的正交KV/MV或KV/KV投影图像来确定标记物的位置。通过对放置于患者胸壁的一系列光学二极管，采用Synchrony™呼吸追踪系统（Accuray）来校正肿瘤相关移动，以及相关的内在标记物由计算机合成的一个在治疗时不断更新的模型来校正肿瘤部位的细微变化。

2.4 临床结果

采用电子病历来收集临床资料进行回顾性分析。进展的日期定义为影像科主治医师确认的从横断面影像显示远处转移或者局部进展的第1天开始。生存期的计算

从第一次接受SBRT的日期直到死亡的日期或者在最后一次的随访日期如果没有出现死亡的。按照美国国家癌症研究所不良事件常用术语标准4.0版进行不良反应的评估。

2.5 统计学方法

采用描述性统计对患者的人口统计、临床病理资料和治疗特点进行总结。采用Mann-Whitney U检验来对比不同亚组患者的特征以及采用Pearson卡方检验来对比比例。生存数据采用Kaplan-Meier统计学方法和Log-rank方法进行亚组之间的对比。在所有情况下，双面的显著性水平≤0.05认为具有显著性意义。采用SPSS（IBM，Armonk，NY）进行数据分析。

3 结果

3.1 患者

一共确定18例患者。患者的完整人口信息、基线和治疗特征总结在表1。15例患者接受和手术切除相关的新辅助或者辅助CRT，3例局部进展期患者接受根治性CRT。中位CRT剂量为50.4 Gy/28 f（IQR，45.0~50.4 Gy），中位每日分割剂量为1.8 Gy（IQR，1.8~1.8 Gy）。18例患者中，17例（94%）接受同期放化疗。全部患者后续接受吉西他滨为主的维持化疗，但最后出现孤立性局部复发或者没有远处转移的局部进展。从手术后或者根治性CRT后出现局部复发或者进展的中位时间为13.1个月（IQR，7.8~17.5个月）。在接受SBRT时的局部复发或者进展灶的中位直径为2.7 cm（SD 0.9 cm）。所有患者接受5个连续每日分割的胰床SBRT再程放疗。18例患者中，16例（89%）接受总剂量为25 Gy（5 Gy×5），1例患者接受总剂量为20 Gy（4 Gy×5），1例患者接受总剂量为27 Gy（5.5 Gy×5）。5例患者（28%）在SBRT治疗后接受化疗。

3.2 疗效

中位随访时间34个月（范围为6.4~61.6个月），在出现局部复发或者进展后接受SBRT的中位间隔时间为2.4个月（IQR，1.8~5.1个月）。从影像学证实的局部复发或者进展后的中位生存时间为12.0个月（95%CI：9.9~14.0个月）。从SBRT后的中位生存时间分别为8.8个月（95%CI：1.2~16.4个月）（图1A）。根据

表1 人口学、基线及治疗特征	
特征	量化方式
人口学	
中位年龄 [范围]	64 [42~72]
性别	
女性人数 [%]	8 [44]
男性人数 [%]	10 [56]
基线疾病	
胰腺肿瘤位置	
胰头例数 [%]	11 [61]
胰体例数 [%]	3 [17]
胰尾例数 [%]	4 [22]
初始疾病分期	
接受根治性手术的例数 [%]	15 [83]
切缘阳性例数 [%]	6 [40]
淋巴结阳性例数 [%]	11 [73]
局部进展期接受根治性CRT的例数 [%]	3 [17]
首程放疗（常规分割）	
接受新辅助治疗例数 [%]	4 [22]
接受辅助治疗例数 [%]	11 [61]
接受根治性治疗例数 [%]	3 [17]
中位剂量（Gy）[IQR]	50.4 [45.0~50.4]
每次放疗中位剂量（Gy）[IQR]	1.8 [1.8~1.8]
接受同期化疗的例数 [%]	17 [94%]
5-氟尿嘧啶为主的例数 [%]	10 [55]
吉西他滨为主的例数 [%]	7 [39]
二程放疗（采用SBRT再程放疗）	
SBRT前的ECOG体能状态评分	
ECOG 0-1分的例数 [%]	17 [94]
ECOG 2分的例数 [%]	1 [6]
接受5Gy×5次的例数（总剂量25Gy）[%]	16 [89]
接受其他放疗剂量的例数 [%]	2 [11][a]
需要治疗中断或者减少剂量的例数 [%]	0 [0]
全身治疗	
在SBRT前接受吉西他滨为主的维持化疗的例数 [%]	18 [100]
SBRT前接受免疫治疗的例数 [%]	2 [11][b]
SBRT后接受化疗的例数 [%]	5 [28][c]
平均化疗周期 [SD]	2.8 [2.4]

CRT，化放疗；SBRT，立体定向放疗；ECOG，东部肿瘤协作组；Gy，戈瑞；1例患者接受 4 Gy ×5；1例患者接受 5.5 Gy ×5；两例患者均接受胰腺肿瘤细胞疫苗依木单抗；两例患者中，1例在SBRT后存活18.7个月，另外1例在SBRT后25个月仍存活；4例患者接受吉西他滨为主的化疗，1例患者接受5-氟尿嘧啶为主的化疗。

A

B

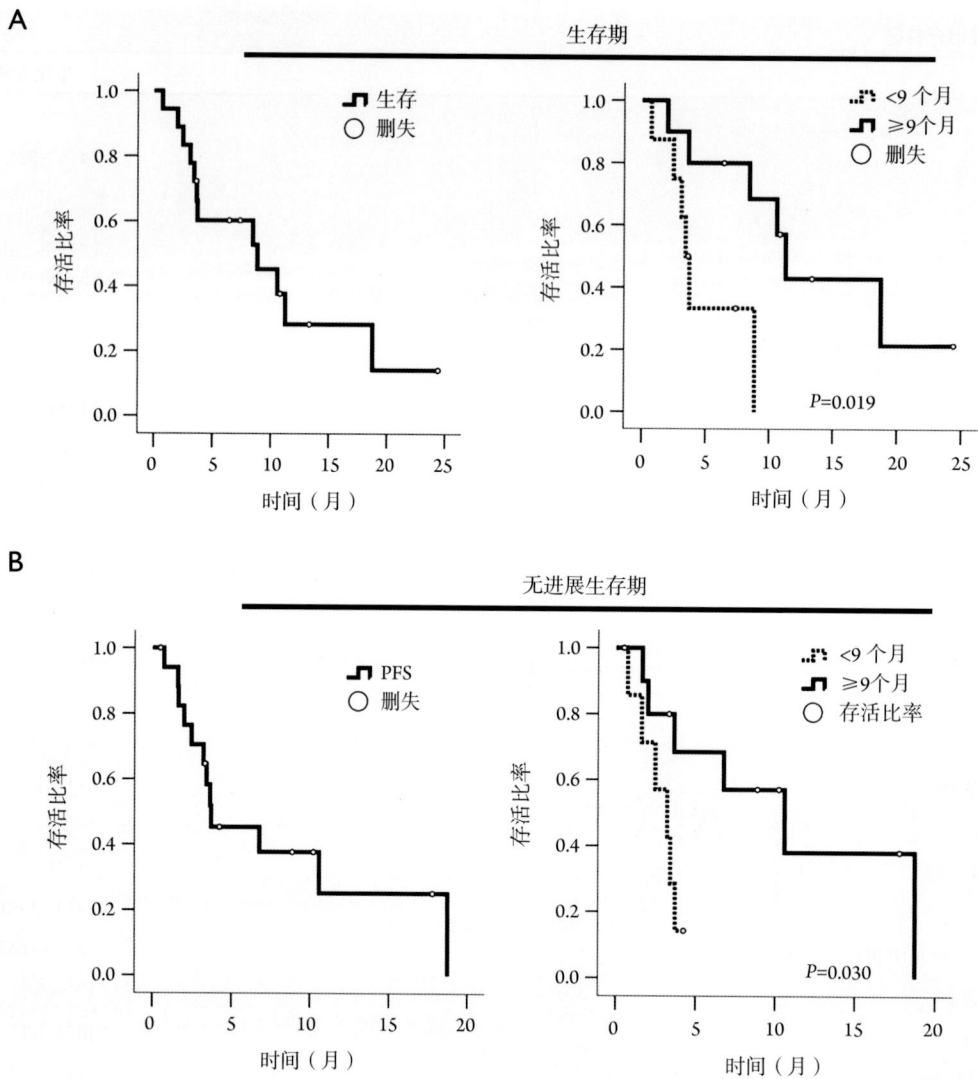

图1 Kaplan–Meier 图

（A）从SBRT开始之日起，所有患者评估的生存率（左侧），按照时间分层为在手术或者根治性化放疗后<9个月和≥9个月的出现局部复发或者进展患者的生存率（右侧）；（B）从SBRT开始之日起，所有患者评估的无进展生存率（左侧），按照时间分层为在手术或者根治性化放疗后<9个月和≥9个月的出现局部复发或者进展患者的无进展生存率（右侧）。空心圆圈表示删失的患者。

之前发表的关于孤立性局部复发的再次切除手术数据[2]，根据在接受手术或者根治性CRT后出现局部复发/进展时间把患者分为2类，分别为<9个月和≥9个月。结果显示两组患者在年龄、性别、ECOG体能状态评分、肿瘤平均直径、组织学分级、切缘阳性率、淋巴结受累、神经浸润以及淋巴脉管浸润均相似（P均>0.05）（表2）。在手术或者根治性放

疗后9个月内（8例）和9个月以上（10例）出现局部复发或者进展的患者（8例）进行SBRT的中位生存时间分别为3.4个月（95%CI：2.7~4.2个月）和11.3个月（95%CI：9.6~12.9个月）（P=0.019）（图1A）。

接受SBRT治疗后的中位无进展生存期（progression-free survival，PFS）为3.7个月（95%CI：0.6~6.9个月）（图1B）。手术或者根治性放疗后9个月以上出现

表2　在手术或者化放疗后9个月内和9个月后出现孤立局部复发或者进展患者的人口学和临床病理特征对比

特征	全部患者（18例）	<9个月（8例）	≥9个月（10例）（n=10）	P
年龄：中位年龄[范围]	64 [42~72]	60 [45~72]	67 [42~71]	0.51
性别：男性例数[%]	10 [56]	4 [50]	6 [60]	0.67
ECOG评分：0-1分例数[%]	17 [94]	7 [88]	10 [100]	0.25
肿瘤直径：中位（cm）[范围]	3 [2.0~4.5]	3 [2.5~4.5]	3 [2.0~4.0]	0.48
分化：中分化例数[%]	13 [72]	5 [63]	8 [80]	0.41
手术切缘：阳性例数[%]	6 [33]	3 [38]	3 [30]	0.74
淋巴结转移例数[%]	11 [61]	5 [63]	4 [60]	0.91
神经浸润例数[%]	10 [56]	5 [63]	5 [50]	0.60
淋巴脉管浸润例数[%]	10 [56]	4 [50]	6 [60]	0.67
结局				
中位生存期（月）	8.8	3.4	11.3	0.02
中位无进展生存期（月）	3.7	3.2	10.6	0.03

ECOG，东部肿瘤协作组。

局部复发或者进展的患者（10.6个月，95%CI：3.1~18.0个月）比9个月以内出现局部复发或者进展的患者（3.2个月，95%CI：1.3~5.2个月；P=0.030）具有更长的中位PFS（图1B）。6个月和12个月的无局部进展率分别为78%（18例患者的14例）和62%（8例中的5例）。12例随访期死亡的患者中，8例（67%）接受SBRT到死亡的间隔时间中持续无局部进展。总的来说，对于那些没有表现出局部进展的患者，SBRT实现了肿瘤稳定，但在影像学上并未发现肿瘤直径缩小。18例患者中7例（39%）在SBRT治疗前出现腹部或者背部疼痛的症状，这7例患者中4例（57%）在SBRT治疗后的4~8周内的随访和体检提示有效的症状缓解。

3.3　不良反应

所有患者均完成SBRT治疗，并没有治疗中断或者减少剂量。5例（28%）患者出现2度急性不良反应，表现为疲劳、厌食、腹痛、恶心和腹泻。没有观察到≥3度急性不良反应。1例患者（6%）表现为小肠梗阻的晚期不良反应（3度）。在SBRT治疗后的中位随访8.2个月没有发现其他的晚期不良反应（目前还活着的患者中位随访时间为10.6个月）。

4　讨论

在包括放射治疗的多模式治疗后出现孤立局部复发或者进展后的胰腺癌患者的治疗方式仍有限。选择的患者可以再手术切除，但手术切除局部复发的疾病由于存在血管侵犯、放疗后纤维化以及较差的体能状态，因此往往不可切除。在以根治性切除为目的再次术后的最大宗研究中，30例接受二次开腹手术的患者中只有16例（53%）达到病灶切除，其中6例（38%）切缘阴性，3例（19%）R1切除，7例（44%）R2切除[2]。接受再次手术的中位生存期为11.4个月，住院的并发症发生率和死亡率分别为20%和7%。开腹手术使全身治疗中断数个星期。相比之下，在局部晚期胰腺癌的进行SBRT已被证明不良反应较轻，可以达到较高的局部控制率，只需要5天或更少的时间，可以在治疗后迅速恢复全身治疗[19-21,24]，而且比单独的常规放疗或者化疗具有更高的性价比[25-26]。

本研究的作者们已经报道了多个SBRT作为局部进展期胰腺癌根治性治疗的前瞻性研究[19-21,24]。这些研究采用1次分割25 Gy[等效生物剂量（biologically equivalent dose，BED）早期/晚期：87.5/233.3 Gy]，出现2度和3度急性不良反应的发生率分别为15%~21%和

0~11%。这些研究的延长随访提示9%的患者出现≥3度的晚期不良反应，通常表现为十二指肠狭窄和穿孔[22]。这个比率和其他机构的研究相似，≥3度的急性和晚期不良反应范围为0~8%和0~9%[26-29]。我们的研究结果（急性0例，6%≥3度晚期不良反应）和之前的研究数据密切对应，尽管事实上所有患者在SBRT治疗前均接受常规分割CRT。我们的数据的一个潜在含义，是采用5次分割的SBRT再次放疗可能不会比初次放疗的患者具有更高的不良发应。虽然不可否认的是，在目前的研究中采用的是不那么积极的剂量方案，使直接对比不良反应率的难度比较大。一个前瞻性研究[20]和2个回顾性研究[26,30]研究了类似的方案，在常规CRT治疗后采用SBRT推量，获得了类似的急性和晚期≥3度不良反应，分别为0~13%和0~7%。然而，需要注意的是，由于胰腺癌患者有限的中位生存期可能阻碍SBRT治疗后晚期不良反应真实率的准确评估。

以上讨论的采用SBRT的试验[19-21]表现出良好的局部控制率（81%~100%），但对于中位生存时间的影响很小，这与我们的研究观察到的7.6~11.8个月（8.8个月）的结果是相似的。这很可能可以通过胰腺癌早期传播来解释[31]，由于隐匿性远处转移的出现使局部挽救性治疗对于延长生存期无效。然而，值得注意的是，本研究中的2例患者在局部复发/进展之前接受胰腺肿瘤细胞疫苗依匹木单抗，在SBRT治疗后表现出延长生存期。虽然我们无法证实SBRT在延长这些患者生存期方面的作用，它是可能的这些患者表现为在SBRT治疗后肿瘤免疫反应增强，类似于最近报道的黑色素瘤患者的远端效应[32-33]。

为了避免不必要的局部治疗，一个策略是在SBRT再程放疗前进行2~6个月的化疗后重新评估患者的远处转移情况[30]。虽然这种选择的方法是可取的，但是一些出现急性局部症状的患者可能需要更快速地决定是否进行局部治疗。我们的数据提示SBRT可以更为有效地延长在手术切除或者根治性CRT后出现孤立局部复发或者进展≥9个月患者的生存。因此，对于急性症状或者不能忍受进一步全身治疗的患者接受2~6个月的化疗疗程是不可取的，应该根据手术或者根治性CRT和局部复发/进展的间隔时间来决定对于没有接受诱导化疗的患者是否接受SBRT。对于延长时间间隔（≥9个月）出现复发或者进展的患者可能更会受益于SBRT，而在9个月内复发/进展的患者可能会更获益于直接减轻症状的姑息性方法，比如神经阻滞、支架、旁路手术，以及接受或者不接受挽救性化疗。

总之，大分割SBRT再程放疗对于治疗接受常规CRT后出现孤立局部复发或进展的胰腺癌患者似乎是一种安全、合理的局部治疗方式。由于患者例数较少，回顾性研究设计以及患者的异质性，因此对于疗效的结论是有局限性的。然而，我们的研究表明对于手术或者根治性CRT后出现局部复发或进展间隔时间≥9个月的患者可能有更好的预后，因此可能更获益于SBRT再程放疗，使他们有更多的机会获得更长生存期来经历最终局部进展。由于目前关于已接受放疗的胰腺癌出现孤立性局部复发或者进展后采用SBRT进行挽救性治疗的数据仍有限，这些研究结果可为临床决策和未来这一独特患者群体的试验设计提供依据。

致谢

我们感谢Joyce Schanne的宝贵帮助。

资金：这项工作得到了Claudio X慷慨的支持。Gonzalez家族基金会，Simkins家族基金会，Flannery家族基金会，Alexander家族基金会，Keeling家族基金会，DeSanti家族基金会以及McKnight家族基金会。

声明

本文作者宣称无任何利益冲突。

参考文献

[1] Thomas RM, Truty MJ, Nogueras-Gonzalez GM, et al. Selective reoperation for locally recurrent or metastatic pancreatic ductal adenocarcinoma following primary pancreatic resection. J Gastrointest Surg 2012; 16: 1696-1704.

[2] Kleeff J, Reiser C, Hinz U, et al. Surgery for recurrent pancreatic ductal adenocarcinoma Ann Sur 2007; 245: 566-572.

[3] Yeo CJ, Abrams RA, Grochow LB, et al. Pancreaticoduodenectomy for pancreatic adenocarcinoma: Postoperative adjuvant chemoradiation improves survival. A prospective, single-institution experience. Ann Surg 1997; 225: 621-633; discussion 633-636.

[4] Oettle H, Post S, Neuhaus P, et al. Adjuvant chemotherapy with gemcitabine vs observation in patients undergoing curative-intent resection of pancreatic cancer: a randomized controlled trial. JAMA 2007; 297: 267-277.

[5] Evans DB, Varadhachary GR, Crane CH, et al. Preoperative gemcitabine-based chemoradiation for patients with resectable adenocarcinoma of the pancreatic head. J Clin Oncol 2008; 26: 3496-3502.

[6] Regine WF, Winter KA, Abrams RA, et al. Fluorouracil vs gemcitabine chemotherapy before and after fluorouracil-based chemoradiation following resection of pancreatic adenocarcinoma: A randomized controlled trial. JAMA 2008; 299: 1019-1026.

[7] Hernandez JM, Morton CA, Al-Saadi S, et al. The natural history of resected pancreatic cancer without adjuvant chemotherapy. Am Surg 2010; 76: 480-485.

[8] Griffin JF, Smalley SR, Jewell W, et al. Patterns of failure after curative resection of pancreatic carcinoma. Cancer 1990; 66: 56-61.

[9] Van den Broeck A, Sergeant G, Ectors N, et al. Patterns of recurrence after curative resection of pancreatic ductal adenocarcinoma. Eur J Surg Oncol 2009; 35: 600-604.

[10] Asiyanbola B, Gleisner A, Herman JM, et al. Determining pattern of recurrence following pancreaticoduodenectomy and adjuvant 5-flurouracil-based chemoradiation therapy: effect of number of metastatic lymph nodes and lymph node ratio. J Gastrointest Surg 2009; 13: 752-759.

[11] Sperti C, Pasquali C, Piccoli A, et al. Recurrence after resection for ductal adenocarcinoma of the pancreas. World J Surg 1997; 21: 195-200.

[12] Sharma C, Eltawil KM, Renfrew PD, et al. Advances in diagnosis, treatment and palliation of pancreatic carcinoma: 1990-2010. World J Gastroenterol 2011; 17: 867-897.

[13] Yeo CJ, Cameron JL, Lillemoe KD, et al. Pancreaticoduodenectomy for cancer of the head of the pancreas. 201 patients. Ann Surg 1995; 221: 721-731; discussion 731-733.

[14] Iacobuzio-Donahue CA, Fu B, Yachida S, et al. DPC4 gene status of the primary carcinoma correlates with patterns of failure in patients with pancreatic cancer. J Clin Oncol 2009; 27: 1806-1813.

[15] Ogawa K, Shibuya H, Uchida N, et al. Postoperative external beam radiotherapy for resected pancreatic adenocarcinoma: impact of chemotherapy on local control and survival. Anticancer Res 2010; 30: 2959-2967.

[16] Rudra S, Narang AK, Pawlik TM, et al. Evaluation of predictive variables in locally advanced pancreatic adenocarcinoma patients receiving definitive chemoradiation. Pract Radiat Oncol 2012; 2: 77-85.

[17] Zacharias T, Oussoultzoglou E, Jaeck D, et al. Surgery for recurrence of periampullary malignancies. J Gastrointest Surg 2009; 13: 760-767.

[18] Wilkowski R, Thoma M, Bruns C, et al. Combined chemoradiotherapy for isolated local recurrence after primary resection of pancreatic cancer. JOP 2006; 7: 34-40.

[19] Koong AC, Le QT, Ho A, et al. Phase I study of stereotactic radiosurgery in patients with locally advanced pancreatic cancer. Int J Radiat Oncol Biol Phys 2004; 58: 1017-1021.

[20] Koong AC, Christofferson E, Le QT, et al. Phase II study to assess the efficacy of conventionally fractionated radiotherapy followed by a stereotactic radiosurgery boost in patients with locally advanced pancreatic cancer. Int J Radiat Oncol Biol Phys 2005; 63: 320-323.

[21] Schellenberg D, Goodman KA, Lee F, et al. Gemcitabine chemotherapy and single-fraction stereotactic body radiotherapy for locally advanced pancreatic cancer. Int J Radiat Oncol Biol Phys 2008; 72: 678-686.

[22] Chang DT, Schellenberg D, Shen J, et al. Stereotactic radiotherapy for unresectable adenocarcinoma of the pancreas. Cancer 2009; 115: 665-672.

[23] Didolkar MS, Coleman CW, Brenner MJ, et al. Image-guided stereotactic radiosurgery for locally advanced pancreatic adenocarcinoma results of first 85 patients. J Gastrointest Surg 2010; 14: 1547-1559.

[24] Wild AT, Chang DT, Goodman KA, et al. A phase 2 multi-institutional study to evaluate gemcitabine and fractionated stereotactic radiotherapy for unresectable, locally advanced pancreatic adenocarcinoma. Pract Radiat Oncol 2013; 3: S4-S5.

[25] Murphy JD, Chang DT, Abelson J, et al. Cost-effectiveness of modern radiotherapy techniques in locally advanced pancreatic cancer. Cancer 2012; 118: 1119-1129.

[26] Seo Y, Kim MS, Yoo S, et al. Stereotactic body radiation therapy boost in locally advanced pancreatic cancer. Int J Radiat Oncol Biol Phys 2009; 75: 1456-1461.

[27] Rwigema JC, Parikh SD, Heron DE, et al. Stereotactic body radiotherapy in the treatment of advanced adenocarcinoma of the pancreas. Am J Clin Oncol 2011; 34: 63-69.

[28] Mahadevan A, Jain S, Goldstein M, et al. Stereotactic body radiotherapy and gemcitabine for locally advanced pancreatic cancer. Int J Radiat Oncol Biol Phys 2010; 78: 735-742.

[29] Mahadevan A, Miksad R, Goldstein M, et al. Induction gemcitabine and stereotactic body radiotherapy for locally advanced nonmetastatic pancreas cancer. Int J Radiat Oncol Biol Phys 2011; 81: e615-e622.

[30] Lominska CE, Unger K, Nasr NM, et al. Stereotactic body radiation therapy for reirradiation of localized adenocarcinoma of the pancreas. Radiat Oncol 2012; 7: 74.

[31] Haeno H, Gonen M, Davis MB, et al. Computational modeling of pancreatic cancer reveals kinetics of metastasis

suggesting optimum treatment strategies. Cell 2012；148：362-375.

[32] Postow MA，Callahan MK，Barker CA，et al. Immunologic correlates of the abscopal effect in a patient with melanoma. N Engl J Med 2012；366：925-931.

[33] Hiniker SM，Chen DS，Knox SJ. Abscopal effect in a patient with melanoma. N Engl J Med 2012；366：2035；author reply 2035-2036.

译者：吴三纲，厦门大学附属第一医院，副主任医师

Cite this article as: Wild AT, Hiniker SM, Chang DT, Tran PT, Khashab MA, Limaye MR, Laheru DA, Le DT, Kumar R, Pai JS, Hargens B, Sharabi AB, Shin EJ, Zheng L, Pawlik TM, Wolfgang CL, Koong AC, Herman JM. Re-irradiation with stereotactic body radiation therapy as a novel treatment option for isolated local recurrence of pancreatic cancer after multimodality therapy: experience from two institutions. J Gastrointest Oncol 2013;4(4):343-351. doi: 10.3978/j.issn.2078-6891.2013.044

第二十九章 基于RTOG 0848实验评估胰腺癌患者接受放疗时正常组织受射线影响情况

Ted C. Ling, Jerry M. Slater, Rachel Mifflin, Prashanth Nookala, Roger Grove, Anh M. Ly, Baldev Patyal, Jerry D. Slater, Gary Y. Yang

Department of Radiation Medicine, Loma Linda University Medical Center, Loma Linda, California, USA
Correspondence to: Gary Y. Yang, MD. Professor, Department of Radiation Medicine, James M. Slater proton Treatment and Research Center, Loma Linda University Medical Center, 11234 Anderson Street, B-Level, Loma Linda, CA 92354, USA. Email: gyang@llu.edu.

背景：胰腺癌是一种高度侵袭性恶性肿瘤，辅助放化疗（CRT）被用于改善局部症状；然而，考虑到胰腺的位置特殊，与辐射有关的不良反应不容忽视。RTOG 0848试验致力于使用强度—调制放疗（IMRT）或三维适形放疗（3DCRT）的方式作为辅助治疗来评估放疗效果。研究目的是根据RTOG 0848规范指导，在患者通过CRT接受胰腺癌治疗时，当用IMRT或3DCRT光子治疗或质子治疗时，量化剂量测定的变化。

材料：本研究评估了10例在2010—2013年间接受治疗的胰头癌患者。所有患者均采用CT增强扫描。为每位患者分别建立了IMRT，3DCRT和质子放疗治疗。所有规划体积均根据RTOG 0848创建。剂量体积直方图（DVH）进行计算及分析以比较3种模式的差异。在这项研究中被评估认为是风险器官（OAR）的是肾脏、肝脏、小肠和脊髓。

结果：IMRT和3DCRT相比，在肾脏、肝脏和肠的辐射剂量差异无统计学意义；与IMRT相比，发现质子放疗提供较低的平均总肾剂量，平均剂量与肝、肝$D_{1/3}$；与3DCRT相比，质子放疗也给予更少的平均肝计量，肝$D_{1/3}$、肠V_{15}和肠V_{50}。

结论：对于接受RTOG 0848胰腺癌放疗的患者，IMRT和3DCRT存在很小的差异性。因此，2种模式之间的选择不会成为本研究中的混淆因素。相比较而言，质子放疗表现出更好的OAR保护。

关键词：胰腺癌；RTOG 0848；强度–调制放疗（IMRT）；质子放疗

View this article at: http://dx.doi.org/10.3978/j.issn.2078-6891.2014.094

1 介绍

在美国，每年有超过30 000人死于胰腺癌[1]。长期生存的最好选择是手术切除，然而，胰十二指肠切除术后的局部和全身复发很常见。辅助放化疗（chemoradiotherapy，CRT）在许多情况下用来改善局部病灶。但是，考虑到胰腺的位置，与辐射相关的不良反应可能很显著。正在进行的RTOG 0848试验起到前瞻性研究的作用。CRT使用强度-调制放疗（intensity modulated radiation therapy，IMRT）或三维适形放疗（3DCRT）治疗胰腺癌。

常规放疗（3DCRT治疗）中X射线进出身体都会残留下一定的剂量。非目标器官及胰腺周围的靶点也暴露于辐射。改进的辐射传输技术发现了一些针对于治疗目标提高电波一致性的方法。IMRT就是这样的一个方法，它通过运用不同强度多角度电波来提高目标区域的剂量，同时保护周围正常组织免受高剂量辐射。一份报告表明IMRT可以减少在胰腺癌放疗中，胃肠（gastrointestinal，GI）高级别的毒性反应[2]。质子放疗是利用带电粒子束的另一种放射治疗形式。质子束大部分存在于组织内一个不显眼的被称为"布拉格峰"的地方。布拉格峰是可以预测的，可以创建匹配的精确的深度和厚度的肿瘤靶。整个粒子束的能量都被储存着，所以不会有剂量外泄。以前一些研究已经表明质子放疗术后的潜在作用[3]。本研究的目的是当胰腺癌患者接受CRT治疗时，在拥有一致参数的质子或光子的使用中，量化剂量测定的变化。

2 患者和方法

2.1 患者选择

回顾性评估了10例患者情况。所有患者均在2010—2013年接受治疗。患者资料见表1。

2.2 模拟与治疗计划

使用静脉注射和口服造影CT成像（2.5 T），模拟患者仰卧位（GE Lightspeed VCT扫描仪，小查尔芬特，英国）。所有患者均为3~4 cm以下的髂嵴上的隔膜扫描。所有的治疗计划依据奥德赛4.8规划系统制定（美国Optivus质子治疗，Inc.，圣贝纳迪诺，USA）。所有的规划容量根据RTOG 0848治疗指南制定。大体肿瘤体积（gross tumor volume，GTV）也被包括在术前肿瘤床上，研究目的是研究肿瘤病变。临床靶体积（clinical target volume，CTV）被定义为各个方向扩张1 cm的GTV。CTV包括腹腔动脉、肠系膜上动脉（superior mesenteric artery，SMA）、各方向向外扩张1 cm的门静脉（portal vein，PV），以及一个不对称的主动脉扩张。胰肠吻合术（pancreaticojejunostom，PJ）、胰胃吻合术（pancreaticogastrostomy，PG）也包含在CTV里。呼吸运动和隔膜运动的不确定性也引起密切关注。计划靶体积（planning target volume，PTV），分别由1.5 cm和1.2 cm的3DCRT和IMRT计划扩大的CTV产生。所有3DCRT给出了一个1 cm以外的PTV的块边缘占射束半影。横向半暗带和质子的上部边缘之间的计划产生的基础上选定1~1.5光束能量治疗计划系统。

覆盖率至少为90%的PTV的质子放疗光束分布由2~4个倾斜角度光束组成。中位质子束能量为250 Mev，根据目标的深度有一些轻微的偏差。近端和远端边缘的深度有助于确定所选择的波束能量。采用被动式扩束系

表1 患者特征						
患者	组织学	肿瘤部位	TNM分期	临床分期组	治疗	PTV 体积（cm³）
1	腺癌	胰头	T4 N1 M0	III	50.4/28	639.25
2	腺癌	胰头	T3 N0 M0	II A	50.4/28	695.62
3	腺癌	胰头	T1 N0 M0	I A	50.4/28	834.17
4	腺癌	胰头	T2 N0 M0	I B	50.4/28	720.85
5	腺癌	胰头	T3 N0 M0	II A	50.4/28	639.63
6	腺癌	胰头	T4 N0 M0	III	50.4/28	529.97
7	腺癌	胰头	T3 N0 M0	II A	50.4/28	1 460.02
8	腺癌	胰头	T4 N0 M0	III	50.4/28	885.65
9	腺癌	胰头	T4 N0 M0	III	50.4/28	636.83
10	腺癌	胰头	T4 N0 M0	III	50.4/28	812.61
PTV，计划靶体积。						

统，需要患者的portal-specifc collimating aperture来决定目标侧向区域所需使用的剂量。距离补偿器用来调整运用于目标体积远端的剂量。调制器可以帮助使展开的布拉格峰在粒子束的方向覆盖到目标。IMRT方案包含6~9个同一平面内相互不平行且相反的6 MV质子束。每一个3DCRT方案分别包括一个4面盒子（AP，PA，RL，LL）。该方案所用的粒子束是由多叶准直器或定制切割块传送的15~24 MV光子束。

正常组织剂量限制严格遵守RTOG 0848规定。总肾 $D_{50\%}<18$ Gy，平均剂量<18 Gy。当只有单侧肾功能时，D15%≤18 Gy。平均肝脏剂量≤25 Gy。胃和肠道的最大剂量保持≤54 Gy，其中 $D_{15\%}<45$ Gy。0.03 cm³的脊髓最大剂量≤45 Gy。

2.3　方案评估及分析

为了比较拥有不同形式粒子束的方案，计算和分析剂量–体积直方图（dose-volume histogram，DVH）。评估器官（organs at risk，OAR）包括肾脏、肝脏、小肠和脊髓。分析单位体积的肾脏接收15 Gy（ V_{15} ），20 Gy（ V_{20} ）的情况以及左侧、右侧和双侧肾脏的平均剂量。同时分析小肠 V_{15} 和 V_{50} ，传输到1/3肝脏的剂量（ $D_{1/3}$ ），平均肝脏剂量和最大脊髓剂量。每个计划以确保90%以上的PTV接收到至少95%的处方剂量和至少99%的CTV接收95%的处方剂量。

收集和分析3种治疗形式中的一致性指标。同质性指数（HI）定义为由处方剂量划分的目标体积最大最小剂量之间的差别（分别对应 $D_{1\%}$ 和 $D_{99\%}$ ）[4-5]。均匀性指数（UI）定义的比率为 $D_{5\%}$ 到 $D_{95\%}$ [6-7]。依据前面建立的方法，HI和UI被用来测量方案总体的一致性[8]。依据RTOG 0848，一致性指数定义为95%等剂量曲线的剂量。本研究应用方差分析和双尾配对 t 检验，$P<0.05$ 认为差异具有统计学意义。

3　结果

本研究共对10名患者进行扫描。每个扫描包括3种治疗方案：质子，IMRT，3DCRT。表2列出了剂量–体积参数。图1显示的是其中两名患者的肝脏、肾脏和小肠的剂量分布。CTV包含了95%的等剂量线。至少95%的PTV包含了95%的等剂量线（图2）。所有治疗方案的制定都是依据RTOG 0848治疗方案的参数。每位患者在每种方案下的GTV和CTV都是恒定的。

3.1　质子放疗与IMRT

首先，比较了质子放疗和IMRT方案中的剂量-体积参数。质子放疗显示较低的肾脏左侧平均值（7.59 Gy vs. 15.77 Gy，$P=0.033$），右侧平均值（8.24 Gy vs. 17.03 Gy，$P=0.004$）和肾脏总平均剂量（8.10 Gy vs. 16.43 Gy，$P=0.003$）。平均肝脏剂量和肝脏 $D_{1/3}$ 也相对较低（5.97 Gy vs. 11.81 Gy，$P=0.009$）。此外，脊髓的最大剂量也有所降低（12.09 Gy vs. 35.16 Gy，$P=0.001$）。相对于质子治疗，IMRT提供了更好的同致性（0.43 vs. 0.16），均匀性（1.11 vs. 1.36）和一致性（1.19 vs. 0.74）。考虑到IMRT的反转性质，这并不奇怪。

3.2　质子与3DCRT

比较质子治疗和3DCRT的剂量体积参数。质子治疗方案显示出左侧、右侧和总体肾脏 V_{20} 和平均剂量均下降。且肝脏 $D_{1/3}$ 、平均肝脏剂量、最大的脊髓剂量、肠 V_{15} 和 V_{50} 均下降（表2）。3DCRT表现出更好的同质性（0.43 vs. 0.16）和均匀性（1.36 vs. 1.18）。然而，一致性是在质子放疗中（0.74 vs. 1.47）更好。

3.3　IMRT和3DCRT

最后比较了IMRT和3DCRT方案的剂量–体积参数。这两种方案在OAR中并没有显示出显著的区别。IMRT方案显示出较好的均匀性（1.11 vs. 1.18）和一致性（1.19 vs. 1.47）。但是两者在同质性上并没有显著差别（0.16 vs. 0.16）。

4　讨论

本研究结果显示相比于IMRT和3DCRT，质子放疗在正常组织保护上具有显著优势。每种治疗形式下目标覆盖都是充足的，但是正常组织的被辐射量却是不同的。对于这10名患者，这3种治疗方法都是临床可接受的。每种治疗方式都实现了对目标的覆盖，除了一些显著的患者间目标体积形状的不同。

10例患者在3个治疗模式下进行实验，目标覆盖物中的每个计划由显著患者与患者的目标体积的大小和形状的改变来实现。PTV剂量介于530~1 460 mL（中位数为708 mL），表明这3种模式可提供至少在目标范围内的可接受的临床治疗计划。所有目标体积均按照RTOG 0848辐射指南所提取，其中几名患者患有局部晚期疾病

表2　10位患者平均P值剂量–体积参数（±SD)对比

参数	质子	IMRT	3DCRT	P值		
				Proton *vs.* IMRT	Proton *vs.* 3DCRT	IMRT *vs.* 3DCRT
右肾						
V_{20}（%）	13.34±17.91	28.56±24.35	40.14±25.34	0.131	0.014	0.311
平均值（Gy）	7.59±7.97	15.77±7.85	18.45±11.35	0.033	0.023	0.547
左肾						
V_{20}（%）	16.66±23.57	37.73±23.01	39.83±22.74	0.058	0.038	0.840
平均值（Gy）	8.24±5.05	17.03±6.67	17.38±8.67	0.004	0.012	0.920
两侧肾						
V_{15}（%）	22.22±15.85	45.15±23.57	43.95±19.83	0.020	0.014	0.903
V_{20}（%）	15.57±12.76	33.22±22.10	40.40±20.30	0.042	0.004	0.458
平均值（Gy）	8.10±4.26	16.43±6.54	18.05±8.71	0.003	0.004	0.643
肝						
$D_{1/3}$（Gy）	4.38±5.29	13.40±9.41	14.60±12.89	0.017	0.039	0.815
MLD	5.97±2.59	11.81±5.73	11.22±5.44	0.009	0.017	0.814
脊髓						
D_{max}（Gy）	12.09±7.80	35.16±3.28	33.04±9.56	0.001	0.001	0.515
肠						
V_{15}（%）	54.39±24.27	76.19±17.27	80.71±20.49	0.033	0.017	0.600
V_{50}（%）	4.79±4.20	21.22±18.25	32.43±23.49	0.020	0.005	0.249

DVH，剂量-体积直方图；3DCRT，3D适形光子放疗；IMRT，调强放射疗法。

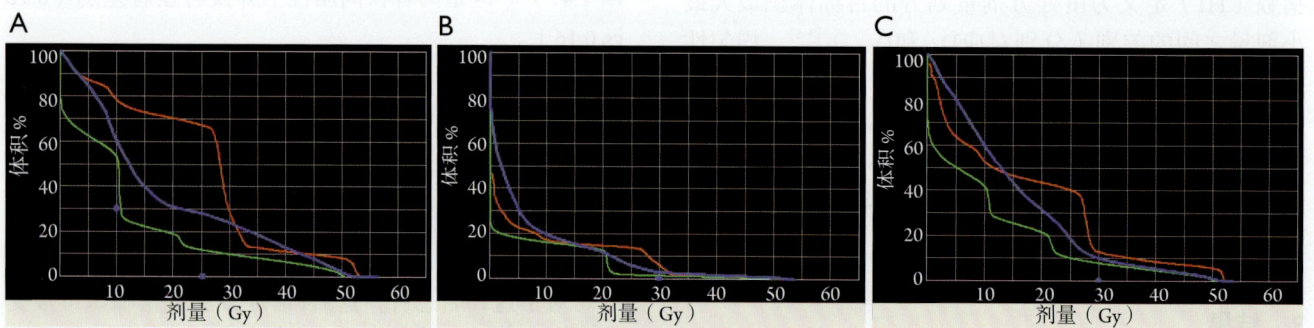

图1　某一患者的累积DVH图

（A）肠；（B）肝；（C）双侧肾。红，3DCRT；蓝，IMRT；绿，质子。剂量-体积直方图；3DCRT，3D适形光子疗法；IMRT，调强放射疗法。

（表1）。这也许可以解释一些更大的治疗目标剂量。

以胰头癌放疗为例，单肾在此情况下自然会接收更多的辐射剂量，这也反映在研究的数据中，显示右肾接收比左肾更高的平均剂量。质子束的固有特性能够减少总剂量和单肾剂量。质子比光子更有剂量学优势，因为它们基本没有剂量残留。所以与IMRT和3DCRT

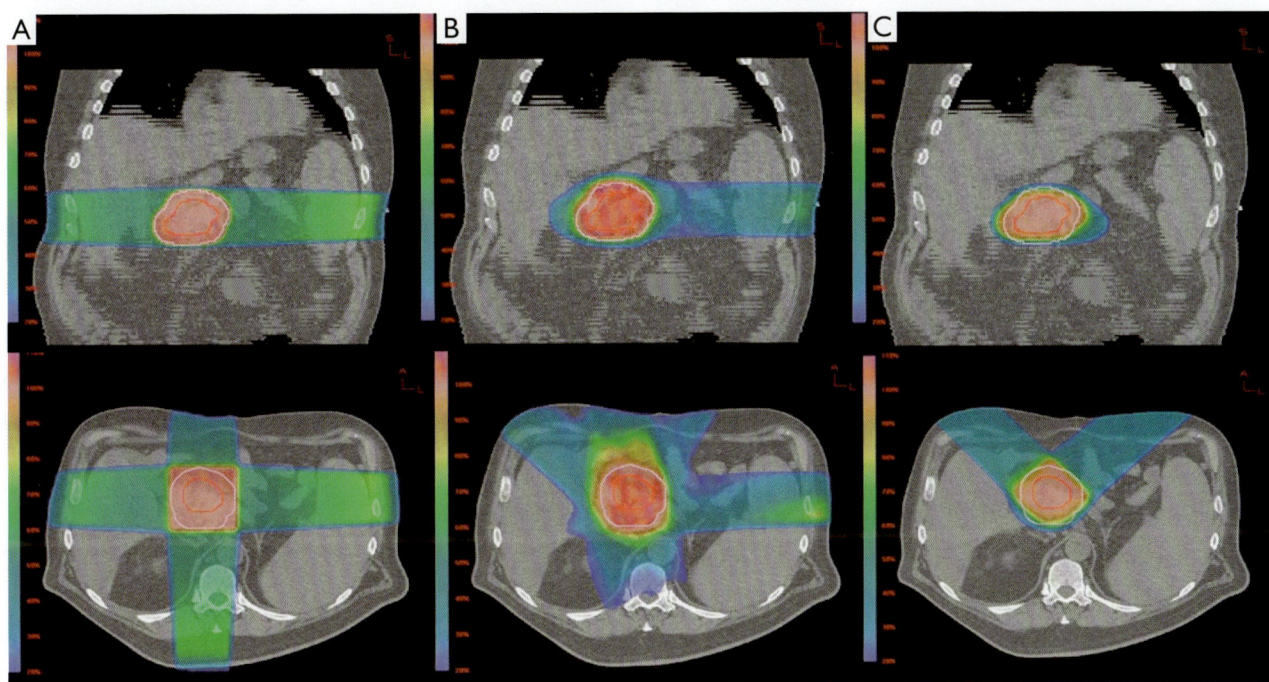

图2　横向与冠状面扫描：（A）3DCRT，（B）IMRT和（C）质子治疗方案。
3DCRT，3D适形光子疗法；IMRT，调强放射疗法。

（图1C）相比，质子放疗中，肾接收低剂量的辐射的量减少，在DVH的低剂量区域出现曲线的宽分离，表明低剂量的辐射在组织之间的巨大差别。这种差别在接收接近规定的剂量体积时开始慢慢减小。有研究报道，3DCRT在暴露于高剂量辐射时[9]，肾脏接收剂量可能会少量增加。IMRT和3DCRT计划之间的平均总肾剂量几乎没有差异。考虑到光子束非常接近胰腺，不可避免会辐射靠近的那个肾脏。

　　质子束有一个具有较低入射剂量的布拉格峰。除了没有残留剂量的特征以外，布拉格峰使到达肝脏的辐射剂量也较低。研究结果表明，在质子放疗中，有一个显著较低的MLD，与较低的肝脏辐射剂量相符合，即使是肝部分体积剂量也显著降低。图1B表示曲线的DVH的低剂量区域分离。相较于肾脏DVH，肝DVH曲线的分离较少引人注意。

　　肠道的辐射不良反应已经是无数的胰腺辐射研究中评估的突出问题。先前的研究发现表明：>15 Gy时每5 Gy增量显著剂量反应关系，以及与$V_{15}>150$ cm^3[10-12]的显著体积反应关系。肠毒性的剂量-体积分数的依赖性解释了大量关于肠毒性的文献报道。通过QUANTEC审查的

现代系列确认了所建立的剂量公差在临床中的设置[13]，并处于$V_{50}<5\%$，以限制晚期毒性，如梗阻和穿孔。

　　在本研究中，辐射肠道的量明显低于质子放疗中低（V_{15}）和高（V_{50}）剂量区。质子束的特性，加上可以灵活地选择若干光束的分布，导致较低的肠道辐射剂量分布。图1A可以明显看出，在3个放疗方案中，大面积的肠道却接收了较低的辐射剂量。辐射剂量最大的不同发生在DVH的低剂量区。然而，质子放疗还有一个显著较3DCRT低的V_{50}体积（4.79% $vs.$ 32.43%，$P=0.005$），临床解释是，质子放疗提供了一种提高治愈率的手段。肠道是一个很大的器官，胰腺术后靶向治疗不可避免地会使肠道受到不良反应干扰。

　　与质子放疗相比，IMRT和3DCRT会产生比较大的辐射低剂量区。本研究中，低剂量区的体积在IMRT和3DCRT之间的差异无统计学意义，表明在MLD V_{15}肠和V_{15}肾参数之间的差异无统计学意义。相反，与IMRT相比，质子放疗产生了较小的低剂量区域；其次，质子放疗中极少量的剂量残留导致了更小的积分剂量。但是，胰腺癌的最佳放射治疗方案，仍然要因不同患者而异。

　　有研究比较专注于计划优化和目标覆盖的治疗

方式[3,14]。Nichols等就8例胰头癌切除术的患者，比较了IMRT和质子放疗[3]。研究发现，质子放疗满足所有正常组织限制，并在PTV覆盖率方面，与相应的IMRT无相关性。然而，质子放疗显著降低了肠、胃和右肾的辐射曝光率。Bouchard等对比了IMRT和质子放疗作为胰腺癌的治疗手段，比较了辐射剂量递增时的差异。结论是，对于剂量递增的最优治疗方案的选择仍然依赖于胰腺肿瘤相对于OAR解剖位置[14]。同时，低分级质子处理（Hypofractionated proton treatment）作为新辅助治疗的一部分。研究显示最大允许毒性和可接受的目标范围[9,15]对称可行的初步结果。看来质子放疗可能需要进一步调查作为改善治愈率的手段。

目前的研究目的是，在使用IMRT和3DCRT治疗胰腺癌时，比较正常组织的射线曝光率。因为PTV和OAR之间存在一致重叠，所以没有任何技术可以同时实现全覆盖目标，同时使OAR完全不被辐射。此外，大小与目标体积的程度可能会排除使用某些方式。尽管如此，从中仍然可以归纳出重要结论。当前研究的另一个限制是缺乏运动管理。虽然，运动管理和日常IGRT不是必需的。人体腹部是运动的一部分，如可以产生呼吸运动，呼吸过程中靶区的运动在治疗过程中可能会显著影响波束选择。

总之，IMRT和3DCRT在肾脏，肝脏和肠的辐射剂量接收差异无统计学意义。与IMRT相比，质子放疗能始终保持更低的平均总肾剂量，平均肝脏剂量和肝$D_{1/3}$。与3DCRT相比，质子放疗能始终保持更低的肝脏剂量，肝脏$D_{1/3}$、V_{15}和V_{50}。

声明

本文作者宣称无任何利益冲突。

参考文献

[1] Jemal A, Siegel R, Ward E, et al. Cancer statistics, 2006. CA Cancer J Clin 2006; 56: 106-130.

[2] Yovino S, Poppe M, Jabbour S, et al. Intensity-modulated radiation therapy significantly improves acute gastrointestinal toxicity in pancreatic and ampullary cancers. Int J Radiat Oncol Biol Phys 2011; 79: 158-162.

[3] Nichols RC Jr, Huh SN, Prado KL, et al. Protons offer reduced normal-tissue exposure for patients receiving postoperative radiotherapy for resected pancreatic head cancer. Int J Radiat Oncol Biol Phys 2012; 83: 158-163.

[4] Iori M, Cattaneo GM, Cagni E, et al. Dose-volume and biological-model based comparison between helical tomotherapy and (inverse-planned) IMAT for prostate tumours. Radiother Oncol 2008; 88: 34-45.

[5] Whitelaw GL, Blasiak-Wal I, Cooke K, et al. A dosimetric comparison between two intensity-modulated radiotherapy techniques: tomotherapy vs dynamic linear accelerator. Br J Radiol 2008; 81: 333-340.

[6] McIntosh A, Read PW, Khandelwal SR, et al. Evaluation of coplanar partial left breast irradiation using tomotherapy-based topotherapy. Int J Radiat Oncol Biol Phys 2008; 71: 603-610.

[7] Sheng K, Molloy JA, Larner JM, et al. A dosimetric comparison of non-coplanar IMRT versus Helical Tomotherapy for nasal cavity and paranasal sinus cancer. Radiother Oncol 2007; 82: 174-178.

[8] Joseph KJ, Syme A, Small C, et al. A treatment planning study comparing helical tomotherapy with intensity-modulated radiotherapy for the treatment of anal cancer. Radiother Oncol 2010; 94: 60-66.

[9] Kozak KR, Kachnic LA, Adams J, et al. Dosimetric feasibility of hypofractionated proton radiotherapy for neoadjuvant pancreatic cancer treatment. Int J Radiat Oncol Biol Phys 2007; 68: 1557-1566.

[10] Baglan KL, Frazier RC, Yan D, et al. The dose-volume relationship of acute small bowel toxicity from concurrent 5-FU-based chemotherapy and radiation therapy for rectal cancer. Int J Radiat Oncol Biol Phys 2002; 52: 176-183.

[11] Tho LM, Glegg M, Paterson J, et al. Acute small bowel toxicity and preoperative chemoradiotherapy for rectal cancer: investigating dose-volume relationships and role for inverse planning. Int J Radiat Oncol Biol Phys 2006; 66: 505-513.

[12] Ito Y, Okusaka T, Kagami Y, et al. Evaluation of acute intestinal toxicity in relation to the volume of irradiated small bowel in patients treated with concurrent weekly gemcitabine and radiotherapy for locally advanced pancreatic cancer. Anticancer Res 2006; 26: 3755-3759.

[13] Emami B, Lyman J, Brown A, et al. Tolerance of normal tissue to therapeutic irradiation. Int J Radiat Oncol Biol Phys 1991; 21: 109-122.

[14] Bouchard M, Amos RA, Briere TM, et al. Dose escalation with proton or photon radiation treatment for pancreatic cancer. Radiother Oncol 2009; 92: 238-243.

[15] Hong TS, Ryan DP, Blaszkowsky LS, et al. Phase I study of

preoperative short-course chemoradiation with proton beam therapy and capecitabine for resectable pancreatic ductal adenocarcinoma of the head. Int J Radiat Oncol Biol Phys 2011；79：151-157.

Cite this article as: Ling TC, Slater JM, Mifflin R, Nookala P, Grove R, Ly AM, Patyal B, Slater JD, Yang GY. Evaluation of normal tissue exposure in patients receiving radiotherapy for pancreatic cancer based on RTOG 0848. J Gastrointest Oncol 2015;6(2):108-114. doi: 10.3978/j.issn.2078-6891.2014.094

译者：徐政，硕士研究生，上海长海医院住院医师
审校：何天霖，副教授，第二军医大学附属长海医院普外
　　　科（胰腺肝胆外科）副主任

第三十章 局限期胰腺癌新辅助治疗：指导原则

Amir Fathi[1], Kathleen K. Christians[1], Ben George[2], Paul S. Ritch[2], Beth A. Erickson[3], Parag Tolat[4], Fabian M. Johnston[1], Douglas B. Evans[1], Susan Tsai[1]

[1]Department of Surgery, [2]Department of Medicine, [3]Department of Radiation Oncology, [4]Department of Radiology, Pancreatic Cancer Program, The Medical College of Wisconsin, Milwaukee, WI 53226, USA
Correspondence to: Susan Tsai. Assistant Professor of Surgical Oncology, 9200 W Wisconsin Ave, Milwaukee, WI 53226, USA. Email: stsai@mcw.edu.

摘要：局限期胰腺癌的治疗仍存在争议。既往认为尽管不能治愈，外科手术切除是必需的，因此局限期胰腺癌首选手术，后续辅助治疗（手术第一观点）。然而，首选手术治疗的患者中位生存期只有22~24个月，表明大部分局限期胰腺癌患者存在隐匿性转移性疾病。因此，对所有局限期胰腺癌患者推荐术后辅助治疗。但是，由于手术期间并发症发生率很高，许多患者并未接受术后辅助治疗。认识到手术是必需的但对治愈还不充分，越来越多的研究关注术前新辅助治疗。通过与疾病分期相称的抗肿瘤新辅助治疗，可为局限期和晚期胰腺癌者带来生存获益。对临床上存在隐匿性转移灶的患者，新辅助治疗可早期全身给予，以降低手术并发症的发生率与围术期死亡率，使患者得到更好的生存获益。对确切的局限期患者，新辅助治疗确保患者接受多学科综合治疗中的所有治疗。本综述详细阐述了局限期胰腺癌新辅助治疗原理，并为可切除和邻近可切除（BLR）患者术前分期和序贯治疗方案作了详细建议。

关键词：胰腺癌（PC）；新辅助治疗

View this article at: http://dx.doi.org/10.3978/j.issn.2078-6891.2015.053

1 序言

胰腺癌是一种迅速增长的公众健康威胁。据估计，2020年胰腺癌死亡病例数将超过48 000例，发病率仅低于肺癌[1]。尽管目前许多实体肿瘤通过抗肿瘤治疗取得了显著进步，胰腺癌患者的生存仍未取得明显改善[2]。过去30年，即使采取立即手术（手术第一）方案治疗的局限期胰腺癌患者，最佳的中位生存期也只有24个月[3]。即使接受切缘阴性（R0）手术，大多数患者还是会出现全身复发转移，表明即使缺乏影像学全身转

移的证据[4-6]，胰腺癌是一种全身性疾病。目前的胰腺癌临床实践指南均推荐局限期胰腺癌首选手术治疗，然而，应用局部治疗手段，如手术治疗全身性疾病与公认的肿瘤分期特异性治疗原则相冲突[7]。另外一种策略是术前采用全身治疗（新辅助治疗）治疗可疑但影像学未确认的全身性疾病。对那些表现为侵袭性生物学行为并在新辅助治疗阶段进展的患者，由于外科手术可带来的肿瘤学获益非常有限，可免于手术。本文突出了目前胰腺癌分期状况，分期特异性序贯治疗建议，并重点阐述

了治疗过程中临床决策的关键时间点。

2 目前胰腺癌分期的局限性

现代肿瘤学基础是运用分期特异性治疗为所有接受治疗的患者获得最大程度的生存获益并提高生活质量，治疗成功的关键在于精确判断患者肿瘤分期。既往胰腺癌分期基于外科手术探查和术中评估肿瘤是否可切除。目前的胰腺癌分期基于术前客观的影像学检查评估肿瘤-血管关系和有无胰腺外疾病[8]。尽管增强对比CT可精确评估肿瘤-血管之间的关系，其对转移性疾病的判断仍不完美，10%~20%的胰腺癌患者在腹腔镜或剖腹探查中可发现非预期的转移性疾病[9-10]。另外，超过76%的患者术后会出现转移性疾病，成为疾病首次复发的证据[5-6]。因此，大多数假定的局限期胰腺癌患者在诊断时存在临床隐匿性转移性疾病，而目前的影像学检查不能区分哪些患者存在微转移，哪些是真正的局限期患者。

由于术后复发率高，为提高局限期胰腺癌患者生存，多个随机临床研究评价了术后辅助化疗或辅助放化疗的获益。表1综述了术后辅助治疗关键研究，新辅助治疗必须以此为对照。尽管由于治疗方案各异、分期要求各异、患者特征各异，这些临床研究不能直接相互对比，但是值得注意的是，所有这些临床研究的中位生存期几乎一致，为20~24个月[11-13,15]。另外，所有研究均报道很大一部分患者（至少30%~45%）未能接受意向性术

后辅助治疗，并强调了胰腺切除术后辅助治疗难度增加[17]。辅助治疗临床研究设计自身存在选择偏倚，排除了那些存在严重手术并发症或围术期死亡的患者。这些患者由于没有完全康复而未被临床研究纳入。如果将这些额外的患者一起统计，将近50%胰腺切除术后患者将不会接受辅助治疗[18]。鉴于局限期胰腺癌患者发生全身转移的高风险，依赖辅助治疗来治疗微转移是非常困难的，因为只有一半的高危胰腺癌患者会成功地接受辅助治疗。

3 新辅助治疗顺序原则

由于辅助治疗的局限性，越来越多的人开始关注不同治疗的顺序。对比辅助治疗，胰腺癌新辅助治疗有几个理论优势（表2）。不同于辅助治疗方案，新辅助治疗确保所有接受潜在治愈性胰腺切除术患者接受多学科综合治疗中的所有治疗。更重要的是，由于新辅助治疗提供一个接近持续2~3个月的"诱导"治疗阶段，可在手术之前识别具有不良生物学行为、早期出现转移性疾病的患者。对于在诱导治疗之后（手术之前）疾病进展的一部分患者（高达20%~30%），可避免手术造成的损伤。当新辅助治疗采用同期放化疗时，在富氧环境中进行同期放化疗可提高放疗效并降低对周围正常组织的损伤[19-20]。已有几篇报道认为增加放疗具有重要的病理缓解意义，可降低手术切缘阳性率（R1或者R2）和淋巴结阳性率[21-23]。

表1 胰腺癌辅助治疗前瞻随机研究

研究，年份	病例数	病理复习	治疗前影像学	同期放化疗质控/质保	化疗方案	结果
GITSG[11]，1985	43	否	否	否	大剂量5-FU	接受辅助治疗患者中位生存期提高（20个月 vs.11个月），2年OS 42% vs.15%
EORTC[12]，1999	114	是	否	否	5-FU持续输注	生存期无明显统计学差异（17.1个月 vs.12.5个月）
ESPAC1[13]，2004	541	否	否	否	大剂量5-FU	单纯化疗组中位生存期提高(19.4个月)。放疗组无获益
RTOG9704[14]，2006	442	是	是	是	吉西他滨 vs.5-FU持续输注	同期放、化疗之前和之后吉西他滨无明显优势
CONKO-001[15]，2007	354	否	否	N/A	吉西他滨	提高中位无疾病生存期（13.4个月 vs.6.9个月）
ESPAC3[16]，2010	1 088	否	否	N/A	大剂量5-FU vs.吉西他滨	5-FU和吉西他滨DFS、OS无差别

表2　新辅助治疗潜在优势
新辅助治疗获益
让所有患者均接受化疗
治疗后手术前重新分期时识别肿瘤生物学行为具有侵袭性的患者（表现为疾病进展），从而避免手术
增加放疗疗效；富氧环境中产生更多自由基产物
由于胰腺切除术将切除照射区域，可降低放疗对邻近周围正常组织损伤
降低切缘阳性率，尤其是肠系膜上动脉（SMA）切缘
降低胰瘘发生率
潜在降低邻近可切除肿瘤分期，增加手术切除率
新辅助治疗缺点
治疗前内镜操作的潜在并发症
胆道支架相关并发症；新辅助治疗期间支架梗阻
治疗后疾病进展导致无法切除；邻近可切除患者丧失手术切除机会（非常少见）
治疗前阶段临床医师需协同工作；新辅助治疗阶段从外科手术医师到内科肿瘤学专家到肿瘤放射治疗专家不能只顾自己工作（辅助治疗可能发生），需协同工作

当新辅助治疗第一次作为对手术第一方案的不同方案提出时，一些外科医生对其安全性和可行性提出了质疑。最重要的担心为局限期胰腺癌患者可能出现局部疾病进展导致不能施行潜在治愈性外科手术治疗，外科治疗的"机会窗"可能会丢失。在过去10年，随着新辅助治疗的经验的改善，治疗期间局部疾病进展还没出现。对在可切除的胰腺癌（在这些研究中对可切除的定义很宽泛的）患者中进行的新辅助治疗研究进行最大的联合分析表明，<1%的入组患者在新辅助治疗后（预期手术之前）重新分期时发现单独的局部疾病进展[24-25]。如果在新辅助治疗期间或之后出现疾病进展，进展部位常为远处转移，比如肝脏、腹膜和肺。另外，理论上关于新辅助治疗毒性反应和治疗相关不良反应导致的手术并发症和死亡也没有观察到[24-26]。事实上，由于新辅助治疗后胰酶分泌减少，胰腺变得更加致密，胰腺切除术相关的最常见的严重不良反应胰瘘的发生率在新辅助治疗后出现下降[21-23]。关于治疗相关的总体并发症，一项NSQIP数据库的近期分析表明，接受新辅助治疗的患者对比首选外科手术的患者，30 d死亡率和术后并发症发生率没有差别[27]。

重要的是多学科综合治疗是成功实施新辅助治疗的基石。多学科综合治疗团队范围极广，包括肿瘤内科、外科、肿瘤放射治疗专家、影像诊断专家、高级内镜专家、遗传学顾问、营养医师和内分泌专家在开始新辅助治疗之前，所有患者均应将其资料在多学科综合治疗会议上复习，以制定最佳治疗方案，并在开始任何初始治疗前确立疗程。我们发现如果多学科综合治疗团队中的所有成员能参与并熟悉多学科综合治疗的基本原则（细节如下），患者的护理和治疗会更佳。

4　原则1：影像学判断疾病临床分期

处理胰腺癌第一和最重要的一步是判断疾病临床分期和病理学确诊。所有疾病特异性和分期特异性治疗计划均基于这一步。对胰腺癌而言，重要的是采用标准、客观的影像学指标作为临床分期依据。现代影像学检查技术已经使胰腺癌临床分期产生了革命性变化。在多排CT出现之前，超过30%术前认为可手术的胰腺癌患者由于术中发现存在转移性疾病或局部肿瘤侵犯血管而不能手术[28]。目前，精确、客观的解剖学影像标准被用于评价肿瘤—血管关系和临床分期（表3）。胰腺癌可大概分为不可手术（转移性或局部进展期）和可手术[接近可切除（BIL）和可切除]两类。大多数转移性疾病表现为腹水/腹膜种植、肝、肺转移。无转移性疾病时，临床分期基于原发肿瘤与邻近组织结构的关系。一般来说，任何肿瘤邻近（肿瘤—血管相接界面≤180°）或包

表3　Wisconsin医学院胰腺癌多学科工作组可切除性判定标准

可切除

　　肿瘤—动脉关系：无影像学证据表明邻近动脉（腹腔干，肠系膜上动脉或肝动脉）

　　肿瘤—静脉关系：肿瘤导致肠系膜上静脉，门静脉或肠系膜上静脉–门静脉狭窄≤50%

邻近可切除

　　动脉：肿瘤邻近肠系膜上动脉或腹腔干≤180°，肿瘤邻近或小段包绕（>180°）肝动脉

　　静脉：肿瘤导致肠系膜上静脉，门静脉或肠系膜上静脉–门静脉汇合处狭窄>50%。肠系膜上静脉、门静脉、肠系膜上静脉–门静脉汇合处小段梗阻并有合适的门静脉（上段）和肠系膜上静脉（下段）行安全的血管重建

　　胰腺癌外病灶：CT扫描可疑但不能确诊的转移性疾病（如，由于太小而不能定性的不确定的肝脏病灶）

局部进展期

　　动脉：肿瘤邻近（>180°）肠系膜上动脉或腹腔干

　　静脉：肠系膜上静脉、门静脉或肠系膜上静脉–门静脉汇合处梗阻而肿瘤上下无合适的血管行血管重建（近端或远端无行血管重建的靶标）

　　胰腺外病灶：无腹膜、肝脏、腹腔外转移的证据

转移性疾病

　　腹膜或远处转移

绕（>180°）腹腔干，肝总动脉或肠系膜上动脉应视为立即手术的禁忌证。满足如下标准应认为局部进展期，不可手术：①肿瘤包绕肠系膜上动脉或腹腔干，也即包绕血管周长>180°；②肠系膜上静脉、门静脉汇合处梗阻无法行静脉重建（图1）。肿瘤邻近肠系膜上动脉、腹腔干而没有包绕，或小段包绕肝动脉可认为邻近可切除

（图2）[29]。另外，肿瘤导致肠系膜上静脉/门静脉>50%狭窄或小段闭塞可行血管重建也应认为邻近可切除。目前认为更多的肿瘤-血管毗邻更适合被认为邻近可切除，特别是采用新辅助治疗而不是首选外科治疗时[30]。最后，一些研究中心对那些有影像学不能确定为转移病灶的（通常病变太小而不能精确定性）患者，即使没有

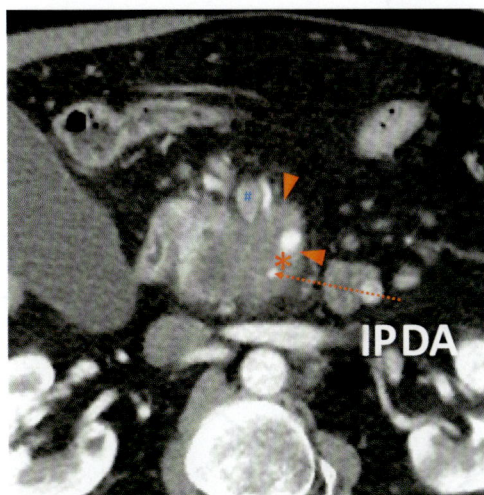

图1　局部进展期胰腺癌

*标注肠系膜上动脉，箭头代表高密度肿瘤包绕（>180°）肠系膜上动脉。IPDA，胰十二指肠下前动脉。

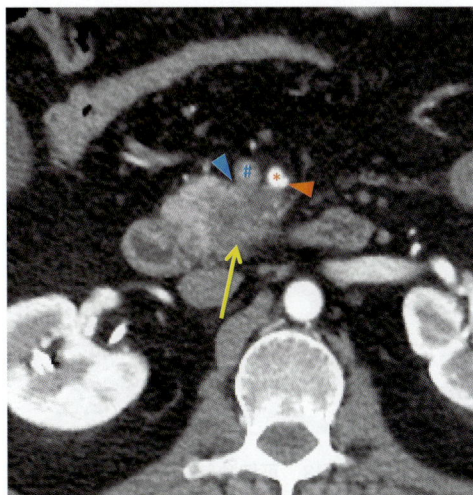

图2　邻近可切除胰腺癌

#标注肠系膜上静脉，*标注肠系膜上动脉。注意高密度肿瘤同时邻近肠系膜上动脉和肠系膜上静脉。

邻近肠系膜上动脉或静脉狭窄，也认为邻近可切除[31]。影像学胰腺癌可切除标准：①无肿瘤-动脉邻近或包绕；②肠系膜上静脉/门静脉<50%狭窄（图3）。

对疑诊胰腺癌患者首选的初始诊断处理流程总结于图4。对胰腺癌发现和分期最重要的单一影像学诊断工具是CT扫描。目前的多排CT采用二期扫描技术，静脉注射对比剂30 s后采集动脉期影像，注射大约1 min后采集门脉期影像。快速静脉注射对比剂可使胰腺和肠系膜血管最大程度强化[10]。至少需要行2期对比增强螺旋扫描。第1期（动脉期）扫描从横膈至十二指肠水平部，判断肿瘤与邻近动脉的关系并了解有无动脉解剖异常。动脉期影像用于显示原发肿瘤并最佳地评估肿瘤-动脉关系。动脉期影像可区分低密度腺癌和动脉期富血供的胰腺神经内分泌肿瘤。第2期（静脉期）用于判断肿瘤与邻近静脉结构（肠系膜上静脉、门静脉和脾静脉）的关系并发现局部区域淋巴结转移和远处器官转移（主要是肝脏）。多排对比增强CT为临床分期提供了最好的综合评估。对临床怀疑转移但难以确定的病灶可进一步选择额外的影像学检查比如磁共振成像（MRI）和正电子发射显像（PET）。

一个对患者生存及相应分期有重要影响的非解剖学因素是患者的体能状态。尤其是在胰腺癌患者中，仅因体能状态不同，患者生存即可产生巨大差异[32-34]。在一项研究中，超过3 000例进展期胰腺癌患者接受了各种不同的新型研究药物治疗，KPS评分<70%的患者中位生存

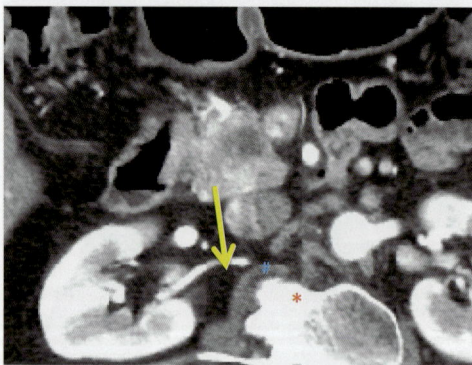

图3 可切除胰腺癌

#标注肠系膜上静脉，*标注肠系膜上动脉。胰头部高密度肿块，胰腺与肠系膜上静脉之间脂肪间隙存在。肿瘤没有侵犯肠系膜上动脉。

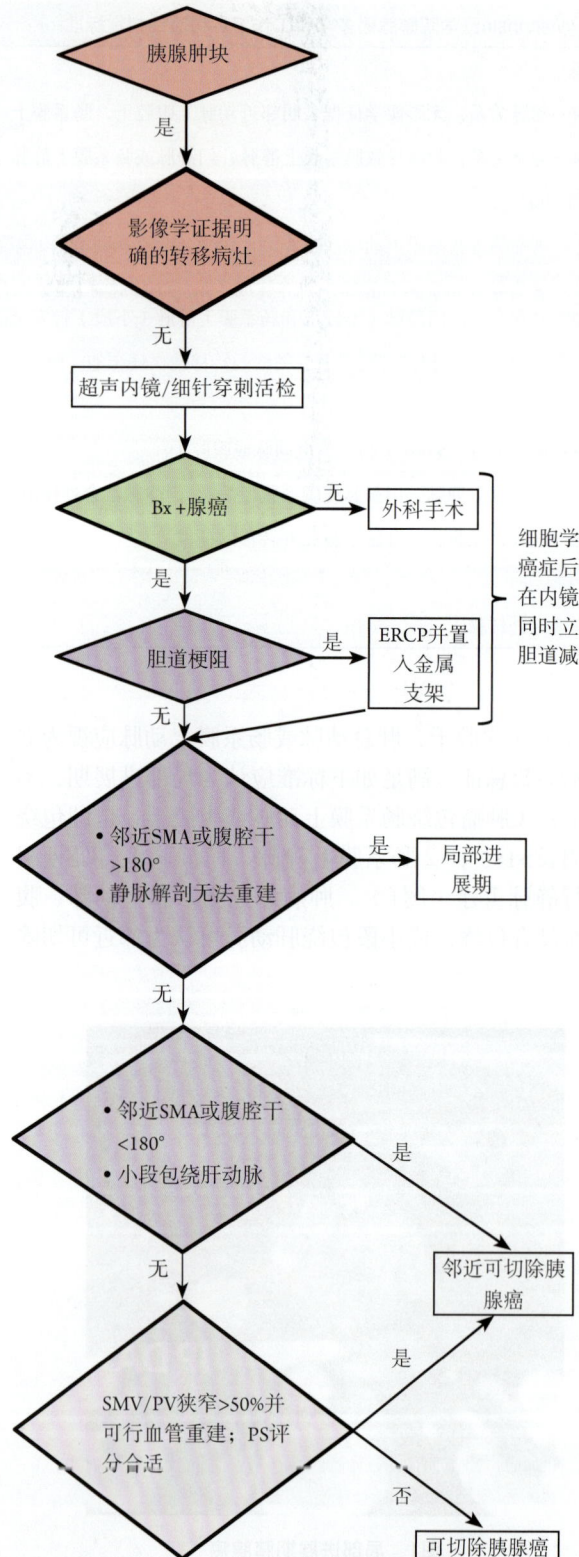

图4 胰腺癌临床分期判定流程

期2.4个月，而KPS评分≥70%的患者中位生存期可达到5.5个月[34]。KPS评分≥70%的患者中位至疾病进展时间也显著延长。这些发现与CALGB 80303研究结果一致。在这项研究中，东部肿瘤协作组织（ECOG）体能状态评分0~1分患者中位生存期4.8~7.9个月，对照组ECOG体能状态评分2分患者中位生存期只有2.9个月[32]。由于降低的体能状态评分与疾病进展和死亡风险增高相关，体能状态评分被提出作为评价邻近可切除胰腺癌患者临床状态的额外指标，即使在解剖学可切除的胰腺癌患者也是一样[31]。

5　原则2：协调内镜操作和建立持久胆道引流通道

任何患者全身治疗或放射治疗前必须病理确诊恶性。可接受手术切除的局限期胰腺癌患者，首选超声内镜引导下细针穿刺活检（EUS-FNA）。超声内镜引导下细针穿刺活检（EUS-FNA）敏感性可达85%~90%。由于肿瘤大小和内镜专家经验的差异，潜在假阴性率可高达15%。超声内镜操作时一位细胞病理学专家实时在场确保操作结束前取得细胞学诊断可尽量减少假阴性率。当细针穿刺活检标本由一位经验丰富的细胞病理学专家检查时，极少出现假阴性，但也可能出现，尤其在肿瘤体积太小时。因此，若超声内镜引导下细针穿刺活检病理标本为阴性时不能排除恶性病变的存在，对可疑恶性病变的患者，重复超声内镜引导下细针穿刺活检可提高结果阳性率。若患者存在黄疸而超声内镜不能辨认肿块时，可行ERCP下胆汁刷片活检接着置入塑料支架（当拟诊恶性病变的标本难以获取时我们更倾向选择方便移除的支架）。活检可导致胰腺炎，导致胰腺和胰周组织解剖结构改变，最终导致高估疾病临床分期，因此，在尝试任何内镜操作（EUS或ERCP）前应先获取高质量CT影像，这一点非常重要。

尽管不是分期必要，存在黄疸的患者在开始新辅助治疗前需要行ERCP下胆道减压。在使用少数几种化疗药物时必须保持适当的肝功能，这就需要行胆道引流和缓解高胆红素血症[25]。多数情况下，如果在行超声内镜检查时细胞学检查可确认恶性，可立即行ERCP下金属支架置入提供更持久的胆道减压。关于这一点，大型单中心经验表明自膨胀金属支架不影响后续手术切除[35]。另外，金属支架在新辅助治疗期间显示了比塑料支架更好的耐用性，其发生支架梗阻概率只有7%，而塑料支架可高达45%[36]。

6　原则3：重要的临床治疗反应定义

在精确的临床分期后，改善不同的新辅助治疗并延长持续治疗时间的目的是治疗影像学隐匿的微小转移灶（在大多数患者中出现）并取得最大程度上的局部控制。重要的是，治疗反应的评价是非常重要的，应该在任何治疗结束后评价。在局限期胰腺癌患者中，即不存在可测量的胰腺外病灶情况下，定义治疗反应是非常有挑战性的，在Wisconsin医学院，治疗反应评价使用如下3条重要标准：①有无临床获益（比如，疼痛有无缓解）；②CT发现的稳定或缓解病灶 vs. 疾病进展（横断面肿瘤直径改变）；③血清糖类抗原19-9（CA19-9）水平改变。如果患者一般情况改善，血清CA19-9水平下降，表明胰腺外微转移灶很可能对治疗敏感。基于这一假说，临床获益和CA19-9水平作为治疗反应替代标记。尽管现代化疗方案比如FOLFIRINOX（5-氟尿嘧啶、奥沙利铂、伊立替康和亚叶酸钙）和吉西他滨/纳米白蛋白结合型紫杉醇在更高分期的进展期疾病中可获得30%~40%有效率，大多数局限期胰腺癌患者肿瘤大小只有轻到中度改变[9,37-39]。而且，尽管肿瘤总体大小可出现缩小，肿瘤与邻近血管的关系通常不会改变。临床分期的改变反映了新辅助治疗使局部肿瘤-血管解剖改变，而据报道这仅出现在<1%的病例中[37]。因此，再次分期的影像学检查用于：①识别肿瘤进展，不管是局部进展还是远处转移，都将改变临床治疗方案；②使手术治疗方案更顺利。重要的是，仔细分析影像学检查结果有助于制定详细的术前计划，尤其是预期行血管重建时。特别重要的是，血管切除应为术前计划而不是由于术中血管损伤而做的紧急处理。非预期的血管损伤会影响手术切除的完整性，最终导致手术切缘阳性[40-41]。

CA19-9已被证明是胰腺癌患者一个有用的预后指标。既往报道，新辅助治疗后CA19-9下降与总生存密切相关。新辅助治疗后CA19-9下降超过50%与患者总生存改善相关[42-43]。重要的是，新辅助治疗和胰腺切除术后CA19-9正常的患者预后明显改善，中位生存期可达46个月。同等重要的是，新辅助治疗后CA19-9水平升高与疾病进展相关。尽管大多数患者在新辅助治疗后CA19-9水平下降，将近20%患者会出现CA19-9水平升高，在这些CA19-9升高的患者中，50%可发现转移性疾病[44]。因此，对新辅助治疗后CA19-9水平升高的患者，临床医师在手术之前应行扩展影像学检查（肝脏MRI或PET）。

7 原则4：确立分期特异性治疗方案

7.1 可切除胰腺癌

除外临床试验，可切除胰腺癌患者新辅助治疗方案可行单独化疗或同期放、化疗。如采用同期放、化疗，建议采用吉西他滨联合放射治疗（图5A）。治疗方案采用Evans和其同事报道的新辅助治疗方案的改良方案：放疗采用标准分割方式（1.8 Gy/d，M-F，28 f），总剂量50.4 Gy，同期每周采用吉西他滨化疗，吉西他滨400 mg/m²，第1天（可提前2 d至延后1 d）固定速度静滴超过40 min[25]。能完成该方案全部治疗并手术切除患者，中位生存期可达将近3年[24]。最后一次放疗结束后4周采用胰腺诊断CT重新分期，对没有病变进展的患者采取手术切除。最近关于FOLFIRINOX和吉西他滨/纳米白蛋白结合型紫杉醇方案在晚期胰腺癌中显示疗效的报道[38-39]引起了人们将这2个方案应用到局部晚期胰腺癌尤其是邻近可切除病变中的极大热情[26,45-46]。由于采用同期放、化疗还存在争议，接近2个月的FOLFIRINOX或吉西他滨/纳米白蛋白结合型紫杉醇治疗方案理论上也可作为可切除的胰腺癌患者新辅助治疗的替代方案选择。

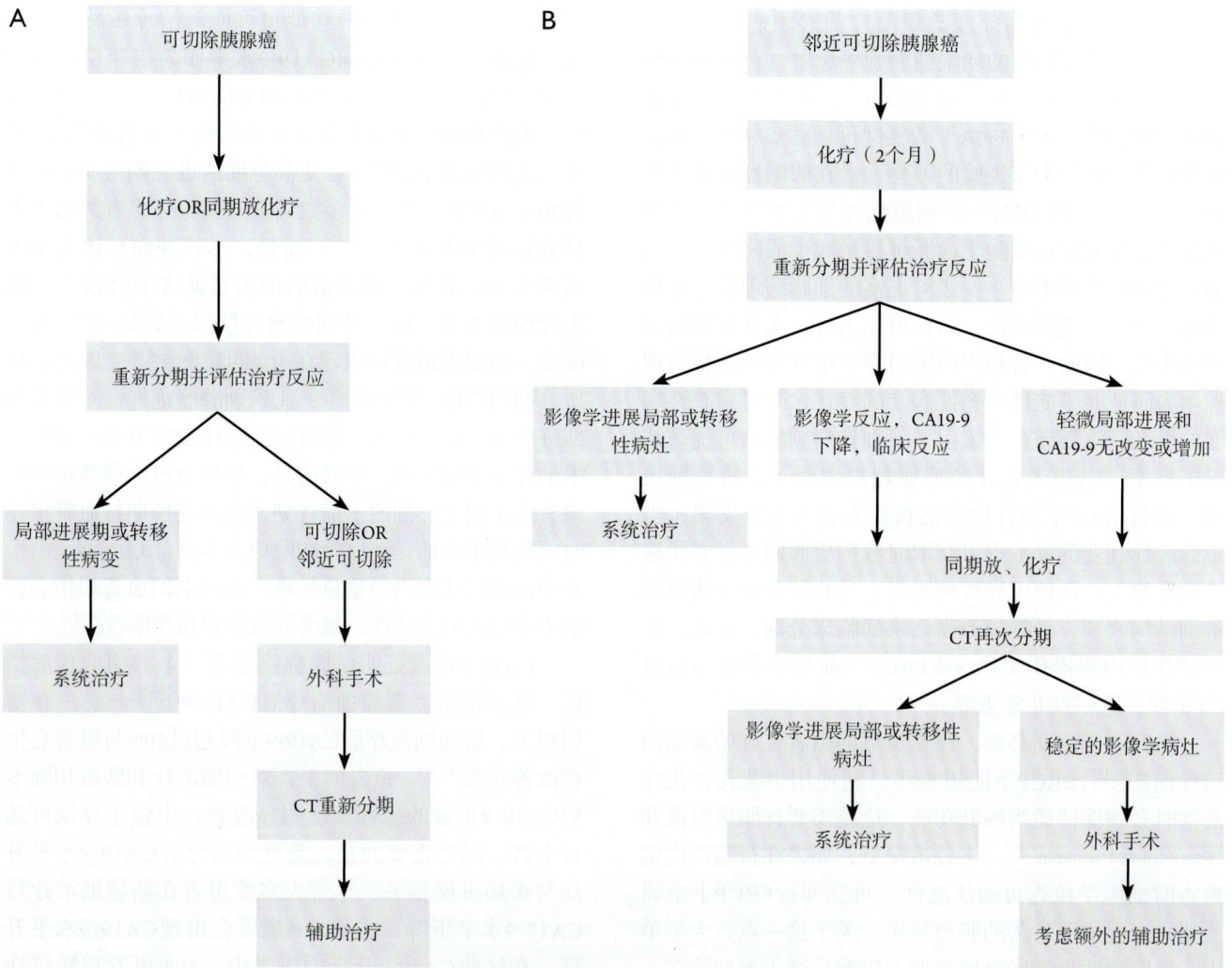

图5 可切除（A）和邻近可切除（B）胰腺癌治疗流程
CA19-9，糖类抗原19-9。

7.2　邻近可切除胰腺癌

邻近可切除胰腺癌患者与可切除患者有以下几点不同：①出现影像学隐匿的远处转移性病灶风险更高；②由于肿瘤邻近动脉，手术切缘阳性率最高；③需要进行更复杂的手术通常包括血管切除和重建；④更大的可能是，尽管手术团队尽了最大的努力，手术也可能不会给患者带来肿瘤学获益。由于这些原因，研究者们已经运用了更强的选择标准，包括更长的诱导治疗阶段，通常包括化疗序贯同期放、化疗再考虑手术。对肿瘤邻近动脉至少希望杀灭外周肿瘤病灶获取阴性切缘的患者，诱导治疗阶段的同期放、化疗显得特别重要。

对邻近可切除的胰腺癌患者，我们更倾向选择如下新辅助治疗方案：初始2个月系统化疗，序贯同期放、化疗（图5B）。初始系统化疗方案由最开始选择吉西他滨为主的方案到目前考虑FOLFIRINOX、GTX、吉西他滨/纳米白蛋白结合型紫杉醇或其他联合治疗方案[26,39,47-50]。系统化疗后重新分期，重点注意治疗反应指标（临床症状、影像学检、生化指标）。值得一提的是，在患者对单独化疗无反应时（且没有远处转移证据），我们的经验是直接采取同期放、化疗（方案同上）尽量降低患者化疗后局部进展风险。邻近可切除胰腺癌序贯治疗的目标是既要治疗可疑（影像学隐匿性）播散病灶而不延误手术第一策略强调的手术，又要同时避免局部病灶进展，不牺牲外科手术切除原发病灶的机会窗口期。2个月化疗后疾病稳定患者[CT影像学无改变，CA19-9轻度（或没有）下降]应该更换治疗方案为同期放、化疗，而不是接受二线化疗，因为二线化疗会增加肿瘤局部进展风险。由于治疗进步，可选择治疗方案增加，这条建议可能有所变化。重要的是，对局限期胰腺癌患者来说，我们可能正在进入一个新的世纪，全身治疗虽然进步很小，但在临床上能够拥有显著的疗效，远处转移率降低，患者生存期延长，更多的患者由于生存时间足够长，经历局部-区域病灶复发/进展带来的一些有挑战性的症状，而我们目前几乎没有处理经验。由于积极的外科手术和包括同期放、化疗的多学科综合治疗手段的应用，具有重要临床意义的局部-区域复发可以被预防，所以局部疾病控制的重要性，尤其在潜在可切除患者中，无论怎样强调都不过分。

8　原则5：避免在高风险患者中开展高风险手术

完成新辅助治疗后，在术前再次分期中，再次仔细评估患者体能状态和合并症非常重要。一些研究已经表明，体能状态差和存在未控制的合并症患者术后并发症的发生率和死亡率增高[51-53]。术前生理压力有助于识别/暴露弱生理储备患者，这些患者可能耐受不了大型手术。不能耐受诱导治疗的患者通常耐受不了5~7 h的手术，也难以恢复至诊断前的生活自理水平。不经过诱导治疗阶段的"压力测试"而在初始诊断时识别这些患者非常困难——由于缺少序贯新辅助治疗带来的选择优势，手术第一策略可导致更高的并发症和死亡率。经历诱导治疗，临床医生可更准确判断患者耐受大型手术的生理承受力。可能更重要的是，新辅助治疗后，患者和家属对疾病有更深入的理解，被更好地告知（比刚诊断后1~2周内），对临床医生的建议有更了更专业的认识来接受或反对手术治疗。

根据目前的经验，完成了新辅助治疗但没有接受手术治疗的老年患者（由于重新分期时疾病进展或治疗毒副反应和潜在的并发症导致的体能状态下降），不论未接受手术的原因，中位总生存时间一致。由于并发症或未能从治疗相关的毒性及不良反应中恢复导致的体能状态下降与出现转移性疾病一样，均是预后不良的指标。这进一步证实了之前报道的实体肿瘤患者体能状态评分对抗肿瘤治疗疗效和总生存期的重要影响[54]。

9　结论

与大多数其他实体器官肿瘤不同的是，局限期胰腺癌患者序贯治疗顺序仍存在很大的争议。过去30多年来局限期胰腺癌生存获益有限（临床获益不明显），部分由于目前临床医生团队不能精确判断患者临床分期，这导致了手术在局部进展期和远处转移性胰腺癌患者的滥用。与手术第一方案不同，新辅助治疗可指导选择适宜手术的患者并帮助识别治疗期间疾病进展的患者，对这些患者行外科手术几乎没有肿瘤学获益。考虑在大多数患者中，外科手术对胰腺癌的自然病程只起到了一定作用，新辅助治疗正得到各专业临床医生的支持，并将成为将来大多数局限期胰腺癌多学科综合治疗研究的支柱。

致谢

感谢威斯康星医学院外科系的医疗创新和研究关怀基金（We Care Fund for Medical Innovation and Research）、罗纳德伯克兰艾希胰腺癌研究基金（Ronald Burkland Eich Pancreatic Cancer Research Fund）和Lockton胰腺癌研究基金的支持。感谢来自美国癌症协会的机构研究基金#86-004-26的支持。感谢Wendy Behrs对稿件准备的帮助。感谢勇敢的患者和家庭为我们的 MCW胰腺癌计划提供经验，并强调了多模式护理的重要性。

资助：美国癌症协会试点资助，医疗创新和研究的医疗基金，罗纳德伯克兰艾希胰腺癌研究基金。

声明

本文作者宣称无任何利益冲突。

参考文献

[1] Rahib L, Smith BD, Aizenberg R, et al. Projecting cancer incidence and deaths to 2030: the unexpected burden of thyroid, liver, and pancreas cancers in the United States. Cancer Res 2014; 74: 2913-2921.

[2] Stat Fact Sheet: Pancreas Cancer [10/30/2013]. Available online: http://seer.cancer.gov/statfacts/html/pancreas.html

[3] Winter JM, Brennan MF, Tang LH, et al. Survival after resection of pancreatic adenocarcinoma: results from a single institution over three decades. Ann Surg Oncol 2012; 19: 169-175.

[4] Sohal DP, Walsh RM, Ramanathan RK, et al. Pancreatic adenocarcinoma: treating a systemic disease with systemic therapy. J Natl Cancer Inst 2014; 106: dju011.

[5] Iacobuzio-Donahue CA, Fu B, Yachida S, et al. DPC4 gene status of the primary carcinoma correlates with patterns of failure in patients with pancreatic cancer. J Clin Oncol 2009; 27: 1806-1813.

[6] Gnerlich JL, Luka SR, Deshpande AD, et al. Microscopic margins and patterns of treatment failure in resected pancreatic adenocarcinoma. Arch Surg 2012; 147: 753-760.

[7] Tempero MA, Arnoletti JP, Behrman S, et al. Pancreatic adenocarcinoma. J Natl Compr Canc Netw 2010; 8: 972-1017.

[8] Appel BL, Tolat P, Evans DB, et al. Current staging systems for pancreatic cancer. Cancer J 2012; 18: 539-549.

[9] Tran Cao HS, Balachandran A, Wang H, et al. Radiographic tumor-vein interface as a predictor of intraoperative, pathologic, and oncologic outcomes in resectable and borderline resectable pancreatic cancer. J Gastrointest Surg 2014; 18: 269-278; discussion 278.

[10] Raman SP, Horton KM, Fishman EK. Multimodality imaging of pancreatic cancer-computed tomography, magnetic resonance imaging, and positron emission tomography. Cancer J 2012; 18: 511-522.

[11] Kalser MH, Ellenberg SS. Pancreatic cancer. Adjuvant combined radiation and chemotherapy following curative resection. Arch Surg 1985; 120: 899-903.

[12] Klinkenbijl JH, Jeekel J, Sahmoud T, et al. Adjuvant radiotherapy and 5-fluorouracil after curative resection of cancer of the pancreas and periampullary region: phase III trial of the EORTC gastrointestinal tract cancer cooperative group. Ann Surg 1999; 230: 776-782; discussion 782-784.

[13] Neoptolemos JP, Stocken DD, Friess H, et al. A randomized trial of chemoradiotherapy and chemotherapy after resection of pancreatic cancer. N Engl J Med 2004; 350: 1200-1210.

[14] Regine WF, Winter KW, Abrams R. RTOG 9704 a phase III study of adjuvant pre and post chemoradiation (CRT) 5-FU vs. gemcitabine (G) for resected pancreatic adenocarcinoma. J Clin Oncol 2006; 24: abstr 4007.

[15] Oettle H, Post S, Neuhaus P, et al. Adjuvant chemotherapy with gemcitabine vs observation in patients undergoing curative-intent resection of pancreatic cancer: a randomized controlled trial. JAMA 2007; 297: 267-277.

[16] Neoptolemos JP, Stocken DD, Bassi C, et al. Adjuvant chemotherapy with fluorouracil plus folinic acid vs gemcitabine following pancreatic cancer resection: a randomized controlled trial. JAMA 2010; 304: 1073-1081.

[17] Wu W, He J, Cameron JL, et al. The impact of postoperative complications on the administration of adjuvant therapy following pancreaticoduodenectomy for adenocarcinoma. Ann Surg Oncol 2014; 21: 2873-2881.

[18] Mayo SC, Gilson MM, Herman JM, et al. Management of patients with pancreatic adenocarcinoma: national trends in patient selection, operative management, and use of adjuvant therapy. J Am Coll Surg 2012; 214: 33-45.

[19] Evans DB, Rich TA, Byrd DR, et al. Preoperative chemoradiation and pancreaticoduodenectomy for adenocarcinoma of the pancreas. Arch Surg 1992; 127: 1335-1339.

[20] Pilepich MV, Miller HH. Preoperative irradiation in carcinoma of the pancreas. Cancer 1980; 46: 1945-1949.

[21] Takahashi H, Ogawa H, Ohigashi H, et al. Preoperative chemoradiation reduces the risk of pancreatic fistula after distal pancreatectomy for pancreatic adenocarcinoma. Surgery 2011; 150: 547-556.

[22] Raut CP, Evans DB, Crane CH, et al. Neoadjuvant therapy for resectable pancreatic cancer. Surg Oncol Clin N Am 2004; 13:

639-661.ix.

[23] Willett CG, Lewandrowski K, Warshaw AL, et al. Resection margins in carcinoma of the head of the pancreas. Implications for radiation therapy. Ann Surg 1993; 217: 144-148.

[24] Evans DB, Varadhachary GR, Crane CH, et al. Preoperative gemcitabine-based chemoradiation for patients with resectable adenocarcinoma of the pancreatic head. J Clin Oncol 2008; 26: 3496-3502.

[25] Varadhachary GR, Wolff RA, Crane CH, et al. Preoperative gemcitabine and cisplatin followed by gemcitabine-based chemoradiation for resectable adenocarcinoma of the pancreatic head. J Clin Oncol 2008; 26: 3487-3495.

[26] Christians KK, Tsai S, Mahmoud A, et al. Neoadjuvant FOLFIRINOX for borderline resectable pancreas cancer: a new treatment paradigm? Oncologist 2014; 19: 266-274.

[27] Cooper AB, Parmar AD, Riall TS, et al. Does the use of neoadjuvant therapy for pancreatic adenocarcinoma increase postoperative morbidity and mortality rates? J Gastrointest Surg 2015; 19: 80-86; discussion 86-87.

[28] Friess H, Kleeff J, Silva JC, et al. The role of diagnostic laparoscopy in pancreatic and periampullary malignancies. J Am Coll Surg 1998; 186: 675-682.

[29] Varadhachary GR, Tamm EP, Abbruzzese JL, et al. Borderline resectable pancreatic cancer: definitions, management, and role of preoperative therapy. Ann Surg Oncol 2006; 13: 1035-1046.

[30] Evans DB, Farnell MB, Lillemoe KD, et al. Surgical treatment of resectable and borderline resectable pancreas cancer: expert consensus statement. Ann Surg Oncol 2009; 16: 1736-1744.

[31] Katz MH, Pisters PW, Evans DB, et al. Borderline resectable pancreatic cancer: the importance of this emerging stage of disease. J Am Coll Surg 2008; 206: 833-846; discussion 846-848.

[32] Kindler HL, Niedzwiecki D, Hollis D, et al. Gemcitabine plus bevacizumab compared with gemcitabine plus placebo in patients with advanced pancreatic cancer: phase III trial of the Cancer and Leukemia Group B (CALGB 80303). J Clin Oncol 2010; 28: 3617-3622.

[33] Louvet C, Labianca R, Hammel P, et al. Gemcitabine in combination with oxaliplatin compared with gemcitabine alone in locally advanced or metastatic pancreatic cancer: results of a GERCOR and GISCAD phase III trial. J Clin Oncol 2005; 23: 3509-3516.

[34] Storniolo AM, Enas NH, Brown CA, et al. An investigational new drug treatment program for patients with gemcitabine: results for over 3000 patients with pancreatic carcinoma. Cancer 1999; 85: 1261-1268.

[35] Mullen JT, Lee JH, Gomez HF, et al. Pancreaticoduodenectomy after placement of endobiliary metal stents. J Gastrointest Surg 2005; 9: 1094-1104; discussion 1104-1105.

[36] Aadam AA, Evans DB, Khan A, et al. Efficacy and safety of self-expandable metal stents for biliary decompression in patients receiving neoadjuvant therapy for pancreatic cancer: a prospective study. Gastrointest Endosc 2012; 76: 67-75.

[37] Katz MH, Fleming JB, Bhosale P, et al. Response of borderline resectable pancreatic cancer to neoadjuvant therapy is not reflected by radiographic indicators. Cancer 2012; 118: 5749-5756.

[38] Von Hoff DD, Goldstein D, Renschler MF. Albumin-bound paclitaxel plus gemcitabine in pancreatic cancer. N Engl J Med 2014; 370: 479-480.

[39] Conroy T, Desseigne F, Ychou M, et al. FOLFIRINOX versus gemcitabine for metastatic pancreatic cancer. N Engl J Med 2011; 364: 1817-1825.

[40] Ravikumar R, Sabin C, Abu Hilal M, et al. Portal vein resection in borderline resectable pancreatic cancer: a United Kingdom multicenter study. J Am Coll Surg 2014; 218: 401-411.

[41] Smoot RL, Christein JD, Farnell MB. Durability of portal venous reconstruction following resection during pancreaticoduodenectomy. J Gastrointest Surg 2006; 10: 1371-1375.

[42] Boone BA, Steve J, Zenati MS, et al. Serum CA19-9 response to neoadjuvant therapy is associated with outcome in pancreatic adenocarcinoma. Ann Surg Oncol 2014; 21: 4351-4358.

[43] Katz MH, Varadhachary GR, Fleming JB, et al. Serum CA19-9 as a marker of resectability and survival in patients with potentially resectable pancreatic cancer treated with neoadjuvant chemoradiation. Ann Surg Oncol 2010; 17: 1794-1801.

[44] Aldakkak M, Christians, KK, et al. Pre-Treatmet CA19-9 Does Not Predict the Response to Neoadjuvat Therapy in Patients with Localized Pancreatic Cancer. HPB 2015. Available online: http://onlinelibrary.wiley.com/journal/10.1111/(ISSN)1477-2574

[45] Mahaseth H, Brutcher E, Kauh J, et al. Modified FOLFIRINOX regimen with improved safety and maintained efficacy in pancreatic adenocarcinoma. Pancreas 2013; 42: 1311-1315.

[46] Ferrone CR, Marchegiani G, Hong TS, et al. Radiological and surgical implications of neoadjuvant treatment with FOLFIRINOX for locally advanced and borderline resectable pancreatic cancer. Ann Surg 2015; 261: 12-17.

[47] Fine RL, Fogelman DR, Schreibman SM, et al. The gemcitabine, docetaxel, and capecitabine (GTX) regimen for metastatic pancreatic cancer: a retrospective analysis. Cancer Chemother Pharmacol 2008; 61: 167-175.

[48] Von Hoff DD, Ramanathan RK, Borad MJ, et al. Gemcitabine plus nab-paclitaxel is an active regimen in patients with advanced pancreatic cancer: a phase I/II trial. J Clin Oncol 2011; 29: 4548-4554.

[49] Kim EJ, Ben-Josef E, Herman JM, et al. A multi-institutional

phase 2 study of neoadjuvant gemcitabine and oxaliplatin with radiation therapy in patients with pancreatic cancer. Cancer 2013；119：2692-2700.

[50] Pilgrim CH，Tsai S，Tolat P，et al. Optimal management of the splenic vein at the time of venous resection for pancreatic cancer：importance of the inferior mesenteric vein. J Gastrointest Surg 2014；18：917-921.

[51] Cohen ME，Bilimoria KY，Ko CY，et al. Effect of subjective preoperative variables on risk-adjusted assessment of hospital morbidity and mortality. Ann Surg 2009；249：682-689.

[52] Scarborough JE，Bennett KM，Englum BR，et al. The impact of functional dependency on outcomes after complex general and vascular surgery. Ann Surg 2015；261：432-437.

[53] Robinson TN，Eiseman B，Wallace JI，et al. Redefining geriatric preoperative assessment using frailty，disability and co-morbidity. Ann Surg 2009；250：449-455.

[54] Miura JT，Krepline AN，George B，et al. Treatment Sequencing in Patients with Pancreatic Cancer：The Use of Neoadjuvant Therapy in Those 75 Years of Age and Older. Surgery 2015. In Press.

译者：李跃军，湖南省直中医院肿瘤三科
审校：李梅影，中国医学科学院肿瘤医院

Cite this article as: Fathi A, Christians KK, George B, Ritch PS, Erickson BA, Tolat P, Johnston FM, Evans DB, Tsai S. Neoadjuvant therapy for localized pancreatic cancer: guiding principles. J Gastrointest Oncol 2015;6(4):418-429. doi: 10.3978/j.issn.2078-6891.2015.053

第三十一章 胰腺癌辅助治疗新策略

Tolutope Oyasiji[1], Wen Wee Ma[2]

[1]Department of Surgical Oncology, [2]Department of Medicine, Roswell Park Cancer Institute, Buffalo, NY 14263, USA
Correspondence to: Wen Wee Ma. Department of Medicine, Roswell Park Cancer Institute, Elm & Carlton Streets, Buffalo, NY 14263, USA. Email: WenWee.Ma@RoswellPark.org.

摘要： 目前，胰腺癌根治术后辅助治疗包括化疗和同期放化疗。尽管采用了吉西他滨或氟尿嘧啶的全身化疗等多学科治疗模式，胰腺癌患者中位生存期仍仅约为20个月。一些临床随机研究正在评估在晚期患者取得较好效果的细胞毒药物联合方案，如FOLFIRINOX、吉西他滨/白蛋白紫杉醇、吉西他滨/卡培他滨等用于辅助治疗的价值。早期临床研究显示，利用基因工程细胞疫苗的免疫治疗在可切除胰腺癌患者中取得较好疗效。同时针对algenpantucel-L疫苗应用的评估也进入临床研究阶段。本综述将重点关注临床研究中辅助治疗的新策略。

关键词： 胰腺癌；辅助治疗；疫苗；免疫治疗

View this article at: http://dx.doi.org/10.3978/j.issn.2078-6891.2015.031

1 导言

胰腺癌是一种治疗非常困难的恶性肿瘤，在全球的年病死率几乎等于发病率[1]。大多数患者初诊时已出现远处转移或处于局部晚期无法接受手术切除，难以获得根治[2]。只有一小部分患者（10%~20%）初诊时有机会接受手术切除治疗，但其中约80%的患者可能在术后2年内复发。在手术联合辅助治疗模式下，可切除胰腺癌患者的5年生存率也仅有20%。此外，分子检测显示，胰腺癌患者标本的基因具有高度异质性，每个肿瘤标本都有多个不同的基因异常表达[3]。在这里，我们将简要回顾目前标准的辅助治疗以及一些正在进行临床研究的治疗新策略（表1）。"可能切除"的胰腺癌患者越来越多地采用新辅助或术前治疗来改善手术切除率和生存预后。然而，这部分患者所进行的新辅助治疗的获益与最佳治疗模式仍需随机对照研究进一步评估，这部分内容不在本文的讨论范围内。

2 胰腺癌的辅助治疗

随机临床研究显示术后辅助治疗使胰腺癌患者生存获益。胃肠肿瘤研究组（Gastrointestinal Tumor Study Group，GITSG）研究显示根治性术后的胰腺癌患者接受氟尿嘧啶（fluorouracil，5-FU）化疗跟对照组相比可以提高中位生存时间（overall survival，OS）（20个月 *vs.* 11个月）[4]。欧洲癌症治疗研究组织（EORTC）胃肠肿瘤协作组的研究也显示，辅助放化疗与单纯手术相比可以延长患者术后生存期（24.5个月 *vs.* 19个月；$P=0.208$）[5]。

首个胰腺癌辅助治疗CONKO-001临床研究显示了吉西他滨全身化疗较对照组可以延长胰腺十二指肠切除

表 1 胰腺癌术后辅助治疗新策略

临床研究	方案
细胞毒药物	
RTOG-0848（NCT01013649）	吉西他滨 ± 厄洛替尼 ± 放化疗（注意：厄洛替尼组提前关闭）
ESPAC-4（UKCRN ID 4307）	吉西他滨 ± 卡培他滨
APACT（NCT01964430）	吉西他滨 ± 白蛋白紫杉醇
NEPAFOX（NCT02172976）	FOLFIRINOX vs. 吉西他滨（注意：包括初始可切及边界可切）
疫苗 / 免疫治疗	
GVAX（Ⅱ期，单臂）（NCT01595321）	GVAX + SBRT + FOLFIRINOX
Algenpantucel-L（NCT01072981）	SOC（吉西他滨 ±5-FU 放化疗）± Algenpantucel-L

除特殊说明外，所有的临床研究均为随机对照研究，SBRT，立体定向放射治疗；SOC，治疗标准；APACT，辅助胰腺癌研究；ESPAC，欧洲胰腺癌研究组。

术后患者的中位无病生存期（disease free survival，DFS）（13.4个月 vs. 6.9个月；P=0.001）和中位OS（22.1个月 vs. 20.2个月；P=0.06）[6]，长期随访发现DFS能得到持续地改善，患者生存获益有显著性差异 [风险指数（hazard ratio，HR）为0.76（95%CI：0.61~0.95）；P=0.01][7]。ESPAC-1试验旨在评价术后辅助放化疗在胰腺癌辅助治疗的价值，该研究采用2×2区组设计，入组病例随机分为单纯观察组、术后辅助放化疗组、单纯辅助化疗组以及辅助化疗联合放疗组[8]。这项研究饱受质疑，包括研究设计时统计检能效力不足及各研究中心放疗模式标准不统一。ESPAC-1的研究结果表明，接受辅助化疗的患者较未接受化疗的患者有更好的中位OS和5年生存率（20.1个月 vs. 15.5个月；21%和8%），但接受了联合放疗的患者对比未接受放化疗的患者并未取得生存获益。日本胰腺癌辅助治疗研究小组进行的一项随机研究表明，术后吉西他滨辅助治疗与单纯手术相比可以显著提高术后患者的DFS（11.4个月 vs. 5个月；HR：0.60，P=0.01），但OS无明显差异（22.3个月 vs. 18.4个月）[9]。正在进行的RTOG 0848研究结果（见下文）有望为辅助放化疗的作用再添有力证据。

吉西他滨和氟尿嘧啶类药物（如5-FU、卡培他滨）已经成为胰腺癌辅助治疗的一线药物[10]，一些临床研究也对这些药物的优势和耐受性进行了系统评价。ESPAC-3研究显示，虽然吉西他滨单药化疗毒性较低[11]，但与5-FU/亚叶酸钙静脉（推注）相比，患者的生存时间无显著性差异（中位OS为23个月 vs. 23.6个月；

HR 0.94，P=0.39）。而JASPAC-01研究结果显示，S-1（口服氟尿嘧啶制剂）辅助化疗与吉西他滨单药化疗相比可以延长2年生存率（70% vs. 53%）和无复发生存率（49% vs. 29%）[12]。5-FU持续输注给药一直被认为优于静脉推注，并且口服氟尿嘧啶制剂（如卡培他滨，S-1）能够取得与5-FU持续输注相似的药代动力学特征和疗效。因此，ESPAC-3和JASPAC-01的研究结果差异可能由不同给药方式产生的不同药代动力学特征引起，并非由5-FU的内在活性引起。

RTOG 9407研究比较了胰腺癌术后患者使用5-FU为基础的放化疗，联合5-FU或吉西他滨全身化疗的疗效。研究结果显示：给药方式为7 d连续输注，用药4周停2周，吉西他滨实验组较5-FU实验组有更好的生存结局，但无显著性差异（中位OS：20.5个月 vs. 17.1个月，5年OS：22%和18%）[13]。剂量强度更大的细胞毒化疗方案，如顺铂、表柔比星、吉西他滨联合5-FU的PEFG方案与标准单药化疗相比并未取得更好的生存期，且毒性及不良反应更大[14-15]。

3 胰腺癌辅助治疗的临床评估

既往胰腺癌辅助治疗多集中在评估化疗药物针对晚期胰腺癌患者的治疗价值上。但那些低毒性反应（如：疫苗）或靶向生物治疗（如：干细胞）的辅助治疗为晚期胰腺癌的辅助治疗提供了新的思路。与在晚期患者开展的化疗研究相比，则需要更多的资源投入。

3.1 吉西他滨为基础的方案

吉西他滨联合小分子表皮生长因子抑制药厄洛替尼的方案，在不可切除局部晚期或转移性胰腺癌患者中较吉西他滨单药化疗延长了2周的中位OS[16]。RTOG 0848研究评价了厄洛替尼用于可切除胰腺癌患者术后辅助治疗的疗效[17]。RTOG 0848研究是一项随机对照研究，旨在探讨厄洛替尼和/或放疗是否可以提高可切除胰腺癌患者的生存率，符合入组条件的患者根据淋巴结状态、CA19-9水平及手术切缘（R1，R0）进行分层，被随机（第1次随机）分入吉西他滨单药5周期（组1）或吉西他滨联合厄洛替尼5周期（组2），治疗结束后，没有出现疾病复发的患者被随机（第2次随机）分为额外1周期化疗（方案同前，组3）或1周期氟尿嘧啶化疗联合同期放疗（组4）。但随后的LAP-07研究结果显示厄洛替尼联合吉西他滨较吉西他滨单药在局部进展期胰腺癌患者中无明显生存获益（HR：1.19，95% CI：0.97~1.45；P=0.093）[18]，此外厄洛替尼联合吉西他滨组出现了更多的3/4级不良事件。所以RTOG 0848研究根据LAP-07研究的结果进行了修订，2014年初RTOG 0848研究方案进行了修改并中止了厄洛替尼联合吉西他滨组的入组（组2）。目前这项研究正在评估放疗联合同期氟尿嘧啶化疗是否可以改善可手术切除胰腺癌患者的生存率。

氟尿嘧啶是另一类在局部晚期或转移性胰腺癌中有效的抗肿瘤药物（如上所述）。卡培他滨是一种口服氟尿嘧啶类药物，具有与持续静脉输注5-FU相似的药代动力学与药理作用，具有较低的5-FU峰浓度和更长的暴露时间[19]。一项关于进展期胰腺癌的临床Ⅲ期研究显示，卡培他滨联合吉西他滨方案和吉西他滨单药相比可以改善患者PFS（HR：0.78；P=0.034），但OS获益无统计学差异（HR：0.86；P=0.08）。另外两项Meta分析显示卡培他滨联合吉西他滨方案（共935名患者）可以明显改善患者OS（HR：0.86，P=0.02）。EPSAC-4试验是一项Ⅲ期多中心随机临床研究，计划入组656例已切除胰腺肿瘤患者接受卡培他滨联合吉西他滨方案或吉西他滨单药治疗24周方案进行辅助治疗[20]。入组患者在胰腺癌根治术后12周内开始接受治疗。研究的主要目的是探讨联合化疗组是否可以较吉西他滨单药改善患者生存，次要目的包括化疗毒性对生活质量的影响。

纳米紫杉醇或者白蛋白结合型紫杉醇的药代动力学优于聚氧乙烯蓖麻油溶解形式的紫杉醇，其输注过敏反应和中性粒细胞减少的发生率更低[21]。在MPACT Ⅲ期临床研究中，白蛋白结合型紫杉醇联合吉西他滨方案与吉西他滨单药相比可以将转移性胰腺癌患者的中位OS从6.7个月延长到8.5个月（HR：0.72；P<0.001）[22]，联合治疗组的治疗有效率是单药组的3倍。一项关于胰腺癌化疗研究（APACT）的Ⅲ期临床研究将进一步探讨白蛋白紫杉醇的价值，该研究计划入组接近800名胰腺癌术后患者，患者根据切缘状态（R0，R1）、淋巴结状态和部位进行分层，随机分入白蛋白紫杉醇联合吉西他滨组或吉西他滨单药组治疗6个周期[23]，既往接受过新辅助化疗和放疗的患者将不被纳入此研究，研究主要的终点是DFS，同时也会对患者的生活质量进行评估。

3.2 FOLFIRINOX方案

联合5-FU/亚叶酸钙/伊立替康/奥沙利铂细胞毒药物的FOLFIRINOX方案是晚期胰腺癌化疗领域的一个里程碑。PRODIGE 4/ACCORD 11研究是一项Ⅱ期/Ⅲ期随机临床研究，共有342名转移性胰腺癌患者入组，被随机分为2组，一组给予FOLFIRINOX方案化疗，另一组给予吉西他滨单药治疗[24]，FOLFIRINOX化疗组可以将患者中位OS从6.8个月延长到11.1个月（HR：0.57；P<0.001），但毒副作用更明显，包括发热性中性粒细胞减少、乏力、腹泻及外周神经毒性。目前有研究拟评估FOLFIRINOX方案在可切除胰腺癌患者中的作用。多中心Ⅱ/Ⅲ期NEPAFOX研究计划入组初始可切除或边缘可切除胰腺导管腺癌患者（ClinicalTrials.gov#NCT02172976），入组患者随机接受术后6周期吉西他滨辅助化疗（共24周），或者6周期术前FOLFIRINOX方案新辅助化疗（共12周），然后手术及术后FOLFIRINOX 6周期共12周的辅助化疗，主要预期目标是随访至少24个月的OS，次要评价指标包括PFS、围术期合并症及死亡率、R0切除率，同时该研究也评估FOLFIRINOX方案在局部可切除胰腺癌患者中的可行性与耐受性。

3.3 免疫治疗与疫苗

免疫治疗一直是抗肿瘤治疗的焦点。免疫抑制药，如抗CTLA4和抗PD1/PD-L1，已经在黑色素瘤、肾癌及肺癌等多种肿瘤中成功改善了患者生存，但在胰腺癌中的作用尚不明确。有证据表明，胰腺癌微环境是典型的免疫抑制状态，因此免疫治疗作用可能更加复杂[25]。

肿瘤疫苗的重点是增加宿主细胞抗原的敏感性，这些抗原优先在胰腺癌细胞表达[26]。目前，有两种正在接受临床评价的肿瘤疫苗，经修饰后可以提高抗原递呈细胞（APC）对肿瘤抗原的摄取。

GVAX是一种来源于受辐射的人胰腺癌肿瘤细胞株（Panc10.05，Panc6.03）的同种异体疫苗，由转基因技术产生可分泌高浓度粒细胞–巨噬细胞刺激因子（GM-CSF）[27]。高浓度GM-CSF吸引并增强APCs迁移到淋巴组织以激活CD4$^+$和CD8$^+$细胞的活性。一项Ⅱ期临床研究对这一疫苗进行了评估[28]，入组60名胰腺癌根治术后患者。入组患者在术后8~10周接受首次皮下疫苗注射，随后接受5-FU辅助化疗和同期放化疗（同RTOG 9704标准组治疗），辅助治疗结束后，患者再接受每月1次的疫苗治疗3次，第4针疫苗结束6个月后再给予最后一次疫苗强化治疗，患者的中位DFS和1年DFS分别为17.3个月和67.4%，中位OS和1年OS分别为24.8个月和85%，而RTOG-9704标准治疗组的中位OS是17.1个月[13]。受到这一研究的鼓舞，疫苗联合FOLFIRINOX方案及放疗在可切除胰腺癌患者辅助治疗中的作用也在进一步评估中（ClinicalTrials.gov#NCT0159321）。

Algenpantucel-L疫苗由受辐射的人胰腺癌肿瘤细胞株（HAPa-1和HSPa-2）通过逆转录病毒插入小鼠GGTA1基因表达α半乳糖组成[29]。α半乳糖糖蛋白在人类细胞进化过程中缺失；相反，人类在循环免疫球蛋白中存在较高水平的抗Gal抗体[30]。抗–半乳糖苷酶抗体与α半乳糖苷酶的结合触发了人体超急性移植排斥级联反应，并通过激活补体介导的裂解和抗体依赖性细胞介导的细胞毒性等机制破坏了α-Gal表达细胞。因此皮内注射algenpantucel-L可以利用这一超急性反应过程，以提高APCs对肿瘤相关抗原的摄取，并迁移到区域淋巴结从而激活CD4$^+$和CD8$^+$细胞。一项关于R0或R1根治性切除术后胰腺癌患者辅助治疗的Ⅱ期多中心临床研究对这一疫苗进行了评估[29]，入组患者接受了吉西他滨和5-FU为基础的辅助放化疗（同RTOG-9704研究），并接受每剂量10亿或30亿个细胞的治疗。疫苗治疗在术后未化疗的6周内开始，于第1天和第8天执行（第1周期）1周后开始第2周期治疗，方案为：吉西他滨1 000 mg/m^2，连续治疗3周后休息1周，并在第1天和第15天接种疫苗。在随后5-FU为基础的同期放化疗期间，分别在第1天、第15天、第29天及第43天给予疫苗治疗。此后，患者每周期接受吉西他滨和algenpantucel-L治疗一次，共3周期。

患者的中位DFS和1年DFS分为21个月和62%，1年OS是86%。这一研究的成功也促使另外两项Ⅲ期临床研究对algenpantucel-L疫苗进行评估，对象分别为：可切除胰腺癌患者（ClinicalTrials.gov#NCT01072981）和边缘可切除或局部进展期患者（ClinicalTrials.gov#NCT01836432）。

4　结论

手术切除是唯一可能治愈胰腺癌的治疗手段。尽管辅助化疗和辅助放化疗得到广泛应用，患者的中位生存期仍然仅为20个月。近期研究显示联合化疗方案，例如FOLFIRINOX、吉西他滨联合白蛋白结合型紫杉醇等，在转移性胰腺癌中取得较好疗效，这促使了几项针对可切除胰腺癌患者的Ⅲ期临床研究。细胞毒药物联合方案对那些"无瘤"患者生活质量的影响与疗效同样重要。目前在研的肿瘤疫苗毒性较低，早期研究表明肿瘤疫苗有望成为可切除胰腺癌患者辅助治疗的补充治疗手段，这种治疗模式在Ⅲ期研究中的成功将具有重要意义。总之，在胰腺癌术后辅助治疗中涌现出很多新颖的治疗手段，如细胞毒药物、肿瘤疫苗或免疫治疗等。鉴于该疾病的分子和遗传异质性，在这些大型随机研究中，整合预后和预测生物标志物的研究同样重要。

声明

本文作者宣称无任何利益冲突。

参考文献

[1]　Hariharan D，Saied A，Kocher HM. Analysis of mortality rates for pancreatic cancer across the world. HPB (Oxford) 2008；10：58-62.

[2]　Hidalgo M. Pancreatic cancer. N Engl J Med 2010；362：1605-1617.

[3]　Jones S，Zhang X，Parsons DW，et al. Core signaling pathways in human pancreatic cancers revealed by global genomic analyses. Science 2008；321：1801-1806.

[4]　Kalser MH，Ellenberg SS. Pancreatic cancer. Adjuvant combined radiation and chemotherapy following curative resection. Arch Surg 1985；120：899-903.

[5]　Klinkenbijl JH，Jeekel J，Sahmoud T，et al. Adjuvant radiotherapy and 5-fluorouracil after curative resection of cancer of the pancreas and periampullary region：phase III trial of the EORTC gastrointestinal tract cancer cooperative group. Ann Surg 1999；230：776-782；discussion 782-784.

[6] Oettle H, Post S, Neuhaus P, et al. Adjuvant chemotherapy with gemcitabine *vs* observation in patients undergoing curative-intent resection of pancreatic cancer: a randomized controlled trial. JAMA 2007; 297: 267-277.

[7] Oettle H, Neuhaus P, Hochhaus A, et al. Adjuvant chemotherapy with gemcitabine and long-term outcomes among patients with resected pancreatic cancer: the CONKO-001 randomized trial. JAMA 2013; 310: 1473-1481.

[8] Neoptolemos JP, Stocken DD, Friess H, et al. A randomized trial of chemoradiotherapy and chemotherapy after resection of pancreatic cancer. N Engl J Med 2004; 350: 1200-1210.

[9] Ueno H, Kosuge T, Matsuyama Y, et al. A randomised phase III trial comparing gemcitabine with surgery-only in patients with resected pancreatic cancer: Japanese Study Group of Adjuvant Therapy for Pancreatic Cancer. Br J Cancer 2009; 101: 908-915.

[10] Tempero MA, Malafa MP, BeHR man SW, et al. Pancreatic adenocarcinoma, version 2.2014: featured updates to the NCCN guidelines. J Natl Compr Canc Netw 2014; 12: 1083-1093.

[11] Neoptolemos JP, Stocken DD, Bassi C, et al. Adjuvant chemotherapy with fluorouracil plus folinic acid *vs* gemcitabine following pancreatic cancer resection: a randomized controlled trial. JAMA 2010; 304: 1073-1081.

[12] Sudo K, Nakamura K, Yamaguchi T. S-1 in the treatment of pancreatic cancer. World J Gastroenterol 2014; 20: 15110-15118.

[13] Regine WF, Winter KA, Abrams R, et al. Fluorouracil-based chemoradiation with either gemcitabine or fluorouracil chemotherapy after resection of pancreatic adenocarcinoma: 5-year analysis of the U.S. Intergroup/RTOG 9704 phase III trial. Ann Surg Oncol 2011; 18: 1319-1326.

[14] Schmidt J, Abel U, Debus J, et al. Open-label, multicenter, randomized phase III trial of adjuvant chemoradiation plus interferon Alfa-2b versus fluorouracil and folinic acid for patients with resected pancreatic adenocarcinoma. J Clin Oncol 2012; 30: 4077-4083.

[15] Reni M, Balzano G, Aprile G, et al. Adjuvant PEFG (cisplatin, epirubicin, 5-fluorouracil, gemcitabine) or gemcitabine followed by chemoradiation in pancreatic cancer: a randomized phase II trial. Ann Surg Oncol 2012; 19: 2256-2263.

[16] Moore MJ, Goldstein D, Hamm J, et al. Erlotinib plus gemcitabine compared with gemcitabine alone in patients with advanced pancreatic cancer: a phase III trial of the National Cancer Institute of Canada Clinical Trials Group. J Clin Oncol 2007; 25: 1960-1966.

[17] Abrams RA. RTOG 0848 Protocol Information Minimize. Available online: http://www.rtog.org/ClinicalTrials/ProtocolTable/StudyDetails.aspx?study=0848

[18] Hammel P, Huguet F, Van Laethem JL. Comparison of chemoradiotherapy (CRT) and chemotherapy (CT) in patients with a locally advanced pancreatic cancer (LAPC) controlled after 4 months of gemcitabine with or without erlotinib: Final results of the international phase III LAP 07 study. J Clin Oncol 2013; 31: LBA4003a.

[19] Cunningham D, Chau I, Stocken DD, et al. Phase III randomized comparison of gemcitabine versus gemcitabine plus capecitabine in patients with advanced pancreatic cancer. J Clin Oncol 2009; 27: 5513-5518.

[20] Neoptolemos J. ESPAC-4: EUROPEAN STUDY GROUP FOR PANCREATIC CANCER - TRIAL 4. Combination versus single agent chemotherapy in resectable pancreatic ductal and peri-ampullary cancers. Available online: http://public.ukcrn.org.uk/search/StudyDetail.aspx?StudyID=4307

[21] Ma WW, Hidalgo M. The winning formulation: the development of paclitaxel in pancreatic cancer. Clin Cancer Res 2013; 19: 5572-5579.

[22] Von Hoff DD, Ervin T, Arena FP, et al. Increased survival in pancreatic cancer with nab-paclitaxel plus gemcitabine. N Engl J Med 2013; 369: 1691-1703.

[23] Tempero MA, Cardin DB, Biankin A, et al. APACT: A phase 3 randomized, open-label, multicenter trial evaluating the use of adjuvant nab-paclitaxel (nab-P) plus gemcitabine (G) versus G alone in patients (pts) with surgically resected ductal pancreatic adenocarcinoma (PDA). J Clin Oncol 2014; 32: abstr TPS4162.

[24] Conroy T, Desseigne F, Ychou M, et al. FOLFIRINOX versus gemcitabine for metastatic pancreatic cancer. N Engl J Med 2011; 364: 1817-1825.

[25] Inman KS, Francis AA, Murray NR. Complex role for the immune system in initiation and progression of pancreatic cancer. World J Gastroenterol 2014; 20: 11160-11181.

[26] Chen DS, Mellman I. Oncology meets immunology: the cancer-immunity cycle. Immunity 2013; 39: 1-10.

[27] Jaffee EM, HR uban RH, Biedrzycki B, et al. Novel allogeneic granulocyte-macrophage colony-stimulating factor-secreting tumor vaccine for pancreatic cancer: a phase I trial of safety and immune activation. J Clin Oncol 2001; 19: 145-156.

[28] Lutz E, Yeo CJ, Lillemoe KD, et al. A lethally irradiated allogeneic granulocyte-macrophage colony stimulating factor-secreting tumor vaccine for pancreatic adenocarcinoma. A Phase II trial of safety, efficacy, and immune activation. Ann Surg 2011; 253: 328-335.

[29] Hardacre JM, Mulcahy M, Small W, et al. Addition of algenpantucel-L immunotherapy to standard adjuvant therapy for pancreatic cancer: a phase 2 study. J Gastrointest Surg 2013;

17：94-100；discussion p. 100-101.

[30]　Galili U. The alpha-gal epitope and the anti-Gal antibody in xenotransplantation and in cancer immunotherapy. Immunol Cell Biol 2005；83：674-686.

Cite this article as: Oyasiji T, Ma WW. Novel adjuvant therapies for pancreatic adenocarcinoma. J Gastrointest Oncol 2015;6(4):430-435. doi: 10.3978/j.issn.2078-6891.2015.031

译者：梁颖，中山大学肿瘤防治中心内科
　　　李聪，浙江省肿瘤医院化疗中心
审校：左石，医学博士，教授，硕士生导师，贵州医科大学外科学教研室副主任

点评

　　胰腺癌是一种治疗非常困难的恶性肿瘤。本文通过回顾目前标准的辅助治疗以及一些正在进行临床研究的治疗新策略，分析这些治疗对于胰腺癌的治疗作用及效果，为胰腺癌的非手术治疗提供参考。通过这些辅助治疗和治疗新策略，使越来越多的胰腺癌患者的手术切除率和生存预后得到改善。

——左石

第三十二章　胰腺癌辅助化放疗：证据告诉我们什么？

Michael D. Chuong, Drexell H. Boggs, Kruti N. Patel, William F. Regine

Department of Radiation Oncology, University of Maryland Medical Systems, Baltimore, MD 21201, USA
Correspondence to: Michael D. Chuong, M.D. University of Maryland Medical Systems, 22 South Greene St, GGJ-84, Department of Radiation Oncology, Baltimore, MD 21201, USA. Email: mchuong@umm.edu.

摘要： 胰腺癌辅助化放疗作用尚未明确。几十年前少量的随机对照试验引发的关于化放疗能否改善术后生存期的争论持续到现在。本文描述了这些试验中的很多缺陷，包括使用的放疗技术过时和放疗剂量欠佳。目前缺乏最近的前瞻性试验数据，我们急切期待RTOG 0848试验的研究结果。该研究评估了高质量的辅助化放疗在胰腺癌术后患者中的作用。在此之前，我们应该回顾其他研究以指导辅助治疗。我们将回顾胰腺癌辅助化放的目前发展情况，包括患者的选择、放疗技术、放疗剂量，以及与新的系统化疗药物的联合应用。

关键词： 胰腺癌；辅助化放疗；放疗

View this article at: http://dx.doi.org/10.3978/j.issn.2078-6891.2014.025

1　背景

尽管对胰腺癌的探索持续不断，但是该病的疗效未得到显著改善。根据美国癌症协会的统计，5年生存率由1975—1977年的2%略微提高到了2003—2009年的6%[1]。取得重大进展的障碍主要在于难以诊断出容易行手术切除的早期肿瘤以及难以发现隐秘的局部和远处转移。

胰腺癌患者的治疗目标是最终实现切缘阴性（R0）切除，但大多数新诊断的患者通常因为远处转移扩散或局部广泛侵犯重要的血管而无法实现这一目标。少数新诊断的患者成功进行了R0切除，但局部和远处复发的风险非常高[2-8]。因此，辅助治疗成为胰腺癌术后的标准治疗。虽然辅助化疗的好处无可争议，但辅助放疗目前仍备受争议[6,9-10]。在本文中，我们将回顾关于辅助放疗及其最佳的患者选择，治疗技术和联合化疗的文献报道。

2　既往随机试验

已发表的文献中报道的评估胰腺癌术后化放疗的最初研究引起了广泛争论。引起争议的原因在于：对比辅助放化疗与没有辅助放化疗的前瞻性随机对照试验数据有限以及采用过时的放疗技术，既往研究结论值得商榷、试验设计及执行中存在各种缺陷。也就是说，在制定患者治疗方案以及将来设计临床试验进一步研究如何优化辅助放化疗时，我们应该批判性解读这些试验。

美国胃肠道肿瘤研究组（GITSG）9173试验是第一个评估术后辅助化放疗对比单纯手术能否改善预后的试验[11]。这项试验入组了43名R0切除患者。尽管试验因为入组进度缓慢而早期关闭，但作者报道辅助化放疗取得了显著的总生存率（OS）获益。与现在我们的治疗方案不同，该试验中放疗方案是40 Gy/20 f，20 Gy后休息2周。氟尿嘧啶化疗在放疗期间同步进行，并在放疗后给予2年或者直到疾病进展。在另外未行随机分组的30名患者接受了相同的化放疗方案，并取得与随机分组的化放疗患者相似的生存率后，化放疗被认为是胰腺癌术后新的标准治疗方案[12]。

一些欧洲学者随后开展研究挑战化放疗是否真的改善生存。欧洲癌症治疗研究组织（EORTC）仿照GITSG试验将患者随机分组为单纯手术组与术后化放疗组[13]。EORTC试验没有证明化放疗组取得显著生存获益，尽管胰头癌亚组患者有提高生存率的趋势[13-14]。虽然许多学者解读该试验为阴性，但也有学者反驳说，试验的实施和设计上许多缺陷，导致化放疗的收益可能未被检测到。①GITSG试验只入组胰腺癌患者，但EORTC试验中却有近50%的病例为壶腹部肿瘤，而该类肿瘤具有更良好的预后；②20%化放疗组患者术后未能行化放疗，44%的患者未按方案行化疗；③EORTC试验入组了切缘阳性患者却没有按切缘状态进行分层，而GITSG试验入组时排除了该类患者；④EORTC试验没有同GITSG试验一样对患者给予持续化疗；⑤一些学者认为如果EORTC试验数据进行单侧而非双侧的对数秩检验，将会看到化放疗对生存的改善有统计学意义（$P=0.049$）[15]。不过，欧洲学者仍认为这是阴性试验，通常建议只行辅助化疗。

欧洲胰腺癌研究组（ESPAC）-1试验的结论是：辅助化放疗不但没有取得生存获益，实际上反而还降低了生存率[16]。该试验是最大规模的胰腺癌辅助治疗前瞻性研究。入组欧洲61个研究中心的254名胰腺癌术后患者，随机分组为化疗组与观察组或者化放疗组与观察组。另外285名患者按2×2交叉分析随机分为化放疗组、化疗组、化放疗后继续化疗组以及观察组。关于2×2交叉分析随机分组患者的2004年研究报告发现，与化放疗组相比非化放疗组对5年生存率有负面影响（10% vs. 20%；$P=0.05$），而化疗组与非化疗组相比改善了5年生存率（21% vs. 8%；$P=0.009$）。该试验由于治疗医师选择随机化的能力、"背景"疗法的使用、缺乏中心审查以及辅助化放疗组的更长的治疗时间受到了广泛的批评[17-18]。近期的几项研究明确驳斥了辅助化放疗对生存有害的说法[19-20]。Kinsella等研究ESPAC-1试

验中辅助化放疗组的不佳结果是否与放疗剂量不足有关[20]。他们对pT3N1患者行63 Gy放疗并同步化疗后与对比ESPAC-1试验中的该类患者。他们发现ESPAC-1试验的患者生存率结果比将"预期"使用现代和高质量化放疗的患者差很多。事实上，ESPAC-1试验的观察结果在"预期"生存率的95%的置信区间之外。虽然只是基于推测，但这些数据强调ESPAC-1对于辅助化放疗的评估是不公平的。

接下来的辅助化放疗Ⅲ期研究是美国放射治疗肿瘤学协作组（RTOG）9704研究。该研究将患者随机分为氟尿嘧啶化放疗前后氟尿嘧啶化疗组与氟尿嘧啶化放疗前后吉西他滨化疗组[21]。中位随访时间4年的初步报告报道生存期显著改善，但后来的随访报告（中位数=7年）只显示吉西他滨化疗提高了胰头癌的生存期（中位生存期为20.5个月 vs. 17.1个月；$P=0.08$）[22]。这可能是与氟尿嘧啶化放疗前后使用的吉西他滨相关，因此成为后续研究设计考虑的问题。

Ⅲ期试验RTOG 0848研究是RTOG 9704研究的后续研究，试图回答两个问题。第一个问题是胰头癌R0或R1切除术后的吉西他滨化疗中添加埃罗替尼是否增加生存获益。第二个问题是对足程吉西他滨化疗后未发生进展的患者增行辅助化放疗是否优于单纯化疗。RTOG 0848研究结果对于揭示辅助化放疗的作用至关重要。在该研究公布结果之前，只能寻求目前已发表的文献来指导临床实践。

最近的一些研究使用了现今的放疗剂量和放疗技术，并不一致同意辅助化放疗优于单纯化疗。例如，发表于2010年的Ⅱ期随机对照试验结果并没有显示出术后吉西他滨化疗接受化放疗与术后只行吉西他滨化疗的患者生存期不同。尽管作者承认试验没有设计检测这样的差异[23]。另一项最近发表的入组146例的单中心研究报告：单纯化疗与化放疗相比有着更长的中位生存期（21.5个月 vs. 16.8个月），尽管这种差异无统计学意义（$P=0.76$）。另一方面，最近来自梅奥诊所和约翰霍普金斯大学的研究极其强烈地提倡进行辅助化放疗[19,24-26]。这两个拥有大量胰腺癌患者的研究中心联合开展了一项纳入1 386例病例的大型研究[19]。辅助化放疗比单独手术在生存倾向指数评分上提高了33%（$P<0.001$）。配对分析证明辅助化放疗延长了中位生存期（21.9个月 vs. 14.3个月，$P<0.001$）。这两个研究中心也分别报道了辅助化放疗较单纯手术更有生存获

益[24-26]。有趣的是，约翰霍普金斯大学报道辅助化放疗患者的中位生存期为21.2个月，这非常类似于GITSG的结果（20个月）。尽管约翰霍普金斯大学有更多的高风险特性，比如阳性淋巴结（80% vs. 30%）和切缘阳性率（45% vs. 0%）。虽然不能直接比较这两项研究，但很可能现代高质量的放疗较前文所述既往研究的放疗改善疗效。这个观察在RTOG 9704研究中得到证实。RTOG 9704研究是第一个要求中心质量保证的Ⅲ期研究[27]。

3 个体化治疗

尽管辅助化放疗没有被广泛采用，但是普遍认为有局部复发高危风险的术后患者也许更能从化放疗获益[28]。比如在前文提及的梅奥诊所研究中没有任何危险因素的术后患者未能获益，但有危险因素的患者获益明显[24]。其他学者的研究支持对具有以下不良特征的患者采用这一治疗策略：比如高龄、肿瘤体积大、肿瘤分期晚、组织学级别高、CA19-9水平升高、淋巴结转移、切缘阳性[4,24,26,29-34]。淋巴结病理学状态、手术切缘情况和CA19-9水平被文献认为是最重要的因素。

淋巴结受侵一直被描述为胰腺癌术后长期生存最重要的不良预后因素之一[21,30-33,35-37]。Merchant及其同事发表了一份来自7个学术性医疗机构共747名胰腺癌患者的回顾性研究，其中包括单纯手术（n=374）和术后辅助化放疗（n=299）[35]。接受术后辅助化放疗的患者中位生存期得到延长（20个月 vs. 14.5个月，P=0.001）。亚组分析表明：只有淋巴结阳性的患者受益（HR：0.477，95%CI：0.477~0.357，P<0.0001）。基于对医疗保险监督、流行病学和最终结果（SEER）数据库中数据的研究一再证实，辅助化放疗使淋巴结阳性患者生存受益。尽管研究分析了化疗的作用，但Mellon等是首次证明放疗带来生存受益[31,38-41]。RTOG 9704研究也分析了淋巴结转移的重要性[21]。为了更好地理解某些淋巴结参数的重要性而不是只是区分为淋巴结阴性或阳性，Showalter等进一步分析了RTOG 9704中的数据[32]。他们的结论与既往文献一致：更多的阳性淋巴结数（NPN）[33,42-43]、更少的淋巴结取检数（TNE）[31,43-45]、更高的阳性淋巴结比例（LNR）[45-48]与较差的总生存期显著相关。虽然有确切证据表明淋巴结受侵预示着预后差，但我们应该意识到淋巴结受侵并不意味着不能长期生存。比如Schnelldorfer等的研究中，存活达5年的62名患者的32%为淋巴结阳性，存活达10年的21名患者中29%为淋巴结

阳性[37]。

手术切缘情况也是一个非常重要的不良预后因素。R0切除的患者比R1、R2切除的患者生存期长[20,26,33-35,49-51]。然而，一些研究者质疑切缘情况的重要性[52-54]。胰腺癌Meta分析组（PCMG）的一项研究表明，虽然R1切除的患者在辅助化放疗后死亡风险降低了28%，但是切缘情况不是影响生存的一个重要因素[52]。也许正如Tummala等的研究所显示的那样，R0切除并不总是带来受益。该研究中只有肿瘤不超过25 mm并且淋巴结阴性时，R0切除才比R1切除有很显著的生存改善[55]。

术后CA19-9水平的重要性在RTOG 9704研究中最为突出。基于术后CA19-9阈值为180 U/mL，该研究将生存期作为第二研究终点。CA19-9≥180 U/mL的患者经过吉西他滨或者氟尿嘧啶化疗后5年生存率为0%，而CA19-9<180 U/mL的患者经过吉西他滨或者氟尿嘧啶化疗后5年生存率分别为25%和18%。此外，作者采用90 U/mL为阈值，分析了RTOG 9704研究的数据。其灵感来自于CONKO-001研究只入组<90 U/mL的患者。采用更高阈值后，患者的5年生存率明显提高（23% vs. 2%；P<0.0001）。最后，根据RTOG 9704研究的多变量分析，最重要的独立生存预测指标是术后CA19-9水平阈值90 U/mL[HR：3.02；P<0.0001（95%CI，2.16~4.23）]以及180 U/mL[HR：3.18；P<0.0001（95%CI，2.09~4.84）]。术前CA19-9水平也被认为是一个有用的预后因子。多个单中心回顾性研究都支持这一观点[56-59]，其中规模最大的是梅奥诊所的研究[56]。226名入组患者，大约一半仅接受辅助化放疗（n=122），其余患者接受辅助化放疗序贯化疗（n=23）、单独化疗（n=6）、观察（n=69）。辅助化放疗组的中位放疗剂量为50.4 Gy，几乎都接受同步氟尿嘧啶静脉化疗。多变量分析显示阈值设为180 U/mL和90 U/mL的术前CA19-9水平可显著预测生存。术前CA19-9≥180 U/mL的患者中，接受辅助化放疗者的生存期明显高于未接受者（中位生存期16.8个月 vs. 11.4个月，5年生存期24% vs. 5%；P<0.001）。最后，术前CA19-9的效用可能包括预测肿瘤分期、淋巴结转移、肿瘤分化和切缘状态。我们需要开展前瞻性研究来阐明术前CA19-9水平的重要性、术前与术后CA19-9水平的比对以及理想的CA19-9水平阈值。

人们日益意识到某些生物标记物可能与生存期有关[60-62]。可以说其中最有前途的是肿瘤抑制基因

DPC4（SMAD4），编码蛋白SMAD4参与转化生长因子TGF-β信号通路。SMAD4状态似乎与失败模式相关，SMAD4完整的患者似乎主要发生局部复发，SMAD4缺失者更可能出现远处转移[63-65]。Herman等最近在评估29例胰腺癌术后患者的SMAD4状态后发现：虽然SMAD4不同状态的总生存期差异无统计学意义[64]，但SMAD4完整的患者无复发生存期延长（17.4个月 vs. 11.5个月；P=0.003）。

目前尚不清楚如何精确地将某些预后因素综合应用于临床实践。然而，辅助化放疗应该考虑应用于有多个高风险因素的患者，比如淋巴结转移和切缘阳性。如果SMAD4状态被证实能准确预测复发模式，那么SMAD4完整的患者可能特别能受益于辅助化放疗。

4 放疗技术的进展

我们对研究结果的解释应结合治疗的时代背景和具体治疗方案。前面提到的既往辅助化放疗试验使用的放疗技术包括二维计划和低剂量的分段治疗方案，这些于现今无疑被认为是过时的。

这些最初试验后的数十年间，放疗技术出现了三维适形放疗和调强放疗等进展。调强放疗越来越多地用于胰腺癌以及其他上腹部恶性肿瘤。因为它使靶区边缘剂量梯度陡峭，限制靶区附近正常组织出现不期望的高剂量（图1）[66-69]。对正常组织的进一步保护还可以通过使用调强放疗与非共面角度[70]、螺旋断层调强放疗[69,71]、剂量雕刻等实现[72]。Yovino等发表了第一份关于胰腺癌辅助调强放疗的综合报告。该研究共入组71名胰腺癌患者[34]。报告指出调强放疗的局部区域失败率低（19%）。报告还指出高适形性的调强放疗比三维适形放疗等低适形性放疗技术使放疗更精确，而这减轻了人

们的顾虑。此外，调强放疗的耐受性非常良好，严重的急性和晚期胃肠道毒性的发生率低于三维适形放疗[34]。由于这些有利的结果，三维适形放疗和调强放疗都将在RTOG 0848研究中应用。

尽管采用光子的调强放射治疗方案适形性很好，但质子的物理性质可以使正常组织的保护更好、受照剂量更低。光子束能量随组织深度的增加而呈指数减少，而质子束能量能支持相对稳定直至到达最大能量沉积，也叫"布拉格峰"。因此，质子束治疗（PBT）的主要优势是到达布拉格峰后几乎没有剂量。虽然缺乏临床质子治疗胰腺癌术后患者的数据，但有数据表明质子治疗比高适形性的光子治疗更有剂量优势。佛罗里达大学和马里兰大学的研究者对8名接受了调强放疗的术后患者的CT模拟扫描图像进行了质子放疗治疗计划模拟。每个质子放疗治疗计划制定时，都不知道调强放疗治疗计划剂量分布。该研究的作者证明了质子放疗治疗计划对靶区的覆盖与调强放疗相同，而对正常器官的剂量限制更好。质子放疗将小肠V20的中位值从47%减少到15%，胃V20中位值从20%减少到2%，右肾V18中位值从51%降至27%。佛罗里达大学目前正在进行一项辅助质子放疗同步化疗的Ⅱ期试验（NCT01553019）。

最后，虽然数据有限，但有越来越多的证据表明立体定向放射治疗（SBRT）可能使一些胰腺癌术后患者受益。SBRT可在<5分割内将高剂量精确照射于小靶区。如此高的剂量被认为具有一种独特的生物效应，使局部效应比常规分割更大[73]。虽然胰腺癌SBRT文献主要集中在局部晚期[74-75]，但学者们越来越热切地期望评估可能甚至可切除的胰腺癌患者的SBRT疗效[77]。Rwigema等发表了一篇24例胰腺癌术后SBRT的回顾性研究，对切缘不足或切缘阳性的患者大多行单次照射。研

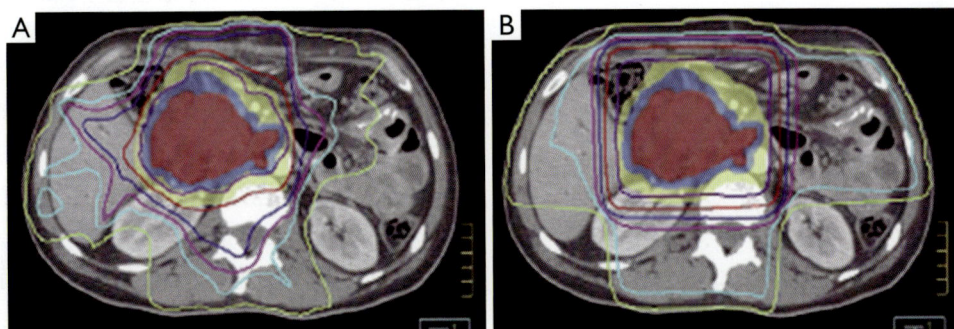

图1 调强放疗治疗计划的等剂量线分布（A）和三维适形放疗治疗计划的等剂量线分布（B）
注意调强放疗治疗计划剂量的高度适形性，在靶区周围的高剂量区体现尤为明显。

究中没有提及3度及以上的毒性反应，而6个月内95%患者无局部进展，1年内66%患者无局部进展。SBRT应用于胰腺癌辅助治疗仍有待观察。

5 放疗剂量和放疗计划

曾用于GITSG、EORTC和ESPAC-1试验的分段放疗延长整体治疗时间，并由于肿瘤加速再增殖导致局部控制差[30,78]。由于当时没有高适形性放疗技术而导致正常器官受照剂量高，所以只能进行分段放疗，而且放疗剂量比目前放疗剂量低，仅40 Gy。而RTOG 9704研究等前瞻性试验已证明三维适形放疗等现代放疗技术允许照射剂量至少可达50 Gy[21,79-81]。虽然我们有能力安全给予高于50 Gy的剂量，但这是否意味着我们常规就应该这样做？很少有研究评估放疗剂量对胰腺癌临床结果的影响[82-83]。虽然提高放疗剂量可能使有明显病灶的患者受益[84]，但是目前尚不清楚这是否也适用于术后有镜下残余病灶的患者。Hall及其同事们最近进行了一项包括1 385例胰腺癌术后无转移病例的队列研究，以期审视放疗剂量与生存时间之间的关系[82]。大多数病例有淋巴结转移（61.7%）和切缘阳性（71.3%）。中位生存期最长的患者（n=498；23个月）接受的剂量为50~55 Gy（不含55 Gy）。其他情况为≥55 Gy（n=89；16个月），40~50 Gy（不含50 Gy）（n=634；20个月），<40 Gy（n=164；15个月）。多变量分析显示：相比参考剂量范围的50~55 Gy（不含55 Gy），其他剂量的总生存期较差，其结果分别是<40 Gy（HR 1.30，95%CI：1.03~1.66，P=0.031），40~50 Gy（不含50 Gy）（HR 1.17，95%CI：1.00~1.37，P=0.05）；≥55 Gy（HR 1.44，95%CI：1.08~1.93，P=0.013）。每组之间的年龄、手术切缘情况、淋巴结、肿瘤大小、肿瘤分期没有显著差异。

因此，应用高适形性放疗技术和给予50 Gy左右剂量的当代研究比应用40 Gy分期放疗的既往研究可能更好显示辅助化放疗的优势。此外，这些以往的研究没有要求对放疗计划实施中心质量保证。而我们现在已经了解质量保证非常重要，对患者总生存期有着显著影响[27]。

6 什么是恰当的临床靶体积（CTV）？

我们已知道胰腺癌容易发生区域淋巴结转移，根据临床和病理学的一系列报道，淋巴结转移率可高达80%[2-8]。CT、PET/CT和MRI等影像学技术的研究都难以发现亚临床病灶[6,85]。因此，考虑到淋巴结亚临床转移可能性很高，许多放射肿瘤学家认为，对于可切除和有切除可能的胰腺癌，应当将选择性淋巴引流区照射（ENI）作为标准治疗野设计的一部分。然而，目前尚未对选择性淋巴引流区照射的应用达成共识。许多人主张完全省略选择性淋巴引流区照射[86]，特别是在SBRT越来越多地应用于局部晚期胰腺癌[74,76]。另一些人赞成行淋巴结广泛清扫，甚至包括腹主动脉旁淋巴结[87]。但是数据表明这可能不会使生存受益[88]。

对于大多数进行选择性淋巴引流区照射的放射肿瘤学家而言，虽然淋巴引流区的放疗范围最近更明确一些，但仍然不确定[89-92]。Brunner等率先发布了胰头癌术后放疗靶区勾画的循证医学指南。该指南对178例胰头癌患者给予了正规区域淋巴结清扫的病例进行了组织病理学分析[89]。基于靶区勾画需考虑包括淋巴结转移可能性、呼吸运动和预期与靶区有关的放疗相关毒性等因素，他们阐述了一种系统分段法。按照先前公布的数据，胰周和胰十二指肠淋巴结是最常见的[93]。根据出现亚临床转移的可能性，作者也强调包括腹腔干、腹主动脉旁、肠系膜上动脉、肝十二指肠韧带等处淋巴结的重要性。虽然覆盖这些区域将会显著增加放疗靶区，但作者的观点是肿瘤复发的可能性超过增加正常组织损伤的潜在风险。这些数据是目前确定CTV的基础。

Sun等回顾了大量已发表的文献全面评估胰头癌和胰体/尾癌的淋巴结转移率和淋巴结转移规律。他们纳入了包括Brunner等研究在内的18个研究（共5 954例）。这些研究提供了详细的淋巴结分析。他们的结论是所有纳入研究的淋巴结亚临床转移的概率和规律是一致的。Caravatta等描述基于Sun和他的同事发布的这些数据制定了CTV勾画指南[92]。如果淋巴结的转移率达3%以上，就认为是临床重要复发风险，需被包括于CTV。作者证明3%的阈值是合适的，因为如果采用更常见的10%~15%阈值，腹腔干淋巴结和肝十二指肠韧带淋巴结等重要淋巴结将被排除在外。他们承认他们提出的胰头癌靶区与Brunner等"相当类似"。

RTOG 0848研究考虑到了高质量放疗的重要性。为了使RTOG 0848研究的靶区勾画标准化，RTOG发表了靶区勾画指南[27,94]。这些指导原则在很大程度上是基于前面回顾数据描述的淋巴结转移模式。作者承认适当的胰十二指肠切除术后的CTV定义仍不确定，RTOG 0848研究的结果将有希望使之明确。

最后，一些人质疑靶区缩小后是否既能提高剂量、降低毒性，又不降低局部控制率。为指导靶区勾画，约翰霍普金斯大学的研究者首次采用易于识别和重现的血管结构（包括腹腔干、肠系膜上动脉、肾静脉）将局部复发区域标出[90,95]。基于他们的发现：90%的局部复发是位于腹腔干与肠系膜上动脉区域的1~3 cm的范围内，他们提出了一个CTV分步计划过程。根据这些指导意见制作的3个模拟治疗计划靶区都明显小于相应的根据RTOG推荐设计的靶区[94]。

7　新疗法联合辅助化放疗

由于传统的化疗和化放疗治疗胰腺癌术后患者的进展有限，有必要使用新的治疗药物。具有特定目标分子途径的生物制剂可能是对抗胰腺癌的一个新方法[96]。研究人员已经开发出一些药物对抗一些在胰腺癌细胞中普遍突变或过表达的基因。这些基因的产物包括血管内皮生长因子（VEGF）[97]，人类表皮生长因子受体2型（HER2）[98]和表皮生长因子受体（EGFR）/KRAS[99]。虽然这些靶向药物显示体外抗肿瘤活性，但其联合化疗的临床疗效一直令人失望[83,100-102]。最有前途的埃罗替尼是一种对抗ErbB1磷酸化的酪氨酸激酶抑制药（TKI）[103]。虽然不清楚埃罗替尼联合辅助化疗和辅助化放疗是否有效[104]，但是有报道称埃罗替尼联合吉西他滨比吉西他滨单药在局部晚期胰腺癌和转移性胰腺癌患者的生存期有所改善[103]。RTOG 0848研究将试图评估埃罗替尼是否能提高胰腺癌术后患者的生存期。

另一种新的辅助治疗方法是通过疫苗来利用人体自身的免疫反应进行治疗。已经评估的几种类型的疫苗包括肽类、重组微生物和全细胞疫苗[105]。一项Ⅱ期研究已报道了辐照同种异体粒细胞-巨噬细胞集落刺激因子（GM-CSF）修饰肿瘤疫苗联合辅助化放疗用于胰腺癌术后治疗的满意效果[106]。Hardacre等报道了他们使用疫苗的经验。该疫苗激发出对两种普遍表达的胰腺癌细胞株的超急性排斥反应[107]。在一项Ⅱ期研究中，70例胰腺癌术后患者接受algenpantucel-L免疫治疗联合化疗或化放疗。化疗或化放疗方案与RTOG 9704研究中吉西他滨组相同。该研究的1年无病生存率和总生存率分别达62%、86%。这一结果为正在进行的Ⅲ期临床研究（NCT01072981）铺平了道路。

8　结论

胰腺癌术后辅助化放疗的作用仍有争议，主要原因是由于几十年前完成的几项研究结果相冲突，而这些研究被无数的缺陷困扰。现代的研究一直表明：辅助治疗，特别是包括高质量的放疗，对局部区域复发风险特别高的患者尤其有益。我们热切期待RTOG 0848研究在这方面的结果。放疗照射技术不断发展，同时我们对适宜的辅助放疗靶区的理解不断加深，而这两者将提高放疗的治疗比。最后，疫苗治疗等新疗法有望帮助我们在与胰腺癌的斗争中取得极度需要的进步。

声明

本文作者宣称无任何利益冲突。

参考文献

[1] Cancer Facts and Figures 2014. American Cancer Society. 2014. Available online: http://www.cancer.org/research/cancerfactsstatistics/cancerfactsfigures2014/

[2] Kayahara M, Nagakawa T, Ueno K, et al. Lymphatic Flow in Carcinoma of the Distal Bile-Duct Based on a Clinicopathological Study. Cancer 1993; 72: 2112-2117.

[3] Morganti AG, Valentini V, Macchia G, et al. Adjuvant radiotherapy in resectable pancreatic carcinoma. Eur J Surg Oncol 2002; 28: 523-530.

[4] Sohn TA, Yeo CJ, Cameron JL, et al. Resected adenocarcinoma of the pancreas-616 patients: results, outcomes, and prognostic indicators. J Gastrointest Surg 2000; 4: 567-579.

[5] Yoshida T, Matsumoto T, Sasaki A, et al. Outcome of paraaortic node-positive pancreatic head and bile duct adenocarcinoma. Am J Surg 2004; 187: 736-740.

[6] Hishinuma S, Ogata Y, Tomikawa M, et al. Patterns of recurrence after curative resection of pancreatic cancer, based on autopsy findings. J Gastrointest Surg 2006; 10: 511-518.

[7] Deki H, Sato T. An anatomic study of the peripancreatic lymphatics. Surg Radiol Anat 1988; 10: 121-135.

[8] Noto M, Miwa K, Kitagawa H, et al. Pancreas head carcinoma: frequency of invasion to soft tissue adherent to the superior mesenteric artery. Am J Surg Pathol 2005; 29: 1056-1061.

[9] Whittington R, Bryer MP, Haller DG, et al. Adjuvant therapy of resected adenocarcinoma of the pancreas. Int J Radiat Oncol Biol Phys 1991; 21: 1137-1143.

[10] Kayahara M, Nagakawa T, Ueno K, et al. An evaluation of radical resection for pancreatic cancer based on the mode of recurrence as determined by autopsy and diagnostic imaging.

Cancer 1993; 72: 2118-2123.

[11] Kalser MH, Ellenberg SS. Pancreatic cancer. Adjuvant combined radiation and chemotherapy following curative resection. Arch Surg 1985; 120: 899-903.

[12] Further evidence of effective adjuvant combined radiation and chemotherapy following curative resection of pancreatic cancer. Gastrointestinal Tumor Study Group. Cancer 1987; 59: 2006-2010.

[13] Klinkenbijl JH, Jeekel J, Sahmoud T, et al. Adjuvant radiotherapy and 5-fluorouracil after curative resection of cancer of the pancreas and periampullary region: phase III trial of the EORTC gastrointestinal tract cancer cooperative group. Ann Surg 1999; 230: 776-782; discussion 782-784.

[14] Smeenk HG, van Eijck CH, Hop WC, et al. Long-term survival and metastatic pattern of pancreatic and periampullary cancer after adjuvant chemoradiation or observation: long-term results of EORTC trial 40891. Ann Surg 2007; 246: 734-740.

[15] Garofalo MC, Regine WF, Tan MT. On statistical reanalysis, the EORTC trial is a positive trial for adjuvant chemoradiation in pancreatic cancer. Ann Surg 2006; 244: 332-333; author reply 333.

[16] Neoptolemos JP, Stocken DD, Friess H, et al. A randomized trial of chemoradiotherapy and chemotherapy after resection of pancreatic cancer. N Engl J Med 2004; 350: 1200-1210.

[17] Choti MA. Adjuvant therapy for pancreatic cancer--the debate continues. N Engl J Med 2004; 350: 1249-1251.

[18] Crane CH, Ben-Josef E, Small W Jr. Chemotherapy for pancreatic cancer. N Engl J Med 2004; 350: 2713-2715; author reply 2713-2715.

[19] Hsu CC, Herman JM, Corsini MM, et al. Adjuvant chemoradiation for pancreatic adenocarcinoma: the Johns Hopkins Hospital-Mayo Clinic collaborative study. Ann Surg Oncol 2010; 17: 981-990.

[20] Kinsella TJ, Seo Y, Willis J, et al. The impact of resection margin status and postoperative CA19-9 levels on survival and patterns of recurrence after postoperative high-dose radiotherapy with 5-FU-based concurrent chemotherapy for resectable pancreatic cancer. Am J Clin Oncol 2008; 31: 446-453.

[21] Regine WF, Winter KA, Abrams RA, et al. Fluorouracil vs gemcitabine chemotherapy before and after fluorouracil-based chemoradiation following resection of pancreatic adenocarcinoma: a randomized controlled trial. JAMA 2008; 299: 1019-1026.

[22] Regine WF, Winter KA, Abrams R, et al. Fluorouracil-based chemoradiation with either gemcitabine or fluorouracil chemotherapy after resection of pancreatic adenocarcinoma: 5-year analysis of the U.S. Intergroup/RTOG 9704 phase III trial. Ann Surg Oncol 2011; 18: 1319-1326.

[23] Van Laethem JL, Hammel P, Mornex F, et al. Adjuvant gemcitabine alone versus gemcitabine-based chemoradiotherapy after curative resection for pancreatic cancer: a randomized EORTC-40013-22012/FFCD-9203/GERCOR phase II study. J Clin Oncol 2010; 28: 4450-4456.

[24] Miller RC, Iott MJ, Corsini MM. Review of adjuvant radiochemotherapy for resected pancreatic cancer and results from Mayo Clinic for the 5th JUCTS symposium. Int J Radiat Oncol Biol Phys 2009; 75: 364-368.

[25] Corsini MM, Miller RC, Haddock MG, et al. Adjuvant radiotherapy and chemotherapy for pancreatic carcinoma: the Mayo Clinic experience (1975-2005). J Clin Oncol 2008; 26: 3511-3516.

[26] Herman JM, Swartz MJ, Hsu CC, et al. Analysis of fluorouracil-based adjuvant chemotherapy and radiation after pancreaticoduodenectomy for ductal adenocarcinoma of the pancreas: results of a large, prospectively collected database at the Johns Hopkins Hospital. J Clin Oncol 2008; 26: 3503-3510.

[27] Abrams RA, Winter KA, Regine WF, et al. Failure to adhere to protocol specified radiation therapy guidelines was associated with decreased survival in RTOG 9704--a phase III trial of adjuvant chemotherapy and chemoradiotherapy for patients with resected adenocarcinoma of the pancreas. Int J Radiat Oncol Biol Phys 2012; 82: 809-816.

[28] Abrams RA, Lowy AM, O'Reilly EM, et al. Combined modality treatment of resectable and borderline resectable pancreas cancer: expert consensus statement. Ann Surg Oncol 2009; 16: 1751-1756.

[29] Smith RA, Bosonnet L, Ghaneh P, et al. Preoperative CA19-9 levels and lymph node ratio are independent predictors of survival in patients with resected pancreatic ductal adenocarcinoma. Dig Surg 2008; 25: 226-232.

[30] Lim JE, Chien MW, Earle CC. Prognostic factors following curative resection for pancreatic adenocarcinoma: a population-based, linked database analysis of 396 patients. Ann Surg 2003; 237: 74-85.

[31] Mellon EA, Springett GM, Hoffe SE, et al. Adjuvant radiotherapy and lymph node dissection in pancreatic cancer treated with surgery and chemotherapy. Cancer 2014; 120: 1171-1177.

[32] Showalter TN, Winter KA, Berger AC, et al. The influence of total nodes examined, number of positive nodes, and lymph node ratio on survival after surgical resection and adjuvant chemoradiation for pancreatic cancer: a secondary analysis of RTOG 9704. Int J Radiat Oncol Biol Phys 2011; 81: 1328-1335.

[33] Moghanaki D, Mick R, Furth EE, et al. Resection status, age and nodal involvement determine survival among patients receiving adjuvant chemoradiotherapy in pancreatic

adenocarcinoma. JOP 2011; 12: 438-444.

[34] Yovino S, Poppe M, Jabbour S, et al. Intensity-modulated radiation therapy significantly improves acute gastrointestinal toxicity in pancreatic and ampullary cancers. Int J Radiat Oncol Biol Phys 2011; 79: 158-162.

[35] Merchant NB, Rymer J, Koehler EA, et al. Adjuvant chemoradiation therapy for pancreatic adenocarcinoma: who really benefits? J Am Coll Surg 2009; 208: 829-838; discussion 838-841.

[36] Richter A, Niedergethmann M, Sturm JW, et al. Long-term results of partial pancreaticoduodenectomy for ductal adenocarcinoma of the pancreatic head: 25-year experience. World J Surg 2003; 27: 324-329.

[37] Schnelldorfer T, Ware AL, Sarr MG, et al. Long-term survival after pancreatoduodenectomy for pancreatic adenocarcinoma: is cure possible? Ann Surg 2008; 247: 456-462.

[38] You DD, Lee HG, Heo JS, et al. Prognostic factors and adjuvant chemoradiation therapy after pancreaticoduodenectomy for pancreatic adenocarcinoma. J Gastrointest Surg 2009; 13: 1699-1706.

[39] Hazard L, Tward JD, Szabo A, et al. Radiation therapy is associated with improved survival in patients with pancreatic adenocarcinoma: results of a study from the Surveillance, Epidemiology, and End Results (SEER) registry data. Cancer 2007; 110: 2191-2201.

[40] Moody JS, Sawrie SM, Kozak KR, et al. Adjuvant radiotherapy for pancreatic cancer is associated with a survival benefit primarily in stage IIB patients. J Gastroenterol 2009; 44: 84-91.

[41] Opfermann KJ, Wahlquist AE, Garrett-Mayer E, et al. Adjuvant Radiotherapy and Lymph Node Status for Pancreatic Cancer: Results of a Study From the Surveillance, Epidemiology, and End Results (SEER) Registry Data. Am J Clin Oncol 2012. [Epub ahead of print].

[42] House MG, Gonen M, Jarnagin WR, et al. Prognostic significance of pathologic nodal status in patients with resected pancreatic cancer. J Gastrointest Surg 2007; 11: 1549-1555.

[43] Schwarz RE, Smith DD. Extent of lymph node retrieval and pancreatic cancer survival: information from a large US population database. Ann Surg Oncol 2006; 13: 1189-1200.

[44] Tomlinson JS, Jain S, Bentrem DJ, et al. Accuracy of staging node-negative pancreas cancer: a potential quality measure. Archives of surgery 2007; 142: 767-723; discussion 773-774.

[45] Slidell MB, Chang DC, Cameron JL, et al. Impact of total lymph node count and lymph node ratio on staging and survival after pancreatectomy for pancreatic adenocarcinoma: a large, population-based analysis. Ann Surg Oncol 2008; 15: 165-174.

[46] Berger AC, Watson JC, Ross EA, et al. The metastatic/ examined lymph node ratio is an important prognostic factor after pancreaticoduodenectomy for pancreatic adenocarcinoma. Am Surg 2004; 70: 235-240; discussion 240.

[47] Riediger H, Keck T, Wellner U, et al. The lymph node ratio is the strongest prognostic factor after resection of pancreatic cancer. J Gastrointest Surg 2009; 13: 1337-1344.

[48] Pawlik TM, Gleisner AL, Cameron JL, et al. Prognostic relevance of lymph node ratio following pancreaticoduodenectomy for pancreatic cancer. Surgery 2007; 141: 610-618.

[49] Benassai G, Mastrorilli M, Quarto G, et al. Factors influencing survival after resection for ductal adenocarcinoma of the head of the pancreas. J Surg Oncol 2000; 73: 212-218.

[50] Neoptolemos JP, Stocken DD, Dunn JA, et al. Influence of resection margins on survival for patients with pancreatic cancer treated by adjuvant chemoradiation and/or chemotherapy in the ESPAC-1 randomized controlled trial. Ann Surg 2001; 234: 758-768.

[51] Oettle H, Post S, Neuhaus P, et al. Adjuvant chemotherapy with gemcitabine vs observation in patients undergoing curative-intent resection of pancreatic cancer: a randomized controlled trial. JAMA 2007; 297: 267-277.

[52] Butturini G, Stocken DD, Wente MN, et al. Influence of resection margins and treatment on survival in patients with pancreatic cancer: meta-analysis of randomized controlled trials. Arch Surg 2008; 143: 75-83; discussion 83.

[53] Breslin TM, Hess KR, Harbison DB, et al. Neoadjuvant chemoradiotherapy for adenocarcinoma of the pancreas: treatment variables and survival duration. Ann Surg Oncol 2001; 8: 123-132.

[54] Raut CP, Tseng JF, Sun CC, et al. Impact of resection status on pattern of failure and survival after pancreaticoduodenectomy for pancreatic adenocarcinoma. Ann Surg 2007; 246: 52-60.

[55] Tummala P, Howard T, Agarwal B. Dramatic Survival Benefit Related to R0 Resection of Pancreatic Adenocarcinoma in Patients With Tumor ≤25 mm in Size and ≤1 Involved Lymph Nodes. Clin Transl Gastroenterol 2013; 4: e33.

[56] Hallemeier CL, Botros M, Corsini MM, et al. Preoperative CA19-9 level is an important prognostic factor in patients with pancreatic adenocarcinoma treated with surgical resection and adjuvant concurrent chemoradiotherapy. Am J Clin Oncol 2011; 34: 567-572.

[57] Ferrone CR, Finkelstein DM, Thayer SP, et al. Perioperative CA19-9 levels can predict stage and survival in patients with resectable pancreatic adenocarcinoma. J Clin Oncol 2006; 24: 2897-2902.

[58] Lundin J, Roberts PJ, Kuusela P, et al. The prognostic value of preoperative serum levels of CA19-9 and CEA in patients with

pancreatic cancer. Br J Cancer 1994; 69: 515-519.

[59] Berger AC, Meszoely IM, Ross EA, et al. Undetectable preoperative levels of serum CA19-9 correlate with improved survival for patients with resectable pancreatic adenocarcinoma. Ann Surg Oncol 2004; 11: 644-649.

[60] Dong M, Zhou JP, Zhang H, et al. Clinicopathological significance of Bcl-2 and Bax protein expression in human pancreatic cancer. World J Gastroenterol 2005; 11: 2744-2747.

[61] Nio Y, Iguchi C, Yamasawa K, et al. Apoptosis and expression of Bcl-2 and Bax proteins in invasive ductal carcinoma of the pancreas. Pancreas 2001; 22: 230-239.

[62] Oida Y, Yamazaki H, Tobita K, et al. Increased S100A4 expression combined with decreased E-cadherin expression predicts a poor outcome of patients with pancreatic cancer. Oncol Rep 2006; 16: 457-463.

[63] Crane CH, Varadhachary GR, Yordy JS, et al. Phase II trial of cetuximab, gemcitabine, and oxaliplatin followed by chemoradiation with cetuximab for locally advanced (T4) pancreatic adenocarcinoma: correlation of Smad4(Dpc4) immunostaining with pattern of disease progression. J Clin Oncol 2011; 29: 3037-3043.

[64] Herman JM, Fan KY, Wild AT, et al. Correlation of Smad4 status with outcomes in patients receiving erlotinib combined with adjuvant chemoradiation and chemotherapy after resection for pancreatic adenocarcinoma. Int J Radiat Oncol Biol Phys 2013; 87: 458-459.

[65] Iacobuzio-Donahue CA, Fu B, Yachida S, et al. DPC4 gene status of the primary carcinoma correlates with patterns of failure in patients with pancreatic cancer. J Clin Oncol 2009; 27: 1806-1813.

[66] van der Geld YG, van Triest B, Verbakel WF, et al. Evaluation of four-dimensional computed tomography-based intensity-modulated and respiratory-gated radiotherapy techniques for pancreatic carcinoma. Int J Radiat Oncol Biol Phys 2008; 72: 1215-1220.

[67] Kataria T, Rawat S, Sinha SN, et al. Intensity modulated radiotherapy in abdominal malignancies: our experience in reducing the dose to normal structures as compared to the gross tumor. J Cancer Res Ther 2006; 2: 161-165.

[68] Brown MW, Ning H, Arora B, et al. A dosimetric analysis of dose escalation using two intensity-modulated radiation therapy techniques in locally advanced pancreatic carcinoma. Int J Radiat Oncol Biol Phys 2006; 65: 274-283.

[69] Taylor R, Opfermann K, Jones BD, et al. Comparison of radiation treatment delivery for pancreatic cancer: Linac intensity-modulated radiotherapy versus helical tomotherapy. J Med Imaging Radiat Oncol 2012; 56: 332-337.

[70] Chang DS, Bartlett GK, Das IJ, et al. Beam angle selection for intensity-modulated radiotherapy (IMRT) treatment of unresectable pancreatic cancer: are noncoplanar beam angles necessary? Clin Transl Oncol 2013; 15: 720-724.

[71] Chang JS, Wang ML, Koom WS, et al. High-dose helical tomotherapy with concurrent full-dose chemotherapy for locally advanced pancreatic cancer. Int J Radiat Oncol Biol Phys 2012; 83: 1448-1454.

[72] Tunceroglu A, Park JH, Balasubramanian S, et al. Dose-painted intensity modulated radiation therapy improves local control for locally advanced pancreas cancer. ISRN Oncol 2012; 2012: 572342.

[73] Brown JM, Koong AC. High-dose single-fraction radiotherapy: exploiting a new biology? Int J Radiat Oncol Biol Phys 2008; 71: 324-325.

[74] Chang DT, Schellenberg D, Shen J, et al. Stereotactic radiotherapy for unresectable adenocarcinoma of the pancreas. Cancer 2009; 115: 665-672.

[75] Mahadevan A, Miksad R, Goldstein M, et al. Induction gemcitabine and stereotactic body radiotherapy for locally advanced nonmetastatic pancreas cancer. Int J Radiat Oncol Biol Phys 2011; 81: e615-e622.

[76] Chuong MD, Springett GM, Freilich JM, et al. Stereotactic body radiation therapy for locally advanced and borderline resectable pancreatic cancer is effective and well tolerated. Int J Radiat Oncol Biol Phys 2013; 86: 516-522.

[77] Rwigema JC, Heron DE, Parikh SD, et al. Adjuvant stereotactic body radiotherapy for resected pancreatic adenocarcinoma with close or positive margins. J Gastrointest Cancer 2012; 43: 70-76.

[78] Morris SL, Beasley M, Leslie M. Chemotherapy for pancreatic cancer. N Engl J Med 2004; 350: 2713-2715; author reply 2713-2715.

[79] Foo ML, Gunderson LL, Nagorney DM, et al. Patterns of failure in grossly resected pancreatic ductal adenocarcinoma treated with adjuvant irradiation +/- 5 fluorouracil. Int J Radiat Oncol Biol Phys 1993; 26: 483-489.

[80] Yeo CJ, Abrams RA, Grochow LB, et al. Pancreaticoduodenectomy for pancreatic adenocarcinoma: postoperative adjuvant chemoradiation improves survival. A prospective, single-institution experience. Ann Surg 1997; 225: 621-633; discussion 633-636.

[81] Spitz FR, Abbruzzese JL, Lee JE, et al. Preoperative and postoperative chemoradiation strategies in patients treated with pancreaticoduodenectomy for adenocarcinoma of the pancreas. J Clin Oncol 1997; 15: 928-937.

[82] Hall WA, Colbert LE, Liu Y, et al. The influence of adjuvant radiotherapy dose on overall survival in patients with resected pancreatic adenocarcinoma. Cancer 2013; 119: 2350-2357.

[83] Abrams RA, Grochow LB, Chakravarthy A, et al. Intensified adjuvant therapy for pancreatic and periampullary adenocarcinoma: survival results and observations regarding patterns of failure, radiotherapy dose and CA19-9 levels. Int J Radiat Oncol Biol Phys 1999; 44: 1039-1046.

[84] Golden DW, Novak CJ, Minsky BD, et al. Radiation dose ≥54 Gy and CA19-9 response are associated with improved survival for unresectable, non-metastatic pancreatic cancer treated with chemoradiation. Radiat Oncol 2012; 7: 156.

[85] Hanbidge AE. Cancer of the pancreas: the best image for early detection--CT, MRI, PET or US? Can J Gastroenterol 2002; 16: 101-105.

[86] Muler JH, McGinn CJ, Normolle D, et al. Phase I trial using a time-to-event continual reassessment strategy for dose escalation of cisplatin combined with gemcitabine and radiation therapy in pancreatic cancer. J Clin Oncol 2004; 22: 238-243.

[87] Ishikawa O, Ohhigashi H, Sasaki Y, et al. Practical usefulness of lymphatic and connective tissue clearance for the carcinoma of the pancreas head. Ann Surg 1988; 208: 215-220.

[88] Pedrazzoli S, DiCarlo V, Dionigi R, et al. Standard versus extended lymphadenectomy associated with pancreatoduodenectomy in the surgical treatment of adenocarcinoma of the head of the pancreas: a multicenter, prospective, randomized study. Lymphadenectomy Study Group. Ann Surg 1998; 228: 508-517.

[89] Brunner TB, Merkel S, Grabenbauer GG, et al. Definition of elective lymphatic target volume in ductal carcinoma of the pancreatic head based on histopathologic analysis. Int J Radiat Oncol Biol Phys 2005; 62: 1021-1029.

[90] Dholakia AS, Kumar R, Raman SP, et al. Mapping patterns of local recurrence after pancreaticoduodenectomy for pancreatic adenocarcinoma: a new approach to adjuvant radiation field design. Int J Radiat Oncol Biol Phys 2013; 87: 1007-1015.

[91] Sun W, Leong CN, Zhang Z, et al. Proposing the lymphatic target volume for elective radiation therapy for pancreatic cancer: a pooled analysis of clinical evidence. Radiat Oncol 2010; 5: 28.

[92] Caravatta L, Sallustio G, Pacelli F, et al. Clinical target volume delineation including elective nodal irradiation in preoperative and definitive radiotherapy of pancreatic cancer. Radiat Oncol 2012; 7: 86.

[93] Nagakawa T, Kobayashi H, Ueno K, et al. Clinical study of lymphatic flow to the paraaortic lymph nodes in carcinoma of the head of the pancreas. Cancer 1994; 73: 1155-1162.

[94] Goodman KA, Regine WF, Dawson LA, et al. Radiation Therapy Oncology Group consensus panel guidelines for the delineation of the clinical target volume in the postoperative treatment of pancreatic head cancer. Int J Radiat Oncol Biol Phys 2012; 83: 901-908.

[95] Kim K, Kim S, Chie EK, et al. Postoperative chemoradiotherapy of pancreatic cancer: what is the appropriate target volume of radiation therapy? Tumori 2005; 91: 493-497.

[96] Zagouri F, Sergentanis TN, Chrysikos D, et al. Molecularly targeted therapies in metastatic pancreatic cancer: a systematic review. Pancreas 2013; 42: 760-773.

[97] Kindler HL, Niedzwiecki D, Hollis D, et al. Gemcitabine plus bevacizumab compared with gemcitabine plus placebo in patients with advanced pancreatic cancer: phase III trial of the Cancer and Leukemia Group B (CALGB 80303). J Clin Oncol 2010; 28: 3617-3622.

[98] Safran H, Iannitti D, Ramanathan R, et al. Herceptin and gemcitabine for metastatic pancreatic cancers that overexpress HER-2/neu. Cancer Invest 2004; 22: 706-712.

[99] Cascinu S, Berardi R, Labianca R, et al. Cetuximab plus gemcitabine and cisplatin compared with gemcitabine and cisplatin alone in patients with advanced pancreatic cancer: a randomised, multicentre, phase II trial. Lancet Oncol 2008; 9: 39-44.

[100] Philip PA, Benedetti J, Corless CL, et al. Phase III study comparing gemcitabine plus cetuximab versus gemcitabine in patients with advanced pancreatic adenocarcinoma: Southwest Oncology Group-directed intergroup trial S0205. J Clin Oncol 2010; 28: 3605-3610.

[101] Pipas JM, Zaki BI, McGowan MM, et al. Neoadjuvant cetuximab, twice-weekly gemcitabine, and intensity-modulated radiotherapy (IMRT) in patients with pancreatic adenocarcinoma. Ann Oncol 2012; 23: 2820-2827.

[102] Morgan MA, Parsels LA, Kollar LE, et al. The combination of epidermal growth factor receptor inhibitors with gemcitabine and radiation in pancreatic cancer. Clin Cancer Res 2008; 14: 5142-5149.

[103] Moore MJ, Goldstein D, Hamm J, et al. Erlotinib plus gemcitabine compared with gemcitabine alone in patients with advanced pancreatic cancer: a phase III trial of the National Cancer Institute of Canada Clinical Trials Group. J Clin Oncol 2007; 25: 1960-1966.

[104] Herman JM, Fan KY, Wild AT, et al. Phase 2 study of erlotinib combined with adjuvant chemoradiation and chemotherapy in patients with resectable pancreatic cancer. Int J Radiat Oncol Biol Phys 2013; 86: 678-685.

[105] O'Reilly EM. Adjuvant therapy for pancreas adenocarcinoma. J Surg Oncol 2013; 107: 78-85.

[106] Lutz E, Yeo CJ, Lillemoe KD, et al. A lethally irradiated allogeneic granulocyte-macrophage colony stimulating factor-secreting tumor vaccine for pancreatic adenocarcinoma. A Phase II trial of safety, efficacy, and immune activation. Ann Surg

2011; 253: 328-335.

[107] Hardacre JM, Mulcahy M, Small W, et al. Addition of algenpantucel-L immunotherapy to standard adjuvant therapy for pancreatic cancer: a phase 2 study. J Gastrointest Surg 2013;

17: 94-100; discussion p. 100-101.

Cite this article as: Chuong MD, Boggs DH, Patel KN, Regine WF. Adjuvant chemoradiation for pancreatic cancer: what does the evidence tell us? J Gastrointest Oncol 2014;5(3):166-177. doi: 10.3978/j.issn.2078-6891.2014.025

译者：崔剑雄，武警四川省总队医院肿瘤科放疗中心
审校：李跃军，湖南省直中医院肿瘤三科

第三十三章 胰腺癌的术后辅助性放疗：历史与现状

John Boyle, Brian Czito, Christopher Willett, Manisha Palta

Department of Radiation Oncology, Duke University, Durham, NC 27710, USA
Correspondence to: Manisha Palta, MD. Assistant Professor, Department of Radiation Oncology, DUMC 3085, Durham, NC 27710, USA. Email: manisha.palta@duke.edu.

摘要：手术是目前胰腺癌患者唯一潜在治愈的治疗手段。尽管对可切除性的胰腺癌采取激进的外科手术治疗，局部复发率和/或远处转移率仍然很高，远期预后很差。为降低术后复发率并提高生存率，已对包括化疗和同期放化疗（chemoradiation therapy，CRT）在内的辅助治疗（adjuvant therapy，AT）进行了探索。虽然辅助化疗可持续性改善预后，有关辅助放疗（radiation therapy，RT）的数据却显示其效果各异。尽管放疗可提高局部控制率，但不一定能改善患者的生存预后。早期临床研究由于次优放疗技术的使用而存在缺陷，从而缺乏普遍性。近期和目前正在进行的临床研究采用了更优化的放疗技术并试图阐明其在辅助治疗中的重要性。同时，新的放疗技术如束流调强放射治疗（intensity modulated RT，IMRT）和立体定向放疗（stereotactic body RT，SBRT）正在进行临床研究。以求能够达到在降低毒副反应的同时改善疾病预后的效果。

关键词：胰腺癌（PC）；放射治疗（RT）；同期放化疗（CRT）；辅助治疗（AT）

View this article at: http://dx.doi.org/10.3978/j.issn.2078-6891.2015.014

1 序言

尽管外科手术、化疗和同期放化疗取得了显著进步，胰腺癌仍然是一种棘手的疾病。基于有无血管侵犯，局限型胰腺癌可分为可切除胰腺癌和局部进展期胰腺癌。可切除性的判断基于CT扫描、MRI和内镜超声等影像学评估。可切除胰腺癌即没有远处转移和邻近血管侵犯[如腹腔干、肝动脉、肠系膜上动脉（mesenteric artery，SMA）、肠系膜上静脉（superior mesenteric，SMV）或门静脉（portal vein，PV）][1]，尽管不同的外科医生与医疗机构对可切除性的判断存在主观上的差异，边缘可切除性胰腺癌是指PV或SMV受侵犯但能切除后重建，且SMA受侵犯<180°[2-3]。

外科手术是目前治愈胰腺癌的唯一潜在治疗手段。大约20%的患者可行手术切除。对这类可切除的胰腺癌患者，尽管手术可切除所有肉眼可见病灶，但治疗效果仍很差，由于术后的高局部复发率（50%~90%）和高远端转移率（腹膜：20%~35%；肝脏：20%~90%）[4-7]。局部复发是出现并发症的驱动因素（如疼痛、溃疡、出血、梗阻、胆管炎）。此外，若局部病灶无法得到有效控制，易发生远端转移与继发死亡。为降低局部复发率并改善远期生存，对同期放化疗等辅助治疗已进行了深入的研究。本文将第一次讨论辅助化疗和同期放化疗大型随机临床研究，重点是目前辅助放疗地位，特别关注新的放疗技术。

2 可切除性胰腺癌的辅助治疗

为改善可切除性胰腺癌患者的预后，已进行一系列研究以探索辅助治疗（AT）的有效性（表1）。早期许多关于可切除性胰腺癌的辅助治疗研究由于实验设计和分析的缺陷使得研究结果缺乏普适性。比如，许多研究未将术前影像学检查纳入初始的可切除性评估中[9-10,12,14,16]。大多数研究没有进行主要组织病理结果回顾[9,12,14,16]，或没有在开始辅助治疗之前进行术后影像学重新分期[9-10,16]。尽管如此，这些研究成果仍为目前治疗方案的制定及现行和未来的临床研究提供了参考。

2.1 辅助治疗的早期研究

GITSG 9173研究确立了同期放化疗的地位。该研究预期招募100例行胰十二指肠切除术（pancreaticoduodenectomy，PD）的胰腺癌患者，实际入组43人，患者被随机分为观察组和同期放化疗组，其中同期放化疗组分阶段进行放疗和5-FU化疗[9]。同期放化疗组共进行总剂量为40 Gy的放疗，在初始20 Gy放疗后休息2周，放疗期间每周静脉注射5-FU并持续至放疗结束后2年。由于患者获益不明显，该研究在早期阶段

即提前被终止，辅助治疗组与观察组对比，其中位生存期分别为20个月和11个月，2年生存率分别为42%和15%（P=0.03），同期放化疗组的中位生存期与2年生存率均优于观察组。GITSG研究确立了同期放化疗作为一项有效可切除胰腺癌辅助治疗手段的地位。

欧洲癌症研究与治疗组织（EORTC）试图通过临床试验重复验证上述试验结果，该研究纳入218例胰腺癌术后患者并随机分为观察组和5-FU化疗联合分段放疗的同期放化疗组[10]。与GITSG研究类似，40 Gy的放疗总剂量被分阶段供给，与此同时，采用持续静脉输注方式进行5-FU化疗。但与GITSG研究不同的是，该研究中的辅助治疗并没有给患者带来显著的生存获益。放化疗组与观察组的5年生存率分别为25%（CRT）和22%[17]。EORTC研究的一个显著不同是纳入了104例壶腹周围癌患者。在只包括胰头癌患者的亚组分析显示，放化疗组与观察组的中位生存期分别为17个月和13个月[17]，体现出2年总生存率的上升趋势。

欧洲胰腺癌研究组-1（ESPAC-1）研究采用2×2设计，对比研究胰腺癌术后辅助化疗和同期放化疗的疗效。患者随机分为观察组、单独化疗组，同期放化疗组和放化疗序贯维持化疗组[16]。由临床医生参与2×2的随机化研究，并决定患者的分组。与GITSG和EORTC研究一致，同期放化疗采用常规分

表1 可切除胰腺癌辅助治疗临床研究

研究	分组	病例数	局部复发	中位生存期（月）	生存P值
GITSG[9]	RT/5-FU	21	NR	20	
	Obs	22	NR	21	0.03
EORTC[10]	RT/5-FU	104	15%仅有局部	25	
	Obs	103	15%仅有局部	19	0.208
ESPAC-1[11]	5-FU/LV	142	所有患者：	20	
	无化疗组	147	62%（35%仅有局部）	16	0.011
	RT/5-FU/LV	145		14	
	无放疗组	144		17	0.05
CONKO-001[12-13]	Gem	186	34%	23	
	Obs	182	41%	20	0.01
RTOG[14]	RT/5-FU+5-FU	230	28%仅有局部	17	
	RT/5-FU+GEM	221	23%仅有局部	20	0.09
ESPAC-3[15]	5-FU	551	NR	23	
	GEM	537	NR	24	0.39

GITSG，胃肠研究组；EORTC，欧洲癌症研究与治疗协会；ESPAC，欧洲胰腺癌研究组；RTOG，肿瘤放射治疗组；RT，放射治疗；5-FU，5-氟尿嘧啶；LV. 亚叶酸钙；Obs.，观察组；GEM，吉西他滨；NR，没有报道。

割方式。化疗采用"前5 d连续静脉注射5-FU和亚叶酸，每28 d重复，共6个周期"的形式。在入组的541例患者中，285例患者被随机分入2×2设计组。本研究的长期随访结果是基于47个月的中位随访期。在2×2随机分组中，同期放化疗组显示对生存不利（中位生存期为14个月 vs. 17个月），而辅助化疗组则显示生存获益（中位生存期为20个月 vs. 16个月）[11]。在本项研究中，所有组别患者的复发率均很高。与前述研究类似，ESPAC-1研究对象的中位生存期较短。ESPAC-1研究是唯一一项显示同期放化疗不利于胰腺癌患者术后生存预后的研究。

这些早期的辅助性同期放化疗的研究因其研究设计和执行存在缺陷而导致其研究结果缺乏普适性。首先，这些研究采用分阶段治疗、低剂量放疗（无放疗质量控制），并采用5-FU静脉注射。40 Gy放疗剂量本身就不足以控制肿瘤，而分段放疗延长了总治疗时间，降低其潜在的生物学疗效。其次，将近20%~30%患者由于术后并发症没有接受辅助治疗。事实上，GITSG研究合并同期放化疗和辅助治疗，并与观察组比较。此外，该研究入组缓慢，并存在明显的违背治疗方案的病例，影响了研究结果。再者，EORTC研究纳入了异质性群体壶腹周围癌和胰腺癌患者，潜在地低估了同期放化疗对于胰腺癌患者的实际有效性。由于2×2设计和选择偏倚等各种原因，ESPAC-1研究饱受质疑，但尽管存在不足，这些早期研究仍为可切除性胰腺癌患者的治疗和将来的研究提供了参考。

2.2　辅助治疗的近期研究

尽管在EORTC和ESPAC-1研究中同期放化疗的临床效益并不明显，欧洲研究者仍在试图优化辅助化疗策略。德国的CONKO-001[12]研究探讨了吉西他滨辅助化疗的疗效，而ESPAC-3研究对比了5-FU与吉西他滨化疗的疗效[18]。美国肿瘤放射治疗组（RTOG）开展了基于5-FU的同期放化疗合并5-FU或合并吉西他滨辅助化疗的临床对比研究[14]。

德国CONKO-001研究[12]纳入了354例进行胰十二指肠R0（83%）或R1切除术后患者，随机分为观察组或吉西他滨用药组。吉西他滨采用每3周1次的静脉注射，共计6个周期。中位随访4.5年后，吉西他滨延长无疾病生存期（DFS）达13个月，约为观察组（7个月）的2倍。3~4级不良反应主要为血液学毒性。长期随访表明，吉西他滨辅助治疗可降低患者的死亡风险（HR 0.76，P=0.01）[13]。

ESPAC-3研究同样入组1 088例胰十二指肠R0（65%）或R1切除术后患者，随机分为观察组，5-FU（静脉注射×6周期）治疗组或吉西他滨辅助治疗组（×6周期）[15]。在ESPAC-1研究发表后，ESPAC-3终止了观察组的随访，研究集中于5-FU和吉西他滨的化疗效果对比。中位随访34周，吉西他滨治疗组和5-FU组的中位生存时间分别为24个月和23个月，无明显差别。与吉西他滨组出现的血液系统不良反应相比，5-FU治疗组出现3~4级不良反应率更高（主要为腹泻，口腔黏膜炎症）。

由于吉西他滨能够改善已发生转移的胰腺癌患者的预后[19]，RTOG设计了一项随机研究（97-04）探讨了在以5-FU为基础的同期放化疗（50.4 Gy）前后进行持续静脉输注吉西他滨对比输注5-FU能否改善辅助治疗疗效[14]。入组患者均为胰十二指肠R0或R1切除术后患者。在同期放化疗之前3周和之后12周给予辅助化疗，所有放疗计划均有前瞻性的质量保证。对存活患者中位随访4.7年后，尽管4°血液系统毒性反应更高，但吉西他滨化疗具有改善生存趋势的作用（平均17个月 vs. 20个月，P=0.09）。在86%的胰头癌患者中，吉西他滨辅助化疗明显获益[14]，但在更长的随访中没有发现统计学差异[20]。术后CA19-9水平≤90的患者比>90的患者中位生存期明显延长，分别为23个月和10.4个月[21]。多因素分析证实了这一点（HR：3.34，P<0.0001）。患者CA19-9水平高意味着可能存在微转移灶，提示需要进行辅助治疗。二次分析比较了逐次按治疗计划进行放疗的患者（n=216）和违背治疗计划的患者（n=200）的预后[22]，发现前者的总生存率较后者显著提升。此外，在多因素分析中发现，有计划放疗与无计划放疗相比，前者与生存率的相关性更高。

到目前为止，所有这些有关辅助治疗的随机研究的结论是什么呢？基于CONKO-1和ESPAC-1研究，辅助化疗可改善患者的生存预后。就不良反应而言，吉西他滨治疗优于5-FU。但是这些临床研究对于同期放化疗作用不甚明了。GITST，EORTC和ESPAC-1研究结论不一致，部分原因可能是之前讨论的这些研究存在本身的设计及实施过程中的缺陷。最近的RTOG研究是唯一一项纳入"现代"放疗技术和采用放疗质量保证的研究，但是这项研究并没有涉及同期放化疗的疗效。

可提供的数据表明，采用优化的同期放化疗方案可降低局部复发率。在RTOG 9704研究中，尽管大部分患者分期为T3/T4（75%），包括淋巴结转移率（66%）和切缘阳性率（34%），其局部复发率仅有26%。在EORTC和ESPAC-1研究中，尽管大部分患者为T1/T2病变（EORTC），切缘阴性（EORTC和ESPAC-1），低CA19-9水平（CONKO-001），但由于只采用亚优化同期放化疗技术，以及ESPAC-1研究中部分患者没有采用放疗，导致局部复发率明显升高（36%~62%）。类似的，CONKO-001研究（34%~41%）和ESPAC-3研究（63%）的局部复发率较RTOG以及其他采用辅助同期放化疗的研究明显升高。同期放化疗能降低局部复发率在一项纳入R0切除术后患者的小型Ⅱ期临床研究中得到了验证[23]。在这项研究中，90例患者随机分为4周期吉西他滨治疗组和吉西他滨同期放化疗并辅以2周期吉西他滨治疗组。尽管无疾病生存期和总体生存期没有差异，作为率先进展的局部复发在同期放化疗组明显下降（11% vs. 24%）。随着更有效的系统治疗方案的发展，安全有效地获得局部控制就显得更加重要。

正在进行的RTOG 0848 Ⅲ期临床研究将胰十二指肠切除术后患者随机分为5周期吉西他滨或吉西他滨联合酪氨酸激酶抑制药厄洛替尼组。厄洛替尼的选择基于其在局部进展期或转移性疾病的疗效，尽管这一分组已经提前终止[24-25]。患者随后接受再次影像学检查评估肿瘤是否进展。对没有进展的患者，再次随机分为1周期额外的化疗或以5-FU为基础的同期放化疗伴随共计6个周期的额外化疗。这项研究采用现代放疗技术，总剂量达50.4 Gy，并采用中心性、前瞻性的放疗质量控制。欧洲ESPAC-4研究试图探讨联合卡培他滨在标准的吉西他滨治疗方案中的疗效。这些研究结果将有可能提供关于优化辅助治疗方案和进一步评估同期放化疗效果的有益信息。

尽管随机研究结果并不一致，一些研究机构发表了各中心同期放化疗的结果。Johns Hophkins医院的一项回顾性分析报道了616例胰腺癌患者行胰十二指肠切除术后的结果，其中271例患者接受了5-FU为基础的同期放化疗[26]。在接受和未接受同期放化疗的患者中，肿瘤病理学特征相似，淋巴结受累（82% vs. 79%），切缘阳性率（48% vs. 42%），差异均无统计学意义。中位随访18个月，辅助治疗组具有明显的中位生存期的延长（21个月 vs. 14个月）和5年总生存率提高（20% vs.

15%）。对观察指标进行标准化分析后仍显示辅助治疗有利于患者的预后，疗效分析表明切缘阳性和切缘阴性的患者均存在治疗获益。另一项来自Mayo Clinic的研究回顾性地分析了466例肿瘤临床分期为T1-3N0-1的胰腺癌患者，在保证切缘阴性的根治性手术切除后，其中274例接受了同期放化疗[27]。尽管更多的患者分期为T3、淋巴结受累、病理学分级更高，但接受同期放化疗患者的生存期仍然更优（中位生存期为25个月 vs. 19个月；2年生存率为50% vs. 39%）。结合肿瘤的特征证实淋巴结受累、病理学高分级的患者接受同期放化疗后的临床获益明显优于没有淋巴结受累的患者。随后他们将这2个中心496例患者汇总进行了配对分析，再次证实了同期放化疗的临床有效性，相对危险度为0.59（0.48~0.72）[28]。

3 新颖的放射治疗技术

从GITSG研究后的近几十年，放射治疗技术取得了显著进步，可以给予目标区域更适合的放射剂量。束流调强放射治疗（intensity modulatd radiotherapy，IMRT）和立体定向放射治疗（stereotactic body radiotherapy，SBRT）就是两种这样的技术。与三维放疗不同的是，IMRT采用逆向策略技术，由放射肿瘤学专家勾画出靶区以及可能危及的器官。治疗策略通过采用输入的靶区和危及器官的容积和剂量限制（如放射处方剂量）利用最优化运算来产生，通过动态IMRT（治疗过程中准直器叶片在放射束流路径上移入和移出）或"移步和发射"IMRT（当机器关闭时叶管改变设野形状），IMRT打破了传统的放射治疗范围较大的缺陷，转变为放射范围更小的"子野"。总体的效果是处方剂量符合目标靶区域剂量要求，同时显著降低邻近正常组织的放射剂量。

立体定向放射治疗SBRT[也叫立体定向消融放疗（stereotactic ablative radiotherapy，SABR）和高剂量影像引导放疗（high-dose image guided radiotherapy，HIGRT）]能采用许多相同的策略并成倍提高靶区精确性和重复性，达到高剂量的离子辐射。可以达到靶区细胞的杀伤效应最大化，同时周围正常组织损伤的最小化。SBRT和IMRT均采用严格的影像导航，计算每日靶区和邻近危及器官的位置差异。缩短放疗疗程的获益是双倍的：①放射生物学原理表明大分割放疗增加剂量生物学效应；②通过缩短总治疗时间，患者可更快地开始系统治疗。

这些适形放疗技术的基本原则是精确勾画靶区，这就要求详细了解正常解剖和淋巴引流。合适地勾画靶区的同时必须全面考虑术前肿瘤特征（由术前影像检查决定）、手术特点和肿瘤病理特点。为标准化这一步骤，RTOG已经发布了靶区勾画指南，并在RTOG 0848研究中采用[29]。推荐的靶区勾画基于术前肿瘤位置、外科吻合口位置和基于血管走向的淋巴分布。来自Johns Hophkins和Maryland大学研究人员共同分析并制定了202例可切除性胰腺癌伴术后复发的患者的放疗靶区[30]。靶区由近端腹腔干和肠系膜上动脉向右侧扩大2.0 cm，左侧1.0 cm，向前1.0 cm，向后1.0 cm，向上1.0 cm，向下2.0 cm这个范围可覆盖80%复发病灶。靶区再额外向右侧扩大1.0 cm，左侧扩大1.0 cm，向前扩大0.5 cm可覆盖90%的复发病灶。IMRT靶区勾画示例见图1。

4 立体定向放射治疗（IMRT）的临床治疗经验

IMRT已经应用于局部进展期胰腺癌[31-35]和辅助治疗[32,35-36]（表2）。由于这些回顾性研究的病例数少，应该首先考虑研究的可行性和治疗的毒性反应。

Chicago大学发表了IMRT联合同期5-FU化疗的早期报道，入组患者包括根治性手术术后（n=8），不可切除（n=13）和不可切除的复发病灶（n=3）[32]。采取的放疗靶区包括肿瘤床（45~50.4 Gy）或大体病灶（50.4~59.4 Gy）和淋巴引流区（41.4~50.4 Gy）。在6例患者中，对比了IMRT和三维适形放疗策略的剂量分布。双肾、小肠和肝脏的放射剂量的下降有统计学意义。患者治疗耐受性良好，中位随访14个月，共出现6例急性、1例晚期3~4级非血液系统毒性反应。此研究患者例数少，中位随访17个月，8例患者术后未见局部复发。

Michigan大学研究员进行了一项剂量递增（超过60 Gy）IMRT联合同期吉西他滨化疗的前瞻性Ⅰ/Ⅱ期临床研究[34]。这项纳入50例患者的研究中，放疗给予大体病灶的照射范围局限于肿瘤边缘内，并允许靶区随呼吸运动。同期给予全量吉西他滨化疗（1 000 mg/m²），最大程度进行局部和远处控制。众所周知，全量吉西他滨同期放化疗会出现难以耐受的毒性反应[37]。这项研究认为IMRT可通过降低正常组织的放射剂量从而增加治疗的安全性。共计11例发生剂量限制性毒性反应（52.5~57.5 Gy），包括食欲减退、恶心、呕吐或脱水（n=7），十二指肠出血（n=3）和十二指肠穿孔（n=1）。2例患者死亡被认为与治疗潜在相关（腹膜炎和十二指肠穿孔）。作者总结认为55 Gy是安全剂量。重要的是，放疗剂量的增加可进一步抑制肿瘤的局部病情发展（次级研究终点）。

Johns Hopkins医学中心和Maryland大学汇总分析的71例患者是目前样本量最大的评估术后IMRT放疗疗效的研究[36]。靶区选择包括淋巴引流区（45 Gy）和肿瘤床（50.4~59.4 Gy）。中位随访2年，14例患者（20%）出现局部复发。重要的是，这14例中的9例局部复发患者无远处转移的发生。患者治疗耐受性良好，8%的患者出现3级急性反应（无4级反应），7%的患者出现晚期反应（小肠梗阻或瘘）。

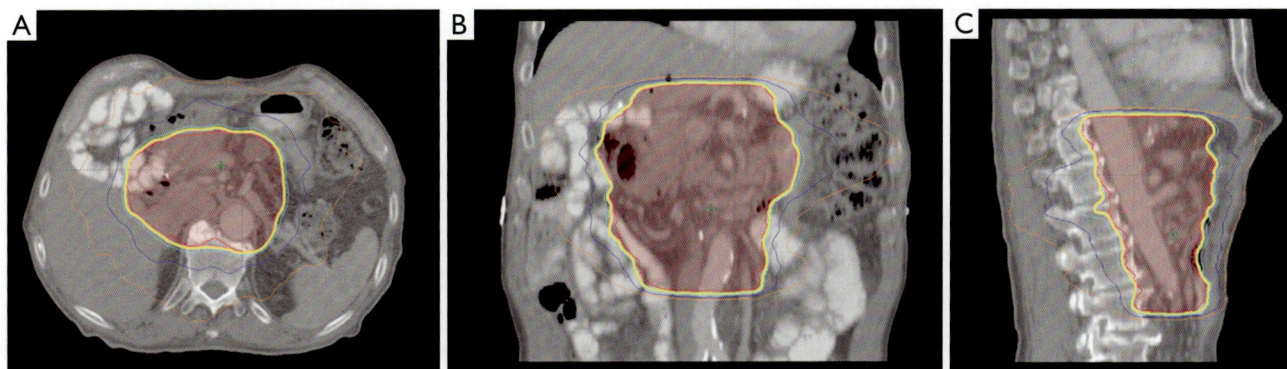

图1 胰腺癌术后进行辅助IMRT放疗后的典型图像
暗红色区域代表靶区；黄线代表处方等剂量线。（A）轴面影像；（B）冠状位影像；（C）矢状位影像。IMRT，束流调强放射治疗；PC，胰腺癌。

表2 胰腺癌选择性IMRT研究

作者	疾病阶段	病例数	化疗	靶区和剂量（总剂量/#分割剂量）	急性3+ 不良反应 /%	慢性3+ 不良反应 /%	说明
Passoni等[31]	LAPC	25	Cap	大体病灶：44.25 Gy/15；受累血管：48~58/15	4	13	整体同时推量，Ⅰ期前瞻性研究
Combs等[33]	LAPC	57	GEM	大体病灶：54 Gy/25；选择性淋巴结：54 Gy/25	–	–	整体同时推量：31例手术，11/31 IORT（10~15 Gy）
Ben Josef等[34]	LAPC	50	GEM	大体病灶：50~60 Gy/25	24	–	前瞻性研究
Yovino 等[36]	术后	71	Cap/GEM	大体病灶：50.4~59.4 Gy/28~33；选择性淋巴结：45 Gy/25	8	7	大体局部控制：80%
Abelson等[35]	LAPC/术后	47	5-FU	大体病灶：54 Gy/30；选择性淋巴结：50.4/28	9	9	1年局部控制率：92%

IMRT，束流调强放射治疗；LAPC，局部进展期的胰腺癌；Cap，卡培他滨；GEM，吉西他滨；IORT，术中放疗；5-FU，5-氟尿嘧啶。

5 立体定向消融放疗（SBRT）的早期临床经验和进行中的临床研究

目前关于胰腺癌术后辅助SBRT治疗疗效和安全性的详细资料很少。其中一项报道来自Pittsburgh大学。在这项报道中，24例患者采用术后单分割SBRT辅助治疗（20~24 Gy）。中位随访12.5个月，1~2级不良反应率为12.5%。没有出现3级或更严重的不良反应事件。24例中的19例患者继续接受吉西他滨为主的化疗。局部无进展率66%。16例手术切缘阳性患者，10例（62.5%）未出现局部进展[38]。

目前至少有2项正在进行的关于SBRT辅助治疗的前瞻性研究。基于早期治疗经验，Pittsburgh大学正在招募已切除的胰腺肿瘤手术切缘不足或阳性的患者入组（NCT01357525）。放疗总剂量为36 Gy，单次分割剂量为12 Gy。主要研究终点是局部无进展生存期，次要研究终点是生活质量。Johns Hopkins研究人员正通过进行一项Ⅱ期随机临床研究增加SBRT的治疗经验。该研究试图探讨免疫调节疫苗联合FOLFIRINOX方案化疗（奥沙利铂，伊立替康，5-FU，亚叶酸钙）的安全性和疗效。所有患者接受SBRT放疗，6.6 Gy连续5 d并序贯FOLFIRINOX方案化疗，实验组需联合疫苗治疗（NCT01595321）。这些研究结果将为SBRT辅助治疗安全性提供重要信息。

6 结论

胰腺癌术后辅助化疗可改善患者的生存预后并应纳入辅助治疗方案。辅助放疗地位仍有争议。早期研究由于采用了目前被认为是亚优化放疗技术导致结果各异而存在局限性。正在进行的辅助放疗研究，比如RTOG 0848，采用了循证医学为基础的靶区勾画和严格的质量控制，这项研究的结果将明确辅助放疗在可切除胰腺癌患者中的地位。现代放疗技术比如IMRT和SBRT可使靶区剂量最大化的同时使正常组织承受放射剂量最小化，扩大治疗窗从而改善疾病的预后。

声明

本文作者宣称无任何利益冲突。

参考文献

[1] Tempero MA, Malafa MP, Behrman SW, et al. Pancreatic adenocarcinoma, version 2.2014: featured updates to the NCCN guidelines. J Natl Compr Canc Netw 2014; 12: 1083-1093.

[2] Ryan DP, Hong TS, Bardeesy N. Pancreatic adenocarcinoma. N Engl J Med 2014; 371: 1039-1049.

[3] Bockhorn M, Uzunoglu FG, Adham M, et al. Borderline resectable pancreatic cancer: a consensus statement by the International Study Group of Pancreatic Surgery (ISGPS). Surgery 2014; 155: 977-988.

[4] Tepper J, Nardi G, Sutt H. Carcinoma of the pancreas: review of MGH experience from 1963 to 1973. Analysis of surgical failure and implications for radiation therapy. Cancer 1976; 37: 1519-1524.

[5] Gudjonsson B. Cancer of the pancreas. 50 years of surgery.

Cancer 1987; 60: 2284-2303.

[6] Griffin JF, Smalley SR, Jewell W, et al. Patterns of failure after curative resection of pancreatic carcinoma. Cancer 1990; 66: 56-61.

[7] Whittington R, Bryer MP, Haller DG, et al. Adjuvant therapy of resected adenocarcinoma of the pancreas. Int J Radiat Oncol Biol Phys 1991; 21: 1137-1143.

[8] Iacobuzio-Donahue CA, Fu B, Yachida S, et al. DPC4 gene status of the primary carcinoma correlates with patterns of failure in patients with pancreatic cancer. J Clin Oncol 2009; 27: 1806-1813.

[9] Kalser MH, Ellenberg SS. Pancreatic cancer. Adjuvant combined radiation and chemotherapy following curative resection. Arch Surg 1985; 120: 899-903.

[10] Klinkenbijl JH, Jeekel J, Sahmoud T, et al. Adjuvant radiotherapy and 5-fluorouracil after curative resection of cancer of the pancreas and periampullary region: phase III trial of the EORTC gastrointestinal tract cancer cooperative group. Ann Surg 1999; 230: 776-782; discussion 782-784.

[11] Neoptolemos JP, Stocken DD, Friess H, et al. A randomized trial of chemoradiotherapy and chemotherapy after resection of pancreatic cancer. N Engl J Med 2004; 350: 1200-1210.

[12] Oettle H, Post S, Neuhaus P, et al. Adjuvant chemotherapy with gemcitabine vs observation in patients undergoing curative-intent resection of pancreatic cancer: a randomized controlled trial. JAMA 2007; 297: 267-277.

[13] Oettle H, Neuhaus P, Hochhaus A, et al. Adjuvant chemotherapy with gemcitabine and long-term outcomes among patients with resected pancreatic cancer: the CONKO-001 randomized trial. JAMA 2013; 310: 1473-1481.

[14] Regine WF, Winter KA, Abrams RA, et al. Fluorouracil vs gemcitabine chemotherapy before and after fluorouracil-based chemoradiation following resection of pancreatic adenocarcinoma: a randomized controlled trial. JAMA 2008; 299: 1019-1026.

[15] Neoptolemos JP, Stocken DD, Bassi C, et al. Adjuvant chemotherapy with fluorouracil plus folinic acid vs gemcitabine following pancreatic cancer resection: a randomized controlled trial. JAMA 2010; 304: 1073-1081.

[16] Neoptolemos JP, Dunn JA, Stocken DD, et al. Adjuvant chemoradiotherapy and chemotherapy in resectable pancreatic cancer: a randomised controlled trial. Lancet 2001; 358: 1576-1585.

[17] Smeenk HG, van Eijck CH, Hop WC, et al. Long-term survival and metastatic pattern of pancreatic and periampullary cancer after adjuvant chemoradiation or observation: long-term results of EORTC trial 40891. Ann Surg 2007; 246: 734-740.

[18] Neoptolemos JP, Moore MJ, Cox TF, et al. Effect of adjuvant chemotherapy with fluorouracil plus folinic acid or gemcitabine vs observation on survival in patients with resected periampullary adenocarcinoma: the ESPAC-3 periampullary cancer randomized trial. JAMA 2012; 308: 147-156.

[19] Burris HA 3rd, Moore MJ, Andersen J, et al. Improvements in survival and clinical benefit with gemcitabine as first-line therapy for patients with advanced pancreas cancer: a randomized trial. J Clin Oncol 1997; 15: 2403-2413.

[20] Regine WF, Winter KA, Abrams R, et al. Fluorouracil-based chemoradiation with either gemcitabine or fluorouracil chemotherapy after resection of pancreatic adenocarcinoma: 5-year analysis of the U.S. Intergroup/RTOG 9704 phase III trial. Ann Surg Oncol 2011; 18: 1319-1326.

[21] Berger AC, Garcia M Jr, Hoffman JP, et al. Postresection CA 19-9 predicts overall survival in patients with pancreatic cancer treated with adjuvant chemoradiation: a prospective validation by RTOG 9704. J Clin Oncol 2008; 26: 5918-5922.

[22] Abrams RA, Winter KA, Regine WF, et al. Failure to adhere to protocol specified radiation therapy guidelines was associated with decreased survival in RTOG 9704--a phase III trial of adjuvant chemotherapy and chemoradiotherapy for patients with resected adenocarcinoma of the pancreas. Int J Radiat Oncol Biol Phys 2012; 82: 809-816.

[23] Van Laethem JL, Hammel P, Mornex F, et al. Adjuvant gemcitabine alone versus gemcitabine-based chemoradiotherapy after curative resection for pancreatic cancer: a randomized EORTC-40013-22012/FFCD-9203/GERCOR phase II study. J Clin Oncol 2010; 28: 4450-4456.

[24] Moore MJ, Goldstein D, Hamm J, et al. Erlotinib plus gemcitabine compared with gemcitabine alone in patients with advanced pancreatic cancer: a phase III trial of the National Cancer Institute of Canada Clinical Trials Group. J Clin Oncol 2007; 25: 1960-1966.

[25] Hammel P, Huguet F, Van Laethem JL, et al. Comparison of chemoradiotherapy (CRT) and chemotherapy (CT) in patients with a locally advanced pancreatic cancer (LAPC) controlled after 4 months of gemcitabine with or without erlotinib: Final results of the international phase III LAP 07 study. J Clin Oncol 2013; 31: abstr LBA4003.

[26] Herman JM, Swartz MJ, Hsu CC, et al. Analysis of fluorouracil-based adjuvant chemotherapy and radiation after pancreaticoduodenectomy for ductal adenocarcinoma of the pancreas: results of a large, prospectively collected database at the Johns Hopkins Hospital. J Clin Oncol 2008; 26: 3503-3510.

[27] Corsini MM, Miller RC, Haddock MG, et al. Adjuvant radiotherapy and chemotherapy for pancreatic carcinoma: the

Mayo Clinic experience (1975-2005). J Clin Oncol 2008；26：3511-3516.

［28］ Hsu CC，Herman JM，Corsini MM，et al. Adjuvant chemoradiation for pancreatic adenocarcinoma：the Johns Hopkins Hospital-Mayo Clinic collaborative study. Ann Surg Oncol 2010；17：981-990.

［29］ Goodman KA，Regine WF，Dawson LA，et al. Radiation Therapy Oncology Group consensus panel guidelines for the delineation of the clinical target volume in the postoperative treatment of pancreatic head cancer. Int J Radiat Oncol Biol Phys 2012；83：901-908.

［30］ Dholakia AS，Kumar R，Raman SP，et al. Mapping patterns of local recurrence after pancreaticoduodenectomy for pancreatic adenocarcinoma：a new approach to adjuvant radiation field design. Int J Radiat Oncol Biol Phys 2013；87：1007-1015.

［31］ Passoni P，Reni M，Cattaneo GM，et al. Hypofractionated image-guided IMRT in advanced pancreatic cancer with simultaneous integrated boost to infiltrated vessels concomitant with capecitabine：a phase I study. Int J Radiat Oncol Biol Phys 2013；87：1000-1006.

［32］ Milano MT，Chmura SJ，Garofalo MC，et al. Intensity-modulated radiotherapy in treatment of pancreatic and bile duct malignancies：toxicity and clinical outcome. Int J Radiat Oncol Biol Phys 2004；59：445-453.

［33］ Combs SE，Habermehl D，Kessel K，et al. Intensity modulated radiotherapy as neoadjuvant chemoradiation for the treatment of patients with locally advanced pancreatic cancer. Outcome analysis and comparison with a 3D-treated patient cohort. Strahlenther Onkol 2013；189：738-744.

［34］ Ben-Josef E，Schipper M，Francis IR，et al. A phase I/II trial of intensity modulated radiation (IMRT) dose escalation with concurrent fixed-dose rate gemcitabine (FDR-G) in patients with unresectable pancreatic cancer. Int J Radiat Oncol Biol Phys 2012；84：1166-1171.

［35］ Abelson JA，Murphy JD，Minn AY，et al. Intensity-modulated radiotherapy for pancreatic adenocarcinoma. Int J Radiat Oncol Biol Phys 2012；82：e595-e601.

［36］ Yovino S，Maidment BW 3rd，Herman JM，et al. Analysis of local control in patients receiving IMRT for resected pancreatic cancers. Int J Radiat Oncol Biol Phys 2012；83：916-920.

［37］ McGinn CJ，Zalupski MM，Shureiqi I，et al. Phase I trial of radiation dose escalation with concurrent weekly full-dose gemcitabine in patients with advanced pancreatic cancer. J Clin Oncol 2001；19：4202-4208.

［38］ Rwigema JC，Heron DE，Parikh SD，et al. Adjuvant stereotactic body radiotherapy for resected pancreatic adenocarcinoma with close or positive margins. J Gastrointest Cancer 2012；43：70-76.

译者：李跃军，湖南省直中医院肿瘤三科
审校：王坚，博士，教授，博士研究生导师，上海交通大学医学院附属仁济医院胆胰外科主任

Cite this article as: Boyle J, Czito B, Willett C, Palta M. Adjuvant radiation therapy for pancreatic cancer: a review of the old and the new. J Gastrointest Oncol 2015;6(4):436-444. doi: 10.3978/j.issn.2078-6891.2015.014

点评

　　胰腺癌恶性程度高、转移侵袭能力强，术后易复发及发生远处转移，手术切除是目前唯一的根治性的治疗方式，化疗、放疗和靶向治疗的疗效仍存争议。本文从胰腺癌放疗的临床研究出发，回顾了胰腺癌术后放疗的历史与现状，重点介绍了胰腺癌术后同期放化疗的临床疗效，以及最新的放疗策略，为今后的临床治疗和研究提供借鉴与指导。

——王坚

第三十四章　自膨式金属支架（SEMS）较塑料支架能为接受新辅助化疗的胰腺癌患者提供更佳疗效

Megan A. Adams[1], Michelle A. Anderson[1], James D. Myles[2], Shokoufeh Khalatbari[2], James M. Scheiman[1]

[1]Division of Gastroenterology, Department of Internal Medicine, University of Michigan Health System; [2]Michigan Institute for Clinical and Health Research, University of Michigan, Ann Arbor, Michigan, USA
Correspondence to: James M. Scheiman, MD. University of Michigan Medical Center 1500 E, Medical Center Drive, 3912 Taubman Center, Ann Arbor, MI 48109-5362, USA. Email: jscheima@med.umich.edu.

背景：胰腺癌患者中新辅助化疗应用的不断增加，能减少预期外科切除的肿瘤负担。然而，胆道梗阻时可发生诸如致命性胆管炎的感染性并发症。我们假设与塑料支架相比，在此类患者中留置金属支架所引起的支架相关并发症的发生率更低，从而改善临床疗效。

方法：回顾性分析2005年1月—2010年6月在密歇根大学多学科胰腺癌目标计划中接受治疗的胰腺癌患者。仅研究接受新辅助化疗且留置1个或多个胆道支架治疗恶性梗阻的患者。比较金属和塑料支架间支架相关并发症发生的时间。并发症发生数与支架作用时间的比值作为并发症发生率，并计算95%CI。

结果：52例患者符合入组标准。52例患者共留置113个支架（70个塑料支架，43个金属支架）。塑料支架并发症发生率为0.20（95%CI：0.14~0.30）比金属支架的0.03（95%CI：0.01~0.06）约高7倍。另外，塑料支架相关并发症住院率比金属支架高3倍。金属支架相关并发症发生时间估计值的第1个四分位数较塑料支架（200 *vs.* 44 d）（*P*<0.0001）约长5倍。

结论：充分证据提示对于接受新辅助化疗的胰腺癌患者的恶性胆道梗阻应该选用自膨式金属支架而不是塑料支架。

关键词：胰腺癌；黄疸；化疗；胆道支架

View this article at: http://www.thejgo.org/article/view/463/html

1　引言

5年生存率仅为5%的胰腺癌位于美国癌症相关致死原因的第4位[1]。应用于胰腺癌患者以减少预期手术切除肿瘤负担为目的的新辅助化疗正不断增加[2-3]。近期数据已经确认，通过局部控制和/或肿瘤的降期治疗，可提高生存率[4]。大部分患者接受的治疗为联合应用吉西他滨、5-FU、铂类化合物并应用放疗[5]。尽管应用新辅助化疗的病例数估计仅占全部诊断为胰腺癌患者的4.5%[3]，但正是这部分重要的患者有机会延长生存期并提高生存质量。对胰腺癌导致梗阻的患者进行化疗时需要支架减轻胆道梗阻，这是由于许多化疗药物需要利用有功能的胆红素转运机制和胆汁排泄而避免毒性反应[6]。在这些高风险病例中支架梗阻可出现致死性并发症。金属支架较塑料支架有较大直径，因此不易阻塞。既往认为金属支架会干扰手术切缘，所以金属支架仅用于进展期无法手术切除的胰腺癌患者，而如今认为在确定性手术中金属支架是可以被成功取出的[7-9]。

尽管有许多关于胰腺癌患者使用塑料支架和金属支架的对比研究，但只有极少数据具体评估预期行胰十二指肠切除术而接受新辅助化疗这部分患者。这部分患者之所以特殊，有以下几个原因。这类患者更易受化疗导致的中性粒细胞减少症影响，而更容易出现感染[2]。患者接受新辅助化疗可能会增加胆泥形成的风险，这是由于化疗致细胞物质脱落、免疫抑制致支架细菌集落增加以及化疗引起血小板减少症导致的胆道出血所造成的，所有这些因素将增加发生支架阻塞和后续胆管炎的风险。我们研究目标旨在通过对新辅助化疗队列中应用塑料支架和金属支架的患者进行平行对照研究，以扩展目前的认识，这也是先前研究未评估的。我们假设在新辅助化疗患者中留置金属支架较塑料支架有较低的支架相关并发症发生率，从而改善支架相关的疗效。

2　方法

本研究经密歇根大学健康系统机构审查委员会批准。我们回顾性分析了从2005年1月1日—2010年6月30日在密歇根大学多学科胰腺癌目标计划中接受治疗的胰腺癌患者。使用电子数据库，筛选出在此时间段既在目标计划内又在后来接受新辅助化疗的患者，每个患者的记录均单独检查。本研究中仅有置入1个或多个支架用于治疗恶性梗阻的患者可以入组。例如：患者为胰尾癌无需支架治疗将被排除。回顾程序记录和治疗记录，收集包括患者人口统计学、程序性细节和并发症的数据。人口统计学信息收集包括诊断时的年龄、性别和种族。程序性细节包括肿瘤位置、可切除性（不可切除、临界可切除、可切除）、TNM分期（如果有记录）、支架类型（金属对比塑料）、支架直径、从支架置入到支架梗阻或外科/尝试外科的时间。另外收集并发症有关资料，是否与支架相关，是否需要住院。就并发症而言，支架梗阻的定义为有胆管炎的生物学证据，并有胆管扩张的影像学证据，包括ERCP检查。胆管炎是指发热并伴有胆汁淤积的生化证据。胆囊炎是指有特征性疼痛、发热或白细胞升高，并伴有影像学证据支持。胰腺炎是指淀粉酶或脂肪酶升高3倍或有胰腺炎的影像学证据。我们也收集在新辅助化疗后患者是否确切接受手术切除或尝试手术切除的资料。单个患者支架更换的数量（n）也进行了记录，并记录从初次支架置入到外科手术时间和从初次支架置入的总存活时间。如果患者失访（接受当地治疗），以最后一次在所推荐临床中心随访的日期作为计算支架存活时间的结束日期。

统计学方法

连续资料使用均数和标准差或范围概述。分类变量用计数和百分比概述。金属和塑料支架发生并发症时间的对比应用Kaplan-Meier分析和对数秩和检验，所有支架均假定为独立的。假定支架并发症均遵循泊松过程。并发症发生率为并发症发生数与总的支架作用时间的比例，并计算95%的置信区间。在所有假设检验中概率（P）值≤ 0.05为有意义。以上所有操作均在SAS 9.2上完成。

3　结果

52例患者符合入组标准。平均年龄为56岁（SD 9.58）。54%为男性，在初次诊断时85%为临界可切除（15%可切除）。均接受吉西他滨为基础的新辅助化疗。大部分（71%）最终接受外科治疗，其中既有终止手术（23%）也有成功手术（48%）。在最终经历手术的患者中，从初次支架置入到外科手术的平均时间为134.1 d（范围26~420 d）。仅有21%的患者（11/52）到手术时初次置入的支架未移位。这11位患者中，7例置入塑料支架，4例置入金属支架。52例患者共置入113个支架（70个塑料支架，43个金属支架）。43例患者初次置入的支架为塑料支架。金属支架在位的276个月中有9例患者发生并发症，而塑料支架在位的129个月中有27例并发症。塑料支架相关并发症发生率为0.21（95%CI：0.14~0.30）比金属支架相关并发症发生率为0.03（95%CI：0.01~0.06）约高7倍。支架相关并发症中接近70%发生于10F或更大的支架。另外，67%并发症发生于最终经历外科的患者。

所有9例金属支架相关并发症均为支架梗阻，其中3例伴发胆管炎，1例发生支架移位。而塑料支架中，有23例为支架梗阻，其中15例伴发胆管炎，7例发生支架移位，1例胆囊炎发作。共有15例患者由于塑料支并发症而住院，而因金属支架并发症住院的有5例。金属支架相关并发症发生时间估计值的第一个四分位数（图1）较塑料支架（200 *vs.* 44 d）约长5倍（*P*<0.0001）。

4 讨论

既往许多研究已经明确肯定了在伴有胆道梗阻的胰腺癌组中金属胆道支架的通畅性优于塑料支架。Decker等最近的一项回顾性研究中，分析了29例在胰十二指肠切除术前接受胆道支架置入的胰腺癌患者其重复内镜介入治疗的比例[10]。该研究并不限于接受新辅助化疗的这一人群，但发现塑料支架组中39%（7/18）患者需要再次支架置入，而在金属支架组中（11例患者）没有需要再置入者。但是对于预期较晚手术而接受新辅助化疗的胰腺癌患者这一特殊亚组，缺乏再置入率的数据。

Boulay等最近的一项回顾性研究分析了49例因恶性胆道梗阻行塑料支架置入并接受新辅助化疗的可切除或局部进展胰腺癌患者的资料[11]。大部分患者（55%）需要重复内镜更换支架，这是由于塑料支架出现并发症，最多见的并发症为支架阻塞和胆管炎。这项研究的结论是，塑料支架不适用于此类亚组的患者，因为新辅助化疗需要2~4个月时间，而塑料支架不能在大部分患者接受新辅助化疗期间保持通畅。他们的报道中包括7例金属支架患者，有14%重复介入的比例，但是由于病例数量太少而无法进行统计学比较[11]。在我们的研究中扩大

了病例数量从而可以进行有意义的比较，可以得出指导临床决策的结论。目前关于这一问题尚无随机对照研究发表。

从理论上来说，鉴于前述理由，接受化疗的患者更易发生支架相关并发症，但还是有一些研究驳斥了这一结论。在一项回顾性分析中，80例放置塑料支架患者，在接受化疗患者（37%）与不接受化疗患者（39%）之间并未发现支架阻塞比例有明显差异，化疗者支架平均通畅时间也未见缩短[12]。近期日本一项147例患者的回顾性研究显示金属支架胆道感染性并发症发生率并没有由于化疗而改变[13]。但是，这些治疗并没有直接可比性。对于接受新辅助化疗的患者需要重点考虑的问题是，支架相关并发症可导致肿瘤因局部并发症无法切除或因延迟手术时机致病情进展而使患者无法手术。

我们的数据显示胰腺癌5年生存率极低，新辅助化疗并不是解决胰腺癌治疗挑战的完整方案，认识这点同样重要。在我们的研究中，超过1/4的患者在接受新辅助化疗后病情继续进展或肿瘤负荷并未得到改善，因此尽管患者接受新辅助化疗，最终也未能获得手术机会。另外，在那些接受手术的患者中，大致有1/3由于手术探查发现疾病进展而未能成功切除。这确认了新辅助化疗可以转换33%临界可切除患者为可切除患者这一较早前的预测，但这并不能改善整体预后[11]。在我们的研究中，由于大量患者术前或术后失访（在当地治疗），所

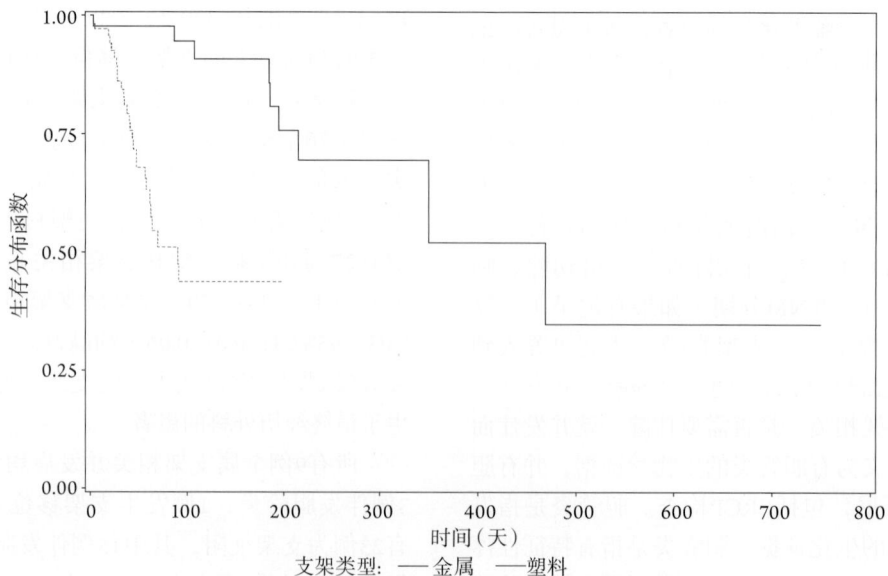

图1 支架相关并发症发生时间的Kaplan-Meier曲线

以我们无法准确地评估整体预后。

有一种反对常规使用金属支架的观点认为，相对于塑料支架，金属支架将增加费用。但是，我们的数据却支持使用金属支架实际上更为经济这一结论，原因有两点。首先，由于金属支架保持原位且无并发症的时间明显较长，其并不像塑料支架那样，就目前已知的中位阻塞时间每3个月常规更换。我们的数据显示从初次支架置入到手术的平均时间大致为4.5个月，最长可到7.5个月，因此塑料支架在手术之前至少需要更换一次。支架通畅的总体平均时间和先前发表的研究是一致的[14]。一项Meta分析得出的结论是，如果未来再介入的费用>1 820美元，金属支架是划算的，这意味着患者初次置入支架后预期至少有4~6个月的生存期[14]。另外，我们的数据显示接受塑料支架的患者其因支架相关并发症的住院率比接受金属支架的患者约高出3倍。即使与短时间的住院费用相比，金属支架的额外花费也是不值一提的。

数据通过纳入正规金属支架对照组这一独特且不断增长的患者人群而扩充了文献数据，显示了金属支架组支架通畅性和并发症发生率在统计学上的显著差异。我们通过Kaplan-Meier分析提示金属支架不但有低于塑料支架7倍的绝对并发症发生率，而且还会延长约5倍的支架保持原位时间及无并发症的时间。最新数据显示金属支架既不干扰手术切缘，也不模糊术前肿瘤影像成像。最近有关能改善该致命性恶性肿瘤预后的相关证据着重强调了成功新辅助化疗的重要性[4]。

根据我们研究中介入内镜医生的实际应用情况，胰腺CT提供分期信息后我们组保持应用ERCP缓解黄疸。通过EUS-FNA和/或ERCP活检刷即时检查证实组织学诊断，随后留置金属支架。在我们研究队列中许多患者通常在转诊之前初次置管采用的是小口径塑料支架。因此，初次置管该选择塑料支架还是金属支架很大程度上取决于怀疑和/或确认胆道梗阻是恶性还是良性的程度。对于已确认为恶性梗阻的病例，数据支持金属支架能明显改善疗效，因为无论是对预期能手术切除的患者还是对由于病情进展最终无法手术切除的患者，金属支架都可以延长患者无并发症的时间。金属支架的应用不再像既往认为那样是外科的禁忌。

我们承认我们研究中有几点重要的局限性。①在我们金属支架组中患者数量相对较少，限制了这个研究的效力。②出于统计分析的目的，我们选择独立观察支架

而不是患者个体，这是考虑患者个体在其治疗过程中可以放置多个支架的这一事实。虽然这使分析一些因素更为容易，但同时它也可能掩盖其他因素。③鉴于研究为回顾性质，支架选择以外的因素也可能影响各组患者的临床预后。

总之，有充分的证据显示由于较低的并发症发生率、住院率和较长的支架通畅率，对于接受新辅助化疗并伴有恶性胆道梗阻的胰腺癌患者应该选用自膨式金属支架而不是塑料支架。

声明

本文作者宣称无任何利益冲突。

参考文献

[1] Jemal A, Siegel R, Ward E, et al. Cancer statistics, 2008. CA Cancer J Clin 2008; 58: 71-96.

[2] Evans DB, Varadhachary GR, Crane CH, et al. Preoperative gemcitabine-based chemoradiation for patients with resectable adenocarcinoma of the pancreatic head. J Clin Oncol 2008; 26: 3496-3502.

[3] Gillen S, Schuster T, Meyer Zum Büschenfelde C, et al. Preoperative/neoadjuvant therapy in pancreatic cancer: a systematic review and meta-analysis of response and resection percentages. PLoS Med 2010; 7: e1000267.

[4] Artinyan A, Anaya DA, McKenzie S, et al. Neoadjuvant therapy is associated with improved survival in resectable pancreatic adenocarcinoma. Cancer 2011; 117: 2044-2049.

[5] Sharma C, Eltawil KM, Renfrew PD, et al. Advances in diagnosis, treatment and palliation of pancreatic carcinoma: 1990-2010. World J Gastroenterol 2011; 17: 867-897.

[6] Weston BR, Ross WA, Wolff RA, et al. Rate of bilirubin regression after stenting in malignant biliary obstruction for the initiation of chemotherapy: how soon should we repeat endoscopic retrograde cholangiopancreatography? Cancer 2008; 112: 2417-2423.

[7] Wasan SM, Ross WA, Staerkel GA, et al. Use of expandable metallic biliary stents in resectable pancreatic cancer. Am J Gastroenterol 2005; 100: 2056-2061.

[8] Lawrence C, Howell DA, Conklin DE, et al. Delayed pancreaticoduodenectomy for cancer patients with prior ERCP-placed, nonforeshortening, self-expanding metal stents: a positive outcome. Gastrointest Endosc 2006; 63: 804-807.

[9] Mullen JT, Lee JH, Gomez HF, et al. Pancreaticoduodenectomy after placement of endobiliary metal stents. J Gastrointest Surg

2005；9：1094-1104；discussion 1104-1105.

[10] Decker C, Christein JD, Phadnis MA, et al. Biliary metal stents are superior to plastic stents for preoperative biliary decompression in pancreatic cancer. Surg Endosc 2011；25：2364-2367.

[11] Boulay BR, Gardner TB, Gordon SR. Occlusion rate and complications of plastic biliary stent placement in patients undergoing neoadjuvant chemoradiotherapy for pancreatic cancer with malignant biliary obstruction. J Clin Gastroenterol 2010；44：452-455.

[12] Lofts FJ, Evans TR, Mansi JL, et al. Bile duct stents：is there an increased rate of complications in patients receiving chemotherapy? Eur J Cancer 1997；33：209-213.

[13] Nakai Y, Isayama H, Kawabe T, et al. Efficacy and safety of metallic stents in patients with unresectable pancreatic cancer receiving gemcitabine. Pancreas 2008；37：405-410.

[14] Moss AC, Morris E, Leyden J, et al. Do the benefits of metal stents justify the costs? A systematic review and meta-analysis of trials comparing endoscopic stents for malignant biliary obstruction. Eur J Gastroenterol Hepatol 2007；19：1119-1124.

Cite this article as: Adams MA, Anderson MA, Myles JD, Khalatbari S, Scheiman JM. Self-expanding metal stents (SEMS) provide superior outcomes compared to plastic stents for pancreatic cancer patients undergoing neoadjuvant therapy. J Gastrointest Oncol 2012;3(4):309-313. doi: 10.3978/j.issn.2078-6891.2011.050

译者：邹浩，医学博士，副教授，昆明医科大学第二附属医院肝胆胰外二科

审校：刘吉奎，博士，主任医师，北京大学深圳医院肝胆胰外科

点评

　　该文通过统计学分析回顾性研究了自膨式金属胆道支架与塑料支架对于接受新辅助化疗的进展期胰腺癌的疗效。发现无论是对于接受手术的进展期胰腺癌还是预期存活超过4~6个月的晚期胰腺癌，在支架置入到手术时的胆管炎、支架移位等并发症的发生率、发生时间、住院次数甚至花费等方面均大大优于塑料支架，而且不影响术前的影像评估和手术的切缘。该结论具有很高的临床指导价值，使我们有信心对进展期胰腺癌梗阻性黄疸患者术前行新辅助化疗和/或姑息治疗时能够更多地使用金属支架而非塑料支架。

——刘吉奎

第三十五章　纳米载体药物在晚期胰腺癌中的应用

Chang-Sung Tsai[1,2], John W. Park[3], Li-Tzong Chen[1,2,4]

[1]Institute of Cancer Research, Health Research Institutes, Tainan, Taiwan, China; [2]Department of Internal Medicine, Cheng Kung University Hospital, Tainan, Taiwan, China; [3]Helen Diller Family Comprehensive Cancer Center, UCSF, San Francisco, California, USA; [4]Department of Internal Medicine, Kaohsiung Medical University Hospital, Kaohsiung Medical University, Kaohsiung, Taiwan, China

Correspondence to: John W. Park, Professor. UCSF Helen Diller Family Comprehensive Cancer Center, 1600 Divisadero St., 2nd Fl., San Francisco, CA 94115-1710. Email: jpark@cc.ucsf.edu. Li-Tzong Chen, Professor. Institute of Cancer Research, Health Research Institutes, No 367, Sheng-Li Road, Tainan 70456, Taiwan, China. Email: leochen@nhri.org.tw.

摘要： 鉴于目前药代动力学数据不理想及目前化疗药的组织穿透性不佳，加上患者对有毒性的化疗药物的耐受受损，因此系统疗法对于晚期胰腺癌患者的治疗效果让人失望。纳米载体药物技术既可以使药物利用被动运输通过肿瘤新生血管到达肿瘤组织，也可以通过与肿瘤相关受体或大分子靶向结合从而作用于肿瘤组织。这样不仅可以调节药物动力学数据和化疗药物的治疗指数，还可以为晚期胰腺癌患者提供新的治疗方式选择。本文将从基本原理和临床数据两方面来具体阐述纳米载体药物技术在晚期胰腺癌患者中的应用前景。

关键词： 纳米载体技术；胰腺癌；脂质体；PEP02；白蛋白结合型紫杉醇；EndoTAG-1；纳米铂；铂剂；CPT-11

View this article at: http://www.thejgo.org/article/view/223/html

1　介绍

胰腺癌是恶性程度最高的肿瘤之一，同时也是美国第四大癌症相关死亡因素，2010年有43 140人诊断为胰腺癌，同年死亡36 800人[1]。胰腺癌早期诊断率很低，且只有15%~20%患者在诊断时可行根治性手术治疗，目前单用吉西他滨或者与厄洛替尼联合使用是晚期胰腺癌患者唯一获批的药物治疗方案，其总体生存率在6个月左右[2-5]。在一项Ⅲ期随机临床试验中，Conroy等指出，与吉西他滨单药应用相比，不使用吉西他滨的三联化疗方案（FOLFIR INOX），包括奥沙利铂、伊立替康和5-氟尿嘧啶/亚叶酸钙，对于远处转移的胰腺癌患者具更好的肿瘤应答率、无进展生存率和总体生存率[6-7]。但是对于两联或三联化疗方案来说，其不良反应以及患者的身体状态往往阻碍其在晚期胰腺癌患者中的应用。

为了提高晚期胰腺癌患者的治疗效果，目前迫切需要新的有效的治疗方案。而最近有两种新的治疗方案可能改变我们对晚期胰腺癌患者的治疗方式。第1种是分子靶向药物，靶向作用于失调的信号转导通路；第2种是纳米载体药物运输系统，该方法通过主动或者被动药物靶向运输从而调节胰腺癌化疗药物的药代动力学和治疗指数[8]。

本综述将重点讨论在胰腺癌治疗中所使用的选择性纳米载体药物，特别是那些已有临床数据的药物，其中包括白蛋白结合型纳米粒子、脂质体纳米粒子，阳离子脂质体纳米粒子，聚合物胶束剂，和非复制的逆转录病毒载体基因治疗。

2 白蛋白结合型微粒紫杉醇

在抗肿瘤药物运输中，白蛋白是一类很特殊的载体，由于其具有可逆的非共价结合的特点，并且可以通过受体介导的内皮转运将药物更多地带到血管外，因此是疏水分子的天然载体。在该过程中，白蛋白首先通过结合到内皮表面60 kDa的糖蛋白gp60（albondin）上，接着与细胞内蛋白（caveolin-1）结合从而导致内皮细胞膜内陷，形成转运囊泡[9]，囊泡穿过细胞质并将白蛋白与其结合的化合物释放到胞外间隙（肿瘤周围微环境），在这里白蛋白将与富含半胱氨酸的分泌蛋白（SPARC）结合，这是一种存在于细胞外基质中的白蛋白结合型糖蛋白，其结构和功能与gp60类似、并且在多种恶性肿瘤内过度表达，其中包括乳腺癌、胃癌以及胰腺癌。

Nab-paclitaxel（Abraxane®）是一种不含克列莫佛、与白蛋白偶联的微粒紫杉醇。因为不含克列莫佛，可以使Nab-paclitaxel弥散速度更快（30 min），而且不需要像克列莫佛溶解的紫杉醇一样预先行抗过敏治疗[10]。在一项临床前实验中应用相同剂量的紫杉醇，其中白蛋白偶联的紫杉醇在体外实验（跨单层内皮细胞能力）及体内实验（肿瘤内药物蓄积浓度）均明显强于克列莫佛溶解的紫杉醇——分别为提高4.2倍（$P<0.0001$）及33%（$P<0.0001$）。此外，其跨内皮细胞转运可以完全被gp60抑制药（甲基-β-环糊精）所抑制[11]。这些发现证明gp60介导的跨细胞转运和SPARC辅助的蛋白结合作用可能是新型白蛋白偶联药物靶向肿瘤细胞的生物学通路。

在一项Ⅰ期实验中，针对19个标准疗法失败的实体性肿瘤患者采用静脉注射Nab-paclitaxel单药方案并使用其最大耐受剂量——每3周300 mg/m²，期间没有患者发生急性超敏反应。而最常见的不良反应为骨髓抑制、感觉神经病变、恶心/呕吐、关节痛及脱发[12]。该药已被批准用于治疗联合化疗失败的转移性乳腺癌患者或者辅助化疗6月内复发的乳腺癌患者，一般用量及用法为260 mg/m²，30 min内注射完毕，每3周1次。

因为SPARC通常都是在胰腺癌患者中过度表达的而且与预后不良有关，Von Hoff等进行了一项关于药物最大耐受剂量及疗效的Ⅰ/Ⅱ期临床研究，研究中使用100~150 mg/（m²·周）的Nab-paclitaxel联合吉西他滨1 000 mg/（m²·周）的治疗方案。两种药物均以28 d为给药周期（于第1天，第8天，第15天给药）[13]。共有67人参加此次实验。尽管Nab-paclitaxel的最大耐受剂量确定为125 mg/（m²·周），但是分别有30%（6/20）100 mg/（m²·周），18%（8/44）125 mg/（m²·周）和33%（1/3）150 mg/（m²·周）的患者需要减量。其中，最常见的3~4级不良反应是疲劳（23%），中性粒细胞减少（59%）（4级23%），血小板减少症（20%）（4级9%）和感觉神经病变（9%）。在对疗效的评估中，由独立评估专家对其中58名患者再次进行了RECIST标准评估，其中有40%的患者为部分应答（最好的肿瘤反应），另有37%的患者病情稳定（37%），疾病总体控制率为78%。中位无进展时间与总体生存期分别为6.9个月和10.3个月，而接受最大耐受剂量的44名患者中位无进展时间为7.9个月，而总体生存时间目前尚无结果。在54名有CA19-9数据的患者中42人（77.8%）在接受治疗后CA19-9下降超过50%[14]。在另外一个Nab-paclitaxel联合凡德他尼（有效抑制VEGF2，RET和EGFR）治疗胰腺癌的Ⅰ期队列实验中[15]，无论Nab-paclitaxel剂量为100 mg/（m²·周）或260 mg/m²，每3周，凡德他尼的最大耐受剂量均为300 mg/d。29名参与的吉西他滨难治性胰腺癌患者中，6名患者（20.7%）部分应答，10名（34.5%）患者病情稳定，中位无进展时间为5.3个月（95%CI：3.7~7.3），总体生存时间为8.2个月（95%CI：6.2~11.5）。在rs1059829和rs3210714两个与SPARC有关的单核苷酸多态性位点与临床预后之间没有明显的统计学相关性。

3 基于脂质体的药物

脂质体通常为具有双层胞膜的球形囊泡，其大小从40 nm到几微米不等。因为微米级微粒或纳米级微粒可以自发形成而且与病毒介导的系统相比一般更容易制备，因此自20世纪70年代以来，基于无毒磷脂的药物载体已成为一种良好的药物输送系统。但是所谓的传统脂质体更容易与不溶的循环血浆蛋白（如调理素和脂蛋白）结合，形成的复合物将会在通过网状内皮细胞系统时被清除。隐形脂质体技术，即将高分子量聚合物（聚乙二醇）与脂质体表面结合，可以有效防止脂质体与循环蛋白结合和网状内皮细胞系统吞噬，因此可以改善其血浆清除率，延长循环时间，提高药物输送效率。

除了其缓慢释放的药代动力学之外，脂质体包裹的药物可能还可以提供更好的肿瘤定位，该作用通过"增强渗透和保留"效应实现。因此，这类药物可以①减少药物清除而延长其循环时间；②降低血药峰浓度减少不良反应；③增加肿瘤组织对药物的吸收与暴露。这些作用可以提高肿瘤药物的治疗指数。

目前已有几种脂质体抗肿瘤药物应用于多种肿瘤，但是应用于胰腺癌的药物很有限。

4 阿霉素脂质体

聚乙二醇阿霉素脂质体（Caelyx®/Doxil®）是第一个由FDA批准的脂质体类抗肿瘤药物，最初（1995年）用于治疗卡波氏肉瘤[16-18]。后来陆续被应用于治疗多发性骨髓瘤和复发性上皮性卵巢癌等疾病。该药在动物异种移植肿瘤模型和临床试验中也用于评估治疗胰腺癌的效果。在临床前试验中有研究者证实聚乙二醇阿霉素脂质体与单纯阿霉素相比，可以明显抑制人源性裸鼠移植瘤的生长[19]。研究者利用激光扫描共聚焦显微镜和显微荧光光度法定量测定静脉注射阿霉素在肿瘤组织摄取，发现脂质体结合阿霉素在动物肿瘤中的浓度比单纯阿霉素至少高出6倍。基于此，另一组研究者进行了Ⅱ期临床试验：在22名未经化疗的进展期胰腺癌患者中评估Caelyx®的药效。药物剂量由最初2人的每3周静脉注射30 mg/m²升至后面20人的每3周[20]50 mg/m²。在这20名接受治疗的患者中，最常见的3级毒性反应为口腔炎（20%）和恶心（10%），最好的肿瘤应答是6人稳定，中位生存时间为3.2个月，1年生存率为10%。因此这项研究将Caelyx®单一疗法排除在进展期胰腺癌的治疗之外。

将Caelyx®与5-FU/亚叶酸钙和丝裂霉素C联合使用的方案曾在上消化道肿瘤患者中进行Ⅰ期临床试验。该实验中的药物剂量及给药周期如下：Caelyx®，第1天和29天给药，剂量从15 mg/m²升至35 mg/m²；及5-FU（2 000 mg/m²）/亚叶酸钙（500 mg/m²），每周24 h的静脉注射，共6周；丝裂霉素C，第8天和第36天，7 mg/m²，每8周1个疗程。最常见的3~4级不良反应为恶心，呕吐（29%），腹泻（18%）和白细胞减少（12%）。14名的曾接受过治疗的胰腺癌患者中，最好

的药物反应为1人部分应答，2人微弱应答，总体生存时间为6.5个月[21]。

5 脂质体铂类药物

铂类药物是世界上最有效、最常用的抗肿瘤药物之一，其应用包括与吉西他滨合用治疗非小细胞肺癌和胰腺癌，尽管目前还没有单独的临床试验证实铂剂与吉西他滨合用比单用吉西他滨更能延长进展期胰腺癌患者的生存时间，但是有Meta分析发现铂剂与吉西他滨二连疗法可以使患者受益（HR 0.81，$P=0.031$）[22]。

顺铂的使用通常受限于其肾毒性、外周感觉神经病变、耳毒性，不仅如此，顺铂与其他细胞毒性药物合用时将加重血液毒性。因此，几种旨在降低药物毒性和提高药物活性的顺铂脂质体制剂相继被研发上市。基于以前的吉西他滨和顺铂二联疗法的经验和相关Meta分析结果，数种脂质体顺铂在胰腺癌患者中的应用也得到评估。

Lipoplatin是一种聚乙二醇化脂质体顺铂，它的纳米颗粒由二棕榈酰磷脂酰甘油（DPPG）、大豆磷脂酰胆碱（SPC-3）、胆固醇和甲氧基乙二醇硬脂酰磷脂酰乙醇胺（mPEG2000-DSPE）组成。它具有聚乙二醇脂质体药物基本特点，例如，防止被网状内皮吞噬系统吞噬，延长循环时间，能够渗透于肿瘤血管内皮细胞之间的血管，多定位在肿瘤周围间质组织，容易被肿瘤细胞摄取。DPPG脂质的阴离子和流动性的特点使Lipoplatin可以比顺铂更容易跨过细胞膜。此外，有研究者发现腹腔内注射与Lipoplatin结构相似的峭脂质体包裹的含有β-半乳糖苷酶报告基因到移植瘤裸鼠中显示该报告基因在肿瘤和肿瘤新生脉管系统中的优先表达。研究结果表明lipoplatin潜在的抗血管生成活性[23]。

在Lipoplatin单药疗法Ⅰ期临床试验中，用5%葡萄糖稀释，每14 d静脉滴注一次，每次滴注8 h，剂量从25~125 mg/m²。即使在目标剂量125 mg/m²时也只有1~2级消化系统和血液系统毒性反应出现，没有肾毒性和神经病变。对于更高的剂量如200 mg/m²、250 mg/m²和300 mg/m²也进行了测定，Lipoplatin的半期期为60~117 h。在这项试验的27名患者（其中包括19个曾接受过治疗的进展期胰腺癌患者）中肿瘤应答率和疾病控制率分别为11.1%和63.0%。基于以上结果，该药与吉西他滨联用的试验正在非小细胞肺癌和胰腺癌的患者中进行[24]。

在一项Ⅰ/Ⅱ期临床试验中，Stathopoulos GP在曾

接受过治疗的进展期胰腺癌患者对lipoplatin联合吉西他滨的最大耐受剂量进行了测定，第1天及第15天静脉给药，每28天1个周期，Lipoplatin静脉滴注8 h后予以1 000 mg/m²吉西他滨静脉滴注60 min。其中Lipoplatin的剂量为从25 mg/m²逐步升高到125 mg/m²，在参与该试验的24名患者中，在4名接受125 mg/m²剂量的患者中有2人出现3~4级中性粒细胞减少症。故将联合用药的最大耐受剂量定为100 mg/m²。在这个剂量梯度研究中，有2人（8.3%）部分应答，14人（58.3%）病情稳定，中位生存时间为4个月。进一步随机Ⅱ/Ⅲ期试验（与吉西他滨单用相比）正在进行中[25]。

L-NDDP（Aroplatin™）是亲脂性的顺铂类似物，由多层脂质体组成，直径为1~3 μm。在顺铂耐药的Lovo DDP 3.0（人结肠癌细胞）和L1210/PPD（人类白血病细胞）中，该药无论在体内还是体外实验与顺铂均无交叉耐药性。在一项I期临床试验中L-NDDP通过静脉每4周给药一次，剂量为7.50~390 mg/m²，滴注速度为4 mg/min。在这项特殊的研究中，患者在治疗过程中增加药物剂量是被允许的。在接受100 mg/m²或更高剂量的患者中，经常出现1~2级恶心/呕吐、腹泻和发热等毒性反应，在10名接受390 mg/m²剂量的患者中有6人出现血液系统毒性，如血小板减少、粒细胞减少或两者皆有。所以L-NDDP的最大耐受剂量确定为300 mg/m²每次，每4周1个周期。在2004年，Aronex制药注册了一项关于L-NDDP和吉西他滨联用治疗一线药物耐药的进展期胰腺癌的Ⅰ/Ⅱ期临床试验（注册网站：the.clinicaltrils.gov；注册标号：NCT00081549）。可惜的是，该研究最近更新于2005年6月，之后再无相关报道[26]。

6 伊立替康脂质体（Nanoliposomal CPT-11, PEP02，MM-398）

盐酸伊立替康（CPT-11）是一种水溶性半合成喜树碱类衍生物，靶点为拓扑异构酶Ⅰ，被广泛应用于治疗远处转移的结直肠癌，在部分国家也被用于胃癌（日本及韩国）、非小细胞肺癌、小细胞肺癌、宫颈癌和非霍奇金淋巴瘤（日本）。对于胰腺癌而言，之前的实验证明吉西他滨和CPT-11联合使用在治疗进展期胰腺癌中并没有优于单用吉西他滨，因此CPT-11被认为在该病中没有起到治疗作用。但是最近的一项临床试验中（PRODIGE 4/ACCORD 11），Conroy等指出在转移性

胰腺癌患者中使用FOLFIRINOX方案（CPT-11、奥沙利铂联合5-氟尿嘧啶/亚叶酸钙间歇输注）相比于单用吉西他滨可以显著提高肿瘤应答率、无进展生存时间和总体生存率。当然该三联疗法也有明显的血液系统毒性，包括较多的3、4级的发热性中性粒细胞减少。虽然如此，该方案仍然使得研究人员开始关注基于CPT-11的进展期胰腺癌方案[6-7]。

目前研究人员在研究结合新的药物输送技术的CPT-11是否会有更好的效果。CPT-11具有显著的药物相关毒性，从而使其成为应用新的药物输送技术的候选者。喜树碱的活性与pH有关，其中非活性羧酸盐主要存在于中性pH，而活性内酯型主要存在于酸性环境中。因此静脉注射游离CPT-11会导致药物迅速失活并且被清除。此外CPT-11通常作为前体药物，需要转化为更有效的中间产物SN-38从而发挥作用，在肝脏内的激活和经肝胆排泄SN-38会导致胃肠道损伤风险大大升高，特别是在SN-38葡糖醛酸代谢受损的患者。这种代谢方式在疗效及药物毒性方面均有较大的异质性，最终使得治疗指数范围很小。因此，通过纳米粒子输送CPT-11的理念具有以下潜在的优势：提高喜树碱的溶解度；保护药物处于具有活性的内酯结构；使药物远离毒性作用部位如胃肠道；延长循环时间、通过增强渗透和贮留效应（EPR）增加药物在肿瘤内的积聚；使药物稳定地释放，延长肿瘤对药物的暴露。

为了进一步探索纳米微粒传递系统的潜在优势，新一代的"纳米脂质体CPT-11（nLs-CPT-11）"得到开发，这使得脂质体包装后的CPT-11具有前所未有的效率和稳定性[27]。PK研究发现该载体具有很长的循环时间，在血浆中也检测不到药物释放。此外，纳米脂质体CPT-11使药物在脂质体内部水环境中得到保护，始终以活性的内酯形式存在，也防止其水解以及过早转换为有效但有毒的代谢物SN-38。这些特点与游离的CPT-11形成了鲜明对比：游离CPT-11更加快速地从循环中被清除、内酯环更容易被水解、同样也转换成为具有胃肠道毒性的产物SN-38。

一系列临床前研究显示纳米脂质体CPT-11与游离CPT-11相比，在等剂量或更高剂量上有着更好的药物效力，而脂质体CPT-11的优势在很多肿瘤模型中都得以证实，其中包括结直肠癌、胃癌、乳腺癌、宫颈癌、神经胶质瘤、胰腺癌和肺癌等。此外，纳米脂质体药物也在多个临床前模型中展现出更好的药理作用和更低的

毒性。

为了评估该药物对于胰腺癌患者的疗效，有研究团队建立了一个基于生物荧光的胰腺癌原位移植瘤裸鼠模型[28]。COLO357，人类胰腺癌细胞系，通过在体内多次传代后形成L3.6pl亚系，接着通过慢病毒转导（L3.6pl-T）修饰来使该细胞系表达萤火虫荧光素酶。随后通过开放式手术将L3.6pl-T移植到裸鼠的胰腺中形成原位移植瘤。该实验比较了相同药物剂量的纳米脂质体CPT-11、游离的CPT-11以及载体对照组的效果（如图1所示），所有裸鼠都是在原位移植肿

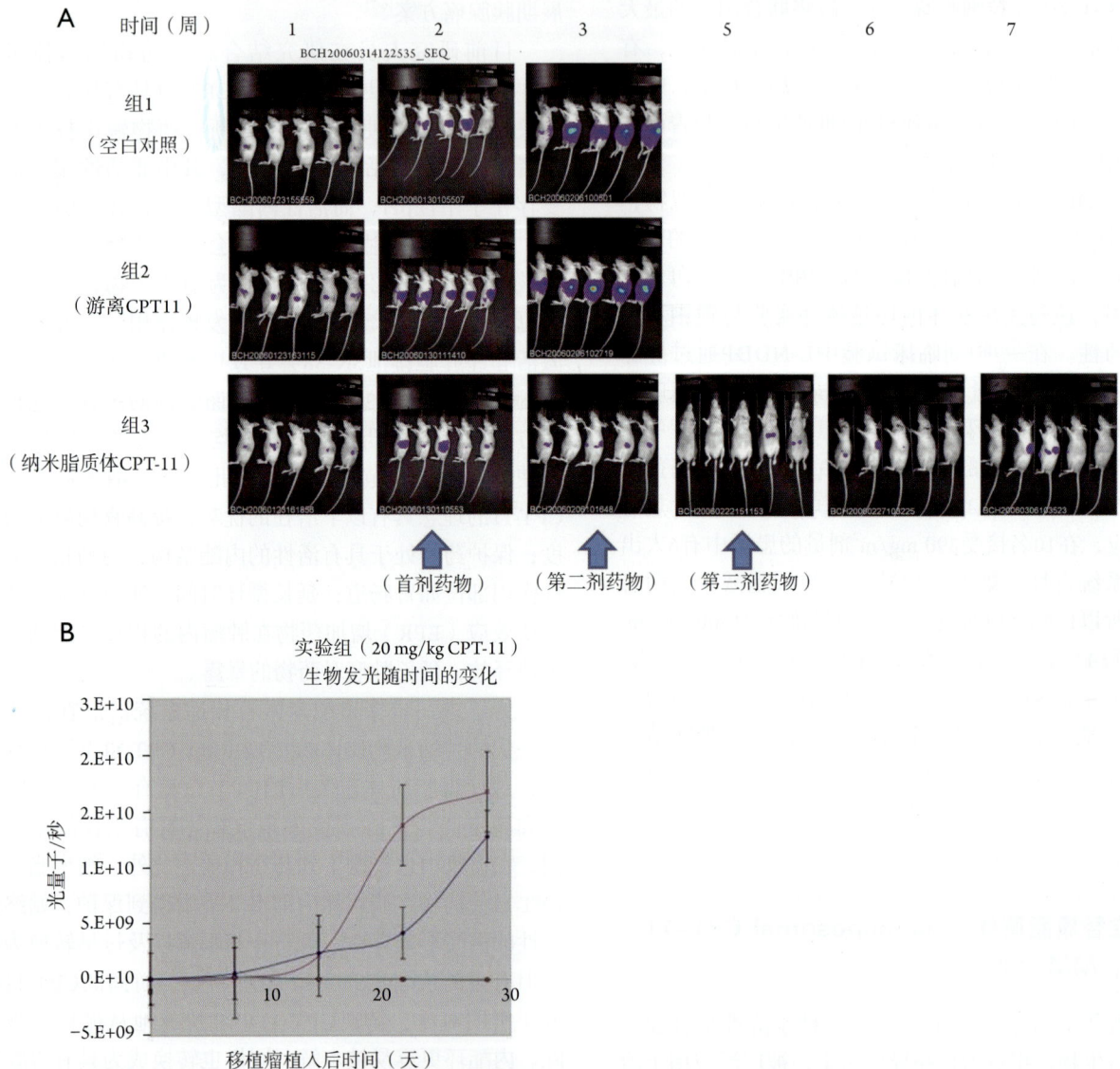

图1　裸鼠胰腺原位植入COLO357/L3.6pl-T移植瘤

注射荧光素后，立即用Xenogen IVIS 100生物发光系统对动物进行成像，随后每周成像1次。通过划定的"兴趣区"（ROIs）和测量每秒通过的光量子数来量化观测指标。在植入后第7天用BLI定量值将小鼠分入3个实验组，每组5只。3个实验组的处理分别为：纳米脂质体（NT-lipo）CPT-11（20 mg/kg）、游离CPT-11（20 mg/kg）和空白对照。所有处理药物均采用尾静脉注射，从肿瘤植入后7 d开始，每周注射1次药物，总计进行3次。（A）1~7周裸鼠的生物发光图像。（B）BLI值随时间的变化。游离CPT-11处理组（菱形）在初始一段时间可以对肿瘤生长产生部分抑制作用，随后肿瘤迅速生长，接近空白对照（+）。纳米脂质体CPT-11处理组（圆形）在所有时间点都能完全抑制肿瘤的生长。

瘤7 d后通过鼠尾静脉注射药物，每周1次总共3周。在20 mg/kg的剂量下游离的CPT-11显示了一定程度对肿瘤生长的抑制，但是在两次注射后因为肿瘤进展需要执行安乐死。相反在纳米脂质体CPT-11治疗组中（20 mg/kg），药物表现出了较强的抗肿瘤活性，包括在整个治疗过程中完全的肿瘤抑制作用，并且没有发现动物出现系统毒性反应。该实验证明纳米颗粒介导的药物输送系统，即纳米脂质体CPT-11大大增强了其在COLO357/L3.6pl-T原位胰腺癌移植模型中的抗肿瘤作用。

在首个I期临床试验中，纳入了标准治疗无效的实体性肿瘤患者，对纳米脂质体CPT-11（之前为PEP02，PharmaEngine，Inc，台湾；目前正在研发中的药物MM-398，Merrimack Pharmaceuticals，Inc，美国）的最大耐受剂量、药物安全性和药代动力学进行了相关研究。该药物通过静脉给药，持续90 min，每3周给药1次，起始剂量为60 mg/m^2，最大耐受剂量为120 mg/m^2。其中2名患者达到部分应答，一人为宫颈癌另一人为胰腺癌[29]。之后进行了延长的I期临床试验，将纳米脂质体与高剂量的5-FU/亚叶酸钙（HDFL方案）结合（每周滴注1次，滴注24 h）。在这两个I期试验中，7名接受吉西他滨/HDFL联合或者不联合铂剂治疗失败的患者接受了联合或者不联合HDFL的PEP02治疗，其中1人产生部分应答，4人稳定，2人疾病进展，该结果显示了PEP02在治疗吉西他滨难治性进展期胰腺癌方面的潜在作用。基于以上临床与临床前试验结果，有研究者对吉西他滨方案失败的进展期胰腺癌患者进行了国际临床II期研究，用纳米脂质体CPT-11作为研究药物，研究主要指标是3个月的总体生存率（在该研究中为65%）。该试验结果在2011年ASCO会议上进行了展示[30]，在40名接受治疗的患者中，有超过四分之三的患者一线治疗（吉西他滨二联或者三联疗法）失败，平均为5.4疗程（范围，1~26个疗程），最常见的3、4级不良反应为中性粒细胞减少（30%），白细胞减少（22.5%），贫血（15%），腹泻（7.5%），疲劳（7.5%）。因不良反应调整剂量的患者为10人（25%），最好的肿瘤应答为部分缓解和病情稳定，分别占7.5%和40%（总体控制率为47.5%）。总体生存时间为5.2个月，其中3个月生存率为75%，6个月生存率为42.5%。结果显示纳米脂质体CPT-11治疗对于吉西他滨难治性的进展期胰腺癌患者有着明显的可行性和疗效，因此其在胰腺癌中的应用值得进一步研究。

7　阳离子脂质体紫杉醇（EndoTAG™-1）

肿瘤新生血管的形成，即肿瘤血管周围的新生血管形成，是肿瘤生长和肿瘤转移播散的一个重要过程。肿瘤新生血管的形成主要依赖于肿瘤细胞和/或肿瘤微环境中各种细胞所分泌的生长因子（例如肿瘤相关的巨噬细胞或成纤维细胞）。肿瘤血管通常扩张迂曲，内皮细胞间隙扩大（可达100~600 nm，正常血管间隙通常<6 nm），周细胞和基底膜覆盖范围异常，特定的表面受体或抗原的过度表达，并存在带有负电荷的大分子，例如阴离子磷脂和糖蛋白。基于以上特点，数种以肿瘤新血管为靶点的脂质体的药物得以开发，包括通过药物与特异性抗体（与细胞表面抗原或受体结合）偶联，或经过修饰的无功能性配体，抑或在脂质体表面偶联带有正电荷（阳离子）的分子。其中阳离子脂质体很特殊也引起了众多学者的兴趣[31]。在一项临床前实验中，Kalra及Campbell发现5-FU与多柔比星结合的阳离子脂质体可以优先与人内皮细胞（HMEC-1 and HUVEC）结合而非胰腺癌细胞（HPAF-II and Capan-1）[32]。之后Eichhorn等在一项临床前研究中发现阳离子脂质体紫杉醇（EndoTAG™-1）和阳离子脂质体喜树碱（EndoTAG™-2）可以优先与实体性肿瘤新生血管的内皮细胞相结合[33-35]。这两种药物对肿瘤微血管的选择性作用在定量荧光显微镜下得到证实。进一步研究表明，阳离子脂质体紫杉醇（EndoTAG™-1）的抗血管生成作用取决于药物的使用方案，间断给药比最大耐受剂量效果更好。此外，EndoTAG™-1和吉西他滨合用在胰腺癌细胞L3.6pl原位移植肿瘤的裸鼠模型中能明显抑制肿瘤的远处转移。

基于以上数据，利用阳离子脂质体紫杉醇EndoTAG™-1联合吉西他滨治疗初治的胰腺癌患者，根据2009年ASCO年会上公布的最新II期临床试验的随访数据，其中对单用吉西他滨1 000 mg/m^2（每周1次）与吉西他滨联合3种不同剂量（11 mg/m^2，22 mg/m^2，44 mg/m^2）EndoTAG™-1（每周2次）进行了比较[36]。在200名初治的进展期胰腺癌患者中有80%存在远处转移，另外20%处于局部进展期。吉西他滨单药疗法中疾病控制率为43%，而其余三组吉西他滨联合不同剂量阳离子脂质体紫杉醇的疾病控制率为53%~69%。中位无进展时间在吉西他滨单用组为2.7个月，在其余三个联用组分别为4.1~4.6个月。吉西他滨联合大剂量或者中剂量阳离子脂质体紫杉醇的中位总体生存时间分别为9.4个月和8.7个月，而吉西他滨单药组的中位总体生存期为7.2个月。而总体生存时间校正后的风险比分别为0.72（95%CI：0.46~1.13）和0.67（95%CI：0.43~1.07）。虽然数据令人欣喜，但是仍然需要更大样本的研究证实。

8 聚合微胶粒

基于聚合微胶粒抗肿瘤药物，最初是由Kataoka教授所发明[37]，是将化疗药物置于20~100 nm的聚合微胶粒中。聚合微胶粒有两种主要成分，聚乙二醇（PEG）构成的亲水性外壳，以及细胞毒性的化疗药物构成其疏水性内核。聚合微胶粒的主要作用机制类似于脂质体，通过被动靶向作用增强肿瘤新生血管的通透性并减少这类大分子药物在肿瘤间质组织中的清除率。目前已有几种聚合微胶粒包裹的细胞毒性化疗药物已经进入临床试验，包括聚乙二醇-聚天冬氨酸紫杉醇（NK105），聚乙二醇-聚谷氨酸顺铂（NC-6004）和聚乙二醇-聚谷氨酸SN-38（NK012）。其中NC-6004正在通过 Ib/II 期临床试验评估其对于进展期胰腺癌患者的疗效[38-41]。

9 聚乙二醇-聚谷氨酸顺铂（NC-6004）

在动物实验中NC-6004与游离的顺铂相比表现出延迟清除（1/19）和更高的曲线下面积（65倍）[42]。此外，组织病理学和生化研究显示NC-6004显著减少顺铂相关的肾毒性。在一项 I 期临床试验中针对难治性实体肿瘤，NC-6004使用剂量逐步上升，每3周进行静脉给药。尽管用药前后大量水化，但是鉴于在接受 $120 mg/m^2$ 患者中观察到的肾毒性和过敏反应，并没有对更高的剂量进行试验。因此最大耐受剂量和推荐剂量定为 $120 mg/m^2$ 和 $90 mg/m^2$。药代动力学提示在使用 $120 mg/m^2$ 的NC-6004后最大血浆浓度和超滤的铂的曲线下面积分别为使用游离顺铂的1/34和8.5倍[43]。17人中有7人病情稳定，其中包括采用 $90 mg/m^2$ 治疗的2名胰腺癌患者。可能由于早期的Meta分析显示合用吉西他滨与铂剂较单用吉西他滨相比可以明显提高晚期胰腺癌患者生存时间，因此目前正在对NC-6004与吉西他滨联用的最大耐受剂量及治疗效果在初治的进展期胰腺癌患者中进行评估（clinicaltrials.gov 项目号NCT00910741）。

10 Rexin-G

Rexin-G是高度工程化的，非复制的逆转录病毒载体，其双嗜性包膜表现出von Willebrand因子（vW因子）衍生的胶原结合基序，并且其细胞周期蛋白G1基因呈显性失活状态[44-46]。逆载体表面含vW因子的胶原结合基序可以使纳米微粒药物通过对新生血管生成部位和胶原基质暴露的特征识别选择性运送到原发和继发肿瘤所在的位置。因此显性失活的细胞周期蛋白G1基因将通过破坏肿瘤细胞的G1基因活性，从而达到破坏肿瘤/抑制肿瘤生长的目的。

目前有两个 I 期临床试验对不同剂量/给药间隔的Rexin-G在吉西他滨无效的进展期胰腺癌患者的治疗效果进行评估。在第一个临床试验中对3种不同剂量并通过静脉给药的Rexin-G进行了评估：第一组，$7.5×10^9$ 集落形成单位（CFU/d），第1~7天和第15~21天给药，28 d为1个疗程；第二组，$1.1×10^{10}$ CFU/d，第1~7天和第15~21天给药，28 d为1个疗程；第三组，$3×10^{10}$ CFU/d，每周5 d连续4周给药，停药6周为1个疗程。每2个疗程之间相隔6周。共12名患者参与，只有1名第二组中的患者出现剂量限制性药物毒性，表现为3级转氨酶升高。最好的肿瘤应答为1名患者（8.3%）病情稳定，中位肿瘤进展时间为32 d，ITT总体生存时间为3.5个月[47]。在第2个临床试验中，Rexin-G剂量增加到 $1×10^{11}$ CFU/d，每周2次或者3次，每4周1个疗程（分别为第一组和第二组），以及剂量为 $2×10^{11}$ CFU/d，每周3次，4周1个疗程（第三组）。共有13人参与该试验，其中6人在第一、二组，另外7人在第三组。没有发现剂量限制性毒性。肿瘤控制率分别为50%（第一、二组3/6）和85.7%（第三组6/7，其中1人部分应答），中位生存时间分别为2.6个月（第一、二组）和9.3个月（第三组）[48]。基于以上结果，美国食品药品管理局（FDA）在2009年6月将Rexin-G批准为胰腺癌二线治疗药物，目前一项关于Rexin-G单药治疗与其他疗法进行比较的 II/III 期随机临床试验正在进行中。

11 结论

目前由于各种化疗药物在药代动力学及肿瘤穿透能力上的不足，同时相当一部分患者难以耐受化疗联用的毒性反应，因此大多数系统治疗在进展期胰腺癌患者中的治疗结果是令人失望的。纳米载体技术可以通过主动或被动靶向的方式减少在系统中暴露的时间并延长其在肿瘤组织中的贮留。在本综述中我们提供的临床前及临床证据均支持基于纳米载体技术在进展期胰腺癌患者中的应用前景（表1）。然而，绝大多数的报道都来源于

表1　纳米载体在胰腺癌治疗中的应用

名称	成分	纳米载体	直径	阶段
Abra xane™	紫杉醇	纳米白蛋白	130 nm	Ⅰ/Ⅱ 期
Caely x™	阿霉素	脂质体	100 nm	Ⅰ/Ⅱ 期
Lipoplatin™	顺铂	脂质体	110 nm	Ⅰ/Ⅱ 期
Aroplatin™	铂	脂质体	1~3 μm	Ⅰ/Ⅱ 期
M M-398	伊立替康	脂质体	110±30 nm	Ⅱ 期
Endotag-1™	紫杉醇	脂质体	180~200 nm	Ⅰ/Ⅱ 期
Nanoplatin™	顺铂	高分子胶束	30 nm	Ⅰ/Ⅱ 期
Rex in-G™	细胞周期蛋白G1基因	病毒载体	110 nm	Ⅰ/Ⅱ 期

小样本量的试验，而且没有对照组。因此也更加需要前瞻性、大规模的随机对照试验对这些结果进一步确认。此外，低毒性的纳米载体药物与高毒性的化疗药物或靶向药物的联用在治疗进展期胰腺癌患者中的作用也值得进一步研究。

声明

本文作者宣称无任何利益冲突。

参考文献

[1] Jemal A, Siegel R, Xu J, Ward E. Cancer statistics, 2010. CA Cancer J Clin 2010: 60: 277-300.

[2] Cleary SP, Gryfe R, Guindi M, Greig P, Smith L, Mackenzie R, et al. Prognostic factors in resected pancreatic adenocarcinoma: analysis of actual 5-year survivors. J Am Coll Surg 2004: 198: 722-731.

[3] Society AS: Cancer Facts & Figures 2010. Atlanta: American Cancer Society: . 2010.

[4] Oettle H, Post S, Neuhaus P, Gellert K, Langrehr J, Ridwelski K, et al. Adjuvant chemotherapy with gemcitabine vs observation in patients undergoing curative-intent resection of pancreatic cancer: a randomized controlled trial. JAMA 2007: 297: 267-277.

[5] Moore MJ, Goldstein D, Hamm J, Figer A, Hecht JR, Gallinger S, et al. Erlotinib plus gemcitabine compared with gemcitabine alone in patients with advanced pancreatic cancer: a phase III trial of the National Cancer Institute of Canada Clinical Trials Group. J Clin Oncol 2007: 25: 1960-1966.

[6] Conroy T, Desseigne F, Ychou M, Bouché O, Guimbaud R, Bécouarn Y, et al. FOLFIRINOX versus gemcitabine for metastatic pancreatic cancer. N Engl J Med 2011: 364: 1817-1825.

[7] Kim R. FOLFIRINOX: a new standard treatment for advanced pancreatic cancer? Lancet Oncol 2011: 12: 8-9.

[8] Peer D, Karp JM, Hong S, Farokhzad OC, Margalit R, Langer R. Nanocarriers as an emerging platform for cancer therapy. Nat Nanotechnol 2007: 2: 751-760.

[9] Schnitzer JE. gp60 is an albumin-binding glycoprotein expressed by continuous endothelium involved in albumin transcytosis. Am J Physiol 1992: 262: H246-254.

[10] Gradishar WJ, Tjulandin S, Davidson N, Shaw H, Desai N, Bhar P, et al. Phase III trial of nanoparticle albumin-bound paclitaxel compared with polyethylated castor oil-based paclitaxel in women with breast cancer. J Clin Oncol 2005: 23: 7794-7803.

[11] Schnitzer JE, Oh P. Antibodies to SPARC inhibit albumin binding to SPARC, gp60, and microvascular endothelium. Am J Physiol 1992: 263: H1872-1879.

[12] Ibrahim NK, Desai N, Legha S, Soon-Shiong P, Theriault RL, Rivera E, et al. Phase I and pharmacokinetic study of ABI-007, a Cremophor-free, protein-stabilized, nanoparticle formulation of paclitaxel. Clin Cancer Res 2002: 8: 1038-1044.

[13] Von Hoff D, Board M, Ramanathan R, Smith L, Drengler R, Wood T, et al. Promising clinical activity of a NAB paclitaxel plus gemcitabine combination in a disease-specific phase I trial in patients with advanced pancreatic cancer[abstract]. AACR Annual Meeting 2008: 4179.

[14] Hoff DDV, Ramanathan R, Borad M, Laheru D, Smith L, Wood T, et al. SPARC correlation with response to gemcitabine (G) plus nabpaclitaxel (nab-P) in patients with advanced metastatic pancreatic cancer: A phase I/II study[abstract]. J Clin Oncol 2009: 27: 4525.

[15] El-Khoueiry AB, Iqbal S, Lenz H, Gitlitz BJ, Yang D, Cole S, et al. A phase I study of two different schedules of nab-paclitaxel

(nab-P) with ascending doses of vandetanib (V) with expansion in patients (Pts) with pancreatic cancer (PC)[abstract]. J Clin Oncol 2011: 29: 4124.

[16] Presant CA, Scolaro M, Kennedy P, Blayney DW, Flanagan B, Lisak J, et al. Liposomal daunorubicin treatment of HIV-associated Kaposi's sarcoma. Lancet 1993: 341: 1242-1243.

[17] Masood R, Husain SR, Rahman A, Gill P. Potentiation of cytotoxicity of Kaposi's sarcoma related to immunodeficiency syndrome (AIDS) by liposome-encapsulated doxorubicin. AIDS Res Hum Retroviruses 1993: 9: 741-746.

[18] Tulpule A, Yung RC, Wernz J, Espina BM, Myers A, Scadden DT, et al. Phase II trial of liposomal daunorubicin in the treatment of AIDSrelated pulmonary Kaposi's sarcoma. J Clin Oncol 1998: 16: 3369-3374.

[19] Vaage J, Donovan D, Uster P, Working P. Tumour uptake of doxorubicin in polyethylene glycol-coated liposomes and therapeutic effect against a xenografted human pancreatic carcinoma. Br J Cancer 1997: 75: 482-486.

[20] Halford S, Yip D, Karapetis CS, Strickland AH, Steger A, Khawaja HT, et al. A phase II study evaluating the tolerability and efficacy of CAELYX (liposomal doxorubicin, Doxil) in the treatment of unresectable pancreatic carcinoma. Ann Oncol 2001: 12: 1399-1402.

[21] Hofheinz RD, Willer A, Weisser A, Gnad U, Saussele S, Kreil S, et al. Pegylated liposomal doxorubicin in combination with mitomycin C, infusional 5-fluorouracil and sodium folinic acid. A phase-I-study in patients with upper gastrointestinal cancer. Br J Cancer 2004: 90: 1893-1897.

[22] Heinemann V, Labianca R, Hinke A, Louvet C. Increased survival using platinum analog combined with gemcitabine as compared to singleagent gemcitabine in advanced pancreatic cancer: pooled analysis of two randomized trials, the GERCOR/GISCAD intergroup study and a German multicenter study. Annals of oncology 2007: 18: 1652-1659.

[23] Boulikas T. Molecular mechanisms of cisplatin and its liposomally encapsulated form, Lipoplatin™. Lipoplatin™ as a chemotherapy and antiangiogenesis drug. Cancer Therapy 2007: 5: 351-376.

[24] Stathopoulos GP, Boulikas T, Vougiouka M, Deliconstantinos G, Rigatos S, Darli E, et al. Pharmacokinetics and adverse reactions of a new liposomal cisplatin (Lipoplatin): phase I study. Oncol Rep 2005: 13: 589-595.

[25] Stathopoulos GP, Boulikas T, Vougiouka M, Rigatos SK, Stathopoulos JG. Liposomal cisplatin combined with gemcitabine in pretreated advanced pancreatic cancer patients: a phase I-II study. Oncol Rep 2006: 15: 1201-1204.

[26] Perez-Soler R, Lopez-Berestein G, Lautersztain J, al-Baker S, Francis K, Macias-Kiger D, et al. Phase I clinical

and pharmacological study of liposome-entrapped cis-bis-neodecanoato-trans-R, R-1, 2- diaminocyclohexane platinum(II). Cancer Res 1990: 50: 4254-4259.

[27] Drummond DC, Noble CO, Guo Z, Hong K, Park JW, Kirpotin DB. Development of a highly active nanoliposomal irinotecan using a novel intraliposomal stabilization strategy. Cancer Res 2006: 66: 3271-3277.

[28] Hann B, Peth K, Wang D, Gysin S, Li S, Kullberg E, et al. Lipidic nanoparticle CPT-11 in a bioluminescent orthotopic pancreas cancer model[abstract]. AACR Meeting Abstracts 2007: 5648.

[29] Chen L, Chang T, Cheng A, Yang C, Shiah H, Chang J, et al. Phase I study of liposome encapsulated irinotecan (PEP02) in advanced solid tumor patients[abstract]. J Clin Oncol 2008: 26: 2565.

[30] Ko AH, Tempero MA, Shan Y, Su W, Lin Y, Dito E, et al. A multinational phase II study of liposome irinotecan (PEP02) for patients with gemcitabine-refractory metastatic pancreatic cancer. J Clin Oncol 2011: 29: s4.

[31] Schmitt-Sody M, Strieth S, Krasnici S, Sauer B, Schulze B, Teifel M, et al. Neovascular targeting therapy: paclitaxel encapsulated in cationic liposomes improves antitumoral efficacy. Clin Cancer Res 2003: 9: 2335-2341.

[32] Kalra AV, Campbell RB. Development of 5-FU and doxorubicin-loaded cationic liposomes against human pancreatic cancer: Implications for tumor vascular targeting. Pharm Res 2006: 23: 2809-2817.

[33] Eichhorn ME, Ischenko I, Luedemann S, Strieth S, Papyan A, Werner A, et al. Vascular targeting by EndoTAG-1 enhances therapeutic efficacy of conventional chemotherapy in lung and pancreatic cancer. Int J Cancer 2010: 126: 1235-1245.

[34] Eichhorn ME, Luedemann S, Strieth S, Papyan A, Ruhstorfer H, Haas H, et al. Cationic lipid complexed camptothecin (EndoTAG-2) improves antitumoral efficacy by tumor vascular targeting. Cancer Biol Ther 2007: 6: 920-929.

[35] Strieth S, Eichhorn ME, Sauer B, Schulze B, Teifel M, Michaelis U, et al. Neovascular targeting chemotherapy: encapsulation of paclitaxel in cationic liposomes impairs functional tumor microvasculature. Int J Cancer 2004: 110: 117-124.

[36] Loehr M, Bodoky G, Fölsch U, Märten A, Karrasch M, Lilla C, et al. Cationic liposomal paclitaxel in combination with gemcitabine in patients with advanced pancreatic cancer: A phase II trial. JCO suppl 2009: abstr 4526.

[37] Yokoyama M, Okano T, Sakurai Y, Suwa S, Kataoka k. Introduction of cisplatin into polymeric micelle. Journal of Controlled Release 1996: 39: 351-356.

[38] Hamaguchi T, Kato K, Yasui H, Morizane C, Ikeda M, Ueno

H，et al. A phase I and pharmacokinetic study of NK105，a paclitaxel-incorporating micellar nanoparticle formulation. Br J Cancer 2007：97：170-176.

[39] Matsumura Y. Preclinical and clinical studies of NK012，an SN-38- incorporating polymeric micelles，which is designed based on EPR effect. Adv Drug Deliv Rev 2011：63：184-192.

[40] Saito Y，Yasunaga M，Kuroda J，Koga Y，Matsumura Y. Enhanced distribution of NK012，a polymeric micelle-encapsulated SN-38，and sustained release of SN-38 within tumors can beat a hypovascular tumor. Cancer Sci 2008：99：1258-1264.

[41] Saito Y，Yasunaga M，Kuroda J，Koga Y，Matsumura Y. Antitumour activity of NK012，SN-38-incorporating polymeric micelles，in hypovascular orthotopic pancreatic tumour. Eur J Cancer 2010：46：650-658.

[42] Uchino H，Matsumura Y，Negishi T，Koizumi F，Hayashi T，Honda T，et al. Cisplatin-incorporating polymeric micelles (NC-6004) can reduce nephrotoxicity and neurotoxicity of cisplatin in rats. Br J Cancer 2005：93：678-687.

[43] Plummer R，Wilson RH，Calvert H，Boddy AV，Griffin M，Sludden J，et al. A Phase I clinical study of cisplatin-incorporated polymeric micelles (NC-6004) in patients with solid tumours. Br J Cancer 2011：104：593-598.

[44] Gordon EM，Hall FL. The 'timely' development of Rexin-G：first targeted injectable gene vector (review). Int J Oncol 2009：35：229-238.

[45] Gordon EM，Hall FL. Rexin-G，a targeted genetic medicine for cancer. Expert Opin Biol Ther 2010：10：819-832.

[46] Gordon EM，Hall FL. Noteworthy clinical case studies in cancer gene therapy：tumor-targeted Rexin-G advances as an efficacious anti-cancer agent. Int J Oncol 2010：36：1341-1353.

[47] Galanis E，Carlson SK，Foster NR，Lowe V，Quevedo F，McWilliams RR，et al. Phase I trial of a pathotropic retroviral vector expressing a cytocidal cyclin G1 construct (Rexin-G) in patients with advanced pancreatic cancer. Mol Ther 2008：16：979-984.

[48] Chawla SP，Chua VS，Fernandez L，Quon D，Blackwelder WC，Gordon EM，et al. Advanced phase I/II studies of targeted gene delivery in vivo：intravenous Rexin-G for gemcitabine-resistant metastatic pancreatic cancer. Mol Ther 2010;18:435-441.

译者：顾劲扬，上海交通大学医学院附属新华医院
审校：彭兵，四川大学华西医院
　　　王昕，四川大学华西医院

Cite this article as: Tsai CS, Park JW, Chen LT. Nanovector-based therapies in advanced pancreatic cancer. J Gastrointest Oncol 2011;2(3):185-194. doi: 10.3978/j.issn.2078-6891.2011.034

第三十六章　胰腺导管腺癌的免疫治疗：临床试验概述

Alessandro Paniccia, Justin Merkow, Barish H. Edil, Yuwen Zhu

Department of Surgery, University of Colorado Anschutz Medical Campus, Aurora, CO 80045, USA
Correspondence to: Yuwen Zhu, PhD. Department of Surgery, University of Colorado Anschutz Medical Campus, 12800 E 19th Avenue, Research 1 North, P18-8116, Aurora, CO 80045, USA. Email: yuwen.zhu@ucdenver.edu.

作者介绍：Alessandro Paniccia医生是美国科罗拉多大学丹佛分校医学中心的外科住院医师，并兼任外科学部肿瘤免疫学研究员。Paniccia医生生于意大利罗马，在罗马第一大学获得医学学位，并被评为优秀毕业生（2008年）。在美国约翰霍普金斯大学接受2年普外科住院医师培训后，Paniccia医生进入科罗拉多大学，在Richard Schulick教授的指导下继续外科训练。Paniccia在科罗拉多大学围绕肿瘤免疫，进行了2年博士后研究。在此期间，他的工作重点是筛选和鉴定新的T细胞免疫检查点。在做住院医师期间，Paniccia医生由于在基础医学研究中的杰出表现，在年度外科论坛上获得科罗拉多大学Ernest E. Moore基础医学研究年度奖。与此同时，他还完成了哈佛大学全球临床科研项目（Global Clinical Scholar Research-Training program，GCSRT）培训。Paniccia博士目前的主要研究方向是胰腺癌的转化医学研究，尤其是新辅助治疗可能切除胰腺癌的和癌症免疫治疗的研究。

Zhu Yuwen博士在罗切斯特梅奥诊所获得免疫学博士学位。并在Chen Lieping教授位于约翰霍普金斯大学和耶鲁大学的实验室从事博士后研究，随后担任研究员。他目前在科罗拉多大学安舒茨医学校区外科系担任助理教授，主要研究方向是找寻新型免疫条件通路，以及肿瘤的免疫治疗。

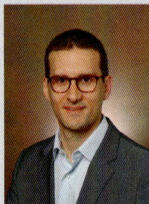

Dr. Alessandro Paniccia　　　　　Yuwen Zhu

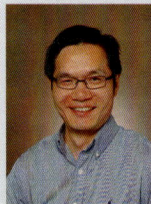

摘要：胰腺癌导管腺癌（PDAC）是癌症相关死亡的第四个主要原因，目前的治疗策略常常差强人意。胰腺癌的鉴别和有效治疗的发展迫在眉睫。在过去几十年中，免疫疗法在胰腺癌临床前模型中取得了令人振奋的结果；几个临床试验探讨了PDAC的治疗应用。本综述的目的是汇总临床试验的结果，评估免疫疗法治疗PDAC的未来前景。

关键词：免疫治疗；胰腺肿瘤；癌症疫苗；临床试验

View this article at: http://dx.doi.org/10.3978/j.issn.1000-9604.2015.05.01

1 肿瘤免疫学的发展

在肿瘤性疾病的发展中，免疫系统的作用是研究的重点，且争论了数十年。1891年，William Coley报道了第一例利用免疫疗法治疗癌症病灶的疗效。Coley的治疗策略包括瘤内注射活性或者灭活的化脓性链球菌和黏质沙雷菌，称为"Coley毒素"（Coley's toxin）。注入的细菌能够启动局部炎症反应，进而激活抗菌吞噬细胞并有可能凭借进一步的炎性反应杀死附近的肿瘤细胞[1]。Coley的研究数据收集了40多年，结果于1953年发表[2-3]。由于Coley开创性的研究，他通常被认为是肿瘤免疫疗法之父。

当前免疫监视学说认为，癌细胞持续被免疫系统所控制，后者可以识别并清除异形细胞（如癌细胞等）[4-7]。免疫监视的整个过程取决于一系列的抗肿瘤免疫反应[1]。在细胞癌变过程中，癌细胞会在细胞膜上产生多种抗原决定簇[8-9]。这些抗原决定簇被称为肿瘤相关抗原（tumor-associated antigens，TAAs），它们通常被树突状免疫细胞（dendritic cells，DCs）捕获、处理并进一步呈递[10-11]。DC细胞是人体内最强效的抗原呈递细胞之一，它们受活化/催熟信号调控分化，并最终迁移到区域淋巴结[12-13]。迁移至区域淋巴结后，成熟的DC细胞会将TAAs呈递给幼稚T细胞，促进幼稚T细胞扩增与分化，进而形成活化T细胞。活化T细胞迁移出淋巴结，并渗透入肿瘤病灶，通过其细胞毒活性杀灭肿瘤细胞[1]。

然而，肿瘤细胞可以利用免疫抑制、免疫编辑等多种复杂的机制逃避免疫监视[14-15]。免疫编辑主要由清除、平衡和逃逸三个连续的阶段组成[7,14,16]。在最先开始的"清除"阶段中，肿瘤细胞被免疫系统识别并适当地破坏。在"平衡"的第二阶段，免疫系统抑制肿瘤细胞的增殖，但免疫系统并不能完全清除肿瘤细胞。第三阶段为"逃逸"阶段，是前两个阶段累积效应的直接后果，也可以看做是免疫系统对肿瘤细胞施加选择压力的结果。在最后的阶段中，肿瘤细胞由原始肿瘤细胞进化而来，有能力逃避免疫监视并进一步增殖。

2 胰腺癌的微环境

胰腺导管腺（pancreatic ductal adenocarcinoma，PDAC）是当今肿瘤领域的研究热点，相比黑色素瘤、肾细胞癌等强免疫原性肿瘤，胰腺癌的研究更富于挑战性[17-18]。免疫系统失调是胰腺癌发展的促进因素[19-22]。

胰腺癌主要特征之一是富有基质的结缔组织增生，其构成肿瘤微环境，并组成免疫网络分布[23-24]。这种广泛的基质结缔组织增生也被称为"纤维化"，被证明能够促进胰腺肿瘤的进展。更重要的是，增生的基质纤维阻碍了化疗药物在瘤体内的渗透与摄取[25-26]。胰腺星状细胞（pancreatic stellate cell，PSC）是胰腺癌纤维化的主要参与者之一。PSC受到转化生长因子β（transforming growth factor β，TGF-β）和血小板源的生长因子刺激后大量合成细胞外基质（extracellular matrix，ECMs）蛋白并使其在瘤内沉积，最终导致胰腺癌内促结缔组织广泛地增生[27-28]。临床前模型表明，靶向抑制ECM蛋白合成的信号级联通路，可增强化疗药物在胰腺肿瘤组织中的渗透[29]。然而该治疗策略在临床试验中，并未显示出显著的临床获益。另外，抑制性T细胞检查点的激活剂（例如CTLA-4，PD-1）能够在特别不利的富有基质的肿瘤微环境中起到推波助澜的作用，其在多个方面阻止效应T细胞发挥功能[30]。

胰腺癌内多种失调的细胞因子也进一步促进了胰腺癌的发生发展。尤其是胰腺癌患者的循环白细胞介素-6（interleukin-6，IL-6）常常升高，IL-6通过增强STAT3信号通路促进胰腺癌的进展[20,31]。此外，IL-1家族也在胰腺癌进展中起了一定作用[32-24]。在胰腺癌中免疫抑制因子IL-10水平升高，可导致免疫相关的效应细胞受到抑制，预示胰腺癌患者临床不良预后[35-36]。

肿瘤浸润淋巴细胞（tumor-infiltrating lymphocytes，TILs）在肿瘤特异性被动细胞免疫过程中起重要作用。TIL细胞主要包括CD8+细胞毒性T细胞、CD4+辅助T细胞（例如Th1细胞，Th2细胞和Th17细胞）和调节性T细胞（Treg细胞）[18]。CD8+T淋巴细胞是胰腺癌微环境的重要组成部分，患者组织中CD8+T淋巴细胞升高，提示患者临床生存期延长[37-39]。CD8+细胞毒性T细胞可通过Ⅰ类组织相容性复合体识别肿瘤表面的特异性抗原决定簇，并直接破坏癌细胞；除了直接细胞杀伤作用外，CD8+T淋巴细胞还可以动员和激发巨噬细胞的抗肿瘤活性[18,40-41]。在胰腺癌肿瘤组织中，如果Th1和Th2淋巴细胞水平较高，往往提示患者预后不佳[42-43]。实际上，Th1淋巴细胞的存在与患者的良好预后有关，但Th2淋巴细胞的渗透与相关的细胞因子（IL-4，IL-4或IL-3）浸润水平升高，则往往与胰腺癌的进展相关[18]。有趣的是，IL-5和IL-13可刺激肿瘤中结缔组织的增生反应，增加ECM蛋白沉积和胶原合成[44]。此外，IL-13可以下调促炎细胞因子（IL-1，IL-6，TNF-α）和细胞趋化因子，有效抑制抗体依赖性细胞毒作用[45-46]，然而，IL-13还是胰腺癌的一种自分泌生长因子[47-48]。CD4[+]，CD25[+]以及Foxp3阳性的T细胞（Tregs）也常在胰腺肿瘤微环境中富集[49-50]。Tregs能有效抑制被动免疫应答，并能够降低肿瘤微环境中CD8[+]T细胞的水平，因此肿瘤中高水平的Tregs往往和不良预后相关[50-51]。其他类型的免疫细胞，如髓源性抑制细胞（myeloid-derived suppressive cells，MDSCs）和中性粒细胞，也参与了胰腺癌的发生发展过程，并参与肿瘤细胞与免疫系统的交互作用。

3 肿瘤免疫治疗策略

现在有许多不同的肿瘤免疫治疗策略提出并研究。根据宿主免疫系统的参与情况，这些治疗策略总体可归为两大类：主动免疫治疗和被动免疫治疗。主动免疫治疗通过激发患者免疫系统识别TAAs，最终消灭肿瘤细胞；常常利用细胞因子、免疫调节剂或治疗性疫苗等，并最终刺激肿瘤特异性T细胞的增殖。被动免疫疗法需要引入外源性活化淋巴细胞（如肿瘤特异性免疫效应细胞等）或外源性抗体来调控免疫反应[52]。

4 胰腺癌免疫治疗临床试验综述

表1汇总了2005—2015年胰腺癌免疫治疗相关临床试验的基本情况。在下文中，我们进一步讨论了2010—2015年间开展的相关临床试验。

4.1 被动免疫治疗

在最近的一项Ⅱ期临床试验中，Chung等评估了被动免疫疗法治疗晚期胰腺癌的临床效果，所有被纳入病例既往均在接受过吉西他滨化疗后出现肿瘤进展[73]。在这项研究里面，研究人员首先在体外扩增多种细胞因子诱导的杀伤细胞（cytokine-induced killer，CIK）（即异源细胞包括>20%的CD3[+]CD56[+]细胞），CIK细胞曾展示出无明显限制的在主要组织相容性复合物（MHC）中拥有溶解细胞的能力[77]。在该临床研究中，被纳入病例接受CIK注射作为仅有的肿瘤治疗。结果显示，被纳入病例中位无进展生存期约为11周，总体中位生存时间约为26.6周。

该临床结局和既往传统细胞毒性化疗的生存结局总体相仿[73,78-80]。

4.2 癌症疫苗

癌症疫苗可刺激免疫系统产生肿瘤特异性T细胞和B细胞[81]。治疗性癌症疫苗的主要机制是提高免疫呈递细胞将TAAs呈递给免疫系统的能力。癌症疫苗总体可分为3类：基于细胞的癌症疫苗，蛋白质/肽基疫苗和基因疫苗。研究人员对这3类癌症疫苗都进行了较为深入的研究，这3类疫苗也各有优缺点（图1）。

表2总结了最近癌症疫苗治疗胰腺癌研究中最常见的细胞靶点，主要包括：端粒酶、Wilms肿瘤基因、KIF20、α-半乳糖（α-Gal）、Survivin蛋白、突变型Ras蛋白、人黏蛋白MUC1和血管内皮细胞生长因子受体-2（VEGFR-2）。

TeloVac项目是评估癌症疫苗治疗胰腺癌有效性的最大Ⅲ期临床试验之一[30]。这项研究在英国51家医院内开展，共纳入了1 062例病例。这项研究旨在评估化疗联合同步/序贯端粒酶疫苗（GV1001）治疗局部晚期或转移性胰腺癌的有效性及安全性。结果显示，吉西他滨或卡培他滨标准化疗方案联合端粒酶疫苗（GV1001）未提高患者的总体中位生存时间。研究人员推测，可能由于胰腺癌进展到晚期极快，导致研究未观察到患者临床获益。

目前也有一些Ⅰ期临床试验利用Wilms肿瘤（WT1）蛋白活化肽基疫苗联合吉西他滨治疗晚期胰腺癌的临床效果[53]。这项研究显示，癌症疫苗与吉西他滨联用治疗胰腺癌具有安全性。此外，尽管该研究目的并不是为了评估患者生存获益，但部分WT1特异性免疫激活的纳入病例可生存12个月以上，生存质量也获得显著提高。

Suzuki等开展了第一项吉西他滨联合癌症疫苗（抗原表位肽KIF20A癌症疫苗）治疗晚期胰腺癌（不能手术切除和/或转移的）的Ⅰ期临床研究，纳入病例既往曾接受放疗或放疗[54]。研究未观测到疫苗直接引起的潜在不良反应；研究纳入的9位患者中，有8位患者INF-γ合成细胞功能有所加强。

其后，Yanagimoto和Yutani等主持开展了两项癌症疫苗相关临床试验。Yanagimoto等主要评估个体化肽基疫苗（PPV）联合吉西他滨的疗效[62,68]；促使Yutani等开展了Ⅱ期临床试验，进一步测试了这项方案在化疗抵抗

表1　胰腺癌免疫疗法：一个选定的临床试验综述

免疫疗法的类型	分期	患者总体	结局	患者数	时间（年）	参考文献
疫苗						
端粒酶疫苗 化疗 化疗联合序贯端粒酶疫苗 化疗联合同步端粒酶疫苗 与吉西他滨合用	III	局部进展期和/或转移性PDAC	单纯化疗7.9个月，序贯化疗6.9个月，同步化疗8.4个月	1062	（2014）	[30]
Wilms肿瘤（WT1）蛋白活化肽基疫苗联合吉西他滨	I	局部进展和/或转移或复发的PDAC	MPFS: 4.2个月 MST: 8.1个月 OS: 71% and 29%（6个月和1年）	32	（2014）	[53]
抗原表位肽KIF20A癌症疫苗联合吉西他滨	I	局部进展和/或转移性PDAC	MST: 173 d OS: 11.1%（1年）	9	（2014）	[54]
个体化肽基疫苗	II	一线化疗失败的晚期PDAC	MST: 7.9个月 OS: 26.8%（1年）	41	（2013）	[55]
KIF20A靶向HLA-A24限制性肽基疫苗	I / II	局部进展和/或转移性PDAC	MPFS: 56 d MST: 142 d	31	（2013）	[56]
超急性胰腺瘤疫苗联合化疗/放化疗	II	手术切除后PDAC	DFS: 62%（1年） OS: 86%（1年）	72	（2013）	[57]
突变Ras蛋白EBV转化淋巴细胞	I	复发或转移，Ras突变阳性肿瘤	MPFS: 3.1个月	7	（2012）	[58]
MUC1抗原肽冲击树突细胞	I	复发或转移的PDAC，MUC1阳性肿瘤	3个月内观察到肿瘤进展	7	（2012）	[59]
GM-CSF分泌疫苗	II	切除的胰腺癌	Median DFS: 17.3个月 MST: 24.8个月	60	（2011）	[60]
VEGF受体2+吉西他滨	I	局部进展和/或转移性PDAC	MPFS: 3.9个月 MST: 7.7个月	18	（2010）	[61]
抗人血管内皮生长因子受体2（VEGFR2）肿瘤疫苗联合吉西他滨	II	局部进展和/或转移性PDAC	MST: 9个月 OS: 38%（1年）	21	（2010）	[62]
个体化肽基疫苗联合吉西他滨	I	局部进展PDAC	MST: 478 d	5	（2009）	[63]
术前免疫疗法IL-2	III	手术切除后PDAC	术前使用IL-2组的患者相比单纯手术组有更长的中位无进展生存期和更高的总生存率	30	（2008）	[64]

续表1

免疫疗法的类型	分期	患者总体	结果	患者数	时间（年）	参考文献
GM-CSF肿瘤细胞系						
单用疫苗组 疫苗+环磷酰胺组	III	晚期PDAC	Arm 1: MST =2.3 个月 Arm 2: MST =4.3 个月	50	（2008）	[65]
靶向CEA和MUC-1的痘病毒疫苗	I	局部进展和/或转移性PDAC	MST: 6.3个月 对CEA和/或MUC-1产生特异性免疫反应的患者表现出生存获益 （15.1个月 vs.3.9个月；P=0.002）	10	（2007）	[66]
疫苗						
热休克蛋白	I	手术切除后PDAC	MST: 2.2 年	10	（2007）	[67]
个体化肽基疫苗（PPV）+吉西他滨	I	局部进展和/或转移性PDAC	MPFS: 17 周 MST: 7.6个月	13	（2007）	[68]
端粒酶多肽疫苗（CV1001）（剂量递增试验）	I / II	未手术的PDAC	低剂量组：MST =4.0 个月 中等剂量组：MST =8.6 个月* 高剂量组：MST =5.1 个月	48	（2006）	[69]
个体化肽基疫苗（PPV）	I	局部进展和/或转移性PDAC	OS: 80%（6个月） OS: 20%（12个月）	11	（2005）	[70]
完成3次疫苗接种后患者被同意接受辅助治疗	I	手术切除后局部进展的PDAC	MST: 12个月	16	（2005）	[71]
检测点免疫治疗						
单用伊匹单抗	II	局部进展或转移性PDAC	27例患者中有1例出现明显的转移性胰腺癌延期消退	27	（2010）	[72]
被动免疫治疗						
细胞因子诱导的杀伤细胞（CIK）	II	胰腺癌患者通过吉西他滨治疗获益的时期	MPFS=11.0周 MST =26.6 周	20	（2014）	[73]
联合治疗						
（细胞毒性T淋巴细胞相关抗原4）+基于重组粒细胞巨噬细胞集落刺激因子的疫苗	I b	曾经接受过治疗的晚期PDAC	Arm 1: 单用Ipilimumab MST: 3.6个月 OS: 7%（1年） Arm 2: Ipilimumab + GVAX MST: 5.7个月 OS: 27%（1年）	30	（2013）	[74]

续表1

免疫疗法的类型	分期	患者总体	结果	患者数	时间（年）	参考文献
激活蛋白2B衍生多肽疫苗+α-INF	I	晚期PADC	无生存信息	6	（2013）	[75]
细胞因子诱导的杀伤性CIK细胞+α-Gal树突状细胞	I	局部进展的晚期PADC	MST: 24.7个月	14	（2013）	[76]
MUC1-DC + MUC1-CTL	II	局部进展晚期的或者手术切除后的PDAC	Mean OS: 9.8个月 OS: 20%（1年） OS: 10%（2年） OS: 5%（3年）	20	（2008）	[3]

*, 与低剂量P 0.006和高剂量P 0.05相比，中间组的存活显著增加。OS，总体生存；MST，中位总生存时间；DFS，无病生存期；MPFS，中位无进展生存期；PDAC，胰腺癌；WT-1，肾母细胞瘤1；VEGF-R，血管内皮生长因子1；IL-2，白细胞介素-2；α-INF，α-干扰素；LAK，淋巴因子激活的杀伤细胞；MUC1，人黏蛋白1；CTL，细胞毒性T淋巴细胞；CEA，癌胚抗原；GVAX，照射

晚期胰腺癌患者中的临床获益情况[55]。该研究中纳入病例的中位生存时间为7.9个月，1年生存率为26.8%。当时作者意识到，其中8例接受PPV单药治疗患者的中位生存期为3.1个月，而PPV联合化疗患者的中位生存期为9.6个月（P=0.0013）。由此，Yutani等总结，PPV单药治疗晚期胰腺癌临床效果欠佳，而PPV联合化疗能够显著延长晚期胰腺癌患者的生存时间。

Algenpantucel-L（New Link Genetics Corporation，Ames，IA，USA）是一种基于两个人胰腺癌细胞系（HAPa-1和HAPa-2）的同种异体癌症疫苗[57]。通过基因工程处理，这些细胞系可表达α[1，3]-半乳糖（α-GAL）相关抗原决定簇。通过注射Algenpantucel-L产生超急性免疫排斥反应，可刺激患者免疫系统针对现有的胰腺癌组织进行破坏[57,105]。Hardacre等开展II期临床试验显示，Algenpantucel-L与标准化疗或放化疗（吉西他滨+基于5-FU的放化疗）方案联用，可作为原发性胰腺癌切除后的辅助治疗手段。这项实验的结果比较好，纳入患者平均接受了21个月的随访，其中1年肿瘤无进展生存率为62%，1年总体生存率86%。研究者指出，研究中纳入患者的1年总体生存率为86%，高于据Brennan预后模型的预测值（55%~63%）[57]。另一积极的因素是Algenpantucel-L治疗的不良反应很小，主要包括接受药物注射部位的疼痛与肿胀。尽管该研究令人振奋，但仍应谨慎总结Algenpantucel-L治疗胰腺癌的临床效果，Algenpantucel-L联合化疗的临床优效性仍有待进一步评估。但因在标准的化疗基础上增加Algenpantucel-L的临床效果暂无决定性结果，所以其结论仍需进行更进一步的分析。

Asahara等进行了一项非盲、非随机的I/II期临床试验，研究利用KIF20A-66靶向HLA-A2402（本研究中日本人群中最常见的HLA-A等位基因）治疗胰腺癌。KIF20A-66是一种在胰腺癌中高表达的激酶超家族相关蛋白。纳入这项临床研究的病例均为吉西他滨化疗失败的晚期胰腺癌患者。纳入病例中位生存期为142 d，相比（历史上）常规化疗患者生存期（83 d）显著延长（P=0.0468）。有趣的是，研究中有1例患者接受该治疗后，肿瘤得到完全缓解，肝内转移灶明显消失。这例患者细胞毒性T细胞（CTL）对KIF20A-66产生了很强的免疫反应，在最后一次肿瘤疫苗接种后2年患者体内仍存在这种免疫反应。

Kubuschol等研究了自体淋巴母细胞系（LCL）癌症

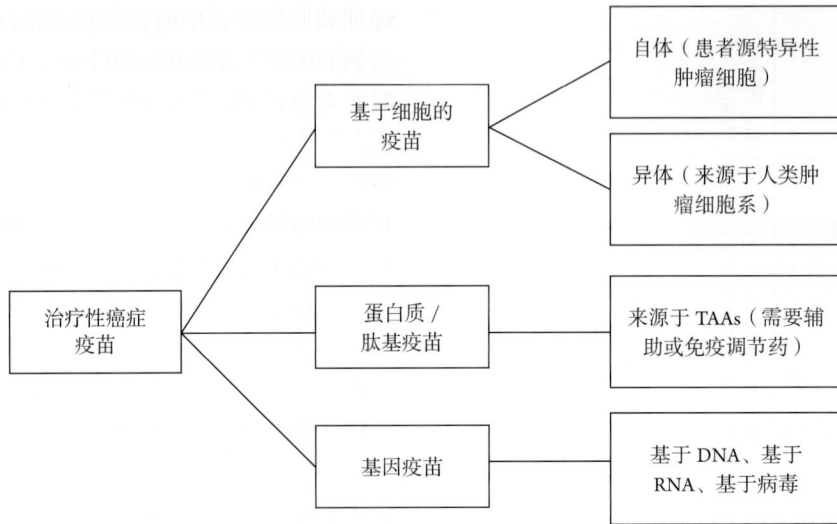

图1　治疗性癌症疫苗分类

TAA，肿瘤相关抗原。

表2　最近在PDAC疫苗临床试验中使用的常规细胞靶标

细胞靶标	合理性	参考文献
端粒酶	酶在肿瘤恶性转化中再活化 保护DNA复制过程中自然状态下发生的端粒末端缩短，这种端粒末端缩短可以导致细胞衰老和最终死亡	[82-84]
Wilms肿瘤基因	在多种肿瘤细胞包括胰腺癌细胞表面被鉴定，高度免疫原性，可诱导体液和细胞免疫反应	[53,85-91]
KIF20A [RAB6KIFL）	马达蛋白中驱动蛋白家族成员，在胰腺癌生长中经细胞交换分子和细胞器中具有重要作用	[54]
α-岩藻糖抗原表位	人类细胞不会表现α-岩藻糖抗原表位，相反，在人类血清中有大量抗α-岩藻糖抗体（约占1%循环人类抗体） 基因重组肿瘤细胞除表现TAAs外，也表达α-岩藻糖，尝试诱导补体和抗体依赖的细胞介导的超急性排斥反应中TAAs形成和表达增加	[76,92-95]
生存素（亦称为包含凋亡重复5的杆状病毒抑制药）	凋亡蛋白抑制药（IAP）成员，高表达于肿瘤组织，在非肿瘤性人类细胞则不表达	[75,96-98]
突变Ras蛋白	来源于K-Ras p21癌基因，表达于不同组织起源的肿瘤中，将近90%表达于PDAC 密码子12的点突变导致正常甘氨酸被天门冬氨酸、缬氨酸、半胱氨酸或精氨酸特异性替换，很容易成为四种疫苗的靶标	[58,99]
MUC1（人类黏蛋白-1)	这种蛋白特异性表达于胰腺癌细胞表面，可作为一种特异性肿瘤相关抗原（TAA）	[48,59,71,100]
血管内皮生长因子受体-2（VEGFR2）	VEGFR2高表达于肿瘤诱导的新生血管内皮细胞，但不表达于正常血管内皮 VEGFR2也在PDAC肿瘤细胞上被鉴定 疫苗可产生的CTL能干扰PDAC新生血管形成，此外，特异性的CTLs能直接靶向PDAC肿瘤细胞	[61,101-103]
间皮素	过表达于大多数PDAC，参与细胞粘附和转移进程	[104]
个体化肽基疫苗（PPV）	相对新的肽基疫苗，基于患者HLA-1A和对疫苗反应的多肽特异性IgG水平从不同种类多肽中筛选出来	[55,62,68]

疫苗的临床效果。LCLs是一种"专业"的抗原呈递细胞（APCs），其免疫刺激性强且易从EBV阳性的患者中分离。LCLs因为可以快速、大量地在体外增殖并轻松获得，被用作一种高效获得抗原呈递细胞的方法[58]。在该研究中，科研人员利用基因工程改造LCLs，使其细胞表面形成一种突变Ras蛋白（muRAS-LCL），制成癌症疫苗。纳入病例每周都会接受1次muRac-LCL疫苗注射。共有7例患者参加研究，6例（85%）产生了肿瘤特异性T细胞反应。然而尽管57%的患者有初始临床效果，疫苗注射4个月后，所有患者均有肿瘤进展[58]。其中一项最重要的发现是，在未来除了有应用树突状细胞以外，还有在这项研究中应用的特定肿瘤的抗体转染LCL作为抗原提呈细胞制作肿瘤疫苗的方法可供选择。

Rong等研究了以MUC1肽基和DC细胞为基础的癌症疫苗治疗晚期胰腺癌的免疫应答反应[59]。纳入研究的患者肿瘤组织均表达MUC1蛋白。研究人员收集了患者自体的DC细胞，与MUC-1肽基共同孵育后，分3~4次对患者进行皮下注射。尽管该方案安全性很高，但纳入的7名患者中仍有2人有显著免疫反应。

Lutz等开展了一项Ⅱ期临床试验，共纳入60例已切除胰腺导管腺癌的患者[60]。研究采用的癌症疫苗基于胰腺癌细胞系PANC 10.05与PANC 6.03产生的同种异体粒细胞集落刺激因子。研究人员将癌症疫苗直接注射到患者的淋巴结区域，初次给药后，患者随即接受了基于5-FU的放化疗治疗；5-FU化疗疗程结束后，仍未复发的患者继续接受癌症疫苗注射。纳入患者在完成所有4次免疫治疗后，将再接受1次疫苗注射以增强免疫反应。研究发现，患者能很好地耐受该治疗方案。研究中未观察到有局部或剂量反应相关的不良反应。研究人员还发现，相比既往在该临床中心接受传统治疗的胰腺癌患者，免疫治疗使患者的中为生存期无明显差异（HR 0.96，95%CI：0.68~1.35，P=0.8）。

Miyazawa等研究了抗人血管内皮生长因子受体2（VEGFR2）肿瘤疫苗联合吉西他滨辅助化疗治疗胰腺癌的临床效果。这项Ⅰ期临床试验共招募了21名胰腺癌患者，共有18名患者完成了治疗疗程。尽管患者可以很好地耐受该治疗方案，并且大多数患者（61%）在接受肽基疫苗注射后可观测到明显的CTL反应，但整个研究并未显示出明显的临床结局获益。在此研究的基础上，研究人员又开展了一项双盲临床试验，研究采用

了安慰剂对照，旨在研究口服VEGFR-2肿瘤疫苗治疗Ⅳ期以及局部晚期胰腺癌患者的疗效。这项研究目前仍在进行中[106]。

GVAX是一种由PANC 6.03和PANC 10.05胰腺癌细胞系制成的设计为可表达GM-CSF的癌症疫苗。已经多个有Ⅰ期与Ⅱ期临床试验探索GVAX治疗胰腺癌的效果。前期研究表明，GVAX肿瘤疫苗可以诱导CD8+T细胞产生针对多种中间皮素抗原表位的免疫反应，这种免疫反应通常被认为与患者的生存获益相关[60,65,107]。

Le等开展的临床研究是探索李斯特菌疫苗（Listeria-based vaccines）对多种晚期实体瘤的治疗效果。李斯特菌减毒活疫苗利用李斯特菌（LM）来刺激增强先天性与获得性免疫。在免疫治疗过程中，LM在肝脏内被吞噬并产生一系列局部炎性反应，导致自然杀伤细胞（NK）和T细胞募集与活化。Le等进一步研究了基于LM的减毒活疫苗治疗胰腺癌肝转移的临床效果。在第一阶段研究中，Le等评估了基于LM肿瘤疫苗（ANZ-100）的安全性和有效性，结果显示疫苗的安全性和有效性均可接受。随后LM被修饰以表达人间皮素（CRS-207），一种PDAC表达的肿瘤特异性抗原。最终目的是诱导产生一种直接靶向胰腺癌细胞间皮素的肿瘤抗原特异性T细胞。共有7位患者参与了临床试验，其中有3位生存15个月以上，这些患者显示出对疫苗组分李斯特菌成分O（LLO）特异性T细胞应答。然而，这3例患者既往均接受过GVAX免疫治疗，也是本研究的重要混杂因素，研究未评估其余6位患者的LLO免疫反应。

综上所述，癌症疫苗治疗可被患者耐受，并且可以产生直接针对肿瘤特定靶点的免疫反应。但是对于大部分胰腺癌患者，癌症疫苗对患者总生存期的延长作用有限。关于癌症疫苗临床效果欠佳，有多种解释。其中值得注意的是，晚期胰腺癌往往进展非常迅速，而免疫治疗发挥作用常常需要较长时间，可能导致了癌症疫苗治疗晚期胰腺癌效果局限。

4.3 免疫检查点阻断

T细胞相关免疫反应可以被几个具有抑制功能的共信号受体控制，这些受体就是所谓的"免疫检查点"（immune checkpoints），包括细胞毒性T淋巴细胞相关抗原（CTLA-4），程序性凋亡因子（PD-1）以及B

和T淋巴细胞弱化因子（BTLA）。阻断这些分子可以促进内源抗肿瘤T细胞反应，抑制肿瘤细胞生长[109]。Royal等开展了一项单中心临床研究，利用 Ipilimumab（抗细胞毒性T淋巴细胞相关抗原的抗体）治疗局部晚期或转移性胰腺癌[72]。根既往研究显示，Ipilimumab治疗黑色素瘤、肾细胞癌和前列腺癌临床效果较好[110-112]。免疫激活后，CTLA-4短暂地在T细胞表面表达，通过结合APC细胞表面的B7-1或B7-2因子或目标组织，抑制T细胞免疫反应[113]。在这项 II 期临床研究中，27例纳入患者中，有1例患者肿瘤转移时间明显推迟。这项研究最引人注目的是，研究人员强调Ipilimumab可通过免疫调节机制抑制胰腺癌的发展和转移，而不是通过直接杀伤的方法清除肿瘤细胞。事实上Ipilimumab治疗获益的那一位患者，在治疗初期病情进展也非常明显。作者得出尽管Ipilimumab还不能称得上是晚期胰腺癌的有效治疗药物结论，但它的诞生奠定了今后胰腺癌治疗中，利用免疫检查点阻断联合癌症疫苗或化疗治疗的基础[72]。

4.4 联合性免疫疗法的临床试验

4.4.1 癌症疫苗（Cancer vaccine）与免疫检查点阻断（Immune checkpoint blockade）联用

尽管Royal等进行的 II 期临床试验显示，Ipilimumab对于晚期胰腺疗效有限，但其中1例患者转移时间明显推迟，提示免疫检查点阻断剂可能在胰腺癌治疗中仍发挥了一定作用[72]。多项临床前研究表明，癌症疫苗可激活免疫系统，免疫检查点阻断剂可促进细胞毒性T细胞发挥功能，两者可产生协同作用[114-115]。在此前提下，Le等开展了一项非盲 I b期随机临床试验，以研究Ipilimumab单药或联合GVAX治疗胰腺癌患者中的安全性，纳入研究病例均有既往治疗史[74]。这项研究表明，Ipilimumab单药或联合GM-CSF细胞疗法会出现一定在可接受范围内的不良反应。尽管晚期胰腺癌的治疗研究中需要观察临床反应，但本次研究中将免疫反应联合临床活动作为治疗的结果进行观察。研究人员设定出现诱导免疫应答反应作为试验主要结局，也是该研究的重要局限[74]。研究显示Ipilimumab联用和单药的12个月总体生存率分别为27%与7%，中位生存期分别为5.7个月和3.6个月（HR 0.51，$P=0.072$）[74]。尽管该研究并不是探究治疗组间的生存差异，结果仍显示联合用药的患者生存期有一定延长[74]。

4.4.2 主动免疫结合被动免疫治疗

Qiu等研究了DC免疫疗法联合CIK免疫疗法的临床效果[76]。研究人员将患者原位胰腺癌细胞进行体外培养，使之表达α-Gal抗原决定簇，并用抗Gal的IgG共孵育；然后将DC细胞与上述胰腺癌细胞混合培养。通过这种体外培养可提高TAAs的抗原性，并促进DCs的免疫吞噬作用[76]。接下来，研究人员将上述DCs与髓源性CIKs共培养，最终在细胞外产生肿瘤特异性免疫应答反应[76]。14例 III / IV 期不可手术的胰腺癌患者接受了上述CIK与DC混合注射。研究报道患者的细胞免疫机能明显提高，尤其是细胞毒性T细（CD3⁺CD8⁺）、活化记忆T细胞（CD3⁺CD45RO⁺）和活化T细胞和NK细胞（CD3⁺CD56⁺）。该疗法并未显示出明显的不良反应，纳入患者的总体中位生存期为24.7个月（108.1±35.1周），高于其他文献中报道的 III / IV 期不可切除胰腺癌患者的中位生存期。

Kameshima等研究了survivin-2B80-88肿瘤疫苗、不完全弗氏佐剂和α-干扰素联用治疗胰腺癌，该疗法曾被用于治疗结肠癌[75,116-117]，半数接受治疗的胰腺癌患者显示出积极的临床与免疫反应。

4.4.3 免疫治疗联合化疗

一项非盲、 III 期、随机临床试验正在研究Algenpantucel-L与FOLFIRINOX（奥沙利铂、5-FU、伊立替康和亚叶酸钙）方案联用治疗可能切除或局部晚期胰腺癌的临床效果（NCT01836432）。该试验的主要研究部分将在2015年9月完成。这项研究是目前第一项基于FOLFIRINOX化疗联合免疫治疗的临床研究。

5 总结与展望

胰腺癌的传统治疗方法是有限的，且效果欠佳新的治疗策略迫在眉睫。尽管最近胰腺癌的全身化疗研究取得了一定进展，晚期胰腺癌患者的中位生存期仍只有4~11个月左右[118-121]。研发更有效的治疗方法非常重要。临床前模型显示，胰腺癌的免疫治疗获得令人满意的结果，但临床试验仍未显示免疫治疗能使患者显著获益。单独利用免疫疗法治疗胰腺癌的效果不甚明显。例如，证据表明，主动免疫治疗方案应与放化疗方案联用，或与其他免疫治疗方案联用（免疫检查点抑制药或被动免疫疗法）[122]。这一治疗策略可以最大程度利用放化疗对免疫系统产生的影响[123-124]。化疗药物不仅能直接杀伤肿瘤细胞，亦能间接促进促炎性因子和TAAs的释放[85]。此外，化疗可以抑制肿瘤微环境中的免疫抑制机制。实际上，化疗能够减少肿瘤组织中Tregs细胞与髓源性抑制细胞（MDSC）数量，抑制其相关的细胞因子（IL-17和IL-165）释放，这些影响能导致肿瘤微环境中免疫细胞组成比例的变化，并能促进肿瘤特异性免疫应答反应[52,122,125]。然而，化疗潜在的协同效应需要与潜在的免疫抑制所平衡，今后的研究应关注给药剂量协同治疗的时机给药方案，减少免疫抑制力作用及获得免疫治疗的最大效果。胰腺癌免疫治疗有几个方面仍有待澄清，包括肿瘤细胞靶向的优化、癌症疫苗递送载体的开发、与现有治疗策略的结合和患者的选择。未来的临床研究将围绕这些胰腺癌免疫治疗未解决的方面。

致谢

资助：这项工作得到了美国癌症协会IRG 57-001-53的部分支持。

声明

本文作者宣称无任何利益冲突。

参考文献

[1] Mellman I, Coukos G, Dranoff G. Cancer immunotherapy comes of age. Nature 2011; 480: 480-489.

[2] Nauts HC, Fowler GA, Bogatko FH. A review of the influence of bacterial infection and of bacterial products (Coley's toxins) on malignant tumors in man; a critical analysis of 30 inoperable cases treated by Coley's mixed toxins, in which diagnosis was confirmed by microscopic examination selected for special study. Acta Med Scand Suppl 1953; 276: 1-103.

[3] Kondo H, Hazama S, Kawaoka T, et al. Adoptive immunotherapy for pancreatic cancer using MUC1 peptide-pulsed dendritic cells and activated T lymphocytes. Anticancer Res 2008; 28: 379-387.

[4] Hanahan D, Weinberg RA. Hallmarks of cancer: the next generation. Cell 2011; 144: 646-674.

[5] Finn OJ. Immuno-oncology: understanding the function and dysfunction of the immune system in cancer. Ann Oncol 2012; 23: viii6-9.

[6] Disis ML. Immune regulation of cancer. J Clin Oncol 2010; 28: 4531-4538.

[7] Disis ML. Mechanism of action of immunotherapy. Semin Oncol 2014; 41: S3-13.

[8] Segal NH, Parsons DW, Peggs KS, et al. Epitope landscape in breast and colorectal cancer. Cancer Res 2008; 68: 889-892.

[9] Boon T, Coulie PG, Van den Eynde BJ, et al. Human T cell responses against melanoma. Annu Rev Immunol 2006; 24: 175-208.

[10] Trombetta ES, Mellman I. Cell biology of antigen processing in vitro and in vivo. Annu Rev Immunol 2005; 23: 975-1028.

[11] Mellman I, Steinman RM. Dendritic cells: specialized and regulated antigen processing machines. Cell 2001; 106: 255-258.

[12] Randolph GJ. Dendritic cell migration to lymph nodes: cytokines, chemokines, and lipid mediators. Semin Immunol 2001; 13: 267-274.

[13] Itano AA, McSorley SJ, Reinhardt RL, et al. Distinct dendritic cell populations sequentially present antigen to CD4 T cells and stimulate different aspects of cell-mediated immunity. Immunity 2003; 19: 47-57.

[14] Dunn GP, Koebel CM, Schreiber RD. Interferons, immunity and cancer immunoediting. Nat Rev Immunol 2006; 6: 836-848.

[15] Janikashvili N, Bonnotte B, Katsanis E, et al. The dendritic cell-regulatory T lymphocyte crosstalk contributes to tumor-induced tolerance. Clin Dev Immunol 2011; 2011: 430394.

[16] Vesely MD, Schreiber RD. Cancer immunoediting: antigens, mechanisms, and implications to cancer immunotherapy. Ann N Y Acad Sci 2013; 1284: 1-5.

[17] Inman KS, Francis AA, Murray NR. Complex role for the immune system in initiation and progression of pancreatic cancer. World J Gastroenterol 2014; 20: 11160-11181.

[18] Wörmann SM, Diakopoulos KN, Lesina M, et al. The immune network in pancreatic cancer development and progression. Oncogene 2014; 33: 2956-2967.

[19] Moses AG, Maingay J, Sangster K, et al. Pro-inflammatory cytokine release by peripheral blood mononuclear cells from patients with advanced pancreatic cancer: relationship to acute phase response and survival. Oncol Rep 2009; 21: 1091-1095.

[20] Lesina M, Kurkowski MU, Ludes K, et al. Stat3/Socs3 activation by IL-6 transsignaling promotes progression of pancreatic intraepithelial neoplasia and development of pancreatic cancer. Cancer Cell 2011; 19: 456-469.

[21] Sakamoto H, Kimura H, Sekijima M, et al. Plasma concentrations of angiogenesis-related molecules in patients with

pancreatic cancer. Jpn J Clin Oncol 2012；42：105-112.

[22] Hill KS, Gaziova I, Harrigal L, et al. Met receptor tyrosine kinase signaling induces secretion of the angiogenic chemokine interleukin-8/CXCL8 in pancreatic cancer. PLoS One 2012；7：e40420.

[23] Tjomsland V, Niklasson L, Sandström P, et al. The desmoplastic stroma plays an essential role in the accumulation and modulation of infiltrated immune cells in pancreatic adenocarcinoma. Clin Dev Immunol 2011；2011：212810.

[24] Zischek C, Niess H, Ischenko I, et al. Targeting tumor stroma using engineered mesenchymal stem cells reduces the growth of pancreatic carcinoma. Ann Surg 2009；250：747-753.

[25] Minchinton AI, Tannock IF. Drug penetration in solid tumours. Nat Rev Cancer 2006；6：583-592.

[26] Netti PA, Berk DA, Swartz MA, et al. Role of extracellular matrix assembly in interstitial transport in solid tumors. Cancer Res 2000；60：2497-2503.

[27] Yen TW, Aardal NP, Bronner MP, et al. Myofibroblasts are responsible for the desmoplastic reaction surrounding human pancreatic carcinomas. Surgery 2002；131：129-134.

[28] Akhurst RJ, Hata A. Targeting the TGFβ signalling pathway in disease. Nat Rev Drug Discov 2012；11：790-811.

[29] Olive KP, Jacobetz MA, Davidson CJ, et al. Inhibition of Hedgehog signaling enhances delivery of chemotherapy in a mouse model of pancreatic cancer. Science 2009；324：1457-1461.

[30] Middleton G, Silcocks P, Cox T, et al. Gemcitabine and capecitabine with or without telomerase peptide vaccine GV1001 in patients with locally advanced or metastatic pancreatic cancer (TeloVac)：an open-label, randomised, phase 3 trial. Lancet Oncol 2014；15：829-840.

[31] Okada S, Okusaka T, Ishii H, et al. Elevated serum interleukin-6 levels in patients with pancreatic cancer. Jpn J Clin Oncol 1998；28：12-15.

[32] Tjomsland V, Spångeus A, Välilä J, et al. Interleukin 1α sustains the expression of inflammatory factors in human pancreatic cancer microenvironment by targeting cancer-associated fibroblasts. Neoplasia 2011；13：664-675.

[33] Ling J, Kang Y, Zhao R, et al. KrasG12D-induced IKK2/β/NF-κB activation by IL-1α and p62 feedforward loops is required for development of pancreatic ductal adenocarcinoma. Cancer Cell 2012；21：105-120.

[34] Müerköster S, Wegehenkel K, Arlt A, et al. Tumor stroma interactions induce chemoresistance in pancreatic ductal carcinoma cells involving increased secretion and paracrine effects of nitric oxide and interleukin-1beta. Cancer Res 2004；64：1331-1337.

[35] Bellone G, Smirne C, Mauri FA, et al. Cytokine expression profile in human pancreatic carcinoma cells and in surgical specimens：implications for survival. Cancer Immunol Immunother 2006；55：684-698.

[36] Poch B, Lotspeich E, Ramadani M, et al. Systemic immune dysfunction in pancreatic cancer patients. Langenbecks Arch Surg 2007；392：353-358.

[37] Ademmer K, Ebert M, Müller-Ostermeyer F, et al. Effector T lymphocyte subsets in human pancreatic cancer：detection of CD8+CD18+ cells and CD8+CD103+ cells by multi-epitope imaging. Clin Exp Immunol 1998；112：21-26.

[38] Ino Y, Yamazaki-Itoh R, Shimada K, et al. Immune cell infiltration as an indicator of the immune microenvironment of pancreatic cancer. Br J Cancer 2013；108：914-923.

[39] Fukunaga A, Miyamoto M, Cho Y, et al. CD8+ tumor-infiltrating lymphocytes together with CD4+ tumor-infiltrating lymphocytes and dendritic cells improve the prognosis of patients with pancreatic adenocarcinoma. Pancreas 2004；28：e26-e31.

[40] Smyth MJ, Dunn GP, Schreiber RD. Cancer immunosurveillance and immunoediting：the roles of immunity in suppressing tumor development and shaping tumor immunogenicity. Adv Immunol 2006；90：1-50.

[41] Schreiber RD, Pace JL, Russell SW, et al. Macrophage-activating factor produced by a T cell hybridoma：physiochemical and biosynthetic resemblance to gamma-interferon. J Immunol 1983；131：826-832.

[42] Fridman WH, Pagès F, Sautès-Fridman C, et al. The immune contexture in human tumours：impact on clinical outcome. Nat Rev Cancer 2012；12：298-306.

[43] De Monte L, Reni M, Tassi E, et al. Intratumor T helper type 2 cell infiltrate correlates with cancer-associated fibroblast thymic stromal lymphopoietin production and reduced survival in pancreatic cancer. J Exp Med 2011；208：469-478.

[44] Wynn TA. Fibrotic disease and the T(H)1/T(H)2 paradigm. Nat Rev Immunol 2004；4：583-594.

[45] Skinnider BF, Elia AJ, Gascoyne RD, et al. Interleukin 13 and interleukin 13 receptor are frequently expressed by Hodgkin and Reed-Sternberg cells of Hodgkin lymphoma. Blood 2001；97：250-255.

[46] Zurawski G, de Vries JE. Interleukin 13, an interleukin 4-like cytokine that acts on monocytes and B cells, but not on T cells. Immunol Today 1994；15：19-26.

[47] Formentini A, Prokopchuk O, Sträter J, et al. Interleukin-13 exerts autocrine growth-promoting effects on human pancreatic cancer, and its expression correlates with a propensity for lymph node metastases. Int J Colorectal Dis

2009；24：57-67.

[48] Kornmann M，Kleeff J，Debinski W，et al. Pancreatic cancer cells express interleukin-13 and -4 receptors，and their growth is inhibited by Pseudomonas exotoxin coupled to interleukin-13 and -4. Anticancer Res 1999；19：125-131.

[49] Curiel TJ，Coukos G，Zou L，et al. Specific recruitment of regulatory T cells in ovarian carcinoma fosters immune privilege and predicts reduced survival. Nat Med 2004；10：942-949.

[50] Hiraoka N，Onozato K，Kosuge T，et al. Prevalence of FOXP3+ regulatory T cells increases during the progression of pancreatic ductal adenocarcinoma and its premalignant lesions. Clin Cancer Res 2006；12：5423-5434.

[51] Clark EJ，Connor S，Taylor MA，et al. Preoperative lymphocyte count as a prognostic factor in resected pancreatic ductal adenocarcinoma. HPB (Oxford) 2007；9：456-460.

[52] Melero I，Gaudernack G，Gerritsen W，et al. Therapeutic vaccines for cancer：an overview of clinical trials. Nat Rev Clin Oncol 2014；11：509-524.

[53] Nishida S，Koido S，Takeda Y，et al. Wilms tumor gene (WT1) peptide-based cancer vaccine combined with gemcitabine for patients with advanced pancreatic cancer. J Immunother 2014；37：105-114.

[54] Suzuki N，Hazama S，Ueno T，et al. A phase I clinical trial of vaccination with KIF20A-derived peptide in combination with gemcitabine for patients with advanced pancreatic cancer. J Immunother 2014；37：36-42.

[55] Yutani S，Komatsu N，Yoshitomi M，et al. A phase II study of a personalized peptide vaccination for chemotherapy-resistant advanced pancreatic cancer patients. Oncol Rep 2013；30：1094-1100.

[56] Asahara S，Takeda K，Yamao K，et al. Phase I/II clinical trial using HLA-A24-restricted peptide vaccine derived from KIF20A for patients with advanced pancreatic cancer. J Transl Med 2013；11：291.

[57] Hardacre JM，Mulcahy M，Small W，et al. Addition of algenpantucel-L immunotherapy to standard adjuvant therapy for pancreatic cancer：a phase 2 study. J Gastrointest Surg 2013；17：94-100；discussion 100-101.

[58] Kubuschok B，Pfreundschuh M，Breit R，et al. Mutated Ras-transfected，EBV-transformed lymphoblastoid cell lines as a model tumor vaccine for boosting T-cell responses against pancreatic cancer：a pilot trial. Hum Gene Ther 2012；23：1224-1236.

[59] Rong Y，Qin X，Jin D，et al. A phase I pilot trial of MUC1-peptide-pulsed dendritic cells in the treatment of advanced pancreatic cancer. Clin Exp Med 2012；12：173-180.

[60] Lutz E，Yeo CJ，Lillemoe KD，et al. A lethally irradiated allogeneic granulocyte-macrophage colony stimulating factor-secreting tumor vaccine for pancreatic adenocarcinoma. A Phase II trial of safety，efficacy，and immune activation. Ann Surg 2011；253：328-335.

[61] Miyazawa M，Ohsawa R，Tsunoda T，et al. Phase I clinical trial using peptide vaccine for human vascular endothelial growth factor receptor 2 in combination with gemcitabine for patients with advanced pancreatic cancer. Cancer Sci 2010；101：433-439.

[62] Yanagimoto H，Shiomi H，Satoi S，et al. A phase II study of personalized peptide vaccination combined with gemcitabine for non-resectable pancreatic cancer patients. Oncol Rep 2010；24：795-801.

[63] Hirooka Y，Itoh A，Kawashima H，et al. A combination therapy of gemcitabine with immunotherapy for patients with inoperable locally advanced pancreatic cancer. Pancreas 2009；38：e69-e74.

[64] Caprotti R，Brivio F，Fumagalli L，et al. Free-from-progression period and overall short preoperative immunotherapy with IL-2 increases the survival of pancreatic cancer patients treated with macroscopically radical surgery. Anticancer Res 2008；28：1951-1954.

[65] Laheru D，Lutz E，Burke J，et al. Allogeneic granulocyte macrophage colony-stimulating factor-secreting tumor immunotherapy alone or in sequence with cyclophosphamide for metastatic pancreatic cancer：a pilot study of safety，feasibility，and immune activation. Clin Cancer Res 2008；14：1455-1463.

[66] Kaufman HL，Kim-Schulze S，Manson K，et al. Poxvirus-based vaccine therapy for patients with advanced pancreatic cancer. J Transl Med 2007；5：60.

[67] Maki RG，Livingston PO，Lewis JJ，et al. A phase I pilot study of autologous heat shock protein vaccine HSPPC-96 in patients with resected pancreatic adenocarcinoma. Dig Dis Sci 2007；52：1964-1972.

[68] Yanagimoto H，Mine T，Yamamoto K，et al. Immunological evaluation of personalized peptide vaccination with gemcitabine for pancreatic cancer. Cancer Sci 2007；98：605-611.

[69] Bernhardt SL，Gjertsen MK，Trachsel S，et al. Telomerase peptide vaccination of patients with non-resectable pancreatic cancer：A dose escalating phase I/II study. Br J Cancer 2006；95：1474-1482.

[70] Yamamoto K，Mine T，Katagiri K，et al. Immunological evaluation of personalized peptide vaccination for patients with pancreatic cancer. Oncol Rep 2005；13：874-883.

[71] Ramanathan RK，Lee KM，McKolanis J，et al. Phase I study of a MUC1 vaccine composed of different doses of MUC1 peptide with SB-AS2 adjuvant in resected and locally

advanced pancreatic cancer. Cancer Immunol Immunother 2005; 54: 254-264.

[72] Royal RE, Levy C, Turner K, et al. Phase 2 trial of single agent Ipilimumab (anti-CTLA-4) for locally advanced or metastatic pancreatic adenocarcinoma. J Immunother 2010; 33: 828-833.

[73] Chung MJ, Park JY, Bang S, et al. Phase II clinical trial of ex vivo-expanded cytokine-induced killer cells therapy in advanced pancreatic cancer. Cancer Immunol Immunother 2014; 63: 939-946.

[74] Le DT, Lutz E, Uram JN, et al. Evaluation of ipilimumab in combination with allogeneic pancreatic tumor cells transfected with a GM-CSF gene in previously treated pancreatic cancer. J Immunother 2013; 36: 382-389.

[75] Kameshima H, Tsuruma T, Kutomi G, et al. Immunotherapeutic benefit of α-interferon (IFNα) in survivin2B-derived peptide vaccination for advanced pancreatic cancer patients. Cancer Sci 2013; 104: 124-129.

[76] Qiu Y, Yun MM, Xu MB, et al. Pancreatic carcinoma-specific immunotherapy using synthesised alpha-galactosyl epitope-activated immune responders: findings from a pilot study. Int J Clin Oncol 2013; 18: 657-665.

[77] Jin J, Joo KM, Lee SJ, et al. Synergistic therapeutic effects of cytokine-induced killer cells and temozolomide against glioblastoma. Oncol Rep 2011; 25: 33-39.

[78] Pelzer U, Schwaner I, Stieler J, et al. Best supportive care (BSC) versus oxaliplatin, folinic acid and 5-fluorouracil (OFF) plus BSC in patients for second-line advanced pancreatic cancer: a phase III-study from the German CONKO-study group. Eur J Cancer 2011; 47: 1676-1681.

[79] Boeck S, Weigang-Köhler K, Fuchs M, et al. Second-line chemotherapy with pemetrexed after gemcitabine failure in patients with advanced pancreatic cancer: a multicenter phase II trial. Ann Oncol 2007; 18: 745-751.

[80] Ko AH, Tempero MA, Shan YS, et al. A multinational phase 2 study of nanoliposomal irinotecan sucrosofate (PEP02, MM-398) for patients with gemcitabine-refractory metastatic pancreatic cancer. Br J Cancer 2013; 109: 920-925.

[81] Lollini PL, Cavallo F, Nanni P, et al. Vaccines for tumour prevention. Nat Rev Cancer 2006; 6: 204-216.

[82] Günes C, Rudolph KL. The role of telomeres in stem cells and cancer. Cell 2013; 152: 390-393.

[83] Mocellin S, Pooley KA, Nitti D. Telomerase and the search for the end of cancer. Trends Mol Med 2013; 19: 125-133.

[84] Hiyama E, Kodama T, Shinbara K, et al. Telomerase activity is detected in pancreatic cancer but not in benign tumors. Cancer Res 1997; 57: 326-331.

[85] Takahara A, Koido S, Ito M, et al. Gemcitabine enhances

Wilms' tumor gene WT1 expression and sensitizes human pancreatic cancer cells with WT1-specific T-cell-mediated antitumor immune response. Cancer Immunol Immunother 2011; 60: 1289-1297.

[86] Huff V. Wilms' tumours: about tumour suppressor genes, an oncogene and a chameleon gene. Nat Rev Cancer 2011; 11: 111-121.

[87] Sugiyama H. WT1 (Wilms' tumor gene 1): biology and cancer immunotherapy. Jpn J Clin Oncol 2010; 40: 377-387.

[88] Elisseeva OA, Oka Y, Tsuboi A, et al. Humoral immune responses against Wilms tumor gene WT1 product in patients with hematopoietic malignancies. Blood 2002; 99: 3272-3279.

[89] Oka Y, Elisseeva OA, Tsuboi A, et al. Human cytotoxic T-lymphocyte responses specific for peptides of the wild-type Wilms' tumor gene (WT1) product. Immunogenetics 2000; 51: 99-107.

[90] Oka Y, Tsuboi A, Taguchi T, et al. Induction of WT1 (Wilms' tumor gene)-specific cytotoxic T lymphocytes by WT1 peptide vaccine and the resultant cancer regression. Proc Natl Acad Sci U S A 2004; 101: 13885-13890.

[91] Koido S, Homma S, Okamoto M, et al. Treatment with chemotherapy and dendritic cells pulsed with multiple Wilms' tumor 1 (WT1)-specific MHC class I/II-restricted epitopes for pancreatic cancer. Clin Cancer Res 2014; 20: 4228-4239.

[92] Galili U. The alpha-gal epitope and the anti-Gal antibody in xenotransplantation and in cancer immunotherapy. Immunol Cell Biol 2005; 83: 674-686.

[93] Galili U, Chen ZC, DeGeest K. Expression of alpha-gal epitopes on ovarian carcinoma membranes to be used as a novel autologous tumor vaccine. Gynecol Oncol 2003; 90: 100-108.

[94] Joziasse DH, Oriol R. Xenotransplantation: the importance of the Galalpha1,3Gal epitope in hyperacute vascular rejection. Biochim Biophys Acta 1999; 1455: 403-418.

[95] Galili U, Mandrell RE, Hamadeh RM, et al. Interaction between human natural anti-alpha-galactosyl immunoglobulin G and bacteria of the human flora. Infect Immun 1988; 56: 1730-1737.

[96] Xu L, Zhou X, Xu L, et al. Survivin rs9904341 (G>C) polymorphism contributes to cancer risk: an updated meta-analysis of 26 studies. Tumour Biol 2014; 35: 1661-1669.

[97] Kami K, Doi R, Koizumi M, et al. Survivin expression is a prognostic marker in pancreatic cancer patients. Surgery 2004; 136: 443-448.

[98] Hirohashi Y, Torigoe T, Maeda A, et al. An HLA-A24-restricted cytotoxic T lymphocyte epitope of a tumor-associated protein, survivin. Clin Cancer Res 2002; 8: 1731-1739.

[99] Kubuschok B, Neumann F, Breit R, et al. Naturally occurring

T-cell response against mutated p21 ras oncoprotein in pancreatic cancer. Clin Cancer Res 2006; 12: 1365-1372.

[100] Kotera Y, Fontenot JD, Pecher G, et al. Humoral immunity against a tandem repeat epitope of human mucin MUC-1 in sera from breast, pancreatic, and colon cancer patients. Cancer Res 1994; 54: 2856-2860.

[101] Wada S, Tsunoda T, Baba T, et al. Rationale for antiangiogenic cancer therapy with vaccination using epitope peptides derived from human vascular endothelial growth factor receptor 2. Cancer Res 2005; 65: 4939-4946.

[102] Itakura J, Ishiwata T, Shen B, et al. Concomitant over-expression of vascular endothelial growth factor and its receptors in pancreatic cancer. Int J Cancer 2000; 85: 27-34.

[103] von Marschall Z, Cramer T, Höcker M, et al. De novo expression of vascular endothelial growth factor in human pancreatic cancer: evidence for an autocrine mitogenic loop. Gastroenterology 2000; 119: 1358-1372.

[104] Argani P, Iacobuzio-Donahue C, Ryu B, et al. Mesothelin is overexpressed in the vast majority of ductal adenocarcinomas of the pancreas: identification of a new pancreatic cancer marker by serial analysis of gene expression (SAGE). Clin Cancer Res 2001; 7: 3862-3868.

[105] Galili U. Anti-Gal: an abundant human natural antibody of multiple pathogeneses and clinical benefits. Immunology 2013; 140: 1-11.

[106] Niethammer AG, Lubenau H, Mikus G, et al. Double-blind, placebo-controlled first in human study to investigate an oral vaccine aimed to elicit an immune reaction against the VEGF-Receptor 2 in patients with stage IV and locally advanced pancreatic cancer. BMC Cancer 2012; 12: 361.

[107] Jaffee EM, Hruban RH, Biedrzycki B, et al. Novel allogeneic granulocyte-macrophage colony-stimulating factor-secreting tumor vaccine for pancreatic cancer: a phase I trial of safety and immune activation. J Clin Oncol 2001; 19: 145-156.

[108] Le DT, Brockstedt DG, Nir-Paz R, et al. A live-attenuated Listeria vaccine (ANZ-100) and a live-attenuated Listeria vaccine expressing mesothelin (CRS-207) for advanced cancers: phase I studies of safety and immune induction. Clin Cancer Res 2012; 18: 858-868.

[109] Pardoll DM. The blockade of immune checkpoints in cancer immunotherapy. Nat Rev Cancer 2012; 12: 252-264.

[110] Hodi FS, Lee S, McDermott DF, et al. Ipilimumab plus sargramostim vs ipilimumab alone for treatment of metastatic melanoma: a randomized clinical trial. JAMA 2014; 312: 1744-1753.

[111] Yang JC, Hughes M, Kammula U, et al. Ipilimumab (anti-CTLA4 antibody) causes regression of metastatic renal cell cancer associated with enteritis and hypophysitis. J Immunother 2007; 30: 825-830.

[112] Slovin SF, Higano CS, Hamid O, et al. Ipilimumab alone or in combination with radiotherapy in metastatic castration-resistant prostate cancer: results from an open-label, multicenter phase I/II study. Ann Oncol 2013; 24: 1813-1821.

[113] Mocellin S, Nitti D. CTLA-4 blockade and the renaissance of cancer immunotherapy. Biochim Biophys Acta 2013; 1836: 187-96.

[114] Hurwitz AA, Yu TF, Leach DR, et al. CTLA-4 blockade synergizes with tumor-derived granulocyte-macrophage colony-stimulating factor for treatment of an experimental mammary carcinoma. Proc Natl Acad Sci U S A 1998; 95: 10067-10071.

[115] van Elsas A, Hurwitz AA, Allison JP. Combination immunotherapy of B16 melanoma using anti-cytotoxic T lymphocyte-associated antigen 4 (CTLA-4) and granulocyte/macrophage colony-stimulating factor (GM-CSF)-producing vaccines induces rejection of subcutaneous and metastatic tumors accompanied by autoimmune depigmentation. J Exp Med 1999; 190: 355-366.

[116] Kameshima H, Tsuruma T, Torigoe T, et al. Immunogenic enhancement and clinical effect by type-I interferon of anti-apoptotic protein, survivin-derived peptide vaccine, in advanced colorectal cancer patients. Cancer Sci 2011; 102: 1181-1187.

[117] Tsuruma T, Hata F, Torigoe T, et al. Phase I clinical study of anti-apoptosis protein, survivin-derived peptide vaccine therapy for patients with advanced or recurrent colorectal cancer. J Transl Med 2004; 2: 19.

[118] Kindler HL, Ioka T, Richel DJ, et al. Axitinib plus gemcitabine versus placebo plus gemcitabine in patients with advanced pancreatic adenocarcinoma: a double-blind randomised phase 3 study. Lancet Oncol 2011; 12: 256-262.

[119] Conroy T, Desseigne F, Ychou M, et al. FOLFIRINOX versus gemcitabine for metastatic pancreatic cancer. N Engl J Med 2011; 364: 1817-1825.

[120] Von Hoff DD, Ervin T, Arena FP, et al. Increased survival in pancreatic cancer with nab-paclitaxel plus gemcitabine. N Engl J Med 2013; 369: 1691-1703.

[121] Moore MJ, Goldstein D, Hamm J, et al. Erlotinib plus gemcitabine compared with gemcitabine alone in patients with advanced pancreatic cancer: a phase III trial of the National Cancer Institute of Canada Clinical Trials Group. J Clin Oncol 2007; 25: 1960-1966.

[122] Drake CG. Combination immunotherapy approaches. Ann Oncol 2012; 23: viii41-viii46.

[123] Zitvogel L, Apetoh L, Ghiringhelli F, et al. The anticancer immune response: indispensable for therapeutic success? J Clin

Invest 2008；118：1991-2001.

[124] Formenti SC，Demaria S. Combining radiotherapy and cancer immunotherapy：a paradigm shift. J Natl Cancer Inst 2013；105：256-265.

[125] Wedén S，Klemp M，Gladhaug IP，et al. Long-term follow-up of patients with resected pancreatic cancer following vaccination against mutant K-ras. Int J Cancer 2011；128：1120-1128.

Cite this article as: Paniccia A, Merkow J, Edil BH, Zhu Y. Immunotherapy for pancreatic ductal adenocarcinoma: an overview of clinical trials. Chin J Cancer Res 2015;27(4):376-391. doi: 10.3978/j.issn.1000-9604.2015.05.01

译者：刘霄宇，复旦大学附属中山医院介入治疗科
审校：楼文晖，复旦大学附属中山医院普外科

第三十七章　胰腺囊性病变的诊断和治疗

William R. Brugge

Massachusetts General Hospital, Boston, USA
Correspondence to: William R. Brugge, MD. Massachusetts General Hospital, Boston, USA. Email: wbrugge@partners.org.

摘要：近年被诊断出的胰腺囊性病变（pancreatic cystic lesions，PCLs）的患者逐年增多。它的影像学和临床特点众说纷纭，因为它有现在或者之后发展成癌症的风险，对此类疾病的诊断和鉴别诊断就显得特别重要。PCLs常通过传统的影像学检查发现和首诊，如腹部超声，CT和MRI。然而，它们对于辨别良性或恶性的能力目前仍旧有限。超声内镜对于诊断和鉴别PCLs可能更有帮助，因为它比横断面成像具有更高的分辨率和更好的成像特性。此外，超声造影引导下行胰腺囊性病变的细针抽吸活检术并对其进行生化、细胞学和DNA分析，对于诊断和鉴别诊断可能更有帮助。PCLs的治疗包括观察、内镜治疗和手术切除。然而，治疗方案的选择通常受到当前诊断手段和组织样品技术局限性的限制。得益于更好的诊断措施和无创治疗措施的应用，该病变的临床决策将会变得更为容易。

关键词：胰腺；囊性病变；假性囊肿；黏液性囊肿；导管内乳头状黏液性肿瘤；超声内镜

View this article at: http://dx.doi.org/10.3978/j.issn.2078-6891.2015.057

1　引言

胰腺囊性病变（pancreatic cystic lesions，PCLs）是具有不同的患者群，形态学差异、组织学和临床特征各异的一大类胰腺肿瘤性病变。近些年PCLs患者数呈逐年递增之势。发病率的增加可能与影像学技术的显著提高、对于该种疾病存在的警惕性提高以及群体寿命延长有关。此外，发现无症状的PCLs患者数也逐步增加[1]。以影像学为基础的研究报道PCLs的发病率为1.2%~19%[1-3]。在接受CT或者MRI扫描的24 039位受检者中，290例（1.2%）存在胰腺囊肿，其中大部分患者并无胰腺炎病史[4]。在300例尸检中，73例存在186个囊性病变（24.3%）[5]。囊性病变的发生随着年龄的增加递增[2]。

PCLs可以简明的分为两类：非肿瘤性和肿瘤性囊肿（表1）。肿瘤性囊肿常被定义为胰腺囊性肿瘤（PCNs）。区分非肿瘤性囊肿和肿瘤性囊肿或者非黏液性囊肿和黏液性囊肿显得非常重要，因为后者被认为是癌前病变。通常，非肿瘤性囊肿占所有PCLs患者的80%。然而，PCNs的所占比率随着年龄显著升高[1,4]。近年来，PCLs的诊断方法、处理方式和治疗选择得到了显著发展。本章节将基于主要类型PCLs的诊断和治疗的最新进展进行综述。

2　非肿瘤性囊肿

2.1　假性囊肿

胰腺假性囊肿是与胰腺炎有关的炎性液体的积聚，约占PCLs的80%。主要发生在成年男性，是酒精性、

表1 胰腺囊性病变（PCLs）的分类
非肿瘤性囊肿
假性囊肿
单纯或先天性囊肿
潴留囊肿
肿瘤性囊肿[胰腺囊性肿瘤（PCNs）]
黏液性囊性病变
导管内乳头状黏液性肿瘤（IPMN）
黏液性囊性肿瘤（MCN）
非黏液囊性肿瘤性病变
浆液性囊性肿瘤（SCN）
实性假乳头状肿瘤（SPN）
囊性神经内分泌肿瘤
腺泡细胞性囊性肿瘤
其他类型囊性肿瘤
导管腺癌合并囊性变

胆源性、创伤性急性胰腺炎所致的并发症[6]。"假性囊肿"指的是此类囊性病变中并无上皮细胞排列，因此并不是真正意义上的真性囊肿。胰腺周围的液体集聚是急性、慢性胰腺炎最常见的并发症。在急性胰腺炎中，存在于胰腺及周围的局灶性液体缺少由肉芽组织和纤维组织形成的壁[7]。因能产生由肉芽或纤维结缔组织形成的界限清楚的壁，使得假性囊肿不同于急性液体集聚。假性囊肿的形成通常需急性胰腺炎后的4周或更长时间。在没有急性胰腺炎发作的前提下，假性囊肿可能隐匿的存在于慢性胰腺炎患者中[8]。假性囊肿中常富含胰酶，通常为无菌液。假性囊肿通常为单发性，但也有10%为多发性，通常为圆形或椭圆形，也可能为多房性和不规则形（图1）。假性囊肿的大小为2~20 cm不等[6-8]。

小的胰腺假性囊肿通常与胰腺关系紧密，通常被一层薄壁包裹。大的假性囊肿可能占据胃和胰腺周围的空间，影响远处腔隙，包括胸腔中。胰腺假性囊肿壁的组织学特性与所有假性囊肿相同，由纤维组织和炎性组织构成。大部分的胰腺假性囊肿起源于导管系统或大的或小的渗漏，因为有胰腺分泌液的持续补充，一般呈持续性[7]。

慢性胰腺假性囊肿的症状通常不明显。常见的症状是反复发作的腹痛，过早的饱胀感，恶心和呕吐。通常，假性囊肿的大小以及临床持续过程是症状出现的最重要的决定因素[9]。大的囊肿患者可能会有饱腹感或者有能被患者或体检医生触及到的肿块。由于胃受压，20%的患者存在体重减轻，这与摄入减少和消化紊乱有关。10%的患者可以观察到黄疸，赤黄色尿，瘙痒和腹泻。黄疸的出现通常较缓慢，是因为假性囊肿压迫胆道或被发炎的胰腺本身压迫所致。发热在慢性、无并发症的胰腺假性囊肿中并不常见，发热时应怀疑囊肿内存在隐匿感染可能[10]。

2.1.1 诊断

胰腺假性囊肿的诊断通常根据明显的临床表现或发病史为线索，但是在一些情况下诊断却颇为困难，如缺乏急性胰腺炎发病的临床表现，或患者存在隐匿性慢性胰腺炎。腹部超声常是初次评估假性囊肿的检查方法，常表现为伴有远端回声增强的回声结构。CT发现胰腺假性囊肿的敏感性高达90%~100%，而超声的敏感性略低。腹部CT提示胰腺周围存在圆形，并被厚而致密的壁包裹的液体样结构，结合有急性胰腺炎病史，几

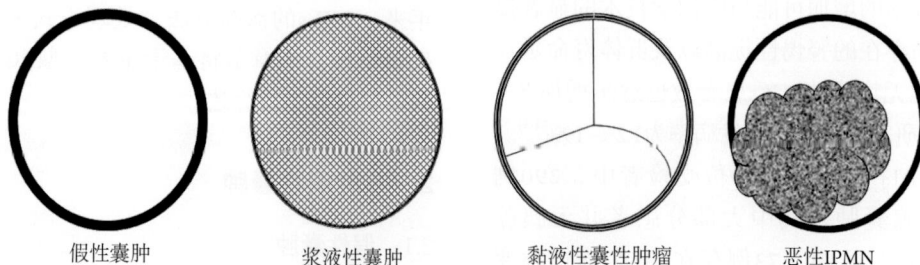

图1 胰腺囊肿的常见形态细节图
MCN，黏液囊性肿瘤；IPMN，导管内乳头状黏液性肿瘤。

乎可以诊断为胰腺假性囊肿[6]。毗邻的胰腺可以表现为典型的急性或慢性胰腺炎征象。大的假性囊肿可以波及纵隔、盆腔或者大网膜。尽管假性囊肿通常为单房性，但是腔内纤维条索可以形成复杂的分隔，这种常见于延迟诊断的胰腺炎合并了复杂的液体集聚的患者。假性囊肿囊腔内还可以存在坏死碎屑、血液或者感染等内容物，表现为在液体集聚的囊腔内的高密度区域。在此类情况下，如果没有对囊内液分析，将很难区分假性囊肿和胰腺黏液性囊肿。CT扫描可能提供更多的关于周围解剖的细节信息，并且能够辨别出其他的病理改变。MRI和磁共振胰胆管造影也是一种灵敏的诊断方法，但是通常不能像CT那样提供更多的附加信息[11]。经内镜逆行性胰胆管造影术（ERCP）不用于假性囊肿的诊断，但是在一些病例中可能作为一种有用的治疗手段。

　　超声内镜（EUS）常用于对已由其他影像学检查方法发现的胰腺假性囊肿的进一步评估，对于假性囊肿与其他PCLs的鉴别具有重要作用[12]。在EUS中假性囊肿表现为与上消化道和胰腺毗邻的液体聚集的回声结构（图2）。急性胰腺炎相关的早期液体集聚并无外壁包裹，而假性囊肿通常被厚的，强回声带的壁包裹。囊壁钙化强烈则提示为黏液性囊腺瘤，而非假性囊肿。囊腔内存在碎片非常常见，提示存在出血、感染或坏死组织。囊壁的彩色多普勒通常可见复杂的、显著的血管组织，包括曲张的血管。EUS引导下细针穿刺活检（fine-needle aspiration，FNA）抽吸囊内液分析可以区分90%以上患者是否为假性囊肿或肿瘤性囊肿（图3）[10]。穿刺液高浓度的淀粉酶预示与胰腺主

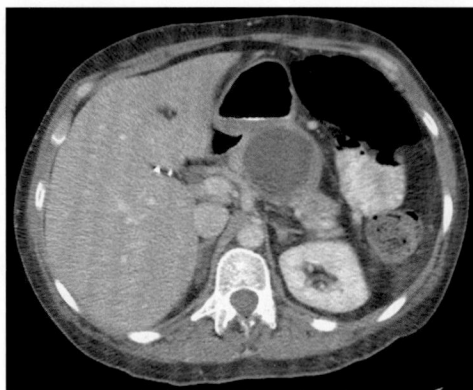

图3　单发、直径7 cm、并伴坏死碎片的胰腺假性囊肿

胰管有关，有助于确认假性囊肿与胰管的关系，并有助于确认假性囊肿的诊断。假性囊肿的CEA水平相对较低，这有助于它与导管内乳头状黏液肿瘤（IPMN）和黏液性囊性肿瘤（MCN）[13]的区别。穿刺液还应进行降解碎片、炎症细胞和组织细胞的细胞学检测。如果囊内液存在上皮细胞的细胞学证据，除了假性囊肿外，更应该考虑囊性肿瘤的存在[13]。穿刺液内中性粒细胞的存在则提示为急性感染。

2.1.2　治疗

　　发生于急性胰腺炎发病期间单纯的胰腺周围积液通常能在治疗胰腺的同时得到治疗。由于缺少来自上皮细胞产生的液体持续注入，假性囊肿也会得到潜在地治疗。直径<4 cm的小假性囊肿，通常可以治愈，很少引起并发症，然而，大的囊肿通常会引起临床症状或者引起并发症。假性囊肿的治疗主要是通过经胃肠道或胰管引流。据长期的观察研究，只有不到10%的患者会发生并发症。假性囊肿进行引流的主要适应证是囊肿持续存在和并发症（如感染、出血、胃出口或胆道梗阻）。<6 cm的假性囊肿有40%的患者需要接受引流治疗[14]。

　　胰腺假性囊肿的引流可以通过多种方法完成[15]。一般穿刺引流可以在CT/US引导下经皮穿刺致积液腔，使积液引流至体外收集系统中。此项简单技术的短期效果相对较好，但是会增加感染的风险，并会给患者增加明显不适感[6]。假性囊肿的外科引流方法是通过囊腔与胃或小肠之间的大吻合口完成。外科引流总的成功率较高，但却是一种有创操作，具有较高的并发症发生率。作为不能耐受或引流失败患者的选择[16]。

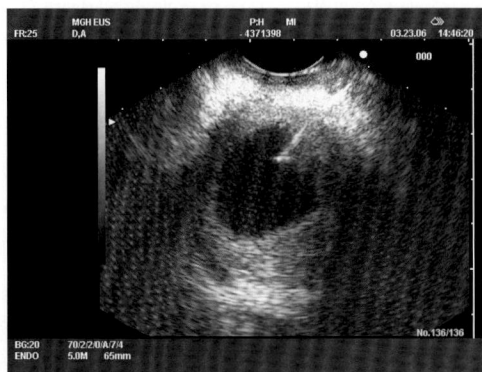

图2　慢性酒精性胰腺炎后假性囊肿的EUS-FNA
囊内液的淀粉酶明显升高，囊内细胞学检测恶性细胞为阴性，并无明显的上皮细胞检测FNA，细针穿刺抽吸活检。

胰腺假性囊肿的内镜引流技术是当前比较流行的方法[17]。引流既可以通过ERCP经十二指肠乳头途径实现，亦可在内镜下跨胃壁或十二指肠壁途径完成。经乳头途径引流适用于与主胰管相关的假性囊肿，通常为胰头部位。经乳头途径引流也已经被成功用于伴有感染的假性囊肿的引流或者与主胰管渗漏或狭窄有关的假性囊肿[18]。跨胃壁或十二指肠壁途径被用于囊肿直接与胃十二指肠壁相毗邻的病患。EUS用于明确囊肿的大小、位置和囊壁的厚度。EUS检查明确囊肿壁厚于1 cm或存在大的交错的血管或曲张静脉者是内镜下引流的相对禁忌证。通过辨认胃或十二指肠壁可见的隆起，内镜下引流可以通过植入跨壁的导管或支架实现。在引流前，如果内镜下评估显示隆起不明显时，则需要EUS的引导。EUS引导下的引流借助治疗性的线性超声内镜是可能的。已经证明这种方法具有很高的成功机率，并可以被用于伴有感染的囊肿引流。胰腺坏死组织的内镜下引流可通过囊肿-胃造口或十二指肠造口应用球囊扩张器建立窦道实现（图4）。总之，选择内镜下引流的并发症约为13%，具有超过90%的成功率，以及不到10%的复发率[10]。

3 主要的胰腺囊性肿瘤（pancreatic cystic neoplasms，PCNs）

PCNs的分类见表1。4类主要的PCNs分别是IPMN、MCN、浆液囊性肿瘤（SCN）和实体性假乳头肿瘤（SPN）。PCNs的组成随着人群变化。在西半球，SCNs占32%~39%，MCNs为10%~45%，IPMNs占21%~33%，而SPNs占所有PCNs的不到10%。来自韩国的全国性调查报道PCNs的构成比例中，IPMN占41.0%、MCNs占25.2%、SPNs占18.3%、SCNs占15.2%，其余类型占0.3%[1,19]。最重要的是辨别四种最常见的囊肿类型，因为每种类型的诊断和治疗截然不同（表2）。

3.1 导管内乳头状黏液性肿瘤（Intraductal papillary mucinous neoplasms，IPMNs）

IPMNs是胰腺的一种黏液囊性病变，以肿瘤性增生、黏液分泌及胰腺导管表面的乳头状细胞突起为特征[20]，它起源于主胰管或其侧支的黏膜上皮。导管内产生黏液的柱状细胞增殖是IPMNs主要的组织学特征，管腔内生长导致相应的导管及近端部分扩张。通常为位于胰头部单独的囊性病变，也有20%~30%的病例为多灶性，5%~10%的病例在受累的胰腺组织中弥漫性分布[20-21]。近年来随着诊断病例不断增多，IPMNs成为主要的临床热点问题。这可能归因于发病的增加与随着寿命延长而真实存在发病率增加，对IPMNs的了解更加深入，以及临床实践中更多的断面影像学的应用有关。事实上，IPMN的确切发病率并不清楚，然而，有报道称其为最为常见的一类PCNs，占据所有PCNs发病率的20%~50%[1,20-21]。

IPMNs可表现为低级别增生的癌前病变，也可表现为侵蚀性肿瘤，并且有明显地转化为浸润性肿瘤的趋向[22-23]。世界卫生组织（WHO）根据异型增生程度将IPMNs分为3个亚组：①IPMN为高到中度分化的不典型增生；②IPMN为低度分化的不典型增生（即原位癌）；③IPMN表现为侵蚀性肿瘤。根据所牵涉的胰腺导管系统，IPMNs可以分为位于主胰管型IPMN（MD-IPMN）和分支胰管型IPMN（BD-IPMN）两类。如果主胰管和分支胰管同时受累，则为混合型IPMN。混合型IPMN的临床病理行为与MD-IPMN相似。肿瘤性上皮在结构上和细胞学上表现出异质性。IPMNs的4个亚型：胃型、肠型、胰胆管型和嗜酸细胞型。大部分的BD-IPMNs由胃型上皮细胞构成。然而，肠型则在MD-IPMN中更为多见。一项最新的报道，4种亚型的IPMNs在生存率上存在显著差异[24]。胃型IPMN患者预后较好，而肠型和胰胆管型预后差。

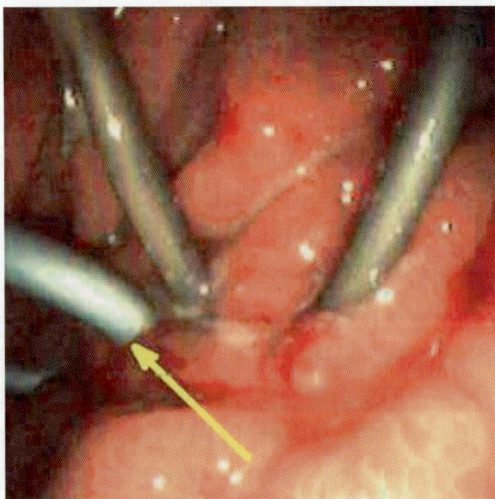

图4　内镜下囊肿胃造口术

表2　常见的胰腺囊性病变的特征

种类	假性囊肿	导管内乳头状黏液性肿瘤（主胰管型和分支型）	黏液囊性肿瘤	浆液囊性肿瘤
好发人群	酗酒，胰腺炎病史，中年	中年和老年患者	中年女性	常见于老年女性
部位	通常在胰尾，小而单发到大直径	通常在胰头，可偶然性的呈多灶性	体尾部，偶然性，单发性病变	整个胰腺，大量小囊或微囊/大囊性病变
CT/MRI	常为单房性囊肿，慢性炎症改变	主胰管型：主胰管的弥漫性或局限性病变；分支型：成簇的囊性病变，可为多发性，与胰管相通	具有厚壁分隔的大的囊性病变，周围钙化，壁增厚	多发性小囊性病变，重要纤维瘢痕伴钙化，有时为微囊M
EUS表现	后壁包裹的无回声区，单房的囊性病变，慢性胰腺炎	主胰管型：主胰管扩张，来源于导管壁的强回声结节；分支型：分支导管扩张如同小的葡萄串样，附壁结节	大囊性病变伴少许分隔，时为局灶性，周围钙化，无导管扩张，可观察到不典型的乳头状结节	多发、小的无回声囊性区域，"蜂窝状"，有时伴中央的纤维化和钙化
细胞学检查	变性的碎屑，炎症细胞，组织细胞，无上皮细胞	黏蛋白性胶样物，黏蛋白染色阳性，黏液上皮细胞伴不同程度的不典型增生，细胞数少	黏液上皮细胞伴不同程度的不典型增生，黏蛋白样胶状物，黏蛋白染色阳性	通常为无细胞或无诊断意义的、簇状而小的扁平立方形细胞，糖原染色阳性，黏蛋白阴性
囊液分析	稀疏、清凉或褐绿色，无黏液，有时伴出血，CEA浓度很低，淀粉酶和脂肪酶浓度通常增高	黏稠的黏液，CEA浓度通常升高，淀粉酶浓度可升高（60%），KRAS突变（+）（80%）	浓稠的黏液，CEA浓度常升高，KRAS突变（+）（14%），GNAS突变（-）	稀疏而清亮，可伴出血，CEA和淀粉酶浓度通常很低
激光共聚焦显微内镜	目前尚无报道	上皮的绒毛状结构，无血管网	上皮的绒毛状结构，无血管网	厚的囊壁，单房性，血管网，纤维束

CT，计算机断层扫描；MRI，磁共振成像；CEA，癌胚抗原。

3.1.1　诊断

　　IPMNs通常并无症状，常在常规的影像学检查中偶然发现。一些患者可以表现为反复性的、非特异性的胰腺炎类似症状，如腹部不适，腹痛，不适感，恶心及呕吐[20]。可能出现体重减轻、糖尿病及黄疸，黄疸尤其在浸润性肿瘤相关的患者容易出现。IPMNs通常在老年患者中发现，多数人于50岁之后被诊断出IPMNs，在男性患者稍多。常规的血液检查，如全血细胞计数、肝功能检测、淀粉酶、脂肪酶通常在正常范围，在IPMNs患者中无特异性改变。血清CA19-9和癌胚抗原（CEA）通常并无诊断价值[1]。

　　影像学检查对于发现IPMNs起着重要的作用[25]。IPMN的影像学检查目的包括：①发现IPMN，并排除胰腺的其他囊肿样病变；②区分MD-IPMN和BD-IPMN；③确定恶性风险，并评估可切除性。我们可以通过各种影像学方法达到这些目的。

　　ERCP过去是诊断IPMN的优秀的诊断方法[25]。MD-IPMN患者中的标志是发现主胰管的弥漫性扩张伴与黏液集聚或乳头状肿瘤相关的充盈缺损。BD-IPMN患者受侵蚀的侧支呈囊状扩张，并与主胰管相连。在一些病例中，由于黏液栓的存在，侧支管囊肿扩张部分并无对比剂充盈。在一些情况下，ERCP行十二指肠镜检查期间，可发现十二指肠乳头扩张，并有黏液团自乳头口挤出。ERCP的有创特点及可能诱发的并发症使得其在诊断IPMN中的应用较为局限。因有大量的黏液存在，一些情况下整个胰管系统显影则较为困难。

　　在临床实践中，PCLs，包括IPMN，常是通过常规的影像学检查（如经腹B超，CT和MRI）首诊[26-27]。这些检查通常被用于与此病无关情况。常规影像学检查显示的解剖位置、大小、数量、小腔、是否分隔、钙化、胰腺导管扩张和囊性病变的显示对于区分囊肿的类型有帮助（图5）。MRCP可以更清晰地显示胰管和囊肿之间的关系，对于IPMN的诊断可能更优于CT。然而，随

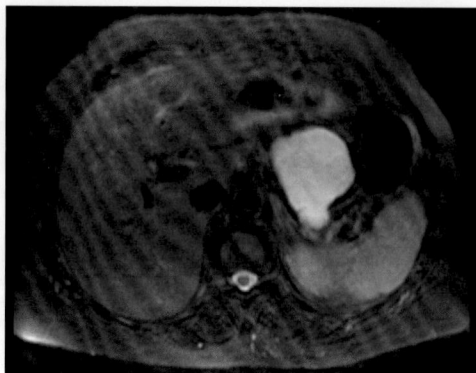

图5　MRI显示胰腺尾部的分支型IPMN（BD-IPMN），可见清晰的分隔

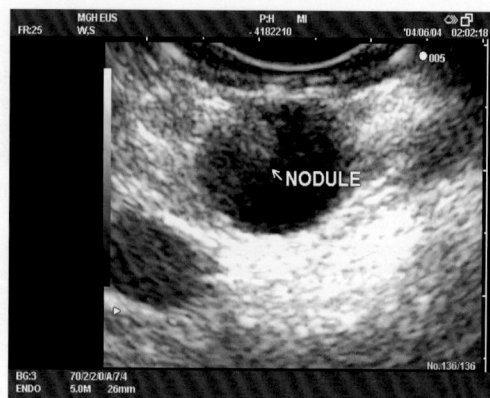

图6　伴有黏液结节的分支型IPMN的US表现

着先进的多排螺旋CT出现，CT能对包括胰管分支关系细节成像，其效果已和MRI/MRCP无异[1,25]。CT和MRI均能检测到IPMN相关侵蚀性肿瘤的转移灶。

由于EUS的高分辨率和更好的成像特征，使得EUS对于IPMNs的诊断和分类比其他的断层显像检查更有帮助[28]。断层影像学检查对诊断并不明，尤其在囊肿CT/MRI特点不典型及术前评估提示存在合并症或老年患者等高风险患者中恶性可能时EUS检查特别有用。IPMN的EUS表现包括局灶性或弥漫性的、主胰管中度到显著扩张，这些往往与MD-IPMN导管内结节有关。主胰管内黏液阻塞可以导致实质改变。胰腺可能肿大，出现胰腺炎征象或者胰腺实质萎缩。因为存在这些改变，有时很难区分IPMM与慢性胰腺炎的差别。BD-IPMN由5~20 mm大小不等的囊泡组成，外表看上去犹如"一簇葡萄"。BD-IPMN的主胰管只是轻微扩张或无扩张。内部分隔，碎片，囊壁厚度，囊壁结节状突起，均可以直观而有效地显示（图6）。还可以成功检测到血管浸润和淋巴结转移[1,12,20,28]。

IPMN患者可能恶性的EUS标准包括：MD-IPMN中主胰管显著扩张（>10 mm），BD-IPMN中肿瘤体积超过40 mm并存在不规则分隔；MD-IPMN和BD-IPMN中附壁结节>10 mm的高度提示与恶变有关[29]。大的单一囊性成分，局灶性低回声肿块，厚的分隔和囊壁增厚亦是恶性和潜在恶性病变的特征。基于这些标准，不同研究表明EUS对鉴别IPMN的良、恶性的准确性波动于40%~90%之间[30]。对于诊断IPMN患者恶性方面，已经证明EUS较经腹B超、ERCP及断层影像成像方法更加准确。EUS的局限性包括受操作者的制约、无法区分恶性

和伴有胰腺实质浸润并类似的恶性表现的局灶性炎症。

超声内镜下还可以对囊性病变行细针穿刺活检做生化、细胞学和DNA分析检查，对于诊断和鉴别更有帮助[31-32]。大体上高度黏滞的液体是IPMN或MCN等类囊肿样病变的首要线索。高浓度的CEA反映出黏液上皮细胞的存在，这在IPMNs和MCNs中均增高。因此，这主要对区分是否为黏液性囊肿和非黏液性囊肿有益。它并不能辨别是否为IPMNs和MCNs或者区分是良性还是恶性IPMNs。192 ng/mL作为CEA的临界值对于区分是否为黏液性或非黏液性PCLs时，其敏感度为73%，特异性为84%，准确度为79%[33]。囊内液的诊断参数中，唯独CEA浓度是诊断黏液囊性肿瘤最为准确的检查方法。由于与胰腺导管系统有关，淀粉酶水平在IPMNs中可能升高。然而其对于区别IPMN和其他PCLs的作用尚不清楚。

研究发现，在胰腺非黏液性囊性和黏液性囊性中存在葡萄糖和犬尿氨酸差异[34]。其代谢物含量在黏液性囊肿和非黏液性囊肿均显著降低。这些生物标志物的临床应用将在未来的研究中得到解决。因为穿刺液内的细胞成分较低，单独依靠细胞学检查通常并无诊断意义。细胞学检查是检测黏液性囊肿患者恶性倾向的最准确的检测，而所谓"阳性"或者"恶性"对于诊断来说通常特异性为100%[35]。此外，囊液分析中存在高级别的上皮不典型增生对于预测是否为恶性的精确度为80%[36]。

胰腺囊肿囊内液的DNA分析表明KRAS突变对于诊断黏液性囊肿具有很高的特异性（96%），然而敏感性却只有45%。KRAS基因是腺瘤-癌变序列中的早期癌基因突变，却不能区分是否为良性抑或恶性黏液性囊肿。最新的一项研究证明囊内液中存在的GNAS基因突变可

以鉴别IPMN和MCN，但是与KRAS基因突变相似，并不能预测是否为恶性[37]。GNAS基因突变的缺失也与MCN的诊断无关，因为并不是所有的IPMNs都存在GNAS基因变异。66%的IPMNs存在GNAS基因突变，而IPMN同时存在KRAS和GNAS基因突变者为96%。

激光共聚焦显微内镜（confocal laser endoscopy, CLE）是一种新颖的成像技术，使用低功率激光可以获得胃肠道黏膜的活体组织学成像。最近，一种激光共聚焦显微内镜微探头已经研发出来，借助19号FNA穿刺针在进行EUS-FNA检查期间可以直接地获得囊壁和上皮细胞的可视信息（图7）。关于此类微探头在技术上的可行性已经得到体现，其在PCLs上的前期研究表明上皮绒毛状结构的存在与IPMNs有关，其敏感度为59%，而特异性为100%[38]。

3.1.2　治疗

MD-IPMN的平均恶性率是61.6%，而IPMN的平均恶性率是43.1%。基于高度恶性倾向或侵蚀性病变以及低的5年生存率（31%~54%），国际指南推荐对于适合手术的所有MD-IPMD患者建议手术切除[29]。如果切缘为高度不典型增生阳性，则应该进行额外的切除，至少达到手术切缘为中度不典型增生。类似的指南推荐对于直径为5~9 mm和所谓的"令人捉摸不透的特点"的患者建议继续评估，并不需要立即手术切除。

手术切除的BD-IPMN患者其平均的恶变率为25.5%，平均浸润性癌发生率为17.7%。BD-IPMN好发于老年患者，年平均恶变率只有2%~3%。这为无症状患者或无预示恶变的风险因子患者接受保守治疗和随访提供了支持，这些风险因素是：附壁结节，囊肿

快速增大及细胞学提示高度不典型增生等。对于所有>3 cm、无"高风险特征"和"令人捉摸不透的特点"的BD-IPMNs并无有效的数据支持应该立即手术切除[29]（表3）。

根据国际指南，仍旧存在一类重要的患者群体是否手术治疗是有争议的。尤其对于年轻的BD-IPMN患者（<65岁），需要长期的随访观察以了解恶变的累积危险性和治疗代价。对于>3 cm而不合并"高风险特征"和"令人捉摸不透的特点"的BD-IPMN患者是否接受手术切除仍存在争议。此外，还有拒绝手术治疗或具有高手术风险的患者。因此，此类患者需要更多针对IPMN的保守治疗，EUS引导下的囊肿部分消融治疗为此类患者提供了备选治疗[39]。向PCL注射细胞毒制剂将导致囊内上皮细胞溶解、坏死。被使用的第一个细胞毒制剂是乙醇，与含盐灌洗液相比具有更高的消除率。乙醇灌洗夜与紫杉醇注射液组合应用在各类PCLs中已大量应用[39-40]。经CT扫描证实，29/47（62%）患者平均随访21.7个月，乙醇联合紫杉醇联合应用可以导致囊肿消除。这些研究并不仅仅局限于IPMNs，研究参与对象具有异质性，包括了IPMNs和其他的PCLs。PCNs的射频消融治疗已在近期的一项包括6名患者的初步研究中得到了报道[41]。过去每3~6个月的影像学检查提示2名患者的囊肿完全消除，另3名患者的囊肿减少了原体积大小的48.4%。这些原始数据提示该操作在技术上简单并且安

表3　IPMN在断层影像检查中的"高风险"
高风险特征
胰头部位的囊性病变合并梗阻性黄疸
囊肿内增强的实性成分
主胰管直径为5~9 mm
主胰管直径>10 mm
令人捉摸不透的特点
囊肿>3 cm
增厚的/增强的囊壁
无增强的附壁结节
淋巴结肿大
令人捉摸不透的特点
导管内乳头状黏液性肿瘤（intraductal papillary mucinous neoplasm, IPMN）

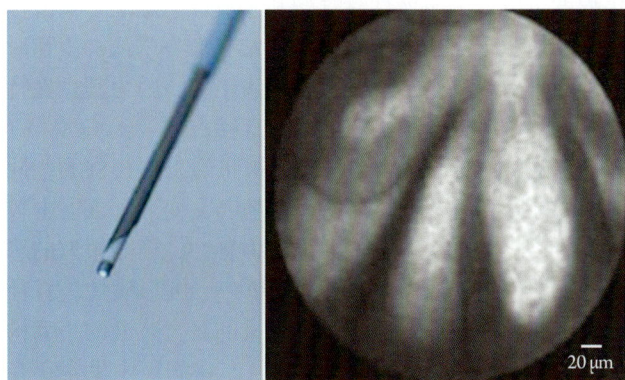

图7　激光共聚焦显微内镜微探头和IPMN病例中的乳头状结构

全。然而，需要更多的研究体现该技术的有效性。

手术切除后，IPMN的总复发率波动于7%~30%之间，因此需要规律的随访以监测疾病的复发。随访推荐对于非浸润性IPMN患者每年复查一次CT或MRI/MRCP，浸润性患者则每6个月复查一次CT或MRI/MRCP[29]。

不可切除的IPMN长期随访的目标是监测原发的良性病变转化成恶性的可能，以及可能伴随的胰腺导管腺癌[42]。国际指南建议对于<2 cm、并无所谓的"模凌两可"的BD-IPMNs患者进行断层影像学检查（<1 cm 2~3年，1~2 cm每年一次，以后间隔无改变）。对于>2 cm，无所谓的"模凌两可"的BD-IPMNs患者，应EUS随访3~6个月，如果期间无变化，随访间隔无差异，并推荐MRI作为备选项。

3.2 黏液囊性肿瘤（Mucinous cystic neoplams, MCNs）

黏液囊性肿瘤定义为由上皮样细胞形成的囊性肿瘤，通常与胰管无关系，以卵巢型基质为背景的柱状、黏液产生的导管上皮构成[1,43]。几乎所有的黏液囊性肿瘤均被一层含有孕激素和雌激素受体的厚层梭状细胞层包裹。密集的卵巢样组织刺激卵巢错构瘤的形成，有时候则是肉瘤。黏液囊性肿瘤的间质可能来源于卵巢组织的证据来自形态学和发展为黄体化的趋势。目前的假说是，易位的卵巢间质在胚胎期时存在于胰腺组织中，并释放荷尔蒙和生长因子，导致临近的上皮组织增生并形成囊性肿瘤。黏液移行上皮几乎是所有黏液囊性肿瘤的恶性肿瘤的来源[44-45]。

大体上，MCN呈现为单独的球形包块。可以为单房或多房性病变。囊肿内含有厚的黏蛋白或者黏蛋白和出血坏死物质的混合物。除非已经形成窦道，肿瘤和胰腺导管之间并不相通。然而，病变与胰腺导管系统相沟通的概率却很高。据一项日本的多中心报道，18.1%（25/138名患者）的黏液性囊性肿瘤与胰腺导管相通[46]。

MCN几乎只发生于女性，50岁时为发病高峰。好发于胰腺体尾部。据报道，高达1/3的黏液囊性肿瘤为浸润性肿瘤。表现为恶性的风险因子包括肿瘤的大小、伴随的结节或附壁结节以及老年。大约30%的患者并无症状或表现[47]。患者可能的症状包括腹痛，可触及的包块，体重减轻，纳差，疲劳和黄疸。一些患者可能以胰腺炎为表现。常规的实验室检查通常无特殊改变。有胆道梗阻者则以胆汁淤积性肝功能障碍为表现[48]。

MCN的CT表现为一大的、合并有薄层分隔的囊肿，在静脉给予造影剂后分隔可以良好显示。在病灶的周边可见呈片状分布的钙化灶，与SCN的病灶中心点状钙化形成对比。MRI则显示囊肿在T2加权像中显示为高信号强度（亮）。在T1加权像，静脉注射钆增强后，囊壁和分隔则更加显著。周边钙化的存在厚壁和厚的分隔均提示为恶性MCN。在一项含52名MCN患者的研究中，存在这三个征兆的95%风险为恶性[49]。

MCN的EUS表现为薄壁、直径>1~2 cm的液体充斥的囊腔[3]。很少看到与管道相通。逐渐增大、囊壁不规则并增厚、囊内固体区域以及临近的实体肿块均提示恶性。由于黏液上皮分泌的结果，其囊内液CEA水平通常增高。如上所述，基于囊内液的细胞学检查难以区分MCN和IPMN。因为MCN很少与胰腺导管系统相联系，ERCP并不作为评估MCN的常规检查方法。

目前的共识指南主张所有MCNS应该切除，除非存在手术禁忌证[29]。对于<4 cm、无附壁结节的MCN推荐腹腔镜下切除以及胰腺中段切除和保留脾脏的胰腺远端切除术。几乎所有的非侵蚀性MCN患者，手术切除是治愈性治疗。非侵蚀性MCN患者术后不需要随访。对于有浸润倾向的MCN，预后取决于恶性成分的程度、肿瘤分期和是否可切除性。具有侵蚀性的MCN患者术后的2年和5年生存率分别为67%和50%[1]。超声内镜引导下的囊肿消融治疗试用于不合适手术或拒绝手术患者。

3.3 浆液囊性肿瘤（Serous cystic neoplasms, SCNs）

浆液囊性肿瘤来源于泡心细胞，由立方形的、富含糖原的上皮细胞构成。病灶内富含浆液。根据不典型分化程度可以分为浆液性囊腺瘤和浆液性囊腺癌。浆液性囊性肿瘤更多见于女性。患者通常在50岁末或60岁初时被诊断出SCN。通常好发于胰腺体尾部。因为其良性特征，病灶常缓慢生长，并形成大直径占位[50]。

将近90%的VHL综合征患者被报道发展出SCN，同时70%的浆液性囊腺瘤合并VHL基因突变[51]。SCN中较少发生K-ras基因突变。SCN很少为恶性，至今报道的恶性病例只有25例[1]。SCN通常为单一、圆形病灶，直径可>20 cm。横截面上，囊肿有大量的富含浆液的小囊构成（图1）。SCN也不与胰管相通。在病灶中央常存在致密的纤维结节瘢痕。为单层立方上皮排列成的囊肿。

中央瘢痕是由无细胞透明组织和几簇小囊肿组成。病灶内富含血管上皮生长因子受体，并含有复杂的血管结构。四种不同的浆液性囊肿是已知的。不同的浆液样上皮成分可以区别不同的浆液性腺瘤。它们为大囊性浆液性囊腺瘤，实性浆液性腺瘤，VHL相关的SCN和神经内分泌及浆液混合性肿瘤。大囊性浆液囊腺瘤包括以往的少囊性浆液性腺瘤和未划定的浆液性腺瘤。实性浆液性腺瘤是一类具有经典SCN的细胞学和免疫组织学特征的实性、边界清楚的肿瘤。VHL相关性SCN指发生在VHL综合征患者中的各型浆液性囊腺瘤和大囊性浆液性囊腺瘤的变异体。VHL患者中典型的SCN在胰腺中弥漫性或散在分布[52]。神经内分泌浆液混合性肿瘤是一种少见的浆液性囊腺瘤，与胰腺的神经内分泌肿瘤有关。这高度提示VHL综合征。

大多数患者诊断时无症状或表现。有症状的患者可表现为腹痛，可触及的包块、食欲减退、黄疸、疲乏/抑郁或体重减轻[45]。

在CT和MRI上，SCN可表现为经典的微囊外观或不常见的小囊外观（图8）。微囊型病变包括多个小囊肿。中央的纤维瘢痕合并钙化在SCN中出现率达到了30%，被认为是一种特征性病变，致密组织呈星状形式排列。在一些病例中，小囊和致密纤维成分会使得病灶在CT上呈现为实性结构。微囊型在CT/MRI上通常难以与MCN鉴别，因为它们具有相似的形态学特征[53]。

当在胰头部发现单囊性，无壁包裹的分叶状囊性病变时应想到少囊性SCN可能[45]。在T1加权脂肪抑制相MRI中，液体成分显示与纤维基质相比为低信号强度。在T2加权成像中，液体成分则显示为高信号。超声内

镜下典型的SCN表现为多个小的、无回声性囊性区域和薄壁分隔。因为SCN富含血管的特性，超声内镜引导下的细针穿刺活检穿刺液可能为血性或含吞噬了铁血黄素的巨噬细胞。囊肿穿刺液的CEA浓度不高。超声内镜引导下的细针穿刺活检获得的细胞学检查效果欠佳[54]。最近的一项18例患者的研究中，通过激光共聚焦显微内镜可以显示其表层血管网络信号与相应致密的表皮下毛细血管，其敏感性为63%，特异性则为100%（图9）。

SCN患者的预后较好。据报道，即使是少见的浆液性腺癌，术后亦能长期存活。当前关于手术切除的建议指针是有症状、>4 cm以及囊性肿瘤的性质尚不清楚者。尽管大小的增长并不意味着恶性，但是据报道大的SCN具有更快的生长率，更容易引起症状[50,52]。

3.4　实性-假乳头状肿瘤（Solid-pseudopapillary neoplasms，SPNs）

SPN是一类低分化的恶性肿瘤，由单一形态的上皮细胞形成实性和假乳头状结构。大体上，它是由实性假乳头状成分和出血坏死的假囊性成分组成。实性部分由黏附松散的单一细胞和包含薄壁血管的黏液样基质构成。当这些黏附松散的肿瘤细胞脱落，残留的肿瘤细胞和基质成分则形成假乳头状结构。无黏蛋白成分，糖原也不丰富。大体上SPN是一大的圆形单一的肿块（平均大小8~10 cm）。为界限清楚，大小经常变动的肿块。切面呈分叶状实性区域和由出血、坏死和囊性变混合构成的区域。SPN常发生出血性囊性变[55]。

没有恶性行为组织学标准的SPN，如周围神经浸润，血管侵犯或周围薄壁组织浸润，可能转移。因此，

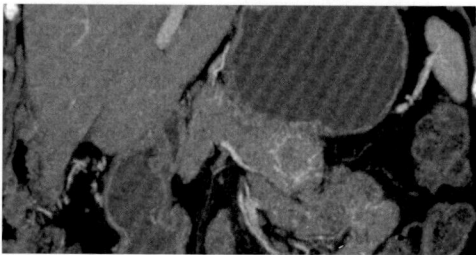

图8　SCN的CT表现

（A）轴位片：可见由中央瘢痕形成的间隔；（B）冠状位片：可见囊内的局限性高密度病灶，代表合并出血（箭头所示）。计算机断层扫描（CT，computed tomography）；浆液性囊性肿瘤（SCN，serous cystic neoplasm）。

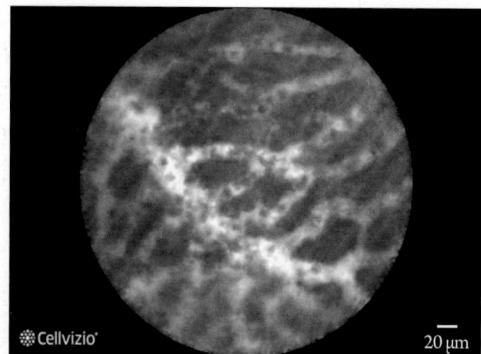

图9　浆液性囊肿患者在激光共聚焦纤维内镜下显示囊壁的血管网

所有的SPN均归为低度恶性肿瘤[56]。SPN主要发生于年轻女性。诊断的平均年龄为20岁或30岁。有症状的患者可以表现为疼痛，肿块，食欲减退，恶心、呕吐，黄疸或体重减轻。据报道，SPN可以发生在胰腺任何部位。

CT上SPN表现为边界清楚、由多种软组织和坏死灶包裹形成的肿块。囊壁通常较厚且增强。30%的患者存在外周钙化。并无分隔显示。肿块在MRI上的表现则为T1和T2加权信号上由高、低混杂信号形成的边界清楚的肿块，也反映出肿块成份的复杂性。富含血细胞破解产物的区域在T1加权像中显示为高信号强度，T2加权像则为低信号或混杂密度信号[57]。

超声内镜下SPN通常表现为边界清楚的低回声肿块。可以为实性、囊实性或者囊性。在一些患者可见内部钙化。据报道，超声内镜引导下细胞学和免疫组化检查对于诊断SPN的准确率为65%。抽吸的囊内液可为坏死物碎片。囊内液CEA低，反映出为非黏液分泌上皮[58]。

主流治疗是外科手术。完整外科切除后，85%~95%的患者可以治愈[1]。即使在有均不浸润，复发或者转移的病例，长期的生存率也有报道[59]。目前暂无预测预后的明确的生物或形态学因子报道。预后不良的指标包括年龄以及合并了非整倍体DNA含量的SPN。

4 胰腺囊性病变（PCL）的处理原则

PCL的处理有多种建议指南（图10）[14,60]。多数是强调PCL的大小和形态学特征。一旦发现有PCL，第一步就是区分是PCN或是假性囊肿。胰腺假性囊肿的诊断主要是基于患者伴随的胰腺炎病史，以及从生化和影像学特征所得的额外信息。但是，PCN患者也可以表现为急性胰腺炎，同时，假性囊肿患者又可能没有明显的胰腺炎病史。一般假性囊肿被排除，就应确定PCN的类型。

主要的重点将是区分黏液性（IPMN和MCN）和浆液性（SCN）囊肿。一旦诊断为黏液性囊肿，MD-IPMN，混合型IPMN和MCN患者就应进行外科会诊。BD-IPMN患者应该按照共识指南法则处理。SCN应该密切观察，即使为有症状者或>4 cm的囊肿。

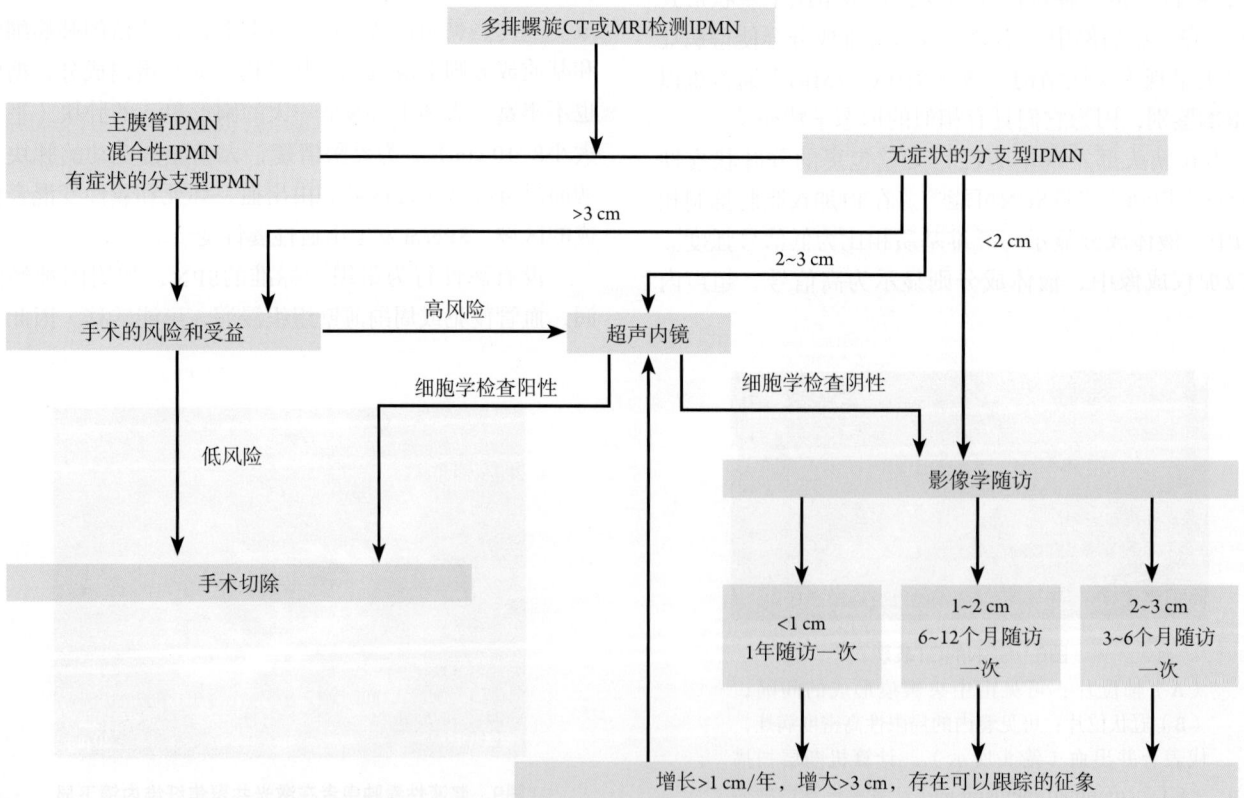

图10　胰腺囊性病变处理的建议流程构

PCL的超声内镜引导下的细针穿刺活检的应用尚没有严格出版的指南可以参考。通常，对于所有经断层影像学诊断清楚的囊性病变并没行EUS-FNA检查的必要，即使结果会对患者的治疗产生影响。IPMN病变测量值>2 cm应该行细针穿刺抽吸活检，如果是良性细胞学改变则预示着需要继续监测。如果诊断并不明确，则应该对囊内液行CEA，KRAS和GNAS分析。每项检查都可以用<0.3 mL的囊液进行分析。如果最主要的问题是确定囊肿的良恶性，则需送囊液进行细胞学检查。囊液的DNA变异检查可作为细胞学检查结构的补充，尤其是当只有少量的囊内液可用时。

声明

本文作者宣称无任何利益冲突。

参考文献

[1] Yoon WJ, Brugge WR. Pancreatic cystic neoplasms: diagnosis and management. Gastroenterol Clin North Am 2012; 41: 103-118.

[2] Laffan TA, Horton KM, Klein AP, et al. Prevalence of unsuspected pancreatic cysts on MDCT. AJR Am J Roentgenol 2008; 191: 802-807.

[3] Moparty B, Brugge WR. Approach to pancreatic cystic lesions. Curr Gastroenterol Rep 2007; 9: 130-135.

[4] Spinelli KS, Fromwiller TE, Daniel RA, et al. Cystic pancreatic neoplasms: observe or operate. Ann Surg 2004; 239: 651-657; discussion 657-659.

[5] Kimura W, Nagai H, Kuroda A, et al. Analysis of small cystic lesions of the pancreas. Int J Pancreatol 1995; 18: 197-206.

[6] Habashi S, Draganov PV. Pancreatic pseudocyst. World J Gastroenterol 2009; 15: 38-47.

[7] Brun A, Agarwal N, Pitchumoni CS. Fluid collections in and around the pancreas in acute pancreatitis. J Clin Gastroenterol 2011; 45: 614-625.

[8] Aghdassi A, Mayerle J, Kraft M, et al. Diagnosis and treatment of pancreatic pseudocysts in chronic pancreatitis. Pancreas 2008; 36: 105-112.

[9] Cannon JW, Callery MP, Vollmer CM Jr. Diagnosis and management of pancreatic pseudocysts: what is the evidence? J Am Coll Surg 2009; 209: 385-393.

[10] Brugge WR. Approaches to the drainage of pancreatic pseudocysts. Curr Opin Gastroenterol 2004; 20: 488-492.

[11] Garcea G, Ong SL, Rajesh A, et al. Cystic lesions of the pancreas. A diagnostic and management dilemma. Pancreatology 2008; 8: 236-251.

[12] Brugge WR. The use of EUS to diagnose cystic neoplasms of the pancreas. Gastrointest Endosc 2009; 69: S203-S209.

[13] Pitman MB, Lewandrowski K, Shen J, et al. Pancreatic cysts: preoperative diagnosis and clinical management. Cancer Cytopathol 2010; 118: 1-13.

[14] Turner BG, Brugge WR. Pancreatic cystic lesions: when to watch, when to operate, and when to ignore. Curr Gastroenterol Rep 2010; 12: 98-105.

[15] Bennett S, Lorenz JM. The role of imaging-guided percutaneous procedures in the multidisciplinary approach to treatment of pancreatic fluid collections. Semin Intervent Radiol 2012; 29: 314-318.

[16] Lerch MM, Stier A, Wahnschaffe U, et al. Pancreatic pseudocysts: observation, endoscopic drainage, or resection? Dtsch Arztebl Int 2009; 106: 614-621.

[17] Giovannini M. Endoscopic ultrasonography-guided pancreatic drainage. Gastrointest Endosc Clin N Am 2012; 22: 221-230. viii.

[18] Samuelson AL, Shah RJ. Endoscopic management of pancreatic pseudocysts. Gastroenterol Clin North Am 2012; 41: 47-62.

[19] Brugge WR, Lauwers GY, Sahani D, et al. Cystic neoplasms of the pancreas. N Engl J Med 2004; 351: 1218-1226.

[20] Farrell JJ, Brugge WR. Intraductal papillary mucinous tumor of the pancreas. Gastrointest Endosc 2002; 55: 701-714.

[21] Sahani DV, Lin DJ, Venkatesan AM, et al. Multidisciplinary approach to diagnosis and management of intraductal papillary mucinous neoplasms of the pancreas. Clin Gastroenterol Hepatol 2009; 7: 259-269.

[22] Kang MJ, Lee KB, Jang JY, et al. Disease spectrum of intraductal papillary mucinous neoplasm with an associated invasive carcinoma invasive IPMN versus pancreatic ductal adenocarcinoma-associated IPMN. Pancreas 2013; 42: 1267-1274.

[23] Sakorafas GH, Smyrniotis V, Reid-Lombardo KM, et al. Primary pancreatic cystic neoplasms revisited. Part III. Intraductal papillary mucinous neoplasms. Surg Oncol 2011; 20: e109-e118.

[24] Furukawa T, Hatori T, Fujita I, et al. Prognostic relevance of morphological types of intraductal papillary mucinous neoplasms of the pancreas. Gut 2011; 60: 509-516.

[25] Konstantinou F, Syrigos KN, Saif MW. Intraductal papillary mucinous neoplasms of the pancreas (IPMNs): epidemiology, diagnosis and future aspects. JOP 2013; 14: 141-144.

[26] Clores MJ, Thosani A, Buscaglia JM. Multidisciplinary diagnostic and therapeutic approaches to pancreatic cystic lesions. J Multidiscip Healthc 2014; 7: 81-91.

[27] Jones MJ, Buchanan AS, Neal CP, et al. Imaging of

indeterminate pancreatic cystic lesions: a systematic review. Pancreatology 2013; 13: 436-442.

[28] Brugge WR. Endoscopic approach to the diagnosis and treatment of pancreatic disease. Curr Opin Gastroenterol 2013; 29: 559-565.

[29] Tanaka M, Fernández-del Castillo C, Adsay V, et al. International consensus guidelines 2012 for the management of IPMN and MCN of the pancreas. Pancreatology 2012; 12: 183-197.

[30] Grützmann R, Niedergethmann M, Pilarsky C, et al. Intraductal papillary mucinous tumors of the pancreas: biology, diagnosis, and treatment. Oncologist 2010; 15: 1294-1309.

[31] Kadayifci A, Brugge WR. Endoscopic ultrasound-guided fine-needle aspiration for the differential diagnosis of intraductal papillary mucinous neoplasms and size stratification for surveillance. Endoscopy 2014; 46: 357.

[32] Lee LS, Saltzman JR, Bounds BC, et al. EUS-guided fine needle aspiration of pancreatic cysts: a retrospective analysis of complications and their predictors. Clin Gastroenterol Hepatol 2005; 3: 231-236.

[33] Brugge WR, Lewandrowski K, Lee-Lewandrowski E, et al. Diagnosis of pancreatic cystic neoplasms: a report of the cooperative pancreatic cyst study. Gastroenterology 2004; 126: 1330-1336.

[34] Park WG, Wu M, Bowen R, et al. Metabolomic-derived novel cyst fluid biomarkers for pancreatic cysts: glucose and kynurenine. Gastrointest Endosc 2013; 78: 295-302.e2.

[35] Michaels PJ, Brachtel EF, Bounds BC, et al. Intraductal papillary mucinous neoplasm of the pancreas: cytologic features predict histologic grade. Cancer 2006; 108: 163-173.

[36] Pitman MB, Centeno BA, Daglilar ES, et al. Cytological criteria of high-grade epithelial atypia in the cyst fluid of pancreatic intraductal papillary mucinous neoplasms. Cancer Cytopathol 2014; 122: 40-47.

[37] Dal Molin M, Matthaei H, Wu J, et al. Clinicopathological correlates of activating GNAS mutations in intraductal papillary mucinous neoplasm (IPMN) of the pancreas. Ann Surg Oncol 2013; 20: 3802-3808.

[38] Konda VJ, Meining A, Jamil LH, et al. A pilot study of in vivo identification of pancreatic cystic neoplasms with needle-based confocal laser endomicroscopy under endosonographic guidance. Endoscopy 2013; 45: 1006-1013.

[39] Brugge WR. Management and outcomes of pancreatic cystic lesions. Dig Liver Dis 2008; 40: 854-859.

[40] Matthes K, Mino Kenudson M, Sahani DV, et al. EUS-guided injection of paclitaxel (OncoGel) provides therapeutic drug concentrations in the porcine pancreas (with video). Gastrointest Endosc 2007; 65: 448-453.

[41] Pai M, Senturk H, Lakhtakia S, et al. 351 Endoscopic Ultrasound Guided Radiofrequency Ablation (EUS-RFA) for Cystic Neoplasms and neuroen-docrine Tumors of the Pancreas. Gastrointest Endosc 2013; 77: AB143-AB144.

[42] Kamata K, Kitano M, Kudo M, et al. Value of EUS in early detection of pancreatic ductal adenocarcinomas in patients with intraductal papillary mucinous neoplasms. Endoscopy 2014; 46: 22-29.

[43] Goh BK, Tan YM, Chung YF, et al. A review of mucinous cystic neoplasms of the pancreas defined by ovarian-type stroma: clinicopathological features of 344 patients. World J Surg 2006; 30: 2236-2245.

[44] Sakorafas GH, Smyrniotis V, Reid-Lombardo KM, et al. Primary pancreatic cystic neoplasms revisited: part II. Mucinous cystic neoplasms. Surg Oncol 2011; 20: e93-e101.

[45] Bai XL, Zhang Q, Masood N, et al. Pancreatic cystic neoplasms: a review of preoperative diagnosis and management. J Zhejiang Univ Sci B 2013; 14: 185-194.

[46] Yamao K, Yanagisawa A, Takahashi K, et al. Clinicopathological features and prognosis of mucinous cystic neoplasm with ovarian-type stroma: a multi-institutional study of the Japan pancreas society. Pancreas 2011; 40: 67-71.

[47] Crippa S, Salvia R, Warshaw AL, et al. Mucinous cystic neoplasm of the pancreas is not an aggressive entity: lessons from 163 resected patients. Ann Surg 2008; 247: 571-579.

[48] Crippa S, Fernández-Del Castillo C, Salvia R, et al. Mucin-producing neoplasms of the pancreas: an analysis of distinguishing clinical and epidemiologic characteristics. Clin Gastroenterol Hepatol 2010; 8: 213-219.

[49] Procacci C, Carbognin G, Accordini S, et al. CT features of malignant mucinous cystic tumors of the pancreas. Eur Radiol 2001; 11: 1626-1630.

[50] Sakorafas GH, Smyrniotis V, Reid-Lombardo KM, et al. Primary pancreatic cystic neoplasms revisited. Part I: serous cystic neoplasms. Surg Oncol 2011; 20: e84-e92.

[51] Moore PS, Zamboni G, Brighenti A, et al. Molecular characterization of pancreatic serous microcystic adenomas: evidence for a tumor suppressor gene on chromosome 10q. Am J Pathol 2001; 158: 317-321.

[52] Farrell JJ, Fernández-del Castillo C. Pancreatic cystic neoplasms: management and unanswered questions. Gastroenterology 2013; 144: 1303-1315.

[53] Procacci C, Graziani R, Bicego E, et al. Serous cystadenoma of the pancreas: report of 30 cases with emphasis on the imaging findings. J Comput Assist Tomogr 1997; 21: 373-382.

[54] Belsley NA, Pitman MB, Lauwers GY, et al. Serous cystadenoma of the pancreas: limitations and pitfalls of endoscopic ultrasound-guided fine-needle aspiration biopsy.

Cancer 2008；114：102-110.

[55] Papavramidis T, Papavramidis S. Solid pseudopapillary tumors of the pancreas：review of 718 patients reported in English literature. J Am Coll Surg 2005；200：965-972.

[56] Tipton SG, Smyrk TC, Sarr MG, et al. Malignant potential of solid pseudopapillary neoplasm of the pancreas. Br J Surg 2006；93：733-737.

[57] Choi JY, Kim MJ, Kim JH, et al. Solid pseudopapillary tumor of the pancreas：typical and atypical manifestations. AJR Am J Roentgenol 2006；187：W178-W86.

[58] Jani N, Dewitt J, Eloubeidi M, et al. Endoscopic ultrasound-guided fine-needle aspiration for diagnosis of solid

pseudopapillary tumors of the pancreas：a multicenter experience. Endoscopy 2008；40：200-203.

[59] Lee SE, Jang JY, Hwang DW, et al. Clinical features and outcome of solid pseudopapillary neoplasm：differences between adults and children. Arch Surg 2008；143：1218-1221.

[60] Scheiman JM. Management of cystic lesions of the pancreas. J Gastrointest Surg 2008；12：405-407.

Cite this article as: Brugge WR. Diagnosis and management of cystic lesions of the pancreas. J Gastrointest Oncol 2015;6(4):375-388. doi: 10.3978/j.issn.2078-6891.2015.057

译者：李俊霖，硕士，永州市中心医院南院普外科
审校：韩玮，医学博士，新疆医科大学第一附属医院胰腺
　　　外科主任医师，副教授

第三十八章　转移性胰腺癌当前和未来的系统性治疗选择

Cagatay Arslan[1], Suayib Yalcin[2]

[1]Department of Medical Oncology, Izmir University Medical Park Hospital, Izmir, Turkey; [2]Department of Medical Oncology, Hacettepe University, Institute of Oncology, Ankara, Turkey
Correspondence to: Suayib Yalcin, M.D. Department of Medical Oncology, Hacettepe University, Institute of Cancer, Sıhhıye, Ankara, Turkey. Email: syalcin@hacettepe.edu.tr.

摘要：尽管胰腺癌居癌症死因的第4位，但是在过去的20年里胰腺癌治疗取得的进展较少，单药吉西他滨仍然是治疗晚期患者的标准疗法。最近较新的药物如白蛋白结合型紫杉醇、尼妥珠单抗及FOLFIRINOX方案显示出了比吉西他滨单药更好的疗效。随着对肿瘤生物学更好的理解及靶向和免疫治疗的进展，有望提高胰腺癌的治疗反应率并延长生存期。

关键词：胰腺癌治疗；白蛋白结合型紫杉醇；FOLFINOX；靶向治疗；免疫治疗

View this article at: http://jgo.amegroups.com/article/view/2782/html

1　背景

在西方国家最常见的肿瘤死因中胰腺癌排名第四[1]。中位生存期为4~6个月，平均5年生存率<5%[2]。大多数胰腺癌患者处于转移性或局部晚期的阶段。早期可手术患者接受辅助治疗后的精确5年生存率大约为20%[3-4]。然而，70%患者会复发且需要姑息治疗。化疗是不能接受放化疗或手术的转移性或局部晚期胰腺癌患者的标准疗法。众所周知，胰腺癌对化疗相对不敏感。近年来，循证医学证据将单药吉西他滨化疗改变为联合方案。FOLFIRINOX及吉西他滨联合白蛋白结合型紫杉醇方案成为身体状况良好的转移性胰腺癌患者的两种标准治疗选择[5-6]。靶向药物、免疫治疗和疫苗是晚期胰腺癌临床试验最受欢迎的领域，在不久的将来，我们会获得转移性胰腺癌治疗方面大量新的临床数据。

2　细胞毒治疗

细胞毒化疗是不能接受手术或放化疗的转移或局部晚期胰腺癌患者的标准治疗选择。过去很长一段时间，临床试验未能显示化疗能使患者获益。1997年Burris等的一项里程碑研究使吉西他滨单药治疗成为晚期胰腺癌的标准疗法[7]。吉西他滨（n=63）单药治疗与每周大剂量5-氟尿嘧啶治疗（n=63）相比，吉西他滨组显示出了微弱的生存获益优势（5.6个月 *vs.* 4.4个月）。但从身体状况及疼痛控制方面来看，吉西他滨组患者的临床获益是显而易见的。由于吉西他滨在患者中有良好的耐受性且改善患者生活质量，该药物多年来曾一直是转移性胰腺癌患者的标准疗法。很多药物包括卡培他滨、伊立替康、奥沙利铂及顺铂曾与吉西他滨联合进行研究，但是这些III期临床研究均没有显示出生存获益[8-11]。一些II期或III期临床试验中也对靶向药物与吉西他滨联合用药进行了研究。维莫德吉、马赛替尼、索拉非尼、AMG479及IPI926与吉西他滨联合用药的研究均未显示出生存获益[12-16]。表1对吉西他滨Ⅲ期临床研究进行了总结。把握度低的研究不能显示小的差异，一项Meta分析则证明了铂类药物或卡培他滨联合吉西他滨的治疗能获得较小的生存获益[18-19]。与吉西他滨联合铂类或卡培他滨用药所得到的边际生存获益伴随的是增加了毒性反应。

2011年以前，晚期胰腺癌的联合化疗一直存在争议。Prodige 4-ACCORD 11Ⅲ期随机临床研究在336名未经治疗、身体状况好的转移性胰腺癌患者中比较了FOLFIRINOX方案与吉西他滨单药的治疗疗效[5]。入选标准非常严格，包括允许患者年龄达75岁，美国东部肿瘤协作组（Eastern Cooperative Oncology Group，ECOG）评分为0或1，接近的正常胆红素水平，良好的骨髓和肾功能，没有心脏疾病史。这项研究达到了主要研究终点，总生存在FOLFIRINOX和吉西他滨组分别为11.1个月和6.8个月（HR 0.57，$P=0.0001$）。与总生存的结果相似，FOLFIRINOX组的客观反应率（31.6% vs. 9.4%，$P=0.0001$）和无进展生存（6.4个月 vs. 3.3个月，$P=0.001$）也要优于吉西他滨组。获得改善的生存率和治疗反应率的代价就是毒性增加。与吉西他滨组相比，FOLFIRINOX组中发热性中性粒细胞减少（5.4% vs. 0.6%，$P=0.009$），血小板减少症（9.1% vs. 2.4%，$P=0.008$），周围神经病变（9% vs. 0%，$P=0.001$），呕吐（14.5% vs. 4.7%，$P=0.002$），腹泻（12.7% vs. 1.2%，$P=0.0001$），血栓栓塞事件（6.6% vs. 4.1%）和使用生长因子支持的比率升高（42.5% vs. 5%）。但吉西他滨组中

肝功能检查比率增高（20.8% vs. 7.3%）。根据该研究的结果，FOLFIRINOX联合方案被批准用于具有良好身体状况的转移性胰腺癌的一线治疗。

胰腺癌的耐药性部分是由于其肿瘤间质丰富的特点。白蛋白结合型紫杉醇（nab-paclitaxel）被证明可以与富含半胱氨酸的酸性分泌蛋白（secreted protein acidic and rich in cysteine，SPARC）相结合，这种蛋白又称为骨连接蛋白，它在胰腺癌微环境中可由成纤维细胞过表达[20-21]。因此白蛋白结合型紫杉醇可通过消耗基质产生有效的细胞毒作用。白蛋白结合型紫杉醇的分子机制尚未完全阐明，简单来说，白蛋白对肿瘤细胞的亲和力可能向肿瘤组织运输更高浓度的化疗药物。对于晚期胰腺癌患者，白蛋白结合型紫杉醇是吉西他滨另一种联合用药选择。鉴于Ⅰ~Ⅱ期临床研究中令人瞩目的治疗反应率（48%）和12个月的生存期，Ⅲ期临床研究现已开展[22]。MPACT临床研究在861例未经治疗的转移性胰腺癌患者中比较了吉西他滨联合白蛋白结合型紫杉醇与吉西他滨的疗效[6]。这项研究也达到了主要研究终点，而且白蛋白结合型紫杉醇是联合吉西他滨能提高总生存（overall survival，OS）的第一个药物（8.5个月 vs. 6.7个月，HR 0.72，$P=0.000015$）。与吉西他滨组相比，吉西他滨联合白蛋白结合型紫杉醇组的1年生存率（35% vs. 22%），无进展生存（5.5 vs. 3.7）及客观反应率（23% vs. 7%）都增高。两组的毒性相关死亡相似（均为4%），但是联合组的3~4级中性粒细胞降低（38% vs. 20%）、疲乏（17% vs. 7%）和神经病变（17% vs. <1%）发生率高。在亚组分析中，身体状况较差（KPS 70~80）、肿瘤负荷更大（肝转移，>3转移病灶且CA19.9水平>59倍的正常上限值）的患者更能从吉西他滨联合白蛋白结合型紫杉醇的治疗中获益。

3 治疗选择

对于转移性胰腺癌患者，两种新的标准疗法可能会根据年龄（Prodige4 ACCORD 11试验中年龄>70岁患者更少）、身体状况（MPACT研究中患者身体状况评分范围更广；KPS 70~100）、患者对治疗方式和频率的选择（5-FU持续46 h输注还是白蛋白结合型紫杉醇单药周疗）及不良反应（血液学毒性、中性粒细胞减少性发热、腹泻、疲劳和生长因子支持比率在FOLFIRINOX组升高，脱发比率在白蛋白结合型紫杉醇联合组增

表1 以吉西他滨为基础的胰腺癌姑息治疗Ⅲ期临床研究

治疗	N	反应率/%	总生存/月	P值	参考文献
吉西他滨	63	5.4	5.65	0.0025	[7]
大剂量5-FU	63	0	4.41		
吉西他滨	284	8.0	5.91	0.038	[17]
吉西他滨+厄洛替尼	285	8.6	6.24		
吉西他滨	266	12.4	6.2	0.02	[18]
吉西他滨+卡培他滨	267	19.1	7.1		
吉西他滨	430	7	6.7	0.000015	[6]
吉西他滨+纳米紫杉醇	431	23	8.5		

多）。无法耐受FOLFIRINOX联合化疗或中心静脉置管的患者可能是吉西他滨联合白蛋白结合型紫杉醇研究的合适研究对象。然而必须时刻谨记，当患者不能接受FOLFIRINOX或白蛋白结合型紫杉醇治疗时，吉西他滨单药是最经典的标准疗法。

根据分子通路如转化生长因子β（transforming growth factor-β，TGF-β）、hedgehog和jak-stat通路的基因表达在胰腺癌细胞系药物基因组学研究中建立了吉西他滨、伊立替康、奥沙利铂和白蛋白结合型紫杉醇药物敏感性模型[8,23-26]。Sangar等在胰腺癌患者（n=20）的Ⅱ期临床研究中验证了这项药物基因组学试验，根据药物基因组学研究，对药物敏感的患者比对药物中等敏感、耐药的患者肿瘤进展时间长（7.3个月 vs. 5.3个月 vs. 3.7个月）[27]。药物基因组学试验对肿瘤进展时间等治疗效果有预测作用。未来应用药物基因组试验的研究可能有助于确定1线或2线治疗选择或选择白蛋白结合型紫杉醇联合吉西他滨或FOLFIRINOX作为一线治疗方案。SPARC高表达与白蛋白结合型紫杉醇治疗反应提高有关，而治疗前的SPARC的药物基因组学检测可能对选择适合吉西他滨联合白蛋白结合型紫杉醇治疗的患者有帮助[22]。表2列出了正在进行的转移性胰腺癌一线治疗的临床研究，大多数研究方案以吉西他滨为基础，第3种治疗选择可能由此产生。

转移性胰腺癌二线治疗的数据很少。转移性胰腺癌中唯一一项二线、随机、Ⅲ期临床试验研究了吉西他滨一线治疗失败后FOLFOX对比支持性治疗的疗效。这项研究证明与最佳支持治疗相比，二线治疗平均生存获益为4.82个月，而最佳支持治疗为2.30个月[53]。这对于吉西他滨治疗进展、身体状况好的患者可能是一个很好的选择。在FOLFIRINOX研究中48%的患者接受了二线治疗，大多数接受了吉西他滨治疗[5]。因此FOLFIRINOX治疗进展的患者吉西他滨可能是一个治疗选择。表3总结了正在进行的晚期胰腺癌二线治疗临床试验。

4　靶向治疗

过去的10年中，多种靶向药物以单药形式或联合吉西他滨在晚期胰腺癌治疗中进行了研究。然而只有一项研究显著改善了患者的生存。厄洛替尼、表皮生长因子受体（epithelial growth factor receptor，EGFR）是酪氨酸激酶抑制药，是第一个联合吉西他滨获得生存获益的靶向药物[17]。然而，差异微小，

（6.24个月 vs. 5.91个月，P=0.038）因此引发其临床意义的问题。在出现2级或更严重皮疹的亚组患者中观察到生存期延长至10.5个月。皮疹是最重要的不良反应。皮疹被建议成为厄洛替尼获益的一项预测标记[60]。然而尚未将其明确定义为一项预测工具。EGFR单克隆抗体西妥昔单抗及VEGF抗体贝伐单抗在晚期胰腺癌的Ⅲ期临床研究中均失败了[61-62]。最近一项一线治疗局部晚期或转移性胰腺癌患者的Ⅱ期临床试验显示另外一个EGFR单克隆抗体尼妥珠单抗联合吉西他滨比吉西他滨联合安慰剂能够改善总生存（8.7个月 vs. 6.1个月）且毒性可耐受[63]。其他小分子酪氨酸激酶抑制药如阿西替尼、索拉非尼和替吡法尼（法呢基转移酶抑制剂）与吉西他滨的联合方案在不同的Ⅲ期临床试验中与吉西他滨单药进行了对比。但是这些研究也没能显示这些药物在晚期胰腺癌中的治疗获益[64-66]。马赛替尼是一种肥大细胞c-kit抑制药，马马司他是分泌性蛋白酶抑制药，这两种药物与吉西他滨联合或不联合的疗效在Ⅲ期随机临床研究中也进行了研究。然而，将这些药物加入吉西他滨治疗晚期胰腺癌未能取得生存获益[67-68]。

胰岛素样生长因子1受体（IGF1R）在胰腺癌中高表达，并且通过KRAS依赖和非依赖的方式在肿瘤细胞存活和增殖的下游信号级联反应中发挥作用。在多种实体瘤和胰腺癌中它是另一种可开发药物的靶点。然而IGF1R抑制药AMG-479和单克隆抗体西妥木单抗未能显示生存获益[15,69]。

K-ras是胰腺癌的一个主要驱动基因并且在90%的患者中发生突变。这会引起下游raf、MEK和ERK通路不可控制的激活从而导致肿瘤细胞增殖和存活。丝裂原蛋白激酶MEK是胰腺癌中一个重要的治疗靶点，在胰腺癌中经常可见激活性K-ras突变。曲美替尼（GSK1120212）是一种MEK抑制药，但是在晚期胰腺癌中与吉西他滨联合时未能显示生存获益[70]。一项Ⅱ期临床试验正在研究另外一种MEK抑制药MSC1936369B联合吉西他滨一线治疗晚期胰腺癌的疗效[41]。一项Ⅱ期研究评估了MEK抑制药AZD6244与酪氨酸激酶抑制药厄洛替尼二线治疗晚期胰腺癌的疗效[58]。

PI3K/Akt和mTOR在肿瘤细胞增殖、存活和代谢中发挥作用，是晚期胰腺癌治疗的另一个靶点。PI3K/Akt和mTOR通路活性的增加可能通过影响ras-raf-MEK和ERK通路在药物耐药性中发挥重要作用。Akt反义寡核苷酸RX-0201联合吉西他滨的一项Ⅱ期临床研究已经

表2 晚期胰腺癌正在进行的一线治疗临床研究

靶点	期	样本量	治疗	参考文献
有丝分裂抑制药；polo样蛋白激酶	II ~ III	150~650	吉西他滨±Rigosertib	[28]
缺氧	III	660	吉西他滨±TH302	[29]
hENT1	III	175	吉西他滨 vs. FOLFOX（hENT1高 vs. 低）	[30]
透明质酸	II	132	吉西他滨+白蛋白结合型紫杉醇±PEGPH20	[31]
抗基质	II	148	吉西他滨+白蛋白结合型紫杉醇±M402	[32]
TGF-β	I ~ II	168	吉西他滨±LY2157299	[33]
Hedgehog	II	80	吉西他滨+白蛋白结合型紫杉醇+维莫德吉	[34]
	II	106	吉西他滨±维莫德吉	[35]
	I ~ II	25	吉西他滨+维莫德吉	[36]
	I	40	FOLFIRINOX+LDE225	[37]
	II	122	吉西他滨±IPI-926	[16]
Notch信号通路抑制，干细胞	II	140	吉西他滨+白蛋白结合型紫杉醇±OMP59R5	[38]
Notch信号通路抑制	I	60	吉西他滨+MK0752	[39]
HSP27	II	132	吉西他滨+白蛋白结合型紫杉醇±068-428	[40]
Mek	II	174	吉西他滨±MSC19363699D	[41]
Akt	II	31	吉西他滨±RX-0201	[42]
EGFR，HER2,4	II	117	吉西他滨±Afatinib	[43]
血管生成	II	80	吉西他滨±TL-118	[44]
肌肉抑制素	II	120	LY249555+化疗	[45]
Ras	II	70	紫杉醇+卡铂±呼肠孤病毒	[46]
PARPI（BRCA+）	II	70	吉西他滨+顺铂±Veliparib	[47]
mTOR+酪氨酸激酶	II	120	吉西他滨，厄洛替尼±二甲双胍	[48]
mTOR	I ~ II	21	吉西他滨±依维莫司	[49]
干细胞	II	82	PEXG±二甲双胍	[50]
HDAC	I ~ II	50	放疗+cape±伏立诺他	[51]
DNA-甲基化	I	30	吉西他滨+5-氮杂胞苷	[52]

TGF-β，转化生长因子β。

表3 晚期胰腺癌中正在进行的非一线治疗的临床试验

靶点	期	样本量	治疗	参考文献
伊立替康脂质体	III	405	MM-198±5-FU/亚叶酸钙	[54]
JAK1，2	III	138	卡培他滨±鲁索利替尼	[55]
共轭异环磷酰胺	III	480	5-FU/亚叶酸钙（大量）vs. 葡磷酰胺	[56]
MEK，AKT	III	133	FOLFOX vs. 司美替尼 + MK2206	[57]
MEK，酪氨酸激酶	II	46	厄洛替尼+ AZD6244	[58]
mTOR，VEGFR，酪氨酸激酶	II	12	索拉非尼+依维莫司	[59]

完成，正在等待结果公布[42]。PI3K抑制药BKM120联合mFOLFOX-6治疗包括胰腺癌在内的晚期实体瘤的研究正在进行中[71]。The BEZ235是PI3K和mTOR的联合抑制药。一项I期临床研究在携带K-ras，N-ras和/或Braf突变的晚期实体瘤包括胰腺癌中，利用BEZ235联合MEK抑制药MEK162同时抑制两条通路，这项研究已经完成，正在等待结果公布[72]。Wolpin等利用mTOR抑制药依维莫司单药治疗吉西他滨耐药的胰腺癌患者所得到的无进展生存和总生存分别为1.8个月和4.5个月[73]。另外一项利用依维莫司联合厄洛替尼治疗经治晚期胰腺癌患者的II期临床研究由于无效性和严重的不良反应而终止了[74]。mTOR家族成员西罗莫司在局部晚期或转移性胰腺癌患

者中的II期临床研究已经完成，结果尚未公布[75]。依维莫司联合索拉非尼治疗吉西他滨耐药的晚期实体瘤包括胰腺癌患者的I期和II期临床研究已经完成，也正在等待结果公布[76]。依维莫司联合吉西他滨治疗晚期胰腺癌患者的I/II期临床研究也已完成，结果尚未公布[49]。新型治疗靶点和药物列于表4中。

常用的口服抗糖尿病药物二甲双胍被证明可以激活腺苷单磷酸活化蛋白激酶（AMPK）。AMPK通过磷酸化和稳定肿瘤抑制基因TSC2抑制mTOR通路[86]。TKI耐药机制之一是mTOR通路的过度激活。阻断mTOR通路可能是逆转TKI耐药的良策。一项研究二甲双胍联合厄洛替尼和吉西他滨对比安慰剂治疗晚期胰腺癌患者疗效

表4 新型治疗药物总览

药物	分类	靶通路	参考文献
替吡法尼	法尼基转移酶抑制药	RAS，RAF，MEK	[66]
司美替尼	C-met抑制药		[77]
厄洛替尼	酪氨酸激酶抑制药	EGFR	[17]
依维莫司，替西罗莫司	MTOR抑制药	MTOR/PI3K/AKT/MEK	[49]
二甲双胍	AMPK激活药		[48]
MK-2206	AKT		[57]
RX-0201	AKT		[42]
XL765	PI3K/MTOR		[78]
BKM120	PI3K		[71]
MSC1936369D	MEK		[41]
维莫德吉	小分子Shh通路抑制药	Hedgehog	[34-36]
Saridegib（IPI-926）			[16]
LDE-225			[37]
R04929097	γ-分泌酶抑制药	Notch	
MK0752	γ-分泌酶抑制药		[39]
OMP59R5	Notch2/3抗体（antiSC）		[38]
伏立诺他	HDAC抑制药	HDAC	[51]
5-氮杂胞苷	DNA甲基转移酶抑制药	DNA甲基转移酶	[52]
AGS-1C4D4	前列腺干细胞抗原抗体	前列腺干细胞抗原	[80]
LY2157299	TGF-B 1型受体抑制药	TGF-β	[33]
达沙替尼，塞卡替尼	SRC，bcr-abl抑制药	SRC	[81-82]
奥拉帕尼，veliparib	PARP抑制药	PARP/BRCA/PALB2，Fanconi通路	[47,83]
伊匹单抗，nivolumab	检查点抑制药	免疫/抗CTLA-4，抗PD-1	[84-85]

TGF-β，转化生长因子β。

Ⅱ期随机临床试验正在进行[48]。

5 新型药物

胰腺癌一个独特的组织学特点为具有丰富的基质组织。这一主要的促结缔组织增生组织可能导致了药物弱渗透性，并成为治疗的一种保护屏障。这被认为是胰腺癌化疗耐药的一种机制[87]。Sonic hedgehog通路在刺激基质反应方面具有重要作用。维莫德吉是一种hedgehog抑制药，是第一个批准用于转移性皮肤基底细胞癌的药物[88]。维莫德吉联合吉西他滨和吉西他滨联合白蛋白紫杉醇治疗复发或晚期胰腺癌的不同研究正在进行中[34-36]。一项Ⅱ期随机临床试验研究了另一个hedgehog抑制药IPI-926或安慰剂联合吉西他滨治疗转移性胰腺癌患者的疗效[16]。这项研究已经结束，结果尚未公布。Hedgehog抑制药LDE225与FOLFIRINOX联合治疗未经治疗的晚期胰腺癌患者的研究正在进行[37]。

Notch通路被认为在胰腺癌癌变中发挥作用，而Notch配体和受体被证明在胰腺癌中高表达[89-90]。OMP-59R5是一个完全人源化单克隆抗体，其可以靶向作用于Notch2和Notch3受体。它可以下调Notch通路信号并且影响周细胞、肿瘤基质和微环境，且具有抗肿瘤干细胞的作用。ALPINE临床研究验证了OMP-59R5联合吉西他滨和白蛋白结合型紫杉醇一线治疗晚期胰腺癌的效果，早期Ⅰ期结果显示了患者良好的耐受性和治疗反应（PR=46%，DCR=77%）[91]。γ分泌酶可以导致Notch细胞内结构域的蛋白裂解和释放并且激活Notch信号通路。γ分泌酶抑制药RO4929097单药治疗未经治疗的转移性胰腺癌患者的Ⅱ期研究正在进行中[92]。另一种γ分泌酶抑制药MK0752和吉西他滨联合方案正在Ⅲ期和Ⅳ期胰腺癌患者中进行研究[39]。

组蛋白去乙酰化（HDAC）和DNA甲基化是导致抑癌基因沉默和肿瘤细胞增殖、生长和进展的两种主要表观遗传变化。伏立诺他是一种HDAC抑制药，一项Ⅰ期和Ⅱ期试验正在研究其与卡培他滨和放疗联合在局部晚期胰腺癌患者中的疗效[51]。胞嘧啶化学类似物5-氮杂胞嘧啶核苷可以抑制DNA甲基转移酶，一项Ⅰ期临床试验正在研究其与吉西他滨联合一线治疗晚期胰腺癌患者的疗效[52]。

TGF-B是基质反应的另一调控路径，而且TGF-B在激活胰腺癌基质反应、浸润、转移和促进血管生成方面发挥作用[93]。Trabedersen是一种反义寡脱氧核苷酸，可

以抑制TGF-B2表达，其在胰腺癌患者的二线治疗中显示出好的疗效和较少的不良反应（n=37；中位总生存期为13.4个月）[94]。一项研究吉西他滨联合TGF-β特异性1型受体抑制药LY2157299或安慰剂的Ⅱ期研究正在招募患者[33]。

胰腺癌富于肿瘤基质且有高水平的透明质酸。PEGPH20可以降解透明质酸，减少间质间流体压力从而促进药物运输[95-96]。已经证明当与细胞毒药物联合时，PEGPH20可以改善疗效。一项吉西他滨联合PEGPH20的ⅠB期临床研究已显示出较好的疗效，而吉西他滨联合白蛋白结合型紫杉醇联合或不联合PEGPH20（HALOZYME）和FOLFIRINOX联合或不联合PEGPH20（SWOG-NCI）的Ⅱ期和Ⅲ期临床研究正在计划中[97-98]。

DNA双链断裂（DSBs）主要通过同源重组修复，这一过程由维持基因组稳定和细胞存活的BRCA1和BRCA2蛋白介导[99]。当BRCA功能出现异常时，二磷酸腺苷核糖多聚酶（PARP）替代性通路将发挥修复DNA的主要作用。PARP是细胞增殖和DNA修复的关键性酶，其可介导DNA单链损伤修复（SSB）并使肿瘤细胞在DNA损伤后存活。PARP在BRCA突变或异常的肿瘤中代表一个很好的治疗靶点。抑制PARP-1活性可以防止DNA修复酶的募集并导致SSB损伤修复失败。DNA单链损伤聚集，DNA复制叉形成阻滞，并形成DNA双链损伤[100]。在PARP活性和BRCA1或BRCA2活性同时缺失的情况下，两种修复途径都失效；DNA的双链损伤无法得到修复。双链损伤可导致基因组不稳定性并最终导致细胞死亡。PARP抑制药已在BRCA突变的卵巢和乳腺癌患者中显示疗效[101-105]。5%~7%的胰腺癌患者有BRCA1或2的细胞突变。临床前研究显示BRCA2缺失的Capan-1胰腺癌细胞株对烷化剂和Parp抑制药敏感[106]。吉西他滨+顺铂±veliparib治疗BRCA 1-2和PALP-2突变的局部晚期或转移性胰腺癌患者的随机Ⅱ期临床研究正在进行中[47]。这项试验的第二部分是一个单臂Ⅱ期研究，正在既往接受治疗的胰腺癌患者中进行。表4列出了治疗晚期胰腺癌的新药物。

铂类药物直接与DNA结合并导致双链DNA损伤。BRCA1及其通路的功能异常与特异的DNA损伤修复缺陷有关，在动物模型中这导致了细胞对铂类药物敏感[107-108]。在与BRCA缺陷的患者具有相似特点的三阴性乳腺癌患者中，铂类药物显示出高的治疗反应率[109-110]。

6 免疫治疗

过去数年中，免疫治疗越来越多地在多种肿瘤中进行了研究。胰腺癌尚未满足的医疗需求促使研究者研究胰腺癌治疗新药当然也包括免疫治疗方式。在伊匹单抗治疗转移性恶性黑色素瘤的Ⅲ期临床研究第一批阳性结果公布后，人们对免疫治疗的兴趣日益增加。免疫治疗可被分为被动免疫疗法如利用抗体或体外生成的效应细胞和疫苗激活抗肿瘤反应。疫苗应用方式有多种。树突状细胞（DC）疫苗联合肿瘤抗原是应用DCs将肿瘤抗原呈递给效应T细胞。病毒或细菌DNA被插入人细胞以通过DNA疫苗来调节细胞介导的免疫反应。利用T细胞受体肽将肽类插入人细胞增加细胞介导的免疫反应。树突状细胞是最有效的抗原呈递细胞。它们可以通过激活T和B细胞引起高抗原反应。Kimura等证明DC疫苗联合淋巴因子激活的杀伤细胞治疗和化疗比单独应用DC疫苗或化疗可延长患者的总生存[111]。癌胚抗原（CEA）表达于上皮性恶性肿瘤和胰腺癌中。它是胰腺癌高表达抗原之一，可以与DCs联合应用于胰腺癌的疫苗治疗[112]。MUC1是胰腺癌高表达的另一个蛋白[113]。MUC1抗原联合DC疫苗治疗晚期胰腺癌Ⅰ期和Ⅱ期临床研究显示了很好的结果[114-115]。表达CEA和MUC1和共刺激分子的牛痘病毒的疫苗治疗晚期胰腺癌患者的Ⅰ期临床研究显示免疫反应患者有良好的耐受性和总生存获益[116]。但是在胰腺癌姑息治疗中，表达CEA和MUC1和共刺激分子的鸡痘病毒与化疗或最佳支持治疗相比未能改善总生存[117]。热休克蛋白是伴侣蛋白家族成员之一，其在应激情况下被诱导表达于所有物种中。热休克蛋白出现在细胞表面的HLA Ⅰ类复合体中。HSPPC-96是基于HSP的疫苗，该疫苗用于已手术的胰腺癌患者的小型临床研究中，患者对不良反应耐受性可且部分患者生存期延长[118]。

Algenpantucel-L是具有放射性的两种人同种异基因胰腺癌活细胞系的组合。这些细胞表达小鼠酶α-1，3-半乳糖转移酶（α-GT）可指导此类细胞进行表面蛋白α-半乳糖抗原决定簇和糖脂的合成。α-Ga1抗原决定簇不在人细胞中表达，但是人细胞中含有大量α-Ga1抗体[119]。在algenpantucel-L中的α-Ga1抗体和α-Ga1抗原决定簇激活针对algenpantucel-L细胞的补体介导的细胞溶解作用和抗体依赖的细胞介导细胞毒性作用[120]。Algenpantucel联合放疗及5-FU和吉西他滨辅助治疗胰腺癌术后患者得到的1年无病生存率和总生存率分别为62%和86%，达到主要

和次要研究终点[121]。辅助治疗研究的良好结果促使研究者开始关注胰腺癌的疫苗研究。粒细胞单核细胞集落刺激因子（GM-CSF）是一种能够动员单核细胞、嗜酸性粒细胞和淋巴细胞到达肿瘤部位有效的细胞因子。早期的研究证明了GM-CSF疫苗在可手术胰腺癌患者中有效，而GM-CSF在转移性胰腺癌患者中的临床研究正在进行中[122]。

K-ras突变见于超过90%的胰腺癌患者中[123]。K-ras突变是肿瘤细胞特异的，正常细胞中无该突变。这些突变可成为T细胞介导的细胞毒性的靶点。一项Ⅰ/Ⅱ期临床研究证明，与无免疫反应患者相比，合成的突变ras多肽联合GM-CSF可延长免疫反应的晚期胰腺癌患者的总生存（5个月 vs. 2个月）[124]。中位生存在免疫反应的术后胰腺癌患者中也延长了（10年中位总生存率：20% vs. 0%）。

端粒酶是一种核苷酸酶，几乎表达于所有癌细胞中但正常细胞不表达[125]。端粒酶可维持染色体末端端粒稳定性。端粒酶通常在癌细胞中被激活，且在胰腺癌细胞中表达[126]。一项Ⅰ~Ⅱ期研究证明端粒酶肽疫苗GV1001联合GM-CSF可以延长未经切除的胰腺癌患者的生存期[127]。然而，一项对比GV1001序贯吉西他滨与吉西他滨单药的Ⅲ期临床研究由于在未手术的胰腺癌患者中缺乏生存获益而被终止[128-129]。另外一项卡培他滨联合吉西他滨联合或不联合GM-CSF和GV1001治疗局部晚期或转移性胰腺癌患者的Ⅲ期临床研究已经结束，正在等待结果公示[130]。表5概括了正在进行的Ⅱ期疫苗临床研究。

胰腺癌是免疫静止的肿瘤之一。效应T细胞浸润不是胰腺癌的自然反应。但是免疫系统可以被激活。一项Ⅰ期临床研究证明吉西他滨联合可激活T细胞的CD40激活剂可以降低晚期胰腺癌患者的肿瘤负荷[150]。Zheng等在一个3臂试验中研究了疫苗联合或不联合低剂量静脉注射环磷酰胺或口服环磷酰胺节拍化疗新辅助或辅助治疗胰腺癌患者的疗效[151]。环磷酰胺是用来清除调节性T细胞的。在接受疫苗治疗患者的手术标本中发现了肿瘤内和肿瘤周淋巴聚集[152]。胰腺癌中的淋巴聚集包括有组织的T和B细胞区域及生发中心样结构。PD-L1表达和PD-1阳性细胞在淋巴聚集区而非无T细胞浸润的胰腺癌中增多。疫苗可诱导非免疫源性肿瘤产生肿瘤浸润性淋巴细胞。这些肿瘤浸润性淋巴细胞可以分泌IFN-γ和其他细胞因子上调PD-1和PD-L1通路。但是肿瘤细胞中疫苗诱导的T细胞可能通过抑制机制而被下调。因此疫苗

表5　晚期胰腺癌正在进行的II期和III期疫苗临床研究

靶点		期	样本量	治疗线数	治疗	参考文献
端粒酶	晚期	III	1 110	1线	卡培他滨+吉西他滨±GMCSF+GV1001	[130]
CEA, MUC1	晚期	III	250	2线（吉西他滨治疗失败后）	PANVAC-F vs.最佳支持治疗 vs.化疗	[131]
Alpha-Gal	边缘可切除/局部晚期不可切除	III	280	1线/2线和辅助治疗	FOLFIRINOX + Algenpantucel-L→进展；吉西他滨+白蛋白结合型紫杉醇 + Algenpantucel-L→无远处转移；5-FU/卡培他滨+放疗+Algenpantucel-L	[132]
GMCSF转导的肿瘤细胞	转移性	II	92	维持	FOLFIRINOX（如果未进展）→伊匹单抗+GVAX	[133]
GMCSF转导的肿瘤细胞	转移	II	90	1线/2线	GVAX+环磷酰胺或GVAX+环磷酰胺+CRS-207（减毒产单核细胞李斯特菌）	[134]
GMCSF转导的肿瘤细胞	转移	II	240	2线或以上	GVAX+环磷酰胺+CRS-207 or CRS207 或吉西他滨/卡他滨/5-FU/伊立替康/厄洛替尼	[135]
CEA	晚期/转移	I／II	28	2线或以上	AVX701	[136]
肿瘤细胞	晚期	II	40	1线或以上	干扰素α或治疗的肿瘤细胞疫苗+粒细胞-巨噬细胞集落刺激因子+环磷酰胺	[137]
肿瘤细胞	晚期	II	14	1线或以上	干扰素α治疗的肿瘤细胞疫苗+粒细胞-巨噬细胞集落刺激因子+环磷酰胺	[138]
CEA	晚期/转移	II	24	1线或以上	ALVAC-CEA+IL-2+粒细胞-巨噬细胞集落刺激因子	[139]
RAS	II／III／IV期	II	NA	1线或以上	DETOX-PC+IL-2+粒细胞-巨噬细胞集落刺激因子	[140]
CEA肽-1-6D	II／III／IV期	II	7	维持治疗	标准tx（如果未进展）→Cap1-6-D+粒细胞-巨噬细胞集落刺激因子+弗氏不完全佐剂	[141]
肿瘤细胞	II／III／IV期	II	NA	1线或以上	同种异基因肿瘤细胞疫苗（与干扰素α共孵育）+粒细胞-巨噬细胞集落刺激因子+环磷酰胺	[138]
质粒DNA胰腺癌细胞	III／IV期	II	60	1线或维持治疗	疫苗+环磷酰胺+粒细胞-巨噬细胞集落刺激因子	[142]
MUC1	辅助/不可切除	II	25	1线	疫苗（MUC-1抗原+SB AS-2佐剂）	[143]
CEA/修饰的CEA	辅助/局部晚期	II	15	辅助/1线治疗	疫苗（CEA肽（修饰的CEA-CAP1-6D）	[144]
VEGFR1和VEGFR2抗原决定簇	局部晚期/转移	I／II	17	1线	疫苗（VEGFR1-1084, VEGFR2-169）+吉西他滨	[145]
肿瘤干细胞	转移	I／II	40	1线或以上	肿瘤干细胞疫苗	[146]
生存素（HLA-A1, A2, B35）	转移	I／II	70	1线或以上	生存素HLA-A1, A2, B35抗原决定簇疫苗	[147]
树突状细胞	不可切除	I／II	30	1线或以上	肿瘤内树突状细胞疫苗	[148]
质粒DNA（DTA-H19）	局部晚期	II	70	1线	肿瘤内BC-819（抗DTA-H19质粒DNA疫苗）	[149]

必须与能够调节这些抑制机制和激活T细胞反应的药物同时应用。在临床前胰腺癌模型中，抗PD-1抗体被证明能够增强疫苗诱导的对间皮蛋白抗原决定簇有活性的肿瘤特异浸润性淋巴细胞的浸润[153]。

调节调控性通路可能是增加疫苗在胰腺癌中疗效的另一策略。伊匹单抗，一种抗CTLA4抗体（诱导剂量为10 mg/kg，每3周1次，共4周期，如果22周疗效评价为稳定或更好治疗反应则每12周维持用药1次）单独或与疫苗联合应用于转移性胰腺癌患者的疗效在一项ⅠB期试验中进行了研究[154]。接受了两线或更多线数化疗的30例转移性胰腺癌患者被纳入这项研究。接受伊匹单抗+GVAX治疗的患者比接受伊匹单抗单药治疗的患者总生存延长（5.5个月 vs. 3.3个月）。12个月总生存和治疗反应率在联合组也得到提高（分别为27% vs. 7%和45% vs. 0%）。研究发现总生存与CD8+，间皮特异T细胞数量相关。基于上述有前景的研究结果，这一方案的Ⅱ期临床研究正在进行。同时靶向治疗检查点通路可能是增加疗效的另一选择。抗PD-1药物nivolumab和抗CTLA-4药物伊匹单抗同时应用治疗恶性黑色素瘤患者，与伊匹单抗单药临床研究相比，联合用药提高治疗反应率的同时也增加了毒性（治疗反应率为40% vs. 32%，3~5级毒性发生率为14% vs. 51%）[155-156]。考虑到胰腺癌微环境中T细胞数量少，联合这些免疫检查点通路调节剂可能不是一个可获益的策略，因为这会增加毒性作用。产单核细胞李斯特菌、多肽、DNA和DC的疫苗是新型疫苗，可能会更好地诱导T细胞。疫苗和免疫检查点抑制药如抗CTLA-4抗体和GVAX及抗PD-1抗体联合GVAX/李斯特菌加强免疫是新兴的联合治疗策略。针对甲基化的低甲基化策略可能释放抗炎信号，而且与免疫检查点抑制药联合可能会增加疗效。设计靶向于胰腺癌抗原的T细胞是治疗晚期胰腺癌的另一新兴治疗领域。

联合两种疫苗可能是增加疗效的另一策略。GVAX是一种全部胰腺癌细胞接受放射处理并与GMCF共孵育的DC疫苗。CRS 207是李斯特菌为基础的疫苗，肿瘤特异抗原间皮素被插入李斯特菌的染色体，而两个致病性基因（actA，inlB）则被敲除。李斯特菌是一种细胞内微生物，它可以在抗原呈递细胞中分泌和表达肿瘤抗原。有效的固有和抗原特异的适应性免疫反应由此产生。GVAX被单独或与CRS207联合应用于治疗既往化疗失败或拒绝化疗的晚期胰腺癌患者（2 vs. 1随机；n=90）[85]。与GVAX单药组相比，联合组的中位总生存

增加（6.1个月 vs. 3.9个月，P=0.0172，HR=0.59）。总生存获益在作为3线治疗的患者中更为明显（5.7个月 vs. 3.9个月，P=0.0003，HR=0.29）。免疫治疗可能与不同的联合治疗如化疗和靶向治疗有协同作用。

一项关于吉西他滨联合或不联合AGS-1C4D4[一种针对前列腺干细胞抗原（PSCA）的完全人源化单克隆抗体]的Ⅱ期随机临床研究显示在转移性胰腺癌中联合组（n=133；60.9%）比吉西他滨组（n=63；44.4%）有更好的6个月生存率[157]。联合组中位生存和治疗反应率也提高（分别为7.6个月 vs. 7.6个月和21.6% vs. 13.1%）。PSCA阳性亚组中6个月生存率提高（79.5% vs. 57.1%）

免疫治疗可能是胰腺癌治疗一个有前景的治疗选择。免疫治疗没有常规化疗药物潜在的不良反应，但是有类似自身免疫现象的特异毒性。在转移性胰腺癌中没有显示免疫治疗获益的Ⅲ期临床数据。胰腺癌细胞缺乏特异性抗原和胰腺癌免疫静止的微环境是免疫治疗策略研究的困难。联合主动和被动免疫治疗、靶向治疗和传统化疗可能是增加疗效的重要策略。

总之，FOLFIRINOX和吉西他滨+白蛋白结合型紫杉醇是一线治疗的新的标准联合方案。但是临床上，它们可以用于任何疾病状态。吉西他滨联合白蛋白结合型紫杉醇可能耐受性更好，因此可以用于身体状态不同的患者。不同靶向药物联合这两种标准化疗方案的临床试验正在进行。二线和三线治疗的相关数据逐渐增加。靶向于细胞间质、免疫途径和炎症的药物正在开发中。

声明

本文作者宣称无任何利益冲突。

参考文献

[1] Siegel R, Naishadham D, Jemal A. Cancer statistics, 2012. CA Cancer J Clin 2012; 62: 10-29.

[2] Saif MW. Pancreatic neoplasm in 2011: an update. JOP 2011; 12: 316-321.

[3] Bilimoria KY, Bentrem DJ, Ko CY, et al. National failure to operate on early stage pancreatic cancer. Ann Surg 2007; 246: 173-180.

[4] Mayo SC, Nathan H, Cameron JL, et al. Conditional survival in patients with pancreatic ductal adenocarcinoma resected with curative intent. Cancer 2012; 118: 2674-2681.

[5] Conroy T, Desseigne F, Ychou M, et al. FOLFIRINOX versus gemcitabine for metastatic pancreatic cancer. N Engl J Med 2011;

364: 1817-1825.

[6] Von Hoff DD, Ervin T, Arena FP, et al. Increased survival in pancreatic cancer with nab-paclitaxel plus gemcitabine. N Engl J Med 2013; 369: 1691-1703.

[7] Burris HA 3rd, Moore MJ, Andersen J, et al. Improvements in survival and clinical benefit with gemcitabine as first-line therapy for patients with advanced pancreas cancer: a randomized trial. J Clin Oncol 1997; 15: 2403-2413.

[8] Hidalgo M. Pancreatic cancer. N Engl J Med 2010; 362: 1605-1617.

[9] Heinemann V, Haas M, Boeck S. Systemic treatment of advanced pancreatic cancer. Cancer Treat Rev 2012; 38: 843-853.

[10] Warsame R, Grothey A. Treatment options for advanced pancreatic cancer: a review. Expert Rev Anticancer Ther 2012; 12: 1327-1336.

[11] Zafar SF, El-Rayes BF. Chemotherapeutic Strategies in Advanced or Metastatic Pancreatic Adenocarcinoma. Am J Clin Oncol 2012. [Epub ahead of print].

[12] Catenacci DVT, Bahary N, Edelman MJ, et al. A phase IB/ randomized phase II study of gemcitabine (G) plus placebo (P) or vismodegib (V), a hedgehog (Hh) pathway inhibitor, in patients (pts) with metastatic pancreatic cancer (PC): Interim analysis of a University of Chicago phase II consortium study. 2012 ASCO Annual Meeting Abstract No: 4022.

[13] Deplanque D, Demarchi D, Hebbar M, et al. Masitinib in nonresectable pancreatic cancer: Results of a phase III randomized placebo-controlled trial. J Clin Oncol 2013; 31: abstr 158.

[14] Gonçalves A, Gilabert M, François E, et al. BAYPAN study: a double-blind phase III randomized trial comparing gemcitabine plus sorafenib and gemcitabine plus placebo in patients with advanced pancreatic cancer. Ann Oncol 2012; 23: 2799-2805.

[15] Gemcitabine and AMG 479 in Metastatic Adenocarcinoma of the Pancreas. NCT01231347.

[16] A Study Evaluating IPI-926 in Combination With Gemcitabine in Patients With Metastatic Pancreatic Cancer. NCT01130142.

[17] Moore MJ, Goldstein D, Hamm J, et al. Erlotinib plus gemcitabine compared with gemcitabine alone in patients with advanced pancreatic cancer: a phase III trial of the National Cancer Institute of Canada Clinical Trials Group. J Clin Oncol 2007; 25: 1960-1966.

[18] Cunningham D, Chau I, Stocken DD, et al. Phase III randomized comparison of gemcitabine versus gemcitabine plus capecitabine in patients with advanced pancreatic cancer. J Clin Oncol 2009; 27: 5513-5518.

[19] Heinemann V, Boeck S, Hinke A, et al. Meta-analysis of randomized trials: evaluation of benefit from gemcitabine-based

combination chemotherapy applied in advanced pancreatic cancer. BMC Cancer 2008; 8: 82.

[20] Feig C, Gopinathan A, Neesse A, et al. The pancreas cancer microenvironment. Clin Cancer Res 2012; 18: 4266-4276.

[21] Neesse A, Michl P, Frese KK, et al. Stromal biology and therapy in pancreatic cancer. Gut 2011; 60: 861-868.

[22] Von Hoff DD, Ramanathan RK, Borad MJ, et al. Gemcitabine plus nab-paclitaxel is an active regimen in patients with advanced pancreatic cancer: a phase I/II trial. J Clin Oncol 2011; 29: 4548-4554.

[23] Garrido-Laguna I, Uson M, Rajeshkumar NV, et al. Tumor engraftment in nude mice and enrichment in stroma- related gene pathways predict poor survival and resistance to gemcitabine in patients with pancreatic cancer. Clin Cancer Res 2011; 17: 5793-5800.

[24] Cubillo A, Calles A, López-Casas PP, et al. Feasibility to obtain a chemogram in circulating tumorigenic cells to guide further treatments in refractory solid tumors. J Clin Oncol 2012; 30: abstr 3066.

[25] Von Hoff DD, Stephenson JJ Jr, Rosen P, et al. Pilot study using molecular profiling of patients' tumors to find potential targets and select treatments for their refractory cancers. J Clin Oncol 2010; 28: 4877-4883.

[26] A Study of Therapy Selected by Molecular/Metabolic Profiling in Patients With Previously Treated Metastatic Pancreatic Cancer. NCT01196247.

[27] Sangar V, Ricigliano M, O'Reilly EM et al. Use of pharmacogenomic modeling in pancreatic cancer for prediction of chemotherapy response and resistance. J Clin Oncol 2013; 31: abstr 142.

[28] Gemcitabine and ON 01910.Na in Previously Untreated Metastatic Pancreatic Cancer. NCT01360853.

[29] Clinical Trial Testing TH-302 in Combination With Gemcitabine in Previously Untreated Subjects With Metastatic or Locally Advanced Unresectable Pancreatic Adenocarcinoma. NCT01746979.

[30] A Study to See if hENT1 Testing on Tumour Tissue Can Predict Response to Treatment With Gemcitabine Chemotherapy and if a Different Chemotherapy Called FOLFOX is Better Than Gemcitabine in Metastatic Pancreas Cancer. NCT01586611.

[31] PEGPH20 Plus Nab-Paclitaxel Plus Gemcitabine Compared With Nab-Paclitaxel Plus Gemcitabine in Subjects With Stage IV Untreated Pancreatic Cancer. NCT01839487.

[32] M402 in Combination With Nab-Paclitaxel and Gemcitabine in Pancreatic Cancer. NCT01621243.

[33] A Study in Metastatic Cancer and Advanced or Metastatic Unresectable Pancreatic Cancer. NCT01373164.

[34] Hedgehog Inhibitors for Metastatic Adenocarcinoma of the

Pancreas. NCT01088815.

[35] Gemcitabine Hydrochloride With or Without Vismodegib in Treating Patients With Recurrent or Metastatic Pancreatic Cancer. NCT01064622.

[36] Vismodegib and Gemcitabine Hydrochloride in Treating Patients With Advanced Pancreatic Cancer. NCT01195415.

[37] LDE225 With Fluorouracil, Leucovorin, Oxaliplatin, and Irinotecan for Untreated Advanced Pancreatic Cancer. NCT01485744.

[38] A Phase 1b/2 Study of OMP-59R5 in Combination With Nab-Paclitaxel and Gemcitabine in Subjects With Previously Untreated Stage IV Pancreatic Cancer. NCT01647828.

[39] MK0752 and Gemcitabine Hydrochloride in Treating Patients With Stage III and IV Pancreatic Cancer That Cannot Be Removed by Surgery. NCT01098344

[40] Phase II Trial Of Gemcitabine Plus Nab-Paclitaxel +/- OGX-427 In Patients With Metastatic Pancreatic Cancer. NCT01844817.

[41] Trial of Gemcitabine With or Without MSC1936369B in Pancreatic Cancer. NCT01016483.

[42] A Safety and Efficacy Study of RX-0201 Plus Gemcitabine in Metastatic Pancreatic Cancer. NCT01028495.

[43] Afatinib as Cancer Therapy for Exocrine Pancreatic Tumours. NCT01728818.

[44] A Clinical Trial of Anti-Angiogenic Drug Combination Tl-118 for Pancreatic Cancer Patients Who Are Starting Gemcitabine Treatment. NCT01509911.

[45] A Phase 2 Study of LY2495655 in Participants With Pancreatic Cancer. NCT01505530.

[46] Carboplatin and Paclitaxel With or Without Viral Therapy in Treating Patients With Recurrent or Metastatic Pancreatic Cancer. NCT01280058.

[47] Gemcitabine Hydrochloride and Cisplatin With or Without Veliparib or Veliparib Alone in Patients With Locally Advanced or Metastatic Pancreatic Cancer. NCT01585805.

[48] Metformin Combined With Chemotherapy for Pancreatic Cancer. NCT01210911.

[49] Treatment of Patients Suffering From a Progressive Pancreas Carcinoma With Everolimus (RAD001) and Gemcitabine. NCT00560963.

[50] Combination Chemotherapy With or Without Metformin Hydrochloride in Treating Patients With Metastatic Pancreatic Cancer. NCT01167738.

[51] Vorinostat in Combination With Radiation Therapy and Infusional Fluorouracil (5-FU) in Patients With Locally Advanced Adenocarcinoma of the Pancreas. NCT00948688.

[52] Phase I Trial of 5-Azacitidine Plus Gemcitabine in Patients With Advanced Pancreatic Cancer. NCT01167816.

[53] Pelzer U, Schwaner I, Stieler J, et al. Best supportive care (BSC) versus oxaliplatin, folinic acid and 5-fluorouracil (OFF) plus BSC in patients for second-line advanced pancreatic cancer: a phase III-study from the German CONKO-study group. Eur J Cancer 2011; 47: 1676-1681.

[54] Study of MM-398 With or Without 5-Fluorouracil and Leucovorin, Versus 5-Fluorouracil and Leucovorin in Patients With Metastatic Pancreatic Cancer. NCT01494506.

[55] Study of Ruxolitinib in Pancreatic Cancer Patients. NCT01423604.

[56] Glufosfamide Versus 5-FU in Second Line Metastatic Pancreatic Cancer. NCT01954992.

[57] Selumetinib and Akt Inhibitor MK2206 or mFOLFOX Therapy Comprising Oxaliplatin and Fluorouracil in Treating Patients With Metastatic Pancreatic Cancer Previously Treated With Chemotherapy. NCT01658943.

[58] Selumetinib and Erlotinib Hydrochloride in Treating Patients With Locally Advanced or Metastatic Pancreatic Cancer. NCT01222689.

[59] Sorafenib Tosylate and Everolimus in Treating Patients With Advanced Solid Tumors and Metastatic Pancreatic Cancer That Does Not Respond to Gemcitabine Hydrochloride. NCT00981162.

[60] Stepanski EJ, Reyes C, Walker MS, et al. The association of rash severity with overall survival: findings from patients receiving erlotinib for pancreatic cancer in the community setting. Pancreas 2013; 42: 32-36.

[61] Philip PA, Benedetti J, Corless CL, et al. Phase III study comparing gemcitabine plus cetuximab versus gemcitabine in patients with advanced pancreatic adenocarcinoma: Southwest Oncology Group-directed intergroup trial S0205. J Clin Oncol 2010; 28: 3605-3610.

[62] Van Cutsem E, Vervenne WL, Bennouna J, et al. Phase III trial of bevacizumab in combination with gemcitabine and erlotinib in patients with metastatic pancreatic cancer. J Clin Oncol 2009; 27: 2231-2237.

[63] Strumberg D, Schultheis B, Ebert MP, et al. Phase II, randomized, double-blind placebo-controlled trial of nimotuzumab plus gemcitabine compared with gemcitabine alone in patients (pts) with advanced pancreatic cancer (PC). J Clin Oncol 2013; 31: abstr 4009.

[64] Kindler HL, Ioka T, Richel DJ, et al. Axitinib plus gemcitabine versus placebo plus gemcitabine in patients with advanced pancreatic adenocarcinoma: a double-blind randomised phase 3 study. Lancet Oncol 2011; 12: 256-262.

[65] Kindler HL, Wroblewski K, Wallace JA, et al. Gemcitabine plus sorafenib in patients with advanced pancreatic cancer: a phase II trial of the University of Chicago Phase II Consortium. Invest New Drugs 2012; 30: 382-386.

[66] Van Cutsem E, van de Velde H, Karasek P, et al. Phase III trial of gemcitabine plus tipifarnib compared with gemcitabine plus placebo in advanced pancreatic cancer. J Clin Oncol 2004; 22: 1430-1438.

[67] Deplanque G, Hebbar M, Flynn PJ, et al. masitinib in nonresectable pancreatic cancer: Results of a phase III randomized placebo-controlled trial. J Clin Oncol 2013; 31: abstr 158.

[68] Bramhall SR, Schulz J, Nemunaitis J, et al. A double-blind placebo-controlled, randomised study comparing gemcitabine and marimastat with gemcitabine and placebo as first line therapy in patients with advanced pancreatic cancer. Br J Cancer 2002; 87: 161-167.

[69] Philip PA, Goldman BH, Ramanathan RK, et al. Phase I randomized phase II trial of gemcitabine, erlotinib, and cixutumumab versus gemcitabine plus erlotinib as first-line treatment in patients with metastatic pancreatic cancer (SWOG-0727). J Clin Oncol 2012; 30: abstr 198.

[70] Infante JR, Somer BG, Park JO, et al. A randomized, double-blind, placebo-controlled trial of trametinib, a MEK inhibitor, in combination with gemcitabine for patients with untreated metastatic adenocarcinoma of the pancreas. J Clin Oncol 2013; 31: abstr 291.

[71] BKM120 + mFOLFOX6 in Advanced Solid Tumors With Expansion Cohort Pancreatic Cancer. NCT01571024.

[72] Safety, Pharmacokinetics and Pharmacodynamics of BEZ235 Plus MEK162 in Selected Advanced Solid Tumor Patients. NCT01337765.

[73] Wolpin BM, Hezel AF, Abrams T, et al. Oral mTOR inhibitor everolimus in patients with gemcitabine-refractory metastatic pancreatic cancer. J Clin Oncol 2009; 27: 193-198.

[74] Erlotinib and RAD001 (Everolimus) in Patients With Previously Treated Advanced Pancreatic Cancer. NCT00640978.

[75] CCI-779 in Treating Patients With Locally Advanced or Metastatic Pancreatic Cancer. NCT00075647.

[76] Sorafenib Tosylate and Everolimus in Treating Patients With Advanced Solid Tumors and Metastatic Pancreatic Cancer That Does Not Respond to Gemcitabine Hydrochloride. NCT00981162.

[77] Chung VM, McDonough S, Philip PA, et al. SWOG S1115: Randomized phase II clinical trial of selumetinib (AZD6244; ARRY 142886) hydrogen sulfate (NSC-748727) and MK-2206 (NSC-749607) versus mFOLFOX in patients withmetastatic pancreatic cancer after prior chemotherapy. J Clin Oncol 2013; 31: TPS4145.

[78] Safety Study of XL765 (SAR245409) in Combination With Erlotinib in Adults With Solid Tumors. NCT00777699.

[79] Gamma-Secretase Inhibitor RO4929097 and Gemcitabine Hydrochloride in Treating Patients With Advanced Solid Tumors. NCT01145456.

[80] A Study of AGS-1C4D4 Given in Combination With Gemcitabine in Subjects With Metastatic Pancreatic Cancer. NCT00902291.

[81] Chee CE, Krishnamurthi S, Nock CJ, et al. Phase II study of dasatinib (BMS-354825) in patients with metastatic adenocarcinoma of the pancreas. Oncologist 2013; 18: 1091-1092.

[82] Renouf DJ, Moore MJ, Hedley D, et al. A phase I/II study of the Src inhibitor saracatinib (AZD0530) in combination with gemcitabine in advanced pancreatic cancer. Invest New Drugs 2012; 30: 779-786.

[83] Study to Assess the Safety & Tolerability of a PARP Inhibitor in Combination With Gemcitabine in Pancreatic Cancer. NCT00515866.

[84] Le DT, Lutz E, Uram JN, et al. Evaluation of ipilimumab in combination with allogeneic pancreatic tumor cells transfected with a GM-CSF gene in previously treated pancreatic cancer. J Immunother 2013; 36: 382-389.

[85] A Phase 1/2, Open-label Study of Nivolumab Monotherapy or Nivolumab Combined With Ipilimumab in Subjects With Advanced or Metastatic Solid Tumors. NCT01928394.

[86] Pollak M. Metformin and pancreatic cancer: a clue requiring investigation. Clin Cancer Res 2012; 18: 2723-2725.

[87] Neesse A, Michl P, Frese KK, et al. Stromal biology and therapy in pancreatic cancer. Gut 2011; 60: 861-868.

[88] Von Hoff DD, LoRusso PM, Rudin CM, et al. Inhibition of the hedgehog pathway in advanced basal-cell carcinoma. N Engl J Med 2009; 361: 1164-1172.

[89] Ristorcelli E, Lombardo D. Targeting Notch signaling in pancreatic cancer. Expert Opin Ther Targets 2010; 14: 541-552.

[90] Sjölund J, Manetopoulos C, Stockhausen MT, et al. The Notch pathway in cancer: differentiation gone awry. Eur J Cancer 2005; 41: 2620-2629.

[91] O'Reilly EM, Smith LS, Bendell JC, et al. Phase Ib of anticancer stem cell antibody OMP-59R5 (anti-Notch2/3) in combination with nab-paclitaxel and gemcitabine (Nab-P+Gem) in patients (pts) with untreated metastatic pancreatic cancer (mPC). J Clin Oncol 2014; 32: abstr 220.

[92] Gamma-Secretase/Notch Signalling Pathway Inhibitor RO4929097 in Treating Patients With Previously Treated Metastatic Pancreatic Cancer. NCT01232829.

[93] Fuxe J, Karlsson MC. TGF-β-induced epithelial-mesenchymal transition: a link between cancer and inflammation. Semin Cancer Biol 2012; 22: 455-461.

[94] Oettle H, Seufferlein T, Luger T, et al. Final results of a phase I/II study in patients with pancreatic cancer, malignant

melanoma, and colorectal carcinoma with trabedersen. J Clin Oncol 2012; 30: abstr 4034.

[95] Provenzano PP, Cuevas C, Chang AE, et al. Enzymatic targeting of the stroma ablates physical barriers to treatment of pancreatic ductal adenocarcinoma. Cancer Cell 2012; 21: 418-429.

[96] Thompson CB, Shepard HM, O'Connor PM, et al. Enzymatic depletion of tumor hyaluronan induces antitumor responses in preclinical animal models. Mol Cancer Ther 2010; 9: 3052-3064.

[97] Hingorani SR, Harris WP, Beck JT, et al. A phase Ib study of gemcitabine plus PEGPH20 (pegylated recombinant human hyaluronidase) in patients with stage IV previously untreated pancreatic cancer. J Clin Oncol 2013; 31: abstr 4010.

[98] S1313, Phase IB/II Randomized Study of MFOLFIRINOX + PEGPH20 Vs MFOLFIRINOX Alone in Patients With Good Performance Status Metastatic Pancreatic Adenocarcinoma. NCT01959139.

[99] Turner N, Tutt A, Ashworth A. Hallmarks of 'BRCAness' in sporadic cancers. Nat Rev Cancer 2004; 4: 814-819.

[100] Helleday T, Bryant HE, Schultz N. Poly(ADP-ribose) polymerase (PARP-1) in homologous recombination and as a target for cancer therapy. Cell Cycle 2005; 4: 1176-1178.

[101] Friedenson B. BRCA1 and BRCA2 pathways and the risk of cancers other than breast or ovarian. MedGenMed 2005; 7: 60.

[102] Ferrone CR, Tang LH, Tomlinson J, et al. Determining prognosis in patients with pancreatic endocrine neoplasms: can the WHO classification system be simplified? J Clin Oncol 2007; 25: 5609-5615.

[103] Couch FJ, Johnson MR, Rabe KG, et al. The prevalence of BRCA2 mutations in familial pancreatic cancer. Cancer Epidemiol Biomarkers Prev 2007; 16: 342-346.

[104] McCabe N, Lord CJ, Tutt AN, et al. BRCA2-deficient CAPAN-1 cells are extremely sensitive to the inhibition of Poly (ADP-Ribose) polymerase: an issue of potency. Cancer Biol Ther 2005; 4: 934-936.

[105] Goggins M, Schutte M, Lu J, et al. Germline BRCA2 gene mutations in patients with apparently sporadic pancreatic carcinomas. Cancer Res 1996; 56: 5360-5364.

[106] Liu X, Shi Y, Maag DX, et al. Iniparib nonselectively modifies cysteine-containing proteins in tumor cells and is not a bona fide PARP inhibitor. Clin Cancer Res 2012; 18: 510-523.

[107] Martin LP, Hamilton TC, Schilder RJ. Platinum resistance: the role of DNA repair pathways. Clin Cancer Res 2008; 14: 1291-1295.

[108] Kelland L. The resurgence of platinum-based cancer chemotherapy. Nat Rev Cancer 2007; 7: 573-584.

[109] Byrski T, Gronwald J, Huzarski T, et al. Pathologic complete response rates in young women with BRCA1-positive breast cancers after neoadjuvant chemotherapy. J Clin Oncol 2010; 28: 375-379.

[110] Silver DP, Richardson AL, Eklund AC, et al. Efficacy of neoadjuvant Cisplatin in triple-negative breast cancer. J Clin Oncol 2010; 28: 1145-1153.

[111] Kimura Y, Tsukada J, Tomoda T, et al. Clinical and immunologic evaluation of dendritic cell-based immunotherapy in combination with gemcitabine and/or S-1 in patients with advanced pancreatic carcinoma. Pancreas 2012; 41: 195-205.

[112] Morse MA, Nair SK, Boczkowski D, et al. The feasibility and safety of immunotherapy with dendritic cells loaded with CEA mRNA following neoadjuvant chemoradiotherapy and resection of pancreatic cancer. Int J Gastrointest Cancer 2002; 32: 1-6.

[113] Kotera Y, Fontenot JD, Pecher G, et al. Humoral immunity against a tandem repeat epitope of human mucin MUC-1 in sera from breast, pancreatic, and colon cancer patients. Cancer Res 1994; 54: 2856-2860.

[114] Ramanathan RK, Lee KM, McKolanis J, et al. Phase I study of a MUC1 vaccine composed of different doses of MUC1 peptide with SB-AS2 adjuvant in resected and locally advanced pancreatic cancer. Cancer Immunol Immunother 2005; 54: 254-264.

[115] Rong Y, Qin X, Jin D, et al. A phase I pilot trial of MUC1-peptide-pulsed dendritic cells in the treatment of advanced pancreatic cancer. Clin Exp Med 2012; 12: 173-180.

[116] Kaufman HL, Kim-Schulze S, Manson K, et al. Poxvirus-based vaccine therapy for patients with advanced pancreatic cancer. J Transl Med 2007; 5: 60.

[117] Therion Reports Results of Phase 3 PANVAC-VF Trial and Announces Plans for Company Sale. PR Newswire 28 June. Available online: http://www.prnewswire.com/news-releases/therion-reports-results-of-phase-3-panvac-vf-trial-and-announces-plans-for-company-sale-56997582.html

[118] Maki RG, Livingston PO, Lewis JJ, et al. A phase I pilot study of autologous heat shock protein vaccine HSPPC-96 in patients with resected pancreatic adenocarcinoma. Dig Dis Sci 2007; 52: 1964-1972.

[119] Galili U, Shohet SB, Kobrin E, et al. Man, apes, and Old World monkeys differ from other mammals in the expression of alpha-galactosyl epitopes on nucleated cells. J Biol Chem 1988; 263: 17755-17762.

[120] Rossi GR, Mautino MR, Unfer RC, et al. Effective treatment of preexisting melanoma with whole cell vaccines expressing alpha(1,3)-galactosyl epitopes. Cancer Res 2005; 65: 10555-10561.

[121] Rossi GR, Hardcare JM, Mulcahy MF, et al. Effect of algenpantucel-L immunotherapy for pancreatic cancer on anti-

mesothelin antibody titers and correlation with improved overall survival. J Clin Oncol 2013; 31: abstr 3007.

[122] Lutz E, Yeo CJ, Lillemoe KD, et al. A lethally irradiated allogeneic granulocyte-macrophage colony stimulating factor-secreting tumor vaccine for pancreatic adenocarcinoma. A Phase II trial of safety, efficacy, and immune activation. Ann Surg 2011; 253: 328-335.

[123] Almoguera C, Shibata D, Forrester K, et al. Most human carcinomas of the exocrine pancreas contain mutant c-K-ras genes. Cell 1988; 53: 549-554.

[124] Gjertsen MK, Buanes T, Rosseland AR, et al. Intradermal ras peptide vaccination with granulocyte-macrophage colony-stimulating factor as adjuvant: Clinical and immunological responses in patients with pancreatic adenocarcinoma. Int J Cancer 2001; 92: 441-450.

[125] Vasef MA, Ross JS, Cohen MB. Telomerase activity in human solid tumors. Diagnostic utility and clinical applications. Am J Clin Pathol 1999; 112: S68-S75.

[126] Suehara N, Mizumoto K, Kusumoto M, et al. Telomerase activity detected in pancreatic juice 19 months before a tumor is detected in a patient with pancreatic cancer. Am J Gastroenterol 1998; 93: 1967-1971.

[127] Bernhardt SL, Gjertsen MK, Trachsel S, et al. Telomerase peptide vaccination of patients with non-resectable pancreatic cancer: A dose escalating phase I/II study. Br J Cancer 2006; 95: 1474-1482.

[128] Buanes T, Maurel J, Liauw W, et al. A randomized phase II study of gemcitabine(G) versus GV1001 in sequential combination witg G in patients with unresectable and metastatic panreas cancer. J Clin Oncol 2009; 27: abstr 4601.

[129] GV1001 and Gemcitabine in Sequential Combination to Gemcitabine Monotherapy in Pancreatic Cancer. NCT00358566.

[130] Gemcitabine and Capecitabine With or Without Vaccine Therapy in Treating Patients With Locally Advanced or Metastatic Pancreatic Cancer. NCT00425360.

[131] PANVAC™-VF Vaccine for the Treatment of Metastatic Pancreatic Cancer After Failing a Gemcitabine-Containing Regimen. NCT00088660.

[132] Immunotherapy Study in Borderline Resectable or Locally Advanced Unresectable Pancreatic Cancer. NCT01836432.

[133] A Phase 2, Multicenter Study of FOLFIRINOX Followed by Ipilimumab With Allogenic GM-CSF Transfected Pancreatic Tumor Vaccine in the Treatment of Metastatic Pancreatic Cancer. NCT01896869.

[134] Safety and Efficacy of Combination Listeria/GVAX Immunotherapy in Pancreatic Cancer. NCT01417000.

[135] Safety and Efficacy of Combination Listeria/GVAX Pancreas

Vaccine in the Pancreatic Cancer Setting. NCT02004262.

[136] A Phase I/II Study With CEA(6D) VRP Vaccine in Patients With Advanced or Metastatic CEA-Expressing Malignancies (CEA(6D)VRP). NCT00529984.

[137] Cyclophosphamide Plus Vaccine Therapy in Treating Patients With Advanced Cancer. NCT00002475.

[138] Vaccine Therapy, Chemotherapy, and GM-CSF in Treating Patients With Advanced Pancreatic Cancer. NCT00002773.

[139] Vaccine Therapy, Interleukin-2, and Sargramostim in Treating Patients With Advanced Tumors. NCT00003125.

[140] Vaccine Therapy Plus Biological Therapy in Treating Adults With Metastatic Solid Tumors. NCT00019331.

[141] Vaccine Therapy in Treating Patients With Cancer of the Gastrointestinal Tract. NCT00012246.

[142] Vaccine Therapy, Cyclophosphamide, and Cetuximab in Treating Patients With Metastatic or Locally Advanced Pancreatic Cancer. NCT00305760.

[143] Vaccine Therapy in Treating Patients With Resected or Locally Advanced Unresectable Pancreatic Cancer. NCT00008099.

[144] Study of CAP1-6D in Patients With Locally Advanced or Surgically Resected Pancreatic Adenocarcinoma. NCT00203892.

[145] Antiangiogenic Peptide Vaccine Therapy With Gemcitabine in Treating Patient With Pancreatic Cancer (Phase1/2). NCT00655785.

[146] Safety Study of Cancer Stem Cell Vaccine to Treat Pancreatic Cancer. NCT02074046.

[147] Survivin Peptide Vaccination for Patients With Advanced Melanoma, Pancreatic, Colon and Cervical Cancer. NCT00108875.

[148] Efficacy and Safety of Endoscopic Ultrasound Guided Fine-needle Injection of Dendritic Cells Vaccination Into Unresectable Pancreatic Cancer. NCT01897636.

[149] Efficacy and Safety of BC-819 and Gemcitabine in Patients With Locally Advanced Pancreatic Adenocarcinoma. NCT01413087.

[150] Beatty GL, Chiorean EG, Fishman MP, et al. CD40 agonists alter tumor stroma and show efficacy against pancreatic carcinoma in mice and humans. Science 2011; 331: 1612-1616.

[151] A Trial of Boost Vaccinations of Pancreatic Tumor Cell Vaccine. NCT01088789.

[152] Zheng L, Edil B, Nguyen T, et al. Novel tertiary lymphoid aggregates induced in pancreatic adenocarcinoma by an allogeneic GM-CSF secreting pancreatic tumor vaccine as a neoadjuvant treatment. 2010 Gastrointestinal Cancers Symposium Abstract No, 157.

[153] Soares KC, Zheng L, Edil B, et al. Vaccines for pancreatic cancer. Cancer J 2012; 18: 642-652.

[154] Le DT, Wang-Gillam A, Picozzi V, et al. A phase 2, randomized trial of GVAX pancreas and CRS-207

immunotherapy versus GVAX alone in patients with metastatic pancreatic adenocarcinoma: Updated results. J Clin Oncol 2014; 32: abstr 177.

[155] Wolchok JD, Kluger H, Callahan MK, et al. Nivolumab plus ipilimumab in advanced melanoma. N Engl J Med 2013; 369: 122-133.

[156] Topalian SL, Hodi FS, Brahmer JR, et al. Safety, activity, and immune correlates of anti-PD-1 antibody in cancer. N Engl J Med 2012; 366: 2443-2454.

[157] Wolpin BM, O'Reilly EM, Ko YJ, et al. Global, multicenter, randomized, phase II trial of gemcitabine and gemcitabine plus AGS-1C4D4 in patients with previously untreated, metastatic pancreatic cancer. Ann Oncol 2013; 24: 1792-1801.

译者：李梅影，中国医学科学院肿瘤医院肿瘤内科
审校：邹浩，副教授，医学博士，昆明医科大学第二附属
　　　医院肝胆胰外科二病区副主任医师

Cite this article as: Arslan C, Yalcin S. Current and future systemic treatment options in metastatic pancreatic cancer. J Gastrointest Oncol 2014;5(4):280-295. doi: 10.3978/j.issn.2078-6891.2014.030

点评

    本文关注晚期胰腺癌治疗方式的现状及展望，文中就晚期胰腺癌的细胞毒治疗、治疗选择、靶向治疗、新型药物和免疫治疗进行全面而深刻的综述，给临床一线医务工作者提供了一个掌握晚期胰腺癌治疗现状和进展的机会，对临床工作具有较为深远的指导意义。

——邹浩

第三十九章 不可切除局部晚期胰腺癌的10年诊疗经验

Nadia K Malik[1], Kilian Salerno May[1], Rameela Chandrasekhar[2], Wen Wee Ma[3], Leayn Flaherty[1], Renuka Iyer[3], John Gibbs[4], Boris Kuvshinoff[4], Gregory Wilding[2], Graham Warren[1], Gary Y Yang[5]

[1]Departments of Radiation Medicine, [2]Biostatistics, [3]Medical Oncology, [4]Surgical Oncology, Roswell Park Cancer Institute, Buffalo, New York; [5]Department of Radiation Medicine, Loma Linda University Medical Center, Loma Linda, California, USA

Correspondence to: Gary Y Yang, M.D. Department of Radiation Medicine, Loma Linda University Medical Center, 11234 Anderson Street, B127, Loma Linda, California, 92354, USA. Email: gyang@llu.edu.

目的：回顾分析过去10年里，采用联合放化疗或单纯化疗对不可切除的局部晚期胰腺癌（locally advanced unresectable pancreatic cancer，LAPC）的治疗效果。

方法和材料：1998年12月—2009年10月期间我院收治116例LAPC患者。84例接受同期放化疗[RT（＋）组]，主要以5-FU为基础方案化疗（70%）。32例接受单纯化疗[RT（－）组]，主要以吉西他滨为基础方案化疗（78%）。以诊断日期至首次复发日期和诊断日期至死亡或末次随访日期，分别计算无进展生存期（Progression-free survival，PFS）和总生存期（overall survival，OS）。用单因素分析的方法来分析影响总生存期的预后因素。

结果：患者的中位年龄为67岁，女性患者60例（52%）。中位随访时间为11个月（1.6个月~59.4个月）。RT（＋）组接受放疗剂量中位数为50.4 Gy，ECOG活动状态评分更多为0~1分，且发生3~4级毒性反应概率更小。RT（＋）和RT（－）组的PFS分别为10.9个月和9.1个月（*P*=0.748），中位生存时间为12.5个月和9.1个月（*P*=0.998）。单因素分析表明，有3~4级毒性反应的患者较未出现相同毒性反应的患者总生存期更差。

结论：LAPC患者的诊疗管理需要进一步优化。发生治疗相关的3~4级毒性反应的患者预后更差。单纯化疗或同步放化疗的生存率统计学上没有显著差异。

关键词：胰腺癌；不可切除；放化疗；生存期；局部晚期

View this article at: http://www.thejgo.org/article/view/604/html

1 简介

尽管胰腺癌的治疗上有所进步，但它仍是高致死的恶性肿瘤。2009年有42 470例新发胰腺癌病例，其中死亡35 240人[1]。初次诊断时就有50%的患者出现转移，30%为局部晚期肿瘤，仅20%为可切除的病例。手术切除仍是唯一有望根治的治疗手段。手术切除后的大量复发和/或远处转移病例提示微转移仍是一个需要攻克的难题。肿瘤扩散的途径包括直接侵犯、由区域淋巴结进行淋巴转移和血行性远处转移。总体而言，其1年及5年生存率分别为25%和6%。即使诊断时为局部病变，

5年生存率也仅有22%[2]。

不可切除局部晚期胰腺癌的治疗包括单纯化疗或化疗联合放疗，有望得到生存获益。尽管联合放化疗（chemoradiation，CRT）的利弊存在争议，但它仍是LAPC治疗选择之一。联合放化疗的生存获益的报道不一[3]，且近年来评估这项综合治疗作用的Ⅲ期随机试验很少[4-10]。因此联合放化疗在LAPC中的作用仍需要进一步评估。

本文中，我们将回顾分析过去10年里接受CRT或单纯化疗的LAPC患者的治疗效果。

2　资料和方法

2.1　患者

1998年12月—2009年10月期间共收治253例胰腺癌患者。其中159例接受CRT或单纯化疗。排除诊断时出现肿瘤转移、已行根治性切除、患胰岛细胞瘤和黏液性囊腺癌的病例。纳入研究的116例患者均经过伦理审查委员会同意进行回顾性分析。记录患者的一般情况和肿瘤特征，包括年龄、性别、种族、体重减轻>10%、ECOG（Eastern Cooperative Oncology Group performance status）评分、肿瘤直径（mm）、肿瘤部位、T分期、淋巴结情况、病理级别、无肠梗阻的患者治疗前CA 19-9水平。根据第6版美国肿瘤联合会（AJCC）分期系统进行肿瘤分期[11]。从肿瘤登记系统及复习病历记录中获取患者的相关数据。

2.2　治疗

联合放化疗方案的制定由外科主治医生和/或肿瘤医生经多学科讨论后确定。联合放化疗主要针对T3以上或有淋巴结侵犯的患者。诊断为不可切除的病例需根据影像学资料、外科医生讨论和多学科讨论意见。

接受放疗的患者经过CT模拟治疗计划及三维适形腹部外放疗。使用6~23 MV光子直线加速器进行放疗。以CT为基础的治疗计划使用TPP TPS（Theraplan Plus treatment planning system，制造商：Varian Medical Services，Palo Alto，CA，USA）和Eclipse TPS（Eclipse Treatment Planning System，制造商：Varian Medical Services，Palo Alto，CA，USA）制定。靶区及可能受累的器官被圈出。放射治疗野设计为覆盖靶区边缘并尽量减少对危及器官的放射。放射剂量的设置与Emami等[12]

所主张的一致。治疗的毒性反应由一位作者复习病历记录后，根据RTOG（Radiation Therapy Oncology group）和EORTC（European Organization for Research and Treatment of Cancer）推荐的毒性标准[13]进行分级。

2.3　研究终点

治疗失败定义为首次复发事件的发生。首次复发事件由影像学资料证实，且分类为相对于远处转移的局部复发。由首次复发日期、死亡日期或末次随访日期至确诊日期计算出无进展生存期（progression-free survival，PFS）。由影像学随访的资料判断首次复发的日期。总生存期（overall survival，OS）是由诊断日期至死亡日期或末次随访日期计算得出。

2.4　统计学分析

应用单因素分析OS和PFS的显著预后影响因素。使用Fisher确切概率法对组间分类变量进行统计分析。而连续变量采用确定P值的Wilcoxon非参数检验。使用Kaplan-Meier法获得PFS和OS。采用时序检验（log-rank test）进行生存分析的组间比较。应用风险比例模型进行风险估计。连续变量采用中位数（范围）表示。分类变量用相应的频率表示。应用SAS统计分析软件9.2版本（SAS Institute Inc，Cary，NC，USA）进行相关统计分析。检验标准设为0.05。

3　结果

116名患者中，女性60例（52%），中位数年龄为67岁（范围：43~89岁）。84例（72%）接受放化疗[RT（+）组]，32例（28%）接受单纯化疗[RT（-）组]。各组患者资料及治疗情况见表1。RT（+）组和RT（-）组两组间具有相似的年龄、性别、体重减轻比例、肿瘤大小、T分期、淋巴结情况、病理分级、治疗前CA 19-9水平及以吉西他滨为基础的化疗方案（均无统计学差异）。RT（+）组中位放射剂量为50.4 Gy（范围：32.4~60 Gy）。与RT（-）组相比，RT（+）组ECOG评分为1~2分的更为常见（96% vs. 81%，P=0.01），出现更少的3~4级毒性反应（19.1% vs. 45.1%，P=0.01）。

RT（+）组84例患者中，24例接受诱导化疗，随后进行CRT及后续化疗。41例直接CRT后化疗，有19例单纯进行CRT。同期放化疗的化疗方案主要以5-FU为基础

表1　患者资料及治疗情况

项目	RT（+）组 [n=84]	RT（-）组[n=32]	P值
年龄			
中位数	67	68	0.156
范围	[43~89]	[51~88]	
性别			
男	41	15	1.000
女	43	17	
种族			
白种人	77	26	0.184
非白种人	7	6	
体重减轻>10%			
是	50	21	0.478
否	26	7	
ECOG 评分			
0~1	81	26	0.013
2	3	6	
肿瘤直径/mm			
中位数	40	40	0.548
范围	[13.00~85.00]	[10.00~76.00]	
肿瘤部位			
胰头	52	17	
胰体或胰尾	15	5	0.755
交界处	14	8	
其他	3	1	
T分期			
T4	60	28	0.090
T3	24	4	
淋巴结情况			
阴性	51	19	1.000
阳性	33	13	
病理分级			
Ⅰ~Ⅱ	33	13	0.610
Ⅲ~Ⅳ	15	8	
治疗前CA 19-9水平			
中位数	290.65	391.40	0.233
范围	[1.2~61 070.0]	[5.0~19 142.0]	
3~4级毒性反应			
是	16	14	0.0078
否	68	17	

（70%）。而32例RT（-）组的患者接受以吉西他滨为基础（78%）的化疗方案。

中位随访11个月（范围1.6~59.4个月），有53%的患者出现局部复发和/或远处转移。大多数患者（92%）出现远处转移，最常见远处转移的部位为肝（47%）。两组的复发情况见表2。

单因素分析结果表明，出现3~4级毒性反应是PFS和OS的不良预后因素。患者及治疗情况（包括年龄、肿瘤大小、T分期、淋巴结情况、病理分期、治疗前CA 19-9水平、放化疗方案）的统计分析情况见表3。

从治疗形式来评估，RT（+）组和RT（-）组的PFS分别是10.9个月和9.1个月（图1），1年OS分别是52.6%和37.5%（P=0.15）。中位OS分别是12.5个月和9.1个月（图2）。

有较好的活动状态评分（ECOG 0~1分）的患者，进入亚组分析时发现RT（+）组和RT（-）组的PFS分别为10.5个月和7.6个月（P=0.7574），中位OS为12.2个月和7.6个月（P=0.54）。

4　讨论

LAPC的综合治疗仍在不断发展。LAPC放疗的目的包括改善局部控制、缓解疼痛和/或梗阻症状。有关LAPC放化疗和单纯放疗对生存的对比研究的汇总见表4[4-6,9-10]。胃肠道肿瘤研究组[5]开展的临床试验评估同步放化疗与单纯化疗在LAPC的作用，提到了综合治疗可提高生存获益。放化疗的方案包括使用5-FU同期1.8 Gy每次，共54 Gy的放疗，随后采用链脲霉素、丝裂霉素和5-FU化疗（即SMF方案）。单纯化疗组是SMF的组合化疗方案，疗程为2年或直到出现肿瘤进展。本试验中，放化疗1年OS为41%，而单纯化疗组为19%（P<0.02）（表4）。

两个近期的Ⅲ期联合放化疗疗效评估试验验证

表2　不同治疗方式的复发情况

项目	RT（+）组（n=84）	RT（-）组（n=32）
复发总例数	50	11
仅局部复发	4	1
仅远处复发	37	10
局部+远处复发	9	0

表3　无进展生存率及总生存率的单因素分析

变量	1年PFS（%）	P（CI）	1年OS（%）	P（CI）
年龄				
<65	48.5	0.1464	54.6	0.0675
>65	38.90	（0.49，1.12）	45.0	（0.45，1.03）
肿瘤>30 mm				
是	38.50	0.4863	43.4	0.3747
否	43.70	（0.74，1.91）	51.3	（0.77，2.00）
T分期				
T4	43.6	0.4227	49.2	0.6289
T3	38.3	（0.52，1.32）	45.4	（0.56，1.42）
淋巴结情况				
阳性	44.1	0.9285	57.0	0.5941
阴性	41.1	（0.66，1.46）	42.4	（0.75，1.66）
Ⅲ/Ⅳ级毒性反应				
是	26.7	0.0053	36.7	0.0231
否	47.6	（0.57，1.53）	52.1	（1.07，2.54）
治疗前CA 19-9>1 000				
是	52.9	0.7725	51.4	0.9590
否	47.0	（0.51，1.64）	57.8	（0.55，1.77）
化疗方案				
吉西他滨	40.6	0.1549	48.4	0.2932
非吉西他滨	52.4	（0.87，2.43）	52.4	（0.79，2.22）
是否放疗				
是	44.2	0.7482	52.6	0.9976
否	37.5	（0.60，1.44）	37.5	（0.64，1.55）

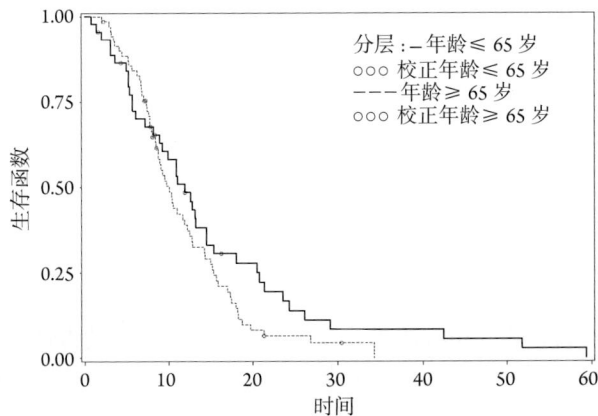

图1　无进展生存期（月）

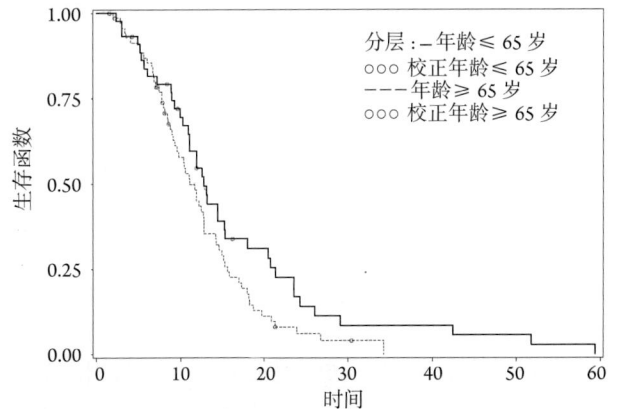

图2　总生存期（月）

表4 放化疗与单纯化疗对比的随机临床试验

研究	例数	分组	中位生存期	1年生存率
Hazel 等 1981	30	A组（n=15）：化疗，5FU 500 mg/（m²·wk），单次快注+洛莫司汀 PO 100 mg/（m²·6 wk）直到进展 B组（n=15）：放化疗，放疗46 Gy（5 Gy/wk×2 Gy/wk）+ FU 520 mg/（m²·wk）单次快注+maintenance CT直到进展	A组：7.8个月 B组：7.3个月	
Klaassen 等 1985	91	A组（n=44）：化疗FU 600 mg/（m²·wk）单次快注直到进展 B组（n=47）：放化疗，放疗40 Gy，5 Gy/wk×2 Gy/wk + FU 600 mg/m² d 1-3+FU 600 mg/（m²·wk）直到进展	A组：8.2个月 B组：8.3个月	28% vs. 30%
GITSG 等 1988	43	A组（n=21）：化疗FU 600 mg/m²单次快注d1，8，29，36+链唑霉素 1 g/（m²·8 wk）+ MMC 10 mg/（m²·8wk）直到进展 B组（n=22）：放化疗54 Gy，5 Gy/wk×1.8 Gy/wk + FU 350 mg/m²单次快注d 1-3，d 36~38 + maintenance CT直到进展	A组：8.0个月 B组：10.5个月	19% vs. 41% （P<0.02）
ECOG 4201 2009	74	A组：化疗吉西他滨1 000 mg/（m²·wk）d1，8，15；7个疗程 B组：放疗50.4 Gy，5 Gy/wk×1.8 Gy/wk+吉西他滨 600 mg/（m²·wk）-吉西他滨1000 mg/（m²·wk）d1，8，15维持；5个疗程	A组：9.2个月 B组：11个月 （P=0.044）	
FFCD/SFRO 2008	119	A组（n=60）：化疗吉西他滨1 000 mg/（m²·wk）+吉西他滨 1 000 mg/（m²·wk）维持，直到进展 B组（n=59）：放化疗60 Gy，5 Gy/wk×2 Gy/wk + FU 300 mg/（m²·wk） CI 5 d/wk+顺铂20 mg/（m²·d）d1~5，d29~33+ 吉西他滨1 000 mg/（m²·wk）维持，直到进展	A组：13.0个月 B组：8.6个月 （P=0.03）	

了现代化疗和放疗技术。ECOG（Eastern Cooperative Oncology Group，E4201）的一个研究中，LAPC患者被随机分配到放疗（28次，共50.4 Gy）同期予吉西他滨[600 mg/（m²·周）]，再予5个疗程的仅含吉西他滨后续化疗[1 000 mg/（m²·周）×3，每4周]的放疗组和共7个疗程的仅含吉西他滨[1 000 mg/（m²·周）×3 every 4 wks）的单纯化疗组。该试验结果表明，同期放化疗能稍微提高生存期（11个月 vs. 9.2个月，P=0.044）[4]。

在近期的第二项研究中，Chauffert等[10]于2008年的研究将联合放化疗组的总剂量提高到60 Gy，同期予顺铂[20 mg/（m²·d），d 1~5，第1和第5周]和5-FU[300 mg/（m²·d），d1~5，共6周]联合化疗。单纯化疗组则予吉西他滨[1 000 mg/（m²·周），共7周]化疗。两组均后续予吉西他滨维持[1 000 mg/（m²·周），间隔1周]直到肿瘤进展或出现毒性反应。结果表明，与化疗组相比，放化疗组的总生存期较短（13.0个月 vs. 8.6个月，P=0.044），且较多出现3~4组毒性反应（66% vs. 40%；P=0.0008）。出现较高毒性反应的原因可能是联合了更加积极的化疗及更高强度的放疗（每周高剂量的吉西他滨维持化疗及60 Gy的放疗量）。由于放化疗组的生存不佳，使得该项目提前终止。然而，它使得人

们更清楚地认识到，LAPC患者联合放化疗的获益很可能限于有严格指征的患者。

本研究中RT（+）组的中位生存期由9个月提高到12个月。虽然没有统计学意义，本研究有限的样本量使我们暂时无法检测这样的差别。回顾性分析结果表明，若检验效能设为80%，要检验RT（-）组和RT（+）之间分别9个月和12个月的差异需要有500例的样本量。除了Chauffert等的研究，大多数Ⅱ~Ⅲ期的多中心研究所报道的LAPC患者行化疗（9.0~9.1个月）[4,14-15]或放化疗（11.0~11.9个月）[4,16-17]的生存预后结果相似。

应用Fisher确切概率法验证RT（+）和RT（-）两组间患者的特征表明，一些可能的预后影响因素在各组中并非均匀分布。与RT（+）组相比，RT（-）组的患者并存病更多，且活动状态评分更差。观察到RT（+）组有更少的3~4级毒性反应。而对患者特征进行单因素分析表明，更少的3~4级毒性反应有利于提高PFS和1年OS。

本研究结果表明，同期放化疗在严格的质量把关、多学科合作及精心的患者选择下能够在可接受的毒性反应内达到安全的疗效。正如之前报道的[18-21]，它让我们重视能在特定的解剖区域进行相应治疗并避免对周围放射敏感脏器过度照射的现代放射技术。本研究中应用了

CT模拟和三维适形治疗计划。在5~7周的标准放射疗程内使用高达54 Gy的放疗量。没有患者改变化疗或放射计划。潜在的对肿瘤控制的治疗过程中断因素和在较长的放疗疗程过程中缺乏有效的系统作用的不利影响，将导致放疗计划的改变，包括在影像学的指导下短程高剂量放疗和其他的适形技术[22-27]。这一领域尚缺乏相关的研究及随机试验的验证[23-24,28-29]。

虽然放疗技术的革新有利于提高局部控制率，全身治疗的失败仍是提高生存率的主要难点。在进行失效分析时，发现两组治疗失败主要为出现远处转移。远处肿瘤转移率RT（+）组为92%（46/50），RT（-）组91%（10/11）。RT（+）和RT（-）组较高的远处复发率提示需要更加有效的化疗方案（表2）。

过去10年里，吉西他滨单药或联合应用的方案渐成为LAPC的化疗标准[30-31]。在近来的Ⅰ/Ⅱ期临床试验中，同期化疗联合放疗对不可切除局部晚期胰腺癌在可控的毒性范围有一定的治疗价值[32-40]。在一些临床研究中，放疗靶区覆盖相关淋巴结引流区域，将导致上述较大范围的治疗毒性增加。适形放疗中联合新开发的全身性药物可能有利于减轻治疗的毒性反应。近来，吉西他滨联合例如埃罗替尼这类生物药物已获得不同程度的成效[7,14,41]。但还需要更多的临床试验用以评估新的全身性药物或分子靶向药物是否有利于减少远处转移的发生率。

本研究的局限性是，它本身是回顾性研究，样本量较小且缺乏生存质量的数据。所引用的文献里，该类患者很少涉及患者的生存质量、一般情况的改善和症状的缓解情况[4-6,9-10]。联合放化疗增加了毒性反应，故这些观察终点对于预后不良或一般情况属于临界状态的患者而言是非常重要的考量依据。2002年，日本的一项关于综合治疗（combined-modality therapy）与最佳支持治疗（best supportive care）的对比研究发现，局部晚期患者在相同的一般情况下，经过治疗后生存质量有所提高[42]。

CRT较好的病例选择策略是，经过前期系统性治疗后再进行重新病情评估。放射治疗对于被证实为局部病变的患者可能有一定的生存获益。经过诱导化疗后很多患者病情将继续进展，且将接受毒性反应越来越多的综合治疗。

在GERCOR（The GroupeCooperateurMultidisciplinaire en Oncologie）LAP 07的一项研究中，181例患者接受以5-FU或吉西他滨为基础方案的化疗4个月。那些没有肿瘤进展证据的患者均给予了积极的化疗或放化疗。接受放化疗患者的总生存率有所提高[43]。本研究中，有24例患者接受诱导化疗再行CRT治疗及后续化疗。其中位生存时间为14.5个月（95%CI：11.1~18.4），而放化疗之前没有接受诱导化疗的患者则为11.9个月（95%CI：9.8~12.8）。

除了合适的患者选择外，还需要更加有效的指标用于鉴别出哪些患者更有可能从积极的治疗中获益。CA 19-9是胰腺癌最常用的肿瘤指标。原因不明的肿瘤转移在一开始的时候可能表现为肿瘤指标（如CA 19-9）的升高。围术期CA 19-9水平可反映可切除的患者的预后[44]；而辅助治疗过程中临床决策的制定时CA 19-9也是一个有用的标记物。同时，近来的研究发现，血清CA 19-9水平是LAPC患者放化疗后复发或存活的独立预测因子[45-46]。

5　结论

对于不可切除局部晚期胰腺癌患者的优化管理在不断进步。联合放化疗对于符合条件的患者是一种可选择的治疗方案。而单纯化疗也是一种治疗选择，特别是相关指标属于临界状态的患者。

致谢

感谢William Preston，Ed.D协助本文的起草。

声明

本文作者宣称无任何利益冲突。

参考文献

[1] Jemal A，Siegel R，Ward E，et al. Cancer Statistics，2009. CA Cancer J Clin 2009；59：225-249.

[2] American Cancer Society. Facts and Figures 2010. Atlanta，GA，American Cancer Society，2010.

[3] Yang GY，Wagner TD，Fuss M，et al. Multimodality approaches in pancreatic cancer. CA Cancer J Clin 2005；55：352-367.

[4] Loehrer PJ，Powell ME，Cardenes HR，et al. A randomized phase III study of gemcitabine in combination with radiation therapy versus gemcitabine alone in patients with localized，unresectable pancreatic cancer：E4201 2008；ASCO Meeting Abstracts 2008；26：4506.

[5] Gastrointestinal Tumor Study Group. Treatment of locally

unresectable carcinoma of the pancreas: comparison of combined modality therapy (chemotherapy plus radiotherapy) to chemotherapy alone. J Natl Cancer Inst 1988; 80: 751-755.

[6] Klaassen DJ, MacIntyre JM, Catton GE, et al. Treatment of locally unresectable cancer of the stomach and pancreas: a randomized comparison of 5-fluorouracil alone with radiation plus concurrent and maintenance 5-fluorouracil--an Eastern Cooperative Oncology Group study. J Clin Oncol 1985; 3: 373-378.

[7] Philip PA, Benedetti J, Corless CL, et al. Phase III study comparing gemcitabine plus cetuximab versus gemcitabine in patients with advanced pancreatic adenocarcinoma: Southwest Oncology Group-directed intergroup trial S0205. J Clin Oncol 2010; 28: 3605-3610.

[8] Childs DS, Moertel C, Holbrook MA, et al. Treatment of malignant neoplasms of the gastrointestinal tract with a combination of 5-fluorouracil and radiation. Radiology 1965; 84: 843-848.

[9] Hazel JJ, Thirwell MP, Huggins M, et al. Multi-drug chemotherapy with and without radiation for carcinoma of the stomach and pancreas: A prospective randomized trial. J Can Assoc Radiol 1981; 32: 164-165.

[10] Chauffert B. Phase III trial comparing an intensive induction chemoradiotherapy (60 Gy, infusional 5-FU and intermittent cisplatin) followed by maintenance gemcitabine with gemcitabine alone for locally advanced unresectable pancreatic cancer: Definitive results of the 2000-01 FFCD/SFRO study. Ann Oncol 2008; 19: 1592-1599.

[11] Greene FL, Page DL, Fleming ID, et al. The American Joint Committee on Cancer. AJCC Cancer Staging Manual. 6th ed. New York, NY: Springer-Verlag 2002.

[12] Emami B, Lyman J, Brown A, et al. Tolerance of normal tissue to therapeutic irradiation. Int J Radiat Oncol Biol Phys 1991; 21: 109-122.

[13] Cox JD, Stetz J, Pajak TF. Toxicity criteria of the Radiation Therapy Oncology Group (RTOG) and the European Organization for Research and Treatment of Cancer (EORTC). Int J Radiat Oncol Biol Phys 1995; 31: 1341-1346.

[14] Kindler HL, Niedzwiecki D, Hollis D, et al. Gemcitabine plus bevacizumab compared with gemcitabine plus placebo in patients with advanced pancreatic cancer: phase III trial of the Cancer and Leukemia Group B (CALGB 80303). J Clin Oncol 2010; 28: 3617-3622.

[15] Poplin E, Feng Y, Berlin J, et al. Phase III, randomized study of gemcitabine and oxaliplatin versus gemcitabine (fixed-dose rate infusion) compared with gemcitabine (30-minute infusion) in patients with pancreatic carcinoma E6201: A trial of the eastern cooperative oncology group. J Clin Oncol 2009; 27: 3778-3785.

[16] Rich T, Harris J, Abrams R, et al. Phase II study of external irradiation and weekly paclitaxel for nonmetastatic,

unresectable pancreatic cancer: RTOG-98-12. Am J Clin Oncol 2004; 27: 51-56.

[17] Safran H, Dipetrillo T, Iannitti D, et al. Gemcitabine, paclitaxel, and radiation for locally advanced pancreatic cancer: a Phase I trial. Int J Radiat Oncol Biol Phys 2002; 54: 137-141.

[18] Crane CH, Winter K, Regine WF, et al. Phase II study of bevacuzimab with concurrent capecitabine and radiation followed by maintenance gemcitabine and bevacuzimab for locally advanced pancreatic cancer: Radiation Therapy Oncology Group RTOG 0411. J Clin Oncol 2009; 27: 4096-4102.

[19] May KS, Khushalani NI, Chandrasekhar R, et al. Analysis of clinical and dosimetric factors associated with change in renal function in patients with gastrointestinal malignancies following chemoradiation to the abdomen. Int J Radiat Oncol Biol Phys 2010; 76: 1193-1198.

[20] Yang GY, Salerno May K, Iyer RV, et al. Renal atrophy secondary to chemoradiation treatment for abdominal malignancies. Int J Radiat Oncol Biol Phys 2010; 78: 539-546.

[21] Landry JC, Yang GY, Ting JY, et al. Treatment of pancreatic cancer tumors with IMRT using the volume at risk approach: Employing dose-volume histogram (DVH) and normal tissue complication probability (NTCP) to evaluate small bowel toxicity. Med Dosim 2002; 27: 121-129.

[22] Koong AC, Le QT, Ho A, et al. Phase I study of stereotactic radiosurgery in patients with LAPC. Int J Radiat Oncol Biol Phys 2004; 58: 1017-1021.

[23] Koong AC, Christofferson E, Le QT, et al. Phase II study to assess the efficacy of conventionally fractionated radiotherapy followed by stereotactic radiosurgery boost in patients with locally advance pancreatic cancer. Int J Radiat Oncol Biol Phys 2005; 63: 320-323.

[24] Parikh SD, Burton SA, Heron DE, et al. Stereotactic radiosurgery in patients with resected pancreatic carcinomas with positive margins. Int J Radiat Oncol Biol Phys 2008; 72: S272-S273.

[25] Schellenberg D, Goodman KA, Lee F, et al. Gemcitabine chemotherapy and single-fraction stereotactic body radiotherapy for locally advance pancreatic cancer. Int J Radiat Oncol Biol Phys 2008; 72: 678-686.

[26] Hoyer M, Roed H, Sengelov L, et al. Phase II study on stereotactic radiotherapy of locally advanced pancreatic carcinoma. Radiother Oncol 2005; 76: 48-53.

[27] Mahadevan A, Shanmugam L, Kaplan I, et al. Fractionated radiosurgery for pancreas cancer. Int J Radiat Oncol Biol Phys 2007; 69: S307.

[28] Chang BW, Saif MW. Stereotactic Body Radiation Therapy (SBRT) in Pancreatic Cancer: Is It Ready for Prime Time? JOP 2008; 9: 676-682.

[29] Hong TS, Ryan DP, Blaszkowsky LS, et al. Phase I study of

preoperative short-course chemoradiation with proton beam therapy and capecitabine for resectable pancreatic ductal adenocarcinoma of the head. Int J Radiat Oncol Biol Phys 2011; 79: 151-157.

[30] Burris HA III, Moor MJ, Andersen J, et al. Improvements in survival and clinical benefit with gemcitabine as first-line therapy for patients with advanced pancreas cancer: a randomized trial. J Clin Oncol 1997; 15: 2403-2413.

[31] Heinemann V, Boeck S, Hinke A, et al. Meta-analysis of randomized trials: evaluation of benefit from gemcitabine-based combination chemotherapy applied in advanced pancreatic cancer. BMC Cancer 2008; 8: 82.

[32] Cardenes HR, Moore AM, Johnson CS, et al. A Phase II Study of gemcitabine in combination with radiation therapy with localized, unresectable, pancreatic cancer: A Hoosier Oncology Group Study. Am J Clin Oncol 2011; 34: 460-465.

[33] Small W Jr, Berlin J, Freedman GM, et al. Full-dose gemcitabine with concurrent radiation therapy in patients with nonmetastatic pancreatic cancer: a multicenter phase II trial. J Clin Oncol 2008; 26: 942-947.

[34] Wolff RA, Evans DB, Gravel DM, et al. Phase I trial of gemcitabine combined with radiation for the treatment of locally advanced pancreatic adenocarcinoma. Clin Cancer Res 2001; 7: 2246-2253.

[35] Cengiz M, Zorlu F, Yalchin S, et al. Concurrent gemcitabine and radiotherapy for LAPC. Med Oncol 2007; 24: 239-243.

[36] Murphy JD, Adusumilli S, Griffith KA, et al. Full-dose gemcitabine and concurrent radiotherapy for unresectable pancreatic cancer. Int J Radiat Oncol Biol Phys 2007; 68: 801-808.

[37] Okusaka T, Ito Y, Ueno H, et al. Phase II study of radiotherapy combined with gemcitabine for LAPC. Br J Cancer 2004; 91: 673-677.

[38] McGinn CJ, Zalupski MM, Shureiqi I, et al. Phase I trial of radiation dose escalation with concurrent weekly full-dose gemcitabine in patients with advanced pancreatic cancer. J Clin Oncol 2001; 19: 4202-4208.

[39] McGinn CJ, Zalupski MM. Radiation therapy with once-weekly gemcitabine in pancreatic cancer: current status of clinical trials. Int J Radiat Oncol Biol Phys 2003; 56: 10-15.

[40] Crane CH, Abbruzzese JL, Evans DB, et al. Is the therapeutic index better with gemcitabine-based chemoradiation than with 5-fluorouracil-based chemoradiation in locally advance pancreatic cancer? Int J Radiat Oncol Biol Phys 2002; 52: 1293-1302.

[41] Moore MJ, Goldstein D, Hamm J, et al. Erlotinib plus gemcitabine compared with gemcitabine alone in patients with advanced pancreatic cancer: a phase III trial of the National Cancer Institute of Canada Clinical Trials Group. J Clin Oncol 2007; 25: 1960-1966.

[42] Shinchi H, Takao S, Noma H, et al. Length and quality of survival after external-beam radiotherapy with concurrent continuous 5-fluorouracil infusion for locally unresectable pancreatic cancer. Int J Radiat Oncol Biol Phys 2002; 53: 146-150.

[43] Huguet F, Andre T, Hammel P. Impact of chemoradiotherapy after disease control with chemotherapy in locally advanced pancreatic adenocarcinoma in GERCOR phase II and III studies. J Clin Oncol 2007; 25: 326-331.

[44] Berger AC, Garcia M Jr, Hoffman JP, et al. Postresection CA 19-9 predicts overall survival in patients with pancreatic cancer treated with adjuvant chemoradiation: A prospective validation by RTOG 9704. J Clin Oncol 2008; 26: 5918-5922.

[45] Yang G, Malik N, Chandrasekhar R, et al. Change in CA 19-9 levels after chemoradiotherapy predicts survival in patients with locally advance unresectable pancreatic cancer. ASTRO 2010 [Abstract].

[46] Park JK, Yoon YB, Kim YT, et al. Survival and prognostic factors of unresectable pancreatic cancer. J Clin Gastroenterol 2008; 42: 86-91.

译者：郑楚发，中山大学附属汕头医院普外一科
审校：张太平，北京协和医院基本外科副主任

Cite this article as: Malik NK, May KS, Chandrasekhar R, Ma WW, Flaherty L, Iyer RV, Gibbs JF, Kuvshinoff B, Wilding G, Warren G, Yang GY. Treatment of locally advanced unresectable pancreatic cancer: A 10-year experience. J Gastrointest Oncol 2012;3(4):326-334. doi: 10.3978/j.issn.2078-6891.2012.029

点评

　　本文通过回顾性的临床疗效研究，对联合放化疗和单纯化疗对于进展期胰腺癌患者预后的影响进行了评估。结果表明单纯化疗和联合放化疗对患者的生存期影响没有显著的统计学差异。但是对于经过严格选择的患者来说，联合放化疗仍是一种可能获益的治疗方案。这项研究对于临床医生选择和确定进展期胰腺癌的治疗方案具有一定的参考价值，但本研究为单中心回顾性分析且样本量较小，相关结论仍需随机对照实验进一步证实。

——张太平

第四十章　对局部进展期和可能切除的胰腺癌三种治疗策略的比较

Shane Lloyd, Bryan W. Chang

Department of Therapeutic Radiology, Yale University School of Medicine, New Haven, CT, USA
Correspondence to: Bryan W. Chang, MD. Yale University School of Medicine, 333 Cedar Street, P.O. Box 208040, New Haven, CT 06520-8040, USA. Email: bryan.chang@yale.edu.

背景：目前尚无针对局部进展期和可能切除胰腺癌的最佳治疗方案。在此，比较3种治疗策略对此类胰腺癌患者的总生存期（overall survival，OS）、局部控制（local control，LC）、无转移生存率（metastasis free survival，MFS）和成功接受手术切除率的差异。

方法：回顾性分析了连续性的115例局部进展期（T4期）或可能切除（T3期但不可切除）的胰腺癌患者的病例资料。所有患者分别接受了单纯化疗（C）、同步放化疗（CRT）或化疗后放化疗（CCRT）3种治疗方案中的一种。我们运用Kaplan–Meier分析和Cox比例风险模型来比较3组患者生存率的差别。

结果：本研究患者的中位随访时间为18.7个月。56（49%）例患者为局部进展期胰腺癌。接受化疗的患者中，82/92（89%）的患者接受以吉西他滨为基础的化疗方案。接受单纯化疗的患者中，11/65（17%）的患者被诊断为远处转移或只剩下3个月的寿命。在接受放疗（CRT或CCRT）的患者中，成功接受手术切除的比例为6/50（12%）。接受C、CRT或CCRT治疗的患者中位生存时间分别为13.9个月、12.5个月和21.5个月。与单独化疗的患者相比，接受CCRT治疗患者的总生存期（OS）和无转移生存率（MFS）有显著提高（分别为P=0.003和P=0.012）。然而，在疾病局部控制方面3个治疗组间却无显著差异。多因素分析显示年轻（P=0.009）、可能切除的肿瘤（P=0.035）、成功接受手术切除（P=0.002）和化疗后放化疗（P=0.035）均与改善此类胰腺癌患者密切相关。

结论：与单纯化疗相比，接受CCRT治疗与局部进展期和可能切除的胰腺癌总生存期和无转移生存率的改善有关。这种治疗方案可以用于那些不大可能发生早期转移的患者，因此有更好的预后。

View this article at: http://www.thejgo.org/article/view/955/html

1　前言

在美国，胰腺癌在癌症相关死因中排名第5位[1]。高达2/3的新发胰腺癌确诊时就已有影像学检查发现的远处转移，因此被认为是一种致命性的疾病。当没有出现远处转移时，手术切除是唯一可能治愈的方法。但是有80%的新确诊患者则由于已经发生了转移或因局部进展而不适合进行手术切除[2-3]。即使局限性胰腺癌接受了手术切除，仍然会由于肿瘤再发、非完全切除和转移导致很高的治疗失败率。

无转移但局部无法切除的胰腺癌可分为两类：可能切除胰腺癌和局部进展期胰腺癌。可能切除胰腺癌包括肿瘤侵犯肠系膜上静脉（SMV）或门静脉（PV），胃十二指肠或肝动脉或不到周径一半的肠系膜上动脉

（SMA）。局部进展期胰腺癌包括肿瘤包绕>50%周径的肠系膜上动脉（SMA）或腹腔干（CA），侵入或包绕主动脉，或侵犯手术切除区域外的淋巴结[4]。

虽然外科手术是唯一可能根治胰腺癌的治疗方法，但当无法手术切除时，目前却尚无最佳的首选治疗策略。目前3种常用的治疗策略包括：单纯化疗（C）、同步放化疗（CRT）、诱导化疗后联合放化疗治疗（CCRT）。临床试验检测的放疗内容大部分检测前面提到的CRT，并且得到了不同结论。新的数据表明，CCRT是一种对可能切除或局部进展期胰腺癌患者有价值的治疗策略，因为它在局部治疗前给予更多的时间去应对更具有侵袭性或是微小转移的胰腺癌[5-6]。本研究主要目的是比较接受这3种治疗策略胰腺癌患者的总生存期（OS）、局部控制（LC）、无转移生存率（MFS）和施行切缘阴性肿瘤切除患者的比例。我们还通过单因素和多因素分析以确定与改善胰腺癌患者存活相关的影响因素。

2 方法

我们回顾性分析了2000—2010年期间我单位连续收治的115例可能切除（T3期但不能切除）或局部晚期（T4期）的胰腺癌患者的临床资料。所有患者均有病理诊断。临床检查包括胸部、腹部和盆腔的口服和静脉增强CT、内镜超声、血常规、基础代谢率和CA19-9。参照东部肿瘤协作组（ECOG）的标准，所有患者的机能状态评分<3分。所有患者均接受MDT的评估来确定为局部不能切除且非转移性胰腺癌。该MDT团队包括1名医学肿瘤学医生，1名放射肿瘤学医生和1名外科医生。

所有患者将接受单纯化疗（C）、前面提到的同步放化疗（CRT）或化疗后联合放化疗（CCRT）中的1种治疗策略。放疗的患者接受通常总剂量为45~54 Gy / 1.8~2.0 Gy的3野或4野的三维适形放射治疗。经过初步治疗后，大多数仍无法行手术的患者将继续进行维持性化疗直到发生疾病进展或不良反应。

在接受前述化疗方案的患者中，16/92（17.4%）的患者接受吉西他滨单药治疗，67/92（72.8%）患者接受吉西他滨联合另一个或多个药物治疗，包括奥沙利铂（32/92，34.8%），顺铂（13/92，14.1%），厄洛替尼（7/92，7.6%）、奥沙利铂和西妥昔单抗（5/92，5.4%），AVN-944（3/92，3.3%），多西他赛（2/92，2.2%），S-1（2/92，2.2%），奥沙利铂和厄

洛替尼（1/92，1.1%），奥沙利铂和贝伐单抗（1/92，1.1%），卡培他滨（1/92，1.1%）。9例未接受吉西他滨治疗的患者中，4/92（4.3%）接受伊立替康和多西他赛治疗，3/92（3.3%）接受Genexol-PM治疗和2/92（2.2%）接受FOLFIRINOX治疗。在同步放化疗治疗期间，21%患者接受5-氟尿嘧啶（5-FU）治疗，72%患者接受卡培他滨治疗，7%患者接受吉西他滨治疗。在接受CCRT的患者中，从化疗开始到放疗开始的中位时间为4.6个月（1.0~26.1个月）。

肿瘤局部治疗失败定义为CT或MRI发现肿瘤局部进展，病灶最长径之和较治疗开始以来病灶的最小最长径之和至少增长20%[7]。1和2年的无转移生存率（MFS）是指在这些时间点存活同时无远处转移的患者的比例。1年和2年的局部控制率（LC）是指肿瘤无局部进展而不论其他事件，包括死亡。

我们运用Kaplan-Meier分析3组患者的OS、MFS和LC，并利用双向log-rank检验比较3组患者的生存率。时间零点定义为治疗开始的时间。我们反复运用Log-rank分析比较除了在3、6和9个月前死亡或疾病进展以外的接受C和CCRT疗法患者的疗效，以除外CCRT治疗方案优势是由于选择了低侵袭性的胰腺癌患者。我们也运用Kaplan-Meier分析了2个亚组：可能切除组和局部进展组。患者的OS、MFS和LC，并利用双向log-rank检验比较这2组患者的临床结局。采用Cox比例风险模型进行单因素和多因素生存分析。多变量分析中的输入变量都是在单因素分析中被发现具有统计学意义的变量。ANOVA方差分析用于比较在各治疗组中患者的年龄和治疗前CA19-9值。卡方检验用于检验各治疗组中分类变量的差异。所有的统计分析均采用Stata 12.0软件进行分析。这项研究是由科室审查委员会批准的。

3 结果

本研究患者的中位随访时间为18.7个月。115位患者中有12位在最后一次随访时仍存活。3个治疗组患者的基线特征无统计学差异（表1）。57（49%）例患者是局部进展期的胰腺癌，58（51%）例患者为可能切除的胰腺癌，这2组患者的治疗策略分布无显著的差异。尽管CA19-9值有相当大的变异，高龄和高CA19-9的患者更趋向于接受单纯化疗。本研究患者的平均年龄为64岁。最终有8/58例（14%）可能切除的胰腺癌患者和2/57例（4%）局部进展期的胰腺癌患者接受手术治疗。

表1 患者和肿瘤的特征

	总数	C	CRT	CCRT	P值
数量（N）	115	65	23	27	
男性	62（54%）	36（55%）	12（52%）	14（52%）	0.937
女性	53（46%）	29（45%）	11（48%）	13（48%）	
平均年龄	64	66	62	62	0.068
平均CA19-9	1 348	1 790	753	545	0.308
平均肿瘤大小	3.9 cm	3.6 cm	3.9 cm	4.4 cm	0.169
可能切除的（T3期伴血管侵犯）	58（51%）	33（51%）	10（43%）	15（56%）	0.6
局部进展期（T4）	57（49%）	32（49%）	13（57%）	12（44%）	
切缘阴性的切除	10（9%）	4/65（6%）	2/23（9%）	4/27（15%）	0.406
T3期疾病初期	8/58（14%）	4/33（12%）	2/10（20%）	2/15（13%）	0.817
T4期疾病初期	2/57（4%）	0/32（0%）	0/13（0%）	2/12（17%）	0.021

注：P值对应于每个变量卡方检验。C，代表化疗；CRT，代表放化疗；CCRT，代表化疗后同步放化疗。

同样，有6/50例（12%）放疗患者（CRT或CCRT）和4/65例（6%）单纯化疗患者（C）接受了手术治疗。不同治疗方式对切缘阴性切除率无统计学差异（P=0.406）。尽管没有统计学差异（P=0.094），但是可能切除的胰腺癌患者比局部进展期的患者更有可能获得切缘阴性的切除。在接受单纯化疗（C）的患者中，有11/65（17%）的患者被诊断为远处转移或只有3个月的寿命。

OS和MFS，1年、2年OS和MFS，LC的中位数值见表2。与C组患者相比，CCRT可显著提高中位OS（21.5 m vs. 13.9 m，P=0.003）（图1），同时CCRT也显著提高中位MFS（16.1 m vs. 10.2 m，P=0.012）（图2）。而CRT和C组间（P=0.441）或CCRT和CRT组间（P=0.544）的患者OS无统计学的差异。同样，CRT和C组间（P=0.971）或CCRT和CRT组间（P=0.231）患者的MFS也无统计学差异。3个治疗组间患者的LC值也无统计学的差异（CCRT组对C组，P=0.193；CRT组与C组，P=0.330；或CCRT组与C组，P=0.870）（图3）。与单纯化疗相比，局部进展期胰腺癌患者因接受CCRT治疗后OS的改善程度（P=0.010）明显优于同样接受该治疗

表2 各种治疗类型的结局

	C	CRT	CCRT
中位OS	13.9（11.4~15.9）	12.5（8.3~19.0）	21.5（16.1~29.7）
1年OS	0.60（0.47~0.71）	0.56（0.33~0.73）	0.78（0.57~0.89）
2年OS	0.15（0.08~0.25）	0.23（0.09~0.42）	0.44（0.25~0.61）
中位MFS	10.2（6.5~12.7）	5.7（3.1~9.8）	16.1（10.0~25.0）
1年MFS	0.42（0.30~0.53）	0.30（0.14~0.49）	0.52（0.32~0.69）
2年MFS	0.10（0.04~0.18）	0.17（0.05~0.35）	0.36（0.19~0.54）
1年LC	0.63（0.50~0.74）	0.84（0.58~0.94）	0.80（0.58~0.91）
2年LC	0.48（0.32~0.62）	0.54（0.23~0.77）	0.74（0.50~0.88）

注：所有的时间值都给定在几个月内。括号中数值为95%的置信区间。C，代表化疗；CRT，代表放化疗；CCRT，代表化疗后同步放化疗。

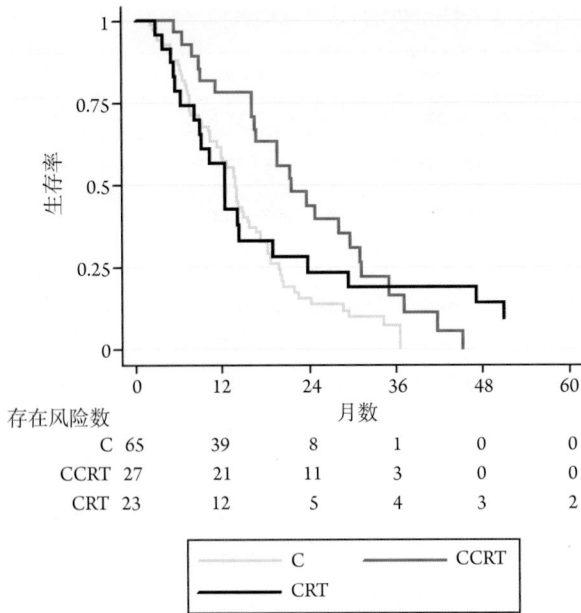

图1 治疗组的总体生存率

Kaplan-meier曲线描述3个治疗组的总体生存率。C，代表化疗；CRT，代表放化疗；CCRT，代表化疗后同步放化疗。

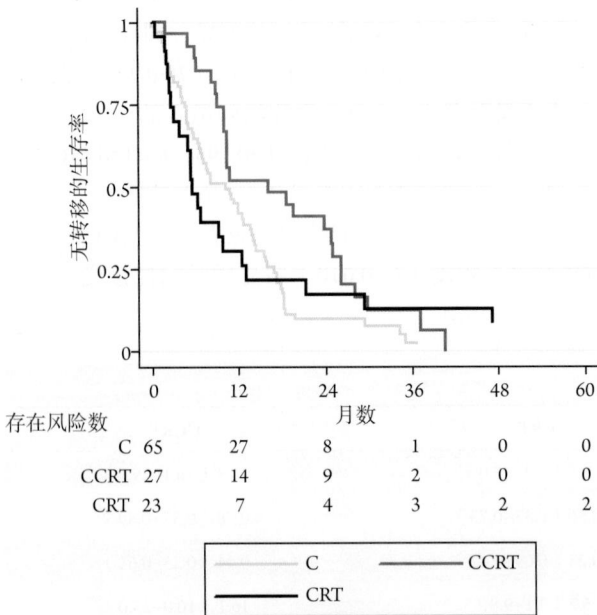

图2 治疗组的无转移生存率

Kaplan-meier曲线描述3个治疗组的无转移生存率。C，代表化疗；CRT，代表放化疗，CCRT，代表化疗后同步放化疗。

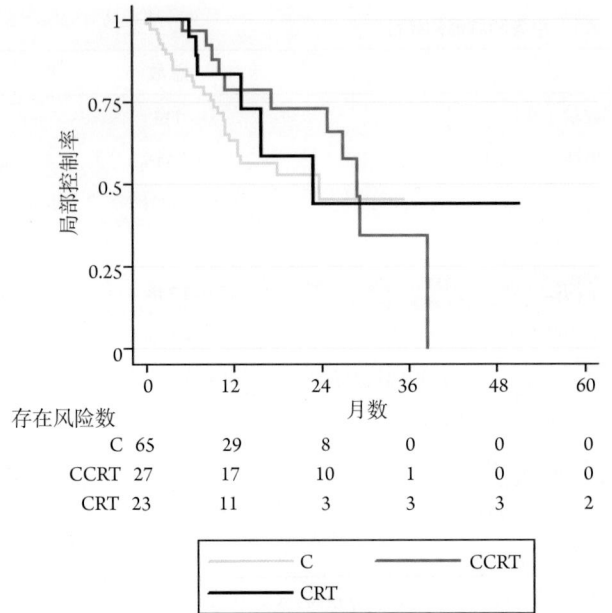

图3 治疗组的局部控制率

Kaplan-meier曲线描述3个治疗组的局部控制率。C，代表化疗；CRT，代表放化疗；CCRT，代表化疗后同步放化疗。

的可能切除的胰腺癌患者（$P=0.089$）。同样，与单纯化疗相比，局部进展期胰腺癌患者因接受CCRT治疗后MFS的改善程度（$P=0.020$）明显优于同样接受该治疗的可能切除的胰腺癌患者（$P=0.218$）。8例施行切缘阴性手术切除的可能切除胰腺癌患者的中位OS为47.1个月（95%CI：9个月~不确定）。2例施行切缘阴性手术切除的局部进展期胰腺癌患者的中位OS为29.7个月。

与单纯化疗相比，接受CCRT治疗的仍存活且无疾病进展患者的OS在治疗后3个月（$P=0.015$），6个月（$P=0.015$）和9个月（$P=0.011$）均保持着统计学上的明显改善。同样，与单纯化疗相比，接受CCRT治疗的仍存活且无疾病进展患者的MFS在治疗后3个月（$P=0.042$）也有明显改善，但在6个月（$P=0.298$）和9个月（$P=0.242$）却无显著性差异。

可能切除的胰腺癌患者的中位OS为16.7个月（95%CI：12.7~20.4个月），中位MFS为10.5个月（95%CI：8.1~14.5个月）。局部进展期胰腺癌患者的中位OS为13.7个月（95%CI：10.5~16.1个月），中位MFS

为9.2个月（95%CI：5.0~13.2个月）。Log-rank分析显示可能切除的胰腺癌患者的OS和MFS较局部进展期患者显著改善（分别为P=0.032和P=0.039）。而局部控制（LC）在可能切除的和局部进展期的两组胰腺癌患者中无显著性差异（P=0.318）。

单因素生存分析显示年轻患者的总体生存率明显高于老年患者（P=0.001）（表3）。局部进展期胰腺癌患者的总生存率显著低于可能切除的患者（HR 1.53，P=0.033）。接受化疗后放化疗的患者和可以施行切缘阴性切除的患者有更好的生存率（分别P=0.015和P<0.001）。淋巴结的情况不影响患者总生存期。治疗

前CA 19-9水平对生存期也无显著的影响。多变量分析显示低龄（P=0.009）、可能切除的肿瘤（P=0.035）、切缘阴性的切除（P=0.002）和接受化疗后放化疗（P=0.035）都与延长胰腺癌患者的OS相关。

对于所有3个治疗组患者来说，发生远处转移的患者要多于局部进展期（表4）。出现局部进展患者的总体比例在3个治疗组中无明显差异（P=0.46）。死前任何时间仅发生局部进展而无远处转移的患者在C组有9例（14%），CRT组有3例（13%），CCRT组有4例（15%）（P=0.73）。死亡前任何时间发生远处转移而无局部进展的患者在C组有19例（33%），CRT组有10例

表3　Cox 比例风险模型分析总存活率

	单因素分析			多因素分析		
	HR	95%CI	P值	HR	95%CI	P值
年龄	1.03	1.01~1.05	<0.01	1.03	1.01~1.05	<0.01
T4（对T3）	1.53	1.03~2.25	0.03	1.55	1.03~2.32	0.04
N1（对N0）	1.07	0.65~1.52	0.53	–	–	–
切缘阴性的切除	0.27	0.13~0.55	<0.01	0.30	0.14~0.63	<0.01
治疗类型（对C）						
CRT	0.68	0.39~1.18	0.17	0.94	0.54~1.67	0.85
CCRT	0.55	0.34~0.89	0.02	0.58	0.35~0.95	0.03
CA19-9	1.00	0.99~1.00	0.25	–	–	–

注：HR，危险比；CI，置信区间；C，化疗；CRT，同步放化疗治疗；CCRT，化疗后放化疗。

表4　治疗组的失败点

	局部进展[%]	远处转移[%]	两者均有[%]	两者均无[%]
初始失败点				
C	13 [20]	23 [35]	9 [14]	20 [30]
CRT	4 [17]	12 [52]	0 [0]	7 [30]
CCRT	7 [26]	13 [48]	2 [7]	5 [19]
任何失败点				
C	26 [40]	36 [55]	17 [26]	
CRT	6 [26]	13 [57]	3 [13]	
CCRT	11 [41]	18 [67]	7 [26]	

注：C，化疗；CRT，同步放化疗治疗；CCRT，化疗后放化疗。

（43%），CCRT组有11例（41%）（*P*=0.38）。肿瘤的远处复发多发生在肝、肺或腹膜。

4 讨论

我们报道了1组使用单纯化疗、同时放化疗和诱导化疗后放化疗3种治疗策略治疗可能切除的或局部进展期胰腺癌患者的病例。与单纯化疗相比，诱导化疗后放化疗能够更明显地改善胰腺癌患者的OS和MFS。多变量生存分析同样也表明使用诱导化疗后放化疗较单纯化疗相比可提高患者生存率。

目前对于可能切除的和局部进展的胰腺癌的最佳治疗策略尚未被前瞻性临床试验证实。在早期[8-9]和近现代[10-11]，关于C与CRT的随机试验产生了矛盾的结果。1个有323例患者的回顾性研究的结果表明，CCRT组与CRT组相比能够更好地提高患者的OS（8.5个月 *vs.* 11.9个月）和无进展生存率（4.2个月 *vs.* 6.4个月）。

目前尚无前瞻性随机试验直接比较CCRT和单纯化疗疗效的报道。肿瘤多学科合作组（GERCOR）回顾性分析了接受前瞻性Ⅱ期和Ⅲ期GERCOR研究患者的资料[5]，比较了接受C或CCRT治疗患者的生存率。该研究包括了根据NCCN标准诊断的可能切除或局部进展期的胰腺癌患者[4]。CCRT治疗的患者明显提高了无进展生存率（10.8个月 *vs.* 7.4个月，*P*=0.005），并且也提高了患者总体生存率（15个月 *vs.* 11.7个月，*P*=0.0009）。数据与GERCOR收集的前瞻性数据是一致的，均表明了CCRT治疗的患者获得生存益处高于单纯化疗。GERCOR LAP 07Ⅲ期临床试验是一项关于研究单纯化疗后CCRT对局部进展期胰腺癌患者的治疗作用和加用厄洛替尼益处的Ⅲ期前瞻性随机临床试验[12]。

诱导化疗后放化疗可允许选择那些不太可能出现更多浸润性或微小转移性病变灶的局部放疗的患者，因此患者预后比较好。胰腺癌这一治疗策略的成功，可能是由于以吉西他滨为基础的新的治疗方案会比以氟尿嘧啶类药物为基础的更老的治疗达到更好的系统控制或微小转移灶的尽可能根除[13-14]。最近，FOLFIRINOX方案在转移性胰腺癌的治疗中显示出比吉西他滨更具有生存的优势，同时作为一种进一步改进局部进展期胰腺癌患者诱导化疗的方法备受关注[15]。

筛查更可能在局部治疗中获益患者的其他机制现正在研究中。在超过半数胰腺癌中激活的抑癌基因Smad4（Dpc4）已被证明与肿瘤的局部进展而不是远处转移相关[16-17]。初次诊断时检测Smad4（Dpc4）的状态可以帮助制定个体化的治疗方案，是专注于放疗对Smad4（Dpc4）活化的肿瘤的局部控制，还是化疗和或靶向药物治疗对Smad4（Dpc4）未活化的肿瘤的系统控制。Ⅱ期临床试验RTOG 1201将试图评估Smad4（Dpc4）的效度作为确定局部进展期胰腺癌的最佳治疗方法。

我们的分析结果表明CCRT治疗相对于C治疗的OS和MFS获益并不完全是因为远处转移或放疗开始前最初几个月所发生的死亡。在本研究中，接受3个月、6个月或9个月的单纯化疗且存活却无远处转移的患者仍然可从额外的放化疗中获益。然而，其他未记录的因素如身体状况、癌症或非癌症相关的并发症可能会把健康患者纳入CCRT治疗组，从而导致本组拥有更长的存活时间。

手术仍然是可能治愈局部胰腺癌的唯一方法。在我们的分析中，单变量和多变量分析均显示切缘阴性的切除与OS的改善相关。12%接受放射治疗（CRT或CCRT）的患者能够施行切缘阴性的切除。在局部进展期（T4）胰腺癌患者中，只有2/53（4%）的患者可获得切缘阴性的切除。这两组患者都接受了CCRT治疗。这很小比例的患者，但或许略高于一项前瞻性研究的患者试图将对局部进展期的胰腺癌（LAPC）转化为可切除的肿瘤，后者仅有1/87（1%）的患者达到切缘阴性切除[18]。在研发出更好的治疗方法前，这个小部分患者是我们唯一希望能够达到长期生存的患者。

在本研究中接受单纯化疗前3个月患者的远处转移率（17%）比以前报道的结果（29%~35%）要低[19]。当要求CCRT组患者在开始放化疗前重新分期时，我们治疗开始的前3个月并没有统一的策略重新分期。这样的策略可能导致在该时间高比例疾病进展的发生。CCRT组患者的放化疗开始中位时间为4.6个月。

这项研究的优势在于多学科胃肠肿瘤学组运用现代的治疗和支持措施直接比较了3种治疗策略对最近一系列患者的疗效。所有患者均进行统一的肿瘤分期和全程的随访。虽然已有针对比较局部进展期胰腺癌的两种治疗策略（C *vs.* CRT或CRT *vs.* CCRT）的数据公开报道，但我们的研究是得益于在同一条件下比较3种不同的治疗策略。虽然我们的研究是回顾性和假设性的，但这3种治疗策略的研究结论为以前不一致和令人困惑的研究结果提供了重要的思路。

在本研究中的不足在它是回顾性研究。虽然在我们的分析中对可行性分期和患者特征进行了限制，但对那些因身体状态不佳或患有较严重的合并症而无法经常进行放疗的患者仍存在选择偏倚。虽然患者的基线特征均无统计学差异，但是仍存在治疗前CA 19-9值较高或年龄较大的患者多接受单纯化疗的趋势。本研究中显示CCRT的益处需要经过一项随机临床试验来验证。

5　结论

总之，我们的回顾性研究结果强烈表明，在随机对照临床试验报道之前，如果能够耐受的话，单纯化疗疾病无进展的患者可能从附加的放化疗中获益。医生应该有计划地在试验性化疗后给疾病无进展且可以耐受的患者加用放化疗。与单纯化疗相比，CCRT治疗可更明显改善中位OS和MFS。这种方案用于不太可能发生早期转移的患者，所以获得了较好的预后。这一发现需要由前瞻性随机研究来证实。我们的分析表明预示改善患者生存的其他因素还包括年轻、可能切除性胰腺癌和切缘阴性。

致谢

此数据来源于2012年10月30日美国放射肿瘤学会年会上的口头介绍。

声明

本文作者宣称无任何利益冲突。

参考文献

[1] Department of Health and Human Services, Centers for Disease Control and Prevention, National Program of Cancer Registries (NPCR). Available online: . Accessed Sept 7, 2012.http://apps.nccd.cdc.gov/uscs/toptencancers.aspx

[2] Sohn TA, Yeo CJ, Cameron JL, et al. Resected adenocarcinoma of the pancreas-616 patients: Results, outcomes, and prognostic indicators. J Gastrointest Surg 2000; 4: 567-579.

[3] Winter JM, Cameron JL, Campbell KA, et al. 1423 pancreaticoduodenectomies for pancreatic cancer: A single-institution experience. J Gastrointest Surg 2006; 10: 1199-1210; discussion 1210-1211.

[4] National Comprehensive Cancer Network. Pancreatic Adenocarcinoma, Version 2.2012. Accessed October 12, 2012. Available online: http://www.nccn.org/professionals/physician_gls/pdf/pancreatic.pdf

[5] Huguet F, André T, Hammel P, et al. Impact of chemoradiotherapy after disease control with chemotherapy in locally advanced pancreatic adenocarcinoma in GERCOR phase II and III studies. J Clin Oncol 2007; 25: 326-331.

[6] Krishnan S, Rana V, Janjan NA, et al. Induction chemotherapy selects patients with locally advanced, unresectable pancreatic cancer for optimal benefit from consolidative chemoradiation therapy. Cancer 2007; 110: 47-55.

[7] Therasse P, Arbuck SG, Eisenhauer EA, et al. New guidelines to evaluate the response to treatment in solid tumors. European Organization for Research and Treatment of Cancer, National Cancer Institute of the United States, National Cancer Institute of Canada. J Natl Cancer Inst 2000; 92: 205-216.

[8] Treatment of locally unresectable carcinoma of the pancreas: comparison of combined-modality therapy (chemotherapy plus radiotherapy) to chemotherapy alone. Gastrointestinal Tumor Study Group. J Natl Cancer Inst 1988; 80: 751-755.

[9] Klaassen DJ, MacIntyre JM, Catton GE, et al. Treatment of locally unresectable cancer of the stomach and pancreas: a randomized comparison of 5-fluorouracil alone with radiation plus concurrent and maintenance 5-fluorouracil--an Eastern Cooperative Oncology Group study. J Clin Oncol 1985; 3: 373-378.

[10] Loehrer PJ Sr, Feng Y, Cardenes H, et al. Gemcitabine alone versus gemcitabine plus radiotherapy in patients with locally advanced pancreatic cancer: an Eastern Cooperative Oncology Group trial. J Clin Oncol 2011; 29: 4105-4112.

[11] Chauffert B, Mornex F, Bonnetain F, et al. Phase III trial comparing intensive induction chemoradiotherapy (60 Gy, infusional 5-FU and intermittent cisplatin) followed by maintenance gemcitabine with gemcitabine alone for locally advanced unresectable pancreatic cancer. Definitive results of the 2000-01 FFCD/SFRO study. Ann Oncol 2008; 19: 1592-1599.

[12] Groupe Cooperateur Multidisciplinaire en Oncologie (GERCOR). Gemcitabine With or Without Capecitabine and/or Radiation Therapy or Gemcitabine With or Without Erlotinib in Treating Patients With Locally Advanced Pancreatic Cancer That Cannot Be Removed by Surgery. In: ClinicalTrials.gov [Internet]. Bethesda (MD): National Library of Medicine (US). 2008- [cited 2013 Jan 17]. Available online: , NLM Identifier: NCT00634725http://clinicaltrials.gov/ct2/show/NCT00634725?term=nct00634725&rank=1

[13] Burris HA 3rd, Moore MJ, Andersen J, et al. Improvements in survival and clinical benefit with gemcitabine as first-line therapy for patients with advanced pancreas cancer: a randomized trial. J Clin Oncol 1997; 15: 2403-2413.

[14] Li CP, Chao Y, Chi KH, et al. Concurrent chemoradiotherapy treatment of locally advanced pancreatic cancer: gemcitabine versus 5-fluorouracil, a randomized controlled study. Int J Radiat

Oncol Biol Phys 2003；57：98-104.

[15] Conroy T，Desseigne F，Ychou M，et al. FOLFIRINOX versus Gemcitabine for Metastatic Pancreatic Cancer. N Engl J Med 2011；364：1817-1825.

[16] Crane CH，Varadhachary GR，Yordy JS，et al. Phase II trial of cetuximab，gemcitabine，and oxaliplatin followed by chemoradiation with cetuximab for locally advanced (T4) pancreatic adenocarcinoma：correlation of Smad4(Dpc4) immunostaining with pattern of disease progression. J Clin Oncol 2011；29：3037-3043.

[17] Iacobuzio-Donahue CA，Fu B，Yachida S，et al. DPC4 gene status of the primary carcinoma correlates with patterns of failure in patients with pancreatic cancer. J Clin Oncol 2009；27：1806-1813.

[18] Kim HJ，Czischke K，Brennan MF，et al. Does neoadjuvantchemoradiation downstage locally advanced pancreatic cancer? J Gastrointest Surg 2002；6：763-769.

[19] Mishra G，Bulter J，Ho C，et al. Phase II trial of induction gemcitabine/CPT-11 followed by a twice-weekly infusion of gemcitabine and concurrent external beam radiation for the treatment of locally advanced pancreatic cancer. Am J Clin Oncol 2005；28：345-350.

Cite this article as: Lloyd S, Chang BW. A comparison of three treatment strategies for locally advanced and borderline resectable pancreatic cancer. J Gastrointest Oncol 2013;4(2):123-130. doi: 10.3978/j.issn.2078-6891.2013.011

译者：朱世凯，四川省医学科学院肝胆胰外科
审校：张忠涛，首都医科大学附属友谊医院

点评

　　局部进展期和可能切除的胰腺癌的化疗是一个亟待解决的临床问题。目前对于这类患者的治疗均处于临床试验阶段，其疗效优劣尚无定论。本文回顾性分析了115例采用3种治疗方案治疗的该类患者，详细比较和分析了临床疗效，为临床上治疗该类患者提供了重要的参考资料。但是同时我们应当看到，该研究在实施上至少存在两点较为突出的缺陷：一是研究持续时间长达10年，在这10年间胰腺癌的化疗药物和手术技术均取得了显著的进展，因此入组时间不同的病例之间的可比性受到质疑；二是作者采用了回顾性的研究方法，病例的选择偏倚是难以避免的。综上，读者在阅读此文时，应进行全面的剖析，以获得有益的借鉴。

——张忠涛

第四十一章 局部进展期胰腺癌与转移性胰腺癌：两种疾病？两种处理方案？

Stefano Cascinu

Department of Medical Oncology and Center for Cancer Genetics, Università Politecnica delle Marche, Ancona, Italy
Correspondence to: Stefano Cascinu. Clinica di Oncologia Medica, Ospedali Riuniti di Ancona, Via Conca, 60126 Ancona, Italy.
Email: cascinu@yahoo.com.

摘要：本章在前期研究以及近期LAP-07研究的基础上，回顾并解读SCALOP研究的结果。基于LAP-07的数据，SCALOP这类先前的研究似乎失去了其临床价值。这提示局部进展期胰腺癌患者采取放化疗联合的治疗方式并不能较单纯化疗带来任何的生存获益。

关键词：胰腺癌；局部进展期疾病；放化疗

View this article at: http://www.thecco.net/article/view/2806/3671

不可切除的局部进展期胰腺癌约占全部确诊胰腺癌患者的1/3。虽然局部进展期胰腺癌预后较差，但相对于转移性胰腺癌患者，其预后相对较好（中位生存期：9个月 *vs.* 3个月）。然而，在确诊后的数月，大部分局部进展期胰腺癌患者终将发生转移[1]。该自然病程可能是对这类患者最适治疗方案存在争议的原因之一[2]。实际上，经过近20年的临床研究，放疗等局部治疗能否给患者带来生存获益尚存争议，原因在于该类患者表面上是局部病变，而实际上已经发生转移。在美国，绝大多数的患者提前接受同步放化疗，而在欧洲，放疗通常被用于接受2~3个月化疗后未进展的患者。欧洲方案主要基于GERCOR研究和一项回顾性分析提供的数据[2-3]。这些研究提示化疗后再接受放疗的患者较单纯使用化疗的患者似乎具有更好的生存期（15个月 *vs.* 11.7个月）[2-3]。这些临床结论也得到了一些生物学发现的支持。近期研究发现，上皮细胞间质转化（EMT）及肿瘤播散在胰腺癌早期，甚至在瘤块形成之前就已经出现[4]。显然，这些新兴生物学观点对局部治疗（如放疗）在表面看起来属于局限性胰腺癌中的作用提出质疑，这一点已经为Chauffert研究所证实。在Chauffert研究中，局部进展期胰腺癌患者被随机分为2组，1组为吉西他滨单药化疗，另1组为吉西他滨单药化疗后续贯放疗联合5-FU治疗[5]。同步放化疗组的生存明显较差（8.6个月 *vs.* 13个月）。这似乎预示着对于局部进展期胰腺癌患者采取局部治疗并不是一个好的选择。此外，放化疗会增加不良反应发生率，从而影响患者的生活质量，甚至因治疗被推迟或中断而导致更槽糕的预后。与此相反，化疗2~3个月后未进展的患者加以巩固放疗却显示了较少的不良反应及较好的临床疗效，并且费用较低。

另一个值得讨论的问题是应该选择哪种药物与放疗联合使用。在多种肿瘤的治疗中，氟尿嘧啶通常与放疗联用，吉西他滨也是一种有效的放疗增敏剂，但经常会导致毒性反应的增加。

3项小型的随机对照研究及一项Meta分析提示，对局部进展期胰腺癌患者，吉西他滨联合放疗较氟尿嘧啶联合放疗可以带来更多的生存获益[6-9]。

Mukherjee等在*Lancet Oncol*发表的一篇针对不可切除局部进展期胰腺癌患者的研究指出，对于诱导化疗后无进展的患者，巩固治疗选用吉西他滨或卡培他滨联合放疗，尽管在生存获益上相近，但卡培他滨组有着较弱的不良反应[10]。

这项研究为临床提供了有用的信息，即多数胰腺癌患者在化疗后接受了放疗。至于何种药物与放疗联合使用更好仍不十分清楚。尽管吉西他滨常用于转移性胰腺癌，但因其不良反应较大，故并不推荐其与放疗联用作为局部进展期胰腺癌治疗的标准。

这项研究似乎支持这样的治疗策略：先给予化疗，再对无疾病进展的患者继续给予放疗。事实上，这项研究表明，在216名患者中只有74名患者接受了后续的放疗，即只有少部分患者接受了后续的放疗，主要原因在于大部分患者在诱导化疗期间疾病进展或身体条件较差，不能接受放化疗。

这项研究的诱导化疗方案选择十分关键。在全世界范围内吉西他滨联合卡培他滨化疗并不是治疗进展期胰腺癌的标准方案。实际上，在对微转移疾病的控制上，吉西他滨和卡培他滨的联合方案并不显著优于吉西他滨单药，其他方案如FOLFIRINOX或白蛋白结合型紫杉醇联合吉西他滨则更加有效[11-12]。事实上，我们不知道使用更好的诱导化疗是否能够减少远处转移发生率、是否利于后续放疗并最终提高总体生存。我们期待正在进行的几项研究能够就此问题提供最新的临床数据[13-14]。

在最近的ASCO会议上公布的另外一项临床研究LAP-07的结果则似乎削弱了本研究的临床价值[15]。在这项法国的临床试验中，接受了4个周期吉西他滨化疗后无进展的患者被随机分到吉西他滨单药组或卡培他滨联合放疗组。令人惊讶的是，这两组患者的总生存期无明显差异（16.4个月 *vs.* 15.2个月）。这项研究不仅对放疗在局部进展期胰腺癌治疗中的治疗地位提出了挑战，而且提示对局部进展期胰腺癌患者单独化疗可能是标准方案。必须注意的是，本研究的诱导化疗方案并不代表胰腺癌的最佳治疗措施。

SCALOP研究对LAP-07研究而言具有一定的价值，因为前者可以解释后者的结果。对于LAP-07研究阴性结果的解释是，LAP-07没有选择合适的放化疗结合方案。但SCALOP研究不认可该解释，因为此研究认为以卡培他滨为基础的治疗方案是较为合理的。

通过仔细对比SCALOP研究及LAP-07研究的结果得出，SCALOP研究是基于回顾性研究精心设计的临床试验，其结果提示局部进展期胰腺癌的巩固性放化疗优于单纯化疗。但这项关键的结果却未能在LAP-07研究上得到重复。实际上，可以看出卡培他滨与放疗搭配是治疗该型胰腺癌较好的选择，但放疗在该型患者中的治疗地位本身尚存争议。因此，SCALOP试验的结论没有任何临床价值，采取该种无效的治疗方案进行治疗甚至面临伦理风险。

回顾性研究可以提供相关的信息，但在临床实践中将其确定为标准方案，或在临床试验中作为参考方案前，它们必须为前瞻性研究所证实。其中的风险是，基于回顾性研究而设计的临床试验，会因其未能采用最佳方案而导致有争议的结果。另外，盲目地将回顾性研究的结果推向临床亦是有悖伦理的。

声明

本文作者宣称无任何利益冲突。

参考文献

[1] Hidalgo M. Pancreatic cancer. N Engl J Med 2010; 362: 1605-1617.

[2] Huguet F, Girard N, Guerche CS, et al. Chemoradiotherapy in the management of locally advanced pancreatic carcinoma: a qualitative systematic review. J Clin Oncol 2009; 27: 2269-2277.

[3] Huguet F, André T, Hammel P, et al. Impact of chemoradiotherapy after disease control with chemotherapy in locally advanced pancreatic adenocarcinoma in GERCOR phase II and III studies. J Clin Oncol 2007; 25: 326-331.

[4] Rhim AD, Mirek ET, Aiello NM, et al. EMT and dissemination precede pancreatic tumor formation. Cell 2012; 148: 349-361.

[5] Chauffert B, Mornex F, Bonnetain F, et al. Phase III trial comparing intensive induction chemoradiotherapy (60 Gy, infusional 5-FU and intermittent cisplatin) followed by maintenance gemcitabine with gemcitabine alone for locally advanced unresectable pancreatic cancer. Definitive results of the 2000-01 FFCD/SFRO study. Ann Oncol 2008; 19: 1592-1599.

[6] Li CP, Chao Y, Chi KH, et al. Concurrent chemoradiotherapy treatment of locally advanced pancreatic cancer: gemcitabine versus 5-fluorouracil, a randomized controlled study. Int J Radiat Oncol Biol Phys 2003; 57: 98-104.

[7] Crane CH, Abbruzzese JL, Evans DB, et al. Is the therapeutic index better with gemcitabine-based chemoradiation than with 5-fluorouracil-based chemoradiation in locally advanced pancreatic cancer? Int J Radiat Oncol Biol Phys 2002; 52: 1293-1302.

[8] Wilkowski R, Boeck S, Ostermaier S, et al. Chemoradiotherapy with concurrent gemcitabine and cisplatin with or without sequential chemotherapy with gemcitabine/cisplatin vs chemoradiotherapy with concurrent 5-fluorouracil in patients with locally advanced pancreatic cancer--a multi-centre randomised phase II study. Br J Cancer 2009; 101: 1853-1859.

[9] Zhu CP, Shi J, Chen YX, et al. Gemcitabine in the chemoradiotherapy for locally advanced pancreatic cancer: a meta-analysis. Radiother Oncol 2011; 99: 108-113.

[10] Mukherjee S, Hurt CN, Bridgewater J, et al. Gemcitabine-based or capecitabine-based chemoradiotherapy for locally advanced pancreatic cancer (SCALOP): a multicentre, randomised, phase 2 trial. Lancet Oncol 2013; 14: 317-326.

[11] Conroy T, Desseigne F, Ychou M, et al. FOLFIRINOX versus gemcitabine for metastatic pancreatic cancer. N Engl J Med 2011; 364: 1817-1825.

[12] Von Hoff DD, Ervin TJ, Arena PF, et al. Results of a randomized phase III trial (MPACT) of weekly nab-paclitaxel plus gemcitabine versus gemcitabine alone for patients with metastatic adenocarcinoma of the pancreas with PET and CA19-9 correlates. J Clin Oncol 2013; 31: abstr 4005.

[13] Faris JE, Blaszkowsky LS, McDermott S, et al. FOLFIRINOX in Locally Advanced Pancreatic Cancer: The Massachusetts General Hospital Cancer Center Experience. Oncologist 2013; 18: 543-548.

[14] Vasile E, De Lio N, Cappelli C, et al. Phase II study of neoadjuvant chemotherapy with modified FOLFOXIRI in borderline resectable or unresectable stage III pancreatic cancer. J Clin Oncol 2013; 31: abstr 4062.

[15] Hammel P, Huguet F, Van Laethem JL, et al. Comparison of chemoradiotherapy (CRT) and chemotherapy (CT) in patients with a locally advanced pancreatic cancer (LAPC) controlled after 4 months of gemcitabine with or without erlotinib: Final results of the international phase III LAP 07 study. Pancreatology 2013; 13: S89.

译者：徐蔚然，北京大学国际医院住院医师

审校：秦锡虎，医学博士，主任医师，南京医科大学教授，博士生导师，南京医科大学附属常州第二人民医院院长

Cite this article as: Cascinu S. Locally advanced versus metastatic pancreatic cancer: two different diseases with two different treatment approaches? Chin Clin Oncol 2013;2(3):26. doi: 10.3978/j.issn.2304-3865.2013.07.01

点评

  局部进展期胰腺癌的处理目前仍然以单纯化疗为主。尽管SCALOP研究推荐联合化放疗，但局限性在于这只是回顾性研究，尚不能改变临床实践。相反，LAP-07研究显示放化疗联合较单纯化疗并不能带来生存获益。随着对微转移等基础研究的深入，人们发现大部分局部进展期胰腺癌患者存在潜在转移，因此如何判断患者是局部进展还是转移才是关键。

——秦锡虎

第四十二章　高强度聚焦超声刀在胰腺癌姑息治疗中的应用

Tatiana D. Khokhlova, Joo Ha Hwang

Division of Gastroenterology, Department of Medicine, Center for Industrial and Medical Ultrasound, Applied Physics Laboratory, University of Washington, Seattle, WA, USA

Correspondence to: Joo Ha Hwang, MD, PhD. University of Washington, 1959 NE Pacific Street, Box 356424, Seattle, WA 98195. Email: jooha@medicine.washington.edu.

摘要： 高强度聚焦超声（HIFU）是针对各种实体瘤，如子宫肌瘤、前列腺癌、肝癌、肾癌、乳腺癌和胰腺癌的一种新型的无创消融方式。HIFU治疗将机械能以强大的超声波形式聚焦到体内，在组织中诱导热效应和机械效应。多项临床前和非随机临床试验已经完成评估高强度聚焦超声姑息治疗胰腺癌的安全性和有效性。HIFU治疗后患者大部分肿瘤相关性疼痛得以减轻，并且没有出现明显的不良反应。本文提供了HIFU治疗中可能存在的不同物理机制，总结了我们迄今为止关于HIFU治疗胰腺肿瘤的临床经验，探讨了此疗法所面临的挑战、局限性和新用途。

关键词： 治疗性超声；聚焦超声；高强度聚焦超声；胰腺癌；综述

View this article at: http://www.thejgo.org/article/view/211/html

1　引言

美国在2010年新发胰腺癌的患者超过42 000例，胰腺癌高居癌症死亡率的第4位[1]。由于局部进展或转移，大多数诊断为胰腺癌的患者在确诊时已不能手术，并且全身化疗的疗效是有限的[2]。基于超过30 000例患者的EUROCARE研究显示，其1年、3年和5年的总生存率分别为16%、5%和4%。可见这是预后最差的一类患者[3]。进展期患者常有疼痛，多采用姑息性治疗方法，包括阿片类药物治疗和腹腔神经丛阻滞[4]。但阿片类药物可能产生包括躁动、呼吸抑制等一系列不良反应同时腹腔神经丛阻滞缓解疼痛效果有限，而且还是有创操作[5-6]。

高强度聚焦超声（high-intensity focused ultrasound，HIFU）治疗是一个非侵袭性的消融方法，从体外来源的超声能量聚集在体内引起焦点组织的热变性而不影响周围器官（图1）。HIFU消融已经应用于各种良恶性肿瘤的治疗，包括子宫肌瘤、前列腺肿瘤、肝脏肿瘤和其他超声能量能够到达的实体肿瘤[7-10]。初步研究证实高强度聚焦超声也是缓解进展期胰腺癌患者的癌性疼痛一种有效的方式[11-14]。本文概述了高强度聚焦超声治疗的物理原理，同时回顾了HIFU治疗胰腺癌的临床应用现状。

2　HIFU治疗的物理机制

超声波是机械能的一种形式，声波通过液体或固体媒介传送能量（例如组织）伴随压缩和稀疏区域交替。用于描述超声波的主要参数是频率，或每秒钟的压力振荡和压力振幅，如图2C所示。超声波的另一个重要特点是其强度，每单位表面的超声能量与波振幅

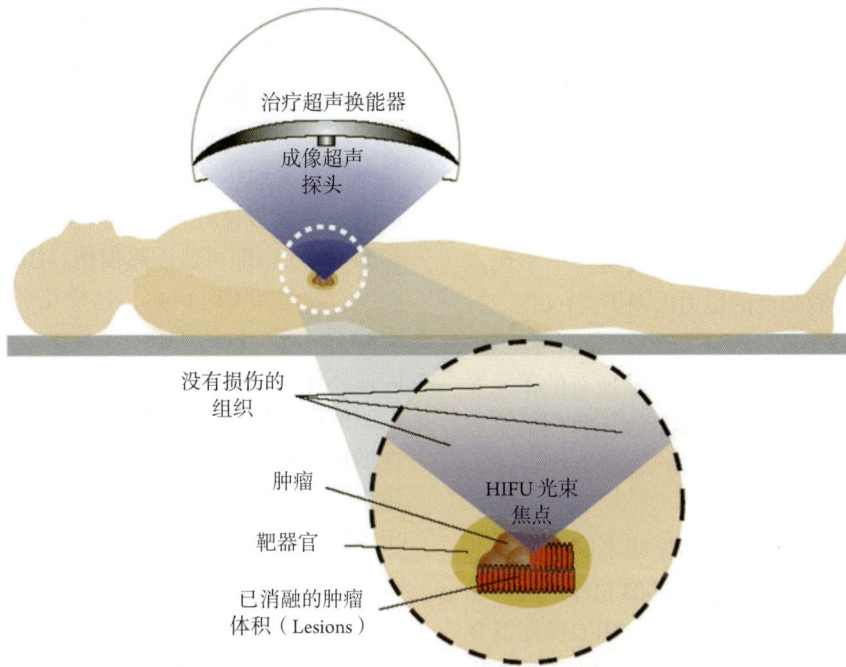

图1 体外高强度聚焦超声治疗胰腺癌示意图，患者仰卧位换能器位于正上方
Dubinsky授权转载[10]。

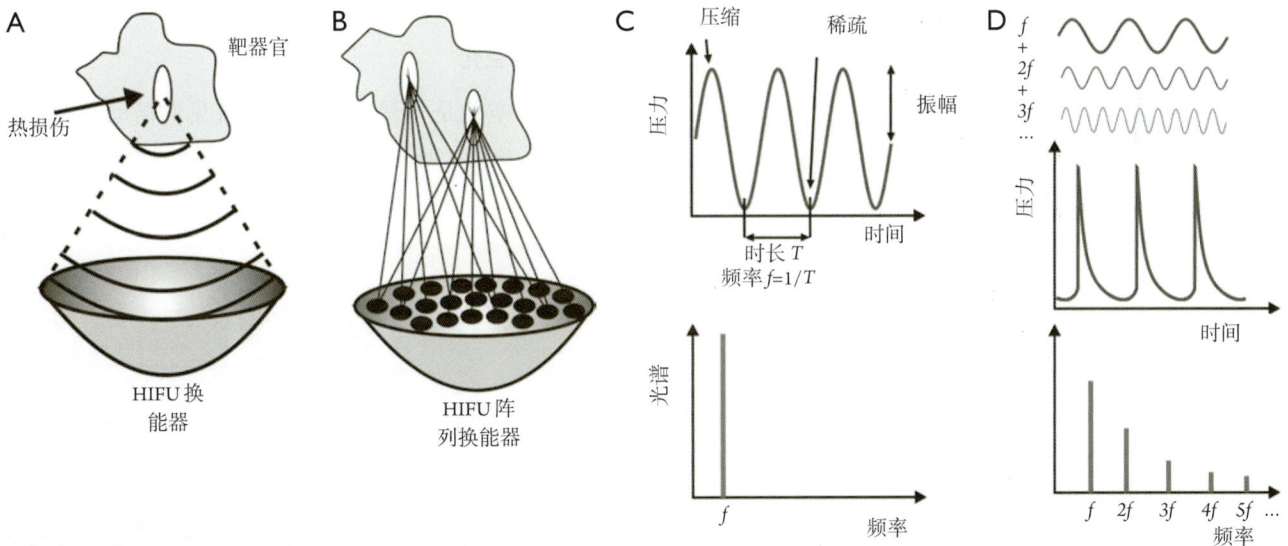

图2 （A）单元HIFU换能器具有球形表面可聚焦超声能量到一个小的消融聚焦区，使周围组织免受影响。（B）在HIFU阵列换能器聚焦的焦点位置可电子操控每个元素的超声波辐射的相位，无需移动换能器。（C）一个线性超声波例子（正弦）；频谱包含一个频率f。（D）非线性超声波通过能量转移从线性波基本频率f波到高频（也被称为谐波）：2f，3f等，以及这些波的叠加。因此，频谱包含基波频率f以及高次谐波：2f，3f等

的平方是成比例的。

HIFU设备与超声诊断成像设备利用超声波的频率通常为0.2~10 MHz，差异仅在振幅和超声波的传播。由于组织不均质而造成的反射或散射，使得诊断超声探头可发射平面或发散波然后由相同的探头检测。HIFU辐射面通常是球面，致使超声波聚焦在曲面的中心类似于放大透镜把宽光束可以聚焦到一个小焦点（图2A）。这可能会导致焦点的压力振幅扩大100倍。另一种聚焦方法是使用超声波阵列，如图2B所示：阵列中的每个单元发射预先确定的相位，这样从所有的单元发射波非相干聚焦到理想的焦点。大多数临床可用的聚焦传感器大小和形状传感器类似于米粒：直径为2~3 mm、长为8~10 mm。

如上所述，超声波诊断与HIFU振幅不同。经典的诊断性超声传感器工作压力在0.001~0.003 MPa区间，相应的时间均值强度为0.1~100 mW/cm²。HIFU换能器在焦点部位产生的压力振幅大得多：高至60 MPa压缩压力峰值和达到15 MPa的稀疏压力峰值，相对应的强度高达20 000 W/cm²。相比之下，一个大气压等于0.1 MPa。这种强度的超声能够对组织产生热效应和机械效应下文将专述。

2.1 组织加热

1972年人们首次提出HIFU的基本物理原理是超声吸收和转化为热能[15]。超声波，是一种机械能，和电磁辐射在组织中直接吸收是不一样的（例如，光或射频辐射），可以简单地解释如下。组织可以表示为膜包绕的黏性液体，当压力波通过组织传播时，它产生组织层面的相对位移和液体定向运动或微流。不同层面的液体黏性摩擦导致加热[16]。

无论是诊断超声还是HIFU均加热组织，然而由于加热速率与超声强度是成比例的，因此诊断超声产生的热效应可以忽略。HIFU的大多数热发生在聚焦区域，那里的强度是最高的。聚焦区域局部温度可以迅速升高导致细胞死亡。热坏死也就是组织蛋白变性的阈值，根据热剂量（TD）计算公式算出：

$$TD(t) = \int_0^t R^{43-\bar{T}(t')} dt' \qquad [1]$$

这里 t 是治疗时间，当温度<43℃时，R=0.25，其余情况R=0.5[17]。造成热损伤所需的热剂量相当于暴露在43℃ 240 min的热剂量，因此热剂量通常表示为"当量分钟"。这个定义起源于热疗方案，当组织经过几个小时长时间暴露加热到43℃~45℃。已证实该模型对HIFU引起的高温能很良好估计热损伤剂量。例如，53℃，10 s和60℃，0.1 s即可造成热损伤。HIFU治疗时，焦点区域温度常超过70℃时1~4 s，这样几乎立即出现组织坏死。图3A显示了1 MHz HIFU设备单一治疗离体牛肝出现凝固性坏死。

值得一提的是，超声在组织中吸收与频率几乎呈线性增加；因此频率越高加热越明显。不过频率越高焦点越小[18]，同时高吸收造成穿透深度受到限制。因此，对于体内小而浅或深而大的目标HIFU频率应选择适当。

大多数应用是利用HIFU热效应，即通过热损伤诱导细胞坏死。然而，数份研究报告称HIFU还可通过热疗诱导细胞凋亡，即亚致死热损伤[19]。在凋亡细胞中细胞的自毁核，通过核酸内切酶快速降解DNA。这种效果在某些病例中是可取的，但也表示HIFU消融精度的局限。因为在较低的热剂量细胞凋亡引起的细胞死亡比热坏死多见，HIFU靶区域的邻近组织可能受此危险[20]。

2.2 超声空化

超声空化是指暴露在声场下可见的活动涉及气泡刺激产生运动。运动是声波传播经过周围挤压和抽吸交

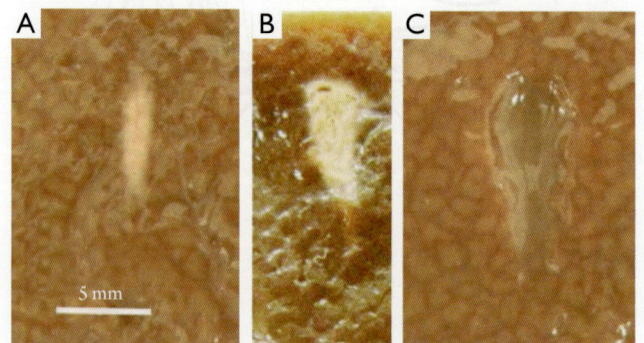

图3 不同超声方法处理离体牛肝组织HIFU的病变实例
（A）吸收线性超声波致可预测雪茄状热损伤；（B）组织快速吸收连续非线性超声波诱发组织沸腾导致不规则形状的热损伤合并蒸发芯；（C）短暂高振幅非线性超声脉冲导致组织液化损伤。

变液体的反应。虽然活体组织最初不含气泡，分散在细胞间的微小气泡可作为空化核，但当足够大的负压在空化核处把组织撕开，变成大的气泡。因此，当负压的幅度超过一定的阈值，可能会出现组织声空化，该阈值又取决于具有较低稀疏压力阈值的较低频率的超声频率。大量研究测量不同组织中空化阈值，但还没有达成共识[21-23,28]。例如，血液的空化阈值在1.2 MHz时估计是6.5 MPa[23]。

一旦形成，气泡就可以与随附的超声波通过两个方面发生作用：稳定或惯性。当气泡暴露在低振幅超声场，其大小随着声波压力变化振荡并且仍然是球形的。依据声波波长气泡大小有个谐振尺寸，振荡比其他高效得多；对常用在HIFU超声频率的共振气泡直径范围为1~5 μm[24]。惯性空化是一种更为剧烈的现象，其中气泡在负压相速长大并迅速崩塌导致它的破坏。崩塌往往伴随着气泡球消失和高速液体射流的形成。如果气泡崩塌发生在细胞旁，射流体足以破坏细胞膜[25-26]。

在血管内，剧烈的崩塌气泡可以破坏血管内膜甚至和血管一起损伤。一种假设是破坏发生是因为气泡长大和相应血管壁的扩张。然而，已经证实最严重损伤发生在气泡迅速崩塌，血管壁向内弯曲或内陷，造成高振幅剪切力时[27]。

稳态空化可能导致"超流"现象（由于气泡振荡引起邻近液体快速运动）。超流可以在气泡附近产生高的剪切力进而破坏细胞膜，并在超声增强药物或基因送递时起作用，而细胞膜破坏是短暂的[28]。

空化活动是对组织造成机械损伤的主要机制。在极端情况下，当应用很高的抽吸负压（>20 MPa）时，焦点区域一团团空化泡可以引起组织完全溶解[29]。在这种治疗中热效应通常是要避免的，因此，应使用短促高振幅低频率（通常低于2 MHz）的超声。时间平均强度仍然低，传递给组织的热剂量不足以导致热损伤。如果使用长HIFU脉冲或连续超声[30-32]，空化也可以促进加热。入射超声波的能量非常高效地转入稳定振动的谐振大小气泡。这种振运引起的气泡周围微流，反过来，可以通过黏性摩擦导致额外的组织加热，进而导致凝固性坏死。

2.3　非线性超声传播效应

高声强可观察到超声传播的非线性效应，表现为压力波形畸变：最初由超声波换能器产生的正弦波通过水或组织变成锯齿形传播（图2D）。这种畸变表示能量转变从基本频率到较高谐波，后者更加迅速地被组织吸收，因为超声吸收系数随频率增加而增加。结果是如果未发生非线性效应，组织的加热速度快得多。因此，当评估HIFU治疗需要递送的热剂量时，考虑到非线性效应是至关重要的一步。大多数临床相关的高强度聚焦超声换能器，如果强度超过4 000 W/cm²时非线性效应开始引人注意，当在9 000 W/cm²时则线性传播占主导[33]。

非线性传播效应最重要的作用是可以在快到几毫秒的时间内达到水的沸点100 ℃，导致在换能器的焦点部位形成1 mm大小的沸腾泡[34]。这显著地改变了治疗过程：入射超声波从气泡反射和热沉积方式不可预测地扭曲。病损形状变得不规则，通常形似蝌蚪，如图3B所示。此外，沸腾的气泡运动可以造成组织溶解，在热损伤中央能看见一个蒸发的空洞。使用足够强的HIFU脉冲几毫秒得以增强便可引起沸腾从而引发甚至加强这种效应，持续时间仅略超过达到沸腾温度所需的时间[35]。在这种情况下温度上升太快以至于蛋白质变性来不及发生，但与大个沸腾气泡和超声场相互作用导致完全的组织溶解，如图3C所示[36]。

2.4　辐射力和流

辐射力是波被一个物体吸收或反射而施加在物体上的力。完全反射产生的力是完全吸收的两倍。这两种情况力作用于超声波传播的方向，而且如果波的振幅恒定那么力将不变。如果反射或吸收介质是组织或其他固体材料，力作用在介质上产生了一种压力称为"辐射压力"。对大多数临床相关的设备和职业暴露，这种效果不是很明显：辐射压力不超过几个帕斯卡[14]。然而，如果介质是液体（如血液）并可以在压力下运动，那么这样的压力可以引起流的速度高达6 m/s[37]。这对于超声波溶栓术有重要意义，溶栓药物是通过束流驱动至血凝块和阻塞血管的内部[38]。

2.5　图像引导的HIFU治疗的监测

目前商业化的HIFU设备有2种成像方法：磁共振成像（MRI）及超声诊断。这些方法在治疗中有3种作用：可视治疗靶点，监测治疗过程中组织变化和评价治疗结果。就肿瘤可视化而言，MRI和超声均可提供令人满意的图像。MRI在肥胖患者表现得更有优势[39]，但较昂贵和费力。

迄今为止尚没有一种监测方法可以提供组织内直接、实时的热损伤图像。与超声检查不同，MRI最大优势是它可以实时提供组织温度图叠加在磁共振图像上。然后计算出充足的热剂量分布并与假定的组织热消融相符。MR测温的时间分辨率每幅图像需1~4 s，空间分辨率是由图像像素的大小决定的，通常约2 mm×2 mm×6 mm[40]。因此，MRI引导的HIFU只适合加热缓慢的治疗，单一病灶大约数10 s。由于呼吸和运动引起的运动伪影也需临床关注。美国FDA唯一批准的可临床应用的HIFU设备是在治疗子宫肌瘤中利用MR测温[39,41]。

目前临床中使用的超声成像设备没有能力进行测温，但它使用HIFU相同的能量模式提供实时成像。这是一个显著的好处，因为靶目标合格超声成像提示超声能量达到目标途中没有阻塞（例如肠胀气或骨），和导致意外组织热损伤的风险最小。有时一种方法用于确认总体目标的准确性是治疗过程中在超声图像中出现高回声区。当组织温度达到100 ℃，当组织温度达到100 ℃时，这一回声区已被证明在焦点附近形成大的沸腾气泡，并且由于热损伤在低于100 ℃时已形成而低估了热损伤的实际范围[42]。

成像的方法来评估HIFU治疗与用于评估其他消融方法如射频疗效相似，包括增强CT和MRI[43]。此外，使用微泡超声造影也作为一种评价HIFU治疗效果的方法[44]。这些方法都检查了治疗量血管分布的变化。

3 高强度聚焦超声治疗胰腺肿瘤

3.1 设备

目前，HIFU治疗胰腺癌在中国广泛应用，但在韩国和欧洲却限制应用。有两个超声引导的HIFU设备在中国以外可以商业化用于胰腺肿瘤治疗，都是中国制造的：FEP-BY™ HIFU肿瘤治疗设备（北京源德生物医学工程有限公司，中国，图4）和海扶刀（重庆海扶技术有限公司）[45]。两个设备操作的超声波频率接近——分别是0.8 MHz和1 MHz，两个最大输出声功率都是300 w（相应的强度达20 000 w/cm²）。B超中还用于瞄准和图像引导。此外，一例意大利胰腺癌患者最近使用MR引导下ExAblate™系统（InSightec，以色列）治疗缓解疼痛。

3.2 动物研究

所有临床前期体内研究胰腺HIFU消融都是运用猪模型，因为猪胰腺的大小和解剖与人类相近[46-48]。动物胰腺不长肿瘤，因此无法评价HIFU治疗的生存获益；然而，这些研究的主要目的是系统地评估HIFU消融胰腺的安全性和有效性。最早的研究中12例猪胰腺成功应

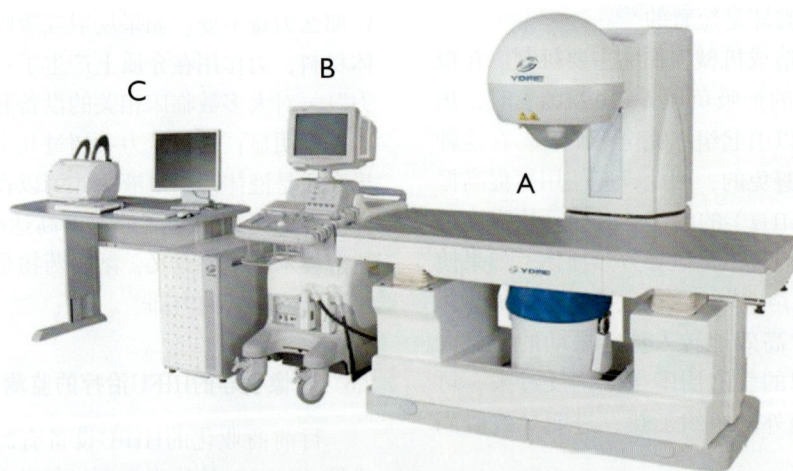

图4　FEP-BY高强度聚焦超声肿瘤治疗设备
组件包括一个治疗床带有上下高强度聚焦超声转换器（A），B型超声成像系统（B）和计算机控制系统（C）。此外，有一个电力系统和水处理系统（未在图内）。（北京源德生物医学工程有限公司，中国）许可转载。

用FEP-BY02设备体内治疗，在治疗后7 d观察期内没有任何明显的不良反应如皮肤烧伤和胰腺炎[46]。随后的另一组研究利用海扶刀治疗，用光学和电子显微镜确认局限于靶区域完全坏死，伴有明确的边界同时没有损坏相邻的组织[47]。胰腺炎是一个重要的安全关注点，因为HIFU的机械作用可引起细胞溶解和胰腺酶释放。虽然HIFU产生的空化或沸腾气泡活动被电子显微镜检查证实了（细胞间隙增宽和细胞质中不同大小的大量空泡），未观察到胰腺炎的发生证实治疗方案的安全性。另一项临床前研究显示放射治疗后联合HIFU消融可能是一种很有前途的方法。与任何单一治疗相比，胰腺靶区域的损伤加重了，靶区域以外没有额外的副损伤[48]。

3.3 临床研究

如上所述，大多数已确诊的胰腺癌患者被认为是无法手术的，系统化疗只有有限的作用。治疗这些患者的重要措施就是发展有效的局部治疗和缓解疼痛。在一项中国251例进展期胰腺癌（TNM分期Ⅱ~Ⅳ期）患者的开放性研究中，HIFU已被首次用于胰腺癌的姑息治疗[49]。HIFU治疗可显著缓解84%患者的疼痛。有些情况肿瘤负荷显著减少而没有明显不良反应或胰腺炎，有助于延长生存期。随后的大多来自中国的多个非随机研究提供了其他的证据表明HIFU的确缓解肿瘤相关疼痛和并不造成不良反应[12-14,50-56]。这些患者疼痛的缓解机制仍不清楚，但推测是肿瘤中的神经纤维受热损伤的结果。在HIFU结合全身化疗（吉西他滨）的两项研究中，缓解疼痛和安全方面有类似的发现，甚至提示生存

获益[14,51]。图5示HIFU治疗胰腺癌前后的CT图像。

欧洲的一项小型研究中[55]，6名位置困难的胰腺肿瘤患者经HIFU治疗，困难的位置被定义为肿瘤毗邻大血管、胆囊、胆管、肠或胃。这项研究在全麻下进行，肠道准备3 d后进行避免声信号通路的肠道气体。所有患者治疗24 h后症状明显缓解，治疗后3 d淀粉酶水平与基线无统计学差异。根据PET/CT和MDCT扫描，所有患者整个肿瘤均成功消融。一例患者出现严重并发症——门静脉血栓，住院7 d。

研究的结果总结在表1，正如所看到的，在所有的研究中一致达到疼痛缓解。然而，非随机对照试验已经进行记载日期来验证这些发现，或确定是否HIFU可以通过诱导局部反应改善总体生存率。

4　挑战和未来的发展方向

促使HIFU胰腺肿瘤消融困难的主要因素有肠内积气，呼吸运动和基于超声的温度监测方法。肠内气体可能阻碍HIFU能量传输的声窗，可不仅导致靶目标不完全消融，而且由于气—组织界面的快速热沉积对肠道或结肠造成热损伤。因此，它在胃和结肠内的气体排空是至关重要的，这可以通过患者治疗前夜禁食做到。轻微的腹部目标区域施压也有助于赶走气体和使声窗干净。

肿瘤在治疗过程中随呼吸运动导致声能量再分配区域比焦点区域大，并可能导致靶域治疗不彻底及损伤邻近组织。呼吸运动跟踪技术允许焦点快速调整与靶域同步目前正在研发中[57]。一种能避免肠腔积气和呼吸运动两个问题的方法是应用微型的高强度聚焦超声换能器结

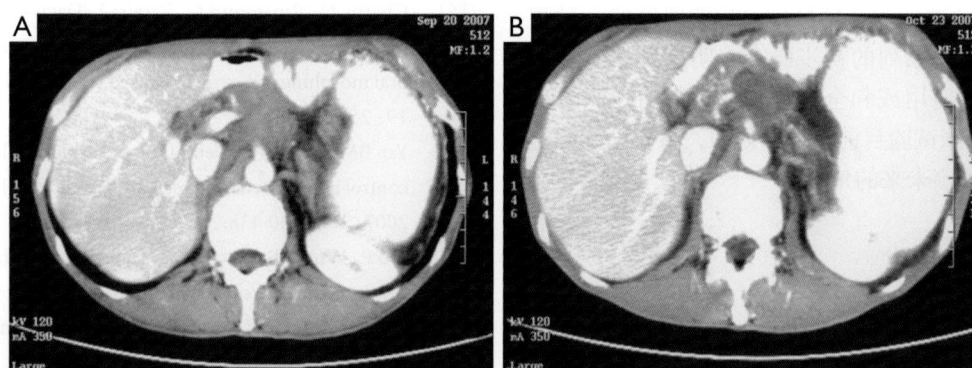

图5　增强CT显示52岁男性胰腺体部肿瘤患者（A）高强度聚焦超声治疗；（B）高强度聚焦超声治疗后消融和坏死的证据
经熊等许可转载2009[13]。

表1　胰腺癌HIFU姑息治疗的临床研究（来自Jang HJ et al[11]）

作者	年份	患者号码	治疗方法	疼痛缓解情况	不良反应
Xiong等	2001	21	HIFU	15/17（88%）	无
Wang等	2002	13	HIFU	8/10（80%）	轻型胰腺炎[2]
Xie等	2003	41	单用HIFU vs.	66.7%	无
			HIFU+吉西他滨	76.6%	
Xu等	2003	37	HIFU	24/30（80%）	无
Yuan等	2003	40	HIFU	32/40（80%）	无
Wu等	2005	8	HIFU	8/8（100%）	无
Xiong等	2009	89	HIFU	54/67（80.6%）	二度皮肤烧伤[3] 皮下硬结[6] 胰腺假性囊肿[1]
Zhao等	2010	39	HIFU+吉西他滨	22/28（78.6%）	无
Orsi等	2010	6	HIFU	6/6（100%）	门静脉血栓[1]
Wang等	2011	40	HIFU	35/40（87.5%）	无

HIFU：High intensity focused ultrasound，高强度聚焦超声。

合内镜超声探头。这种方法尤其可使肥胖患者受益。这种微型内镜系统尚未商业应用，但目前正在研发中。

　　另一个超声引导的任意HIFU系统固有的问题是缺乏靶组织吸收热剂量的直接操作控制。为了估计热剂量，需要知道设备的输出声能量，靶组织吸收共系数和介于中间组织的衰减（主要是腹壁和内脏）。因此，高强度聚焦超声场和测量体内不同的组织中声波衰减和吸收的仔细校准是非常重要的[46]。

5　总结

　　HIFU消融已被证明是姑息性治疗胰腺癌的一种很有前途的方法。一系列的初步研究表明这种技术是安全的，并可单独使用或和全身化疗或放射治疗联合使用。进一步的临床试验目前正在计划中，将有助于确定HIFU在治疗胰腺癌未来的角色。

声明

　　本文作者宣称无任何利益冲突。

参考文献

[1] National Cancer Institute. Estimated New Cancer Cases and Deaths for 2009. Available online：http：//seer.cancer.gov/csr/1975_2006.

[2] Nakakura EK，Yeo CJ. Periampullary and pancreatic cancer. In：Blumgart LH，ed. Surgery of the Liver，Biliary Tract，and Pancreas.4th ed. Philadelphia：Saunders；2007：849–857.

[3] Faivre J，Forman D，Estève J，Obradovic M，Sant M. Survival of patients with primary liver cancer，pancreatic cancer and biliary tract cancer in Europe. EUROCARE Working Group. Eur J Cancer 1998；34：2184-2190.

[4] Reddy SK，Elsayem A，Talukdar R. Supportive Care：Symptom Management. In：Von Hoff DD，Evans DB，Hruban RH，eds. Pancreatic Cancer. Sudbury：Jones and Bartlett；2005，pp 479-498.

[5] Cherny N，Ripamonti C，Pereira J，Davis C，Fallon M，McQuay H，et al. Strategies to manage the adverse effects of oral morphine：an evidencebased report. J Clin Oncol 2001；19：2542-2554.

[6] Yan BM，Myers RP. Neurolytic celiac plexus block for pain control in unresectable pancreatic cancer. Am J Gastroenterol 2007；102：430-438.

[7] Wu F，Wang ZB，Chen WZ，Zou JZ，Bai J，Zhu H，et al. Advanced hepatocellular carcinoma：treatment with high-intensity focused ultrasound ablation combined with transcatheter arterial embolization. Radiology 2005；235：659-667.

[8] Aus G. Current status of HIFU and cryotherapy in prostate cancer--a review. Eur Urol 2006；50；927-934；discussion 934.

[9] Ren XL，Zhou XD，Zhang J，He GB，Han ZH，Zheng MJ，

et al. Extracorporeal ablation of uterine fibroids with high-intensity focused ultrasound: imaging and histopathologic evaluation. J Ultrasound Med 2007; 26: 201-212.

[10] Dubinsky TJ, Cuevas C, Dighe MK, Kolokythas O, Hwang JH. High-intensity focused ultrasound: current potential and oncologic applications. AJR Am J Roentgenol 2008; 190: 191-199.

[11] Jang HJ, Lee JY, Lee DH, Kim WH, Hwang JH. Current and Future Clinical Applications of High-Intensity Focused Ultrasound (HIFU) for Pancreatic Cancer. Gut and Liver 2010; 4: s57-s61.

[12] Wu F, Wang ZB, Zhu H, Chen WZ, Zou JZ, Bai J, et al. Feasibility of US-guided high-intensity focused ultrasound treatment in patients with advanced pancreatic cancer: initial experience. Radiology 2005; 236: 1034-1040.

[13] Xiong LL, Hwang JH, Huang XB, Yao SS, He CJ, Ge XH, et al. Early clinical experience using high intensity focused ultrasound for palliation of inoperable pancreatic cancer. JOP 2009; 10: 123-129.

[14] Zhao H, Yang G, Wang D, Yu X, Zhang Y, Zhu J, et al. Concurrent gemcitabine and high-intensity focused ultrasound therapy in patients with locally advanced pancreatic cancer. Anticancer Drugs 2010; 21: 447-452.

[15] Lele P, Pierce A. The thermal hypothesis of the mechanism of ultrasonic focal destruction in organized tissues. Proc. Workshop on Interaction of Ultrasound and Biological Tissues 1972; 73-8008: 121.

[16] Hill CR, Bamber JC, ter Haar GR. Physical Principles of Medical Ultrasonics, 2nd edition. West Sussex, UK: John Wiley & Sons; 2004.

[17] Sapareto SA, Dewey WC. Thermal dose determination in cancer therapy. Int J Radiat Oncol Biol Phys 1984; 10: 787-800.

[18] ONeil HT. Theory of Focusing Radiators. J Acoust Soc Am 1949; 21: 516-526.

[19] Vykhodtseva N, McDannold N, Martin H, Bronson RT, Hynynen K. Apoptosis in ultrasound-produced threshold lesions in the rabbit brain. Ultrasound Med Biol 2001; 27: 111-117.

[20] Fujitomi Y, Kashima K, Ueda S, Yamada Y, Mori H, Uchida Y. Histopathological features of liver damage induced by laser ablation in rabbits. Lasers Surg Med 1999; 24: 14-23.

[21] Apfel RE, Holland CK. Gauging the likelihood of cavitation from shortpulse, low-duty cycle diagnostic ultrasound. Ultrasound Med Biol 1991; 17: 179-185.

[22] Church CC. Spontaneous homogeneous nucleation, inertial cavitation and the safety of diagnostic ultrasound. Ultrasound Med Biol 2002; 28: 1349-1364.

[23] Hwang JH, Tu J, Brayman AA, Matula TJ, Crum LA. Correlation between inertial cavitation dose and endothelial cell damage in vivo. Ultrasound Med Biol 2006; 32: 1611-1619.

[24] Bailey MR, Khokhlova VA, Sapozhnikov OA, Kargl SG, Crum LA. Physical Mechanisms of the Therapeutic Effect of Ultrasound (A Review). Acoustical Physics 2003; 49: 369-388.

[25] Marmottant P, Hilgenfeldt S. Controlled vesicle deformation and lysis by single oscillating bubbles. Nature 2003; 423: 153-156.

[26] Schlicher RK, Hutcheson JD, Radhakrishna H, Apkarian RP, Prausnitz MR. Changes in cell morphology due to plasma membrane wounding by acoustic cavitation. Ultrasound Med. Biol 2010; 36: 677-692.

[27] Chen H, Kreider W, Brayman AA, Bailey MR, Matula TJ. Blood vessel deformations on microsecond time scales by ultrasonic cavitation. Phys Rev Lett 2011; 106: 034301.

[28] Holland CK, Apfel RE. Thresholds for transient cavitation produced by pulsed ultrasound in a controlled nuclei environment. J Acoust Soc Am 1990; 88: 2059-2069.

[29] Parsons JE, Cain CA, Abrams GD, Fowlkes JB. Pulsed cavitational ultrasound therapy for controlled tissue homogenization. Ultrasound Med Biol 2006; 32: 115-129.

[30] Sokka SD, King R, Hynynen K. MRI-guided gas bubble enhanced ultrasound heating in in vivo rabbit thigh. Phys Med Biol 2003; 48: 223-241.

[31] Melodelima D, Chapelon JY, Theillère Y, Cathignol D. Combination of thermal and cavitation effects to generate deep lesions with an endocavitary applicator using a plane transducer: ex vivo studies. Ultrasound Med Biol 2004; 30: 103-111.

[32] Holt RG, Roy RA. Measurements of bubble-enhanced heating from focused, MHz-frequency ultrasound in a tissue-mimicking material. Ultrasound Med Biol 2001; 27: 1399-1412.

[33] Canney MS, Bailey MR, Crum LA, Khokhlova VA, Sapozhnikov OA. Acoustic characterization of high intensity focused ultrasound fields: a combined measurement and modeling approach. J Acoust Soc Am 2008; 124: 2406-2420.

[34] Canney MS, Khokhlova VA, Bessonova OV, Bailey MR, Crum LA. Shock-induced heating and millisecond boiling in gels and tissue due to high intensity focused ultrasound. Ultrasound Med Biol 2010; 36: 250-267.

[35] Canney M, Khokhlova V, Hwang JH, Khokhlova T, Bailey M, Crum L. Tissue erosion using shock wave heating and millisecond boiling in high intensity ultrasound field. Proc. 9th International Symposium on Therapeutic Ultrasound 2009; p36-p39.

[36] Khokhlova TD, Canney MS, VA Khokhlova, OA Sapozhnikov, LA Crum, MR Bailey. Controlled tissue emulsification produced by high intensity focused ultrasound shock waves and millisecond boiling. J Acoust Soc Am 2011 (in press).

[37] Mark F. Hamilton, David T. Blackstock. Nonlinear Acoustics. London: Academic Press; 1998.

[38] Atar S, Luo H, Nagai T, Siegel RJ. Ultrasonic thrombolysis:

catheterdel ivered and transcutaneous applications. Eur J Ult rasound 1999；9：39-54.

[39] Yagel S. High-intensity focused ultrasound：a revolution in non-invasive ultrasound treatment? Ultrasound Obstet Gynecol 2004；23：216-217.

[40] Köhler MO，Denis de Senneville B，Quesson B，Moonen CT，Ries M. Spectrally selective pencil-beam navigator for motion compensation of MR-guided high-intensity focused ultrasound therapy of abdominal organs. Magn Reson Med 2011；66：102-111.

[41] Gorny KR，Woodrum DA，Brown DL，Henrichsen TL，Weaver AL，Amrami KK，et al. Magnetic resonance- guided focused ultrasound of uterine leiomyomas：review of a 12-month outcome of 130 clinical patients. J Vasc Interv Radiol 2011；22：857-864.

[42] Khokhlova VA，Bailey MR，Reed JA，Cunitz BW，Kaczkowski PJ，Crum LA. Effects of nonlinear propagation，cavitation，and boiling in lesion formation by high intensity focused ultrasound in a gel phantom. J Acoust Soc Am 2006；119：1834-1848.

[43] Jolesz FA，Hynynen K，McDannold N，Tempany C. MR imagingcontrolled focused ultrasound ablation：a noninvasive image-guided surgery. Magn Reson Imaging Clin N Am 2005；13：545-560.

[44] Kennedy JE，ter Haar GR，Wu F，Gleeson FV，Roberts IS，Middleton MR，et al. Contrast-enhanced ultrasound assessment of tissue response to high-intensity focused ultrasound. Ultrasound Med Biol 2004；30：851-854.

[45] Haar GT，Coussios C. High intensity focused ultrasound：physical principles and devices. Int J Hyperthermia 2007；23：89-104.

[46] Hwang JH，Wang YN，Warren C，Upton MP，Starr F，Zhou Y，et al. Preclinical in vivo evaluation of an extracorporeal HIFU device for ablation of pancreatic tumors. Ultrasound Med Biol 2009；35：967-975.

[47] Xie B，Li YY，Jia L，Nie YQ，Du H，Jiang SM. Experimental ablation of the pancreas with high intensity focused ultrasound (HIFU) in a porcine model. Int J Med Sci 2010；8：9-15.

[48] Liu CX，Gao XS，Xiong LL，Ge HY，He XY，Li T，et al. A preclinical in vivo investigation of high-intensity focused ultrasound combined with radiotherapy. Ultrasound Med Biol 2011；37：69-77.

[49] He SX，Wang GM. The noninvasive treatment of 251 cases of advanced pancreatic cancer with focused ultrasound surger y. Proc. 2nd International Symposium on Therapeutic Ultrasound 2002；p51-p56.

[50] Wang X，Sun JZ. Preliminary study of high intensity focused ultrasound in treating patients with advanced pancreatic carcinoma. Chin J Gen Surg 2002；17：654-655.

[51] Xie DR，Chen D，Teng H. A multicenter non-randomized clinical study of high intensity focused ultrasound in treating patients with local advanced pancreatic carcinoma. Chin J Clin Oncol 2003；30：630-634.

[52] Xiong LL，He CJ，Yao SS，Zeng JQ，Zhang GX，Huang K，et al. The preliminary clinical results of the treatment for advanced pancreatic carcinoma by high intensity focused ultrasound. Chin J Gen Surg 2005；16：345-347.

[53] Xu YQ，Wang GM，Gu YZ，Zhang HF. The acesodyne effect of high intensity focused ultrasound on the treatment of advanced pancreatic carcinoma. Clin Med J China 2003；10：322-323.

[54] Yuan C，Yang L，Yao C. Obser vation of high intensit y focused ultrasound treating 40 cases of pancreatic cancer. Chin J Clin Hep 2003；19：145.

[55] Orsi F，Zhang L，Arnone P，Orgera G，Bonomo G，Vigna PD，et al. Highintensity focused ultrasound ablation：effective and safe therapy for solid tumors in difficult locations. AJR Am J Roentgenol 2010；195：W245-W252.

[56] Wang K，Chen Z，Meng Z，Lin J，Zhou Z，Wang P，et al. Analgesic effect of high intensity focused ultrasound therapy for unresectable pancreatic cancer. Int J Hyperthermia 2011；27：101-107.

[57] Muratore R，Lizzi FL，Ketterling JA，Kalisz A，Bernardi RB，Vecchio CJ. A System Integrating HIFU Exposure Capabilities with Multiple Modes of Synchronous Ultrasonic Monitoring. Proc.4th International Symposium on Therapeutic Ultrasound 2005：pp33-pp35.

译者：殷保兵，教授，医学博士，复旦大学附属华山医院普外科主任医师
审校：孙志为，国家二级教授，主任医师，云南省第一人民医院肝胆外科主任

Cite this article as: Khokhlova T, Hwang J. HIFU for palliative treatment of pancreatic cancer. J Gastrointest Oncol 2011;2(3):175-184. doi: 10.3978/j.issn 2078-6891.2011.033

点评

　　本文介绍了"高强度聚焦超声"（HIFU）这一针对各种实体瘤的新型的无创消融方式，主要是论及其在胰腺癌姑息治疗中的应用。文章在HIFU治疗的定义、发展简史、涉及的物理机制、在胰腺癌临床应用等方面娓娓而谈，总结了关于HIFU治疗胰腺肿瘤的临床经验，也论述了HIFU所面临的挑战、局限性和新用途，以期承前示后，探讨HIFU对进展期胰腺癌的临床应用价值，从而为解决新世纪"癌王"这一难题提供有效助力。

——孙志为

第四十三章　不可逆性电穿孔在无法手术切除的胰腺癌中的应用

Robert C. G. Martin II

Department of Surgery, Division of Surgical Oncology, University of Louisville, James Graham Brown Cancer Center, Louisville, KY, USA

Correspondence to: Robert C. G. Martin II, MD, PhD, FACS. Sam and Lolita Weakley Endowed Chair in Surgical Oncology, Director, Division of Surgical Oncology, Director of the Upper GI and HPB Multi-Disciplinary Clinical, Professor of Surgery, Academic Advisory Dean, University of Louisville, 315 E. Broadway #312, Louisville, Kentucky 40202, USA. Email: Robert.Martin@louisville.edu.

摘要： 不可逆性电穿孔是一种非热能损伤性的组织消融技术，自2008年起开始应用于局部晚期软组织肿瘤的手术、腹腔镜或经皮途径临床治疗中。不可逆性电穿孔以高电压（最大3 000 V）和短脉宽（70~90 μs）诱导细胞膜穿孔，导致缓慢而持续的细胞死亡。此技术目前在肿瘤学上最亟待完善的问题是在局部进展期胰腺癌（Ⅲ期）中的应用。目前看来其安全性和有效性并存，能使总生存期得到令人鼓舞的提高。该技术的内在局限性在于不同组织的异质性以及肿瘤组织学异质性和先导治疗造成的独特单一设置，这导致该技术的应用要求最终操作者具备广阔的知识面和较高的操作水平；这意味着该技术的安全成功应用将会需要更长的学习曲线。

关键词： 局部进展期胰腺癌；不可逆性电穿孔；姑息

View this article at: http://dx.doi.org/10.3978/j.issn.2304-3881.2015.01.10

1　介绍

不可逆性电穿孔（irreversible electroporation，IRE）是一种新型的非热能损伤性的组织消融技术，已经成功应用于手术[1-2]、腹腔镜[3]或经皮途径治疗[4-5]。作为姑息治疗的新选择，其作用原理不是依赖于热能而是利用高电压（最大3 000 V）和短脉宽（70~90 μs）导致瘤体组织凝固坏死。在局部进展期胰腺癌中，IRE这种独特的治疗方法已被证实是安全有效的，能够缓解症状、提高总体生存率，展现了令人鼓舞的前景。

目前包括化疗、手术和放疗在内的综合治疗，仍然是胰腺癌，特别是Ⅱ期患者的最佳治疗方案。而对于发病率更高的晚期胰腺癌（Ⅲ期和Ⅳ期）患者，只有小部分适合根治性手术治疗。由于Ⅲ期患者的高发病率，能够提升生活质量的姑息治疗措施尤为重要。为缓解局部进展期胰腺癌症状，当前临床所采用的措施包括全身化疗（如以吉西他滨为基础的方案或FOLFIRINOX方案）[6]，放射治疗（如调强适形放疗、射波刀[7]和质子治疗[8]）和手术干预（如腹腔神经丛酒精消融、胸腔镜下胸部内脏神经切除[9]、胆道转流和胃转流手术）。目前应用的这些治疗方法有效性各异，风险/效益比各不相同，研究中有关生活质量的参数相当有限；仅有最近的一些研究认为接受全身和/或局部治疗的患者生活质量稳定[10]。

2　不可逆性电穿孔的操作方法

在临床中已确定不可逆性电穿孔能造成细胞膜穿孔，引起电解质不稳定并通过凋亡诱发细胞永久死亡[11]。如同早先发表的文章所述，这种免疫介导的细胞死亡可以由细胞清理掉碎片，对周围重要结构只产生最小程度的影响。通过在电镜下观察灌注猪肝脏模型已经证实了有效的不可逆性电穿孔技术具有导致纳米孔形成的能力[12]。同时，业已证明存在一个最佳量效曲线，由此不可逆性电穿孔既可以安全的使用不产生热损伤，又可以有效地使用以避免对治疗恶性肿瘤无效的可逆性电穿孔[13]。当操作恰当时，不可逆性电穿孔仅仅造成细胞膜不可逆性电穿孔而不破坏重要的软骨样组织，所以不会造成局部进展期胰腺癌患者肠系膜上静脉、门脉系统、肠系膜上动脉和胆管等重要结构的血栓形成或狭窄[2-3,14]。

3　临床前研究和出版物

最初发表的临床前研究资料证明了IRE在胰腺和肝门部应用的安全性及有效性。Bower等最近发表的一篇长期动物实验研究证明，IRE在一个大型猪动物模型研究中没有造成门静脉周围或肠系膜上动脉丛（SMA）的不良事件，而且正如体积消融一样，适合造成完全的消融[13]。类似的研究结果也被Charpentier等证实，他们利用急性动物模型（存活2 h）证实了IRE没有造成血管的血栓形成而且消融得非常完全[15]。在非荷瘤活体猪模型肝门部的类似研究也进一步证实了IRE的安全性及有效性。

4　IRE与其他热损伤消融疗法的差异

理解IRE操作的关键是了解它与热损伤消融疗法的差异。业已证明，IRE对比热损伤消融疗法，其在损伤作用、蛋白质变性、血流、结缔组织、局部损伤和免疫组织化学的直接反应等方面都存在都显著差异（表1）。正是这些差异，特别是病理学在证实IRE所起作用上的差异性，既是该技术的特点所在，也是该技术显著的局限所在，即无法建立"治疗和切除"式研究。需要在IRE操作2~4 h之后才能利用

表1　热消融治疗（射频、微波消融、冷冻消融）和不可逆性电穿孔技术造成的组织学改变

反应	热消融	IRE
损伤	整个细胞	仅细胞膜
蛋白质变性	典型	未出现
血流	影响消融效果	没有影响
结缔组织	损伤	无损伤
损伤的局部	改变缓慢	分界明确
IHC反应	存在	不存在

IHC，免疫组织化学。

电子显微镜或特定的免疫组织化学效应观察到最早的病理改变，因此这些发生不可逆性电穿孔的组织需继续灌注2~4 h，才能产生可以观察到的病理变化。技术应用的另一项挑战是肿瘤的大小，对于新手操作者，最合适的局部进展期胰腺癌大小为≤3.0 cm，对于更成熟的IRE操作者癌肿的大小可为4.0 cm及以下。因为两个探针之间能够安全、有效地传递最佳的电流的最优间距为1.7~2.2 cm，所以需要术中影像学的方法来确保探针对被放置到恰当的位置，因为探针的设置出现>4 mm的误差即可导致无法形成有效的不可逆性电穿孔（图1）。这些探针在被放置好后需要经过恰当的能量传递过程，有时耗时长达60 min；同时因为需要多个探针对传递能量，探针暴露长度不可超过1.0~1.5 cm，通常还要将探针回调2~3次以保证沿头尾平面合适的电穿孔作用。这就要求最终操作者必须理解在不可逆性电穿孔术中影响能量传递的所有因素，这对能否操作设备以达到安全且有效的运行是至关重要的。

5　目前的临床应用

目前IRE临床主要应用于肿瘤局限于胰头或胰体/胰颈部的局部进展期胰腺癌（Ⅲ期），极小一部分情况下也应用于切缘阳性的交界性可切除胰腺癌的切缘强化治疗、局部复发性胰腺腺癌以及胰腺内转移性肿瘤（最常见的是转移性肾癌和黑色素瘤）。适合行IRE治疗的局部进展期胰腺癌（Ⅲ期）只限于没有证据提示转移的患者。对胰腺癌Ⅲ期患者我们通常建议进行至少4个月的诱导化疗，以确保没有错过影像学上隐匿而显微镜下可

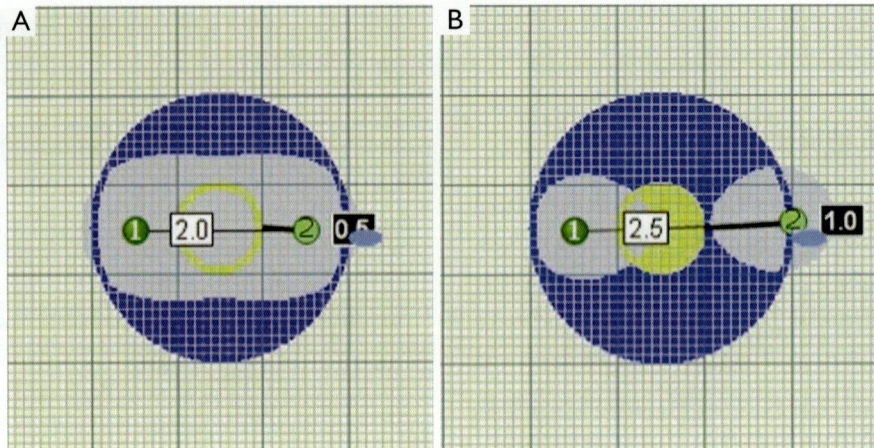

图1 探针放置间距的精度

为了获得一个有效的IRE操作，必须确切得知所有IRE探针间距（A），IRE探针间距设置出现≥5 mm的误差就会导致无效的治疗，包括可逆电穿孔和随后的电穿孔复发（B）。

见的转移性肿瘤，而转移性肿瘤显然不会从局部治疗中获益。局部进展期胰腺癌Ⅲ期的早期诊断必须包括高分辨率三期CT薄层胰腺扫描或动态MRI成像及诊断性腹腔镜检查、腹腔冲洗来准确地评估和分期，以区别Ⅲ期胰腺癌与影像学上隐匿的Ⅳ期患者。诱导化疗后重复以上操作以确保疾病仍处在Ⅲ期，然后再确定是否需要同时实行其他局部治疗和/或姑息手术，即胆道转流、胃转流手术。局部进展期胰腺癌的IRE操作至关重要的前提是要有合适的医生来执行。这名医生必须对于开腹或腹腔镜手术中热消融操作（包括射频消融术、微波消融术和冷冻消融术）和高质量术中成像技术（通常使用超声）具有丰富的经验。

初步的经验中，局部进展期胰腺癌接受IRE治疗安全而有效，这和严格的临床分期、诱导治疗的引入、高水平操作者的理解力以及术中成像技术有密切关系。我们收治27例患者的统计资料初步证实IRE治疗局部进展期胰腺癌是安全且可行的，但安全采用该技术的关键问题是选择合适的患者，有高质量的成像技术以及对IRE技术具有较深的理解[2]。依初步的研究所述，将1组同时接受了IRE治疗的患者与1组仅接受标准的化疗或放化疗的Ⅲ期胰腺癌患者进行比较，IRE组的总体疗效表现了可喜的成绩[1]。这份报告证实了最初的假设，即IRE治疗提高了无局部进展生存期（14个月 vs. 6个月，P=0.01）、远期疾病无进展生存期（15个月 vs. 9个月，P=0.02）以及总体存活率

（20个月 vs. 13个月，P=0.03）。但是关于IRE在胰腺癌治疗中的使用，目前发表的结果也表明了一些内在局限性，最大的不足是对于局部进展期胰腺癌缺乏真正的理解以及缺少对患者的标准化治疗管理。在治疗这类特殊疾病时，诱导化疗以及放疗的时机仍然有很大的可变性。目前最大的障碍是必须克服在肿瘤学上过去一贯的认知，更深入地理解并接受Ⅲ期胰腺癌与Ⅳ期转移性胰腺癌是生物学行为截然不同的疾病，这依赖于高质量影像诊断和腹腔镜检查作出明确诊断。通过进一步优化生活质量，其他固有的局限性已经得到改善。与我们之前所发表的结果一致，也初步证明了IRE能改善麻醉药品的使用。其他的局限性包括进一步改善患者的生存质量，就像我们已经报道的那样，IRE根据初步观察能够改善患者止疼药物的使用。

探针放置技术的标准化将进一步优化IRE在局部进展期胰腺癌中的应用：认为经结肠系膜由尾端到头端放置的方法放置探针比较合适，同时为避免重要结构的损伤，探针的插入至结束操作过程需要持续的术中超声成像监测；探针暴露的最佳长度为不超过1.0~1.5 cm。由于在IRE的能量传递之后会出现明显水肿导致总体阻抗的改变，判断治疗可否结束时阻值的变化比任何类型的术中超声成像评估都更可靠，这一点必须深入地理解。

总之，由于IRE尚有许多关键问题，IRE在局部进展期胰腺癌的应用尚不是一个标准治疗方法。首先，局部

进展期胰腺癌必须有一个整体优化的分期及诊断，转变治疗观念，停止将这类患者归入Ⅳ期存在转移的患者。其次应使探针的放置操作标准化，并明确电穿孔治疗结束的标志，目前这个问题正在得到优化。这些关键问题解决后，需要针对局部进展期胰腺癌患者——这些患者已经有了合适的分期和诱导治疗，开展单臂的或者随机的临床研究，以真正验证IRE对该类患者的疗效。

声明

RC Martin II 作为Angiodynamics 的聘用顾问。

参考文献

[1] Martin RC 2nd, McFarland K, Ellis S, et al. Irreversible electroporation in locally advanced pancreatic cancer: potential improved overall survival. Ann Surg Oncol 2013; 20 Suppl 3: S443-S449.

[2] Martin RC 2nd, McFarland K, Ellis S, et al. Irreversible electroporation therapy in the management of locally advanced pancreatic adenocarcinoma. J Am Coll Surg 2012; 215: 361-369.

[3] Cannon R, Ellis S, Hayes D, et al. Safety and early efficacy of irreversible electroporation for hepatic tumors in proximity to vital structures. J Surg Oncol 2013; 107: 544-549.

[4] Bagla S, Papadouris D. Percutaneous irreversible electroporation of surgically unresectable pancreatic cancer: a case report. J Vasc Interv Radiol 2012; 23: 142-145.

[5] Narayanan G, Hosein PJ, Arora G, et al. Percutaneous irreversible electroporation for downstaging and control of unresectable pancreatic adenocarcinoma. J Vasc Interv Radiol 2012; 23: 1613-1621.

[6] Conroy T, Desseigne F, Ychou M, et al. FOLFIRINOX versus gemcitabine for metastatic pancreatic cancer. N Engl J Med 2011; 364: 1817-1825.

[7] Shen ZT, Wu XH, Li B, et al. Preliminary efficacy of CyberKnife radiosurgery for locally advanced pancreatic cancer. Chin J Cancer 2010; 29: 802-809.

[8] Hsiung-Stripp DC, McDonough J, Masters HM, et al. Comparative treatment planning between proton and X-ray therapy in pancreatic cancer. Med Dosim 2001; 26: 255-259.

[9] Reddy SK, Burton AW. Re: video-assisted thoracoscopic sympathectomy-splanchnicectomy. J Pain Symptom Manage 2002; 23: 177.

[10] Gourgou-Bourgade S, Bascoul-Mollevi C, Desseigne F, et al. Impact of FOLFIRINOX compared with gemcitabine on quality of life in patients with metastatic pancreatic cancer: results from the PRODIGE 4/ACCORD 11 randomized trial. J Clin Oncol 2013; 31: 23-29.

[11] Lee EW, Loh CT, Kee ST. Imaging guided percutaneous irreversible electroporation: ultrasound and immunohistological correlation. Technol Cancer Res Treat 2007; 6: 287-294.

[12] Lee EW, Wong D, Prikhodko SV, et al. Electron microscopic demonstration and evaluation of irreversible electroporation-induced nanopores on hepatocyte membranes. J Vasc Interv Radiol 2012; 23: 107-113.

[13] Bower M, Sherwood L, Li Y, et al. Irreversible electroporation of the pancreas: definitive local therapy without systemic effects. J Surg Oncol 2011; 104: 22-28.

[14] Maor E, Ivorra A, Leor J, et al. The effect of irreversible electroporation on blood vessels. Technol Cancer Res Treat 2007; 6: 307-312.

[15] Charpentier KP, Wolf F, Noble L, et al. Irreversible electroporation of the pancreas in swine: a pilot study. HPB (Oxford) 2010; 12: 348-351.

译者：张晓玲，金华市中心医院
审校：王磊，山东大学齐鲁医院

Cite this article as: Martin RC 2nd. Use of irreversible electroporation in unresectable pancreatic cancer. HepatoBiliary Surg Nutr 2015;4(3):211-215. doi: 10.3978/j.issn.2304-3881.2015.01.10

点评

不可逆电穿孔技术又称为纳米刀，它利用独特的高电压短脉冲电流造成细胞膜穿孔使得细胞产生凋亡，这种作用不同于传统射频的热或者冷作用，杀灭肿瘤细胞的同时不会造成周围重要脉管的损伤，给无法手术根治的局部进展期胰腺癌患者提供了新的治疗机会。虽然该技术刚刚进入临床应用，缺乏大规模临床资料，但是广大肿瘤学家特别是胰腺肿瘤的研究者应加以关注。该技术关系到很多物理学知识，全面掌握才能获得更大的安全性和更好的疗效，这也是我国广大临床医生比较缺乏的。局部进展期胰腺肿瘤是一种生物学行为比较独特的胰腺肿瘤，不可逆电穿孔技术和分子生物学研究深入带来的精准治疗，必将为该类患者的治疗效果带来突破性进展。

——王磊

第四十四章 不可切除胰头癌的疼痛处理：腹腔神经丛阻滞和内脏神经切除术

Wesley B. Jones, Phillip Jordan, Maya Pudi

School of Medicine, University of South Carolina, Greenville, SC 29605, USA
Correspondence to: Wesley B. Jones, MD, FACS. 890 West Faris Rd, Greenville, SC 29605, USA. Email:wjones@ghs.org.

背景：胰头癌在诊断时常常已无法治愈。对于不可切除或复发的患者而言，缓解疼痛是治疗的关键。使用麻醉药物治疗，不良反应大且可能无效，对疼痛控制的干预措施包括腹腔神经丛阻滞（CPN）和内脏神经切除术。本篇综述的目的是概述对胰腺癌缓解疼痛干预措施的相关解剖、技术、不良反应、并发症以及效果。

方法：回顾分析了当前文献以及自己的研究成果，以此来评价腹腔神经丛阻滞术和内脏神经切除术的作用和结果。对操作技术以及功能说明也做了简短描述。

结果：腹腔神经丛阻滞和内脏神经切除术对疼痛控制效果显著，然而，两种技术不能明确提高生活以及生存质量。尚缺乏两种干预技术直接比较的数据。

结论：对于不可切除的胰腺癌患者而言，当麻醉剂无效时，应该实施腹腔神经丛阻滞术或内脏神经切除术。

关键词：内脏神经；腹腔丛；交感神经；胰腺癌；姑息治疗

View this article at: http://dx.doi.org/10.3978/j.issn.2078-6891.2015.052

1 介绍

胰腺癌占全世界癌症致死病因的第5位[1]。由于患者常常表现为局部进展或远处转移，根治性切除非常少见。其结果是对于这些不幸患者的干预措施常局限于姑息治疗。姑息治疗的主要目标是确保患者免受癌症进展的疼痛，例如胆总管和/或十二指肠梗阻以及腹腔丛神经被恶性肿瘤浸润所致的腹痛。

多达90%的胰腺癌患者伴有疼痛[1]。初始时可给予麻醉药物，但有报道麻醉药物会引起诸如生活质量降低之类的显著不良反应。有鉴于此，两类姑息性干预措施已为人注意：腹腔神经丛阻滞术和内脏神经切除术。这两种技术多年来在文献中已多有描述。本文的目的是概述腹腔神经丛阻滞术和内脏神经切除术对胰腺癌疼痛缓解的有关解剖、技术、不良反应、并发症以及效果。

解剖

胰腺癌所致疼痛被认为源于恶性神经浸润以及对由腹腔丛至内脏的内脏传入神经纤维的刺激[2]。多数患者主诉上腹痛，其中有一半患者诉相关背部疼痛，只有少数患者诉背痛而无上腹部不适[3]。

松解神经治疗应用于腹腔神经丛，此时可单侧或双侧切断内脏神经。腹腔神经丛由左右神经节构成，在腹腔干水平围绕腹主动脉，它由内脏传入神经、交感和副交感传出神经纤维构成[4]，位于膈肌裂孔和腹腔干水平主动脉旁脂肪垫中，T12胸椎和L2腰椎之间通常有2~5个腹腔神经节[5]。交感神经纤维发自脊髓，之后到交感神经干，再到腹腔神经节的神经突触，相应地，源于前肠和中肠的疼痛逆行传递，副交感内脏传入神经的刺激通过内脏神经由腹腔神经丛传入中枢神经系统。

交感干位于胸椎表面，在其前方和后方走向膈肌裂孔，其神经分支即可容易地辨认为内脏神经。传统意义上把内脏神经分为3类：内脏大神经、内脏小神经、内脏最小神经。T5~T9水平的神经分支常构成内脏大神经，T8~T12的神经节构成内脏小神经，T10~L1的神经节构成内脏最小神经。刺激经内脏神经传递后到达大脑的丘脑和皮层，这种信息被感知为疼痛[6]。

2 腹腔神经丛阻滞术

现代腹腔神经丛阻滞术在1914年被首先描述，它可经皮、在剖腹术中或在超声内镜引导下操作[7]。常用乙醇注射于神经丛，也可注射于神经节。尽管也有用类固醇药物注射，但其更常用于慢性胰腺炎导致的疼痛而不是胰腺癌导致的疼痛。

2.1 技术

历史上，经皮和外科神经松解被认为是主流治疗方式。经皮腹腔神经丛阻滞术通常采用影像指引下后入路进行，而外科神经松解，起初是在分期探查手术中实行的，现已被腹腔镜手术代替[4,8]。然而，随着时间流逝，两种方法似乎都逊于超声内镜引导下的腹腔神经丛阻滞术，其展示出对放射和外科技术的几大优势，包括细针精确度提高，可以大面积注射神经松解药物，以及可以在肿瘤的活检和分期同时进行[9]。无论采用何种技术，应把乙醇在腹腔干和膈肌裂孔水平注射于腹主动脉两侧的脂肪垫。

超声内镜引导下的腹腔神经丛阻滞术是目前最常用的技术，和其他内镜操作一样，术前需询问病史和定位，其次，确保充分水化，根据需要使用抗凝药，患者处于镇静和恢复中时，使用脉氧和无创血压监测，对于存在上消化道细菌增殖而有术后脓肿风险的患者，在给予质子泵抑制药的同时，要给予抗生素。超声内镜可通过GF-UC30P使用线列超声显像（奥林巴斯公司，中央山谷，宾夕法尼亚州，美国），GF UC140P–AL5或GF UC 160 PAT8（Pentax精密仪器，奥兰治堡，纽约，美国）。

从胃小弯后壁入路腹腔神经丛显像最佳，腹主动脉呈纵向，可辨认出膈肌下腹主动脉第1分支（图1），有经验的情况下，可容易地辨认出腹腔神经丛和神经节。习惯上，采用22号细针，预排气后由该视野进针，还有更大的专用细针，包括多侧孔细针，这样可有更大的注射范围（EUSN-20-CPN：Cook内镜，温斯顿–塞勒姆，北卡罗来纳州，美国）。进针点位于主动脉侧前方，一边注射，一边回抽。对胰腺癌患者施行腹腔神经丛阻滞术，先注射10 mL（0.25%）丁哌卡因，再注射10 mL脱水酒精（98%），然后细针注满后转向腹主动脉另一侧，重复同样的注射顺序。显像障碍包括淋巴结疾病或肿瘤包绕神经丛和/或神经节。在这种情况下，单侧注射也许是唯一的可能，但可能导致效果下降[10]。这项操作通常需要1 h，随后，患者在接受监测后，如果没有生命体征不稳定的迹象，便可以回家。

2.2 文献

多项研究将腹腔神经丛阻滞术和内科疼痛处理进行

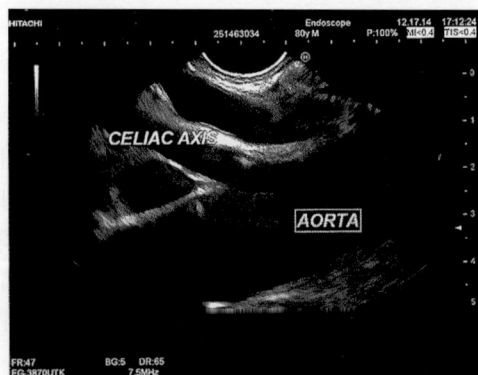

图1 主动脉和腹腔动脉起源的内镜超声图像
图片由D Palma博士提供。

了比较。1995年，Eisenberg等报道90%的患者可在3个月内从腹腔神经丛阻滞术中获得疼痛缓解，多数人直到死亡都可以获得显著的疼痛缓解[11]。Lillemoe等和Wong等均报道了超过6个月的疼痛控制[8,12]。2004年，*JAMA*发表了一篇随机对照试验，文章对后入路经皮腹腔神经丛阻滞术的患者和全身应用镇痛药的患者进行了比较[12]，结果表明，2组疼痛评分差异明显，腹腔神经丛阻滞患者疼痛更轻（14% *vs.* 40%；*P*=0.005），然而，这项研究并未显示腹腔神经丛阻滞术可以提高患者生活质量和生存期。2007年，Yan等对5项比较腹腔神经丛阻滞术和药物镇痛的随机试验进行了Meta分析[13]，2组间视觉模拟评分和阿片类药物使用存在显著差异，第二项包括九个随机对照试验的Meta分析由Puli等在2009年完成。结果显示，和非介入治疗组相比，腹腔神经丛阻滞组疼痛缓解80%[14]，Wyse等的随机对照试验中，被随机分配到腹腔神经丛阻滞组的患者和那些未进行术中神经松解的患者相比，疼痛明显减轻[15]。

可预测腹腔神经丛阻滞失败的因子包括：肿瘤侵犯腹腔丛神经，单侧注射[10]。至今，腹腔神经丛阻滞技术不同入路之间尚无直接比较。其结果是，内镜、经皮以及外科路径实施腹腔神经丛阻术被认为效果相当。

2.3　并发症

腹腔神经丛阻滞术的并发症罕见，发生于1.5%~2%的患者。可能的并发症包括暂时且通常为无症状性的低血压、腹膜后胀肿、剧烈的自限性术后疼痛。短暂并发症包括因交感神经阻滞导致的术后腹泻和低血压，极少数病例报道有顽固性腹泻[16]，松解神经药物存在向头部扩散的风险，可能累及心脏神经和神经丛[17]，脊柱并发症也有报道，尤其在后入路时，幸运的是，其发生率极低，不到1%。下肢衰弱、感觉异常、截瘫都见诸报道。这可能是因为乙醇注射导致供应下脊髓血运的腰膨大动脉痉挛或血栓形成所致[18-19]。至少已有1例并发症相关的死亡报道[20]。

3　胸腔内脏大神经切断术

第1例姑息化学内脏神经切断术的描述可以追溯到1969年。Sadar等在1974年第1次描述双侧内脏神经切断术治疗继发于胰腺癌的疼痛[21-22]。开始时内脏神经切断术是在施行开胸手术和交感神经切断术时在直视下施行的[22]。后来，在1993年的英国外科杂志上描述了使用胸腔镜辅助实施内脏神经切断术来缓解胰腺癌相关疼痛[23]。从那以后，又有几篇短篇报道作为技术改进而发表，如今，胸腔镜内脏大神经切断术可以实施单侧或双侧神经切断。

在考虑实施内脏神经切断术之前，需先确认患者药物治疗无效。药物治疗失败是一种主观意见，但如果患者的疼痛可以控制在少于每天3次中等强度的麻醉药且能维持有质量的生活时，可以避免外科治疗或至少使之延后。把患者在视觉模拟评分中≤3分（满分10分）定义为疼痛受到控制，把有质量的生活定义为能按照患者本人预期那样离开家庭和/或完成日常活动。如上述标准无法满足，可考虑实施双侧胸腔内脏大神经切断术。

对患者进行访视时，需特别注意其肺储备、既往胸部疾病史以及手术史，不能放过可能导致胸部粘连的蛛丝马迹，包括伴有脓胸或胸腔积液的既往肺部严重感染，既往需行胸廓造口引流或胸腔穿刺术，合并血胸的胸外伤，既往有气胸，既往曾行胸腔镜检查或胸廓切开术。如有上述情况，需向患者说明具有患侧不进行广泛游离或不施行胸廓切开术就无法看到内脏神经的风险。在姑息手术中，这类患者因其不断攀升的并发症而须尽量避免。尽管手术成功，依然有可能持续疼痛，这种情况虽然发生有限，也须向患者交代。患者将在适当的术前讨论后同意手术。

3.1　技术

施行双侧胸腔内脏大神经切断术。尽管这不曾和单侧内脏大神经切断术进行直接比较，该技术通过单腔气管导管可以轻易施行，不需要连续动脉血压监测或中心静脉置管。我们偏好Cuschieri等描述的后入路法[24]，患者俯卧位，手臂外展，肘部固定。施行双侧胸腔内脏大神经切断术时，使用2个5 mm的套管，先从左侧开始，因为凭经验，左侧胸膜因胸内脂肪更多而显得更厚，这会导致左侧神经比右侧通常更难以发现。尽管如此，如果对神经正常解剖位置熟悉的话，常常很容易找到，只需几例手术后便可掌握这种技术。麻醉师使患者暂停呼吸，第1个套管置于肩胛骨下尖，置管后，注入二氧化碳，维持压力12 mmHg。使用5 mm，30°镜评估套管位置是否合适。医生对套管位置满意后，可恢复患者呼吸。总之，开始步骤通常耗时不到1 min。接下来，第2个套管置于第1个套管下方2个肋间隙处，距中线2 cm

（图2），若有半隔膜抬高的话，第2个套管可置于第1个套管上方2个肋间隙处，第3个套管视需要时才使用，但很少用到。术者将注意力转向后胸来确认交感干，以主动脉弓为标记，其上方没有内脏神经。同样可以看到肋膈角，其下方也从没有内脏神经，内脏神经起自交感干的中下方（图3）。一旦确认内脏神经，在神经一侧的胸膜上通过直角烧灼刀行一小切口。为避免出血风险，需在肋间血管之间的椎体上分割神经。我们推荐用直角烧灼刀挑起神经，这样切断比较确切，以防神经缩入胸膜（图4）。一侧可容易地找到2~5根神经，所有神经找到并切断后，放空二氧化碳，胸腔置橡皮引流管，麻醉师给予大潮气量，橡皮管末端于皮肤水平以下置于水下形成水封，一旦肺完全复张，移去套管和橡皮管，关闭

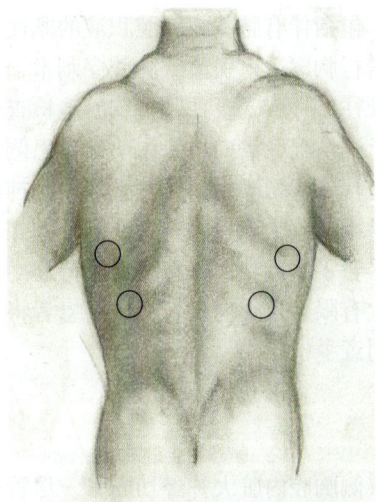

图2　作者对后胸部的注释
用圆圈标出位于肩胛骨下角以及其下方两个肋间隙距中线2 cm处的套管位置。

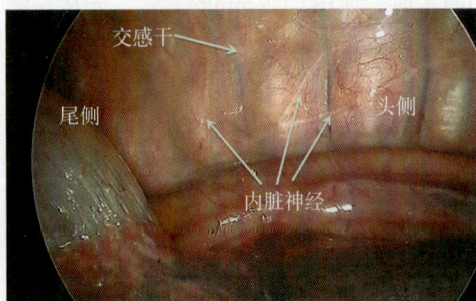

图3　右半胸的胸腔镜视野
标示出交感干（ST）和内脏神经（Spl N.'s）。

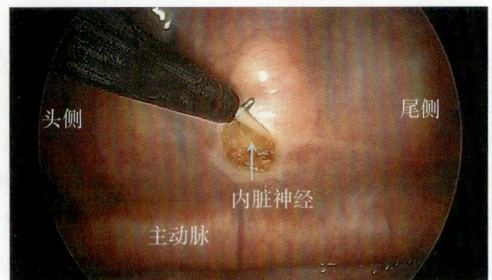

图4　左侧内脏神经切断前被电钩从胸膜挑起的胸腔镜观

皮肤切口，右侧操作同前。

此刻，患者已苏醒，在复苏室行胸部X线检查以评估二氧化碳残留，如果患者稳定，即使存在气胸，但给予观察显示该情况是安全的，则只需术后1 d再复查X线，如果在麻醉恢复期或其后患者病情不稳定，则需在手术室行急症X线射片（尽可能快），同时需行胸部听诊来评估是否合并张力性气胸，然后行患侧胸廓造口术。将我们的患者收治于非遥测病房观察1夜，有报道称在门诊施行该手术而无并发症发生。手术时间通常<1 h，全部住院时间极少超过术后1 d。

3.2　文献

内脏神经切断术用于减轻胰腺癌相关疼痛的结果是令人鼓舞的，该技术用于治疗慢性胰腺炎的效果的文献随手可得，但用于治疗胰腺恶性疾病的却很少。Pietrabissa等报道20例患者在术后至少3个月获得疼痛视觉模拟评分的显著改善[25]，在Lică等的一项研究中，另外15名患者证实获得了类似结果[26]，在2010年的亚太肝胆胰协会学术会议上，Vitale等汇报了36例因胰腺癌施行双侧胸腔内脏大神经切断术的患者的数据，在该研究中，患者平均存活期为229 d，在满分为10分的评分中，平均疼痛评分从8.3分降至2.0分，然而对同样的患者进行生活质量调查显示有限的改善，机构内部回顾了施行双侧胸腔内脏大神经切断术的首批29例患者，也发现了术后疼痛评分的显著下降（4.1分降到1.1分；$P=0.004$）（图5）。

3.3　并发症

内脏神经切断术的并发症罕见，发生于不到2%的患者。和其他胸腔镜手术一样，特殊并发症包括气胸、

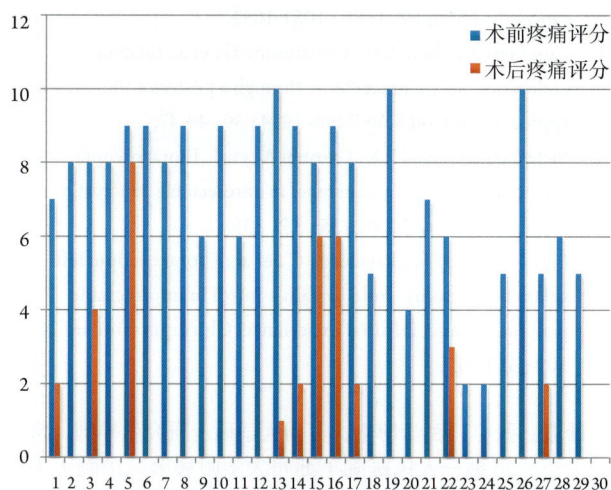

图5　在Greenville卫生系统接收双侧胸腔内脏大神经切断术患者术前术后疼痛视觉模拟评分的柱状图

乳糜胸、血胸、中转开胸、持续性疼痛、暂时性低血压以及腹泻[3]，气胸是最多见的并发症，回顾分析92例患者中有2例需要非计划胸腔置管。

4　结论

　　胰腺癌是多发病且常常无法治愈，疼痛控制是这类疾病姑息性治疗的关键组分，考虑到大剂量麻醉药的不良反应，关注于神经松解和/或神经切除的介入疗法是诱人的选择，这可以通过多种途径实施，其结果有效，并发症低。目前发表的数据各种各样，缺乏对各种方法的直接比较。然而，每种方法都安全有效，简便易行，任何患有这类疾病的患者都没有理由强忍腹痛而不去尝试内脏神经阻滞术或内脏神经切除术。

声明

　　本文作者宣称无任何利益冲突。

参考文献

[1]　Seicean A，Cainap C，Gulei I，et al. Pain palliation by endoscopic ultrasound-guided celiac plexus neurolysis in patients with unresectable pancreatic cancer. J Gastrointestin Liver Dis 2013；22：59-64.

[2]　Sakorafas GH，Tsiotou AG，Sarr MG. Intraoperative celiac plexus block in the surgical palliation for unresectable pancreatic cancer. Eur J Surg Oncol 1999；25：427-431.

[3]　Krishna S，Chang VT，Shoukas JA，et al. Video-assisted thoracoscopic sympathectomy-splanchnicectomy for pancreatic cancer pain. J Pain Symptom Manage 2001；22：610-616.

[4]　Strong VE，Dalal KM，Malhotra VT，et al. Initial report of laparoscopic celiac plexus block for pain relief in patients with unresectable pancreatic cancer. J Am Coll Surg 2006；203：129-131.

[5]　Ward EM，Rorie DK，Nauss LA，et al. The celiac ganglia in man：normal anatomic variations. Anesth Analg 1979；58：461-465.

[6]　Gebhardt GF. Visceral pain mechanisms. In：Chapman CR，Foley KM，editors. Current and emerging issues in cancer pain. New York：Raven Press，1993：99.

[7]　Kappis M. Erfahrungen mit Lokalanästhesie bei Bauchoperationen. Verh Dtsch Gesellsch Chir 1914；43：87-89.

[8]　Lillemoe KD，Cameron JL，Kaufman HS，et al. Chemical splanchnicectomy in patients with unresectable pancreatic cancer. A prospective randomized trial. Ann Surg 1993；217：447-455；discussion 456-457.

[9]　Sakamoto H，Kitano M，Kamata K，et al. EUS-guided broad plexus neurolysis over the superior mesenteric artery using a 25-gauge needle. Am J Gastroenterol 2010；105：2599-2606.

[10]　Iwata K，Yasuda I，Enya M，et al. Predictive factors for pain relief after endoscopic ultrasound-guided celiac plexus neurolysis. Dig Endosc 2011；23：140-145.

[11]　Eisenberg E，Carr DB，Chalmers TC. Neurolytic celiac plexus block for treatment of cancer pain：a meta-analysis. Anesth Analg 1995；80：290-295.

[12]　Wong GY，Schroeder DR，Carns PE，et al. Effect of neurolytic celiac plexus block on pain relief，quality of life，and survival in patients with unresectable pancreatic cancer：a randomized controlled trial. JAMA 2004；291：1092-1099.

[13]　Yan BM，Myers RP. Neurolytic celiac plexus block for pain control in unresectable pancreatic cancer. Am J Gastroenterol 2007；102：430-438.

[14]　Puli SR，Reddy JB，Bechtold ML，et al. EUS-guided celiac plexus neurolysis for pain due to chronic pancreatitis or pancreatic cancer pain：a meta-analysis and systematic review. Dig Dis Sci 2009；54：2330-2337.

[15]　Wyse JM，Carone M，Paquin SC，et al. Randomized，double-blind，controlled trial of early endoscopic ultrasound-guided celiac plexus neurolysis to prevent pain progression in patients with newly diagnosed，painful，inoperable pancreatic cancer. J Clin Oncol 2011；29：3541-3546.

[16]　Toukhy ME，Campkin NT. Severe diarrhea following neurolytic coeliac plexus block：case report and literature review. Am J Hosp Palliat Care 2011；28：511-514.

[17]　Hardy PA，Wells JC. Coeliac plexus block and cephalic spread of injectate. Ann R Coll Surg Engl 1989；71：48-49.

[18] De Conno F, Caraceni A, Aldrighetti L, et al. Paraplegia following coeliac plexus block. Pain 1993; 55: 383-385.

[19] Hayakawa J, Kobayashi O, Murayama H. Paraplegia after intraoperative celiac plexus block. Anesth Analg 1997; 84: 447-448.

[20] Loeve US, Mortensen MB. Lethal necrosis and perforation of the stomach and the aorta after multiple EUS-guided celiac plexus neurolysis procedures in a patient with chronic pancreatitis. Gastrointest Endosc 2013; 77: 151-152.

[21] Copping J, Willix R, Kraft R. Palliative chemical splanchnicectomy. Arch Surg 1969; 98: 418-420.

[22] Sadar ES, Cooperman AM. Bilateral thoracic sympathectomy--splanchnicectomy in the treatment of intractable pain due to pancreatic carcinoma. Cleve Clin Q 1974; 41: 185-188.

[23] Worsey J, Ferson PF, Keenan RJ, et al. Thoracoscopic pancreatic denervation for pain control in irresectable pancreatic cancer. Br J Surg 1993; 80: 1051-1052.

[24] Cuschieri A, Shimi SM, Crosthwaite G, et al. Bilateral endoscopic splanchnicectomy through a posterior thoracoscopic approach. J R Coll Surg Edinb 1994; 39: 44-47.

[25] Pietrabissa A, Vistoli F, Carobbi A, et al. Thoracoscopic splanchnicectomy for pain relief in unresectable pancreatic cancer. Arch Surg 2000; 135: 332-335.

[26] Lică I, Jinescu G, Pavelescu C, et al. Thoracoscopic left splanchnicectomy - role in pain control in unresectable pancreatic cancer. Initial experience. Chirurgia (Bucur) 2014; 109: 313-317.

译者：张丰，医学博士，苏州大学硕士研究生导师，常州市第一人民医院（苏州大学附属第三医院）主任医师

Cite this article as: Jones WB, Jordan P, Pudi M. Pain management of pancreatic head adenocarcinomas that are unresectable: celiac plexus neurolysis and splanchnicectomy. J Gastrointest Oncol 2015;6(4):445-451. doi: 10.3978/j.issn.2078-6891.2015.052

第五部分

胰腺癌预后

第四十五章　生活质量（QoL）评分可作为接受化疗的晚期胰腺癌（APC）患者预后的预测指标：一项前瞻性多中心II期临床研究

Sidra Anwar[1], Wei Tan[2], Jinhee Yu[3], Alan Hutson[2], Milind Javle[4], Renuka Iyer[5]

[1]Department of Internal Medicine, State University of New York, Buffalo NY, USA; [2]Department of Biostatistics, Roswell Park Cancer Institute, Buffalo NY, USA; [3]Department of Biostatistics, State University of New York, Buffalo NY, USA; [4]Department of Gastrointestinal Medical Oncology, Division of Cancer Medicine, The University of Texas, MD Anderson Cancer Centre, Houston TX, USA; [5]Department of Medicine, Roswell Park Cancer Institute, Buffalo NY, USA

Correspondence to: Sidra Anwar. 90 Meyer Road, Apt 104, Amherst NY 14226, USA. Email: sidra.anwar@hotmail.com.

目的：胰腺癌的进展快，预后差，中位生存期仅有6个月（mo）。该II期前瞻性临床研究分析对比了接受吉西他滨（G）、卡培他滨（C）和贝伐珠单抗（B）联合疗法的晚期胰腺癌患者，其生活质量（QoL）的改变情况。

方法：共有50例APC患者接受了该联合疗法[具体方案：贝伐珠单抗（B）15 mg/kg和卡培他滨（C）1 300 mg/（$m^2 \cdot d$），连续2周，吉西他滨（G）1 000 mg/m^2，每周2次；每21 d重复一次]。研究终点：无进展生存期（PFS）、总生存期（OS）以及QoL评分的改变[评分依据：欧洲癌症治疗研究组织（EORTC）PAN-26 QoL调查问卷；评分时间：每个治疗周期前]。用精确的95%置信区间（CI）（Clopper-Pearson法）来评估生活质量改善率（定义为与相比两个连续分数下降>5%）。

结果：患者一般特征：IIB、III、IV期分别有3、5、42位；男28位，女22位；中位年龄为64岁。QoL评分改变情况：有改善者占56%；未改善者占24%；无法评估者占20%。中位PFS和OS分别为5.8个月和9.8个月。生活质量改善率：在40位可评估患者中28/40=0.7（95%CI：0.53~0.83）。OS<6个月与OS≥6个月患者的生活质量改善率对比没有显著差异。但生活质量评分在开始第3周和第6周治疗后与≥6个月的生存期密切相关（P值分别为0.0092和0.0081）。

结论：接受G、C和B治疗的患者的基线分数与生活质量分数的改变并不能预测≥6个月的生存期。但在开始治疗后第3周和第6周的分数，能够对≥6个月的生存期作出预测，这表明该方法在未来的研究当中具有潜在的预测价值。

关键词：生活质量（QoL）；胰腺癌；生物标记物；肿瘤；欧洲癌症治疗研究组织；姑息治疗；肿瘤支持治疗学；结果；胰腺

View this article at: http://dx.doi.org/10.3978/j.issn.2078-6891.2014.070

1　介绍

胰腺癌在美国导致男女性死亡的癌症疾病排行榜上均位列第4[1]。该疾病一旦被确诊，病情进展非常迅速，死亡率也非常高。在很多方面它都是具有挑战性的一种疾病。由于胰腺解剖位置的特殊，医生与患者们往往很容易错过癌症发生的先兆表现。迄今为止，仍没有能够用于胰腺癌早期检测的方法。因此，当胰腺癌的诊断明确时，有30%的患者已经处于第3期局部晚期，不可手术切除[2]。虽然目前在胰腺癌的治疗选择上已取得了一定的进展，但从1975—2008年以来，其5年癌症相关生存率只上升了2%~6%[1]。

有效的治疗方案选择对传统的评价指标如无进展生存期（PFS）、总生存期（OS）的影响往往有限，因此治疗的重点应该转向寻求更好的生活质量（QoL）上。

通过我们的研究发现，对比其他目前应用于APC的大多数预后/预测生物标记物，运用有效的评价方法，能够证明生活质量的改善可以更早地预测到在治疗期间哪些患者能够得到更长的生存期。这不再单纯地将生活质量评估作为癌症试验的终点。

2　方法

共有50例胰腺癌晚期患者被纳入该Ⅱ期临床研究，接受贝伐珠单抗15 mg/kg，卡培他滨1 300 mg/（m²·d）治疗连续2周，吉西他滨1 000 mg/m²每周2次，每21 d重复1次。

研究开始前向所有患者签署知情同意书。入组标准为：成年患者，既往被诊断为转移性或局部晚期不可切除性胰腺癌且未接受过治疗，美国东部肿瘤协作组（ECOG）评分0或1分，有正常的血细胞计数（白细胞>3 000/μL，中性粒细胞>1 500/μL，血小板>100 000/μL）和生化（胆红素<2 mg/100 mL，AST/ALT<5倍正常上限，肌酐<1.5 mg/100 mL）。若部分患者曾接受过辅助治疗，但在研究开始前6个月已经结束，这部分患者也被纳入。排除标准包括：蛋白尿，妊娠期，哺乳期，出血倾向，未控制的高血压或心血管疾病，脑转移或近期手术史。

治疗前评估包括：完整的病史采集和体格检查，血常规、血生化包括肝功能、凝血酶原时间、女性妊娠试验以及12导联心电图。每6周进行1次尿蛋白/肌酐比值基线测定。每3周进行1次病史采集以及体格检查。血常规，血CA 19-9水平以及血生化（包括肝功能）在每个

治疗周期的第1天进行测定。每6周进行1次计算机断层扫描（CT）评估肿瘤大小和疗效。

吉西他滨给予剂量：1 000 mg/m²，静脉滴注30 min以上，d 1和d 8；卡培他滨给予剂量：650 mg/m²，bid，1~14 d，并在21 d周期的d 1吉西他滨后给予贝伐珠单抗15 mg/kg。该治疗方案可以一直进行下去，直到发生疾病进展、出现毒性反应或者死亡为止。贝伐珠单抗的最大剂量为持续给药1年。然而，如果有需要，吉西他滨和卡培他滨的治疗可以超过1年。本研究已获得了伦理审查委员会的批准。

PFS被定义为在治疗期间和治疗结束后癌症患者依然生存并且没有进展的时间跨度。OS被定义为从开始治疗后直到死亡的时间。采用实体瘤疗效评估标准来评估疗效（RECIST）[3]。采用EORTC PAN-26 QoL调查问卷法，在治疗前和每个治疗周期后进行1次生活质量评估。

采用Clopper-Pearson法得出生活质量改善率精确的95%CI。生活质量改善的定义如下：与治疗前分数相比，两个连续得分下降>5%。2组独立样本t检验被用于两个生存组的治疗前、第3周和第6周的生活质量评分的比较。采用Fisher's精确检验法比较2个生存组的分类变量。采用Kaplan-Meier法来评估总生存期以及PFS分布。采用Greenwood公式计算中位总生存期以及中位PFS的95%CI。采用对数秩检验法对观察到的生活质量有改善和未改善两组患者的生存期分布差异进行统计评价。P<0.05为差异有统计学意义。所有的统计分析均采用SAS（9.4版）。

3　结果

从2004年9月7日—2007年3月3日，共有来自3个机构的50例患者纳入该项研究。中位随访时间为8~9个月。患者中位年龄为64岁（38~83岁），男28例，女22例，3/50（6%）为局部晚期癌症，其余47例（94%）在纳入研究时已出现转移。

所有患者合计进行了348个治疗周期。每位患者的中位给药治疗周期数为6（范围，1~18）。50例患者终止治疗的原因如下：1例患者完成了1年的贝伐珠单抗治疗（2%），24例患者病情进展（48%），18例患者发生药物毒性反应（36%）以及4例患者在治疗期间死亡（8%）。最后3例（6%）中，1例出现了症状恶化，1例出现了开放性伤口和1例为调查者的决定。

所有50例患者均纳入生存意向性治疗和疗效分

析。患者的影像学改变由反应审查委员会独立确认。在该项研究中有效率（RR）为11/50（22%）。RR是完全缓解（CR）和部分缓解（PR）的总和。30例患者（60%）达到病情稳定（SD），5例患者出现病情进展（PD）（10%），其余4例患者（8%）有临床病程进展。中位PFS为5.8个月（95%CI：4.2~7.8个月），中位OS为9.8个月（95%CI：7.6~11.9个月）。1年PFS为35.5%（95%CI：21.7%~49.5%）和1年PFS为19%（95%CI：9.4%~31.6%）。

在第1次的2个治疗周期中出现的3/4/5级毒性反应（包括：中性粒细胞减少、血小板减少、血栓栓塞事件、高血压和出血）的患者，根据OS是否超过6个月，被分为2组（表1）。

在接受第1周期或第2周期治疗期间，两组患者的3/4/5级毒性反应发生率没有显著差异，P值分别为0.6997和0.4660。

生活质量评估采用EORTC pan-26 QoL调查问卷，分别在治疗前和每个治疗周期后进行评价。得分越低，则生活质量越好。对比治疗前评分，如果2个连续得分下降>5%，生活质量则被认为有改善；如果没有或2个连续得分下降≤5%，则认为未改善；而如果<3份完整量表的被定义为无法评估。共有28例患者有改善（56%），12例患者未改善（24%），还有10例患者无法评估（20%）。

因此，40例可评估的患者中，生活质量好转率为0.7%（95%CI：0.53~0.83），其中P=0.017（独立样本测试与0.5或50%改善率对比）。"有改善"患者进行调查的平均持续次数（直到显示有改善后得分下降<5%）从整个研究过程的5.7次（中位数5.0，SD 3.6）减少为3.0次（中位数2.0，SD 1.53）。1次调查的平均时间为22.45 d（中位数21.93 d）。因此，3.2次调查可以转化为71.84 d。

生活质量未改善的患者，其中位PFS为6.6个月（95%CI：2.2~8.3）；得到改善的患者则为7.1个月（95%CI：4.5~9.8），数秩检验P值为0.641（图1A）。

生活质量未改善的患者，其中位OS为7.9个月（95%CI：3.1~17.4）；得到改善的为11.3个月（95%CI：9.1~14.5），数秩检验P值为0.5501（图1B）。

生活质量曲线如图2中所示，反映了46例对治疗后可评估的疗效的数据。注：QoL评分96分为最差，0分为最好。

3.1 生活质量分析（共40例可评估患者）

如表2所示，≥6个月OS的患者与<6个月OS的患者对比，生活质量改善率无显著统计学差异（P=0.1680）。

3.2 随访分数对比（注：分数越低，生活质量越好）

首次随访的生活质量分数与生存期之间没有相关性，然而在第2次随访和第3次随访的生活质量分数则与≥6个月的生存期密切相关，结果有显著的统计学差异（第2次随访：P=0.0092；第3次随访：P=0.0081），如表3和图3A~C。

4 讨论

这项研究发现，接受吉西他滨、卡培他滨和贝伐珠单抗联合治疗的APC患者，可以获得5.8个月中位PFS，9.8个月中位OS，还有生活质量的改善。治疗前的生活质量评分和评分改变并不能预测≥6个月的生存期。但治疗后第3周和第6周的生活质量分数则可以对生存期≥6个月进行预测，表明了该方法具有潜在的预测价值。

表1　患者在第1周期和第2周期中的生存期以及毒性反应发生率

治疗周期	生存期	Level	3/4/5级毒性反应		总生存期，n（%）	P值
			无，n（%）	是，n（%）		
1	生存期6个月	<6个月	12（32.4）	2（20.0）	14（29.8）	0.6997
		≥6个月	25（67.6）	8（80.0）	33（70.2）	
2	生存期6个月	<6个月	10（30.3）	2（16.7）	12（26.7）	0.4660
		≥6个月	23（69.7）	10（83.3）	33（73.3）	

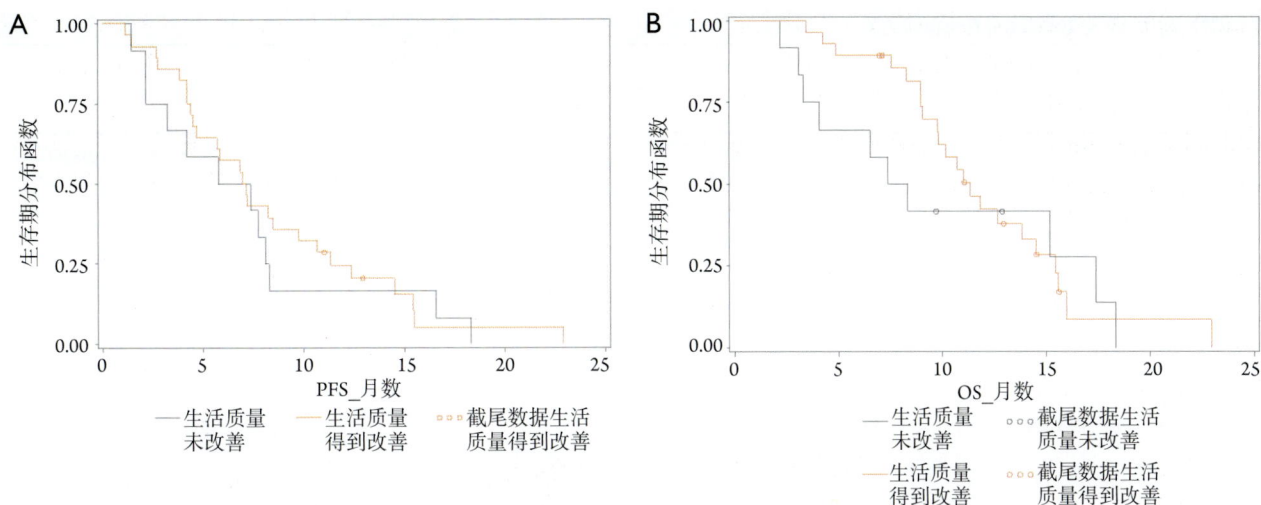

图1　（A）无进展生存期（PFS）曲线：未改善（黑色），改善（红色）；（B）总生存期（OS）曲线：未改善（黑色），改善（红色）

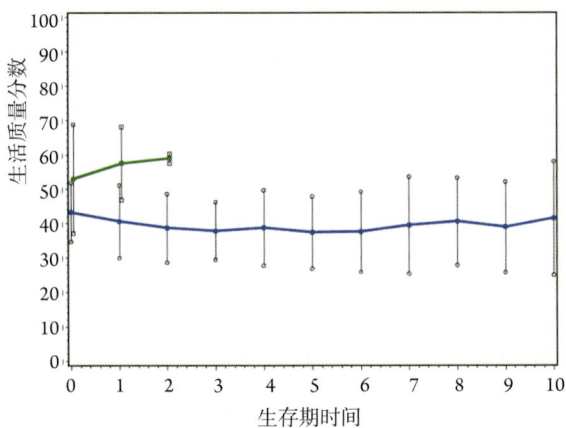

图2　生活质量（QoL）曲线

基线（时间为0）：病情进展（PD）（绿色）代表5分，完全缓解（CR）+部分缓解（PR）+疾病稳定（SD）（蓝色）代表41分，共46分。每个点的垂直线表示标准差。绿色的最后一点（在2处）代表只有2分。蓝色的最后一点（在10处）代表10分。调查的平均天数是为22.5 d。

表2　QoL 分析

| 生存期 | 等级 | QoL | | 总生存期 | P值 |
		改善	未改善		
OS 6个月	<6个月	3	4	7	0.1680
	≥6个月	25	8	33	
合计		28	12	40	
QoL，生活质量；OS，总生存期；mo，月数。					

传统上对于胰腺癌患者，选择何种具有细胞毒性的抗癌疗法，是通过多方面的预后和预测指标分析后得来的结论，这些指标包括：患者年龄，体力状况，治疗前的白蛋白水平，白细胞，尿素氮，胆红素，谷草转氨酶，乳酸脱氢酶，C-反应蛋白和CA19-9[5-7]。但是，当出现很多可供选择的治疗方案（这些方案都有相应的风险和毒性反应），而且患者是否获益亦未明了（譬如APC的患者），如遇到上述情况，则就有必要采用可替换的评价指标去进一步将患者分级，这有助于决定哪些患者更适合选择化疗。例如，ECOG评分0和1分的患者与ECOG评分≥2分的患者相比，具有更高的化疗获益率。在我们的试验中加入了生活质量评估，这样我们可以额外地将ECOG评分0~1分患者的预后进行区分。

越来越多精确而复杂的方法逐渐被应用于这种进一步的分级当中，例如通过那些能够预测APC某些化疗疗效的基因突变进行评价，如BRCA1、BRCA2基因[8]和PALB2基因[9]突变，但生活质量评分或许可成为一种潜在性指导APC患者治疗的简单工具（该评分也许可以用在其他癌症）。既往QoL被忽视，这并不令人意外，因为该评分目前还未成为癌症研究所设定的终点之一，更不用说像是在我们的研究当中，把它作为指导患者治疗的1个指标。2006年，Panzini等分析了405例随机对照临床试验（RCCTs），将这些试验根据生活质量的权重（首要、重要和次要）进行分组。他得出的结论是：既

表3　临床随访QoL分数与≥6个月生存期的关系

随访	95% CI	生活质量评分		P值
		生存期≥6个月	生存期<6个月	
1（治疗初期）	上限			0.0880
	均值	39.314	39.705	
	方差	6.0914	9.8603	
	均值估计			
	均值	42.000	53.857	
	方差	7.5746	15.302	
	下限			
	均值	44.686	68.009	
	方差	10.019	33.695	
	标准误	1.3186	5.7835	
	合计	33	7	
2（治疗3周后）	上限			0.0092
	均值	35.635	45.359	
	方差	8.6039	6.6266	
	均值估计			
	均值	39.759	56.500	
	方差	10.842	10.616	
	下限			
	均值	43.883	67.641	
	方差	14.663	26.037	
	标准误	2.0133	4.334	
	合计	29	6	
3（治疗6周后）	上限			0.0081
	均值	33.124	40.988	
	方差	6.6836	5.8808	
	均值估计			
	均值	36.481	49.429	
	方差	8.487	9.1261	
	下限			
	均值	39.839	57.869	
	方差	11.631	20.096	
	标准误	1.633	3.4493	
	合计	27	7	

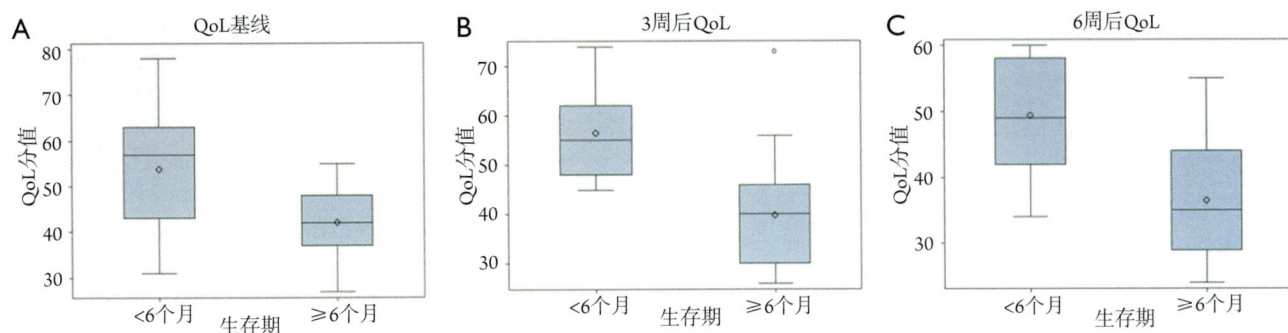

图3　（A）生活质量（QoL）第1次随访分数（治疗初期）；（B）QoL第2次随访分数（治疗3周后）；（C）QoL第3次随访分数（治疗6周后）

往对于QoL的忽视非常严重，今后需要临床医生和统计学家在进行RCCTs的每个阶段（设计、方法选择、数据管理和处理）都要对QoL加强重视[10]。

该项研究的优势是：本研究为前瞻性多中心试验；采用了很好的评估方法——欧洲癌症治疗研究组织（EORTC）PAN 26 QoL调查问卷法——来进行生活质量评估[11]。与血液学或影像学的生物标志物（他们具有花费高，有创性的特点）相比，QoL具有方便快捷，免费的特点，并且使得患者可以亲身参与到对自我的治疗和护理过程当中。此外，没有哪一个生物标记物能够在如此精确的时间点和从治疗开始后如此短的时间间隔内对患者的预后进行可靠的预测（在我们的试验中，QoL在治疗后第3周和第6周就可以进行患者预后的预测）。而且当传统标记物能够对患者的不良结局进行预测时，患者通常在数月前就已经出现了化疗相关的毒性反应以及并发症，此时治疗或许行将终止。

临床医生通常会忽视生活质量评估，他们更倾向采用替代的评价指标（如毒性反应）来决定哪些患者应该终止治疗。我们的结果显示，患者是否发生3/4/5级毒性反应与6个月生存期之间并无相关性，这更强调其会被更好的预测和预后性方法所替代。

部分医生可能会认为生活质量评估依旧是一种高度主观的评估方法，依赖于个人的需要，例如，对比年轻患者，老年患者的性欲缺乏评分显得更加宽松。然而，值得注意的是，在由Burris等在1996年进行的里程碑式研究（该研究使得吉西他滨成为APC患者的标准治疗方案）中，他们是首次将肿瘤相关症状（包括疼痛）的改善和OS一并列为研究的终点。作者还指出，如果在研究当中有疾病相关的生活质量评估工具可供使

用，他们可以对疾病相关和药物相关的症状都进行评估[12]。2011年，生活质量评估作为测试终点被用于比较包括奥沙利铂、伊立替康、氟尿嘧啶和甲酰四氢叶酸（FOLFIRINOX）的联合化疗与吉西他滨作为一线药物治疗转移性胰腺癌患者的研究[13]。这么多的临床机构的研究均证明，生活质量评估的重要性毋庸置疑，而且具有可行性。

此外，通过将重点放在追求更好的生活质量上，医生们会确保患者的生活尽可能舒适，使那些癌症患者或临终患者通常被忽视的心理方面问题得到解决。当患者的身体症状和遭受的痛苦能够得到控制时，更容易去解决他们的心理健康问题，关注他们的家庭以及发现他们生活中的意义。加强对严重疾病患者常见心理问题的认识，不仅可以提高对患者的临床护理[14]，同时也能提高医生对临终患者治疗的满足感和成就感[14]。

我们处于一个强调以一切事实为依据从而为患者作出明智决策的时代。通过验证的方法来进行结果评价是必不可少的，这样能够避免心理因素影响生活质量的评估。对比心理因素，传统医生们更倾向于不良反应发生率对疾病的诊断、并发症以及提供的支持和治疗的影响。

展望未来，学者们需要在多个化疗方案的相互对比中对生活质量的预测价值研究作进一步的研究。这样，若评分在治疗的最初几周内仍未得到改善时，临床医生可以选择让患者停止治疗或者更换不同的治疗方案。生活质量的评估在新治疗方案中会被再次应用，并再次被评估是否得到改善。随着今后针对胰腺癌的治疗变得多样化，在对不同方案的比较治疗学研究中，可以在研究的不同阶段加入生活质量的评估和分析。

致谢

我们感谢纽约南达科他州的罗斯威尔·帕克癌症研究所。我们感谢美国国家综合癌症网络和Genentech公司的研究支持。

声明

本文作者宣称无任何利益冲突。

参考文献

[1] American Cancer Society. Cancer Statistics 2013. Available online: http://www.cancer.org/research/cancerfactsstatistics/

[2] Faisal F, Tsai HL, Blackford A, et al. Longer Course of Induction Chemotherapy Followed by Chemoradiation Favors Better Survival Outcomes for Patients With Locally Advanced Pancreatic Cancer. Am J Clin Oncol 2013. [Epub ahead of print].

[3] Therasse P, Arbuck SG, Eisenhauer EA, et al. New guidelines to evaluate the response to treatment in solid tumors. European Organization for Research and Treatment of Cancer, National Cancer Institute of the United States, National Cancer Institute of Canada. J Natl Cancer Inst 2000; 92: 205-216.

[4] Winter JM, Yeo CJ, Brody JR. Diagnostic, prognostic, and predictive biomarkers in pancreatic cancer. J Surg Oncol 2013; 107: 15-22.

[5] Pant S, Martin LK, Geyer S, et al. Baseline serum albumin is a predictive biomarker for patients with advanced pancreatic cancer treated with bevacizumab: a pooled analysis of 7 prospective trials of gemcitabine-based therapy with or without bevacizumab. Cancer 2014; 120: 1780-1786.

[6] Haas M, Heinemann V, Kullmann F, et al. Prognostic value of CA 19-9, CEA, CRP, LDH and bilirubin levels in locally advanced and metastatic pancreatic cancer: results from a multicenter, pooled analysis of patients receiving palliative chemotherapy. J Cancer Res Clin Oncol 2013; 139: 681-689.

[7] Stocken DD, Hassan AB, Altman DG, et al. Modelling prognostic factors in advanced pancreatic cancer. Br J Cancer 2008; 99: 883-893.

[8] Lowery MA, Kelsen DP, Stadler ZK, et al. An emerging entity: pancreatic adenocarcinoma associated with a known BRCA mutation: clinical descriptors, treatment implications, and future directions. Oncologist 2011; 16: 1397-1402.

[9] Villarroel MC, Rajeshkumar NV, Garrido-Laguna I, et al. Personalizing cancer treatment in the age of global genomic analyses: PALB2 gene mutations and the response to DNA damaging agents in pancreatic cancer. Mol Cancer Ther 2011; 10: 3-8.

[10] Panzini I, Fioritti A, Gianni L, et al. Quality of life assessment of randomized controlled trials. Tumori 2006; 92: 373-378.

[11] Bassi C, Johnson C, Fitzsimmons D, et al. Quality of life assessment in pancreatic carcinoma: results of an European multicentric study. Chir Ital 1999; 51: 359-366.

[12] Burris HA 3rd, Moore MJ, Andersen J, et al. Improvements in survival and clinical benefit with gemcitabine as first-line therapy for patients with advanced pancreas cancer: a randomized trial. J Clin Oncol 1997; 15: 2403-2413.

[13] Conroy T, Desseigne F, Ychou M, et al. FOLFIRINOX versus gemcitabine for metastatic pancreatic cancer. N Engl J Med 2011; 364: 1817-1825.

[14] Block SD. Perspectives on care at the close of life. Psychological considerations, growth, and transcendence at the end of life: the art of the possible. JAMA 2001; 285: 2898-2905.

译者：彭隽晖，广东省佛山市顺德区中医院外科医师
审校：张宇舜，华中科技大学同济医学院附属协和医院胰腺外科博士

Cite this article as: Anwar S, Tan W, Yu J, Hutson A, Javle M, Iyer R. Quality-of-life (QoL) as a predictive biomarker in patients with advanced pancreatic cancer (APC) receiving chemotherapy: results from a prospective multicenter phase 2 trial. J Gastrointest Oncol 2014;5(6):433-439. doi: 10.3978/j.issn.2078-6891.2014.070

第四十六章 CA19-9水平变化对局部进展期不可手术切除胰腺癌患者放化疗后的生存预测

Gary Y. Yang[1], Nadia K. Malik[2], Rameela Chandrasekhar[3], Wen-Wee Ma[4], Leayn Flaherty[2], Renuka Iyer[4], Boris Kuvshinoff[5], John Gibbs[5], Gregory Wilding[3], Graham Warren[2], Kilian Salerno May[2]

[1]Department of Radiation Medicine, Loma Linda University Medical Center, Loma Linda, California, USA; [2]Department of Radiation Medicine, [3]Department of Biostatistics, [4]Department of Medical Oncology and [5]Department of Surgical Oncology, Roswell Park Cancer Institute, Buffalo, New York, USA

Correspondence to: Gary Y. Yang, MD. Department of Radiation Medicine, Loma Linda University Medical Center, 11234 Anderson Street, Loma Linda, California 92354, USA. Email: gyang@llu.edu.

目的：RTOG 9704试验显示术后CA19-9对可切除胰腺癌患者术后有预测作用。本课题中旨在研究CA19-9对局部进展期不可切除的胰腺癌（LAPC）患者在放化疗（CRT）后是否有同样的预测作用以及判断结论是否可在以后的随机试验得到报道。

材料与方法：自1998年12月—2009年10月，253例LAPC患者在中心接受以5-FU为基础的同期放化疗。中位照射剂量为50.4 Gy。只有在CA19-9评估的时候患者的胆红素水平<2 mg/mL才可纳入分析以避免高胆红素血症的混杂影响。符合条件的患者中，54例患者放化疗前后的CA19-9值可用。患者的中位年龄为68岁，52%为女性。第1次放化疗后CA19-9的分类是从小于50到1000间以50为增量，CRT前后CA19-9百分比改变则从0到90%增加，以10%增量为分界点。生存期的计算从CRT后第1次测得CA19-9水平起至死亡或末次随访时间。采用单因素和多因素统计方法来确定影响总体生存的重要预后因素。

结果：CRT前患者的CA19-9值中位值为363 U/mL，CRT后中位值为85.5 U/mL。在CRT后CA19-9水平比基线下降>90%的患者，其中位生存期比没有出现下降的患者有明显提高（16.2个月 *vs.* 7.5个月，*P*=0.01）。CA19-9值低于CRT后中位值的患者的中位生存期为10.3个月，而高于中位值患者的中位生存期为7.1个月（*P*=0.03）。CRT后CA19-9<50 U/mL以及组织学分级为I～II级同样对预后有重要意义（*P*=0.03）。在多因素分析中，CRT后CA19-9<85.5 U/mL的中位值提示影响是总生存的独立预后因素（危险度 0.34，95%CI：0.13～0.85，*P*=0.02）。

结论：我们的结果显示治疗后的CA 19-9水平可以预测LAPC患者接受CRT后的总生存。我们推荐获取CRT患者治疗前后的CA19-9水平，且这些数值可被考虑进入预后模型及用于未来的临床试验。

关键词：CA19-9；胰腺癌；放化疗

View this article at: http://www.thejgo.org/article/view/1554/2273

1 引言

大多数胰腺癌患者初诊时已有远处转移或已局部晚期而无手术机会。胰腺癌患者的预后极差，只有1%的患者在诊断后5年仍然存活。目前局部晚期不可切除胰腺癌（locally advanced unresectable pancreatic cancer，LAPC）患者的治疗方式包括放化疗（chemoradiotherapy，CRT）或化疗[1-2]。包括癌胚抗原（carcinoembryonic antigen，CEA），胰腺癌胚抗原，组织多肽，cancer antigen（CA）125及carbohydrate antigenCA19-9等肿瘤相关抗原与胰腺癌有密切关联。CA19-9是一个具有路易斯寡糖的血液组织抗原，常在胰腺癌及良性肝胆疾病中表达。

一些研究已证实了可切除胰腺癌接受手术的CA19-9水平动力学的关系。术后血清CA19-9低水平与术后CA19-9水平的递减已经发现与生存具有相关性[3]。RTOG 9704试验证实了可切除胰腺癌患者术后CA19-9的水平的预测价值[4]。美国国家综合癌症网络（National Comprehensive Cancer Network，NCCN）推荐术后患者在辅助治疗前应先测定血清CA19-9水平。尽管已经发现初始CA19-9水平与LAPC或转移癌患者的生存相关，但是围治疗期的CA19-9水平对于LAPC患者接受放疗或化疗的预测价值有相悖的证据[5-8]。对于接受放化疗后的LAPC患者，围治疗期CA19-9的预后价值数据有限[9-11]。

本研究旨在探讨在接受CRT的LAPC患者中CA19-9是否有预后价值，并决定这个终点是否可以在以后的随机试验中进行报告。这可以帮助确定患者是否能从不同的治疗策略中获益。

2 方法

2.1 病例来源

自1998年12月—2009年10月，连续253例在Roswell Park癌症研究所（RPCI）治疗的胰腺癌患者参与本研究。全部患者的数据均由1个独立的调查员经同意后从医疗机构评审委员会中回顾获得。在253例患者中，159例接受了CRT或只接受化疗。本研究排除在就诊时为转移的患者以及接受根治性切除手术的患者。胰岛细胞瘤及黏液性囊腺癌也同样从分析中剔除。

评估的变量包括年龄、性别、种族，Eastern Cooperative Oncology Group（ECOG）体力状况评分，体重减少>10%，化疗方案，3~4级毒性反应，肿瘤直径，肿瘤位置，T分期，淋巴结状态，组织学分级，初诊时血红蛋白值，放化疗前后的CA19-9水平及治疗前后变化的百分比。分期根据美国癌症联合委员会（American Joint Committee on Cancer，AJCC）癌症分期手册第六版确定[12]。患者的数据是通过肿瘤登记和回顾病理，并通过1个独立的调查员获取。

为避免肝胆管疾病、慢性胰腺炎及胆总管阻塞导致的血清CA 19-9的假阳性升高，CA19-9水平将与相应胆红素对比，确保胆道阻塞不影响CA19-9浓度变化。患者血清胆红素>2 mg/dL时的CA19-9测量将被排除。获取CRT前后的CA19-9中位数值。CA19-9从<50~≥1 000以50为增量被检验。CRT前后变化百分比以10%增量为分界点被检验，CA19-9变化百分比算式如下：[（CRT前CA 19-9值）–（CRT后CA19-9值）]/（CRT前CA19-9值）。

2.2 统计学分析

生存期的计算从第1次CRT后记录CA19-9水平之日起至死亡或末次随访日期以确保评价变量数值减少时解释有意义。无疾病进展生存期（progression free survival，PFS）的计算为从第1程CRT后记录CA19-9水平之日起至有影像证据提示复发之日。采用初始（单变量）log-rank检验来确定第1次CRT后CA19-9值后分类变量的预测价值。采用单因素和多因素统计方法来确定影响总生存（overall survival，OS）的显著预后因素。

采用Kaplan-Meier法来获取总生存期及无复发生存期的估算，组间生存期的比较通过log-rank检验进行。多重比较的P值校正使用由Lausen和Schumacher开发的方法[13]。连续变量选取中位值进行评价（范围）。分类数据的值指定为频率（%）。采用SAS统计分析软件9.2版（SAS Institute Inc、Cary、NC、USA）进行统计学分析。以0.05作为有显著意义水平。

3 结果

患者及治疗特征

116例患者中，84例接受CRT，32例仅接受化疗。84例CRT患者中，54例有CRT前后的CA19-9水平且当时胆红素<2 mg/dL。患者的特征在表1显示。

中位随访时间为7.15个月（范围：3.0~10.6个月）。CRT前的CA19-9中位值为363.7，CRT后的中位CA19-9值为85.5。从放疗结束至CRT后测得CA19-9的中

表1　患者及治疗特征

特征		例数（%）n=54
年龄（岁）	<65	23（42.6）
	≥65	31（57.4）
性别	男	26（48.2）
	女	28（51.9）
种族	白人	50（92.6）
	非白人	4（7.4）
ECOG评分	0~1	51（94.4）
	2	3（5.6）
体重减轻>10%	是	33（64.7）
	否	18（35.3）
化疗方案	GEM（吉西他滨）	46（85.2）
	不含GEM	8（14.8）
T分期	T4	34（63.0）
	T3	20（37.0）
淋巴结状态	阴性	32（59.3）
	阳性	22（40.7）
3~4级毒性反应	是	9（16.7）
	否	45（83.3）
肿瘤直径>30 mm	是	37（69.8）
	否	16（30.2）
肿瘤部位	胰头	31（57.4）
	胰体、胰尾	10（18.5）
	全胰腺癌	11（20.4）
	其他	2（3.7）

位时间为35.89 d（范围：0.00~168.81 d）。CA19-9值范围从50~1 000以每50增加以及10%为区间上升（表2~表3）。

对患者特征包括年龄、性别、种族、体力状态、体重减轻>10%进行了检验，单因素分析没有发现有显著统计学意义的变量。对包括化疗方案，T分期，淋巴结状态，3~4级毒性反应，肿瘤直径>30 mm和肿瘤部位等肿瘤及治疗因素进行检验，没有发现有显著统计学意义的变量。单因素分析显示CRT后CA19-9<50，CRT后CA19-9<85.5，变化百分比≥90%和组织学分级这些因素均有预后价值（表4）。

CRT后CA19-9<85.5 U/mL的患者的中位生存时间为10.3个月，而CA19-9水平较高的患者中位生存时间则为7.1个月（P=0.0242）（图1）。CRT后CA199下降>90%的患者的中位生存时间为16.3个月，而CA 19-9水平下降<90%的患者的中位生存时间则为7.5个月（P=0.0179）（图2）。CRT后CA19-9水平<50 U/mL的患者的中位生存时间为11.1个月，而CRT后CA19-9≥50 U/mL的中位生存时间则为7.1个月（P=0.0287）。

多因素分析显示CRT后CA19-9<85.5 U/mL是影响总生存的独立预后因素（HR 0.34，95%CI：0.13~0.85，P=0.0216）（表5）。

4　讨论

大部分胰腺癌患者不可手术切除，选择适合进行CRT的患者仍备受挑战，LAPC患者的治疗仍在不断发展中。分析影响预后的因素对患者是否在强化治疗中获益及设计未来的临床试验有帮助。

CA19-9是胰腺癌患者最常用及重要的肿瘤标志物。许多研究评估了CA19-9对可切除胰腺癌预后的影响。RTOG 9704证实术后CA19-9的水平是可切除胰腺癌患者术后的预后因素。切除术后CA19-9>90 U/mL与CA19-9≤90 U/mL相比，患者死亡的风险显著增加（HR 3.34，P<0.0001）。这是该类患者死亡的最重要的预测指标。这个分析的结果证实术后CA19-9水平的重要性，因为他们明确指出了经根治术后有更高死亡风险的患者亚组。

在接受系统化疗的转移癌及LAPC患者中，CA19-9的水平对总生存期也同样具有重要预后意义。Tsavaris等通过多因素分析证明CA19-9水平大于正常值上限30倍对总生存具有独立预后影响[5]。血清CA19-9变化的定义各有不同。在Takahashi等1项研究中，他们开发了基于治疗前CA19-9和初始治疗后2个月的CA19-9的变化比例的新分类[14]。他们的分类定义为：Ⅰ（增加），MD（适量降低）和SD（显著下降）。在Halm等的研究中，吉西他滨化疗期间的CA19-9的下降可预测晚期胰腺癌的总生存。在他们的研究中，他们发现CA19-9下降>20%对预后的影响最明显。

对于在接受以同期CRT为主要治疗的LAPC患者中，确定CA19-9是一个预后因素的研究有限[10-11]。Micke等的研究中，LAPC患者接受联合总剂量为44.8 Gy

表2 第一次CRT后CA19-9值（以50为增量区间）

变量	中位生存期（月）	P值	患者例数	中位无进展生存期（月）	P值	患者例数
<50	11.0710（7.1945，14.4875）	0.0661	23	8.5085（4.4678，14.36）	0.30735	23
≥50	7.0959（4.4678，8.5742）		31	5.4534（4.1721，7.8844）		31
<100	8.5742（7.1945，14.3890）	0.12986	29	7.6873（4.7963，12.2208）	0.42710	29
≥100	7.0959（4.1721，8.7714）		25	5.4534（2.8252，7.8844）		25
<150	8.5742（7.0959，14.3561）	0.19159	31	7.6873（5.0920，11.0710）	0.51395	31
≥150	5.5191（4.1721，8.7714）		23	5.4534（2.8252，8.7714）		23
<200	8.5414（7.0959，14.3561）	0.30101	32	7.1945（5.0920，11.0710）	0.66898	32
≥200	7.4901（3.6137，9.1327）		22	5.0591（2.7267，8.7714）		22
<250	8.5414（7.0302，12.2208）	0.42058	34	7.0959（4.7963，8.5742）	1.0000	34
≥250	7.4901（2.8252，9.1327）		20	5.4534（2.7267，9.1327）		20
<300	8.5414（7.0302，12.2208）	0.42058	34	7.0959（4.7963，8.5742）	1.0000	34
≥300	7.4901（2.8252，9.1327）		20	5.4534（2.7267，9.1327）		20
<350	8.5742（7.0959，12.2208）	0.25902	36	7.1945（5.0920，9.4284）	0.91659	36
≥350	5.4534（2.8252，8.7714）		18	5.0591（2.7267，8.7714）		18
<400	8.5742（7.0959，12.2208）	0.25902	36	7.1945（5.0920，9.4284）	0.91659	36
≥400	5.4534（2.8252，8.7714）		18	5.0591（2.7267，8.7714）		18
<450	8.5414（7.0302，11.4652）	0.89806	38	7.0959（4.7963，8.5742）	1.0000	38
≥450	7.4901（2.8252，9.1327）		16	5.4534（2.0039，9.1327）		16
<500	8.5414（7.0302，11.4652）	0.89806	38	7.0959（4.7963，8.5742）	1.0000	38
≥500	7.4901（2.8252，9.1327）		16	5.4534（2.0039，9.1327）		16
<550	8.5414（7.0302，11.4652）	0.89806	38	7.0959（4.7963，8.5742）	1.0000	38
≥550	7.4901（2.8252，9.1327）		16	5.4534（2.0039，9.1327）		16
<600	8.5414（7.0302，11.4652）	0.89806	38	7.0959（4.7963，8.5742）	1.0000	38
≥600	7.4901（2.8252，9.1327）		16	5.4534（2.0039，9.1327）		16
<650	8.5085（7.0302，11.0710）	1.0000	39	7.0959（4.4678，8.5742）	1.0000	39
≥650	7.5230（2.8252，9.1327）		15	7.4901（2.0039，9.1327）		15
<700	8.5085（7.0302，11.0710）	1.0000	39	7.0959（4.4678，8.5742）	1.0000	39
≥700	7.5230（2.8252，9.1327）		15	7.4901（2.0039，9.1327）		15
<750	8.5414（7.0302，11.0710）	1.0000	40	7.0959（4.7963，9.1327）	1.0000	40
≥750	7.4901（2.8252，8.7714）		14	5.4534（2.0039，8.7714）		14
<800	8.5414（7.0302，11.0710）	1.0000	40	7.0959（4.7963，9.1327）	1.0000	40
≥800	7.4901（2.8252，8.7714）		14	5.4534（2.0039，8.7714）		14
<850	8.5414（7.0302，11.0710）	1.0000	40	7.0959（4.7963，9.1327）	1.0000	40
≥850	7.4901（2.8252，8.7714）		14	5.4534（2.0039，8.7714）		14
<900	8.5085（7.0302，11.0710）	1.0000	41	7.0959（4.4678，8.5742）	1.0000	41
≥900	7.5230（4.1721，10.5453）		13	7.4901（2.0039，10.5453）		13
<950	8.5085（7.0302，11.0710）	1.0000	41	7.0959（4.4678，8.5742）	1.0000	41
≥950	7.5230（4.1721，10.5453）		13	7.4901（2.0039，10.5453）		13
<1000	8.5085（5.7162，10.3154）	1.0000	42	7.0302（4.4678，8.5742）	1.0000	42
≥1000	7.5230（4.172，10.5453）		12	7.4901（1.2484，10.5453）		12

表3　CRT前后CA19-9水平变化百分率

变量	中位生存期（月）	P值	患者例数	中位无进展生存期（月）	P值	患者例数
<0%	5.0591（2.726, 17.477）	1.0000	12	4.4678（2.7267, 5.0591）	0.28719	12
≥0%	7.8844（7.095, 10.315）		42	7.6873（5.519, 9.132）		42
<10%	5.0591（2.726, 17.477）	1.0000	13	4.4678（2.726, 7.194）	0.26456	13
≥10%	8.5085（7.095, 10.315）		41	7.6873（5.453, 9.428）		41
<20%	7.1945（3.613, 14.487）	1.0000	15	4.4678（2.825, 8.771）	1.0000	15
≥20%	7.8844（7.030, 10.315）		39	7.4901（5.453, 9.132）		39
<30%	7.8844（4.467, 14.487）	1.0000	19	5.0591（3.613, 9.428）	1.0000	19
≥30%	7.6873（5.716, 10.315）		35	7.0959（5.092, 8.574）		35
<40%	7.8844（4.467, 9.428）	1.0000	22	5.0920（3.613, 8.771）	0.90931	22
≥40%	7.6873（7.030, 11.071）		32	7.4901（4.796, 11.071）		32
<50%	7.8844（4.467, 10.315）	1.0000	25	5.0920（3.613, 8.508）	0.42786	25
≥50%	7.6873（7.030, 11.465）		29	7.6873（4.796, 11.071）		29
<60%	7.1945（5.059, 9.428）	1.0000	27	5.0920（3.613, 7.884）	0.15978	27
≥60%	8.5414（7.030, 11.465）		27	8.5414（4.796, 11.465）		27
<70%	7.6873（5.519, 9.428）	0.87356	33	7.0959（4.467, 8.508）	0.29637	33
≥70%	8.5742（4.172, 12.220）		21	8.5742（2.825, 12.220）		21
<80%	7.6873（5.519, 9.428）	1.0000	38	5.9790（4.467, 8.508）	0.46802	38
≥80%	8.5742（2.003, 12.220）		16	8.5742（0.788, 12.220）		16
<90%	7.5230（5.519, 8.771）	0.017853	48	5.9790（4.467, 7.687）	0.0066	48
≥90%	16.2615（8.574, 52.825）		6	16.2615（8.574, 52.825）		6

的加速超分割放疗以及5-氟尿嘧啶和亚叶酸钙的化疗。治疗前CA19-9小于中位数420 U/mL的患者比CA19-9水平大于中位值的患者具有更好的中位生存时间（12.3个月 *vs.* 7.1个月，P=0.0056）[10]。全部患者治疗后中位CA19-9水平为293 U/mL，同样对预后有重要影响。治疗后CA19-9水平小于中位值的患者的中位生存时间为13.5个月，而高于中位值的患者的中位生存时间为7.2个月（P=0.003）。CA19-9水平无下降的患者的肿瘤缓解率显著下降而且总生存期明显较差（6个月 *vs.* 13.9个月，P=0.0002）。多因素分析中，治疗前CA19-9大于和小于中位值420 U/mL，治疗后CA19-9值，以及治疗期间肿瘤标志物下降均影响总生存的独立预后因素。在另一研究69例LAPC患者接受以常规分割为主要治疗的同期放化疗研究中，Koom等发现治疗前CA19-9 1 200 U/mL，治疗后CA19-9 100 U/mL以及

CA19-9下降40%是有效的临界值[11]。他们的研究数据支持治疗后CA19-9水平和CA19-9下降是显著预后因素这一理论。

这些结果与本研究的发现极为类似。在单因素分析中，我们发现CRT后CA19-9 <50 U/mL，CRT后CA19-9 <85.5 U/mL，变化比率≥90%以及组织学分级均对于预测生存有预后价值。与治疗后CA19-9水平大于中位值85.5 U/mL的患者相比，治疗后CA19-9小于中位值的患者的中位生存时间为10.3个月（P=0.0242）。我们的结果经多因素分析证实治疗后CA19-9小于中位值85.5 U/mL是影响总生存的独立预后因素。

本研究的亮点是第1次CRT后CA19-9水平以50为增量，而CRT前后CA19-9改变百分比以10%为增量区间进行检验。这让我们可监测微小的增量变化，而使用其他方法则难以监测到。另外，考虑到胆汁排泄引起的变化

表4 局部晚期胰腺癌患者与生存相关的单因素预后分析

变量	例数	中位生存期（月）	1年生存率（%）	相对风险度（置信区间）	P值
年龄（岁）					0.3803
<65	23	7.5	32.6	0.76（0.41~1.41）	
≥65	31	8.51	19.6		
性别					0.1135
男	26	7.1	18.0	1.63（0.89~2.99）	
女	28	9.4	32.4		
种族					0.2633
白人	50	7.6	22.0	1.94（0.59~6.34）	
非白人	4	12.2	66.7		
ECOG					0.9425
0~1	51	7.8	25.5	0.93（0.12~6.88）	
2	3	–	0		
体重减轻10%					0.0566
是	33	7.0	14.8	1.94（0.97~3.86）	
否	18	9.1	28.6		
化疗方案					0.3023
吉西他滨为基础	46	7.6	22.2	1.57（0.66~3.76）	
非吉西他滨为基础	8	8.5	37.5		
3~4级毒性					0.0638
是	9	10.3	44.4	0.84（0.39~1.76）	
否	45	7.6	20.01		
肿瘤直径>30 mm					0.3453
是	37	7.7	30.1	0.71（0.35~1.44）	
否	16	7.6	9.23		
肿瘤位置					0.6763
胰头	31	7.2	24.7	Ref；	
胰体/胰尾	10	11.5	38.1	0.67（0.28~1.59）；	
重叠	11	7.5	18.2	1.21（0.59~2.50）；	
其他	2	–	0	0.84（0.11~6.32）	
T分期					0.4630
T4	34	7.9	30.7	0.78（0.48~1.48）	
T3	20	7.6	13.7		

续表4

变量	例数	中位生存期（月）	1年生存率（%）	相对风险度（置信区间）	P值
淋巴结状态					0.7049
阴性	32	8.5	29.0	0.89（0.48~1.63）	
阳性	22	7.7	20.2		
治疗前CA19-9>1 000					0.1066
是	16	7.5	7.5	1.70（0.88~3.26）	
否	38	8.5	32.8		
CRT后CA19-9					0.0287
<50	23	11.1	45.7	0.50（0.26~0.94）	
>50	31	7.1	8.3		
CRT后CA19-9					0.0242
<85.5	27	10.3	43.9	0.50（0.26~0.92）	
>85.5	27	7.1	8.6		
变化百分比					0.0084
<90%	48	7.5	18.0	4.45（1.33~14.79）	
>90%	6	16.3	80.0		
组织学分级					0.0288
Ⅰ~Ⅱ	31	10.3	40.5	0.37（0.15~0.90）	
Ⅲ~Ⅳ	9	7.5	0		
诊断时的血红蛋白					0.3832
>12	44	7.9	27.7	0.70（0.31~1.56）	
<12	10	7.6	12.7		

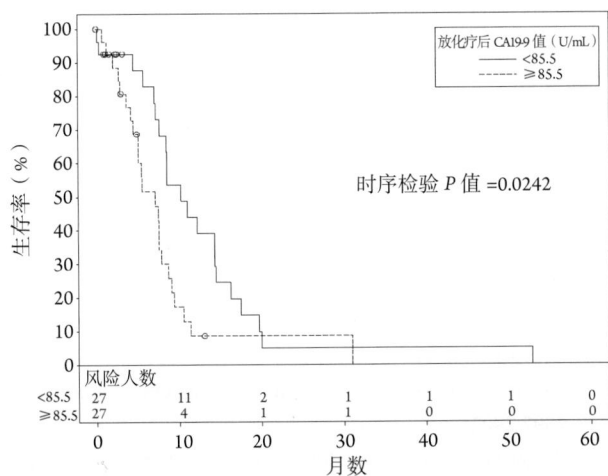

图1　放化疗后 CA19-9水平<85.5 U/mL与CA19-9水平更高的患者中位生存期的对比

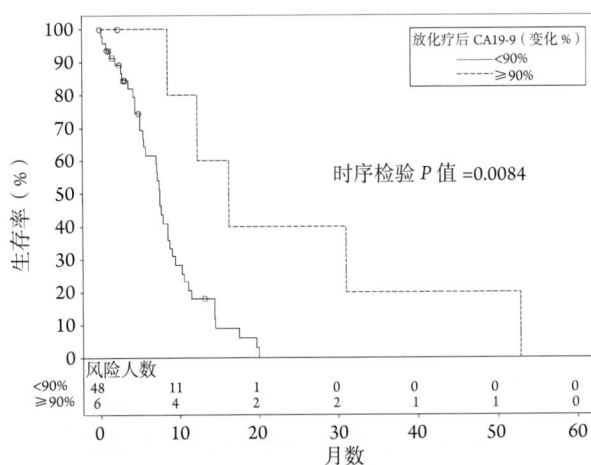

图2　CRT疗后CA19-9水平变化<90%与变化更大的患者的中位生存期对比

表5　总生存的多因素分析		
	相对风险度（95% CI）	P值
CRT后 CA19-9（<50 *vs.* ≥50）	0.41（0.14~1.22）	0.1081
CRT后 CA19-9（<85.5 *vs.* ≥85.5）	0.34（0.13~0.85）	0.0216
变化百分比（<90% *vs.* ≥90%）	3.56（0.81~15.66）	0.0935

时胆红素是一个合理的标记物，因此在测量CA19-9值时血清胆红素>2 mg/dL的患者被排除。这已被证实发生在高于正常上限1.5倍或接近2.0 mg/dL的水平[15]。

回顾性研究及样本量小为本研究的局限所在。CA19-9水平在正常范围中的患者没有检测Lewis抗原。Lewis^{a-b-}以及血清CA19-9水平无升高的患者并未在我们的分析中被排除[16]。然后，仅有约5%的人群为Lewis^{a-b-}，故这对我们的研究人群并无显著影响。在这个研究中，我们把CA19-9作为一个预后因素进行分析，确认了它在开发治疗策略以及设计未来的临床试验是有用的。我们分析在胆红素正常的背景下，围放化疗期的CA19-9值在是否可预测治疗后的生存期。此外，接受根治性CRT，单纯化疗以及术后患者的CA19-9评估的最佳时间仍未得到充分的研究。在本研究中，从同期CRT接受后到CRT后CA19-9的中位检测时间为36 d（范围：0.00~168.81 d）。在RTOG 9704中，从手术至抽取CA19-9的中位时间为45 d（范围：11~57 d）作为它的Ⅲ期研究的第二终点[4]。为校正CRT和第1次CRT后CA 19-9值变量的评估，以生存期作为时间变量的协变量，我们选择从CRT后检测CA19-9值而不是CRT时。确认最佳的CA19-9检测时间以预测生存期需要更进一步的研究。

早期即发现转移的患者不大可能从放疗中获益，在放疗前确认这个人群是较为理想的。通过系统的治疗试验是选择适合进行CRT患者的有力策略。化疗及CRT的时间间隔可提供2~3个月的观察期。在此观察期间末尾进行再分期可以识别出现明显的转移性疾病。由肿瘤多学科合作小组（GERCOR）牵头的LAP07研究中，回顾了181例患者接受以5-FU为基础或以吉西他滨为基础的化疗4个月。对于没有疾病进展证据的患者予以追加化疗或放化疗。接受放化疗的患者的总生存期得到了提高[17]。一个可以准确替代疾病进展的标志物如CA19-9可进一步确认可在强化治疗中获益最为明显的患者。在诱导治疗期间CA19-9水平大幅上升可能是隐匿转移癌发生

的征兆，因此在选择可从局部治疗中获益的患者上要更谨慎。血清的CA19-9水平的半衰期约1 d，但变化可以从<1~3 d。发现临床复发前CA19-9上升至顶点的中位时间为23周（2~48周）[10]。因此，需要在前瞻性临床试验中优化血清的检测时间。

我们证实了CRT后 CA19-9水平的预后影响。在多因素分析中，CRT后CA19-9>85.5 U/mL患者的总生存显著变差。这些患者可能不能从强化治疗中获益，可考虑不同的方案，而那些CA19-9水平较低的患者可从更积极的治疗方法中获益。

5　结论

我们建议放化疗前后均要获取CA19-9水平，研究结果表明对接受同期CRT的局部进展期不可切除胰腺癌患者，CRT后的CA19-9水平具有预后价值。这些研究结果需要在今后的随机试验中进行验证，并且考虑进入预后列线图。

声明

本文作者宣称无任何利益冲突。

参考文献

[1] Yang GY, Wagner TD, Fuss M, et al. Multimodality approaches for pancreatic cancer. CA Cancer J Clin 2005；55：352-367.

[2] Hsueh CT. Pancreatic cancer：current standards, research updates and future directions. J Gastrointest Oncol 2011；2：123-125.

[3] Ferrone CR, Finkelstein DM, Thayer SP, et al. Perioperative CA 19-9 levels can predict stage and survival in patients with resectable pancreatic adenocarcinoma. J Clin Oncol 2006；24：2897-2902.

[4] Berger AC, Garcia M Jr, Hoffman JP, et al. Postresection CA 19-9 predicts overall survival in patients with pancreatic cancer treated with adjuvant chemoradiation：a prospective validation

by RTOG 9704. J Clin Oncol 2008；26：5918-5922.

[5] Tsavaris N，Kosmas C，Papadoniou N，et al. CEA and CA-19.9 serum tumor markers as prognostic factors in patients with locally advanced (unresectable) or metastatic pancreatic adenocarcinoma: a retrospective analysis. J Chemother 2009；21：673-680.

[6] Katz A，Hanlon A，Lanciano R，et al. Prognostic value of CA 19-9 levels in patients with carcinoma of the pancreas treated with radiotherapy. Int J Radiat Oncol Biol Phys 1998；41：393-396.

[7] Hess V，Glimelius B，Grawe P，et al. CA 19-9 tumour-marker response to chemotherapy in patients with advanced pancreatic cancer enrolled in a randomised controlled trial. Lancet Oncol 2008；9：132-138.

[8] Halm U，Schumann T，Schiefke I，et al. Decrease of CA 19-9 during chemotherapy with gemcitabine predicts survival time in patients with advanced pancreatic cancer. Br J Cancer 2000；82：1013-1016.

[9] Ballehaninna UK，Chamberlain RS. The clinical utility of serum CA 19-9 in the diagnosis，prognosis and management of pancreatic adenocarcinoma: An evidence based appraisal. J Gastrointest Oncol 2012；3：105-119.

[10] Micke O，Bruns F，Kurowski R，et al. Predictive value of carbohydrate antigen 19-9 in pancreatic cancer treated with radiochemotherapy. Int J Radiat Oncol Biol Phys 2003；57：90-97.

[11] Koom WS，Seong J，Kim YB，et al. CA 19-9 as a predictor for response and survival in advanced pancreatic cancer patients treated with chemoradiotherapy. Int J Radiat Oncol Biol Phys 2009；73：1148-1154.

[12] Greene FL，Page DL，Fleming ID，et al. eds. The American Joint Committee on Cancer. AJCC Cancer Staging Manual. 6th ed. New York，NY：Springer-Verlag，2002.

[13] Bloch DA. Comparing two diagnostic tests against the same "gold standard" in the same sample. Biometrics 1997；53：73-85.

[14] Takahashi H，Ohigashi H，Ishikawa O，et al. Serum CA 19-9 alterations during preoperative gemcitabine-based chemoradiation therapy for resectable invasive ductal carcinoma of the pancreas as an indicator for therapeutic selection and survival. Ann Surg 2010；251：461-469.

[15] Schlieman MG，Ho HS，Bold RJ. Utility of tumor markers in determining resectability of pancreatic cancer. Arch Surg 2003；138：951-955；discussion 955-956.

[16] Magnani JL，Steplewski Z，Koprowski H，et al. Identification of the gastrointestinal and pancreatic cancer-associated antigen detected by monoclonal antibody 19-9 in the sera of patients as a mucin. Cancer Res 1983；43：5489-5492.

[17] Huguet F，André T，Hammel P，et al. Impact of chemoradiotherapy after disease control with chemotherapy in locally advanced pancreatic adenocarcinoma in GERCOR phase II and III studies. J Clin Oncol 2007；25：326-331.

译者：黄玉筠，广东省佛山市顺德区中医院
审校：吴三纲，厦门大学附属第一医院放疗科

Cite this article as: Yang GY, Malik NK, Chandrasekhar R, Ma WW, Flaherty L, Iyer R, Kuvshinoff B, Gibbs J, Wilding G, Warren G, May KS. Change in CA 19-9 levels after chemoradiotherapy predicts survival in patients with locally advanced unresectable pancreatic cancer. J Gastrointest Oncol 2013;4(4):361-369. doi: 10.3978/j.issn.2078-6891.2013.045

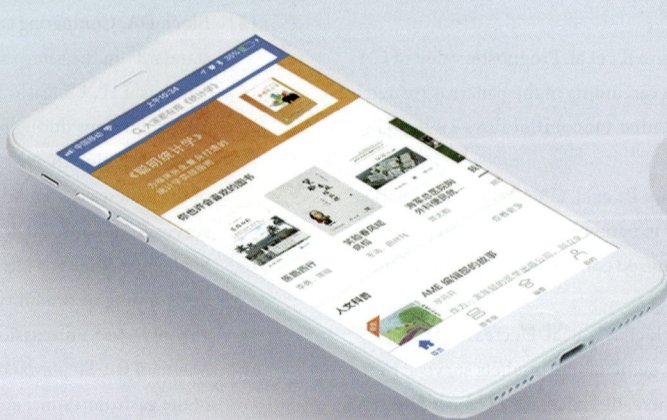